臨床睡眠医学

太田龍朗
大川匡子
塩澤全司

編集

朝倉書店

序

　今世紀における睡眠医学 sleep medicine の発展とその成果はめざましく，まばゆいばかりの光を放っている．それまで神秘のベールにつつまれていた睡眠現象に科学のメスが入りはじめたのは，1929年の脳波の発見と，それに続く1953年のレム睡眠の発見が，まぎれもない契機となっており，これによりその後の半世紀の睡眠医学の研究は飛躍的な発展をとげた．すなわち睡眠の探求とりわけ睡眠障害を中心とした臨床的研究は，時あたかも電子工学とくにコンピュータ技術の急速な進歩や，神経科学上の重要な発見などに裏づけられて，その診断から治療に至る広い範囲で，めざましい進歩をとげた．新しい疾患や症候群が次々と発見されて，その病態の解明と治療法の開発が続いた．

　精神医学や神経学が専らとしてきた睡眠の医学も，今ではほとんどの臨床医学の領域におよび，さらには，社会科学や人文科学をも含むようになった．睡眠医学は文字通りその地歩を固め，アイデンティティが確立してきたと言っても過言ではあるまい．そしてまもなく，私たちは21世紀を迎えることになるのである．

　これまで多くの人々によって築かれた臨床的な睡眠医学の足跡をまとめ，しかも日常の臨床に即戦力となり得るような実用の書が待望されて久しかった．いま新しい時代の幕明けを前にして，ここに第一線の臨床家や研究者の総力を結集して，その期待に応えることを目標に本書は企画された．

　国民の約5人に1人が何らかの睡眠障害を持ち，生活習慣病と言われる病態がこの領域に増えつつある現実をふまえて，国もようやくその対策に全面的に乗り出した．この機会に，本書が睡眠の研究者や専門家にとどまらず，一般医家とくに若い研修医やレジデント，さらにはパラメディカルスタッフなどを中心に，広く臨床の場に用いられて，睡眠をめぐる健康の増進と人々の生活の質の向上に貢献できることを切望してやまない．

　1999年9月

太田　龍朗
大川　匡子
塩澤　全司

編集者

太田 龍朗	名古屋大学大学院医学研究科精神医学分野
大川 匡子	国立精神・神経センター精神保健研究所
塩澤 全司	山梨医科大学神経内科学教室

執筆者

石郷岡 純	北里大学医学部精神科学教室		塩澤 全司	山梨医科大学神経内科学教室
石束 嘉和	山梨医科大学精神神経医学教室		塩見 利明	愛知医科大学内科学第3講座
内村 直尚	久留米大学医学部精神神経科学教室		清水 徹男	秋田大学医学部精神科学教室
内山 真	国立精神・神経センター精神保健研究所		新藤 和雅	山梨医科大学神経内科学教室
遠藤 拓郎	北海道大学医学部統合生理学講座		瀬川 昂生	豊橋市民病院消化器内科
大川 匡子	国立精神・神経センター精神保健研究所		関本 正規	国立精神・神経センター武蔵病院
太田 龍朗	名古屋大学大学院医学研究科精神医学分野		高橋 昭	公立学校共済組合東海中央病院
大橋 健二	山梨医科大学神経内科学教室		田中 総一郎	東北大学医学部小児科学教室
岡田 保	岡田クリニック睡眠障害研究室		当間 忍	千葉大学医学部第一生理学教室
小川 由理子	秋田大学医学部精神科学教室		戸苅 創	名古屋市立大学医学部小児科学教室
尾崎 茂	国立精神・神経センター精神保健研究所		長坂 高村	山梨医科大学神経内科学教室
小野田 嶺雄	小野田内科		中島 亨	帝京大学医学部附属溝口病院精神科
梶村 尚史	国立精神・神経センター武蔵病院		新田 清明	山梨医科大学神経内科学教室
加藤 稲子	名古屋市立大学医学部小児科学教室		野口 俊文	静岡県立こころの医療センター
加藤 昌明	国立精神・神経センター武蔵病院		野沢 胤美	昭和大学医学部神経内科学教室
亀井 雄一	国立精神・神経センター国府台病院		野田 明子	名古屋大学医学部保健学科
粥川 裕平	名古屋大学医学部附属病院精神科		早川 達郎	国立精神・神経センター国府台病院
北島 剛司	秋田県立リハビリテーション・精神医療センター		早河 敏治	刈谷総合病院精神神経科
木村 弘	千葉大学医学部呼吸器内科		前川 正人	愛知医科大学内科学第3講座
国友 史雄	千葉労災病院呼吸器センター内科		間野 忠明	名古屋大学環境医学研究所
熊田 聡子	東京都立府中療育センター小児科		三島 和夫	秋田大学医学部精神科学教室
古池 保雄	名古屋大学医学部保健学科		山田 尚登	滋賀医科大学精神医学教室
神山 潤	東京医科歯科大学医学部附属病院小児科		安間 文彦	国立療養所鈴鹿病院内科
小鳥居 湛	小鳥居諫早病院		吉子 健一	名古屋大学医学部附属病院検査部
坂本 哲郎	久留米大学医学部精神神経科学教室		渡辺 剛	国立精神・神経センター武蔵病院
佐野 譲	国立金沢病院神経科・精神科			

(五十音順)

目　　次

1. 睡眠評価のための問診法　（坂本哲郎）

1.1 愁訴の評価 …………………………………1
　1.1.1 不　眠 …………………………………1
　　a) 不眠の開始と持続 …………………………1
　　b) 不眠の原因 …………………………………1
　　c) 不眠の型 ……………………………………2
　1.1.2 過　眠 …………………………………4
　　a) 日中の過度の眠気 …………………………5
　　b) 睡眠時間の延長 ……………………………6
　1.1.3 睡眠時随伴症 ……………………………6
1.2 発症前の生活習慣 …………………………6
1.3 身体疾患の既往の有無 ……………………7
1.4 精神科疾患の既往 …………………………7
　1.4.1 精神分裂病 ………………………………7
　1.4.2 躁うつ病（感情障害）……………………8
　1.4.3 神経症 ……………………………………8
1.5 服用薬物の評価 ……………………………8
　1.5.1 睡眠障害あるいは睡眠薬拮抗作用を有する薬剤 …………………………………………8
　1.5.2 睡眠薬の効果を増強・延長させる薬剤 …9
1.6 睡眠衛生 ……………………………………9
　1.6.1 現在の睡眠習慣 …………………………9
　1.6.2 嗜好品歴 …………………………………9
　1.6.3 寝室環境 …………………………………9
1.7 仕事のスケジュール ………………………10
1.8 睡眠日誌の利用 ……………………………11

2. 睡眠・覚醒障害の特徴と症状　（大川匡子・内山　真）

2.1 不眠症状 ……………………………………13
　2.1.1 不眠の訴え ………………………………13
　2.1.2 入眠障害 …………………………………13
　2.1.3 中途覚醒 …………………………………15
　2.1.4 早朝覚醒 …………………………………16
　2.1.5 睡眠障害の診断と評価法 ………………16
　　a) Pittsburgh sleep quality index ………17
　　b) Structured interview for sleep disorders according to DSM-III-R ……17
　　c) Mini sleep questionnaire ………………17
　　d) Sleep questionnaire ……………………18
　　e) St. Mary's hospital sleep questionnaire 18
2.2 睡眠の過剰 …………………………………18
　2.2.1 日中の眠気 ………………………………18
　2.2.2 患者の愁訴による過眠症状の特徴 ……21
2.3 睡眠のタイミングに関連した症状 ………23
2.4 睡眠に関連した運動器症状 ………………26
2.5 睡眠に関連した自律神経徴候 ……………28
　2.5.1 夜尿（睡眠時遺尿症）……………………28
　2.5.2 いびき ……………………………………30
　2.5.3 あえぎ ……………………………………35
　2.5.4 睡眠中にみられる熱感 …………………35
　2.5.5 冷　え ……………………………………36
2.6 睡眠に関連した複雑な行動 ………………36

a）寝　言 …………………………36	c）ねぼけて歩き回る場合 ……………38
b）ねぼけが暴力的動作を伴う場合 …………37	d）ねぼけが食行動異常を伴う場合 ……39

3. 治療学概論

- **3.1 睡眠障害の治療原則** ……………（太田龍朗）…41
- **3.2 薬物療法** ……………（内山　真・大川匡子）…43
  - 3.2.1 ベンゾジアゼピン ……………………43
    - a）不眠症 …………………………………43
    - b）睡眠中の不随意運動 …………………43
    - c）睡眠時随伴症 …………………………43
  - 3.2.2 バルビツール酸など ……………………44
  - 3.2.3 抗精神病薬 ………………………………44
  - 3.2.4 抗うつ薬 …………………………………45
    - a）カタプレキシー，レム睡眠関連症状の治療 ……………………………………………45
    - b）睡眠時無呼吸症候群 …………………45
    - c）睡眠時随伴症の治療 …………………45
    - d）不眠症治療 ……………………………45
  - 3.2.5 抗パーキンソン薬 ………………………45
  - 3.2.6 抗てんかん薬 ……………………………45
  - 3.2.7 ホルモン，ビタミンなど ………………46
    - a）ビタミン B_{12} …………………………46
    - b）メラトニン ……………………………46
    - c）黄体ホルモン …………………………46
  - 3.2.8 抗ヒスタミン薬 …………………………46
  - 3.2.9 覚醒薬 ……………………………………46
- **3.3 睡眠薬の薬物動態** ………………（大川匡子）…47
  - 3.3.1 睡眠薬の作用 ……………………………47
  - 3.3.2 睡眠薬の作用発現 ………………………48
  - 3.3.3 睡眠薬の分布と排泄 ……………………48
  - 3.3.4 蓄　積 ……………………………………49
  - 3.3.5 睡眠動態からみた睡眠薬 ………………49
  - 3.3.6 睡眠薬の選択 ……………………………50
  - 3.3.7 睡眠薬の副作用 …………………………50
    - a）持ち越し効果 …………………………50
    - b）健忘作用 ………………………………50
    - c）早朝不眠 ………………………………50
    - d）日中不安 ………………………………51
    - e）反跳性不眠 ……………………………51
    - f）離脱症状 ………………………………51
    - g）臨床用量依存 …………………………51
    - h）呼吸制御 ………………………………51
    - i）転倒，骨折 ……………………………51
    - j）アルコールあるいは他の薬剤との相互作用 ……………………………………………51
- **3.4 時間生物学的治療法** ……………（大川匡子）…52
  - 3.4.1 時間療法 …………………………………52
  - 3.4.2 高照度光療法 ……………………………52
    - a）感情障害 ………………………………53
    - b）概日リズム睡眠障害 …………………53
    - c）老年期痴呆に伴う睡眠・覚醒リズム障害 ……………………………………………54
    - d）その他 …………………………………54
  - 3.4.3 社会的同調因子の強化 …………………55
- **3.5 環境調整** …………………………（太田龍朗）…56
  - 3.5.1 睡眠時間の規則化と心身の調整 ………56
    - a）睡眠習慣の規則化 ……………………56
    - b）食事と運動の調整 ……………………56
    - c）心理的調整 ……………………………57
    - d）睡眠日誌の記録 ………………………57
  - 3.5.2 寝室環境と寝床気候(象) ………………57
    - a）寝室の温湿度条件 ……………………57
    - b）寝室と光(照明)条件 …………………58
    - c）音(騒音)と睡眠 ………………………58
    - d）寝床気候(象)の条件 …………………58
- **3.6 行動療法** …………………………（太田龍朗）…59
  - a）睡眠制限療法 …………………………60
  - b）弛緩療法 ………………………………60
  - c）電気睡眠の応用 ………………………60
- **3.7 精神療法** …………………………（太田龍朗）…62
  - a）認知療法 ………………………………62
  - b）個人および集団精神療法 ……………63

4. 睡眠評価のための検査法

- 4.1 家庭でのテープレコーダ，ビデオレコーダの利用 ………………………(吉子健一)…65
  - 4.1.1 テープレコーダによるいびきの記録 ………65
  - 4.1.2 ビデオレコーダによる睡眠中の姿勢，体動，行動などの記録 ………66
  - 4.1.3 テープレコーダ，ビデオレコーダと携帯型モニタとの併用 ………66
- 4.2 活動量測定（アクチグラフィ）…（早河敏治）…67
  - 4.2.1 測定機器（アクチグラフ）………67
  - 4.2.2 測定方法 ………68
  - 4.2.3 結果の評価 ………68
  - 4.2.4 適応 ………70
- 4.3 体温リズムの測定 ………（早河敏治）…70
  - 4.3.1 目的 ………70
  - 4.3.2 測定方法 ………71
  - 4.3.3 結果の評価 ………71
- 4.4 日中の睡眠ポリグラフィ ………（吉子健一）…73
  - 4.4.1 記録装置と検査手技 ………73
    - a) 検査室 ………73
    - b) 記録装置 ………73
    - c) 電極 ………74
  - 4.4.2 測定項目と記録条件 ………74
    - a) 脳波 ………74
    - b) 眼球運動 ………75
    - c) 筋電図 ………75
    - d) 呼吸 ………75
    - e) 心電図 ………75
    - f) その他の生体現象 ………76
    - g) 記録条件 ………76
    - h) 入眠処置について ………77
    - i) 判定 ………77
  - 4.4.3 検査対象と所見 ………77
- 4.5 終夜睡眠ポリグラフィ ………（早河敏治）…81
  - 4.5.1 必要な設備と機器類 ………81
    - a) 検査室 ………81
    - b) 脳波計 ………81
    - c) 電極と脳波計との接続機器 ………81
    - d) 記録装置（データレコーダ）………81
  - 4.5.2 検査のスケジュール ………82
    - a) 薬物の影響 ………82
    - b) 第1夜効果 ………82
    - c) 検査の時間帯 ………82
  - 4.5.3 測定方法と判定 ………82
    - a) 睡眠構築の評価 ………82
    - b) 睡眠時無呼吸症候群 ………88
    - c) 周期性四肢運動障害とむずむず脚症候群の検査 ………90
    - d) 概日リズム睡眠障害の検査 ………91
    - e) 睡眠関連胃食道逆流の検査 ………92
    - f) 睡眠時遺尿症の検査 ………92
  - 4.5.4 今後の展望―終夜睡眠ポリグラフィの省力化 ………92
    - a) 測定の省力化 ………92
    - b) データ処理の省力化 ………93
- 4.6 眠気の客観的評価法 ………（早河敏治）…94
  - 4.6.1 多回睡眠潜時検査（MSLT）………94
    - a) 原理 ………94
    - b) 検査方法 ………94
    - c) 結果の評価 ………95
    - d) 適応 ………95
  - 4.6.2 覚醒維持検査（MWT）………96
    - a) 原理 ………96
    - b) 検査方法 ………96
    - c) 結果の評価 ………96
    - d) 適応 ………96
- 4.7 眠気の自覚的(主観的)評価法 …（野田明子）…98
  - 4.7.1 SSS，KSS ………98
  - 4.7.2 ESS ………98
  - 4.7.3 VAS ………100
  - 4.7.4 自覚症状しらべ ………101
  - 4.7.5 OSA睡眠調査票 ………101
  - 4.7.6 ADACL, MACL, POMS, SACL ……101

4.8	睡眠感調査表 ……………………(野田明子)…102		b)	就床・起床時刻の分布 …………………109
4.8.1	OSA 睡眠調査票 ……………………103		c)	睡眠の質 …………………………………109
a)	睡眠前調査 …………………………103		d)	睡眠の規則型と不規則型 ………………110
b)	起床時調査 …………………………103		e)	生活習慣の規則型，不規則型 …………110
4.8.2	慶応大学薬理研究会作成の睡眠調査表 …103		f)	睡眠の満足度 ……………………………110
4.8.3	Post-Sleep Inventory ……………………103		g)	睡眠障害 …………………………………110
4.8.4	Bond らおよび Herbert らによる睡眠感評定	4.9.2	朝型・夜型質問調査 ……………………111
	尺度 ……………………………………107	4.9.3	朝型と夜型の分布と生活習慣の比較 ……113
4.9	生活習慣についての自記式評価法 ………………	4.10	睡眠日誌法 ……………………(野田明子)…114
	……………………………(野田明子)…107	4.10.1	記 入 …………………………………114
4.9.1	東京都神経科学総合研究所式生活習慣調査	4.10.2	信頼精度 …………………………………116
	……………………………………………108	4.10.3	睡眠日誌作成期間 ………………………116
a)	睡眠時間(長・短眠型) ……………108	4.10.4	症 例 …………………………………117

5. 睡眠障害の臨床

5.0	睡眠障害の分類法 ………………(太田龍朗)…121			………………(小川由理子・清水徹男)…143
5.0.1	診断分類の歴史と現況 …………………121		a)	症例呈示 …………………………………144
5.0.2	睡眠障害国際分類(ICSD)概説 …………123		b)	反復性過眠症の臨床的特徴 ……………145
a)	睡眠異常 ……………………………123		c)	疫 学 …………………………………146
b)	睡眠時随伴症 ………………………125		d)	経過と予後 ………………………………146
c)	内科・精神科的睡眠障害 …………125		e)	鑑別診断 …………………………………146
5.1	内在因性睡眠障害 …………………………127		f)	治 療 …………………………………146
5.1.1	精神生理性不眠症 …………(粥川裕平)…127		g)	病態生理 …………………………………147
a)	不眠症の概念 ………………………127	5.1.4	特発性過眠症および覚醒不全症候群…………
b)	不眠の疫学 …………………………128		……………………………(亀井雄一)…148
c)	精神生理性不眠の診断基準 ………129		a)	特発性過眠症 ……………………………149
d)	PDI の疾病論的諸問題 ……………132		b)	覚醒不全症候群 …………………………151
e)	精神生理性不眠の症例 ……………132	5.1.5	睡眠時呼吸障害—とくに睡眠時無呼吸症候群
f)	精神生理性不眠の治療 ……………134		について— (粥川裕平・岡田 保)…153
5.1.2	ナルコレプシー ……………(中島 亨)…136		a)	概念の成立 ………………………………153
a)	概 念 ………………………………136		b)	疫 学 …………………………………154
b)	臨床診断 ……………………………136		c)	臨床症状 …………………………………154
c)	疫 学 ………………………………138		d)	診 断 …………………………………155
d)	検査および病態生理 ………………138		e)	病態生理 …………………………………157
e)	治 療 ………………………………140		f)	治 療 …………………………………160
f)	鑑別診断 ……………………………141		g)	症 例 …………………………………163
g)	症候性ナルコレプシー ……………142		h)	予 後 …………………………………163
5.1.3	周期性傾眠症(反復性過眠症)………………		i)	インフォームドコンセント ……………164

	5.1.6 むずむず脚症候群·······················			a) 睡眠相後退症候群·······················194
	···············（新田清明・塩澤全司）···167			b) 睡眠相前進症候群·······················200
	a) 定　　義································167		5.3.3	非 24 時間睡眠・覚醒症候群（早川達郎）···202
	b) 同義語と歴史····························167			a) 概　　念································202
	c) 疫　　学································167			b) 疫　　学································202
	d) 病　　因································167			c) 臨床症状································202
	e) 症　　候································167			d) 検査所見································202
	f) 診　　断································168			e) 診　　断································202
	g) 治　　療································168			f) 鑑別診断································203
	h) 予　　後································168			g) 病態生理································203
	5.1.7 睡眠に伴う周期性四肢運動（PLM）			h) 治　　療································204
	·······················（野沢胤美）···169		5.3.4	不規則型睡眠・覚醒パターン···············
	a) 歴　　史································169			·······················（早川達郎）···205
	b) 診断と睡眠ポリグラフィ検査 ·······169			a) 概　　念································205
	c) 睡眠ポリグラフィの特徴 ···········171			b) 疫　　学································205
	d) 鑑別すべき現象·························172			c) 臨床症状································205
	e) PLM と睡眠・覚醒障害················172			d) 検査所見································205
	f) PLM と疾患······························173			e) 診断・鑑別診断························205
	g) 病　　態································173			f) 病態生理································205
	h) 治　　療································174			g) 治　　療································206
5.2	外在因性睡眠障害································176	5.4	睡眠時随伴症·······································208
	5.2.1 アルコール依存睡眠障害···············		5.4.1	睡眠時遊行症・睡眠時驚愕症···············
	···············（内村直尚・小鳥居 湛）···176			·······················（田中総一郎）···208
	a) アルコール依存睡眠障害············176			a) 睡眠時遊行症····························208
	b) アルコール症に伴う睡眠障害 ······177			b) 睡眠時驚愕症····························211
	5.2.2 薬物使用に伴う睡眠障害（石郷岡 純）···182		5.4.2	悪夢・睡眠麻痺・睡眠酩酊（渡辺　剛）···214
	a) 概　　念································182			a) 悪　　夢································214
	b) 睡眠障害をひき起こす薬物 ·········183			b) 睡眠麻痺································216
	c) 留意点と対処法························186			c) 睡眠酩酊································217
5.3	概日リズム睡眠障害·····························188		5.4.3	夜間心機能異常（塩見利明・前川正人）···219
	5.3.1 時間帯域変化症候群（時差ぼけ）···············			a) 睡眠段階依存性の変化···············219
	·······················（遠藤拓郎）···188			b) 心拍出量の概日リズム···············220
	a) 時差ぼけの症状························188			c) 睡眠薬と心機能························221
	b) 時差ぼけの原因························188			d) 睡眠時無呼吸中の夜間循環動態変化 ······222
	c) 時差と生体リズム·····················189			e) 心不全と夜間低酸素血症 ············224
	d) 時差と睡眠······························190		5.4.4	レム睡眠行動障害（RBD）···（内山　真）···225
	e) 個人差···································191			a) 臨床症状································225
	f) 時差ぼけ対策····························191			b) 診　　断································227
	5.3.2 睡眠相後退症候群および睡眠相前進症候群			c) 治　　療································229
	（北島剛司・早河敏治）···194			d) 病態生理································229

5.4.5 睡眠時遺尿症　（神山　潤・熊田聡子）…231
　　a） 小児期の夜尿症 ……………………………231
　　b） 健康老年者の夜尿 …………………………235
　　c） 他疾患に伴う夜尿 …………………………235
5.4.6 乳幼児突然死症候群……………………………
　　　　　　　　　　（戸苅　創・加藤稲子）…237
　　a） 疾患概念 ……………………………………237
　　b） 発症頻度 ……………………………………239
　　c） 病　因 ………………………………………239
　　d） 睡眠時無呼吸症候群（SAS）との関連 ……240

5.5　内科/精神科障害に伴う睡眠障害 ………………241
5.5.1 精神分裂病に伴う睡眠異常……………………
　　　　　　　　　　（梶村尚史・関本正規）…241
　　a） 臨床症状 ……………………………………241
　　b） 睡眠ポリグラム所見 ………………………241
　　c） 睡眠異常と病態・病因との関連 …………244
　　d） 睡眠障害の治療 ……………………………245
5.5.2 気分障害に伴う睡眠異常………………………
　　　　　　　　　　（野口俊文・山田尚登）…246
　　a） 気分障害の診断における睡眠異常 ………246
　　b） 臨床症状 ……………………………………247
　　c） 疫学的事項 …………………………………248
　　d） 随伴しやすい疾患および鑑別疾患 ………248
　　e） 検査所見 ……………………………………249
　　f） 治　療 ………………………………………250
　　g） 病態生理 ……………………………………251
5.5.3 不安障害に伴う睡眠障害 …（尾崎　茂）…252
　　a） 不安障害の分類と睡眠障害の概要 ………253
　　b） 各　論 ………………………………………254
　　c） 治　療 ………………………………………258
5.5.4 睡眠関連喘息　（国友史雄・木村　弘）…259
　　a） 歴　史 ………………………………………259
　　b） 疫学的事項 …………………………………260
　　c） 定　義 ………………………………………260
　　d） 臨床症状 ……………………………………261
　　e） 検査所見 ……………………………………261
　　f） 予後（喘息死との関連） ……………………261
　　g） 鑑別診断 ……………………………………261
　　h） 随伴しやすい疾患 …………………………261
　　i） 病態生理 ……………………………………261
　　j） 治　療 ………………………………………264
5.5.5 睡眠関連逆流性食道炎および消化性潰瘍……
　　　　　　　　　　　　　　　（瀬川昂生）…265
　　a） 逆流性食道炎 ………………………………265
　　b） 消化性潰瘍 …………………………………269

5.6　神経内科疾患に伴う睡眠障害 ……………………274
5.6.1 不随意運動 …………………（間野忠明）…274
　　a） 振　戦 ………………………………………274
　　b） 舞踏運動，アテトーゼ，ジストニー ……275
　　c） ミオクローヌス，周期性四肢運動障害，むず
　　　 むず脚症候群 ………………………………275
5.6.2 痴　呆 ………………………（清水徹男）…278
　　a） 痴呆のない高齢者の睡眠の特徴 …………278
　　b） 痴呆患者の睡眠障害の臨床的特徴とその疫学
　　　 ………………………………………………279
　　c） 痴呆患者の睡眠構築の特徴 ………………279
　　d） 痴呆患者の概日リズムの特徴 ……………280
　　e） 痴呆と睡眠時呼吸障害の関係 ……………280
　　f） 病態生理 ……………………………………281
　　g） 睡眠障害とせん妄 …………………………282
　　h） 治　療 ………………………………………282
5.6.3 パーキンソン病……………………………………
　　　　……（大橋健二・塩澤全司・間野忠明）…285
　　a） 病変部位 ……………………………………285
　　b） 精神症状 ……………………………………286
　　c） 身体症状 ……………………………………286
　　d） 治療薬 ………………………………………287
5.6.4 クロイツフェルト-ヤコブ病（佐野　譲）…289
　　a） 概　要 ………………………………………289
　　b） 自験例 ………………………………………289
　　c） 臨床症状 ……………………………………292
　　d） 脳波所見 ……………………………………293
　　e） C-J病の睡眠障害 …………………………293
　　f） 検査所見および診断基準 …………………296
　　g） 鑑別診断 ……………………………………296
　　h） 治　療 ………………………………………296
5.6.5 亜急性硬化性全脳炎（SSPE）…………………
　　　　　　　　　　（小野田嶺雄・古池保雄）…297
　　a） 亜急性硬化性全脳炎とは …………………297
　　b） 病　因 ………………………………………298

	c)	疫　学 …………………………………298
	d)	予　後 …………………………………298
	e)	臨床症状 ………………………………298
	f)	SSPEにおける睡眠障害 …………………299
5.6.6	筋ジストロフィー …………(安間文彦)…301
	a)	進行性筋ジストロフィー ………………301
	b)	筋強直性ジストロフィー(MyD) …………304
5.6.7	筋萎縮性側索硬化症(ALS) ……………………
		………………(新藤和雅・塩澤全司)…306
	a)	ALS患者の睡眠パターンの特徴 ………307
	b)	ALSの睡眠障害の原因 ………………307
	c)	ALSの睡眠障害に対する治療方針 ……308
5.6.8	シャイ-ドレーガー症候群(SDS) ………………
		………………(古池保雄・高橋　昭)…309
	a)	シャイ-ドレーガー症候群(SDS)とは …310
	b)	SDSの睡眠障害 ………………………310
	c)	SDSの睡眠時呼吸障害 …………………310
	d)	SDSの予後 ……………………………311
	e)	SDSの睡眠時呼吸異常 …………………311
	f)	SDSの睡眠障害 ………………………314
	g)	睡眠時無呼吸を呈する疾患群のなかでハイリスク群としてのSDS …………………………314
5.6.9	頭　痛 …………………(当間　忍)…315
	a)	慢性頭痛患者での睡眠障害とその症状 …316
	b)	頭痛と睡眠との時間的関係 ………………316
	c)	睡眠時の頭痛の発現機序 …………………320
5.6.10	ダウン症候群…(長坂高村・塩澤全司)…320
	a)	ダウン症候群の睡眠パターン …………320
	b)	ダウン症候群と睡眠時無呼吸症候群 …320
	c)	Mental retardationとレム睡眠 ………322
	d)	ダウン症候群における睡眠中の自律神経機能および内分泌機能 ……………………322
5.6.11	睡眠関連てんかん…………(加藤昌明)…323
	a)	睡眠覚醒とてんかん分類(Janzの分類) ………………………………………323
	b)	睡眠とてんかんの交互の影響 ………324
	c)	診　断 …………………………………325
	d)	代表的類型 ……………………………327
5.7	発達・加齢に関連した睡眠障害 ………………330
5.7.1	小児の睡眠障害………………………………
		………………(田中総一郎・大川匡子)…330
	a)	睡眠の正常発達 ………………………330
	b)	年齢別睡眠障害 ………………………332
	c)	小児期にみられる特殊な睡眠障害 ………336
5.7.2	女性と睡眠 …………………(石束嘉和)…347
	a)	月経随伴睡眠障害 ……………………348
	b)	妊娠随伴睡眠障害 ……………………354
	c)	更年期随伴睡眠障害 …………………356
	d)	女性の睡眠障害の治療 ………………357
5.7.3	老年期の睡眠障害 …………(三島和夫)…360
	a)	加齢に伴う睡眠特性の変化とその背景因子 ………………………………………360
	b)	老年者の睡眠障害 ……………………362
	c)	老年者の睡眠障害に対する治療とその注意点 …………………………………366

索　引 ……………………………………………………………………………………370

1. 睡眠評価のための問診法

1.1 愁訴の評価

臨床医学において何より大切なことはまず患者の訴え（主観的症状）を十分にしかも順序よく聴取し，整理することである．本章においては睡眠・覚醒障害に関する愁訴に対する問診法を述べるとともに，その補助的手段についても言及する．

1.1.1 不眠

a) 不眠の開始と持続

不眠は誰もが生涯で一度や二度は経験するきわめて身近な疾患であるが，長期慢性化した場合，患者の受ける精神的苦痛や社会的不利益は多大なものである．そこでまず，睡眠評価のための問診では"不眠の開始と持続"について聴取しなければならない．

不眠を子どものころから認め，しかもその不眠がずっと持続している場合は，特発性不眠（idiopathic insomnia）が疑われる．高齢者において特に誘因もなく睡眠障害が出現した場合は加齢による生体リズムや睡眠の生理的な変化が関与している可能性が強く，老人の原発性不眠（DSM-III-R）と呼ばれることもある（American Psychiatric Association, 1987）．

一般的に不眠はその持続期間により，一過性（数日），短期（1～3週間），長期あるいは持続性（3週間以上）の三つに分類される．

b) 不眠の原因

睡眠覚醒障害の診断的分類としては1979年にアメリカ睡眠障害センター連合会（ASDC）と睡眠精神生理学研究会（APSS）により，睡眠覚醒障害診断分類（DCSAD）（Association of Sleep Disorder Centers, 1979）が提唱された．DCSADには当初からいくつかの問題点が指摘されたが，欧米を中心に広く使用されてきた．その後，1990年にアメリカ睡眠障害連合会から，睡眠障害国際分類（The International Classification of Sleep Disorders：ICSD）（アメリカ睡眠障害連合会診断分類操作委員会, 1994）が発表され，その日本語版が1994年に日本睡眠学会から出版された．ICSDでは睡眠障害は睡眠異常（dyssomnias），睡眠時随伴症，内科/精神科的睡眠障害，提案検討中の睡眠障害に大別されている．睡眠異常とは不眠，過眠，概日リズム障害の三つを包括したもので，さらに内在性睡眠障害，外在性睡眠障害，概日リズム睡眠障害の三つの下位項目が設けられている．この二つの診断分類の大きな違いは，DCSADは患者の主観的症状（主訴）を，ICSDは睡眠障害の病態生理を重視して分類されているところにある．

しかし，実際の臨床場面では，睡眠障害は表1.1に示すように"五つのP"といわれる，(1) 心理学的原因（psychological），(2) 身体的原因（physical），(3) 精神医学的原因（psychiatric），(4) 薬理学的原因（pharmachological），(5) 生理学的原因（physiological）の五つの原因によって分類するのが便利である．さらに，生理学的原因にはリズム位相性（phasic）という概念を加えて"5+1P"として用いるとわかりやす

表 1.1　不眠の原因：5+1 P

1.	心理学的	(**P**sychological)
2.	身体的	(**P**hysical)
3.	精神医学的	(**P**sychiatric)
4.	薬理学的	(**P**harmacological)
5.	生理学的	(**P**hysiological)
	＋	
	リズム位相性	(**P**hasic)

い．以下，これら原因による分類に従っての睡眠障害の問診法について述べる．ただし，睡眠障害の個々の診断名については ICSD の分類に準じて使用する．

1) 心理学的原因(psychological)　不眠の発症に悪いこと(近親者の死亡，学業や仕事上の成績不振，離婚や失恋など)であれ，良いこと(昇進，結婚や婚約など)であれ，何らかの生活上の出来事(life events)がストレスとして明らかに関与し，しかも不眠の持続が比較的短期間の場合は適応性睡眠障害(adjustment sleep disorder)が疑われる．一方，こうしたストレスが消失してもなお不眠が持続し，しかも負の学習効果として心身の高度の緊張，睡眠に対する過度の欲求，不眠に対する強い恐怖ととらわれを認めるなら精神生理性不眠(psychophysiological insomnia)が考えられる．一般に，"枕が変わる"と眠れないとよくいわれるが，精神生理性不眠では普段と違う環境のほうがかえってよく眠れることがある．

精神生理性不眠と鑑別が必要なものに神経症に伴う不眠や睡眠状態誤認(sleep state misperception)がある．精神生理性不眠と睡眠状態誤認を臨床上厳密に鑑別することは困難な場合が多いが，睡眠ポリグラフ検査を行い，患者の睡眠に対する自己評価と睡眠の客観的所見がどの程度解離しているかを検討しなければならない．

2) 身体的原因(physical)　身体疾患に起因する不眠では，睡眠を妨げる身体症状や身体合併症の有無について聴取しなければならない．詳細は身体疾患の既往の有無の項で述べる．

3) 精神医学的原因(psychiatric)　精神疾患による不眠では不眠以外の精神症状や精神疾患の既往の有無について聴取しなければならない．詳細は精神疾患の既往の有無の項で述べる．

4) 薬理学的原因(pharmachological)　薬剤起因性不眠では薬物使用の有無や嗜好品について聴取しなければならない．詳細は服用薬物の評価と嗜好品歴の項で述べる．

5) 生理学的原因(physiological)　生理学的不眠では急激な環境変化(転居，入院，旅行など)や睡眠を妨げるような環境因子(騒音，悪臭，振動など)の有無，リズム位相性不眠では概日リズムに関する問題について聴取する必要がある．詳細は発症前の生活習慣，睡眠衛生，仕事のスケジュールの項で述べる．

以上，ここまでの要点を図 1.1 にフローチャートとして示す．

c) 不眠の型

不眠の訴え(不眠の型)には大きく，(1) 入眠障害，(2) 中途覚醒，(3) 早朝覚醒の三つと，(4) 熟眠感欠如あるいは浅眠感がある．また，本人には不眠の自覚はないが，何らかの原因により睡眠が障害され，それが翌日の日中の眠気の原因になっている非休息性あるいは非回復性睡眠がある．非休息性睡眠ではベッドパートナーからの情報が重要である．

1) 入眠障害　本人が眠ろうと意識したとき(多くは消灯時刻)から寝付くまでの時間の延長である．患者は「なかなか寝付けない」とか「眠ろうとするとかえって目がさえて眠れない」などと訴える．ほとんどの睡眠障害でこの入眠障害を認めるが，特に入眠障害を主訴とする睡眠障害には，内在因性睡眠障害として精神生理性不眠，特発性不眠，むずむず脚症候群(restless legs syndrome)などが，外在因性睡眠障害として不適切な睡眠衛生(inadequate sleep hygine)，環境因性睡眠障害(environmental sleep disorder)，適応性睡眠障害，睡眠薬，中枢神経刺激剤，アルコール依存睡眠障害(hypnotic, CNS stimulant, alcohol dependent sleep disorder)などが，また概日リズム睡眠障害として時間帯域変化(時差)症候群(time zone change (jet lag) syndrome)，交代勤務睡眠障害(shift work sleep disorder)，睡眠相後退症候群(delayed sleep phase syndrome)などがある．また，疼痛，痒み，咳などの身体症状によっても入眠は障害される．

2) 中途覚醒　睡眠の維持の障害であり「夜中に何度も目が醒める」とか「夜中に目が醒めて，その後なかなか寝付けない」などと訴える．先の入眠障害を

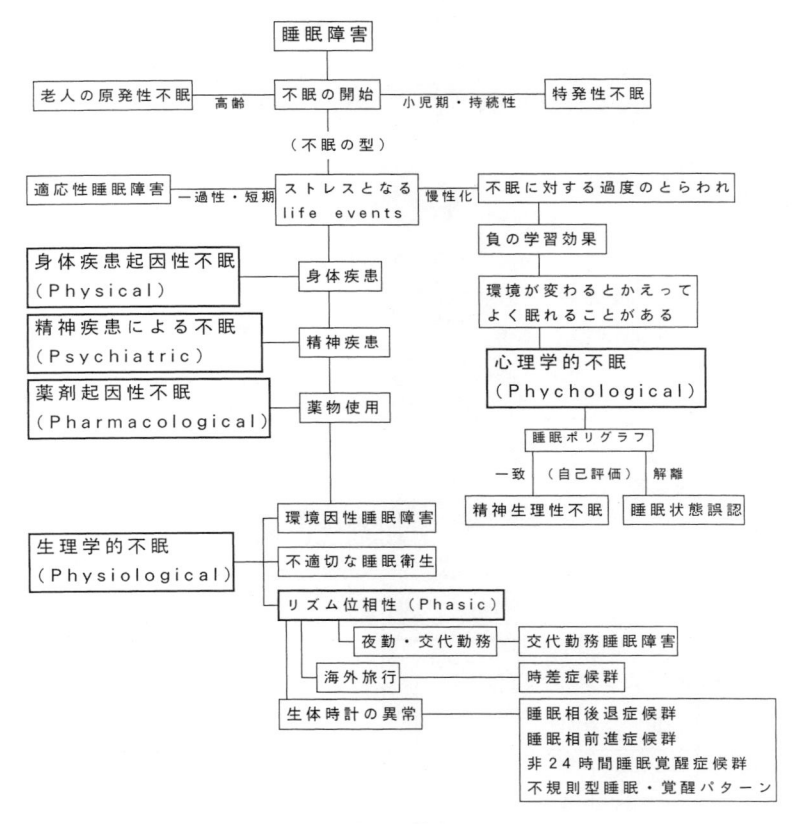

図 1.1 睡眠障害の原因 "5+1P" による診断フローチャート

訴える不眠では同時に中途覚醒も伴うことが多い．その他に中途覚醒を訴える睡眠障害としては睡眠時無呼吸症候群 (sleep apnea syndrome) や以前は睡眠時ミオクローヌス症候群と呼ばれていた周期性四肢運動障害 (periodic limb movement disorder) などがある．また，日中の過度の眠気を主訴とするナルコレプシーでも逆に夜間の中途覚醒を訴えることがあるので注意を要する．この場合，周期性四肢運動障害や睡眠時無呼吸症候群を伴っていることが少なくない (Wittig ら，1983)．

3) 早朝覚醒　「朝早く目が醒めて，その後寝付けない」という訴えで，典型的には大うつ病に伴う不眠にみられる．ほかに，老人の原発性不眠や睡眠相前進症候群でも早朝覚醒が認められる．

4) 熟眠感欠如あるいは浅眠感　「眠った気がしない」とか「眠りが浅い」といった訴えであり，ほとんどすべての不眠症患者に程度の差はあれ認められるものである．しかし，「一晩中全く眠れなかった」とか「何日間もほとんどあるいは全く眠っていない」など極端な訴えをする場合で，しかも「日中の眠気はない」と答えた場合は睡眠状態誤認 (sleep state misperception) が考えられる．

　一般に不眠症者は実際の睡眠を過小評価しがちなので，患者の訴えが客観的な睡眠状態を正しく反映しているかどうかが疑問である場合が多い．事実，患者が訴える横で家族がどこか白けた表情で「本人はそういいますが，よく眠っています」などと述べることも少なくない．こうした場合，患者の客観的睡眠がどうかということは治療的には副次的な問題である．すなわち，確証のないままに安易に家族や医師から不眠の訴えを過小に評価されたり否定されることで，患者はさらに傷付き孤独感を強め，その結果，さらに不眠が強化され慢性化を助長することにもなりかねないからである．したがって，患者の訴えを十分に受け止め，そ

の上で患者の訴えのなかにある矛盾から睡眠に対する"認知のゆがみ"を見出し，巧みにフィードバックすることが肝要である．そのためには，睡眠に関する質問だけではなく，日中の眠気の有無やその程度，さらには精神・身体活動能力の状態などについて聴取するとともに，後で述べる睡眠日誌をうまく利用するとよい．

5) **非休息(回復)性睡眠** 睡眠によってひき起こされる睡眠関連呼吸障害や周期性四肢運動障害，むずむず脚症候群，睡眠時随伴症などのために，睡眠そのものが浅くなったり分断されるものである．その結果として睡眠不足の状態に陥り，代償性に翌日の過眠症状をひき起こすが，患者は睡眠中のこうした異常現象に気づいていないことが多い．したがって，家族特にベッドパートナーからの情報が重要である．それぞれの疾患については後述する．

以上，睡眠障害の型による診断手順をフローチャートにして図1.2に示す．

1.1.2 過 眠

過眠症は日中の過度の眠気と，睡眠時間の延長の二つの症状に大きく分けることができる．

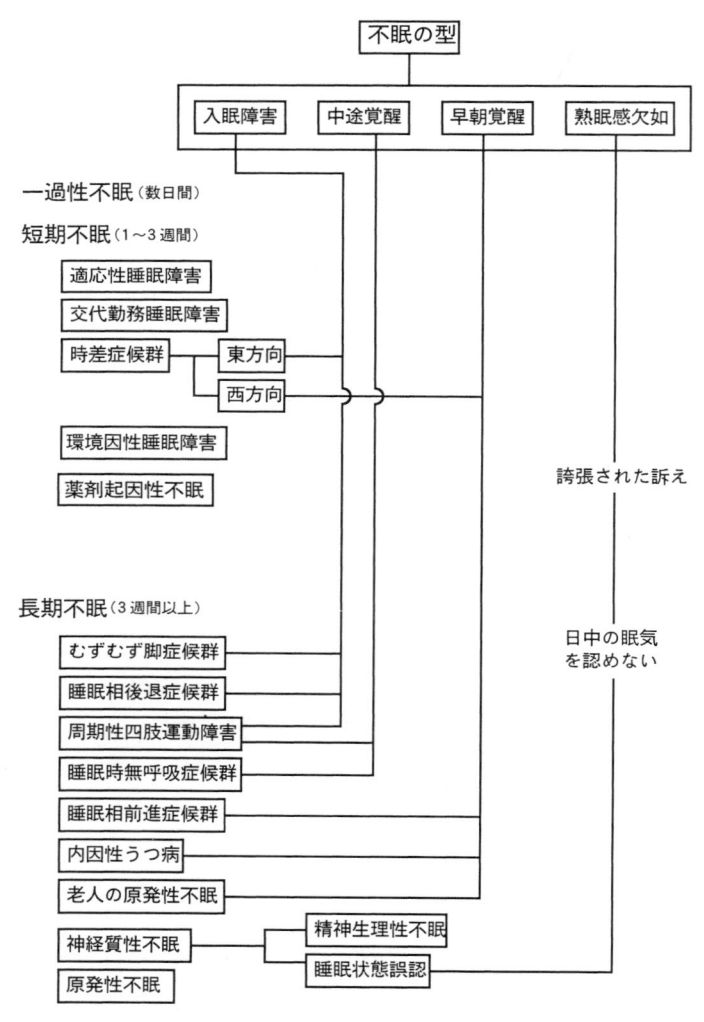

図 1.2 睡眠障害の持続期間と型による診断フローチャート

a) 日中の過度の眠気

日中の眠気には「何となく眠い」という軽度のものから,「自動車の運転中や会議中あるいは授業中に強い眠気を感じ,時には眠り込んでしまう」という中等度のもの,さらには「時刻や場所に関係なく眠ってしまう」という高度のものまでその程度はさまざまである.軽度の日中の眠気は誰しも経験するものであるが,中等度以上のものがしかも比較的長期にわたって持続するなら過眠症と判断される.また,日中の眠気の原因としては夜間の睡眠が不十分なために,その代償として日中の眠気が出現しているものと,夜間の睡眠に関係なく日中の眠気が出現するものの二つに大別される.

1) 睡眠障害の代償としての過眠 夜間の睡眠が不十分なためその代償として過眠症状が出現していると考えられるものには非休息性睡眠である睡眠時無呼吸症候群や周期性四肢運動障害,むずむず脚症候群,上気道抵抗症候群(Guilleminault ら,1993),睡眠不足症候群(insufficient sleep syndrome)などがある.睡眠時無呼吸症候群や周期性四肢運動障害についての詳細はそれぞれの項で解説される.睡眠不足症候群は原則的には患者自身は慢性の睡眠不足にあることを自覚していないもので,休日や長期休暇などで睡眠時間が延長されれば症状も消失する.

2) 夜間の睡眠と関連のない過眠 一方,夜間の睡眠状態と基本的には関連のないものとしてはナルコレプシー(narcolepsy)や特発性過眠症(idiopathic hypersomnia),反復性過眠症(recurrent hypersomnia)などがある.ナルコレプシーではほかに情動脱力発作(cataplexy)や,入眠時あるいは出眠時幻覚(hypnagogic or hypnopompic hallucination),睡眠麻痺(sleep paralysis)などを認める.反復性過眠症では過度の眠気の訴えが反復性あるいは周期性に出現し,大食や性欲亢進などの特異な精神症状を伴うのが特徴的である.また,うつ病特に双極型感情障害のうつ病相や季節性感情障害では過眠症状を呈するので注意を要する.

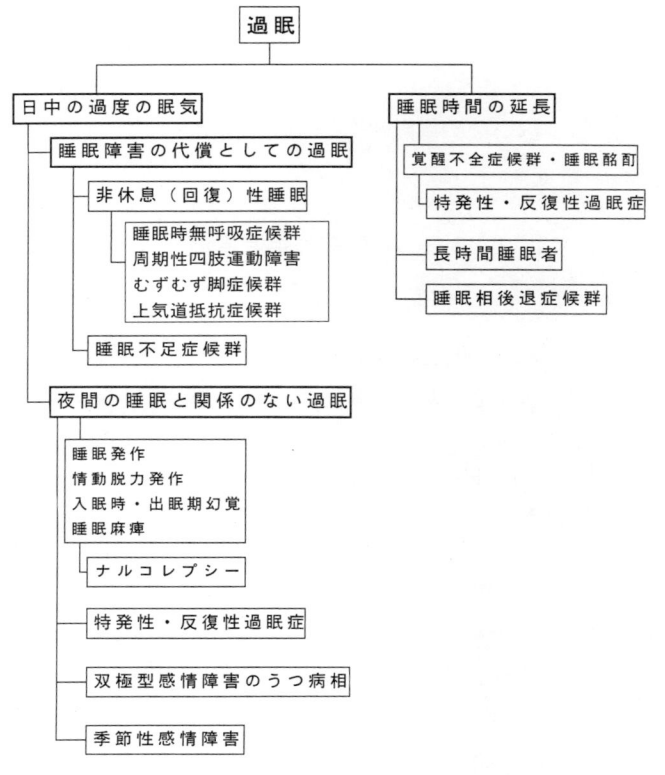

図 1.3 過眠の診断フローチャート

b) 睡眠時間の延長

何らかの原因により睡眠時間が延長し，朝の望ましい時刻に起床できないものである．こうした症状を呈するおもな障害には特発性あるいは反復性過眠症，長時間睡眠者(long sleeper)，睡眠相後退症候群などがある．

特発性あるいは反復性過眠症では夜間の睡眠はしばしば8時間以上，場合によっては十数時間に延長し，一部の患者では起床に多大な困難を伴い，起床時にもうろう状態や見当識障害(覚醒不全症候群あるいは睡眠酩酊)を呈する．長時間睡眠者は1日に10時間以上の睡眠を必要とするもので，必ずしも病的とはいえないが，無理に朝起きることが続くと睡眠不足症候群を呈する．睡眠相後退症候群の患者は夜間の入眠困難とともに朝の覚醒困難(ほとんどの症例では覚醒不能)や午前中の眠気や活動性の低下を訴え，一般に睡眠時間も長めである．

以上，過眠についての診断手順をフローチャートにして図1.3に示す．

1.1.3 睡眠時随伴症

睡眠中には覚醒時にはみられないさまざまな異常な現象や行動が出現する．しかし，ほとんどの場合患者本人は睡眠に随伴する症状に気づいておらず，したがって同居者，特にベッドパートナーからの情報が重要である．入眠期によくみられるものには，寝言(sleep talking)や睡眠時ひきつけ(sleep starts)，睡眠前半の深い眠りのときには睡眠時遊行症(sleep walking)あるいは夢中遊行(somnambulism)や夜驚症(sleep terrors)などがみられる．特に最後の二つは徐波睡眠に一致して小児に好発するもので，臨床的にはてんかん発作との鑑別が必要である．

レム睡眠関連障害としては，悪夢(nightmare)，睡眠麻痺(sleep paralysis)，レム睡眠行動異常(REM sleep behavior disorder)などがある．レム睡眠行動異常は50歳台以上の男性に好発し，夢の内容に一致した激しいときには暴力的行為が認められるが，ほとんどの場合患者自身はそのことを想起できない．睡眠麻痺はいわゆる"金縛り"といわれるもので，入眠期あるいは出眠期に出現することがほとんどである．ナルコレプシーの代表的症状の一つであるが，健常人でも半数近くが経験するといわれている．

以上，睡眠障害に関する愁訴に対する一通りの評価を行ったら，その原因が"5+1P"のいずれに該当するかを検討しなければならない．以下，そのための問診法について解説する．

1.2 発症前の生活習慣

睡眠障害を訴える患者では発症前の睡眠習慣(就寝時刻，起床時刻，睡眠時間，昼寝の習慣の有無とその時間など)も重要な情報である．特に概日リズム障害が疑われる患者では睡眠習慣のみならず日中の生活様式や勤務形態，子どものころからの睡眠習慣についても聴取する必要がある．

交代勤務者，看護婦や警備員などの夜勤勤務，時間帯域を超えて頻回に往復する海外旅行を繰り返すような人では概日リズム睡眠障害が疑われる．仕事のスケジュールと睡眠障害の関連については項を改めて述べる．

睡眠相後退症候群や非24時間睡眠覚醒症候群(non-24-hour sleep-wake syndrome)では，子どものころから夜なかなか眠らなかったり(宵っ張りの朝寝坊)，睡眠習慣が安定しないために親の手をわずらわすことが多く，しかも睡眠時間も一般に長いことが多い．平日は平均的な睡眠時間をとっているが，なんとなくいつも寝不足気味で，休日や長期休暇中には睡眠時間を決まって10時間以上とるようなものは長時間睡眠者が疑われる．

1.3 身体疾患の既往の有無

　さまざまな身体疾患や身体症状が睡眠障害の原因や憎悪因子になる．睡眠障害の原因となる身体症状としては疼痛，搔痒感，消化器症状(悪心，下痢，腹痛など)，呼吸器症状(咳嗽，鼻閉，喘息発作，慢性閉塞性肺疾患に伴う呼吸困難など)，夜間頻尿などがある．また，周期性四肢運動障害や睡眠時無呼吸症候群などは中途覚醒の原因となる．

　高齢者では老人性皮膚搔痒症や夜間頻尿の有無について確認しなければならない．また，高齢者では夜間せん妄との鑑別が必要な場合がある．夜間せん妄では患者はそのことを想起できないことが多いが，軽度の場合には要素性の幻聴やそれに基づく二次性妄想を本人が認めることもある．夜間せん妄が疑われる場合は痴呆，器質性脳症候群，症候性精神障害，中枢神経系の変性疾患などの有無について検討しなければならない．

　胸やけや前胸部痛あるいは絞扼感を訴えるときは，夜間心虚血(nocturnal cardiac ischemia)あるいは睡眠関連胃・食道逆流(sleep-related gastroesophageal reflex)などの睡眠時随伴症が疑われる．前者の場合はホルター心電図，後者の場合は胃・食道の内視鏡検査により鑑別される．

　日中の過度の眠気あるいは窒息感を伴う中途覚醒などの睡眠障害に加え，激しい中断するいびき，高血圧，多血症，心電図異常，心陰影の拡大などの臨床症状を認めた場合は，閉塞型睡眠時無呼吸症候群(obstructive sleep apnea syndrome)が疑われる．閉塞型睡眠時無呼吸症候群の患者では耳鼻科的疾患や顎顔面の形態異常を伴うことが多いので，耳鼻咽喉科的あるいは口腔外科的検査は必須のものである．顎顔面の形態や肥満は素因としての遺伝性が大きいので，家族歴についても詳細に聴取する必要がある．高度の肥満や脊柱の後側弯症，胸郭の変形などの整形外科的疾患は拘束性の肺胞低換気や夜間の呼吸障害の原因となり，睡眠障害をもたらすことがある．その他，夜間の呼吸障害の原因となる疾患としては，シャイ-ドレーガー症候群(Shy-Drager syndrome)や筋萎縮性側索硬化症などの神経疾患がある．また，内分泌系の疾患として末端肥大症や甲状腺機能低下症による粘液水腫も閉塞型無呼吸の原因となる．

　整形外科的疾患として慢性腰痛症や関節リウマチ，原発性あるいは転移性の骨腫瘍などは疼痛の原因として無視できないものである．その他，疼痛の原因となる身体的疾患として注意を払わなければならないものには尿路あるいは胆道結石，胆のう炎や膵炎などの炎症性疾患，血管性頭痛などがある．

　鉄欠乏貧血や腎不全による人工透析を受けている患者では，むずむず脚症候群や周期性四肢運動障害を伴うことが少なくない(Callaghan, 1966 ; Matthews, 1976)．

1.4 精神科疾患の既往

　睡眠障害はほとんどの精神科疾患にみられる症状であり，特に客観的に3日間以上睡眠障害が持続した場合は何らかの精神障害を発症している可能性がきわめて強い．精神分裂病であれ感情病であれ，睡眠障害が他の精神症状に先行して出現することがしばしばみられる．

1.4.1 精神分裂病

　精神分裂病では不眠はその初期からほとんど必発の症状である．しかし，家族は当初その重大性に気づか

ず，幻覚妄想状態や精神運動興奮あるいはひきこもりなどの症状が出現して初めて分裂病の発症に気づくことが多い．また，急性の再燃や増悪においてもまず不眠から始まることが多いが，詳細な問診により患者の抱えている強い不安や周囲の変容感(妄想気分，高度の場合は世界没落体験)，精神分裂病性の陽性症状(幻聴や被害関係妄想)などについて知ることができる．したがって，既往歴に精神分裂病がある患者に不眠が出現したなら，再燃の可能性が強いので早急に精神科医の診察を受けさせるべきである．

1.4.2 躁うつ病(感情障害)

うつ病でも不眠は早期からみられ，往々にして抑うつ症状に先行して出現する．いわゆる内因性うつ病(大うつ病)においては，早朝覚醒や中途覚醒などの睡眠維持の障害が特徴的であり，入眠障害は比較的少ない．うつ病の早朝覚醒や気分の日内変動の病態機序として，内因性うつ病における位相前進仮説(Rosentalら，1984)をはじめとする生体リズム系の異常が考えられている．躁病ではほとんど一睡もしない日が数日続くことも珍しくないが，患者自身は不眠を訴えることはない．躁病の場合，一般的にはその臨床症状から診断は比較的容易である．

一方，躁状態とうつ状態を交互に繰り返す双極型感情障害のうつ病相や冬季に反復して好発する冬季うつ病(季節性感情障害)では，過眠症状を呈することが多い．高齢者に起こる激越うつ病では，高度の焦燥感と入眠障害がみられる．また，慢性のアルコール症者でも二次性のうつ病を伴いやすいので注意を要する．

1.4.3 神経症

精神生理性不眠や睡眠状態誤認，適応性睡眠障害との鑑別が重要である．精神生理性不眠や睡眠状態誤認の患者でも不安水準はきわめて高いが，注意・関心が睡眠に関する訴えに集中しているのが特徴である．神経症患者では不眠のほかに全般性不安あるいは不安発作，抑うつ，恐怖症，強迫症，心気症，離人症などの神経症としての症状を伴う．適応性睡眠障害は一般的に持続期間が短く，原因となりうる明らかなlife eventsが存在する．過眠症ではヒステリーの転換症状とナルコレプシーの睡眠発作や反復性過眠症との鑑別も必要である．

1.5 服用薬物の評価

さまざまな薬物が睡眠に影響を与えるので，服用中の薬剤についても必ず確認しなければならない．薬物の睡眠に与える影響としては大きくは睡眠を障害あるいは睡眠薬の効果に拮抗する作用と，睡眠薬の効果を増強あるいは延長させる作用の二つがある．

1.5.1 睡眠障害あるいは睡眠薬拮抗作用を有する薬剤

代表的なものとしてナルコレプシーに用いられる中枢神経刺激剤のメチルフェニデート(リタリン)やペモリン(ベタナミン)がある．メチルフェニデートはうつ病や多動児(ADHD)の治療薬として用いられることもある．その他，睡眠障害作用を有する薬物にはエフェドリンやアンフェタミンなどのフェニルエチルアミン，コカイン，甲状腺ホルモン，カフェインやテオフィリンなどのキサンチン誘導体などがある．これらの多くは，うっ血の改善，気管支拡張，昇圧など末梢性に交感神経を賦活する作用を有している．また，これら薬剤を長期にわたり連用した後中断すると，離脱症状として眠気や焦燥感，疲労感などが出現するかもしれない(中枢神経刺激剤依存性睡眠障害，central nervous system stimulant dependent sleep disorder)．

一方，ベンゾジアゼピン系あるいはバルビツレート系睡眠薬を連用中に急激に中断すると強い不眠が出現する．特に半減期が短いベンゾジアゼピン系睡眠薬の中断後に起こる不眠を，Kalesらは反跳性不眠(rebound insomnia)と名づけた(Kalesら，1978)．反跳性不眠に対しては反論も多いが，臨床的に睡眠薬を急

に中断すると睡眠障害がさらに悪化することは少なからずみられることである．その結果，一般にベンゾジアゼピン系睡眠薬は耐性や依存はほとんど形成しないといわれているが，一定用量の睡眠薬の服用をなかなか中止することができないことがある（常用量依存）．なかには，服用量が徐々に増加し，過量の睡眠薬の服用により昼間の持ち越し効果（hang over）が生じ，日中の過度の眠気や活動性，作業能力の減退を招き，夕刻には不安焦燥，易刺激性などの精神症状も出現することがある（睡眠薬依存性障害，hypnotic‐dependence sleep disorder）．

飲酒歴，たとえば飲酒量，飲酒期間，酩酊時の状態，離脱症状の有無，寝酒の習慣の有無などについても必ず聴取しなければならない．アルコール依存睡眠障害（alcohol dependent sleep disorder）についての詳細は他項に譲るが，慢性アルコール依存症者ではベンゾジアゼピン系薬剤に対して交叉耐性を生じ，アルコールのほかに睡眠薬や抗不安薬を常用していることが多いので，他の薬物の使用状況についても注意を払わなければならない．

1.5.2　睡眠薬の効果を増強・延長させる薬剤

睡眠薬の効果を増強あるいは延長させる作用を有する薬剤は日中の過眠をもたらすことがある．その作用機序はおもに薬物代謝と関連したものである．すなわち，ベンゾジアゼピン誘導体は主として肝臓における代謝過程を経て，グルクロン酸抱合を受け尿中に排泄されるが，いくつかの薬剤はこのベンゾジアゼピン誘導体の代謝過程に対して阻害あるいは拮抗することで睡眠薬の効果を増強あるいは延長させる．こうした作用を有するといわれている薬剤にはアルコール（急性投与），シメチジン（タガメット），経口避妊薬，エリスロマイシン，抗真菌剤などがある．また，β受容体遮断剤や炭酸リチウムも睡眠薬との相乗作用を有する．

1.6　睡眠衛生

睡眠はさまざまな外的環境要因によっても影響を受ける．こうした，睡眠に関する外的環境因子や睡眠習慣を総称して睡眠衛生という．以下，この睡眠衛生のなかの主要なものについて述べる．

1.6.1　現在の睡眠習慣

夕食や入浴の時刻，就床時刻について確認しなければならない．特に，慢性の不眠症患者では就床時刻が早すぎてかえって入眠を妨げていることが少なくない．また読書や音楽，祈りなどの睡眠のための習慣（睡眠儀式）の有無についても聴取しなければならない．こうしたもののなかには，不眠に対する"負の条件づけ"を強化しているものがあるので注意を要する．また，夜食や夜間の運動も睡眠障害の原因になることがある．

1.6.2　嗜好品歴

幾多の嗜好品のなかで睡眠に影響を与えるものとしてはカフェイン，ニコチン，アルコールが代表的なものである．カフェインやニコチンの過剰摂取のみで睡眠障害をひき起こすとは考えにくいが，睡眠に対して悪影響を与えることもまた事実である．したがって，就床前にコーヒーやお茶の飲み過ぎやタバコの吸い過ぎがないかどうかを確認しなければならない．特に，高齢者ではカフェインにより予想以上に睡眠が障害されることがあるので注意を要する．また，他の原因による睡眠障害の結果生じた日中の眠気のために，カフェインを含む飲み物やタバコを過剰に摂取し，そのことがさらに睡眠障害を助長していることもある．

1.6.3　寝室環境

物理的に計測することができるさまざまな環境要因が睡眠障害の原因になりうる．たとえば，室温，湿

度，騒音，振動，明るさ，臭い，ベッドパートナーやペットの存在，寝具の状態などである．

室温は高すぎても低すぎても入眠や睡眠維持の妨げになる．静かで暗い環境が睡眠をとるには当然適しているが，物音ひとつしない真っ暗闇のなかではかえって感覚遮断の状態になり入眠しにくいことがある．特に夜間せん妄ではこうした環境が誘因となることが多い．したがって適度な生活音と薄明かりがあったほうがよい．幹線道路や鉄道の近くに居住する場合は騒音に加え振動についても検討する必要がある．

ベッドパートナーやペットの存在も睡眠の妨げになることがある．特にベッドパートナーにいびき，歯ぎしり，寝言，不眠による頻回の寝返り，睡眠時無呼吸，周期性四肢運動障害などがあると，睡眠は阻害される．

寝具の状態も重要な因子である．ベッドの硬さ，枕の高低と素材，掛け布団の重さや素材などが適切であるかどうか検討しなければならない．ベッドは硬すぎると快適性を損なうし，軟らかすぎるとかえって腰痛の原因になる．枕も高すぎると上気道を圧迫して睡眠関連呼吸障害の憎悪因子になる．蕎麦アレルギーのある人では，蕎麦殻枕は禁忌である．掛け布団も重すぎると圧迫感があるし，軽すぎると夜間に身体から外れて寒さのため目が醒めてしまう．また，睡眠中は多量の発汗があるので保温性とともに通気性についても注意しなければならない．ダニやノミ，シラミなどの存在は論外のことであり，患者が痒みによる不眠を訴えるときは，布団がきちんと日干しされているかどうかも確認しなければならない．

1.7 仕事のスケジュール

睡眠障害が生体リズムの異常と何らかの関連性を有している(概日リズム睡眠障害)と推定された場合は，患者の職業や仕事のスケジュールについて聴取しなければならない．たとえば，患者が海外旅行から帰国した直後であれば時間帯域変化(時差)症候群(time zone change(jet lag)syndrome)を疑わなければならない．

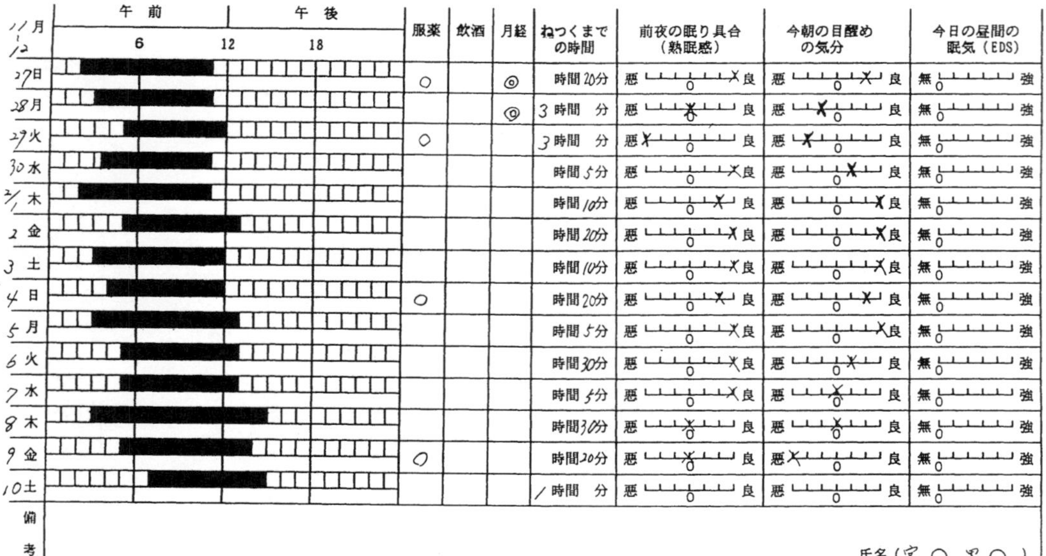

図 1.4 久留米大学睡眠障害クリニックで使用している睡眠日誌

この症候群の重症度と持続は旅行の方向(西向き:ヨーロッパ方面か,東向き:アメリカ方面か)や出発と到着のタイミング,年齢,個人の耐性あるいは感受性によってかなり異なるので,旅行スケジュールや過去に海外旅行をしたときとの比較について詳細に検討しなければならない.

一方,交代勤務者,夜勤のある看護婦や警備員などでは交代勤務睡眠障害(shift work sleep disorder)が疑われる.また,時間帯域を越えて頻回に海外との往復を繰り返す国際線の航空機乗務員,外交官,多国籍企業や商社の社員なども,交代勤務者の呈する症状に類似した慢性症状を示す.交代勤務睡眠障害においても勤務時間帯のスケジュールの組み方,夜勤中に仮眠

がとれるか否か,年齢,勤続年数,個人の耐性あるいは感受性などによりその重症度は大きく左右される.

1.8 睡眠日誌の利用

睡眠障害特に概日リズム睡眠障害の診断には睡眠日誌は不可欠のものである.睡眠日誌として標準化されたものは特にないが,久留米大学睡眠障害クリニックで使用している睡眠日誌を図1.4に提示する.概日リズム睡眠障害の診断には少なくとも1か月間の睡眠日誌の記載が必要であるが,不眠だけなら2週間程度の記載でも十分に情報は得られると思われる.一般に睡眠日誌には就床あるいは消灯時刻,およその入眠時刻,中途覚醒の時刻とその持続時間,最後の覚醒時刻,日中の仮眠があればその時間帯などの記載が必要とされる.しかし,あまり欲張ると患者の負担が大きくなり過ぎてしまい,途中で挫折しかねないので,最低限夜間の睡眠時間帯が把握できればよい.睡眠日誌は図1.5に示すように2列に並べ,右側を左側より1日ずらして表示するダブルプロット法を用いると視覚的にとらえやすい.

睡眠日誌は患者の訴える睡眠障害とは異なる睡眠に関する新たな情報を治療者や患者自身に与えてくれることがある.その結果,特に精神生理性不眠や睡眠状態誤認の患者に対して,患者自身が思っていたほどは睡眠は障害されていないこと(認知のゆがみ)を知らしめるフィードバック効果が期待できる.このように,

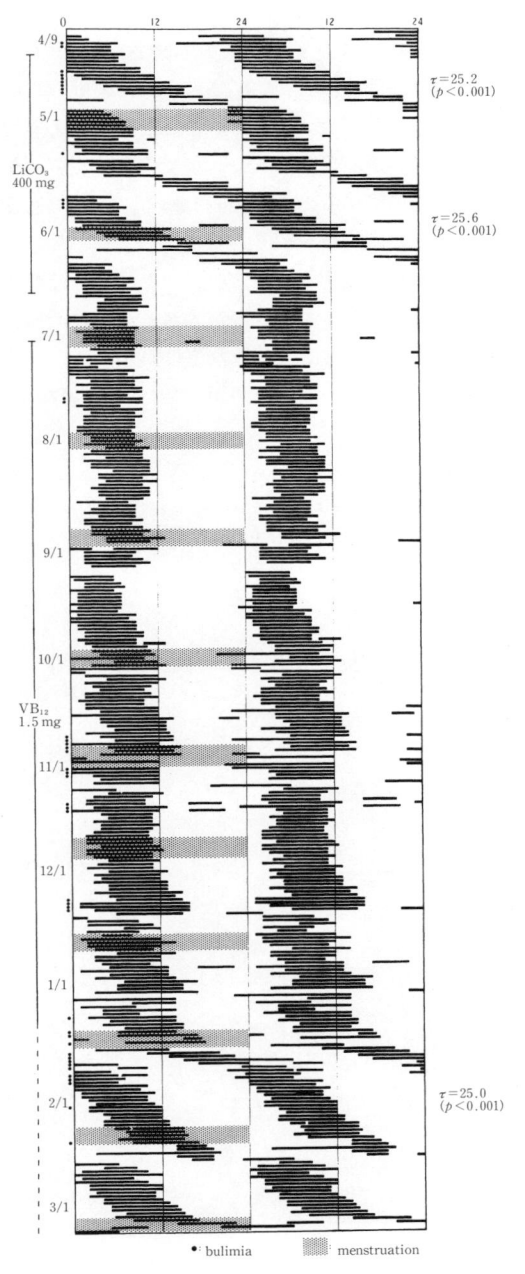

図1.5 睡眠日誌より得られたダブルプロット法で表した睡眠・覚醒リズム(坂本ら,1989)

睡眠日誌は概日リズム睡眠障害の診断のみならず，不眠症に対する治療的手段としても有用である．

最近では，アクチグラフにより患者の休息・活動リズムをより客観的に観察することができるようになった．しかし，機材が高価で毎週電池交換が必要であるなどまだまだ実用には問題が残される．

以上，睡眠障害を訴える患者に対してのおもに初診時における問診法についてまとめた．睡眠障害の診断には睡眠ポリグラフィなどの特殊な検査が必要であることが多いが，日常臨床レベルでの問診からかなりの部分まで鑑別することが可能である．また，初診レベルである程度診断を絞り込むことにより，その後の専門的検査を合理的に行うことができ，その結果患者の負担をより少なくすることができる．なお，睡眠・覚醒障害の症候学とここで取り上げた各疾患の詳細についてはそれぞれの項を参照願いたい． 〔坂本 哲郎〕

文献

American Psychiatric Association, 1987: Diagnostic and Statistical Manual of Mental Disorders, 3rd Edition-Revised, p 297, Am. Psychit. Assoc. Washington DC.

アメリカ睡眠障害連合会診断分類操作委員会編（日本睡眠学会診断分類委員会訳），1994：睡眠障害国際分類診断とコードの手引，p 276，日本睡眠学会，東京．

Association of Sleep Disorder Centers, 1979: Diagnostic classification of sleep and arousal disorders, 1st ed. Prepared by the Sleep Disorders Classification Comittee, H. P. Roffwarg, Chairman. Sleep 2:1.

Callaghan N, 1966: Restless legs syndrome in uremic neuropathy. Neurology 16:359.

Guilleminault C, Stoohs R, Clerk A, et al, 1993: A cause of excessive daytime sleepiness: the upper airway resistance syndrome. Chest 104:781.

Kales A, Scharf MB, Kales JD, 1978: Rebound insomnia: a new clinical syndrome. Science 201:1039.

Kripke DF, Mullaney DJ, Atokinson M, et al, 1978: Circadian rhythm disorders in manic-depressives. Biol Psychiatry 13:173.

Matthews WB, 1976: Iron deficiency and restless legs. Br Med J 1:898.

Rosental NE, Sack DA, Gillin JC, et al, 1984: Seasonal affective disorder: A description of the syndrome and preliminary findings with light theraphy. Arch Gen Psychiatry 41:72.

坂本哲郎，林田隆晴，宮原　靖，中沢洋一，1989：非24時間睡眠覚醒リズムを呈した一例．臨床脳波 31:692．

Wittig R, Zorick F, Piccione P, et al, 1983: Narcolepsy and disturbed nocturnal sleep. Clin Electroencephalogr 14:130.

2. 睡眠・覚醒障害の特徴と症状

2.1 不 眠 症 状

　睡眠障害は，一般身体科における精神医学的な問題のうち最も頻度の高いもののひとつである．健康体力づくり事業財団が1997(平成9)年に全国3030人の成人を対象に行った「健康づくりに関する全国における意識調査報告書」によると，睡眠での休養が不十分であるとした人が国民の23.1％にみられている(健康体力づくり事業財団，1997)(図2.1)．1995年の厚生省

睡眠障害の頻度 (n = 3030)

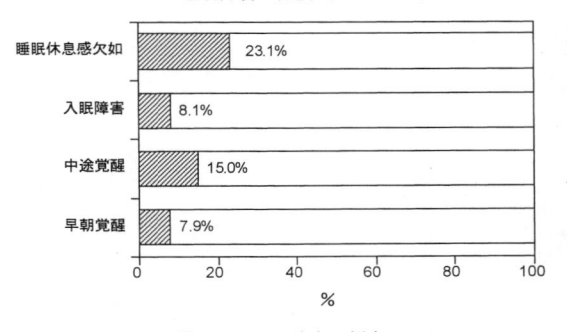

睡眠休息感欠如	23.1%
入眠障害	8.1%
中途覚醒	15.0%
早朝覚醒	7.9%

図 2.1　睡眠障害の頻度

睡眠障害研究班の調査でも，全国の総合病院新患外来患者6466人のうち，19.6％が睡眠に関する問題をもっていたという．同研究班の別の調査では，精神科以外の診療科における睡眠薬の処方率は，全処方のうち4.6％ときわめて高いことが示されている．
　不眠を適切に治療するためには，患者の不眠に関する訴えから出発し，症状を把握して，鑑別診断および検査を経て，治療方針を決定することが重要である．ここでは，患者の訴えから症状を導くための手順を含め，本書の各論へと結びつける臨床的鑑別の手順を患者の訴えに沿って解説する．

2.1.1　不眠の訴え

　不眠の訴えに適切に対応するには，「眠れない」という訴えをより具体的に把握することが重要である．寝つきが悪いのか，眠ってから頻回に目覚めてよく眠れないのか，早く目覚めすぎて困っているのか，休息感が欠如しているのか，夢でうなされるとか寝ぼけたりと睡眠中に異常な現象が起こるためなのかなど，について詳しい問診が必要となる(1.「睡眠評価のための問診法」(p. 1) 参照)．
　眠れないという訴えの具体的内容がつかめたら，それがどのような頻度で起こるのかについてつかむ必要がある．このとき，日常生活上の出来事と関連しているか，特定の曜日に起こりやすいのか，女性の場合は性周期との関連などについても聞くことが大切で，こうした関係がわかれば直ちに睡眠障害に対する対策が立つこともまれでない．

2.1.2　入眠障害

　通常，望ましい時刻に入眠するまでに30分以上かかる場合に入眠障害があると考える．「眠れない」と訴える患者のなかで最も多いものである．20歳以上の国民の8.1％がこうした寝つきの悪さを体験していることが示されている．入眠障害については年齢によ

2. 睡眠・覚醒障害の特徴と症状

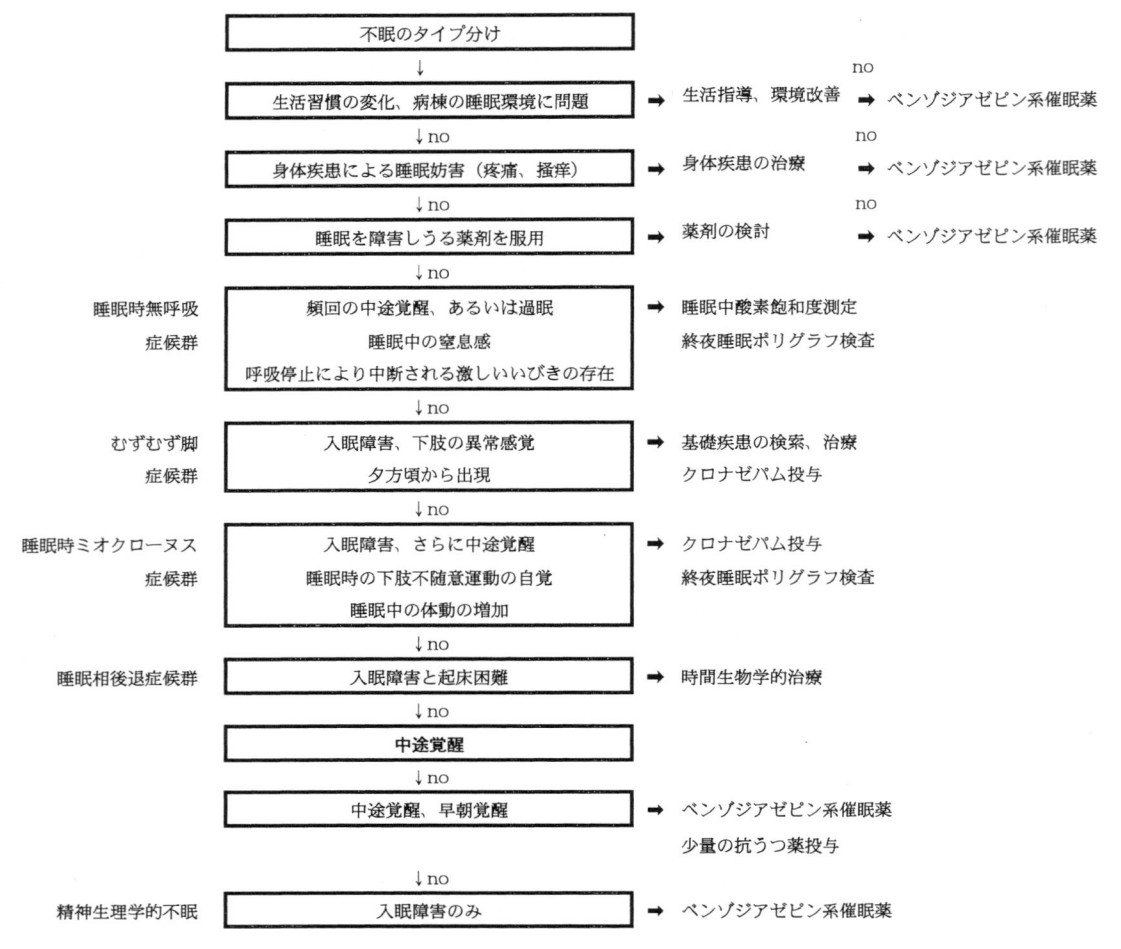

```
           ┌─────────────────┐
           │  不眠のタイプ分け  │
           └─────────────────┘
                    ↓
           ┌──────────────────────┐           no
           │生活習慣の変化、病棟の睡眠環境に問題│ → 生活指導、環境改善 → ベンゾジアゼピン系催眠薬
           └──────────────────────┘
                    ↓ no                      no
           ┌──────────────────────┐
           │身体疾患による睡眠妨害（疼痛、掻痒）│ → 身体疾患の治療 → ベンゾジアゼピン系催眠薬
           └──────────────────────┘
                    ↓ no                      no
           ┌──────────────────────┐
           │  睡眠を障害しうる薬剤を服用   │ → 薬剤の検討 → ベンゾジアゼピン系催眠薬
           └──────────────────────┘
                    ↓ no
睡眠時無呼吸   頻回の中途覚醒、あるいは過眠      → 睡眠中酸素飽和度測定
  症候群       睡眠中の窒息感                    終夜睡眠ポリグラフ検査
              呼吸停止により中断される激しいいびきの存在
                    ↓ no
むずむず脚    入眠障害、下肢の異常感覚         → 基礎疾患の検索、治療
  症候群      夕方頃から出現                    クロナゼパム投与
                    ↓ no
睡眠時ミオクローヌス  入眠障害、さらに中途覚醒    → クロナゼパム投与
  症候群      睡眠時の下肢不随意運動の自覚      終夜睡眠ポリグラフ検査
              睡眠中の体動の増加
                    ↓ no
睡眠相後退症候群  入眠障害と起床困難           → 時間生物学的治療
                    ↓ no
           ┌─────────────────┐
           │      中途覚醒       │
           └─────────────────┘
                    ↓ no
              中途覚醒、早朝覚醒              → ベンゾジアゼピン系催眠薬
                                              少量の抗うつ薬投与
                    ↓ no
精神生理学的不眠   入眠障害のみ              → ベンゾジアゼピン系催眠薬
```

図 2.2 睡眠障害診断・治療の手順

る著しい頻度差は認められない．

騒音環境がある場合には，入眠障害が起こる．夜間持続的に騒音がある場合には，中途覚醒の増加や熟眠感の欠如を伴うことが多い．身体的な問題があると入眠障害が起こる（1.「睡眠評価のための問診法」寝室環境（p. 9）参照）．掻痒感や疼痛をきたす疾患がある場合には，入眠障害が起こりやすい．軽い心不全のある患者では，入眠に体幹部の熱感により入眠できないと訴えることがある．薬物のなかには副作用として不眠をもたらすものがある．特に身体疾患治療薬により，入眠障害が起こる場合があるので注意が必要である．抗結核薬のイソニアジド，降圧薬のレセルピンやメチルドーパ，抗パーキンソン薬のドーパ製剤，プロプラノロールなどのβ遮断薬，インターフェロン，コレステロール合成阻害薬のロバスタチン，抗潰瘍薬（ヒスタミン2受容体遮断薬）のシメチジンなどがよく知られている（5.2.2「薬物使用に伴う睡眠障害」（p. 182）参照）．

精神的な問題，不安や緊張が強かったり，気分変調がある場合に入眠障害が起こりやすい．不安やストレスと入眠障害の発現が時間的な関連をもつ．特に不安感がない場合でも，健康に対する関心が高まると，あまり睡眠に関心をはらわなかった人でも，睡眠にこだわりをもつようになる場合がある．こうしたこだわりから，よく眠れるかどうかということをくよくよ考えるようになると，これにより緊張が高まり入眠できない状態になる．さらに，こうした睡眠に関する不安をもつ患者に睡眠薬を投与する場合，睡眠薬に対する恐

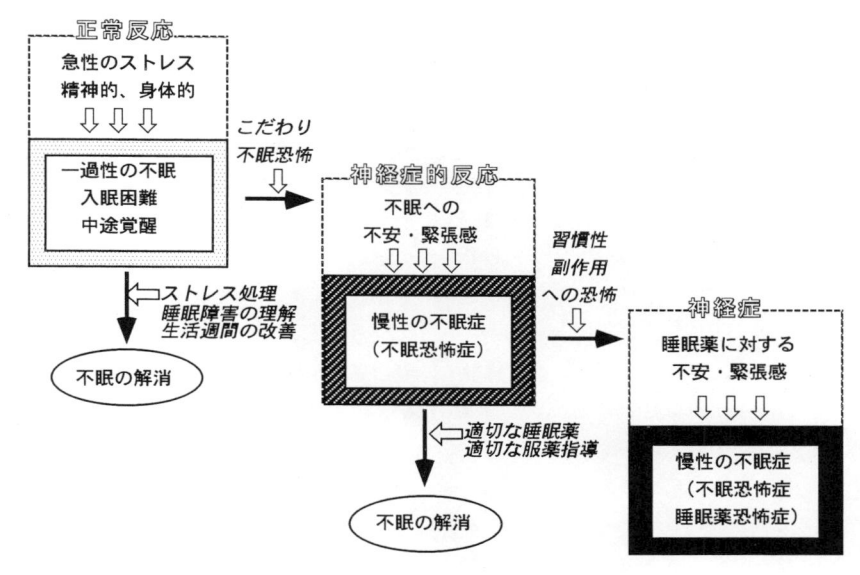

図 2.3 不眠の慢性化の機序
睡眠に対する過剰なこだわりや不眠恐怖が不眠症を慢性化させる．

怖心をもちやすいため，使い方や安全性などについて医師から十分に説明をすることが重要である．睡眠薬使用についての正確な知識がなく，くせになるのではないか，頭がぼけるのではないかなどの不安が強い場合，服用しようかやめようかという葛藤から，かえって入眠時に不安が増強される場合がある（図2.3）．（5.1.1「精神生理性不眠」(p. 127) 参照）．

下肢の異常感覚により眠れない

むずむず脚症候群の患者では入眠前の覚醒時から下肢を中心としたむずむず感が出現し，著しい入眠障害をきたす．訴えは，抗精神病薬投与時にみられるアカシジアに類似しており，患者は夕方から夜間にかけて増強する下肢深部のむずむず感，蟻走感，ほてりなどを訴える．しばしば，患者はこうした異常感覚が入眠障害のために起こっていると解釈して訴えないことがあるため，注意が必要である．この異常感覚は安静時に増悪し，運動や局部の冷却で軽快することがある．貧血や腎障害に合併することが多い（5.1.6「むずむず脚症候群」(p. 167) 参照）．

ある時刻にならないと眠れない

睡眠相後退症候群において重篤な入眠障害がみられる．睡眠相後退症候群では体内時計が後退するために，通常の時刻に入眠しようと試みても，なかなか入眠できない．一定の時刻になると比較的気持ちよく眠ることができ，ひとたび眠ると安定した睡眠が得られる．睡眠時間の短縮は通常みられないため，社会的に望ましい時刻に起床しようとすると眠くてなかなか起きられないといった起床困難が生じる点が特徴的である（5.3「概日リズム睡眠障害」(p. 188) 参照）．

2.1.3 中途覚醒

これは一度寝ついてから，睡眠を維持できずに，途中で目が覚めてしまうという訴えである．熟眠感が得られず，翌日の身体，精神活動に悪影響を及ぼし，日中の眠気を生じうる．健康・体力づくり事業財団の調査からは国民の15.0％がこうした中途覚醒型不眠をもち，不眠の訴えの中では最も多い．中途覚醒型不眠は，中高年でより頻度が高い．

アルコール摂取や夜間の頻尿，睡眠時無呼吸症候群，周期性四肢運動障害，むずむず脚症候群，身体疾患，疼痛，睡眠時随伴症などの睡眠を妨害する身体的な原因がある場合に起こりやすい．また睡眠の加齢変化として中途覚醒，早朝覚醒を呈することが知られている．うつ病などの精神科的障害のほか，精神的なストレスが強い場合に中途覚醒型の不眠が起こることがある．

尿意で目が覚める

高齢者では，頻尿による中途覚醒が多くみられる．こうした場合，前立腺肥大や尿路感染症などの泌尿器系の疾患がある場合が多い．利尿剤を服用している場合にも多尿となり，中途覚醒が増加することがある．うっ血性心不全がある場合にも，臥位になると腎血流量が増すために，日中に比べ尿量が増すことがある（5.4.5「睡眠時遺尿症」(p. 231) 参照）．

夢で目が覚める

睡眠時無呼吸症候群では，無呼吸により，中途覚醒がもたらされる場合がある．特に高齢者では，無呼吸による中途覚醒が起こりやすい．レム睡眠中には無呼吸が起こりやすく，中途覚醒が起こると夢をみていたときに突然目が覚めたと自覚されることがある（5.1.5「睡眠時呼吸障害」(p. 153) 参照）．レム睡眠行動障害は，レム睡眠中に夢体験と関連した異常行動が出現する睡眠時随伴症である．この異常行動が起こるたびに覚醒する場合がある．レム睡眠行動障害では，悪夢を伴う場合が多いため，「夢でうなされて目が覚める」などの訴えがみられる．レム睡眠行動障害ではねぼけ様の異常行動中に転倒などの外傷が起こりやすいので，疑われた場合は早期に終夜睡眠ポリグラフィを行い，診断・治療を確定させる必要がある（5.4.4「レム睡眠行動障害」(p. 225) 参照）．

足がくっとして目が覚める

睡眠時ミオクローヌス症候群ではこのような訴えをする患者が多い．これは，眠り始めると下肢筋の不随意運動が周期的に反復して起こり，激しい場合は布団を跳ね上げたりして睡眠を妨げ，不眠をきたす症候群である．高齢の男性に多いことが知られている．よくみられるのは拇趾の背屈と足関節の屈曲で，膝関節の屈曲がこれに伴う場合がある．不随意運動の自覚がある場合には，「足ががくんとして目が覚める」あるいは「足がぴくぴくして寝つけない」などの訴えがみられる．自覚患者はこの不随意運動を自覚していないことが多く，不眠を訴えて来院することが多い．入眠期や睡眠中，ミオクローヌスが起こるたびに完全に覚醒し，睡眠の分断化あるいは極端な浅眠化により日中の過眠をきたすことがある．患者に不随意運動の自覚がない場合は，臨床診断は困難で終夜睡眠ポリグラフ検査が必要となる（5.1.7「睡眠に伴う周期性四肢運動」(p. 169) 参照）．

2.1.4 早朝覚醒

早朝覚醒がある場合，望ましい時刻よりも通常2〜4時間早く目が覚めてしまい，その後再入眠できても睡眠が浅く熟睡感が得られない．日本の成人の7.9％がこうした早朝覚醒を体験していることが報告されている．これはうつ病に特徴的な睡眠障害であるが，老年者にもよくみられる訴えである．

早くに目が覚めてしまい熟眠感がない

うつ状態のために，早朝覚醒が出現する．これは，内因性うつ病において特徴的な不眠であり，熟眠感不足や早朝覚醒後の浅睡眠による不快感を訴えることが多い．早朝覚醒がこうした熟眠障害を伴っている場合には，うつ病を念頭において問診を進める（5.5.2「気分障害に伴う睡眠障害」(p. 246) 参照）．

夕方から眠くなり，早くに目が覚めてしまう

睡眠相前進症候群においては，早朝覚醒が特徴的にみられる．睡眠相前進症候群では睡眠相自体が早くなるため，入眠時刻の前進あるいは夜間の早い時間帯あるいは夕方からの強い眠気を伴う．うつ病の場合と異なり，覚醒時や日中の気分障害を伴うことはなく，熟眠障害を伴うことはない．主として中年以降にみられるとされている（5.3.2「睡眠相後退症候群および睡眠相前進症候群」(p. 194) 参照）．

老年者で早朝覚醒がみられることがある．この場合は，中途覚醒や熟眠障害を伴うことが多い．これらは，加齢による体内時計の位相前進と睡眠の不安定化の両者によるものと考えられている．また，睡眠時無呼吸症候群に罹患した高齢者では自覚的にも中途覚醒が増加するが，こうした症例で早朝覚醒を伴っている場合がある（5.7.3「老年期の睡眠障害」(p. 360) 参照）．

2.1.5 睡眠障害の診断と評価法

睡眠障害の治療を行う上で，外来における臨床診断を適切に行う必要が増している．こうした必要性から，近年臨床での使用を目的とした睡眠障害の評価尺度の開発が活発に行われている．ここでは，こうした

表 2.1 睡眠障害の評価尺度(不眠)

分類	評価尺度名称	略称	著者	項目数	段階	評価法	期間	特徴
睡眠障害診断用構成面接	Structured interview for sleep disorder according to DSM-III-R	SIS-D	Schramm ら(1993) Am J Psychiatry 150：867-872				現在	睡眠障害診断のための構成面接法 信頼性高い 妥当性 90％ PSG 検査での診断と 90％一致
睡眠障害(自記式)	Pittsburgh sleep quality index	PSIQ	Buysse ら(1989) Psychiatry Res 28：193-213 日本語版：土井ら(1998) 精神科治療学 13：755-763	19	4	頻度	1か月	簡便 信頼性検定，因子分析 精神科臨床に使用可 半構成面接版あり
	Mini sleep questionnaire	MSQ	Alster ら(1993) Biol Psychiatry 34：84-90	10	7	頻度	最近	全般的睡眠の訴えを調べる 多数の正常人データ
	Sleep questionnaire		Maislin ら(1995) Sleep 18：158-166	13	5	頻度	1か月	睡眠時無呼吸症候群を取り出せる 信頼性検定 PSGで確認
	St. Mary's hospital sleep questionnaire	SMH	Ellis ら(1981) Sleep 4：93-97	14	2～8	程度	1日	信頼性検定 臨床での試行が多い

評価尺度のうちで比較的よく使用されているものについて紹介する．

a) **Pittsburgh sleep quality index** (PSQI)

Buysee ら(1989)が開発した Pittsburgh Sleep Quality Index (PSQI)は，自記式の睡眠の質および睡眠障害の評価尺度である．これは 19 項目の自記式質問と 5 項目の同室就寝者への質問よりなり，1か月間の睡眠の質についての評価を行うことができる．ほとんどの質問は 1 か月中の頻度を問うものとなっている．総合評価点が算出できる．ナーシングホームの利用者など自記式で記入が困難な対象のために，半構成面接による版もつくられている(Gentili ら，1995)．

信頼度検定では，カッパー値は 0.75 で選択性は 86.5％，妥当性は 89.6％との値が自記式版で得られており，高い信頼度が得られている．

b) **Structured interview for sleep disorders according to DSM-III-R**(SIS-D)

Schramm ら(1993)は，DSM-III-R の疾病分類に基づく睡眠障害診断を導くため SCID(Structured Clinical Interview for DSM-III-R)に補足項目を入れ Structured Interview for Sleep Disorders According to DSM-III-R(SIS-D)を作成した．これは，現在までに発表されている唯一の睡眠障害診断のための構成面接法である．

SIS-D は，2 年以上の経験をもつ一般精神科医や一般医が睡眠障害の診断を下せるように 4 部より構成されている．1 部では，身体的な状況，薬物やアルコールなどの使用状況，既往歴などに関する質問と睡眠時無呼吸とナルコレプシーについてのスクリーニング項目が，短い半構成面接に含まれている．2 部では，睡眠障害の特異的症状についての構成面接，3 部は評価者用の記入用紙，現在および生涯の Axis I 診断と睡眠検査の結果が出るまでの暫定的 Axis III 診断が出せるようになっている．これらは，平均 20～30 分で完了する．

68 例の睡眠障害を訴える患者に対する評価者間信頼度検定では，いずれの診断についても 97％以上の一致率で，ほかに分類不能の睡眠異常の項目を除きカッパー値は 0.75 以上であった．うち 30 例について PSG 検査による最終診断との妥当性を検討したが，90％以上の妥当性を示した．

c) **Mini sleep questionnaire** (MSQ)

Alster ら(1993)の開発した Mini sleep questionnaire (MSQ)は，睡眠愁訴についての総合評価を行うものである．取り上げられた 10 項目の具体的睡眠愁訴についてその頻度を，1：全くない，4：ときどきある，7：常にある，の7段階で評価する．項目は，1．睡眠の後退，2．中途覚醒，3．睡眠薬の使用，

4．日中の眠気，5．起床時の疲労，6．習慣的いびき，7．早朝覚醒，8．起床時の頭痛，9．慢性的疲労感，10．眠った気がしない睡眠の10項目である．

Test-retestバッテリーでの信頼度検定は行われていないが，1217人の一般人口に対する調査結果があり，睡眠障害のない人での点数のばらつきが少ないことが報告されている．ただし，質問しているのがどのくらいの期間についてであるかが明らかにされていない点が不十分である．

d) Sleep questionnaire

Maislinら(1995)の最新の睡眠時無呼吸に関する研究で使われた自記式評価尺度である．睡眠時無呼吸症候群のスクリーニングに用いるように作成されている．1か月間の睡眠障害関連症状の頻度を5段階で評価するようにつくられており，13項目中，3項目がいびきに関係したもので，3項目が日中の眠気に関連したもので，睡眠時無呼吸症候群のスクリーニングについてポリグラフ検査による客観的評価との間で高い妥当性を示した．

e) St. Mary's hospital sleep questionnaire

入院中の患者の睡眠に関する問題を評価するためにつくられた自記式評価尺度である(Ellisら，1981)．直前の睡眠についての評価を行う点が特徴である．14項目よりなり，質問は症状や主観的な評価の程度を問うようにつくられている．

前日の睡眠を評価するようにつくられているため，test-retestバッテリーによる信頼度検定は行われていないが，因子分析の結果これより睡眠潜時(寝つきやすさ)と睡眠の質が抽出されている(Leighら，1988)．簡便で，入院中の患者の日々の睡眠の質的側面を評価するのに向いている．

2.2 睡眠の過剰

2.2.1 日中の眠気

この症状は最近では，社会生活をする多くの人々にみられることである．日常生活において，問題になることは眠気のために仕事や学習あるいは遊び，日常生活に必要な行動や思考が妨げられることである．日常社会生活で眠気がみられる場合，多くの人は眠気を催しているために眠ってしまうことが多い．これはヒトが生理的に必要な睡眠が夜間に十分に得られなかった場合に昼間に眠気をもちこすためである．現代の日常生活で，夜間に十分な睡眠が得られない大きな原因のひとつは，生活習慣からくる睡眠時間の短縮である．たとえば，通勤や通学に時間がかかるため朝早く起床しなければならない．しかし，通常の社会生活習慣は夜型化する傾向にあり，入眠時刻が遅いにもかかわらず，朝は早く起床することになり実質的睡眠時間は生理的に必要な時間をはるかに下回る．そしてこのような短時間の睡眠習慣が慢性的に続くため，心身にさまざまな弊害が派生する．すなわち，日中の強い眠気とともに出現する疲労，無気力，注意散漫，意欲低下，倦怠感，落ち着きのなさ，強調不全，食欲低下，胃腸障害，筋肉痛，複視，抑うつ，不安など，さまざまな心身の症状である．

表2.2 慢性睡眠不足，時差や不規則勤務による心身の症状

睡眠覚醒障害
日中の眠気，夜間不眠
熟眠感の欠如，朝の覚醒困難
作業時の障害
注意，集中困難
作業能率の低下，根気がない
消化器症状
便秘，食欲低下
吐き気，消化不良
身体症状
頭重，頭痛
目が疲れる，肩が凝る
精神・心理学的症状
気力がない，ぼんやり
いらいら，抑うつ気分

これらの症状はヒトの日常生活においてQOLを低下させるばかりでなく，眠気により就業中には作業能率を低下させることから経済的損失が考えられる．ま

た，眠気による産業事故や交通事故は社会的に重大な問題となる場合があり，眠気に関する睡眠障害が社会的に注目されるようになった(Wake Up America, 1993)．

一般調査による過眠症状の頻度

1996年に行われた一般市民を対象とした健康に関する意識調査(健康・体力づくり財団)によると「昼間の眠気があって困っている」と答える人は10人に1人にのぼり，また全国11総合病院新患外来患者の睡眠障害に関するアンケート調査(大川，1996)では「日中に耐えがたい眠気がある」と答えた人は15人に1人で，しかしこれは10〜30歳台の若い人と80歳以上の高齢者に多くみられることがわかった．このように昼間の眠気が問題になる年齢が異なっていることは，年齢による生活的睡眠時間が異なること，社会的習慣，過眠症状を呈する病気の発症年齢が関連している．年齢による生活的睡眠時間の変化はかなり個体差がある．しかし現代の社会生活では，このような各個人の睡眠時間を維持することは困難である．それは社会的な規制とともに，睡眠時間帯を意図的に選択し睡眠の長さを規制することによる．社会的な規制とは，前に述べた社会生活を行ううえで入床・起床時刻に制約を受けることである．これにより，睡眠時間を十分にとることができない場合が多くみられる．さらに最近では，一晩中娯楽設備が整っており，特に若者達は夜を徹して行動することは珍しくない．このような場合には，本人は日中，眠気のため困っているとはいわない．しかし，主観的眠気と客観的眠気に大きな差がみられ，さまざまな健康問題，社会問題がひき起こされるのである．また思春期には，ナルコレプシーなど過剰な眠気を主訴とする睡眠に関連した病気やうつ病など睡眠障害を伴う精神疾患が発症する時期でもあり，注意する必要がある．成人では，日中の過眠症状はさまざまな夜間睡眠障害から生活習慣上の睡眠不足まで広範囲にわたる．表2.3に過眠症状を呈する疾患を列記した．

日中の過度な眠気(excessive daytime sleepiness; EDS)の評価

EDSの評価はまず日中の活動性についての病歴を十分にとることから始まる．一日を通しての覚醒度，思考や注意力を要する仕事を一定時間持続することができるか，特に退屈だったり，いすに座っている状態では眠気を催さないか，また昼寝をするかどうか，その長さや時期，昼寝をしたときの眠気の回復についてなどを聞くべきである．次に，自分ではコントロールできない耐えがたい眠気について尋ねる．これは運動しているとき，すなわち食事中，歩行中，運転中，あるいは機器を操作しているときなどにも眠気を催すようなことがあるかどうかを聞く．さらに，覚醒度の微小な低下を観察するために仕事の効率，一過性の記憶の障害や，一時的に自分が何をやっているのかわからなくなるといった混乱した意識状態に陥るかどうかを尋ねる．これは，一瞬覚醒度が低下し，短期の睡眠に陥ったときにみられる現象である．また，カフェインや他の市販の中枢刺激薬やこれらが含まれているかぜ薬などを使用している場合にも，日常生活にEDSがあるため，それを防ぐために服用していることがあるので注意すべきである．中枢刺激薬や鎮静剤などすべての薬物をチェックする必要がある．同時に一日のうちで眠気の起始，持続時間，その頻度などは診断的価値をもつ．

上記のようなEDSの症状を自覚的に評価し点数化

表2.3 昼間の眠気過剰(EDS)を起こす病的要因(髙橋，1998)

A．一次性の睡眠機能亢進/覚醒維持機能低下：ナルコレプシー・特発性過眠症
B．睡眠中の呼吸障害：ミオクローヌスなどによる熟眠困難：睡眠時無呼吸症候群・上気道抵抗症候群・周期性四肢運動障害(夜間ミオクローヌス)
C．社会生活適応のための睡眠時間短縮：睡眠相後退症候群・長時間睡眠者・睡眠不足症候群
D．精神生理性要因：嫌な現実から睡眠への逃避という心理的機制による傾眠・覚醒不全症候群
E．精神障害性要因：抑うつ状態に伴う傾眠・心気症状としての主観的眠気
F．脳器質性病変：脳外傷・脳腫瘍・脳梗塞・筋強直性ジストロフィ
G．感染症：脳炎・嗜眠病
H．内分泌代謝障害：低血糖・甲状腺機能低下
I．薬物：向精神薬・鎮痛薬・抗ヒスタミン剤

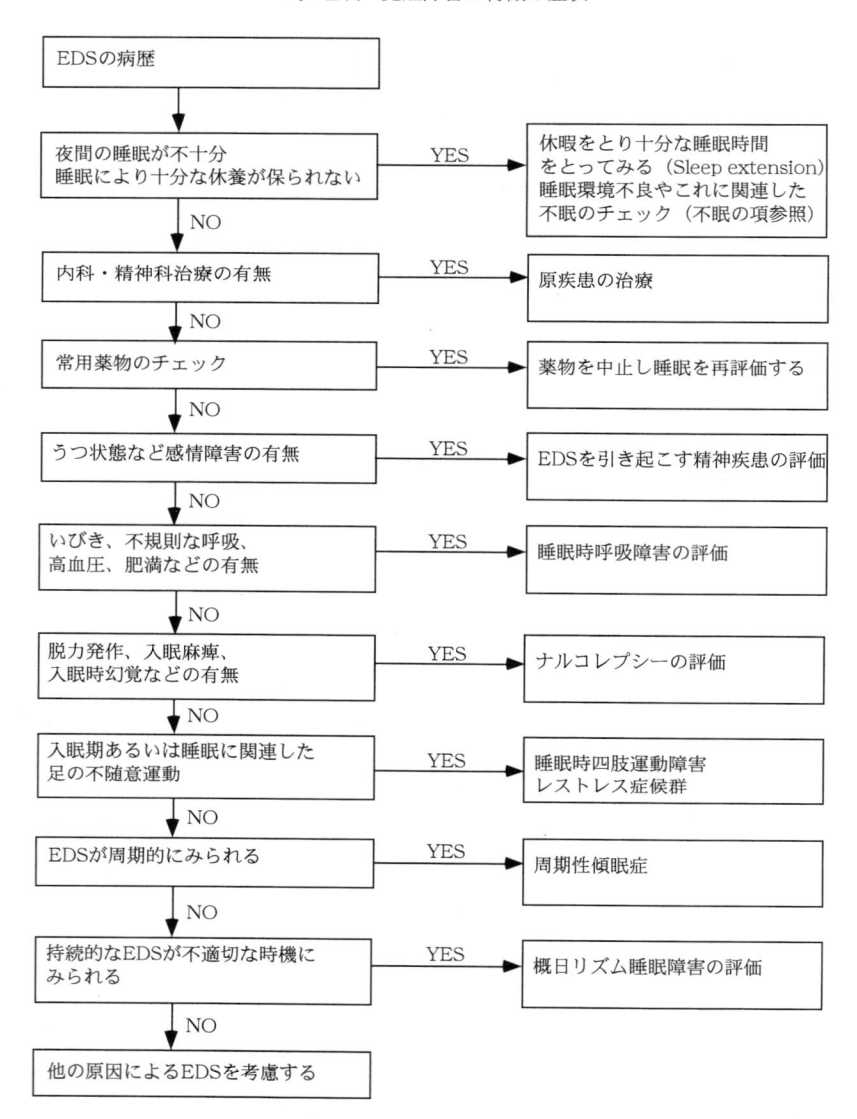

```
┌─────────────────┐
│   EDSの病歴      │
└────────┬────────┘
         │
┌────────▼────────┐
│夜間の睡眠が不十分 │  YES   ┌──────────────────────────┐
│睡眠により十分な   ├───────▶│休暇をとり十分な睡眠時間    │
│休養が保られない   │        │をとってみる(Sleep extension)│
└────────┬────────┘        │睡眠環境不良やこれに関連した │
         │ NO              │不眠のチェック(不眠の項参照) │
         │                 └──────────────────────────┘
┌────────▼────────┐  YES   ┌──────────────┐
│内科・精神科治療の有無├───────▶│原疾患の治療   │
└────────┬────────┘        └──────────────┘
         │ NO
┌────────▼────────┐  YES   ┌──────────────────────┐
│常用薬物のチェック  ├───────▶│薬物を中止し睡眠を再評価する│
└────────┬────────┘        └──────────────────────┘
         │ NO
┌────────▼────────┐  YES   ┌──────────────────────┐
│うつ状態など感情障害の有無├─▶│EDSを引き起こす精神疾患の評価│
└────────┬────────┘        └──────────────────────┘
         │ NO
┌────────▼────────┐  YES   ┌──────────────┐
│いびき,不規則な呼吸, ├─────▶│睡眠時呼吸障害の評価│
│高血圧,肥満などの有無│        └──────────────┘
└────────┬────────┘
         │ NO
┌────────▼────────┐  YES   ┌──────────────┐
│脱力発作,入眠麻痺, ├──────▶│ナルコレプシーの評価│
│入眠時幻覚などの有無│        └──────────────┘
└────────┬────────┘
         │ NO
┌────────▼────────┐  YES   ┌──────────────┐
│入眠期あるいは睡眠に関連した├▶│睡眠時四肢運動障害│
│足の不随意運動      │        │レストレス症候群  │
└────────┬────────┘        └──────────────┘
         │ NO
┌────────▼────────┐  YES   ┌──────────┐
│EDSが周期的にみられる├──────▶│周期性傾眠症│
└────────┬────────┘        └──────────┘
         │ NO
┌────────▼────────┐  YES   ┌──────────────────┐
│持続的なEDSが不適切な├──────▶│概日リズム睡眠障害の評価│
│時機にみられる      │        └──────────────────┘
└────────┬────────┘
         │ NO
┌────────▼────────┐
│他の原因によるEDSを考慮する│
└─────────────────┘
```

図 2.4 EDS の診断チャート

する方法がある．代表的なものは，Stanford sleepiness scale(SSS)(Hoddes ら，1973)，関西学院式眠気尺度(Kwanseigakuin sleepiness scale；KSS)(石原ら，1982)，Epworth sleepiness scale (ESS)(Johns, 1991)などである．それぞれ眠気に関する質問項目があげられこれらを点数化することによって眠気の強さを表す．これらの測定法には眠気評価に特徴があり，SSS は眠気の記録が七つのカテゴリーに分類され 1 (全く眠気がない)から 7 (非常に眠気が強く起きられない)までの該当する番号を選択する方法であり，何回も測定することにより経時的に眠気の変化を観察することができる．ESS は運転中，会議中，読書中などの場面でどの程度に眠気を催すかのレベル(1～3)を選択し，点数化する方法であり，日中の生活場面と関連し QOL の指標ともなる．VAS (visual analogue scale)(Monk, 1989)は眠気を 10 cm の水平線に配置し，0 (非常に眠い)から 10 (全く眠気がない)までの上に自覚的な眠気について線上に印を入れることにより，検査時点での眠気を尺度化する方法で，経時的変化を測定することができる(これらの検査法や応用に

ついての詳細は4.7「眠気の自覚的評価法」(p. 98)を参照).

眠気の客観的評価法の代表的なものはMSLT (multiple sleep latency test, 多回睡眠潜時検査)(Carskadonら, 1986; American Sleep Disorders Association, 1992)である. この検査は脳波検査を用いて, 記録開始から入眠に要するまでの時間(入眠潜時)を測定し, 眠気の程度を客観的に評価する方法である. 一日, 朝から夕方まで4〜5回にわたり20分間横臥した状態で検査を行う. これにより日中の眠気の強さを継時的に測定し, その変化を観察し, さらに平均入眠潜時から一日の眠気の強さを表すことができる. この検査法はナルコレプシーの診断, 睡眠時無呼吸症候群では昼間の眠気の程度から夜間の呼吸障害の重症度を測定したり, 日中の活動性, 社会生活の指針となる. 睡眠時無呼吸症候群ばかりでなくさまざまな疾患により夜間に不眠症状を呈する場合の翌日の日中の眠気の検査や, 過眠症状を主訴とするすべての患者に実施することが望ましい(MSLTの詳細は4.6「眠気の客観的評価法」(p. 94) 参照).

2.2.2 患者の愁訴による過眠症状の特徴
早朝の頭痛を伴った強い眠気

早朝に強い頭痛を感じて目覚める場合がある. このとき, 睡眠はまだ十分ではなく, 睡眠により休養がとれたという感じがないため, 患者は再度入眠する場合もある. このような頭痛を伴った朝の眠気は, 睡眠時呼吸障害にしばしば訴えられる自覚症状である(5.1.5「睡眠時呼吸障害」(p. 153) 参照).

慢性頭痛が不眠をひき起こす場合がある. 全睡眠時間の減少や頻回の覚醒のため睡眠効率が低下する. 偏頭痛や群発性頭痛, 片頭痛あるいは慢性発作性偏頭痛が睡眠中に始まると述べる患者もいる. このような患者のPSGでは, このような頭痛がレム睡眠中あるいは直後に始まることが示される(5.6.9「頭痛」(p. 315) 参照). いずれの場合にも原疾患により夜間に十分に睡眠がとれないため, 覚醒時にリフレッシュされず眠気が残っている. またレム睡眠中の血液動態の変動などから, 頭痛を感じることが多いようである.

日中だるくて眠たいが横になると眠れない

日中だるい, 眠たいという訴えは夜間睡眠が不十分であるときにしばしばみられる. したがって, 夜間不眠を主症状とする睡眠時呼吸障害や, 内科・精神科疾患に関連した夜間睡眠を呈する患者にも日中のだるさや眠気がみられるが, このような患者では昼間いすに座っていたり, 横になると眠ってしまうことが多い. 日中, 眠たいのに横になると眠れないと訴える患者の多くは, いわゆる神経症性不眠, 精神生理性不眠といわれる患者で, 自分の睡眠について正しい評価ができない場合が多い. 患者はストレスの多い状況にあったときに不眠を発症し, ストレスが除去された後にもなお不眠がつづくことがあり, 学習された不眠(learned insomnia)ともよばれている. いい換えると通常の睡眠環境において条件づけられた覚醒を学習しているともいえる. 睡眠に関する訴えは常にみられるが, 日中の状況により変化する場合もある. 不眠の症状としては, 入眠困難よりは睡眠維持や早朝覚醒として訴えられる場合が多い. そして日中には, 床に入って正式に眠ろうとすれば眠れないが, テレビをみたり, いすに座ってくつろいだりしているときにうとうと眠っている場合もある. しかし, 患者はこのような睡眠を認めたがらない時間がある.

発作的眠気

発作的に眠ってしまうが昼寝をするとさわやか:
発作的な眠気とは, 耐えがたい眠気のために本人の意思に反して眠ってしまい, 一時眠ると後は気分よく覚醒する. この場合は, 夜間の睡眠不足や慢性的な睡眠不足が続いている場合に強い睡眠要求がみられるためである. 昼寝の起こりやすい時間帯はpost prondial clipといわれる時間帯である. 夜間の睡眠障害が高度になると時間帯を限らずに睡眠発作がみられるようになる.

ナルコレプシーにみられる発作的な眠気についても注意する必要がある. ナルコレプシーの場合には, 睡眠発作の前兆として, 疲れ, 四肢が動かしにくくなる, 開眼していられない, 焦点があわないなどの症状, 頸筋の緊張低下(head bobbing), ときに入眠時幻覚などが現れることがある. 多くの場合, これらの警告としての前兆が少しずつ現れてくるのでナルコレプ

シーの患者は慣れると，睡眠発作が起こる前に安全な場所で一時的に睡眠をとると，後はすっきりとして再び活動できるようになる．しかし，少したつとまた睡眠発作がみられる．ナルコレプシーの患者のなかには上記のような前兆が全くなしに睡眠発作がみられる場合がある．昼寝の頻度は個人差があるが，1日1〜8回の範囲である．ナルコレプシーはこのような耐えがたい眠気に加えて，1日中覚醒状態が不十分であり，マイクロスリープといわれる本人が意識しないごく短時間の眠りがみられる(5.1.2「ナルコレプシー」(p. 136)参照)．

発作的に眠ってしまうが昼寝をするとさらに調子が悪くなる： このような訴えをする患者は，睡眠中に起こる病的な現象が増加する場合である．睡眠時無呼吸症候群では，夜間睡眠時無呼吸のため十分な睡眠が得られないため日中に眠気がみられ重症になると昼間にも発作的に眠ってしまう．しかし，昼寝中にも無呼吸がみられるため睡眠により眠気が改善されず，また回復感も得られない(5.1.5「睡眠時呼吸障害」(p. 153)参照)．

さまざまな薬物を服用している患者にも発作的な睡眠がみられる場合がある．たとえば，バルビツレート，オピエート，ベンゾジアゼピン，三環系抗うつ剤，メジャートランキライザー，β-ブロッカー，アルコールなどをさまざまな病気のために，あるいは不安などのために自分で買って服用している場合に，日中の眠気を生ずることがある．量や投与時刻によっては，日中に発作的に眠ってしまうが，昼寝をしても一向に眠気は解消されない．また高齢者では，特に昼間にも睡眠薬の効果をもちこすことになり，少しの昼寝では改善されるどころか，ますます調子が悪くなることもある．それはこれらの薬物によってひき起こされる睡眠が，睡眠機構による生理的な睡眠とは異なることによる．さらに，アンフェタミンやメチルフェニデート，カフェインなどの中枢刺激剤を服用している人では，耐性ができてくると昼間に耐えがたい眠気を感じ，一時的に眠ってもリフレッシュしない(5.2.2「薬物使用に伴う睡眠障害」(p. 182)参照)．

周期性傾眠症は，主として10歳台の男性に発症する約1週間ほど続く眠気を主訴とする疾患である．この期間中患者はいくら眠ってもリフレッシュされず，無理に起こしたとしてももうろうとして，怒りや憤然とした態度，刺激的なようすがみられる．また，この時期に過食や性欲の亢進がみられる．傾眠期以外の時期には患者の日常生活にはほとんど問題がない(5.1.3「周期性傾眠症」(p. 143)参照)．

本態性CNS過眠症では，日中の過眠を特徴とし，1時間以上の昼寝をすることが多い．しかし，患者はこの昼寝によってもリフレッシュせずますます眠気が増加し，夜間睡眠も増加する．また昼寝をしないでいると，ますます記憶力，集中力が低下し何もできなくなる．また起こされると，睡眠酩酊(sleep drunkenness)がみられる(5.1.4「突発性過眠症および覚醒不全症候群」(p. 148)参照)．

この疾患をもつ患者は過眠症を示す家族歴があり，またレイノー病や起立性調節障害，失神などの自律神経障害をもつ場合がある．さらに患者は，単核細胞症やウイルス性肺炎，ギラン-バレ(Guillan-Barré)症候群やウイルス性脳炎などウイルス性感染症の既往があったりする．

一度眠ると何時間も眠っている

いくら眠っても眠り足りない，何時間も眠っているという状態は前に述べた睡眠不足症候群が急性，慢性に続いていることが考えられる．さらに，周期性傾眠症の眠気も1週間にもわたって続いており，他の症状と併せて考慮することが必要である．

女性の性周期に関連して強い眠気を訴える人がいる．眠気は生理の前1週間にわたるものから，生理中にもみられる．この時期には無気力であったり，易刺激的で感情が不安定であり，虚脱したような状態がみられることもある．この時期を過ぎると再び正常な状態にもどる．

うつ病のなかの季節性感情障害(seasonal affective disorder)患者は，各期に抑うつ症状，過眠，過食を主症状とするうつ病である．発症には日照(日長)時間など光との関連が深いことがわかっている．患者は冬期になると入床時刻が早くなり，また起床時刻は遅くなり総睡眠時間が延長する．これに加えてさらに日中にも持続的に眠気を感じる場合もあり，重症の場合には一日中不規則な睡眠をとり，このため夜間の睡眠が

分断され，患者は熟眠感が得られない場合がある．また大うつ病や非定型うつ病患者のなかにも，過眠症状を呈する場合があることを明記すべきであろう．

夜はなかなか眠くならず昼になると眠くなる

夜，床に入ってもなかなか入眠することができず，朝3〜4時ごろにやっと眠れるようになるが，目覚めるのは午後になる．このような睡眠障害は概日リズム睡眠障害に分類される．生体時計が通常の社会生活時間より極端に遅れているため，社会生活に支障をきたす状態である．このなかで，睡眠相後退症候群は慢性的に睡眠時間が遅れている症候群で，その遅れが極端な場合には，昼間の時間帯にも睡眠がみられるようになる．しかし，無理に朝早く起きて出勤，登校しても眠気のために活動に支障をきたす場合がある．また非24時間睡眠・覚醒症候群では，入眠と覚醒の時刻が約1時間ずつ遅れていくために，夜に睡眠がみられる時期と昼間に睡眠がみられる時期が少しずつずれながら，約2週間ごとに入れ換わっていくような現象としてみられる．この症候群では昼間に睡眠時間がきているときに，無理して起きていても眠気のために注意力，思考力，集中力が低下し，逆に夜には眠ろうとしてもなかなか入眠できず，一度入眠してもしばしば覚醒し熟眠できないことが多い．また，昼間無理をして起きているとき極端な場合には，頭痛，筋肉痛，発熱，意識消失などがみられ，脳炎を疑われたり，慢性疲労症候群と診断される場合がある．昼間の眠気の強い時期に昼間眠るような生活をするとこのような症状が消失する場合もある．

2.3 睡眠のタイミングに関連した症状

睡眠のタイミングとは1日のうちでいつ眠るかを意味し，入眠と覚醒時刻によって決められる時間帯，すなわち睡眠位相といわれる．通常の社会生活をする人では昼間に活動し，夜間に休息をとる．この睡眠時間帯は体内時計によって決定される．しかし，現代社会では夜間に働く人や1日中通して働く人など変則的な時刻に働く人や，遊びや仕事のため深夜まで起きて活動している人も増加している．このように多様化した生活スタイルの状態で，都合のよい時刻に睡眠をとろうとしてもなかなか入眠できず，また一度眠りについても熟眠できないといった睡眠障害や活動している時期に眠気や疲労・倦怠感を感じたりすることがある．このような症状は体内時計の障害によりみられ，これらの睡眠障害は概日リズム睡眠障害(circadian rhythm sleep disorder)とよばれる(ICSD, 1994)．

概日リズム睡眠障害は体内時計の調節機構のうちで，(1) 外界の24時間の指標が不十分な生活環境で生活する場合，(2) 24時間の指標を受ける感覚機能が十分な場合，(3) 体内時計の同調機能が不十分な場合などに分けられる．

(1) には通常の社会生活をさけるような性格傾向をもつ人や，対人接触の少ない自閉的な生活をする精神疾患者にもときどきみられる．また不登校を示す学童・学生などでは，家に閉じこもるようになってから睡眠・覚醒リズムの異常を示すようになる症例もある．また入院患者や高齢者などで家に閉じこもりがちな人では，対人接触や光に当たる機会が少なくなることから睡眠・覚醒リズムの障害が発現しやすい．

(2) の感覚機能の不十分な場合とは，視力障害が高度になると外界の光による昼夜の信号がほとんど入らなくなるため，非24時間睡眠・覚醒障害や不規則な睡眠・覚醒リズムを示す場合が多い(Okawaら，1987；Milesら，1977)．高齢者で白内障をもつようになると，環境の光条件がさらに不良になるためリズム障害を併発しやすい．

(3) 体内時計の機能的・器質的障害は，脳の視床下部や視交叉上核に病変を示すさまざまな神経疾患やこれらの部位と連絡をもつ神経伝導路や血管性障害より，睡眠・覚醒リズムの障害がみられる．アルツハイマー型痴呆，多発性脳梗塞型痴呆，視床下部損傷はその代表的な疾患である(Okawaら，1986, 1991；Mishimaら，1997)．

概日リズム睡眠障害は二つに大きく分類され，その一つは体内時計を昼夜24時間の環境に合わせることができないことが主原因となっている病態である．このなかには，睡眠時刻の後退，前進，あるいはヒトの体内時計の固有の周期である約25時間で交代する睡眠・覚醒リズムなどが含まれ，表に示すようなさまざまな症状により診断名がつけられる．

二つ目は，体内時計の機能は正常に働いているが活動・休止リズムを通常の社会生活とは異なった時間帯に合わせようとする状況で，睡眠をとろうとするときにみられる睡眠障害である．すなわち，交代勤務や時差のある地域への急速に移動したときにみられる入眠障害やこれに伴う身体症状があげられる．

夜なかなか寝つけない，朝起きられない

このような訴えとともに無理して早く起きると朝よっぱらったようで疲れがひどい，夜には頭がさえて元気になるということもある．

通常の社会生活をする人では勤務や学校の始業，終業により決められる場合が多く，生活習慣上の個人の好みや睡眠の生理的必要性が無視される場合がある．しかし健康な人では，睡眠のタイミングは習慣的に多少変えることが可能であり，毎日ほぼ一定の時刻に入眠し，覚醒する．現代の社会生活では，学校や会社の始業時刻は，多くの場合一定しており入眠時刻からみると，十分な睡眠時間がとれない場合にも，目覚まし時計や他人に起こしてもらうなどの手段を使って無理に起きることが多い．また入床時刻については，仕事や学校から帰宅しても夜には家族との生活，娯楽，仕事などのため夜遅く入床する傾向がみられる．このため年々，生活が夜型化し睡眠時間が減少する傾向がみられる．このように，睡眠のタイミングの問題は睡眠時間短縮の問題を伴うことになる．すなわち，遅れた時間帯に睡眠習慣をもつ人では体内時計が遅れた時刻に調整され，さまざまな生体リズムが遅れているにもかかわらず，朝は通常の社会生活に合わせようと無理に覚醒するため，睡眠の後半部を断眠したようになる．このため，無理に覚醒しても午前には自律神経系や内分泌系リズムが活動・休止リズムの休止期にあたり，活動には適していない状態である．無理に覚醒している時期には眠気とともに心身の不調を生じることになる．学童では授業中しばしば眠っていたり，頭痛や気分の悪さを訴えて保健室に行く子どももいる．

このように睡眠時間帯が慢性的に遅れた状態が続き，通常の社会生活をするために早い時期に睡眠をとることができなくなった状態は，睡眠相後退症候群と診断される(Weitzmanら，1981；杉田，1994)．このため患者は遅刻や欠席が多くなり，怠け者とみなされることもあり，仕事や学業を続けることができず辞職せざるをえない状況や学生では不登校になる場合があり，社会的に不利な状況になる．またこのような状況のために自責的になったり，抑うつ的になったりする場合もある．

夕方，早くから眠くなる，早く目覚めて困る(睡眠時刻の前進)

睡眠相後退症候群とは逆に，入眠と覚醒時刻が通常の社会生活に適した時間帯よりもかなり前にあるため，夕方早くから眠くなり入眠し，早朝に目覚めてしまう状況は，睡眠相の前進である．このような睡眠時間帯の前進を示す状態は睡眠相前進症候群とよばれ，高齢者に多くみられる(杉田，1994)．極端に前進した場合には夕方から夜の社会生活や娯楽などに参加することができず，本人は不満である．また，朝は夜明け前に目が覚めてしまい活動開始には不適切な時間であり，そのまま床についていたり，再度入眠しようと焦っている場合がある．うつ病患者では，抑うつ症状とともに，入眠・覚醒時刻が前進する場合がある．

周期的に昼間に眠くなり，夜に眠れなくなる(睡眠のタイミングが周期的に入れかわる)

入眠と覚醒の時刻が毎日少しずつ遅れていく人がいる．後退の程度は30分〜1.5時間と人によりまちまちである．普通の社会生活をしている場合には，毎日規則的に遅れることはまれであり，社会生活上の制約から睡眠時間帯が不規則にみえる場合が多い．

昼間に睡眠時間帯ができているときにも，家で眠っていることはできない場合が多く，無理をして起きて会社や学校に行くという生活を余儀なくされている．このような時期には夜間に入床してもなかなか眠れなかったり，中途覚醒が多く熟睡できない．また，このような時期には昼間に強い眠気を催す場合が多い．しかし，一定時期をそのまま過ぎると再び夜間に熟睡

し，昼間には全く眠気が消失する時期がくる．この時期には夜間に睡眠時間帯がきているのである．このような周期的な繰り返しは，睡眠・覚醒サイクルが非24時間の周期によるものであり，人により周期は異なるが，多くの場合25時間前後であるため1か月間に1度このような夜間不眠，昼間睡眠の時期がくる．さらに長い周期を示す人もいる．このような症状を示す疾患は非24時間睡眠・覚醒症候群といわれる(ICSD, 1994；大川, 1994)．

人によって睡眠相が慢性的に後退して，睡眠相後退症候群のような症状を呈する時期や，あるいは不規則な睡眠になる時期もあり，診断が困難である症例も多い．これは，これら概日リズム睡眠障害が全く別な病気ではなく，共通の病態であることによる．自覚症状としては，昼間に眠気がきているとき無理して覚醒していると，この時期に集中困難，作業能率の低下，頭痛，不安，焦燥感，抑うつ状態，食欲不振，眠気などの消化器症状がみられる．また極度の眠気のために意識消失とされ救急処置を施したり，このような症状が長期化すると慢性疲労症候群と診断される症例もある．これらの症状は，生体リズムが生活時間とずれているためにひき起こされるのである．

1日中眠ったり，起きたりして睡眠時間帯が定まらない(不規則な睡眠・覚醒リズム)

極端な場合には，新生児のように一日中短い間隔で眠ったり，覚めたりを繰り返しているような不規則な睡眠・覚醒リズムがみられる．さらに不規則な睡眠は，概日リズム睡眠障害のなかで睡眠相後退症候群や非24時間睡眠・覚醒障害の移行型としてみられる場合も多く，あるいは不規則な生活習慣をもつ人，交代勤務やジェットラグなどの特定な概日リズム睡眠障害の治療過程や，このような状態が慢性的に続く人などにみられる場合も多い．

不規則睡眠・覚醒リズムの概念としては，(1) 同調因子の減弱，(2) 体内時計の機能的・器質的障害に分けて考えるとよい．(1) は高度の痴呆性疾患などで，昼間の外出が少なくなり光曝露が不十分である場合，社会的同調因子が不十分になること，身体的運動が少なくなることなどが同調因子が低下している状態である(大川, 1992)．(2) は頭部外傷，昏睡からの回復期，薬物依存やアルコール依存，中枢刺激薬剤，抗うつ剤や睡眠薬使用により，体内時計に機能的障害が起こりうる．また，発達遅滞や脳障害児者では，体内時計に器質的障害をもつ場合でも不規則な睡眠・覚醒リズムとなる(Okawaら, 1986)．

昼夜が逆転

昼夜が逆転したような睡眠は睡眠相後退がさらに高度となり，また入眠時刻が明け方以後になり夕方ごろまで眠っている場合によく用いられる表現である．睡眠のタイミングの障害として，睡眠相後退症候群の極端な場合と考えることもできる．慢性的に昼夜が逆転しているのは，恒常的な夜勤者の場合，回復睡眠を昼間にとり，夜に働く生活習慣をとるようになる．この場合の睡眠は，中途覚醒が多く，睡眠の持続も十分ではない場合が多く，心身の不調を伴う．このような睡眠障害は交代勤務症候群といわれる．心身の不調は，慢性的な疲労，眠気，作業能率の低下，食欲低下，吐気，胃炎や便秘などの消化器症状などがみられ，ストレス解消や睡眠のためのアルコール飲用や精神安定剤，睡眠剤などの薬物使用の増加，さらに覚醒するために喫煙やコーヒーの消費量が増加する．

一過性の昼夜逆転は，時差地域への飛行時などにみられる．すなわち4〜5時間以上の時差のある地域を航空機で急激に移動すると時差症候群といわれる一過性の心身機能の不調和状態が出現する．このとき，生体時計を変化した生活時間との間に脱同調が生じ，時差が大きくなり，12時間に達すると完全な急性の昼夜逆転のため睡眠時間帯が逆転することとなる．この場合の睡眠障害は，夜間の不眠と日中の眠気として訴えられる睡眠・覚醒障害であり，到着して現地の生活に慣れるまでの1〜2週間にみられる．またこの時期には，生体リズムの脱同調による日中の作業能力の低下，疲労感，食欲不振，ぼんやりする，頭重感，胃腸症状がみられる．

高齢者や手術後の入院患者などにもときどき昼夜逆転した睡眠がみられる．このような患者では，深夜にかけて意識障害とこれに伴った徘徊や不穏，興奮状態などせん妄状態がみられる場合がある．また，さまざまな身体合併症状から，夜間の睡眠が不十分であるため昼間に睡眠をとることになる．

2.4 睡眠に関連した運動器症状

　睡眠に関連した運動器症状には，起りやすい身体部位や生じやすい時間帯などにより大きく分けることができる．ここでは臨床的によくみられるものについて鑑別診断を中心に述べる．

下肢の運動症状

足がつる：　足がつるという訴えが痛みを伴う場合には，こむらがえりによるものと考えられる．これは，下腿を中心にみられる有痛性の筋けいれんで，通常運動中，運動後，脱水時などに起こるものだが，高齢者では睡眠中に起こることもまれなものではない．こうした夜間に起こるこむらがえりについては国際分類では夜間四肢こむらがえり症候群としてまとめている．症状は数秒間続くもので，基本的には自然軽快することが多いが，これが何十分にも及ぶことがあり，このときの疼痛により睡眠が中断される．通常みられるものとして1晩に1,2回から週に数回のものが最も多い．通常，局所のマッサージ，保温，あるいは罹患下肢を動かすことで軽快する．これらは妊娠中，糖尿病，尿毒症，甲状腺機能低下症などに伴う全身性代謝異常や電解質異常に関連して出現すると考えられている（睡眠障害国際分類診断とコードの手引き，1994）．

　こうした症状があると不眠症に加えて，起床時に疲労感が残り，日中の活動に支障をきたすことがある．成人発症のものがほとんどで，若年者にはまれである．終夜睡眠ポリグラフでは，ときに下肢の律動性筋放電が記録されることもあるが，診断特異的な所見は得られていない．

足がびくんと動く：　痛みを伴わずに，足がつるあるいは足が動くという訴えのなかには，筋のひきつけ（びくつき）に関係した症状が背景にあることがしばしばある．睡眠時ひきつけとは下肢に突然起こる持続の短い筋収縮であるが，ときに上肢や頭の筋にもみられる．通常は単一の筋収縮からなり，対称性に出現することは少ない．自覚的には転倒したという感覚や，顔がほてったという感覚や視覚性入眠時夢体験や幻覚を伴うことがある．鋭い鳴き声を発することもあり，傍らで寝ている人が気づいても本人は覚えていないことが多い．通常，入眠障害は，必発である．慢性の重症

表 2.4　下肢の運動器症状の特徴

	夜間四肢こむらがえり症候群	睡眠時ひきつけ	周期性四肢運動障害	むずむず脚症候群	レム睡眠行動障害	てんかん	ハンチントン病
訴え	足がつる	足がびくんと動く	足がつる	足がむずむずする 足が動く	足が動く	—	足が動く
好発年齢	成人	成人	成人 男＞女	成人	老年	小児，若年，成人	中年，老年
性差							
好発睡眠段階		入眠期 (段階1，2)	段階2	入眠期(段階1, 2)	段階レム，2	入眠期(段階1, 2)	段階2
随伴自覚症状	中途覚醒，入眠障害	入眠障害	中途覚醒，日中眠気	入眠障害，中途覚醒，日中眠気	睡眠時異常行動		
	筋の疼痛	転倒感，ほてり感		深部異常感覚	悪夢		
随伴他覚所見	筋の硬直		ひざ・足関節の屈曲 バビンスキー様運動 周期的筋放電	随意的運動	寝言	その他の身体部位の運動 呼吸の一時的停止	口部の運動
特徴的検査所見			周期的筋放電	周期的筋放電	周期的筋放電 筋抑制を欠いたレム睡眠	てんかん性脳波異常	

例では，入眠障害に加え，この現象により眠ることに対する恐怖感や慢性的な不安感が出現し，結果的に慢性的な睡眠の欠乏状態や慢性的な疲労状態が起こったりする．

通常は過剰なカフェイン摂取や興奮性薬剤の使用，強い肉体疲労あるいは運動および感情的ストレスによりひき起こされるものと考えられている．慢性経過をとるものは少ないが，こうしたことを経験する人は60～70％と考えられている．自覚症状として出現してくるのは通常成人年齢である．睡眠ポリグラフ所見としては，主として睡眠エピソードは始まりに一致して持続の短い筋放電が脳波上瘤波を伴って出現する（睡眠障害国際分類診断とコードの手引き，1994）．

睡眠時周期性四肢運動障害やむずむず脚症候群でも足がつる，あるいは足が動くという訴えをすることがあるが，睡眠時周期性四肢運動障害の場合は，より深い睡眠期に出現し周期性を示すことや，特徴的な睡眠ポリグラフ所見などから診断が可能である．レム睡眠行動障害でも，周期性四肢運動障害と同様の下肢の不随意運動がみられることがあるが，通常レム睡眠時に寝言が観察されたり，悪夢を伴う点で区別できる．むずむず脚症候群では，睡眠開始前から下肢の異常感覚がみられ，下肢の深部の異常感覚を伴い，運動異常は半ば随意的である点が特徴的である．睡眠時にてんかんの部分発作が起こった場合にも，片側性，ときに両側性に下肢のけいれんがみられるが，この場合自覚的な下肢の動く感覚は伴わないのがふつうである．この場合，てんかん性脳波異常の確認が診断的に重要である．ハンチントン病において通常覚醒時にみられる特徴的な不随意運動が睡眠中にもみられることがある．

口周囲の異常運動

睡眠中に口周囲に起こる異常運動としては，歯ぎしり，てんかん性の発作，不随意運動などがある．

歯ぎしりは睡眠中に常同的に歯をすり合わせる運動の障害である．歯の摩擦によって生じる音は，一緒に眠っているものには不快なものとして受け止められる．歯ぎしりの病態生理学的機構は詳しくわかっていない．歯ぎしりにより覚醒が起こることは少なく，不眠の原因になることは少ないが，以下のような合併症をきたすため，注意が必要である．歯ぎしりが重篤だと，異常な歯の摩耗が生じ，歯根膜組織の障害による下顎周囲の異常感覚や痛み，顔面痛，頭痛が生じることもある．睡眠中のてんかん発作においても，歯ぎしりに似た運動を生じることがある．これは強直期に短く歯を食いしばるもので，通常はその他の身体部位の運動や短い呼吸の停止を伴う（足立，1994）．

睡眠中に短く口をとがらすような運動がみられることがあるが，これらはおもにてんかん性の起源をもつものである．レノックス-ガストー症候群（Lennox-Gastaut syndrome）では，短く口をとがらすような運動が夜間睡眠中頻回にみられる．特に，薬物療法で夜間の全身性強直が抑制できた後も，これが続くことがあるため注意を要する．側頭葉てんかんでは夜間睡眠中に複雑部分発作が起こることがある．この場合，短く口をとがらすような運動に引き続き，舌なめずりや嚥下運動などの口部自動症とよばれる症状や，もうろう状態がみられる．これらが疑われた場合には，多チャンネルの脳波導出を含む終夜睡眠ポリグラフ検査を実施するのが望ましいが，日中の脳波でも十分時間をかけて睡眠記録をとることができれば，てんかん性異

表 2.5 口周囲の運動器症状の特徴

	歯ぎしり	てんかん レノックス-ガストー症候群	てんかん 側頭葉てんかん	ハンチントン病
訴え				
好発年齢	成人	小児，若年	成人	中年，老年
性差				
好発睡眠段階		段階2	入眠期（段階1）	段階2
随伴自覚症状	顎周囲の違和感 疼痛			
随伴他覚所見	歯の摩耗	一時的呼吸停止	口部自動症	
特徴的な検査所見		てんかん性 脳波異常	てんかん性 脳波異常	

常波の確認・診断に役立つ．

先に述べたハンチントン病のような不随意運動を伴う錐体外路系疾患でも，口周囲に不随意運動がみられることがある．ときに，中枢性抗ドパミン薬の副作用として起こる遅発性ジスキネジアが夜間睡眠中に，あるいは中途覚醒時にみられることもある．レム睡眠行動障害において，レム睡眠中に寝言に伴った口周囲の動きがみられることがあるが，この場合には寝言や叫び，その他のねぼけ行動が観察される点で鑑別できる．

上肢および上肢帯の症状

起床時の肩こり：　起床時の肩こりは種々の睡眠障害でみられる症状である．睡眠時無呼吸症候群においてはしばしば起床時の肩こりがみられる．これは頭の重い感じや頭痛あるいは不快な気分を伴っていることが多い．この場合には，口の渇きや睡眠が浅眠感や日中の眠気などを伴うことが特徴的である．うつ病において起床時の肩こりがみられることがある．この場合，早朝覚醒や起床時の不快感，日中の抑うつ症状が同時にみられることが特徴であり，うつ病の治療により肩こりも軽快する．これらと異なり，長く続くことはないが，睡眠中の姿勢の悪さあるいは不適切な寝具によってもこうした症状が起こることがある（睡眠障害国際分類診断とコードの手引き，1994）．

上肢のしびれ：　睡眠中の姿勢が悪いと末梢神経の圧迫により末梢神経麻痺が起こり，起床時に局所のしびれ感を訴えることがある．これは頭部を上肢にのせたままの姿勢で眠った場合に起こりやすい．特に，就寝時にアルコールを服用した場合や睡眠薬やその他の鎮静系薬物を入眠のために使用している場合に起こりやすいので，注意が必要である．パーキンソン病や脳血管障害などの運動障害を伴う神経疾患において，ときにより体動（ねがえり）が障害されることがあり，放置すると褥瘡に発展することがあるため，睡眠中の体位交換が必要になることがある．

2.5　睡眠に関連した自律神経徴候

2.5.1　夜尿（睡眠時遺尿症）

〔定義・概念〕　睡眠時遺尿症は繰り返し起こる睡眠中の不随意的な排尿を特徴とする．このような状態については，夜尿症，尿失禁などいくつかの表現があるが，小児では遺尿症，成人では尿失禁とよぶ場合が多い．小児では夜間睡眠中のみの尿のもれを夜尿症，昼間だけの場合には昼間遺尿症とよぶことが一般的である．遺尿は新生児期，乳児期には生理的現象としてすべての子どもにみられるが，その後2～3歳ごろには急激に減少し，就学時には夜尿は約10～15％程度，昼間遺尿は1～3％となる．遺尿症は男児に多い．中学生になると遺尿はほとんどみられなくなるが，一部は成人に移行する．遺尿が小学校高学年や中・高校生にまで持続する場合には，遺尿そのものが本人に精神的負担をもたらし，学校生活に支障をきたすため適切な治療を必要とする．成人以後には原因として泌尿器科，内科，精神科疾患が背景にあることが考えられる．また，高齢になると成人病や泌尿器科的疾患などのため遺尿が増加し，女性では経産後や更年期にも遺尿がみられることがある（5.4.5「睡眠時遺尿症」（p. 231）参照）．

〔病態〕（表2.6）　小児の夜尿症は排尿機能の未熟性に起因するもので，病型として膀胱型，多尿型，混合型に分類することが一般的である（赤司，1994）．膀胱型夜尿症は，夜間睡眠中の尿意に対する排尿抑制の未熟性のために機能的膀胱容量の低下がみられ，多尿型は抗利尿ホルモンの日内リズム異常に基づく夜間多尿が原因であり，混合型は機能膀胱容量の低下，夜間多尿のいずれもみられる．これらの病態の理解のために排尿機能の発達をみると，次のようになる．幼児期以後には尿が膀胱に貯留してくると，膀胱内圧の上昇とともに利尿筋が伸展され，一定の限界に達するとこの伸展刺激が尿意として大脳皮質前頭葉に伝えられ，ここに存在する排尿中枢により排尿がコントロールされ

表 2.6 小児期の夜尿

	小児期夜尿症		
	多量遺尿型	混合型	排尿機能未熟型
年齢	高年齢児		低年齢時
有病率	12〜13歳 70%		6〜7歳 50%
家族性	＋ 両親	＋	＋
夜間尿量	250 ml 以上	250ml↑	200 ml↓
昼間尿量	起床時尿比多		昼間1回排尿量↓
			昼間遺尿全体 30%
尿浸透圧	850 mOsm/l↑(正常型)		850 mOsm/l(正)
	800 mOsm/l↓(低)		
排尿機能	膀胱容量正常	200ml↓	膀胱容量 200 ml↓
睡眠障害	深睡眠が多い傾向		
昼間の眠気			
便秘			＋ 常習性便秘
冷え性	＋	＋	足腰の冷え(しもやけ,冬期夜尿の悪化)
多飲	習慣性多飲		
塩分摂取	過剰		
ストレス要因	＋		
アレルギー性	＋ 食物アレルギー		
心身症	＋ アトピー性皮膚炎		
生活リズム	不規則		

る．幼児期には尿意の自覚，排尿抑制の発達が不十分なために膀胱からの伸展刺激により延髄にある排尿中枢を介して反射的に排尿がみられる．尿意の自覚は2〜3歳で可能となり，随意排尿は4歳ごろである．夜間睡眠中は幼児期までは尿意の自覚，排尿抑制がみられず，4歳ごろより尿意刺激の値も上昇する．これら排尿機能の発達により遺尿の軽快，機能的膀胱容量の増加がもたらされ，夜間睡眠中の機能的膀胱容量は昼間の機能的膀胱容量より増加する．一方，腎臓の濃縮能は2歳前後でほぼ成人と同じになり，尿量の日内リズムは4歳前後で確立される．この尿量の日内リズムは抗利尿ホルモン(ADH)夜間分泌増加に関与し，夜間睡眠中の尿は濃縮され，昼間尿量の約70%となる．夜尿症は，夜間睡眠中の機能的膀胱容量と夜間尿量のバランスにより生じる病態であり，夜間睡眠中の尿量が夜間の機能的膀胱容量以内であれば夜間覚醒排尿，夜尿は生じない．夜間睡眠中の尿量が夜間機能的膀胱容量以上になると成人では尿意により覚醒がみられる．しかし，小児では排尿抑制が働かないと尿意の刺激では覚醒できないことが多く，夜尿となる(三好，1988)．夜尿症のなかには特定な病気や年齢変化に伴って症状がみられる場合がある．

〔アレルギー性疾患〕 アレルギー性疾患やアレルギー症状をもつものに，夜尿や頻尿，尿意切迫などの泌尿器症状を合併する(竹内，1988)．夜尿症のある児童の約16%に気管支喘息，アトピー性皮膚炎，アレルギー性鼻炎，じん麻疹，周期性嘔吐症，反復性腹痛などのアレルギー性疾患がみられたとの報告がある．また，このような患者の60%に IgE 抗体が陽性であった．さらに，このような患者について食物などのアレルゲンを除去すると，夜尿が消失することからアレルギー性疾患と夜尿との関連が示唆されている．しかし，アレルギー性疾患を背景にもつ夜尿症の病態について十分に解明されていない．

〔糖尿病〕 糖尿病に遺尿を合併する場合がある．これらの患者の主症状は過度の口渇，日中の頻尿，夜尿である．糖尿病が夜尿をひき起こすメカニズムについて，尿の貯留，神経障害，多量の尿排泄などがあげられている．多くの場合，多量の尿排泄(多尿)が原因らしい．すなわち，インシュリンレベルが低下すると，血中グルコースレベルが上昇する．過剰なグルコースを尿中に排泄させるために尿量が増加する．尿排泄が増加すると，口渇が増し，さらに多飲となるといった悪循環から多尿が夜尿をもたらすことが推測される．糖尿病と夜尿の関係についても十分に解明されていない(Boggs ら，1992)．

〔睡眠時無呼吸症候群〕　いびきや閉塞性無呼吸に伴って遺尿がみられる場合がある．睡眠時無呼吸が遺尿を促進する因子となる．遺尿がある睡眠時無呼吸症候群患者に，無呼吸の治療を行って改善がみられると，遺尿症も改善する場合がしばしばある．

〔パーキンソン病〕　パーキンソン病は運動系障害としての症状についてはよく知られているが，自律神経系についてはあまり解明されていない．しかし，病気が長期になるとさまざまな自律神経症状が問題となる．その代表的なものは，心循環系の不整，起立性低血圧，消化器症状，体温の調節障害や膀胱直腸障害などである．患者は治療により運動系障害がかなり改善しても，このような自律神経症状により苦しんでいる場合もあるので注意する必要がある．パーキンソン患者は，夜間排尿のため頻回に目を覚ます．

〔中高年女性にみられる遺尿〕　閉経期以降の女性には排尿障害がみられる場合が多く，頻尿が昼間のみならず夜間睡眠時にもみられ，またときに遺尿をきたすことになる．排尿後に残尿感があったり，排尿直後から尿意に似た違和感を感じている人もいる．このような中高年女性にみられる排尿障害は，排尿機能からみてクリティカルな因子として，(1) 閉経に伴うエストロゲン欠乏による尿道や膀胱頸部の萎縮・炎症，(2) 経膣分娩による骨盤の弛緩，および，(3) 骨盤底収縮の欠陥などがあげられる(Asplund ら，1996；中田，1995)．

2.5.2　いびき

いびきは成人の20％にもみられ，40歳以上の男性の60％はいびきをかくといわれる．いびきは睡眠時呼吸障害の前兆であることもあるが，単にいびきだけで特に健康問題を起こさない場合もある．このような単純性あるいは無症候性いびきが，やがてさまざまな疾患をひき起こす経過についての詳細なデータはまだ得られていない．実際に睡眠時無呼吸症の患者では，無呼吸症が診断される数年前からいびきがだんだんひどくなってきたという場合が多い．また，いびきが呼吸循環器系，心血管系，内分泌系疾患に伴ってみられる場合も多く，的確な診断と診療が必要である．単純性いびきの場合にも，家族や周囲の人々に迷惑がかかったり，そのことについて本人が悩んだりする場合もあり，適切な治療が行われなければならない(睡眠障害国際分類診断とコードの手引き，1994)．

〔定義・概念〕　いびきは睡眠中の呼吸運動に伴って発生する雑音である．いびきの出現は程度の差はあれ，上気道狭窄の存在を意味する．いびきが起こるためには上気道の一部に非常に振動しやすい物体があったり，あるいは狭窄した空洞がある場合にいびきが起こる．

〔いびきの原因〕　いびきを起こす疾患とその特徴を表2.7に示した．

〔全身的原因〕

ⅰ)　肥満：　全身的に肥満している場合には上気道にも著しい肥満沈着がみられ，このため気道が狭小化し，狭窄型いびきが起こりやすくなる．また，首の短い人にもいびきが起こりやすい．

ⅱ)　飲酒・薬：　ふだんいびきをかかない人でも飲酒により睡眠中に著しい筋弛緩が起こり，舌根沈下や軟口蓋の弛緩が起こるため，狭窄型いびきや振動型いびきが起こりやすい．また，ベンゾジアゼピン系睡眠薬には筋弛緩作用があるため，舌根沈下，軟口蓋弛緩，上気道狭窄によりいびきを起こしやすくする．また，薬の睡眠作用により，睡眠が深くなり覚醒しにくい状態になっているため，無呼吸により低酸素血症になっても覚醒反応が不十分になり，危険な状況に陥る可能性もある．

ⅲ)　喫煙：　閉塞型睡眠時無呼吸症候群といびき症の疫学では，危険因子として肥満と喫煙があげられている．性と肥満度を調整してもやはり喫煙の因子が残る．喫煙は上気道抵抗を高め，いびきを発現させるとも考えられる．

ⅳ)　その他：　内分泌系，代謝障害，腎不全，中枢神経系疾患などにもいびきを合併する場合も多い．

〔局所的原因〕(表2.8)

ⅰ)　鼻腔・上咽頭疾患：　鼻中隔わん曲症や鼻茸，アデノイド増殖症など上気道抵抗が高くなるような疾患では，閉口状態で鼻腔を通過する気流速度が増大し，軟口蓋後面で陰圧が高まり，これが振動しやすくなる．完全鼻閉の場合には，閉口状態を余儀なくされるが，この場合には舌根が落ち込みやすくなり，中咽

表 2.7 いびきを起こす疾患とその特徴

	閉塞型睡眠時無呼吸症候群	中枢型睡眠時無呼吸症候群	シャイ-ドレーガー症候群	アデノイド扁桃肥大
年齢　性 いびきの特徴	中年，男性に多い 呼吸停止後の強大ないびきに続き漸減するいびき音から再度呼吸停止によるいびき音消失の繰返し	性差なし 睡眠中のあえぎ窒息感 うなり声 窒息感	「ひーひー」喘鳴様 声帯麻痺による吸気性喘鳴 声帯いびき，高温，音圧が高い	5〜8 歳 持続性 連続的呼吸音（努力呼吸による）
呼吸停止 の特徴	睡眠中に頻回の閉塞性呼吸停止 酸素飽和度低下著明 睡眠中のみ呼吸障害	睡眠中に生ずる頻回の浅い呼吸ないし呼吸停止，酸素飽和度低下軽度 症状進行により覚醒時にも呼吸障害	中枢性呼吸障害 呼吸連拍(tachypneu) 呼吸周期の不規則性	重症者に伴って睡眠時無呼吸または低呼吸の増加
睡眠障害	強い眠気または不眠	強い眠気または不眠	呼吸障害の程度と比例	無〜軽度〜重度 中途覚醒，睡眠時間の延長 入眠起床時刻の遅れ
昼間の眠気 その他の特徴	強い 起床時のリフレッシュ感ない 起床時の頭痛，口渇，夜間頻尿，尿失禁の増加，肥満，アルコール飲用によりいびき増大 心身の不調，注意，判断力の低下 作業能力の低下，動作緩慢 幼児：肺壁陥没 子ども：発達遅滞，学習障害 言語能力の低下，多動	あまり強くない 睡眠中頻回の体動，チアノーゼ 頭痛，入眠時幻覚，進行性健忘 眼球運動の異常，中枢神経系障害によるさまざまな症状 標準体重，抑うつ傾向	不定 自律神経徴候 起立性低血圧 排尿障害，発汗障害，陰萎	＋　低年齢児で多動 アデノイド顔観（表情の弛緩，口半開，下口唇下垂，鼻唇溝消失，門歯の突出） 重症例では安静・覚醒時にも荒い呼吸音 胸部変形（ロート胸，胸骨突出） 夜尿，鼻閉，鼻汁 集中力，活動力の低下，学習障害 動作緩慢，多動

頭狭窄を助長し，いびきが生じやすくなる．

ⅱ）中咽頭形態異常： いびきをかく患者はいびきをかかない健康者に比べ口蓋垂が長く，太い．また口峡面積が狭く，咽頭側壁と舌の盛り上がりが著しく，口蓋扁桃肥大がみられ，口蓋内容積が小さい．

ⅲ）咽頭疾患： シャイ-ドレーガー症候群などで声帯の外転障害を伴う場合には吸気性の声帯振動が起こり，高調の喘鳴様いびきが聞かれる．また咽頭蓋が薄い場合やアーチ型の場合にこれが振動することもあり，いびきが金属音のように聞こえることもある（岡本，1998）．

ⅳ）その他： 下顎の形態異常として小顎症や，下顎が後退している場合，下顎が小さい場合などピエール-ロバン症候群（Pierre-Robin syndrome）でも下顎狭小に伴ういびきが著明である．また巨舌を呈する末端肥大症，クレチン症，ダウン症などにもいびきが聞かれる．脳性小児麻痺，筋ジストロフィー，重症筋無力症，甲状腺機能低下症などは次に述べる中枢型睡眠時無呼吸が優位であるが，気道閉塞による閉塞型睡眠時無呼吸に起因するいびきがあり，ときに混合型睡眠時無呼吸症とよばれる．

〔原発性いびき〕 原発性いびきは無呼吸や低換気を伴わないいびきで，単純性いびき，睡眠中の呼吸騒音，良性いびきともよばれている．原発性いびきは大きな健康上の問題はないとされるが，いびきをかく人のほとんどが高血圧，虚血性心疾患，脳血管障害をもっている．しかし，これらの疾患が上気道閉塞や肥満あるいは他の原因に基づくものかどうかは明らかでないため，あまり重視されない．しかし原発性いびきをもっている患者の一部は睡眠時無呼吸へ移行する場合がある．これは体重の増加，あるいは飲酒や抗不安薬，睡眠剤の服用が誘因となる．

原発性いびきはそれ自体では健康に大きな影響を与えないとされるが，閉塞型無呼吸症候群に移行する可能性があり，睡眠ポリグラフにより鑑別診断を行う必要性がある．

〔中枢性睡眠時無呼吸性疾患〕（表 2.9） 中枢型睡眠時無呼吸とは，呼吸中枢の活動停止により，肋間筋，

表 2.8 いびきの局所的原因

A．形態的
　1．下顎の形態
　　小下顎症
　　下顎後退症
　　狭顎
　　ピエール-ロバン症候群
　2．鼻閉
　　鼻中核変形
　　ポリープ
　　副鼻腔炎
　　アレルギー性鼻炎
　3．短頸
B．咽頭喉頭腔の狭窄
　1．腫瘍, ポリープ
　2．巨舌
　　末端肥大症
　　クレチン病
　　ダウン病
　3．口蓋扁桃, アデノイドの肥大
　　舌根扁桃の肥大
　4．肥満と脂肪の沈着
　5．軟口蓋と口蓋垂
　　舌垂
　　後方への偏位
　　軟口蓋と口蓋垂の変形
C．その他の身体疾患および神経精神疾患など
　1．脳性小児麻痺
　2．筋ジストロフィー症
　3．重症筋無力症
　4．甲状腺機能低下症
　5．抑うつ状態

表 2.9 中枢型睡眠時無呼吸の分類

A．脳幹発振中枢の異常によるもの
　（周期性呼吸, チェーン-ストークス呼吸）
　1．脳障害（血管障害, 腫瘍, 感染, 変性など）
　　ワレンベルグ症候群
　　シャイ-ドレーガー症候群
　　筋萎縮性側索硬化症
　　重症筋無力症
　2．心障害（心不全, 房室ブロックなど）
　3．高所低酸素症
　4．その他
　　筋緊張性ジストロフィー
B．化学制御系の異常によるもの
　1．Ondine's curse 症候群
　　（原発性肺胞低換気症候群）
　2．ピックウィック症候群
　3．慢性閉塞性肺疾患（COPD）
　4．頸・延髄障害
　　a．ポリオ
　　b．頸髄症
　　c．アーノルド-キアリ奇形
　　d．環軸椎変位症
　　e．cervical cordotorny
　　f．頭蓋・頸椎移行部奇形

横隔膜の呼吸運動が消失する場合にみられる睡眠時呼吸障害である．この場合にみられるいびきは，前に述べた気道閉塞による呼吸停止と回復による強大ないびき音の発現と消失を繰り返す閉塞型無呼吸と比較して強い音であり，チェーン-ストークス呼吸のように，周期的にいびき音の増大と減少を繰り返す．また，シャイ-ドレーガー症候群を含めた多発性系統変性疾患などでは，声帯筋の麻痺による特殊な喘鳴様いびきが聞かれる場合もある．また呼吸中枢に支配される呼吸ニューロン活動は，肋間筋や横隔膜などの狭義の呼吸筋のみならず，上気道筋にも影響が及び，夜間睡眠中の上気道開存の維持にも関与する．上気道筋の機能不全によるトーヌス低下のため狭窄が生じると，混合型無呼吸，ときには閉塞型呼吸優位となることもあり，先に述べた気道閉塞による強大ないびきが聞かれる場合もある．さらに，中枢型呼吸障害は進行すると睡眠中のみならず安静，覚醒時にも呼吸障害がみられるようになり，人工的呼吸管理が必要となる．

〔小児にみられるいびき〕（表2.10）　小児のいびきの主要な原因は鼻閉である．鼻閉により睡眠中いびきがひどくなり，睡眠中苦しそうにして何度も覚醒する．先天性後鼻孔閉症は新生児の緊急手術の一つにあげられているように，小児，特に乳幼児では鼻呼吸が重要である．成人と異なって小児では軟口蓋と咽頭蓋が近接しているために，鼻閉の際に口腔をバイパスとして使用するには困難な構造である．患者は鼻閉の際に覚醒時であれば意識的に口呼吸をする．しかし，睡眠時にはそのような意識的代謝がなされず，無意識的に鼻呼吸をするためにいびきと呼吸障害が出現する．小児でいびきを起こす代表的な疾患はアデノイド，口蓋扁

表 2.10 小児期のいびきをもたらす疾患

　アデノイド
　鼻アレルギー
　鼻茸
　小下顎症
　　ピエール-ロバン症候群
　巨舌症
　　ハンター-ハーラー症候群
　若年性鼻咽腔血管
　　繊維睡
　高度肥満

桃肥大である．口蓋扁桃とアデノイドは生後1歳ごろから発育し始め，その大きさを増し，アデノイドは5～6歳，口蓋扁桃は7～8歳ごろが最大となる．小児のアデノイド，口蓋扁桃肥大によるいびきは通常大きさが最大になる就学時よりも低いことが特徴である．それはアデノイド，扁桃の絶対的大きさではなく咽頭腔の大きさと比較した上での相対的な大きさによるものであり，4～6歳ごろにいびきや睡眠時無呼吸が多くみられる．

伸縮の程度には個人差がみられ，成人に達するころには消失するが，成人でも肥大が残っている症例で睡眠時無呼吸を呈する場合がある．このようにアデノイド・扁桃の大きさには年齢による出現変化がみられ，一時的にいびきの発症がみられても年齢が長ずるにつれて自然に消失する場合があり，これはあまり問題にしなくてもよい．しかし，生理的肥大に加えてさらに肥大を助長する要素として，炎症，腫瘍など周囲組織の異常による相対的増大で，この場合に睡眠中にいびきや無呼吸がみられ，適切に治療を行わないと呼吸障害が致命的となる場合もある．小児でいびきや睡眠時無呼吸がみられる場合には，必ず咽頭をチェックするようにする．その他小児期のいびきをひき起こす疾患を表2.10に示した．

小児のいびき，呼吸障害による心身に対する影響については，発達期にあるため特に注意を払う必要がある．すなわち，鼻呼吸が長期間にわたると顔面筋が弛緩して口を半開し，下口唇下垂，鼻口唇消失，門歯の突出といったアデノイド顔観を呈する．また，睡眠時の努力性呼吸により，漏斗胸や肋骨突出などの胸部変形がみられることが多い．いびき，呼吸困難が高度になると睡眠が障害され，頻回の中途覚醒がみられる．また，低年齢児では完全に呼吸停止を起こさずに努力性呼吸のみが継続してみられる場合もあり，これは成人の上気道抵抗症候群にあるものである．この場合にも夜間に十分な睡眠が保たれないため長時間睡眠の傾向がみられ，朝なかなか一人で起きられない，昼寝時間が長いなどの特徴がみられる．また夜間の不十分な睡眠，睡眠不足などにより，ぼんやりしている，日中眠気が強い，注意力，集中力の低下など精神活動の低下，学習能力の低下などとしてみられる場合や，多

動，落ちつきがないなど情緒・行動面での障害もみられる．また，成長ホルモンの分泌低下により身体的発育も阻害される．このような状況が長期にわたり継続することは，発達途上の子どもには大きな障害となる（宮崎ら，1997）．

〔いびきの疫学〕　いびきは以前には良好な睡眠の指標であると信じられていたが，1970年代以降高血圧や心循環疾患の危険因子であり，閉塞型睡眠時無呼吸の必発症状でもあるとわかってきた．このようないびきの疫学調査は，睡眠時無呼吸症候群（SAS）の疫学のなかに含まれている場合が多い．SASの疫学調査はアンケート調査によりハイリスク群を抽出し，信頼性の高いスクリーニング検査により閉塞型睡眠時無呼吸症候群の推定診断を行う．わが国では岡田らがアンケートでは習慣性いびきを抽出する目的で「あなたは毎晩いびきをかきますか」あるいは「いびきがひどいといわれたことがありますか」の問いに対し，いずれかに'はい'と答えた場合を習慣いびきと定義し，3650名について調査解析を行った．習慣性いびきに加えて夜間の不眠，昼間の過眠などの睡眠障害を伴う場合，起床後の治療，口渇などがある場合，あるいは睡眠中の無呼吸がベッドパートナーによって観察されている場合を閉塞型睡眠時無呼吸症候群のハイリスク群とした（粥川ら，1996）．

習慣性いびきは日本人男性の20％，女性の5％にみられ，男性では加齢とともに増加し，50歳代にピークを認めた．国外の研究ではLugaresiら（1980）がサンマリノ共和国で5713人の疫学調査を行い，人口の19％（男子の24.1％，女子の13.8％）が習慣性いびきを有し，30歳未満では男子の10％，女子の5％以下であるが，30歳以後には加齢とともに急速に増加し，60～65歳では男子の60％，女子の40％にみられたことを報告している．40歳以後では高血圧との関連が有意に高く，さらにこれらの基礎に肥満があることなどから，習慣性いびきと，肥満，高血圧の関連を明らかにした．また，Nortonら（1985）はさらにいびきが喫煙と肥満に関連することを報告している．これまでのおもだった報告をまとめると，明らかに男性に有意に多く，中高年にピークがある．また，諸外国に比べ日本人女性にいびきが少ないのは，肥満度が

低く，喫煙や飲酒が少ないためと推測される．このようないびきの有病率のなかには，主として原発性いびき症(primary snoring：睡眠時無呼吸や睡眠中の動脈血酸素飽和度の低下を示さないもの)，閉塞型睡眠時無呼吸症候群，上気道抵抗症候群(いびき，過眠は必発するが無呼吸や動脈血酸素飽和度の低下のないもの)などが含まれている．

〔**診断手順**〕(表2.11)

表 2.11 診断手順

```
問診(自覚症状，ベッドパート
ナーの観察)，
上気道・前胸壁の観察
肥満度(BMI)の算出，X線検査(舌骨の位置確認)
        ↓
睡眠表の検討(小児例)
        ↓
簡易呼吸モニター検査
(終夜酸素飽和度(S_aO_2)連続記録，アプノモニター)
昼間簡易ポリグラフ検査
(睡眠剤投与，胸腹部運動，S_aO_2，いびき音，ECG)
        ↓
終夜睡眠ポリグラフ検査
(脳波，筋電図，眼球運動，呼吸量，胸腹部運動，
食道内圧，S_aO_2，いびき音，ECG他)
```

問診すべき点
i) 睡眠中の症状(寝室同室者に問診)
  ① いびきの性質，強さ，継続など
  ② 呼吸停止の有無
  ③ 異常体動の有無：呼吸再開に至る過程で激しくもがくような体動，ベッド上で起きあがるような体動
    (患者と同室者に問診)
  ④ 不眠の有無：中途覚醒，起床時リフレッシュ感の喪失
  ⑤ 夜尿の有無
  ⑥ 胸やけ
  ⑦ 窒息感
  ⑧ 著しい寝汗
ii) 起床時の症状
  ① 口渇
  ② 全身倦怠，リフレッシュ感なし，見当違い
  ③ 頭痛：鈍く全般的であることが特徴
iii) 昼間の症状
  ① 過度な眠気，居眠り(仕事中，会議中，運転中)
  ② 頭痛
  ③ 意欲低下，抑うつ症状，不機嫌
  ④ 作業能力，学習能力の低下

身体症状のチェック
i) 肥満，肥満度(body mass index)体重増加の時期がいびきや無呼吸が発現した時期と一致するかどうか
ii) 顔貌，アデノイド顔
iii) 下顎の形態，下顎発育不全，下顎後退
iv) アデノイド・扁桃肥大，上気道
v) 鼻閉，鼻ポリープ，鼻中隔
vi) 首の形態
vii) 前胸壁，胸郭
viii) 心循環系/右室肥大，狭心症，不整脈，高血圧，二次的赤血球増多

検査
i) 上気道のX線検査(セファロメトリー)，上顎，下顎，軟口蓋，舌根部気道，舌骨などの形態，位置
ii) 簡易呼吸モニター検査(スクリーニング)，パルスオキシメーター(終夜酸素飽和度 S_aO_2 検査)，アプノモニター(鼻サーミスターによる呼吸と指突酸素飽和度モニター)
  ① テープレコーダーによるいびき音記録
    簡易検査として，家庭で一晩あるいは数時間にわたり睡眠中のいびきを録音する．この検査により，いびきの大きさや音質などを知ることができる
  ② ビデオ録画
    ホームビデオを用いて患者の呼吸状態を録画する．パジャマの前を開け，胸部の動きがみえるようにしておくことが大切である．これにより，胸部の呼吸運動停止の状態，そのときの顔の表情やいびき音から，単純性いびき中枢性，閉塞性いびきなどをおよそ区別することができる．
iii) 終夜ポリグラフィ：脳波，筋電図，眼球運動，呼吸音，酸素飽和度，いびき，心電図などを総合

的に検査，鑑別診断のために必須の検査法．

　iv）過眠の診断：　いびきや睡眠時無呼吸のため夜間の睡眠不足となるため，日中過度の眠気や昼寝がみられる．これらの客観的検査法として用いる．

　① MSLT(multiple sleep latency test)
　　平均入眠潜時が5分以上の場合は実施
　② Epworth sleepiness scale
　　日常生活場面におけるうたた寝の程度をチェック

2.5.3　あえぎ

〔定義・概念〕　あえぎは睡眠中にみられる異常な発声で，呼吸障害を伴うことが多い．いびきと異なるところは，いびきが上気道の閉塞に伴う狭窄呼吸であるのに対し，あえぎは声帯が関与して異常な発声がみられる．ときに喘鳴様発声やうなり声のようであり，また激しい呼吸困難感を伴うため苦悶表情がみられることが多い．このようなあえぎのみられる疾患には次のようなものがある．

睡眠関連喉頭けいれん

　激しい呼吸困難感や喘鳴を伴い，睡眠から急に覚醒する．患者はベッドからすぐに跳び起き，しばしば喉をかきむしるように努力性吸気を行い，喘息音がきかれる．隣に寝ている人に喘鳴が聞かれ，そのために目を覚ます．発作は数秒から5分以内つづき，自然に回復する．ときに水を飲むと回復する場合もある（睡眠障害国際分類診断とコードの手引き，1994）．

睡眠時無呼吸症候群(SAS)(5.1.5「睡眠時呼吸障害」(p. 153)参照)

　SASでは大きないびきと同時にあえぎを示す場合もある．

睡眠時窒息症候群

　睡眠時窒息感を伴った覚醒を頻回に起こす原因不明の疾患である．通常発作は夜間に頻発し，ときには一晩中繰り返して起こる．覚醒は恐怖，不安，死の切迫感を伴う，恐怖のエピソードは通常，呼吸困難感と関連して生ずる．強迫神経症，心気症，不安などのある患者に起こる（睡眠障害国際分類診断とコードの手引き，1994）．

睡眠関連異常嚥下症候群

　これは唾液の嚥下が不十分なために気管内に吸引されることにより，咳込み，窒息状態となり，その結果，短時間の覚醒やあるいは完全に覚醒してしまう疾患である（睡眠障害国際分類診断とコードの手引き，1994）．

夜驚症(5.4.1「睡眠時遊行症・睡眠時驚愕症」(p. 208)参照)

　睡眠中に引き裂くような悲鳴や叫び声をあげ，急激に覚醒するのが特徴で，強い恐怖を示す自律系と行動の表出を伴う．頻脈呼吸促進，皮膚紅潮，発汗，皮膚抵抗減少，筋緊張亢進などを伴う重症の自律神経症状の発現がある．特に睡眠中に呼吸困難や窒息感から，あえぐような症状がみられる（睡眠障害国際分類診断とコードの手引き，1994）．

2.5.4　睡眠中にみられる熱感(のぼせ，ほてり)

〔定義・概念〕　熱感は自覚的に身体がほてる感じがするため，これが睡眠の妨げになる場合が多い．このような症状は，ほてり，のぼせ，発汗，腰・手足の冷え，息切れなどとともに血管運動神経障害のなかに分類される．

　自覚症状としての熱感の発症部位は軀幹，頭部，手足であり，高頻度にみられるのは胸部，頸部，顔面，頭部へと下から上へ昇るように熱感を感じ，軀幹よりやや遅れて手掌，足蹠にも熱感をおぼえる．のぼせ感は2〜3分持続し，その部位に発汗がみられ，おさまる．のぼせ感のある時期には，頻脈，めまい，過呼吸や不眠感を伴うこともある．

　のぼせ(hot flush)やこれに伴ってみられる発汗は，血管運動神経失調症状であり，代表的なものとしては更年期にみられる卵巣よりエストロゲン分泌低下により発症する状態である．これらの症状は両側性卵巣摘出術後にも発症する．しかし，高血圧症，狭心症など動脈硬化性疾患，糖尿病，高脂血症，甲状腺疾患，肥満などによっても同様症状が発現する．

〔病態〕　のぼせ，熱感の発現に一致して皮膚温の上昇をみるが，これは末梢血管の拡張による血流の増加である．入眠期には健康な人でも末梢血管の拡張がみられ，これに伴って深部体温が下降し，睡眠も起こりやすくなる．しかし，更年期障害などののぼせ，熱感症状のみられるときには，覚醒時のみならず，睡眠中

にも頻回にのぼせ，ほてりがみられ，それにより中途覚醒がみられ，睡眠を妨げることになる．このときに皮膚抵抗が低下し，それに伴って皮膚温が急激に上昇し，熱感，のぼせがみられ，目覚める．この覚醒反応は温熱調節機構のなかで，視床下部の温熱中枢の機構が障害され，睡眠中に自覚的に熱感を自覚し，これと覚醒刺激が同時に起こると解される．末梢性の感覚刺激から覚醒がもたらされるのではないかと考えられている(Woodwardら，1994；Erlikら，1981)．

〔下肢の熱感〕　下肢のみに限局した熱感はあまり多くはない．下肢の熱感は体幹の熱感と同様に末梢血管の拡張による血流の増加である．これが入眠期に起こると入眠を妨げることになる．このような症状はむずむず脚症候群にみられる．むずむず脚症候群をひき起こす疾患には高血圧症，腎疾患，鉄欠乏性貧血などがあげられる．

2.5.5　冷　え

〔定義・概念〕　冷え性，あるいは足腰の冷えの訴えは中年以降の女性に多くみられるが，男性にもみられる．実際に冷えの症状を患者に説明してもらうと，身体の一部が部分的に冷たく感じると訴えることが多い．冷えの発現部位は，腰，足，下腿，手，腹部などに多く，何個所も同時に訴える場合もある．気温の低い秋から冬にかけての発症が多いが，真夏や暖房が十分な室内でも自覚されることもある．

このような冷え性が眠りの妨げになると訴える場合と，覚醒時にのみ自覚している場合がある．睡眠障害としては多くの場合，入眠困難として訴えられる．

〔病態〕　冷えの発現部位の皮膚温度については，サーモグラフィなどを使って証明できる場合もあるが，サーモグラフィには全く異常がみられない場合もあり，冷えの成因が単に末梢循環の異常だけでは説明できない．

冷えの発現するメカニズムについては，寒冷に伴う生体のもつ本来的な反応で，小動脈，細動脈の収縮や四肢，軀幹などの骨格筋の収縮によって生じるとされる．その原因としては，環境における急激な寒冷暴露や他の内的原因によって，代謝，循環などが低下する場合にみられる．

高齢により平滑筋，骨格筋トーヌスが上昇するときには，冷感，寒気と同時にけいれん性，拘縮性の激しい疼痛がみられ，腹痛，筋肉痛，関節痛，月経痛として感じられる．さらに，寒冷により熱放散がブロックされると不感蒸泄が減少し，体内の水分量が増加する傾向がみられ，その結果，組織間の水分貯留により重苦しい感じ，むくみ，しびれ感が生ずる．さらに静脈経の収縮後の拡張により，毛細血管の透過性が亢進し，尿量，唾液，鼻水の増加もみられる．

このような症状は更年期障害として女性にみられる場合が多いが，心血管障害などにもみられる．

〔更年期障害としての冷え〕(2.5.4「睡眠中にみられる熱感」(p. 35)参照)　冷えは，熱感，のぼせ，心悸亢進などの血管運動神経障害症状として，更年期障害の25～30％にもみられる．冷えを有する患者では頻尿，残尿感を訴えるものが多く，睡眠障害のなかで睡眠時遺尿症を呈する場合もある．また，不安障害や神経質な性格をもつ人も多く，入眠障害や熟眠困難を訴える．このような更年期障害としての冷えは，ときに上半身の熱感やほてり，発汗を伴って出現する場合もある．治療には心理社会的側面でのケアと同時に，精神医学的な治療や自律神経障害に対する治療，内分泌治療などを併せて行うことが必要である．

2.6　睡眠に関連した複雑な行動

a)　寝　言

寝言は，健康人にも多くみられる現象である．通常，患者自身は寝言の内容や詳細に気づいていない．しかし，程度が激しい場合は，同室で寝ている人や同居家族の睡眠を妨げることになる．

生理的な寝言の多くは，短く，小声で，感情的な徴

候を示さない．頻度も低く，毎夜続くような重篤なものはまれである．睡眠中に話しかけられたり，まわりでの話し声に誘発されることもある．ときに，長く，比較的大きな声で，怒りや敵意などの感情的色彩の強い寝言が高頻度にみられることがある．これらは高度のストレス下，発熱性疾患，夜驚症，閉塞型睡眠時無呼吸症候群，レム睡眠行動障害などの経過中に起こることが多い（睡眠障害国際分類とコードの手引き，1994）．

心的外傷後ストレス障害などの高度のストレス下では，毎夜続く悪夢と寝言がみられるのが特徴的である．戦争における戦闘参加経験者で，高頻度でみられることが報告されている．悪夢を伴う寝言の場合は，助けを求めるような叫びや悲鳴などのような，感情的色彩の強く感じられるものが多い．こうした高度なストレス下でなくとも，寝言が増加することが知られているが，この場合は必ずしも悪夢を伴わないこともある（5.4.2「悪夢・睡眠麻痺・睡眠酩酊」（p. 214）参照）．レム睡眠行動障害に結びつくような行動異常を伴わない場合には，比較的作用時間の長いベンゾジアゼピン系の薬物を投与することで軽快する場合が多い．

発熱性の身体疾患において，寝言が多くみられる．いわゆる熱でうなされる状態である．これらは，一過性で発熱がおさまると自然軽快する．

学童期にみられる夜驚症においても，寝言が観察されることが多い．この場合，多くみられるのは寝言というよりも叫び声や悲鳴が多く，意味のある言葉が観察されることは少ない．完全に覚醒させるのが困難で，無理に覚醒させようとすると錯乱し，失見当に陥ることがある．基本的には，経過観察で自然軽快する場合が多いが，長期にわたり続く場合は，脳器質性疾患の検索を行った上で，ベンゾジアゼピン系の薬物を用いる（5.4.1「睡眠時遊行症・睡眠時驚愕症」（p. 208）参照）．

閉塞型睡眠時無呼吸症候群においても，睡眠中の換気停止から再開する際に，あえぎ，うめき声，ぶつぶついうような声が観察されることがある．通常，何をいっているのか聞きわけられないものが多い．閉塞型睡眠時無呼吸症候群に特徴的ないびきの存在により鑑別は容易である．多くの場合，悪夢は伴わない（5.1.5「睡眠時呼吸障害」（p. 153）を参照）．

レム睡眠行動障害では，悪夢を伴う睡眠中の行動異常を主とする症候群であるが，夢内容に反応して大きな声の寝言が特徴的にみられる．一晩のうちで，寝言は粗大な全身の異常行動に伴って起こる場合もあれば，単独でみられる場合もある．いずれの場合も，きわめてはっきりとした言葉が聞きとれるものと，悲鳴や叫びが混在するのが特徴的である．寝言の内容は，悪夢に対応した内容で「このやろー」，「たすけて」などのような感情的な色彩の強いものである．ときに，ぶつぶつと長くひとりごとのような寝言が観察される場合もある．大声で声をかける，体を揺らすなどの刺激で速やかに覚醒させることができる点が特徴的である．レム睡眠行動障害の患者では，行動異常が明らかになる前駆症状として，数年にわたり悪夢と寝言がみられることがあるため（Mahowaldら，1994），レム睡眠行動障害の好発年齢である50歳以上で寝言のある患者を診た場合には，今後この症候群に発展する可能性があるかを検討する必要がある．レム睡眠行動障害は若年者では頻度が低いが，若年者では脳幹部の腫瘍の症例などで報告があるため，頭部CTスキャンやMRIなどの器質性疾患の検索は不可欠である（5.4.4「レム睡眠行動障害」（p. 225）を参照）．

寝言が薬物投与により誘発される場合がある．これらは主としてレム睡眠に関連したもので，レム睡眠抑制作用のある三環系抗うつ薬の投与中または投与中止後，L-ドーパ投与中などに出現することがあるので注意をすべきである．

b) ねぼけが暴力的動作を伴う場合

ねぼけて殴る，蹴るなどの暴力的動作を示す場合に，第一に考えるべきものはレム睡眠行動障害である．レム睡眠行動障害では，素早い暴力的動作が多くみられ，このために同室者を殴ってしまったり，室内のドアや障子などを壊してしまう場合が少なくない．こうした行動中であっても，大声で呼びかけ，体を揺するなどすると完全に覚醒させることができる．レム睡眠行動障害では，悪夢，寝言を伴う点，暴力的動作が夢内容と一致している点が特徴的である．多くは，特発性で50〜60歳代以上に多くみられる．レム睡眠

表 2.12 寝言のみられる疾患

	生理的寝言	心的外傷後ストレス障害	発熱疾患	夜驚症	睡眠時無呼吸症候群	レム睡眠行動障害
寝言の特徴	小声，短い	ぶつぶつ〜悲鳴	小声〜うなり	叫び，悲鳴	うめき声あえぎ	ぶつぶつ〜悲鳴多彩
感情表出	−〜±	++	−〜±	++	−	++
経過	一過性	慢性	発熱期間	一過性	慢性	慢性
悪夢	−	++	−〜±	−	−	++
刺激による覚醒	速やか	速やか	多様	困難	速やか	速やか
その他の行動異常の合併	−	−	−〜±	++	−	++
好発年齢	小児・若年			小児	中年・老年	老年

行動障害と診断された場合には，速やかに薬物治療を行う(5.4.4「レム睡眠行動障害」(p. 225) 参照)．

夜驚症や睡眠時遊行症は学童期に多い睡眠時随伴症であるが，エピソード自体が暴力的な動作を含むことはまれである．しかし，行動を止めようとした場合や覚醒させようとした場合に，完全に覚醒できず錯乱に陥り，覚醒させようとした人間に対して暴力的行動をとることがある．通常夢体験は伴わず，速やかに覚醒させることが困難である．異常行動中の記憶はほとんどの場合はない(5.4.1「睡眠時遊行症・睡眠時驚愕症」(p. 208) 参照)．

夜間に起こる複雑部分発作などのてんかん発作においても，暴力的な行動がみられることがある．夜間のてんかん発作の場合，行動自体は多彩であり，行動の記憶を欠いている．てんかん発作では，異常行動時に夜尿を伴うことがあるので診断の助けになる．夜驚症や睡眠時遊行症と行動観察のみから鑑別するのは困難な場合が多い．てんかん性脳波異常の検索が重要である．

c) ねぼけて歩き回る場合

ねぼけて歩き回る場合に考えるべき睡眠時随伴症は，睡眠時遊行症，レム睡眠行動障害，てんかん発作，ヒステリー発作などである．

睡眠時遊行症のエピソードにおいて，患者は睡眠中の体動に引き続いて寝床から起き上がり，軽い前傾姿勢で歩き回る．ときに，逃走するように走り始めることもある．エピソード中は開眼しており，ドアや窓を開けたり，的確に障害物を避けたり，階段を上がったりと比較的複雑な行動をとることがある．転倒などの身体的な損傷が起こることもあるが，頻度は高くない．ほとんどが学童期に起こり，その後にはみられなくなる．近年，20〜30歳台の成人においても，終夜睡眠ポリグラフ所見でノンレム睡眠から起こる小児の睡眠時遊行症と同様な異常行動エピソードがみられることが報告されており，特に脳器質性疾患のない成人においても同様なねぼけがみられることがわかってきた(内山ら，1996)．睡眠時遊行症の場合は，通常エピソード中の記憶はなく，悪夢などの夢体験を伴うこともほとんどない．

抗精神病薬ではフェノチアジン系の薬剤は単独，あるいはリチウムとの併用で睡眠時遊行症を起こすため注意が必要である．チオリダジン，パーフェナジンが

表 2.13 ねぼけのみられる疾患

	レム睡眠行動障害	夜驚症	睡眠時遊行症	てんかん発作	睡眠関連食行動障害
暴力的行動	++	±〜+	±〜+	−〜±	−
歩行	+	+	+	+	+
異常食行動	−	−	−	−	+
尿失禁	−	−	−	+	−
刺激による覚醒	速やか	困難	困難	困難	速やか
外界の認知	−	−〜±	−〜±	−〜±	+
外傷	多い	少ない	少ない	少ない	少ない
脳波異常	−	−〜±	−〜±	++	−
好発年齢	老年	小児	小児	小児・老年	

睡眠時遊行症を起こすことが報告されている．抗うつ薬としては，アミトリプチリンによる報告がある．短時間作用型のベンゾジアゼピン使用中の患者で健忘症候群が出現することが多く報告されているが，このなかには臨床的に睡眠時遊行症とよく類似した症例も含まれている．トリアゾラム，zolpidem（非ベンゾジアゼピン化合物で，ベンゾジアゼピン1受容体に作用する超短時間型睡眠薬）や抱水クロラールの投与で睡眠時遊行症が出現することがある（内山ら，1996）．

レム睡眠行動障害においても，睡眠時遊行症のように寝床から起き上がり，歩き回る場合がある．この場合，半開眼あるいは閉眼で立ち上がるため障害物にぶつかったり，あるいは転倒したりで，半数以上の患者が外傷を負うことが知られている．このため，長い時間歩き回ることはまれである．エピソード中の動きは素早く，ぎくしゃくしている場合が多い．こうした行動だけでなく，寝床の上で殴る，蹴るなどの暴力的行動がみられ，激しい寝言を伴う．暴力的行動により，同室者の外傷がしばしば起こる．ストレスで悪化しやすい特徴をもつ（谷口ら，1991）．通常，強い刺激を与えると覚醒可能で，夢体験を聴取できる場合が多い．特発性の症例は50～60歳以上で起こり，OPCA，シャイ-ドレーガー症候群，パーキンソン病，ナルコレプシーなど脳幹部に障害をもつ疾患で頻度が高い（Mahowaldら，1994）．脳幹に器質的変化がある場合には若年者にも起こりうるため，こうした場合には器質疾患の検索が重要である．基本的に慢性の経過をとる場合が多いため，診断された場合は，薬物治療を行う．就寝1時間前にクロナゼパム0.5～2mgを投与する（内山，1994）．

てんかん発作で夜間睡眠中にねぼけ様の異常行動を伴う場合がある．歩行は，おもにもうろう状態でみられる．歩行にとどまらず，多彩な自動症様行動を伴う．通常，開眼で動き回り，寝言を伴うことは少なく，強い刺激を与えても覚醒させるのは困難である．制止を試みると暴力的になることがあるので注意が必要である．てんかん罹患中の患者にみられるほか，血管障害による症候性てんかんが夜間の異常行動を初発症状として現れることがあるので注意が必要である．歩き回るにいたることはまれだが，レノックス症候群では，強直発作後に起き上がったり，叫び声をあげたりすることがある．この場合，夜間の状態を観察すると短い強直発作が頻発していたり，夜尿（発作に伴う腹圧の上昇による尿失禁）がみられるのが特徴である．

d) ねぼけが食行動異常を伴う場合

近年，夜間睡眠に関連し出現する不随意的過食症が報告されている（Schenckら，1993）．これは睡眠関連食行動障害とよばれ，女性に多い睡眠時随伴症で，ブリミアなどの覚醒中の食行動異常と異なった病態によるものと考えられている．睡眠関連食行動障害ではほとんどの症例で同時に睡眠時遊行症を認め，この異常行動中の過食が疑われる．通常は，睡眠中の過食エピソードについて健忘があり，日中覚醒中には食行動異常はみられない．感情障害や不安障害などの精神科的障害，ナルコレプシー，睡眠時周期性四肢運動障害などに伴って出現する場合が多い．治療的にはベンゾジアゼピン系薬剤であるクロナゼパムが有効で，これで効果がなかった症例では，L-ドーパやブロモクリプチリンが有効とされている．　〔大川匡子・内山　真〕

文　献

足立　敏，1994：睡眠時歯ぎしり，日本睡眠学会編：睡眠学ハンドブック，pp 304-308，朝倉書店，東京．

赤司俊二，1994：夜尿症児へのアプローチ．小児科35：263-272．

Alster J, Shemesh Z, Ornan M, Attias J, 1993：Sleep disturbance associated with chronic tinnitus. Biol Psychiatry 34：84-90.

American Sleep Disorders Association, 1992：The clinical use of the multiple sleep latency test. Sleep 15：268-276.

アメリカ睡眠障害連合会診断分類操作委員会編（日本睡眠学会診断分類委員会訳），1994：睡眠障害国際分類とコードの手引き（ICSD）．

Asplund R, Aberg H, 1996：Nocturnal micturition, sleep and well-being in women of ages 40-64 years. Maturitas 24：73-81.

Boggs SR, Geffken GR, Johnson SB, Silverstein J, 1992：Behavioral treatment of nocturnal enuresis in children with insulin-dependent diabetes mellitus. J Pediatr Psychol 17：111-118.

Buysse DJ, Reynolds III CF, Monk TH, Berman SR, Kupfer DJ, 1989：The Pittsburgh Sleep Quality Index：a new instrument for psychiatric practice and research, Psychiatry Res 28：193-213.

Carskadon MA, Dement WC, Mitler MM, et al, 1986：Guidelines for the multiple sleep latency test (MSLT). A standard measure of sleepiness. Sleep 9：519-524.

Diagnostic Classification Steering Comittee (Thorpy MJ, Chairman), 1990：International classification of sleep disorders: Diagnostic and coding manual. Rochester, Minnesota: American Sleep Disorders Association.

Ellis BW, Johns MW, Lancaster R, Raptopoulos P, Angelopoulos N, Priest RG, 1981: The St. Mary's hospital sleep questionnaire: A study of reliability. Sleep 4: 93-97.

Erlik Y, Tataryn IV, Meldrum DR, Lomax P, Bajorek JG, Judd HL, 1981: Association of Waking Episodes with Menopausal Hot Flushes. JAMA 245: 1741-1744.

Gentili A, Weiner DK, Kuchibhatla M, Edinger JD, 1995: Test-retest reliability of the Pittsburgh sleep quality index in nursing home residents. JAGS 43: 1317-1318.

Hoddes E, Zarcone V, Smythe H, Phillips R, Dement WC, 1973: Quantification of sleepiness: a new approach. Psychophysiology 10: 431-436.

石原金由，齋藤 敬，宮田 洋，1982：眠気の尺度とその実験的検討．心理学研究52：362-365．

Johns MW, 1991: A new method for measuring daytime sleepiness: the Epworth sleepiness scale. Sleep 14 (6): 540-545.

粥川裕平，岡田 保，1996：睡眠時無呼吸症候群の疫学．岡田保，粥川裕平編：閉塞性睡眠時無呼吸症候群—その病態と臨床—，pp 31-38，創造出版，東京．

健康・体力づくり事業財団，1997：平成8年度健康づくりに関する意識調査報告書，財団法人健康・体力づくり事業財団．

Leigh TJ, Bird HA, Hindmarch I, Constable PDL, Wright V, 1988: Factor analysis of the St. Mary's hospital sleep questionnaire. Sleep 11: 448-453.

Lugaresi E, Cirignotta F, Coccagna G, Piana C, 1980: Some epidemiological data on snoring and circulatory disturbances. Sleep 3: 221-224.

Maislin G, Pack AI, Kribbs NB, Smith PL, Schwartz AR, Kline LR, Schwab RJ, Dinges DF, 1995: A survey screen for prediction of apnea. Sleep 18: 158-166.

Mahowald MK, Schenck CH, 1994: REM sleep behavior disorder. In Kryger MH, Roth T, Dement WC (Eds): Principles and practice of sleep medicine, 2nd edition, pp 574-588, W. B. Saunders, Philadelphia.

Miles LE, Raynal DM, Wilson MA, 1977: Blindman living in normal society has circadian rhythms of 24.9 hours. Science 198: 421-423.

Mishima K, Okawa M, Satoh K, Shimizu T, Hozumi S, Hishikawa Y, 1997: Different Manifestations of Alzheimer's Type and Multi-Infarct Dementia. Neurobiology of Aging 18: 105-109.

宮崎総一郎，戸川 清，1997：いびき．小児科診療60：343-345．

三好邦雄，1988：中枢神経系〜膀胱機能からみた夜尿症のタイプ分類について．小児の精神と神経28：183-188．

Monk TH, 1989: A visual analogue scale technique to measure global vigor and affect (GVA). Psychiatry Res 27: 88-99.

中田真木，1995：閉経後女性の排尿障害と骨盤底機能障害．医学のあゆみ，pp 123-126，医歯薬出版，東京．

Norton P, Dunn EV, 1985: Snoring as a risk factor for disease; an epidemiological survey. Brit Med Journal 29 (7): 630-633.

岡本雅也，1998：Shy-Drager症状といびき．高倉公朋，宮本忠雄監修：睡眠とその障害，pp 173-179，メジカルビュー社，東京．

大川匡子，1992：加齢と生体リズム—痴呆老年者の睡眠リズム異常とその新しい治療．神経進歩36：1010-1019．

大川匡子，1994：非24時間型および不規則睡眠・覚醒障害．日本睡眠学会編：睡眠学ハンドブック．pp 256-262，朝倉書店，東京．

大川匡子，1996：厚生省精神・神経疾患研究委託費「睡眠障害の診断・治療及び疫学に関する研究」，平成7年度研究報告書．

Okawa M, Takahashi K, Sasaki H, 1986: Disturbance of circadian rhythms in severaly brain-damaged patients correlated with CT findings. J Neurology 233: 274-282.

Okawa M, Nanami T, Wada S, Shimizu T, Hishikawa Y, 1987: Four congenitally blind children with circadian sleep-wake rhythm disorder. Sleep 10: 101-110.

Okawa M, Mishima K, Hishikawa Y, Hozumi S, Hori H, Takahashi K, 1991: Circadian rhythm disorder in sleep-waking and body temperature in elderly patients with dementia and their treatment. Sleep 14: 478-485.

Schenck CH, Hurwitz TD, O'Connor KA, et al, 1993: Additional categories of sleep related eating disorders and current status of treatment. Sleep 16: 457-466.

Schramm E, Hohagen F, Grasshoff U, Riemann D, Hajak G, Weess HG, Berger M, 1993: Test-retest reliability and validity of the Structured Interview for Sleep Disorders According to DSM-III-R. Am J Psychiatry 150: 867-872.

杉田義郎，1994：睡眠相前進および睡眠相後退症候群．日本睡眠学会編：睡眠学ハンドブック，pp 249-256，朝倉書店，東京．

高橋康郎，1998：居眠りの医学と心理学．臨床精神医学27(2)：125-128．

竹内政夫，1988：アレルギー症状と夜尿症分類．小児の精神と神経28：195-202．

谷口充孝，杉田義郎，立花直子，實崎陽子，田中千足，本多秀治，斉藤真喜子，漆原成彦，稲谷貴義，三上章良，寺島喜代治，堤 俊仁，江川 功，手島愛雄，1991：ストレスを誘因とし，クロナゼパムにより改善されたREM睡眠時行動障害の2症例．精神科治療学6：1277-1284．

内山 真，1994：レム睡眠行動障害の治療．日本睡眠学会編：睡眠学ハンドブック，pp 434-441，朝倉書店，東京．

内山 真，内田 直，渥美義賢，融 道男，1996：臨床睡眠医学—精神科領域における最新の進歩．精神医学38：6-18．

Wake up America, 1993: A national sleep alert. Vol 1, Report of the National Commission on Sleep Disorders Research. United States Congress and Secretary. U. S. Department of Health and Human Services.

Weitzman ED, Czeisler CA, Coleman RM, et al, 1981: Delayed sleep phase syndrome. Arch Gen Psychiatry 38: 737-746.

Woodward S, Freedman RR, 1994: The Thermoregulatory Effects of Menopausal Hot Flaches on Sleep. Sleep 17(6): 497-501.

3. 治療学概論

3.1 睡眠障害の治療原則

　これまで一般臨床の現場では，睡眠障害または不眠症と聞くと，直ちに薬物療法で対応しようとする傾向がかなり強かったことは否定できない．最も手っ取り早く患者の訴えを解消できると考えることによるが，今日睡眠障害はその原因や病態が複雑多岐にわたっており，それほど単純に対処できるものではない．それどころか，対応の仕方によっては危険を伴うことすらまれではないことも銘記しておかねばならない．睡眠障害の治療にあたって，まず全体的にどのような考え方で進めるべきか，その原則を以下に概説する．

　原因を明らかにし，その除去につとめる　正しく睡眠障害の治療を行うためにはまず原因を明らかにして，その除去に努めることが，特にプライマリーケアの場合には重要なことになる(Paulら，1988)．現在，睡眠障害，特に不眠症の原因と考えられるものは，大きく五つに分けられる．これを表4.1にまとめたが，いずれも欧語の頭が'P'で始まることから，これを"五つのP"とよんでいる．これらの原因のどれに該

表 3.1　不眠症の原因五つのP(英語の頭文字がすべてPであることからFive P'sという)

＊身体的原因　Physical	＊心理学的原因　Psychological
疼痛性疾患	ストレス
発熱性疾患	重篤な疾患
痒みを伴う状態	人生上の大変化
腫瘍	＊精神医学的要因　Psychiatric
感染症	アルコール症
血管性障害	不安
心疾患	恐慌性障害
炎症性腸疾患	大うつ病
内分泌および代謝障害	＊薬理学的原因　Pharmacologic
頻尿(利尿薬使用または他の	アルコール
原因による)	抗癌剤
慢性閉塞性肺疾患または他の	抗高血圧薬
原因による低酸素症	自律神経作用薬
＊生理学的原因　Physiologic	カフェイン
ジェット時差(時差ぼけ)	CNS抑制薬
交代勤務	CNS刺激薬
短期の入院	MAO阻害薬
	ニコチン
	ステロイド
	テオフィリン
	甲状腺製剤

CNS：中枢神経系，MAO：モノアミンオキシダーゼ

当するかを明らかにすることによって，治療戦略は相当にはっきりしてくるはずである(Erman, 1987, 1989)．

　　i) 身体的(physical)な原因： 身体的な障害が原因である場合のことで，既往歴や現病歴を検討し，患者が抱えている身体的障害が本人の睡眠に影響しているかどうかを検討する．外傷や手術など急性のものから，慢性関節リウマチや痛風などのような慢性的なものまで，疼痛を伴う疾患は睡眠を妨げる．また湿疹など痒みを伴う疾患でも十分な睡眠が得られないし，喘息など呼吸器系の疾患も発作によって睡眠が妨害される．頻尿なども安眠できない原因となる．また，体重の急速な減少あるいは増加などを伴う疾患や病態も，不眠または過眠の原因となる．閉経のような比較的ゆっくりした進行を示す身体の変化でさえ，睡眠を妨げることがあるので，身体的変調には十分注意する必要がある．

　　ii) 生理学的(physiologic)な原因： 生理的な障害あるいは環境の変化が生理的に影響を及ぼす原因となる場合であって，日常の活動や物理的な環境に変化がなかったかどうかを検討する．患者の日常活動または生活スケジュールが変えられ，正常な生体調節機序によって睡眠を得る能力が妨げられたり，また騒音や不適切な睡眠衛生などの環境的因子が睡眠障害の原因となりうる．代表的なものでは，いわゆる時差ぼけといわれる時差症候群や，交代勤務や変則的な睡眠覚醒スケジュール，運動・食事などの実施時間の変化など，不眠や過眠の原因となるこれらの事態は，現代社会の急速な変化によってますます増加の傾向を示している．

　　iii) 心理学的(psycological)な原因： 心理的な障害すなわち患者の家族や親しい人の重篤な疾病や死亡，結婚や子どもの出生，転居などといった人生上の大きな変化，あるいは仕事や金銭的なことによるストレスがないかどうか．特に睡眠障害が発現した前後での出来事などを詳しく検討することによって，睡眠に与えている影響が明らかになってくることがある．さらに，一旦始まった軽い不眠がこだわりとなって，一層強い睡眠障害へと発展していく場合があるが，精神生理学的不眠症などはその結果であることが多い．

　　iv) 精神医学的(psychiatric)な原因： 精神医学的障害に睡眠障害，特に不眠が伴うことはよく知られており，慢性的な不眠症患者の約3分の1から半分は，明らかな精神医学的疾病を有するといわれる．なかでも不安と抑うつが睡眠障害と結びつきやすく，うつ病とりわけ大うつ病(major depressive episode)のようないわゆる内因性のものでは必発症状として睡眠の障害，とりわけ不眠が伴うといってさしつかえない．その他，パニック(恐慌)障害などの不安障害や，アルコールや薬物の乱用と依存，外傷後ストレス障害(PTSD)や適応障害，あるいは摂食障害や，初老期および老人に多い痴呆など，多くの精神医学的疾患が睡眠障害の原因となりうる．

　　v) 薬理学的(pharmacologic)な原因： 患者が用いている薬物が原因となっている場合であるが，特に直接的に睡眠に影響を及ぼしているもののほか，薬物相互作用が不眠などをもたらしていないかどうかを検討する必要がある．またいわゆるOTCと呼ばれる処方箋なしで購入できる一般用医薬品の使用の有無や，依存や乱用には至らないまでもアルコールやコーヒーなどの規則的な摂取習慣がないかどうかを調べることも重要である．

薬物療法関連の留意点　薬物療法では，ベンゾジアゼピン系を中心に，今日安全で効果のある睡眠薬が用いられるが，疾患によっては特異な効果をあげる薬物が睡眠薬以外にあって，第一選択薬となっているものが増えているので，安易に睡眠薬に飛びつくことには慎重であらねばならない．また，薬物療法と併用あるいは単独で用いられる光療法とか時間療法などのように，物理的または時間生物学的治療といわれるものが開発されており，臨床に応用され定着しつつある．睡眠障害の原因を明らかにし，これを除去したり対応したりする過程では，薬物療法の前に，あるいはこれと併行して，環境の調整や行動療法あるいは精神療法が大いに効果をあげることがあるので，治療に入るときにはこれらを十分に検討する必要がある(太田, 1996)．

QOLを高める総合的治療戦略　昼間(覚醒時)の活動を表舞台とするなら，睡眠はこれを支えるいわば裏舞台と考えられるが，この両方がうまく機能するこ

とが重要であることは論を待たない．睡眠障害の診断分類が，睡眠と覚醒をセットにしてなされるのは，この事実によっている．したがって睡眠障害の治療にあたっては，覚醒時の状態を常に念頭において行われるべきであり，要は患者のQOLをいかに高めるかに主眼が置かれるべきであることを強調しておきたい(Everettら，1990；WPA，1992)． 〔太田 龍朗〕

文 献

Erman MK, 1987：Insomnia. Psychiatr Clin North Am 10：525-539.
Erman MK, 1989：An overview of sleep and insomnia. Hosp Pract 23 (suppl 2)：11.
Everett DE, Avorn J, Baker MW, 1990：Clinical decision-making in the evaluation and treatment of insomnia. Am J Med 89：357-362.
太田龍朗, 1986：精神科臨床からみた睡眠障害．精神経誌 98 (9)：629-641.
Paul L, Rose L, 1988：Management of insomnia in primary care patients. Hosp Pract 23 (Suppl 2)：20-24.
World Psychiatric Association, 1992：A Presidential Educational Program：The Management of Insomnia-Guidelines for Clinical Practice, Pragmaton, Chicago.(大熊輝雄監訳，1993：不眠症の診断と治療，実地医家のためのガイドライン)

3.2 薬 物 療 法

3.2.1 ベンゾジアゼピン

ベンゾジアゼピン系薬剤は，不眠の治療に用いられる最も代表的薬剤である．これは，作用時間の長さにより，主として入眠障害に用いられる短時間作用型のものと熟眠障害や中途覚醒に用いられる中長時間作用型のものがある．短時間作用型のものとして，同様な作用をもちながら，化学的にベンゾジアゼピン環をもたない化合物も近年開発されている．

不眠症の治療のほかにベンゾジアゼピン系薬剤は，睡眠中の不随意運動を抑えたり，各種の睡眠時随伴症の治療にも用いられる．

a) 不眠症

最も頻度の高い精神生理学的不眠や心因性(神経症性)不眠は，入眠障害が主症状である．こうした入眠障害が主症状である不眠症に対しては，短時間作用型のベンゾジアゼピン系睡眠薬(トリアゾラム，ブロチゾラムなど)の投与が行われている．同様に関連化合物であるゾピクロンやゾルピデムなども短時間作用型で持ち越し効果がないため使われる．

中途覚醒あるいは熟眠障害などに対しては，より作用時間の長いベンゾジアゼピン系睡眠薬が使われる．血中濃度半減期が2～3時間と非常に短い睡眠薬は，睡眠の後半に急速に血中濃度が低下するため一夜のうちで反跳性不眠をもたらし，睡眠後半の中途覚醒を増加させる可能性がある．したがって，中途覚醒型の不眠症にこうした薬剤は，不適切な場合がある．高齢者に中～長時間作用性のベンゾジアゼピン系睡眠薬を投与した際，筋弛緩作用により転倒や骨折の頻度が高くなることが指摘されている(Rayら，1988)．加齢により肝のマイクロゾーム水酸化酵素の活性が落ちるため，これが関与する多くのベンゾジアゼピン系睡眠薬の体内停留時間が増加する．そのため，持ち越し効果による日中の眠気などの原因となりうる．高齢の不眠症患者に比較的作用時間の長い睡眠薬を投与する場合には少量から始め，副作用に注意しながら徐々に増量する必要がある(内山ら，1991)．

b) 睡眠中の不随意運動

睡眠時周期性四肢運動障害やむずむず脚症候群にみられる睡眠中のミオクローヌスに対しては，ベンゾジアゼピン系薬剤であるクロナゼパムが使われる(堀口，1994)．これは睡眠薬としての作用を期待してではなく，不随意運動抑制作用を期待して投与されるものである．こうした目的でアルプラゾラムなども使われることがあるが，クロナゼパムと比べ効果は劣る．

c) 睡眠時随伴症

夜驚症や睡眠時遊行症に対して，ジアゼパムなどのベンゾジアゼピン系薬剤の投与が行われる場合がある．レム睡眠行動障害ではクロナゼパムの就眠前投与が，現在ある唯一の有効な治療法である．その他の睡眠時随伴症にもジアゼパムやクロナゼパムが有効であ

表 3.2 ベンゾジアゼピン系睡眠薬(融, 1993 を改変引用)

	一般名 (商品名)	1日用量 (mg)	$T_{max}/T_{1/2}$ (時間)	薬理学的特徴	
				筋弛緩作用	抗けいれん作用
超短時間型	トリアゾラム (ハルシオン)	0.125〜0.25	1.3/3.9	++	+++
	ゾピクロン (アモバン)	7.5〜10	1.1/3.7	±	+
短時間型	エチゾラム (デパス)	0.5〜3	3.0/6	++	±
	ブロチゾラム (レンドルミン)	0.25	0.5〜2.0/7	+	+++
	リルマザフォン (リスミー)	1〜2	3.0/10	±	++
	ロルメタゼパム (ロラメット エバミール)	1〜2	1〜2/10	++	++
中間型	フルニトラゼパム (ロヒプノール, サイレース)	0.5〜2 0.01〜0.03/kg	1.3/15	+〜++	++
	ニメタゼパム (エリミン)	3〜5	4/21	++〜+++	+++
	エスタゾラム (ユーロジン)	1〜4	4.9/18〜30	++	+++
	ニトラゼパム (ベンザリン, ネルボン)	5〜10	2.0/18〜38	++	+++
長時間型	フルラゼパム (ベノジール, ダルメート)	10〜30	0.5〜1.0/47〜108	+	+
	ハロキサゾラム (ソメリン)	5〜10	2〜4/42〜123	+〜++	+++

T_{max}:最高血中濃度に達するまでの時間,$T_{1/2}$:血中半減期

ったという報告は多いが,その根拠ははっきりしない(内山,1994).

3.2.2 バルビツール酸など

不眠症に対してバルビツール酸がかつて多く用いられていた.現在のベンゾジアゼピン系睡眠薬の投与法と同様に,血中半減期によりいくつかのバルビツール酸系睡眠薬が使われていた.呼吸抑制,持ち越し効果,依存性の問題から不眠症治療でバルビツール酸を用いることはほとんどなくなっている.ただし,合剤でベゲタミンA,ベゲタミンBにはそれぞれ40mg,30 mg のフェノバルビタールが含まれており,いくつかの頭痛薬にもバルビツール酸が含まれている.したがって,合剤を投与する際にバルビツール酸がそれに含まれているかについて十分確認する必要がある.

バルビツール酸のほかには,尿素系のブロムワレリル尿素なども使われていた.この薬剤は薬局で処方箋なしで手に入る睡眠薬としておそらく唯一のものである.しかし,副作用や安全域などからみて安全な薬剤とはいいがたい.依存性があり,過量服用で呼吸抑制が起こる点には十分な注意が必要である.

3.2.3 抗精神病薬

うつ病,躁病,精神分裂病などの精神科的疾患において,睡眠障害は必発の症状である.これらの疾患において,精神症状自体が睡眠を妨げていると考えられる場合には,ベンゾジアゼピン系などの睡眠薬を投与するより,就眠前にフェノチアジン系の抗精神病薬を投与した方が安定した睡眠を得ることができる.レボメプロマジンやクロルプロマジンがこうした目的で就眠前に投与される.用量はどちらも25〜75 mg 程度である.ナルコレプシーの睡眠障害にはレボメプロマ

ジンやクロルプロマジンなどのフェノチアジン系の抗精神病薬が有効であるとの指摘もある(菱川，1994)．この場合の用量は5〜10 mgである．

5〜10 mg程度の比較的少量のレボメプロマジンやクロルプロマジンは熟眠障害を訴える患者に投与して効果がみられることがある．ただし，高齢者やパーキンソン症候群を合併している患者の場合は，錐体外路系の副作用が強く出ることがあるため注意が必要である．ベゲタミンA，ベゲタミンBなどの合剤は，クロルプロマジンと抗パーキンソン薬としてプロメタジンを配合したもので，臨床でよく使われているが，バルビツール酸が配合されていることに注意する必要がある．

3.2.4 抗うつ薬

抗うつ薬はナルコレプシー患者に対しカタプレキシーを主とするレム睡眠関連症状の抑制を目的として投与される．レム睡眠抑制作用から睡眠時無呼吸症候群の治療に利用される．また，夜尿症，夢中遊行時，夜驚症などの睡眠時随伴症の治療に用いられる．ときに，中途覚醒型や早朝覚醒型の不眠症に対しても用いられることがある．

a) カタプレキシー，レム睡眠関連症状の治療

情動脱力発作，入眠時幻覚，睡眠麻痺などレム関連症状の防止には，レム睡眠を抑える作用をもつ薬物が効果をもつ．このなかでよく使われているのは，アナフラニール，トフラニールなどである．こうした薬を就眠前に服用することで日中の寝入りばなの症状だけでなく，日中の情動脱力発作も抑えることができる(菱川，1994)．

b) 睡眠時無呼吸症候群

主としてクロミプラミンが使われる．睡眠時無呼吸症候群に対する抗うつ薬の効果は，抗コリン作用に基づくものと考えられている．無呼吸の出現しやすいレム睡眠の抑制作用や上気道筋群の緊張を高める作用によるものと考えられているが，重症例にはあまり効果がない(井上ら，1994)．

c) 睡眠時随伴症の治療

夜驚症や睡眠時遊行症に対して，ベンゾジアゼピン系薬剤とともに三環系抗うつ薬の投与が行われる場合がある．こうした目的ではイミプラミンが使われることが多い．夜尿症においては，アミトリプチリンやイミプラミンを投与することが多い．レム睡眠行動障害において，クロナゼパムに続く第二選択薬剤としてイミプラミンをあげる報告もある(内山，1994)．

d) 不眠症治療

鎮静作用の強い抗うつ薬であるトリミプラミン，アミトリプチリン，トラゾドン，ミアンセリンなどが中途覚醒型や早朝覚醒型の不眠症に対し投与されている．熟眠感不足を訴える患者に対しても奏功することがある．Hohagenら(1994)は，中年の一次性不眠症患者にトリミプラミンを眠前に投与し睡眠効率の改善，中途覚醒の減少，熟眠感の改善などがみられたと報告した．気分変調を伴った不眠症へのトラゾドンの就眠前投与の有効性についての報告もなされている．高齢者の中途覚醒型や早朝覚醒型の不眠症に対して，筆者らはミアンセリンを使用している．尿閉や便秘などの原因となる末梢性抗コリン作用が少なく，せん妄の原因となる中枢性抗コリン作用が少ないことによる．この薬剤は夜間せん妄にも効果があることが報告されている(Uchiyamaら，1996)．

3.2.5 抗パーキンソン薬

L-ドーパやブロモクリプチンなどのドパミン作動薬は睡眠時周期性四肢運動障害やむずむず脚症候群の治療に用いられる(堀口，1994)．近年，ナルコレプシーにおいて睡眠時周期性四肢運動障害の合併頻度が高いことから，L-ドーパがナルコレプシー患者の不眠に有効であるとの報告がなされている．これらドパミン作動薬の睡眠・覚醒障害への応用の背景には，黒質線状体系のドパミン系神経機構と睡眠中の不随意運動や過眠症状との関係が疑われているためである．ビペリデンやプロメタジンなどの中枢性抗コリン薬の投与は，抗精神病薬によるアカシジアに関連した不眠に対し有効であるが，よく似た症状を呈するむずむず脚症候群に対しては有効でないとされる(堀口，1994)．

3.2.6 抗てんかん薬

臨床的には睡眠時遊行症や夜驚症と区別の困難な睡眠時随伴症のなかに，脳波異常を伴うものがあり，こ

うした症例には経験的に抗てんかん薬のカルバマゼピンやフェニトインが有効なことが知られている．疾病論的に，臨床的に睡眠時随伴症と診断される症例の中にこうしたてんかんに類縁の症候群が含まれていることを示すものとも考えられる．

精神科臨床においては，躁状態の治療にカルバマゼピンが使われる．躁状態の患者の不眠にこれが有効なことがある．躁状態でなくとも，熟眠障害を示す患者にカルバマゼピンを投与することが行われるが，この薬理学的根拠は定かでない．

3.2.7 ホルモン，ビタミンなど
a) ビタミン B_{12}

ビタミン B_{12} は，甲状腺機能低下症を伴った非24時間睡眠・覚醒症候群の症例に対して効果があることが偶然に見出されて以来，概日リズム睡眠障害に対してわが国においては多く用いられている．ビタミン B_{12} は体内時計の光への感受性を高め位相前進反応を促進する可能性が推測されている（内山ら，1995）．

b) メラトニン

健常人にメラトニンを経口的に投与すると，投与時刻に応じて生物時計の位相変化が起こる．午後から夕方に投与した場合に位相前進反応を示し，早朝から午前中に投与した場合には位相後退反応を示す．この作用を利用して，時差症候群や交代勤務症候群における社会的な生活スケジュールと生体リズムの不一致を矯正する目的で使用される．

睡眠相後退症候群や非24時間睡眠・覚醒症候群では，望ましい時刻に睡眠をとることが不可能になる．これは生物時計を適切に外界に同調させることができないためと考えられている．メラトニン投与で概日リズムの位相を調整し，これらの症候群を治療する試みがなされている（Dahlitzら，1991）．

メラトニンは生物時計の同調因子であるとともに催眠作用をもち，生物時計の発振する概日リズムに従って夜間に睡眠を発現させる役割を担う．近年，夜間の睡眠障害とメラトニン分泌低下との関係が疑われ，睡眠障害患者に対してメラトニン補充療法が試みられている．不眠を訴える高齢者において，夜間のメラトニン分泌量が減少していることを確かめた．こうした中途覚醒型不眠症の患者にメラトニンの徐放製剤を投与すると，客観的にも自覚的にも睡眠が改善するという．ベンゾジアゼピン系睡眠薬と異なり，メラトニンには筋弛緩作用がほとんどなく，認知障害を起こす可能性も少ないため，高齢者の不眠への臨床応用が期待される（Garfinkelら，1995）．

c) 黄体ホルモン

プロゲステロン製剤は呼吸促進作用があるため，睡眠時無呼吸症候群の治療に用いられたことがあったが，長期投与における安全性や効果が一定しないことなどから近年はあまり使われなくなっている（井上ら，1994）．

3.2.8 抗ヒスタミン薬

抗アレルギー薬あるいは総合感冒薬としての抗ヒスタミン薬は，一部で処方箋なしで買うことのできる睡眠薬として使われる場合がある．米国では乱用が問題になったことがあるが，わが国では大きな問題とはなっていない．呼吸抑制や筋弛緩作用などの危険な副作用がないため，老人の不眠に好んで使われることがある．ただし，中枢性の抗コリン作用をもつものが多いため，せん妄の原因になりうるので注意が必要である．

ヒドロキシジンは抗ヒスタミン薬でじん麻疹や掻痒感に対し用いられるほか，注射で麻酔前投薬としてしばしば使われることから，内科外科などでは不眠に対し使われている．筋注や静注で用いた場合でも呼吸抑制がみられない点が好まれる理由であると思われる．

3.2.9 覚醒薬

ナルコレプシーや特発性過眠症などの過眠性疾患の日中の眠気に対しては，覚醒薬を投与する．睡眠時無呼吸症候群での過眠症状に対して通常に覚醒薬の投与は行わない．わが国ではおもに，メチルフェニデートとペモリンが用いられている．薬剤選択はおもに，血中濃度持続時間によって決定されることが多い．メチルフェニデートは有効作用時間が3～4時間であるため，朝と昼に分割投与する必要がある．臨床使用量としては1日量で60 mgを上限と考えて投与する．ペモリンは作用持続時間が8～12時間と長いため，朝1

回の投与で十分効果が得られる．覚醒作用の切れ味はメチルフェニデートより劣るが，焦燥感や不安などの副作用が臨床的に出現しにくい点が好まれている．投与量の上限は1日量で150 mgと考えておくとよい．

〔内山　真・大川匡子〕

文　献

Dahlitz M, Alvarez B, Vignau J, et al, 1991：Delayed sleep phase syndrome response to melatonin. Lancet 337：1121-1124.

Garfinkel D, Laudon M, Nof D, Zisapel N, 1995：Improvement of sleep quality in elderly people by controlled-release melatonin. Lancet 346：541-544.

菱川泰夫, 1994：過眠症の治療．日本睡眠学会編：睡眠学ハンドブック，pp 400-406, 朝倉書店, 東京．

Hohagen F, Montero RF, Weiss E, Lis S, Schonbrunn E, Dressing H, Riemann D, Berger M, 1994：Treatment of primary insomnia with trimipramine：an alternative to benzodiazepine hypnotics? Eur Arch Psychiatry Clin Neurosci 244：65-72.

堀口　淳, 1994：睡眠時周期性四肢運動障害とむずむず脚症候群の治療．日本睡眠学会編：睡眠学ハンドブック，pp 416-421, 朝倉書店, 東京．

井上雄一, 狭間秀文, 1994：睡眠時無呼吸症候群の治療．日本睡眠学会編：睡眠学ハンドブック，pp 407-415, 朝倉書店, 東京．

Ray WA, Griffin MR, Downey W, 1989：Benzodiazepines of long and short elimination half-life and the risk of hip fracture. JAMA 262：3303-3307.

融　道男, 1993：睡眠をめぐって：睡眠薬の使い方．中外医薬 46：221-232.

内山　真, 1994：レム睡眠行動障害の治療．日本睡眠学会編：睡眠学ハンドブック，pp 434-441, 朝倉書店, 東京．

内山　真, 一瀬邦弘, 田中邦明, 黒田章史, 融　道男, 1991：高齢者に対する向精神薬使用上の問題点．精神科治療学 6：159-167.

内山　真, 大川匡子, 尾崎　茂, 白川修一郎, 中島　亨, 1995：睡眠・覚醒リズム障害．神経研究の進歩 39：92-103.

Uchiyama M, Tanaka K, Isse K, Toru M, 1996：Efficacy of mianserin on symptoms of delirium in the aged：An open trial study, Prog Neuro-Psychopharmacol and Biol Psychiat 20：651-656.

3.3　睡眠薬の薬物動態

3.3.1　睡眠薬の作用

現在使われている睡眠薬の代表であるベンゾジアゼピン系睡眠薬は，初期に開発されたバルビタール系睡眠薬と比べ安全性の面から優れていることから，広く使用されるようになった．ベンゾジアゼピン(BZ)系睡眠薬は脳内の特に大脳辺縁系に存在するBZ受容体に結合してGABA系のクロライドイオンチャンネルへのカップリング機能を促進する方向に作用し，中枢神経系に対して抑制作用を表す．BZはBZ受容体の占拠率が増加するにつれ用量依存的に抗不安，抗けいれん，鎮静，睡眠，健忘，運動失調，筋弛緩作用が発現すると考えられている(赤池, 1989)(図3.1)．これらの作用のうち高用量でみられる健忘，運動失調，筋弛緩作用などは睡眠薬としては主作用ではなく，副作用として問題となる場合がある．しかしベンゾジアゼピンの中には抗不安作用のみを発現するものもある．これに対し初期に開発されたバルビツール酸は脳内各部位のシナプスの反応を抑制するが，このシナプスはGABAが神経伝達物質となっているものに限られている．ペントバルビタールやフェノバルビタールはGABAによるクロライドイオンのコンダクタンスを高め，グルタミン酸による脱分極を減弱させる．バルビツール酸がGABAによる抑制を増強する作用はBZの作用と似ているが，バルビツール酸がクロライドイオンチャンネルの開口時間を延長させる作用をもつことに対し，BZはクロライドイオンチャンネルの開口の頻度を増加させることにより，その作用を発揮すると考えられる．また，バルビツール酸が脳全体特

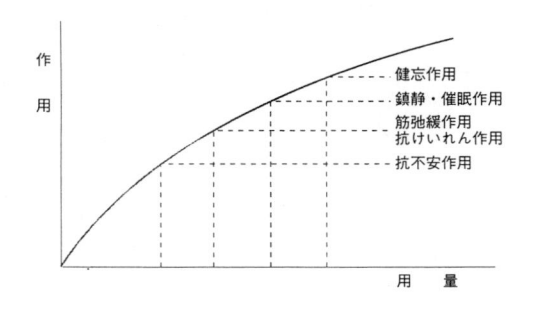

図 3.1　ベンゾジアゼピン系睡眠薬と抗不安薬の臨床作用

に脳幹網様体を含めて強力な抑制能力を有することに比べ，BZ が辺縁のみを抑制することからより安全な睡眠薬とされる(村崎，1994)(図 3.2)．

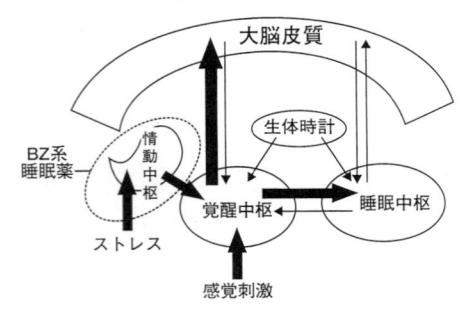

図 3.2 不眠の発生機構と睡眠薬の作用部位
覚醒中枢と睡眠中枢のバランスと体内時計の作用により夜間に睡眠が起こる．ストレスによる情動中枢の興奮や感覚刺激は覚醒中枢を優位に保つ．夜間にも刺激が強い場合には不眠となる．バルビツール酸系睡眠薬は脳幹を含めて脳全体を抑制するのに対し，ベンゾジアゼピン系睡眠薬は情動中枢の興奮を抑制し，覚醒中枢への刺激を低下させることにより睡眠をもたらす．

3.3.2 睡眠薬の作用発現

睡眠薬の作用時間を決定する要因は薬の吸収，分布と排泄である．睡眠薬は脳血液関門を容易に通過するので，作用の発現は薬剤の吸収速度により決定される(Nicholson，1991)(図 3.3)．吸収が速やかな場合には作用発現が早く，緩徐な場合には催眠効果の発現が遅れたり，無効の場合もある．そこで睡眠薬としては適切な吸収時間が必要である．抗不安薬には初期の眠気が少ないことが求められることから，緩徐な吸収速度をもつ薬物はむしろ不安症状などの治療に適切である．

3.3.3 睡眠薬の分布と排泄

薬物が吸収されると血中に分布し，続いて脳や心，肺，肝機能など血管に富む組織に，最後に随意筋など比較的血管の少ない組織に分布する．睡眠薬の血清濃度の低下に関する初期の要因はこの組織分布に関連するものであり，比較的早期にみられる．これに反して後期の血清濃度の低下は代謝と排泄による消失である(Nicholson，1991)(図 3.4)．特定な薬物動態効果を

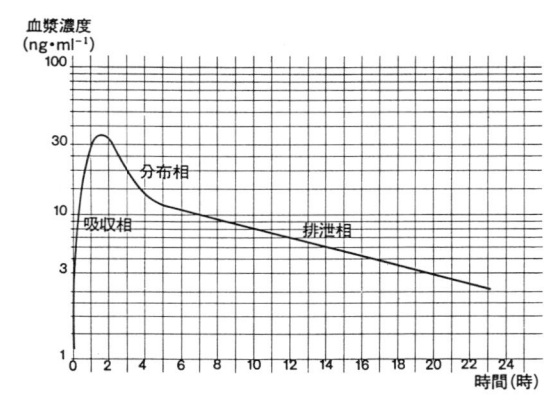

図 3.4 睡眠薬の吸収相，分布相，排泄相の関係
薬物の効果が早いときには分布相と排泄相が区別される．薬物の作用時間は有効血漿濃度がどの相にあるかで決まる．

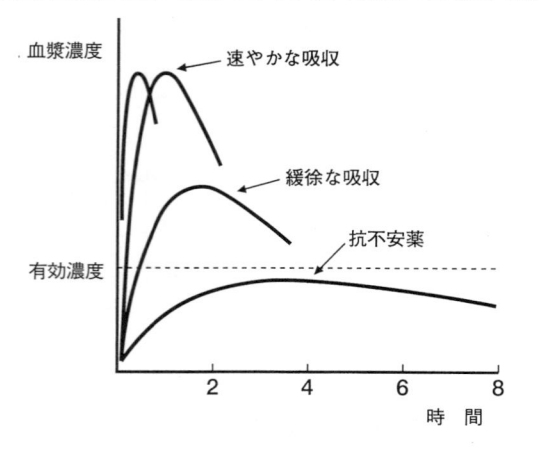

図 3.3 薬物の吸収速度
速やかな吸収速度の睡眠薬は服用後ただちに効果が発現する．緩徐な吸収の睡眠薬は効果発現も遅れる．15〜30 分程度の効果発現が適切である．抗不安薬には初期に強い眠気を伴わないものが理想的である．また抗不安効果は持続している．

維持するために，薬物の血清濃度がある一定値以上保たれていることが必要である．この閾値，最小有効濃度が主として分布相を示す領域に入っているならば，この相での薬物の血中濃度の低下は通常速やかであるので作用時間は短い．最小有効濃度が排泄相にあるならば，通常排泄相は分布相よりも緩徐に進行するため作用時間は長くなる(Nicholson，1991)(図 3.4)．

排泄は分布する用量とクリアランスにより直接影響される．いくつかの薬が同等な吸収と分布をもつとき，あるいはいくつかの薬を併用する場合，排泄半減期から作用時間を比較的に推定することが可能である(村崎，1990)(図 3.5)．また繰り返し投与する場合には排泄半減期は，その薬の蓄積される割合や量を予測することができるので，さらに有益な概念である．その薬に夜間のみの効果を期待し昼間にはその効果が消

3.3 睡眠薬の薬物動態

場合も多い．

3.3.4 蓄　積

睡眠薬の使用に際してその蓄積作用に注意する必要がある．睡眠薬は一般的には短期間数日使用することを原則とするが，長期に使用する場合，その睡眠薬の蓄積が問題となる．それは昼間に好ましくない副作用としての眠気を持ち越すことになるからである．このような睡眠薬の効果は夜には主作用であるが，昼間に持ち越すことは副作用とされ，他の薬剤と異なった特徴として考慮すべきことである．

一般的には定常状態は排泄半減期の4〜5倍の時間を要する(Nicholson, 1991)(図3.3)．半減期の長い薬剤の蓄積は緩徐であるが長期にわたるのに対し，半減期の短い薬剤では蓄積はあまり重要な問題とはならない．半減期の異なる薬剤の血中濃度の推移を図4.5に示した．排泄半減期が長い薬剤では1日1回の投与でも蓄積がみられるのに対し，半減期の短いものでは連用しても蓄積はみられず，断続的効果が保たれる．すなわち睡眠薬としての効果は夜間のみ持続することが理想的であり，断続的効果が好ましいのである．

3.3.5　睡眠動態からみた睡眠薬

現在使われているさまざまな睡眠薬を薬物動態から二つのカテゴリーに分類することができる．一つは投与した薬物の血清濃度が減衰する過程で分布相と排泄相の二相が容易に区別されるものである．もう一つは分布相と排泄相がひとつづきになっているものである．明瞭な二相性の減衰を示す睡眠薬の作用時間は排泄相とともに分布相に影響されるが，このように薬は明らかな排泄相があり作用時間が短い．しかしながら毎晩服用を続けていると，排泄が比較的長いものでは蓄積される可能性があり，さらにはこれらの代謝産物が緩徐に排泄されるときには問題は一層複雑になる．このような理由から睡眠薬を間欠的に使用するならば長期使用による障害を避けることができる．本質的に単相性の減衰を示す睡眠薬では排泄時間が血中濃度の低下を決定する最も重要な要因である．

明らかな単相性減衰をもつ睡眠薬は便宜的に，(1) 比較的緩徐に排泄され，毎晩連用すると蓄積がみられ

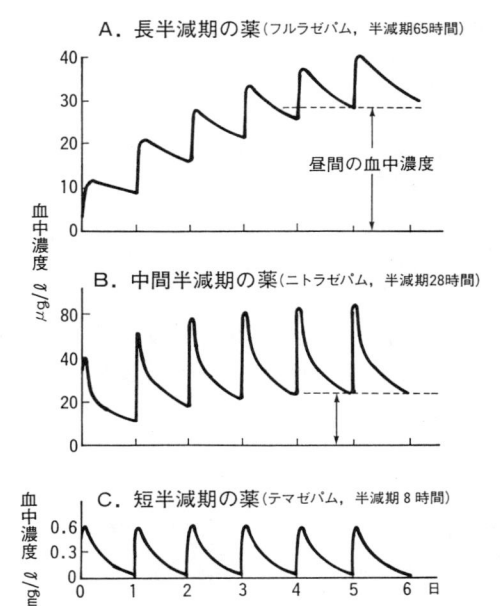

図 3.5　血中濃度半減期の長短による就寝前に連続使用したときの血中濃度の推移

長半減期の薬では1日ごとに血中濃度が上昇し，昼間の血中濃度が睡眠をもたらす最小有効濃度を超過する．このため昼間にも眠っていることが多くなる(蓄積作用)．短半減期の薬では夜間のみ薬物が最少有効濃度以上に保たれ睡眠が起こり，昼間には血中濃度が低下し，全く睡眠がみられなくなる．蓄積作用はほとんどない．

失していることが望ましいならば，その薬自体あるいは活性代謝産物の排泄が早い薬を選ぶべきである．

薬の化学構造式の一部を変えるだけで薬物動態の特性が変わる．たとえば，テマゼパムは親物質であるジアゼパムと似た分布相をもつが，約8時間の排泄半減期を示し，また緩徐に排泄された代謝産物を産出することはない．テマゼパムを毎日使用することによる後遺症や蓄積は不必要に多量でなければほとんどないといえる．

高齢者においては若者に比較して睡眠薬の吸収や分布に本質的な差はない．また腎機能に重篤な障害がなければ，排泄にも影響がない．しかし高齢者では代謝に違いがみられ，60歳以上では若者に比べ代謝の遅れがみられ，その半減期が延長する．この傾向により高齢者で血清濃度が高値になる．これが臨床的に問題になるのは一定量以上のときである．高齢者における睡眠薬の好ましくない作用は，末梢的な排泄相の変化よりは中枢神経系の感受性の増大に関連すると考える

る睡眠薬と，(2) 短時間あるいは超短時間で排泄される睡眠薬に区別される．前者に属するものにはフルラゼパム(flurazepam)とそれらの活性代謝物質，デサルキルフルラゼパム(desalkylflurazepam)，デスメチルディアゼパム(desmethyldiazepam)などがある．これらの薬を服用すると持続的効果がみられ，臨床的に特に不安症状を伴う不眠症には有効性が高い．自覚的な耐性は蓄積作用のある薬を服用しているときに発現する可能性があり，また，治療初期に不都合な眠気がみられる場合がある．

最近では短時間あるいは超短時間排泄型の睡眠薬がより多く使用されている．半減期が2〜3時間の睡眠薬にはミダゾラム(midazolam)，トリアゾラム(triazolam)，ゾルピデム(zolpidem)などが含まれ，これらは超短時間に排泄される薬として処方する．また半減期が5時間程度の睡眠薬，ブロチゾラム(brotizolam)やゾピクロン(zopiclone)は短時間に排泄される薬として処方される．短時間あるいは超短時間排泄型の睡眠薬は適量であれば翌日に催眠作用が持ち越されることがなく，また毎晩連用しても蓄積作用がみられない．しかし5時間程度の半減期のものは翌日昼間に眠気が残る可能性がある．

3.3.6 睡眠薬の選択

睡眠薬は主として不眠症に用いるが，不眠症の症状により使い分けることが大切である．現在おもに使用されている睡眠薬とその作用特性を表3.2に示した．すなわち不眠の症状分類，入眠障害，維持障害などに分け，入眠障害の場合には服用後に早期に催眠作用がみられる短時間用作用型睡眠薬を，夜何回も目ざめるなど睡眠の維持に障害がある場合にはやや長い作用をもつ短〜中時間作用型睡眠薬がよい．この場合，翌日昼間の眠気や長期連用による蓄積を考慮して，なるべく少量で効果のある量を使用すべきである．この点で最近開発されたブロチゾラムやゾピクロンは，排泄半減期が5時間程度の短期排泄型で持ち越し効果や蓄積の少ない点で優れている．

3.3.7 睡眠薬の副作用

BZ系薬物はそれ自体の単独使用では自殺に成功しないといわれるほど生命には安全であり，臓器障害を起こすことがない．この点でBZ睡眠薬は優れた睡眠薬であり，この主作用には耐性が形成されないとされている．しかし，注意すべき副作用として次にあげるような点がある．

a) 持ち越し効果

服薬した翌日の日中まで睡眠薬としての効果が持続することである．日中に活動しているときにも眠気，ふらつき，頭痛，倦怠感，脱力感，構音障害などがみられる(Woodsら，1987)．また持ち越し効果(hangover effect)のため日中に，注意力，集中力が低下し作業能率が低下するのみならず，筋弛緩作用も手伝って，作業中の事故や交通事故につながる場合もあり(O'Hanlonら，1986；Willumeitら，1983)，特に注意を要する．このような睡眠薬の副作用には個人差があるが，一般的には作用時間の長期なものほど出現しやすい．また高齢者に出やすい傾向がある．持ち越し効果の目立つ場合には減量するか，作用時間の短いものへ置き換えることが必要である．

b) 健忘作用

BZの健忘については大きな社会問題として取り上げられた．BZによる健忘は薬を服用した後の入眠するまでの覚醒時の出来事や，一度入眠した後に，中途覚醒したときの出来事，あるいは翌朝覚醒時の一定時間の出来事などを記憶していないなど前向性健忘と呼ばれ，記憶の獲得や固定の障害とされている(Scharfら，1988)．すべてのBZ系薬物は用量依存性に健忘作用を有すると考えてよい(Curran，1986；Lister，1985)．健忘をきたしやすいBZとしてBZ受容体への親和性が強く，臨床用量が少量ですむもの，トリアゾロ環を有するものなどがあげられている．現在までにトリアゾラム，ブロチゾラム，ゾピクロンなどに報告が多いが，中間作用型のフルニトラゼパムにもみられていることやアルコールとの併用(Seppalaら，1979)など，不適正な使用の場合に健忘作用の出現が多いといえる．

c) 早朝不眠

超短時間作用型の睡眠薬では服薬後急速に血中濃度が上昇し，優れた睡眠効果が得られるが，明け方には早く目ざめて再入眠できず，睡眠時間がむしろ短縮さ

れる場合がある(Kalesら, 1984). このような場合には, やや長い時間の作用型睡眠薬に置き換えてみるとよい.

d) 日中不安

短時間作用型の睡眠薬を連用すると, 日中の不安症状が出現する場合がある(Morganら, 1982). これは昼間薬物が消失している過程に生じる退薬症状の一つとみられている.

e) 反跳性不眠

睡眠薬使用により, ほぼ満足すべき睡眠が得られているときに, 薬服用を中断すると途端に眠れなくなる人がいる. このような不眠は反跳性不眠といわれる(Kalesら, 1978; Gillinら, 1989). 患者は一睡もできなかったと訴える. このような患者に不眠のみならず, 不安, 焦燥, せん妄などが生ずる場合もある. しかし多くの場合には患者は薬を中止したときに, 眠れるかどうかという緊張が非常に高まってなかなか寝付けない場合がある.

f) 離脱症状

長期に服用していた睡眠薬を急に中止すると不眠, 不安, 気分の不快, 焦燥感, 筋肉痛まれにはせん妄, けいれんなど服薬前にはみられなかった症状が出現する場合もある. また知覚過敏, 異常知覚, 離人感などみられる(Schöpf, 1983). 経過は薬物の種類, 中断法(突然中止するか, 漸減か)などで異なるがだいたい中止後2〜3日のうちに始まり, 2〜4週間以内に消失する.

g) 臨床用量依存

睡眠薬を中止しようとする人が反跳性不眠や離脱症状のために服薬を止められない場合がある. これは睡眠薬への依存状態である. 用量そのものは増加しないので臨床用量依存と呼ばれている. この場合には睡眠薬の減量の方法に注意を払い, 長期間をかけ週単位で少しずつ減量していく方法をとる(石郷岡, 1994).

h) 呼吸制御

高齢者で閉塞性肺疾患のある場合に出現しやすい. また睡眠時無呼吸症の患者では筋弛緩作用の強い睡眠薬を服用すると呼吸制御のため睡眠時無呼吸を悪化させるので注意を要する. 超短半減期のトリアゾラム, ゾルピデムなどは比較的安全であるとされている.

i) 転倒, 骨折

高齢者では筋弛緩作用が強く出現し, 就寝前に薬を服用して, 夜中にトイレに起きて転倒し, 特に腰部骨折を起こすことがある.

j) アルコールあるいは他の薬剤との相互作用

睡眠薬とアルコールを同時に飲用すると記憶障害や意識障害などの副作用が出現しやすくなる. アルコールとの併用は十分に注意すべきである. また, 胃潰瘍の薬として処方されるシメチジンにも睡眠薬の作用を増強させるので注意を要する.　　　　〔大川 匡子〕

文 献

赤池紀扶, 1989：不安. 代謝 26(臨時増刊号, 脳代謝とその異常)：99-103.

Curran HV, 1986：Tranquilizing memories：a review of the effects of benzodiazepines on human memory. Biol Psychol 23：179-213.

Gillin JC, Spinweber CL, Johnson LC, 1989：Rebound insomnia：a critical review. J Clin Pharmacol 9：161-172.

石郷岡 純, 1994：ベンゾジアゼピンと常用量依存. 治療学 28：65-68.

Kales A, Scharf MB, Kales JD, 1978：Rebound insomnia：a new clinical syndrome. Science 201：1039-1041.

Kales A, Kales JD, 1984：Evaluation and Treatment of Insomnia, Oxford University Press, Oxford.

Lister RG, 1985：The amnesic action of benzodiazepines in man. Neurosci Biobehav Rev 9：87-94.

Morgan K, Oswald A, 1982：Anxiety caused by a short-life hypnotic. Br Med J 284：942.

村崎光邦, 1990：睡眠薬. 治療 72(7)：1333-1342.

村崎光邦, 1994：睡眠薬のすべて. 毎日ライフ 1：79-82.

Nicholson AN, 1991：Hypnotics：Clinical pharmacology and therapeutics. In Kryger MH, Roth T, Dement WC (Eds)：Principles and Practice of Sleep Medicine, pp 355-363, W. B. Saunders, Philadelphia.

O'Hanlon JF, Volkers ER, 1986：Hypnotics and actual driving performance. Acta Psychiat Scand (Suppl 332) 74：95-104.

Scharf MB, Fletcher K, Graham JP, 1988：Comparative amnestic effects of benzodiazepine hypnotic agents. J Clin Psychiatry 49：134-137.

Schöpf J, 1983：Withdrawal Phenomena after Long-term Administration of Benzodiazepines (A Review of Recent Investigations). Pharmacopsychiat 16：1-8.

Seppala T, Linnoila M, Mattila MJ, 1979：Drugs, alcohol and driving. Drugs 17：389-408.

Willumeit HP, Nenbert W, Otto H, Hemmerling KG, 1983：Driving ability following the subchronic application of lormetazepam, flurazepam and placebo. Ergonomics 26：1055-1061.

Woods JH, Katz JL, Winger G, 1987：Abuse liability of benzodiazepines. Pharmacol Rev 39：251-413.

3.4 時間生物学的治療法

　約25時間の周期をもつ生体リズム，すなわち概日リズム（サーカディアンリズム）は睡眠・覚醒をはじめとして，血圧，脈拍などの自律神経系活動，メラトニン，コルチゾールなどの内分泌活動，さまざまな代謝活動などに幅広くみられ，これらのサーカディアンリズムは相互に一定の位相関係を保ちながら24時間周期で変化する外界の昼夜の環境に同調している．このような生体リズムは脳にある生体時計によって調節されている．このような生体現象の時間的な調節機構に関する領域は時間生物学とよばれている．そして近年には，ヒトが昼夜を無視したような生活習慣をとることによる生物時計の障害が増えている．サーカディアンリズム睡眠障害はその代表的なものである．また，うつ病や季節性感情障害といった精神疾患にもサーカディアンリズムや季節による年周リズムなど生体リズムとの関連が深いことが知られている．

　このような生体リズムに関連したさまざまな疾患に対し，時間生物学を基礎として，生体リズムの障害を修正することを目的とした治療法を時間生物学的治療法という．

3.4.1　時間療法

　時間療法(chronotherapy)は Weitzman ら (1981) によって提唱された方法で，主として睡眠相後退症候群の治療に用いられている．その理論的根拠は睡眠相後退症候群の患者では睡眠リズムの位相を前進させることがきわめて困難であることから，睡眠を1日数時間ずつ後退させ，望ましい入眠・覚醒時刻になったときにこれを厳守する方法である．すなわち，図3.6のごとく1日3時間くらいずつ入眠を遅らせ，ほぼ1週間後に入眠時刻が22～24時になったころから毎日同じ時刻に入床・起床を繰り返し，睡眠時間帯を固定させる．この方法により睡眠相後退症候群が改善される率は高いが，不規則な生活をすると再び睡眠が遅れたままになってしまう傾向がある．したがって，患者には

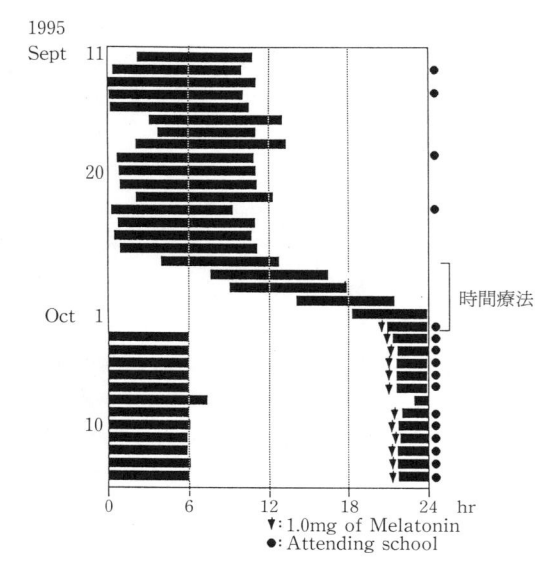

図3.6　15歳男性　睡眠相後退症候群
入眠・覚醒時刻が遅れているため，登校しない日が多い．9月下旬より1日約3時間ずつ入眠時刻を遅らせた（時間療法）．6日目に入眠時刻が22時頃になったときから入眠時にメラトニン1mgを服用したところ，入眠が23時，覚醒が6時と規則的な睡眠が得られるようになり登校可能となった．この時期は規則的な生活習慣を守るようにさせた．以後，メラトニンを服用させずに規則的な生活を送っている．

時間療法後に，日常生活を規則的に行うよう指導することが大切である．

　時間療法は他の時間生物学的治療法を行う前に正常なリズムを取りもどすための導入として用いる方法もある．すなわち，ビタミン B_{12} 治療やメラトニン，高照度光療法を効果的に行うために一度，睡眠・覚醒リズムが社会生活上都合のよい状態へ調整させたうえでこれらの治療を行うと，無理せずに正常な睡眠・覚醒リズムが得られる場合がある（図3.6）．

3.4.2　高照度光療法(bright light therapy)

　ヒトの夜間のメラトニン分泌は500 lux という低照度光では抑制されないが，2500～3000 lux という高照度では抑制される(Lewy ら，1980)．すなわち，高照度光により中枢への作用がみられるのである．この高

照度光の中枢作用を利用して，睡眠・覚醒のリズムや感情障害の治療が行われる．

現在，高照度光療法器は市販されており，これを用いる方法が簡便である．照射法は照明器の前，約0.5～1 m の距離に座らせ，2500 lux 以上の照度が得られるようにする．患者には照明器の前で読書，手作業，食事をすることなどは許可してよいが，1分間に1回程度光源の方を見るよう指示する．照射開始時間は患者の望ましい覚醒時刻を目安とし，1回の照射時間は約2時間が標準的である．睡眠相後退症候群では多くの場合，早朝の時間帯には眠っていることが多いので，数日間は強制的に起こして治療するか，または第1日目は断眠して実施する方法，あるいは前述した時間療法を行って朝，適当な起床時間になった日から実施する方法もある．いずれも周囲の人々の協力が必要である．非24時間睡眠・覚醒リズム症候群では早朝一定時刻に覚醒させて照射を開始した方がよい．

市販の光療法器が得られない場合には自然光を利用することもよい．すなわち，外で日光浴をする，あるいは寝室など遮光カーテンや雨戸は開けておくと自然光が得られる．しかし，自然光を利用する場合には天候，季節，部屋の向きなどの条件に左右される場合が多い．また交代勤務や地下や屋内など光の届きにくい職場などでは，室内照明を工夫することで高照度環境を得ることが可能である．

光療法の効果は比較的早期に見られ，1～2週間で効果が判明する．3週間以上経過してもほとんど効果がみられない場合には中止するか，ほかの療法，たとえば後述するビタミン B_{12} 療法を併用してみるとよい．

a) 感情障害

季節性感情障害(seasonal affective disorder；SAD)　秋から冬にかけて抑うつ状態を呈する一群は季節性感情障害と呼ばれ(Rosenthal ら，1984)，その病因は冬季に日照時間が短縮することによると推定されている．治療的には，初期に日照時間を延長する目的で早朝と夕方の2時間ずつ2000 lux の高照度光照射が行われたが，現在では早朝6時～8時頃に行う方法が広く用いられている．しかし，夕方でも効果が得られる場合もある．SAD に対する光療法は冬季に症状が発現している期間に継続的に行うことが望ましい．

わが国における多施設共同研究の成績によると，約7割の患者に対して高照度光が有効であった．またSAD では定型的な抑うつ症状に加えて過食，特に炭水化物渇望，体重増加，過眠などの非定型症状がみられることが多く，これらの非定型症状をもつ群は特に光療法に良好な反応を示す．

非季節性感情障害　非季節性のうつ病患者のなかにも高照度光療法により抑うつ症状が改善する場合がある．この場合，随伴症状に過眠のみられる患者に有効性が高い．薬物療法の補助的治療法として利用することが考えられる．

b) 概日リズム睡眠障害

睡眠相後退症候群(delayed sleep phase syndrome；DSPS)　DSPS に対しては適切な時刻に光照射を行うことにより，後退した生体リズムの位相を前進させることが期待できる．Rosenthal ら(1990)は DSPS の患者に対して，朝方2時間の高照度光照射と夕方の光暴露の制限を同時に行い，睡眠相と直腸リズムの前進，日中の眠気の減少および睡眠の質の向上がみられたことを報告している．わが国の多施設共同研究の結果では，約半数の患者に同様の効果が認められている(高橋ら，1991)．図3.7に代表例を示した．

非24時間睡眠・覚醒障害(non-24-hour sleep-wake disorder；Non-24)　Non-24 の発症要因として，外界の同調因子が減弱していることと，あるいは個体の同調機能が不十分であることがあげられる．高照度光療法が有効なのは前者の要因による場合が考えられる．Hoban ら(1989)は約25時間周期でフリーランする睡眠覚醒リズムを示していた女性患者に対し，起床時2～3時間にわたり2500 lux の高照度光照射を施行したところ，治療後に睡眠・覚醒リズムの周期が24時間に短縮し，その治療効果は光の照度と相関があったことを報告している．現在，治療としては早朝の一定時刻に2時間程度，2500～3000 lux の高照度光照射が一般的に行われている．図3.8に代表例を示した．

交代勤務(shift work)　交代勤務を行う人には作業能率の低下，睡眠障害や消化器症状など生体リズム

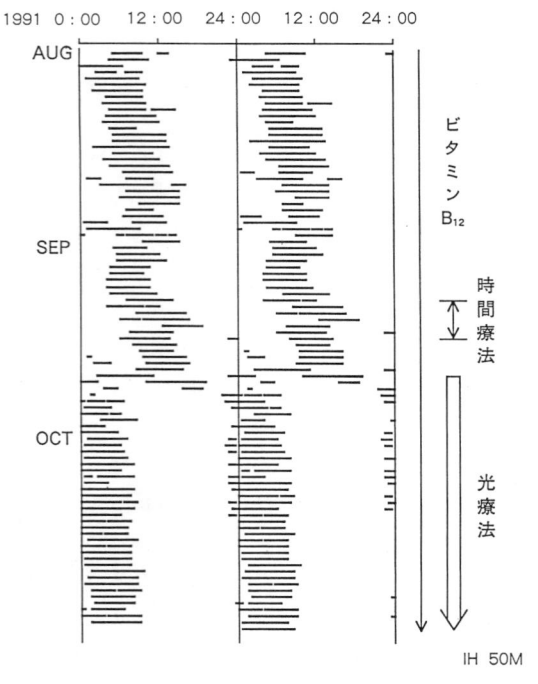

図 3.7 50歳男性 睡眠相後退症候群
入眠が4〜6時,覚醒が正午近くになり社会生活に支障をきたしていた.9月下旬より,朝無理しても早く起きて,高照度光療法(8〜10時,3000 lux)を行ったところ,数日して入眠,覚醒時刻が前進し,朝7〜8時覚醒,0時入眠の規則的な生活が可能となった.

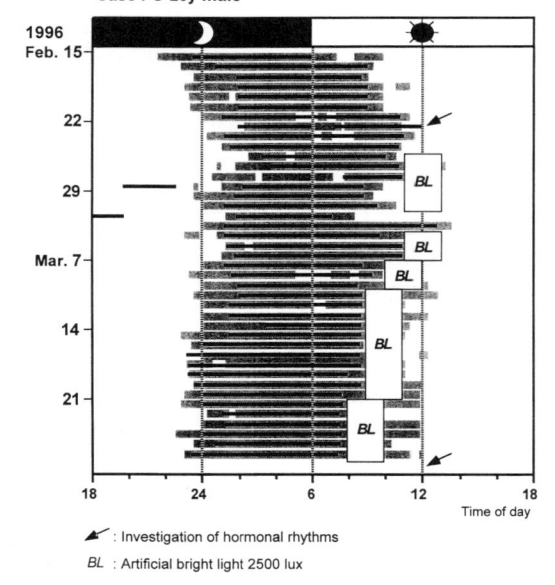

図 3.8 22歳男性 非24時間睡眠・覚醒症候群
毎日約1時間ずつ入眠・覚醒時刻が遅れているため登校できない時期が毎月1回くらい,1週間くらい続いていた.いつもより1時間程度早く起こして,高照度光療法を2〜3時間行い,4〜5日かけて睡眠を前進させ,さらに高照度光照射の時刻を段階的に早めるようにしたところ,朝8時に覚醒し,0時に入眠できるようになった.黒い横棒が睡眠,背景の灰色の横棒は平均体温より低い低体温相を表す.体温リズムも前進していることを示す.

障害に伴うさまざまな症状がみられる.このような交代勤務者について Czeisler ら(1989)は,夜間作業時に 10000 lux 前後の高照度光照射を施行し,夜間作業時によりよく適応できたことを報告している.これは,高照度光療法により睡眠相とともに体温リズムの位相も後退し,それまで二つの生体リズムの同調が不十分であったものが高照度光により同調したことによる.

時差症候群(jet lag) この発症は旅行者の生体リズムと現地の昼夜のリズムとの脱同調がおもな原因と考えられる.この場合にも,光照射によって速やかな再調整がもたらされることにより時差によるさまざまな症状が消失する(Sasaki ら,1989).

c) 老年期痴呆に伴う睡眠・覚醒リズム障害

老年期痴呆の患者にみられる睡眠障害,夜間徘徊,せん妄などの行動異常の背景に,睡眠・覚醒リズム障害が存在することが少なくない.老年期痴呆患者に午前中2時間の高照度光療法を4週間にわたって施行し,睡眠障害と行動異常が著明に改善したことが報告されている(大川,1992).これら老年期の患者の場合には,光療法と同時に日中の活動性を増加させるリハビリなどの他の治療法を組み合わせると効果的である.

d) その他

さらに,月経前緊張症ないし黄体相後期気分障害(late luteral phase dysphoric disorder)に対する光療法の効果も報告されている.これらの患者に朝方,夕方の高照度光を月経開始前1週間照射し,抑うつ症状の改善がみられたことが報告されている(Parry,1993).

また,神経性過食症(bulimia nervosa)の患者で気分と食行動の異常が冬季に悪化する例が知られている.このような患者に対して,朝方の高照度光照射により

3.4 時間生物学的治療法

気分と食行動異常の改善がみられたことが報告されている．これらの患者の場合にも症状に季節性を示す群の方が，季節性を示さない群に比較して有効性が高い．

作用機序 従来ヒトの概日リズムの同調においては，社会的因子が最も重要と考えられてきた．しかし，1980年Lewyらによって，2500 lux以上の高照度光が夜間のメラトニン分泌を抑制することが報告されて以来，ヒトでも光が同調因子として重要な役割を担っていることが明らかになってきた．最近ヒトの生体リズムにも他の種と同様，光に対する位相反応が存在することが報告されている．これによれば，朝方の高照度光照射により生体リズムの位相は前進し，夕方の照射により後退する．睡眠覚醒障害に対する奏功機序は，こうした位相反応に基づいて，睡眠相や体温リズムの位相が正常化することによると考えられている．一方，季節性感情障害においても，体温，メラトニン，コルチゾール分泌リズムなどにみられる位相が睡眠覚醒リズムの位相よりも後退していることが多く，このことによる生体リズム間の内的脱同調がSADの病因に関連しているとする説もある．Lewyらは，朝方の高照度光がメラトニンの分泌リズムの位相を前進させるとともに抗うつ効果をもち，光照射のタイミングが症状の改善をもたらす場合もあることから，網膜に作用する光の量，すなわちフォトンの量に依存するとの説もある．また，光療法後にドパミン，セロトニン機能の改善がみられたことから，こうした神経伝達物質を介し症状改善がもたらされる可能性もある．このほか，高照度光には交感神経系を賦活させ，覚醒レベルや作業能力の上昇といった生理学的効果もあるといわれる．これらの効果を介しての生体リズム障害の改善も考えられる．

副作用 光療法の経過中に軽躁状態を思わせるイライラや過活動，不眠を呈したSADの症例や，頭痛，眼精疲労などの副作用の報告が多数ある．またSADで夏期に躁状態がみられる症例では冬季の光療法中に躁転する場合があるので，このような例には適応しない方がよい．

3.4.3 社会的同調因子の強化

高齢者，特に痴呆老年者など，一般の社会生活からは引退した状態で，外出や対人接触の機会が減少し，外部からの社会的同調因子が減少すると，昼間に横になって眠っていたり，逆に夜間には覚醒するなど，睡眠・覚醒リズムが不規則になる場合が多い．このような高齢者の睡眠・覚醒リズム障害は社会的同調因子を強化することを中心とした方法により不規則な睡眠・覚醒リズムが改善する場合がある．この方法は老年者ばかりでなく若者でも極端に人づき合いが少ない人にみられる睡眠・覚醒リズムの障害に有効な場合がある．

実施法 社会的同調因子とはそれぞれの患者についてその生活習慣や知的レベルにより異なるものであ

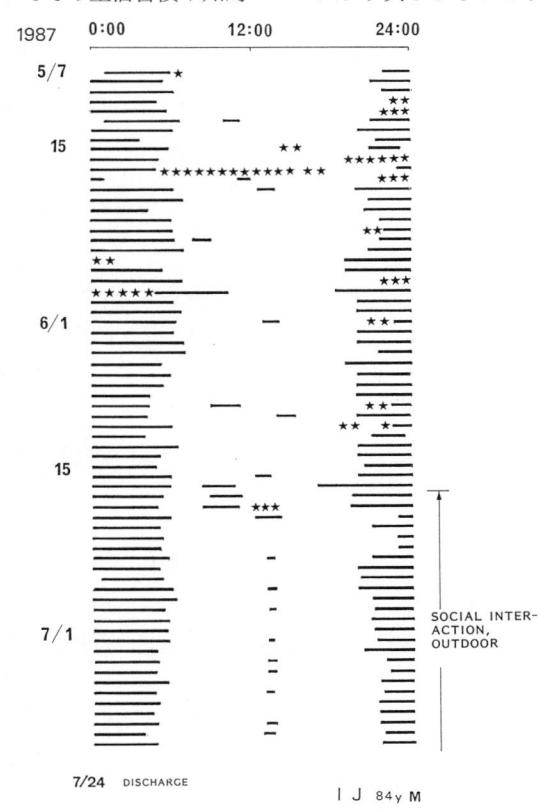

図3.9 84歳男性 脳梗塞性痴呆
★印は徘徊，せん妄，興奮などの異常行動を示す．夜間不眠時には異常行動が多く睡眠が不規則であった．6月中旬より看護者が毎日午前10～11時，午後15～17時に定期的に外出させたりゲームをしたりするような働きかけをしたところ夜間にまとまった睡眠と短い午睡が定期的にみられ，異常行動も消失した．

る．たとえば痴呆老年者ではその知的レベルに応じて看護者が側にいて一緒に手作業をしたり，ボール投げなどの遊技を行うこと，本や新聞などを読み聞かせたりする．看護者が同伴したりグループで屋外の散歩など身体的運動を行う方法も効果がある．また，学生や一般社会人，精神疾患をもつ患者の場合にも他人と接触する機会が少ないためにみられる睡眠・覚醒リズムの障害に対しては，周囲の人々が接触を多くするように援助が必要である．図3.9に代表例を示した．

〔大川 匡子〕

文献

Czeisler CA, Johnson MP, Duffy JF, et al, 1989：Exposure to bright light and darkness to treat physiologic maladaptation to night work. N Engl J Med 322：1253.

Hoban TM, Sack RL, Lewy AJ, et al, 1989：Entrainment of a free-running human with bright light. Choronobiol Int 6：347-353.

Lewy AJ, Wehr TA, Goodwin FK, et al, 1980：Light suppresses melatonin secretion in humans. Science 210：1267-1269.

大川匡子，1992：加齢と生体リズム―痴呆老年者の睡眠リズム異常とその新しい治療―．神経研究の進歩 36(6)：1010-1019．

Parry BL, 1993：Light therapy of premenstrual depression. In Wetterberg L (Ed): Light and biological rhythms in man, pp 401-409, Pergamon Press, New York.

Rosenthal NE, Sack DA, Gillin JC, et al, 1984：Seasonal affective disorder. A description of the syndrome and preliminary findings with light therapy. Arch Gen Psychiatry 41：72-80.

Rosenthal NE, Joseph-Vanderpool JR, Levendosky AA, et al, 1990：Phase-shifting effects of bright morning light as treatment for delayed sleep phase syndrome. Sleep 13：354.

Sasaki M, Kurosaki Y, Onda M, et al, 1989：Effects of bright light on circadian rhythmicity and sleep after transmeridian flight. Sleep Res 18：442.

高橋清久，永山治男，佐々木三男，他，1991：季節性感情障害における高照度光療法の臨床効果に関する多施設共同研究．精神医学 33(5)：487-493．

Weitzman ED, Czeisler CA, Coleman RM, et al, 1981：Delayed Sleep Phase Syndrome. Arch Gen Psychiatry 38：737-746.

3.5 環境調整

　睡眠障害を解消または軽減し，質の良い睡眠がとれるように諸条件を整え，ひいてはQOLを高めることを睡眠衛生(sleep hygiene)と呼ぶが，これには睡眠時間の調整や食事や運動など就寝前の心身の調整といった個体側のものと，寝室環境や寝床気象と呼ばれる睡眠環境要素の調整とが含まれる．

3.5.1 睡眠時間の規則化と心身の調整

a) 睡眠習慣の規則化

　睡眠が強い概日リズムに統御されていることは，睡眠と覚醒のサイクルが明確になるための大切な要件であるが，これが何らかの原因によって不規則になることは，睡眠を不安定にし，障害をもたらす結果になることは明らかである．規則正しい睡眠習慣の確立が大切であるゆえんである．特に重要なことは，夜間の総睡眠時間に関係なく同じ時刻に起床することが，結果的に規則的な入眠時刻をもたらすことになり，次第に条件反射的な眠りの到来を促すことになるという事実である(Bermanら，1990)．睡眠時間の規則化と関係する睡眠制限療法については，行動療法の項で述べる．

　また，患者には寝室のみで眠り，居間のソファや昼間の活動と関連する場所で眠りをとることを避けるよう指導することも重要である．寝室(眠りをとる場所)は睡眠と性生活の場として置くべきことが大切である．また就寝前の歯磨きや慣れた寝巻に着替えるなどの入眠儀式(sleep ceremony)の習慣づけも，入眠の条件づけにとって意味をもつ．

b) 食事と運動の調整

　決定的なデータはないが，有用であるとする報告が多い．不眠症の患者の食事から，カフェイン，テオフィリン，テオブロミンなどを含有する飲料や食物(コーヒー，ソーダ，チョコレート他)の摂取量を減らすことが効果をもつとされる．特に午後遅くや夕食以後の摂取は禁ずるべきである．また夜食など遅くからの食物摂取は，消化作用や膀胱膨満のため睡眠が妨げられるので，消化のよいものを少量とるにとどめることが肝要である．一方著しい空腹も，食中枢を興奮させ結果的に不眠になりやすくするので，蛋白質の多い消

化吸収のよいもの(牛乳など)を少量とるのがよい(Kalesら，1984)．睡眠時間の規則化とともに，一日における食事摂取時刻の規則的スケジュール化も，生体リズムの観点から睡眠リズムを固定するために重要である．なぜなら食事摂取のタイミングは，ヒトの生体リズムを外環境から同期化するいわゆる同調因子(time cue, Zeitgeber)の一つであり，睡眠・覚醒リズムを規則的な周期にするために間接的に働いていると考えられるからである．

身体的な運動については，日常的に運動をしている者は運動の習慣のない者と比較して徐波睡眠が多いが，運動習慣のない者が一時的に急に運動しても徐波睡眠の増加はみられない一方で，運動習慣のあるものが，これをやめると徐波睡眠は減少するという．また筋肉の疲労については，夕食以降就寝間際の運動では眠りを促すことにはならず，午前中の運動もその夜の睡眠に影響はないが，午後から夕方のあまり激しくない運動を定期的に(できれば毎日)行うことが，入眠を促進するとされている．また朝から午前に日光を浴びて散歩することで，日中の覚醒度をあげることが期待できる(Horne, 1981)．

c) 心理的調整

昼間(覚醒時)の活動は，労働や精神作業によって興奮に傾き，心理的にも緊張が高まるのが一般的である．したがって鎮静と抑制の機序によって睡眠へと導入するには，この間にその転換を行うことのできる時空間が必要となる．日中の活動と直接関係のないテレビや映画，ラジオや音楽を聞くことをはじめ，軽い運動や微温湯による入浴などはその役割を果たす．読書は軽いものとし，長時間は避けることが肝要である．就寝前のアルコール摂取については，いわゆる寝酒(ナイトキャップ)は，緊張をほぐす心理的効果と大脳皮質活動の抑制による入眠促進には役立つが，一定量以上のアルコールは，その離脱によって中途覚醒が増え，睡眠は不安定となるので逆効果となる(Zarcone, 1989；田代ら，1991)．タバコも心理的リラクセーションをもたらすかにみえるが，含有するニコチンは興奮を高めるので，夕食後は避けた方がよいとされる．

d) 睡眠日誌の記録

以上のような睡眠のための環境調整を行ううえで，患者に睡眠日誌(sleep diary, sleep-wake log)を記録してもらうことは，睡眠障害の診断をつけるうえで役立つだけでなく，睡眠時間の規則化をはじめ患者の生活指導のうえでもきわめて有用であり，また患者との共同作用による治療としても効果をもたらすことが多い．

3.5.2 寝室環境と寝床気候(象)

睡眠環境(sleep environment)の調整は，睡眠に影響を与える環境要素，特に三大要因としての温湿度，光(照明を含む)，音(騒音など)を整備することが軸となる．そのほか寝室の雰囲気や寝具や夜具への工夫配慮が一定の効果をもたらす．

a) 寝室の温湿度条件

気温の快適域からの逸脱は，睡眠を不安定にし，その構造を変化させることはよく知られている．そのほとんどは，睡眠深度が浅くなり，体動が増加し，中途覚醒が増える．環境温と睡眠深度および体動との間に相関がみられるが，体動により強い相関が現れる．特に温度の上昇する夏期にこの傾向は強く，環境温の上昇によって寝床気象が悪化することが原因といえる．30°C以上になると温度の影響が湿度に対し優位となるので，湿度による睡眠のコントロールが可能な温度は28°Cが限界とされる．つまり，夏の寝室環境の許容範囲は，28°C，50〜60％で，冷房などの可能な場合は25〜26°C，湿度50〜60％が至適とされている．一方冬期では，寝室温の低下によって寝床内の温度も下降するため，入床直後では，血管が収縮し放熱が妨げられることによって深部体温(core temperature)が上昇し入眠が妨げられ，潜時が延長することが知られている．一般に睡眠中の発汗は，徐波睡眠期に増え，レム(REM)睡眠期で抑制される．睡眠の全経過では入眠から覚醒に向かって減少する．つまり，表面体温は入眠すると放熱によって上昇し，その結果深部体温は下降して睡眠の安定と促進に向かう．冬期では手または足部の皮膚温のいずれかが入眠と関連していることがわかっており，これらのことから冬では，入床時にあらかじめ床の中の温度特に四肢の接触する部分を保温することが，入眠と睡眠の持続にとって大切であることがわかる．

b) 寝室と光（照明）条件

睡眠深度と光の関係では，30 lux 以上で影響が現れるとされている．特に徐波睡眠とレム睡眠が減るとの報告があり，睡眠後半により著しいという（図3.10）

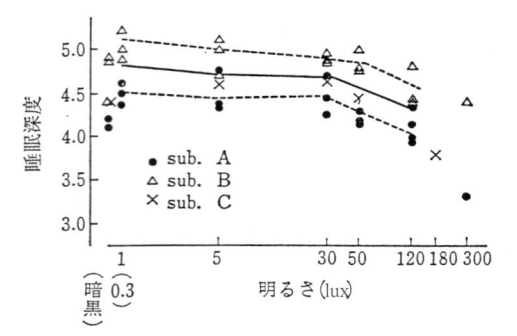

図 3.10 睡眠深度と明るさ（岡田ら，1981）
30 lux を超えると睡眠深度が著しく低下する．

（岡田ら，1981）．また明け方の自然光は，これが入らない条件との間では覚醒時刻に有意な差がみられ，覚醒には朝日の存在が大きいことを示している．

最近，朝の覚醒困難の患者用に，自然光の入らない寝室条件に対し，自然光をシミュレーションした照明装置の開発が試みられている．一般に睡眠中の寝室の光照明としては，0.1～1 lux の薄明視と呼ばれるもので，物の形や色が何とか判明する程度のものがよいとされている．逆に完全な暗条件は，心理的不安をもたらすことがあり避けた方がよいとされるが，個人の好みにもよる．

c) 音（騒音）と睡眠

夜間の室内許容騒音は，現在のところ40フォン(phon)以下とされている．すなわちこの限度以上になると睡眠への影響が出始める．また単純音（いわゆるホワイトノイズ）より生活騒音が，連続音より間欠音がより影響を受けやすいことは慣化(habituation)の原理から当然といえよう（長田，1972）．体動の頻度が増加して睡眠深度が浅くなり，覚醒が増え睡眠時間が短縮する．一方，騒音は入眠と睡眠初期により大きく影響するといわれる．30，40および50フォンの騒音の比較では，入眠潜時が40フォンで1.4倍，50フォンで1.8倍に延長し，逆に覚醒に要する時間は40フォンで0.8倍，50フォンで0.55倍と短縮するという．

睡眠中は時計の音のような微かな音でも，それが個体（患者）にとって妨害因子として意味をもつと大きな影響を受けるので，音の影響は患者の心理的な状態によってもかなり変化する．

d) 寝床気候（象）の条件

睡眠時の寝床内の環境条件を寝床気候（象）と呼んでいるが，主として温湿度の条件が重要である．入床すると床の中の温度は急上昇する．寝具の温度もこれに伴って上昇し，やがて熱の平衡状態に達して床内温度も恒常状態となる．一方，湿度は相対湿度と呼ぶが，温度の上昇に従って低下し，温度とは逆位相曲線となる．また平衡状態が持続しているときには，温度は季節に関係なく34℃前後に安定するが，湿度は夏に発汗がつよいので著しく高くなる．湿度が60％を越えると蒸し暑さを感じるようになるが，80％以上に達することもある．温度33±1℃，相対湿度55±5％が快適な寝床気象条件とされている（図3.11）（宮沢ら，1974；梁瀬，1981）．

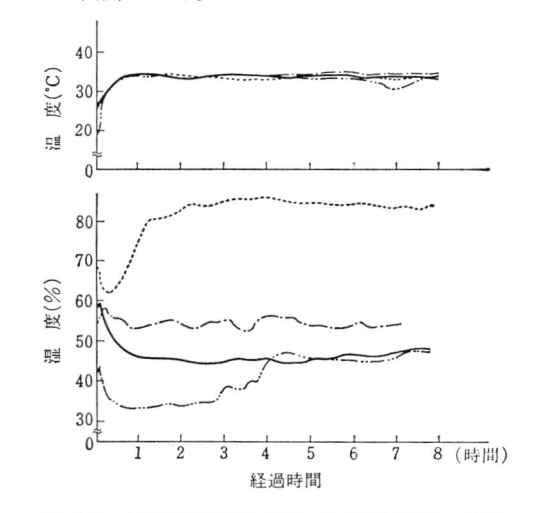

図 3.11 寝床内温湿度の季節による変動（梁瀬，1981）
平衡状態が持続しているときの温度には季節差がほとんどないが，湿度は季節差が著しい．

非薬物治療のうち環境調整について述べてきたが，世界精神医学会(WPA)の教育プログラムが作製した，実地医家のためのガイドライン(1992)に「毎晩良好な睡眠をとるためには……」としてまとめてある環境調整についての一覧表を表4.3に示しておく．

〔太田　龍朗〕

表 3.3 世界精神医学会(WPA)の教育プログラムがつくった実地医家のためのガイドラインにある"毎晩良好な睡眠をとるためには…"に示されている留意項目

規則的な睡眠スケジュールを守る	毎日同じ時刻に寝床につくことも重要であるが，平日も週末も毎日同じ時刻に起床することはもっと重要である．
決まった就寝儀式を確立する	決まった行動(歯磨き，洗顔，目覚まし時計のセットなど)をするうちに，眠る気分になれる．自宅でも外泊先でも毎晩同じ手順に従う．
適切な睡眠環境を維持する	寝室は暗く，静かにし，暖かすぎたり寒すぎたりしないようにする．
寝室を眠る場所として以外には使用しない	寝室を食事，読書，テレビ鑑賞，請求書の支払いなど，覚醒時に行う活動に使用しない．
睡眠の妨げとなる物質の摂取を避ける	カフェインおよびアルコールは睡眠を妨げるため，特に就寝直前にはこれら成分を含む食物および飲料を避ける．
規則正しい運動	運動は自然な入眠の助けになるが，夜おそくなってからの運動は避けること．循環器系および神経系が刺激されるため，眠れなくなる．
リラックスする	ストレスや心配事は睡眠の主要な障害物である．就寝時間になっても眠くならないときは，しばらく本を読むか，暖かい風呂に入ること．"心配事は寝室まで持ち込まない"よう心がける．

今夜ぐっすり眠るために……
すべきこと
- 普段と同じ時刻に就寝する．
- 普段通りの時刻に起床する．
- 涼しく，暗く，静かな寝室で眠る．
- 読書または暖かい風呂でリラックスしてから就寝する．
- 軽い運動をする(ただし，夜遅くなってからの運動は避ける)．

避けるべきこと
- できるだけ日中に仮眠をとらないようにする．
- 特に就寝間近のアルコール飲料または喫煙を避ける．
- 特に夜にコーヒー，紅茶およびソフトドリンクなどのカフェイン含有飲料を摂取しない．
- チョコレートなどのカフェイン含有食品を避ける．
- あまり早い時刻に就寝しないようにする．

文献

Berman TM, Nino-Murcia G, Roehrs T, 1990：Sleep disorders：take them seriously. Patient Care 23：85-113.

Horne JA, 1981：The effects of exercise upon sleep：A critical review. Biol Psychol 12：241-291.

Kales A, Kales JD, 1984：Evaluation and Treatment of Insomnia, Oxford University Press, New York.

宮沢モリエ，新井礼子，梁瀬度子，花岡利昌，1974：季節における寝床気候と睡眠深度の関係．家政学研究 21：99-106．

岡田モリエ，高山喜美子，梁瀬度子，1981：寝室の照明が睡眠経過に及ぼす影響．家政学研究 28：57-64．

長田泰公，1972：騒音の睡眠への影響．公衆衛生院研究報告書．

田代哲男，菱川泰夫，1991：薬物とアルコール依存による不眠症．中沢洋一編：睡眠・覚醒障害診断と治療ハンドブック，pp 113-125，メディカルレビュー，大阪．

梁瀬度子，1981：安眠への条件．遠藤四郎，奥平進之編：不眠症，pp 275-285，有斐閣，東京．

Zarcone VP, 1989：Sleep hygiene. In Kryger MH, Roth T, Dement WC (Eds)：Principles and Practice of Sleep Medicine, pp 490-493, WB Saunders, Philadelphia.

3.6 行 動 療 法

本来の行動療法(behavior therapy, behavioral treatment)が，条件反射理論や学習心理学を背景に，厳密な意図と具体的操作法に規定されて行われるのに対して，睡眠障害の行動療法には，かなり体験的・経

験的なものが含まれており，その効果が十分確認されていないものもある．しかしながら，一般的には医師や専門家の指導下に行われるのが望ましいものが多い．おもなものとしては，漸進的筋弛緩法に代表される，筋弛緩の過程を通して睡眠の障害となる筋緊張の解除を認識する方法や，自律訓練法，瞑想，催眠性弛緩など暗示効果によって興奮と緊張を抑制するもの，さらには電気睡眠やバイオフィードバックなどのように，機器を用いて外部から操作して弛緩と入眠を導入する方法などがある．ここでは，睡眠制限療法，弛緩療法，電気睡眠療法について概説することとし，自律訓練法やバイオフィードバックなど心身症の治療に用いられるものなどについての詳細は，他に譲ることにする．

a) 睡眠制限療法(sleep-restriction therapy)

寝床に長く滞在することで，不眠を強く意識することを避けるため，患者の睡眠日誌から推定される睡眠時間の実質的な長さに合わせて，就寝入床時刻を設定する．たとえば3時間しか眠れないで午前6時に起床するという場合には，午前3時に就寝するよう指導し，5日間連続してその時間帯の90％以上睡眠がとれたときに，睡眠時間を30分から1時間程度だけ延長させ，午前2時から2時30分に就寝入床時刻を早める．つまり睡眠時間の長さに応じて就寝時刻を調整し，在床時間(time in bed；TIB)と睡眠の長さ(total sleep time；TST)の比が常に1.0になるように調整する方法である．この方法によって，少なくとも床の中にいる間は眠りがとれているという認識が強化され，床に入る前の不眠への不安緊張が軽減し，入眠効果と睡眠の持続が促され，結果として睡眠時間の実質的な延長が期待できる(Berman ら, 1990)．

b) 弛緩療法(relaxation therapy)

昼間(覚醒時)の諸活動による精神的な興奮やストレスなどによる情動不安，緊張，あるいは繰り返される不眠への予期不安や就眠への固執などによって，不眠症の患者では交感神経系の緊張は亢進する．その結果，躯幹や四肢を含め主要な筋群はおおむね強い緊張状態にあることが一般的である．このため末梢における筋の弛緩をもたらす治療は，睡眠障害の要因である持続性の筋緊張を減弱あるいは解除して入眠へと導入するものとして，主として入眠と持続の困難な不眠症に有効であることが確かめられている．

弛緩療法には単純な筋緊張の解除から，順序を経て筋群を体系的に弛緩させる漸進(段階)的筋弛緩法，さらに瞑想や催眠と組み合わせて体全体の弛緩(relaxation)を図る自律訓練法・脱感作・瞑想・催眠性弛緩，あるいはメトロノームなどを用いた条件づけ弛緩法などがある．いずれも通常は就寝前に行うのが一般的であり，弛緩療法の技法は，睡眠を発生させるというよりも，睡眠機序が始動できるところまで覚醒度を下げることにより，睡眠を許容していくところにある．漸進(段階)的筋弛緩法(progressive muscle relaxation)は，まず患者に特定の筋肉群(前腕，上腕二頭筋，首など)を収縮させ，緊張を保持させてその感覚を覚えさせる．次に，筋を弛緩させるように指示するが，このとき，筋緊張がどのように解除していくかその感覚に注意を向けさせる．すべての主要な筋群(腕，顔面，頸，肩，上背部，胸部，腹部，下背部，臀部，大腿，下腿，全身の順)についてこの手順を繰り返すことをトレーニングして，患者は睡眠の障害となる持続性の筋緊張を避ける方法を学ぶことになる．1日2～3回，1回に15～20分かけ，最終回は就寝前に行う．筋緊張の高まった状態と弛緩した状態の差をより明確に認識させることによって弛緩の意味を学習し，緊張が失われ入眠が促進されるわけである(Spielman ら, 1987)．自律訓練法(autogenic training)も段階的("腕が重い")，温感("腕が温かい")など6段階の暗示をかけ，初めの2段階が終了したところで，腕の緊張をとる暗示とともに眠くなるとの暗示を与える．このような弛緩法は直接的な筋弛緩などの効果とともに，条件反射理論でいう"負の誘導"として，他に意識が向かうことによって，不安緊張を高めている系以外の神経系に働きかけが起こり，興奮している系を抑制する効果ももっている．その意味では，わが国で開発された神経症の治療法である森田療法も，これと共通しているところがあり，睡眠障害特に不眠への不安と睡眠への執着を示す睡眠状態誤認や，精神生理性不眠の患者に応用して効果をみることがある．

c) 電気睡眠の応用

頭部に微弱な電流を通じることで誘発される睡眠状

3.6 行動療法

態を電気睡眠(electro-sleep)と呼ぶが，これを臨床に応用したのはギリアロフスキー(Gilyarovskii)であった(1953)．睡眠障害の治療の効果については疑問視する向きもあったが，今日では少なくとも入眠効果については認められており(遠藤ら，1986)，わが国でも電気睡眠器が医師の指導のもとという条件づきながら，一般向け医療機器として認可されている(ホーマーイオン社製"Sleepy"；図3.12)．低頻度，低電圧の矩形波パルスを頭部に装着した二つの電極から通電するもので，パルス幅0.2ミリ秒，電圧3V，周波数は10〜14Hz程度が一般的であり，電流量は0.1〜1mAの範囲であり，頭蓋内では電極間電流量の45％程度，脳中心部では電極直下の50〜60分の1くらいと推定されている．電極は前額部(陽極)と後頭部(陰極)に電解質液を湿らせたパットを置き，上からベルトで固定する．電気睡眠は，睡眠薬などの服用を避けたいと希望する患者や，精神生理学的不眠症などのように，学習された不眠によって薬物療法など他の方法でも効果が十分得られない者などに適用されるが，睡眠リズム障害などを除いた入眠困難を主訴とする比較的軽症の不眠症が対象であり，何種類もの睡眠薬を服用しているような重度の障害では，本法での治療と交代することは困難な場合が多い(太田，1994)．

電気睡眠が中枢神経系への直接的な治療であるのに対し，バイオフィードバック(biofeedback)は，筋電図(EMG)や脳波(EEG)を介在させた間接的な筋緊張の解除法である．たとえば筋電図を用いる場合は，前額部から導出した筋放電が高まると高音を発するようなフィードバック器をセットし，低音(筋弛緩)が得られるよう訓練していくもので，基礎訓練の後，自宅で実施できるようにする．

以上行動療法について概説してきたが，世界精神医学会の教育プログラムがまとめた実地医家のためのガ

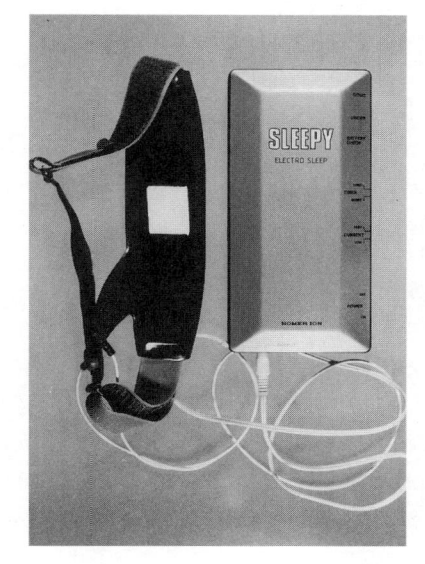

図3.12 電気睡眠導入器(ホーマーイオン研究所，SLEEPY)
(右が本体，左が電極装着用の頭部バンド)

表3.4 不眠のための行動療法(世界精神医学会(WPA)の教育プログラムがつくった実地医家のためのガイドラインより)(KillenとCoates(1984)に一部筆者が追加)

漸進的筋弛緩療法	特定の筋グループ(前腕，上腕二頭筋，首など)を体系的に緊張，弛緩させ，弛緩したときの感じをイメージする．通常就寝前に行う．
筋緊張の解除	筋の緊張および弛緩に注意しないようにして進行性に抵抗を加える．
脱感作	睡眠を阻害し，不安を喚起するイメージを弛緩と連合させる．
メトロノームにより条件づけられた弛緩	毎晩就寝前にメトロノームを聞き，メトロノームの音とともに弛緩指導の言葉を聞く．
自律訓練法	段階的に特定の筋グループ(腕，脚など)に意識を集中させ，これら筋肉が暖かく，重くなる感じを想起させる．
メトロノームによる弛緩誘発	メトロノームの音とともに，弛緩指導の言葉を聞かせる．
瞑想	単一の精神的な言葉(言葉，語句，イメージ，音など)を心の中で繰り返し，それに意識を集中する．通常就寝前に行う．
催眠性弛緩	弛緩するよう催眠性暗示をかける．
刺激コントロール	寝具および寝室を睡眠とだけ連合させる．寝室では，寝床の中にいるとき，就寝時刻には，睡眠を妨げる活動は行わないようにする．眠るときまたは性生活を営む場合以外は，寝床および寝室に入らないようにする．
バイオフィードバック	筋電図(EMG)：特定の筋肉(通常前頭筋)を弛緩させる． 脳波(EEG)：中心部または後頭部のα波活動またはθ波活動を増加させる．
感覚・運動リズム・バイオフィードバック	感覚運動リズム(感覚運動皮質だけの14サイクル活動)を増加させ，夜間の睡眠紡錘波およびデルタ波をより多く出現させる．
電気睡眠法	低頻度，低電圧の矩形波パルスを前額部と後頭部に装着した電極から通電する．通常就寝前に開始し，入眠後も一定時間持続する．

イドライン(1992)に示された，不眠のための行動療法に筆者が一部加えたものを表3.4に示しておく(Killenら，1984)．

〔太田　龍朗〕

文　献

Berman TM, Nino-Murcia G, Roehrs T, 1990：Sleep disorders：take them seriously. Patient Care 23：85-113.

遠藤四郎，末永和栄，大熊輝雄，佐藤謙助，1986：電気入眠器('sleepy')による入眠促進効果—昼間睡眠を指標として—．精神医学 28：695-704.

Killen J, Coates T, 1984：The complaint of insomnia：what is it and how do we treat it? In Franks CM (Ed)：New Developments in Behavior Therapy：From Research to Clinical Application. pp 337-408, NY：Haworth Press, New York.

太田龍朗，1994：電気睡眠法の効用．日本医事新報 No 3681：139-140(医事百般質疑応答 第22集 639-640，日本医事新報社，東京).

Spielman AJ, Caruso LS, Glovinsky PB, 1987：A behavioral perspective on insomnia treatment. Psychiatr Clin North Am 10：541-553.

3.7　精　神　療　法

　　睡眠障害研究の急速な発展に伴い，特に1970年代以降，睡眠ポリグラフィによる診断技術の確立によって，それまで原因不明とされてきた本態性不眠症(essential insomnia)とか，特発性不眠症(idiopathic insomnia)などと呼ばれたもののなかから，原因が明らかになって除外されるものがつぎつぎと現れ，睡眠がとれない不安や睡眠への固着が強く，精神療法(psychotherapy)が治療の中心をなす病態は限られるようになってきた．しかしながら今日でもなお，精神療法が必要不可欠の睡眠病理が多く存在することも事実である．睡眠障害国際分類(ICSD)のなかでも，精神障害と関連する睡眠障害に含まれる精神病，気分障害，不安障害，恐慌性(パニック)障害，アルコール症など，本来精神療法を必須とするものはいうに及ばず，内在因性睡眠障害に含まれる精神生理学的不眠症，睡眠状態誤認，特発性不眠症や，外在因性睡眠障害のなかの，ストレス反応としての適応性睡眠障害や各種薬物やアルコール依存による睡眠障害なども，不安や抑うつをはじめ，その人格に対する治療的接近までに必要となるし，さらにナルコレプシー，睡眠時呼吸障害，概日リズム睡眠障害の患者でさえ，広義の心理療法が治療の成功に貢献することがまれではない．つまりすべての睡眠障害が，広義の心理療法・精神療法の対象となるが，特に不眠に対する不安と緊張が強く，睡眠への固執が著しい睡眠障害では，精神療法が薬物療法など他の治療よりも，あるいはこれらと匹敵する重要な役割を果たす．

a)　認知療法(cognitive therapy)

　　不眠患者の睡眠に関する恐怖を軽減させることが目標となる．患者の多くは，仕事や経済面への影響や，翌日の作業能力や生活に支障をきたすことに過大な恐れを抱き，その結果，眠ることが達成すべき課題になってしまい，日常の最大の関心は，その一点に集中する．また慢性に移行した患者では，不安緊張が強く心気的にさえなる．またこのタイプの不眠は，40歳以上の中高年齢者に多く，特に老人では，中途覚醒の増加，入眠と覚醒時刻の前進(早朝覚醒など)，全睡眠時間の短縮，徐波睡眠(stage 3+4)の減少などの加齢と老化に伴う自然な変化を，不眠と誤認する傾向が強くなる．就床前から「今夜も眠れないのではないか」と夜を恐れ，中途で覚醒すれば「このまま朝まで眠れないのではないか」と不安をつのらせる．何時間眠れたか，あと何時間就寝できる時間が残っているかを素早く計算して，無意識に筋緊張が高まり，眠ろうと努力すればするほど眠れなくなり，寝返りと体動が多くなって，入眠は一層困難となる悪循環に入っていく．このように学習された形で自己の睡眠について不安や恐れを抱く傾向は，精神生理学的不眠や睡眠状態誤認(神経質性不眠などとも呼ばれる)，特発性不眠症などに特に強い．

　　① これらの患者の診療は，まずその訴えを十分に聴くところから始まる．

これなしにいきなり指示などを与えても，不信を強めるのみで治療の失敗や中断になる場合が多い．つまり，十分な信頼に基づく医師患者関係の確立のための第一歩は，患者の苦しみの受容から始めるのが定石である．

② そのうえで，睡眠に対する正確で客観的な知識を与えることが必要である．

既述のように，老人には加齢に伴う変化を自然なものと認識させることや，睡眠には著しい個人差があったり，ときには性差がみられたりすることがあることも伝えなければならない．患者の主観とポリグラフィの記録との間に著しい差がみられる(つまりポリグラフィではよく眠っている)場合があるので，疑わしいときには専門施設での睡眠記録をよく説明することも効果をもたらすことがある．また普段の寝室では眠れないのに，記録室ではよく眠れたとの体験が，不眠の思い込みに一定の誤認が含まれていたことを認識する契機となることもある．ただし，注意すべきは，ポリグラフィの所見から客観的に眠れていても強い不眠感をもっているので，患者の睡眠に対する自己評価を一方的に否定することは，治療関係を損なうことになる．データなどの説明は，十分な信頼関係の確立のうえで行われる必要がある．

③ 患者には眠れない夜のために特に詳細な指示を与えなければならない．

環境調整の項で述べた生活時間の規則化，特に毎日同時刻の就床，起床を励行することや，入眠や再入眠が困難なときは，一旦別室で覚醒したまま休み，長く床の中で我慢しないなどの指導を行う．「何がなんでも眠る努力をする」のではなく，「眠ろうとすればするほど眠れなくなる」ことを説明し，昼間の活動や生活がその人本来のあるべき状態にあるなら，睡眠の長さにいたずらに固執するべきではないことを繰り返し説明する(Bermanら，1990)．

b) **個人および集団精神療法**(personal and group psychotherapy)

個人精神療法が必要かつ有効な睡眠障害としては，内在因性睡眠障害のうちの精神生理学的不眠症，外在因性睡眠障害のなかの適応性睡眠障害，そして精神障害と関連する睡眠障害として，不安障害や恐慌性(パニック)障害などがおもな対象となろう．忙しい日常の一般臨床，特にプライマリーケアの現場では，じっくりと時間をかけて精神療法を行う余裕がないことが多いが，睡眠薬を処方してその場を濁すのではなく，必要な場合と判断されれば，専門医(精神科医や睡眠専門医)に躊躇なく refer することが大切である．

一方，ナルコレプシー(本多，1991)や睡眠時無呼吸症候群(岡田と粥川，1996)，概日リズム睡眠障害(太田ら，1990)などでは，本来の障害に伴う問題として社会生活上の障害をみることも多く，それらが二次的に葛藤を生み，不安と抑うつ，無欲，さらには人格の変化までみられるようになることがある．特に日中過眠を示すものにこの傾向が強い．社会適応への種々のサポートが積極的に行われる必要があるが，これに加えて個人または集団精神療法的接近も重要である．わが国および欧米にはナルコレプシーの患者会(わが国では「なるこ会」)があるし，欧米には睡眠時無呼吸症候群の患者の会(たとえばドイツの睡眠時無呼吸症連盟 Fachverband Schlafapnoe)があって，自助活動を行っているが，小ミーティングなどをもっており，広義の集団精神療法の場となっている．〔太田 龍朗〕

文 献

Berman TM, Nino-Murcia G, Roehrs T, 1990：Sleep disorders：take them seriously. Patient Care 23：85-113.

本多 裕，1991：ナルコレプシー．中沢洋一編：睡眠・覚醒障害診断と治療ハンドブック，pp 149-158，メディカルレビュー，大阪．

太田龍朗，安藤勝久，伊藤彰紀，岩田宗久，尾崎紀夫，早河敏治，粉川 進，1990：睡眠・覚醒リズムの持続性障害と心身医学．心身医学 30(3)：289-297．

岡田 保，粥川裕平(編)，1996：閉塞性睡眠時無呼吸症候群―その病態と臨床―，創造出版，東京．

4. 睡眠評価のための検査法

4.1 家庭でのテープレコーダ，ビデオレコーダの利用

　睡眠障害の診断に用いられる手段は，表4.1に示すように多岐にわたる．このなかで睡眠評価のための検査法は，表の睡眠検査に区分される11項目である．現在，睡眠評価のための検査として広く知られていると同時に最も重要な検査法は終夜睡眠ポリグラフィであるが，この終夜睡眠ポリグラフィは検査の特殊性が高く，睡眠障害クリニックのような睡眠障害の患者を専門に扱う施設の少ないわが国では，いわゆる日常臨床検査としての普及率はそれほど高くない．本稿では，特殊な検査機器や装置を必要とせず日常の臨床において迅速かつ簡便に睡眠を評価する検査手段として，家庭におけるテープレコーダ，ビデオレコーダを利用した睡眠のモニタリングについて述べる．

　テープレコーダ，ビデオレコーダは現在広く一般の家庭に普及しており，被検者の睡眠中の状態をモニタリングする手段としては簡便に実施でき，現象や状態を迅速に判断できる特徴を有する．前者は睡眠中のいびき，寝言，後者は睡眠中の姿勢，体動，異常行動などを記録することを検査の目的とする．睡眠・覚醒障害を示す種々の病態・疾患が検査の対象となるが，おもにテープレコーダでは記録されたいびきから睡眠呼吸障害，ビデオレコーダでは睡眠中の異常行動を示す種々の病態(夢中遊行，夜驚，てんかん発作)を確認，推察することが可能である．

4.1.1 テープレコーダによるいびきの記録

　いびきは，上部気道の形態と睡眠による咽頭部および舌の筋緊張低下が相互に関係して生ずる音響現象であり(Lugaresiら，1988)，音としてテープレコーダに記録することができる．いびきと関連の深い病態として高血圧や肥満が指摘されている(Lugaresiら，1980)が，虚血性心疾患や脳血管障害との関連性については否定的な見方もある(Wallerら，1989)．一方，近年睡眠呼吸障害の一つとして注目されている閉塞型睡眠時無呼吸症候群(OSAS)においていびきが必発することから，OSASの診断上重要な症状とされている(Diagnostic Classification Steering Committee,

表 4.1　睡眠障害の診断に用いられる検査

1）睡眠検査	睡眠ポリグラフ
	睡眠潜時反復検査
	覚醒維持検査
	体動記録検査
	定常方式評価
	他の内因性概日位相評価
	瞳孔測定法
	電気生理学的検査
	在宅睡眠モニタリング
	睡眠ビデオモニタリング
	その他の睡眠検査
2）呼吸検査	
3）心臓学的検査	
4）画像検査	
5）神経学的検査	脳波
	その他の非手術的神経学的機能検査
	ビデオ脳波モニタリング
	筋電図
6）心理検査	
7）耳鼻科的検査	

Thorpy NJ, Chairman, 1990). 岡田ら(1985b)は, OSASの疑わしい患者を抽出するための予備的検査としていびきのテープレコーダによる記録を実施し, これにより閉塞型無呼吸で必発するいびきをチェックすることができたと述べ, 同様な疫学調査の手段としてGislasonら(1987), Cirignottaら(1989)もいびきの重要性を指摘している. 以上よりOSASのスクリーニングとしていびきの記録は有用であると考えられる.

一方, いびきは成人の約20％に認められ40歳以上の男性では60％がいびきをもつことが知られており(Lugaresiら, 1980), テープに記録されたいびきの有無のみによって睡眠時呼吸障害に関する診断はできない. また, いびきの音響学的分析(寺井, 1975)によっても気道の狭窄部位を同定することはむずかしいといわれている. Hoffsteinら(1991)は, 標準化したいびきの検出法と評価法を用いいびきの定量的な検討を行っているが, 一般家庭でのテープレコーダによるいびきの録音に際しその記録法を標準化することは困難であり, 実際のいびきの聴取に際してはいびきや呼吸音のパターンを検討することが主となる. OSASでは, 入眠後規則的な呼吸から無呼吸の出現に伴って呼吸が停止しその後呼吸再開に伴って激しいいびきが生ずる. その後入眠に伴って呼吸は規則的となり再び無呼吸が出現する. この一連のエピソードは非常に特徴的であり, 呼吸音といびき記録から呼吸停止と再開を推測できる. 家庭におけるテープレコーダによる記録に際しては, 前述のようにいびきと呼吸音の関係が重要であることから両者を記録することが望ましく, 両者が確実に記録できるようにマイクロホンの位置を考慮する必要がある. また, いびきは睡眠段階のStage 2およびStage REMでよく起こるとされているのに対し(岡田ら, 1985a), 睡眠時無呼吸はStage 1, 2よりStage REMやREMからNREMへの移行期に顕著であることが知られ(岡田, 1983), 就寝直後に比べ深夜から早朝にかけて顕著に出現するため, 記録は就寝直後のみでなく, できれば就寝直後から第1 REM睡眠が出現するまでの約90分間と深夜など, 一夜を数回の区分で記録することが重要である.

4.1.2 ビデオレコーダによる睡眠中の姿勢, 体動, 行動などの記録

音声の記録が中心となるテープレコーダによる睡眠のモニタリングに対し, ビデオレコーダを用いた睡眠の記録は, 音声に加え映像によって被検者の状態をより客観的にとらえることができ, 睡眠中の姿勢, 体動, 異常行動などを視覚的に評価することができる特徴を有する. Aaronsonら(1982)がビデオモニタを用いた睡眠姿勢の解析を行ったように, これまで睡眠中の体動や姿勢についてその出現動態の法則性の解析や睡眠における役割など生理学的背景について関心がもたれてきた. 白川(1989)は, 睡眠中の体動は睡眠段階移行の機序に重要な役割を果たしているとし, 中途覚醒, 早朝覚醒, 自然覚醒との関連を指摘している. 一方, 臨床的には睡眠覚醒障害における睡眠中の姿勢や体動についての役割が注目されている(Smith, 1985; Dzvonikら, 1986). 一般家庭においてもビデオレコーダを用いれば睡眠中の異常な姿勢, 体動, 行動を記録することが可能である. 睡眠中の異常な行動は疾患特異性が高く診断の補助情報として有用であるが, 出現時期が必ずしも一定でない場合もあり記録者は被検者の状態を十分に観察し, 問題となる現象を確実に記録する必要がある. 現在睡眠中の体動, 異常行動に関する多くの病態が知られている. おもなものとしてむずむず脚症候群, 睡眠時四肢異常運動, 睡眠関連てんかん, 睡眠時遊行症, 睡眠時驚愕症などがあり, また前項で述べたいびきや睡眠時呼吸障害, なかでも特徴ある呼吸パターンを繰り返すOSASの患者における映像は診断の補助として有益な情報となる.

4.1.3 テープレコーダ, ビデオレコーダと携帯型モニタとの併用

近年, 生体現象を長時間比較的簡易に記録できる装置が開発されている(Otsukaら, 1983; Hidaら, 1988; 安間ら, 1988; Yoshikoら, 1993). 睡眠評価に利用されるモニタとしては特に睡眠呼吸障害をターゲットにした睡眠時無呼吸モニタ(アプノモニタ: チェスト・エムアイ社)やパルスオキシメータ(Pulsox-7, Pulsox-8: ミノルタ社)が普及している. これらのモニタの施行時にテープレコーダやビデオレコーダを併

用することによって，解析データの判定や解釈に参考となる場合がある．　　　　　　　　〔吉子　健一〕

文献

Aaronson ST, Rashed S, Biber MP, Hobson JA, 1982：Brain state and body position. A time-lapse video study of sleep. Archives of General Psychiatry 39 (3)：330-335.

Cirignotta F, D'Alessandro R, Partinen M, Zucconi M, Cristina E, Gerardi R, Cacciatore FM, Lugaresi E, 1989：Prevalence of every night snoring and obstructive sleep apnoeas among 30-69-year-old men in Bologna, Italy. Acta Neurologica Scandinavica 79 (5)：366-372.

Diagnostic Classification Steering Committee, Thorpy NJ, Chairman, 1990：International Classification of sleep Disorders：Diagnostic and Coding Manual. American Sleep Disorders Association, Rochester, Minnesota.

Dzvonik ML, Kripke DF, Klauber M, Ancoli-Israel S, 1986：Body position changes and periodic movements in sleep. Sleep 9 (4)：484-491.

Gislason T, Aberg H, Taube A, 1987：Snoring and systemic hypertension- an epidemiological study. Acta Medica Scandinavica 222 (5)：415-421.

Hida W, Miki H, Kikuchi Y, Miura C, Iwase N, Shimizu Y, Takishima T, 1988：Home sleep monitor for detecting apnea episodes by nasal flow and tracheal sound recordings. Tohoku Journal of Experimental Medicine 156, Suppl：137-142.

Hoffstein V, Mateika JH, Mateika S, 1991：Snoring and sleep architecture. American Review of Respiratory Disease 143 (1)：92-96

Lugaresi E, Cirignotta F, Coccagna G, Piana C, 1980：Some epidemiological data on snoring and cardiocirculatory disturbances. Sleep 3 (3-4)：221-224.

Lugaresi E, Cirignotta F, Montagna P, 1988：Pathogenic aspects of snoring and obstructive apnea syndrome. Journal Suisse de Medecine 118 (38)：1333-1337.

岡田　保，1983：睡眠時無呼吸症候群のポリグラフィと臨床．呼吸と循環 31 (3)：233-242.

岡田　保，勝又一夫，太田龍朗，寺島正義，粥川裕平，1985 a：睡眠時無呼吸症候群の発現頻度と社会的意義．臨床精神医学 14 (12)：1765-1773.

岡田　保，太田龍朗，寺島正義，1985 b：閉塞型睡眠時無呼吸症候群の病態生理．精神医学 27 (2)：147-160.

Otsuka K, Seto K, Saito H, Kaba H, Sato Y, Ichimaru Y, Yanaga T, 1983：Ambulatory ECG respiration monitoring system [letter]．American Heart Journal 106 (5 Pt 1)：1173-1176.

白川修一郎，1989：睡眠中の体動の動態とその役割．脳波と筋電図 17 (3)：221-234.

Smith RC, 1985：Relationship of periodic movements in sleep (nocturnal myoclonus) and the Babinski sign. Sleep 8 (3)：239-243.

寺井　修，1975：鼾の音響学的研究．耳鼻臨床 68 (増 1)：373-397.

Waller PC, Bhopal RS, 1989：Is snoring a cause of vascular disease？An epidemiological review. Lancet 1 (8630)：143-146.

安間文彦，岡田　保，都築雅人，他，1988：睡眠時無呼吸症候群のスクリーニング―呼吸曲線入力ホルター型携帯用心電計と経皮的動脈血酸素飽和度の測定を用いて―．呼吸と循環 36 (2)：189-193.

Yoshiko K, Okada T, Ohta T, et al, 1993：Home monitoring for the screening of sleep apnea syndrome using pulse oximetry and Apnomonitor. In Togawa K, Katayama S, Hishikawa Y, Ohta Y, Horie T (Eds)：Sleep Apnea and Rhoncopathy, p 124-127, Karger, Basel.

4.2　活動量測定（アクチグラフィ）

アクチグラフィ（actigraphy）は圧センサを用いて加速度圧を計測することにより，活動量を連続して測定する方法である．

4.2.1　測定機器（アクチグラフ）

現在，国内で販売されているアクチグラフ（actigraph）は，Mini-Motionlogger（Ambulatory Monitoring 社製，サニタ商事販売）や Actiwatch（Mini-Mitter 社製，アイティーシー販売）などがある．この 2 機種には，光検知センサがついて照度も同時に測定することができるタイプ（それぞれ Actillume, Actiwatch-L）もある．これらの機器は腕時計ぐらいの大きさと重量であり（図 4.1），内蔵のバッテ

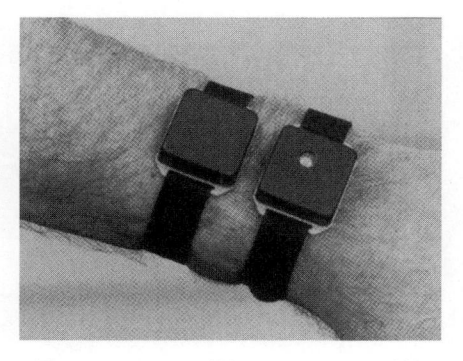

図 4.1　Actiwatch（左）と Actiwatch-L（右）

リで駆動し，計測したデータは内部メモリに保存され，長期間連続して記録することが可能である．記録したデータは専用のインターフェースを介して，IBM互換パーソナルコンピュータに取り込まれ，活動量を経時的にグラフ表示したり，総活動量などの集計が行われる．さらに専用のソフトによって活動量のリズム解析や，活動量から推定した睡眠・覚醒の自動判定を行うこともできる．

4.2.2 測定方法

通常，アクチグラフは非利き腕の手首に装着して測定する(wrist actigraphy)(Sadehら，1995)が，活動量が多いことから利き腕で測定した報告(Mullaneyら，1980)や，両者の間で活動量やそのパターンに顕著な差はないという報告(石原ら，1992：Van Hiltenら，1993)もある．測定中は，本体を水に濡らさないよう注意し，入浴するときは外しておく．入浴などでアクチグラフを外していた時間は睡眠と判定されたり，乗り物で移動中に眠っていた時間は覚醒と判定されるおそれがあるため，測定中は睡眠日誌も同時に記録して，これらのイベントを記載しておく必要がある．

4.2.3 結果の評価

活動量データから睡眠・覚醒状態を推定する際には，次のような場合があることに留意しなければならない．睡眠中にアクチグラフを装着した腕が胸腹部の上に乗っているときは，呼吸運動による活動量が記録されることがある(図4.2)．また，眠れなくてもベッドで静かに横になっている被検者では睡眠は過大に評価され，逆に睡眠中に体動の多い被検者では睡眠は過小に評価されてしまう．レム睡眠行動障害や周期性四肢運動障害のような体動を伴う睡眠障害では，睡眠中に異常行動が出現している時間は覚醒とみなされるおそれもある．

活動量から睡眠・覚醒を自動判定するアルゴリズムは，Kripkeらのグループ(Websterら，1982：Coleら，1992)や，Sadehら(Sadehら，1989，1994)など

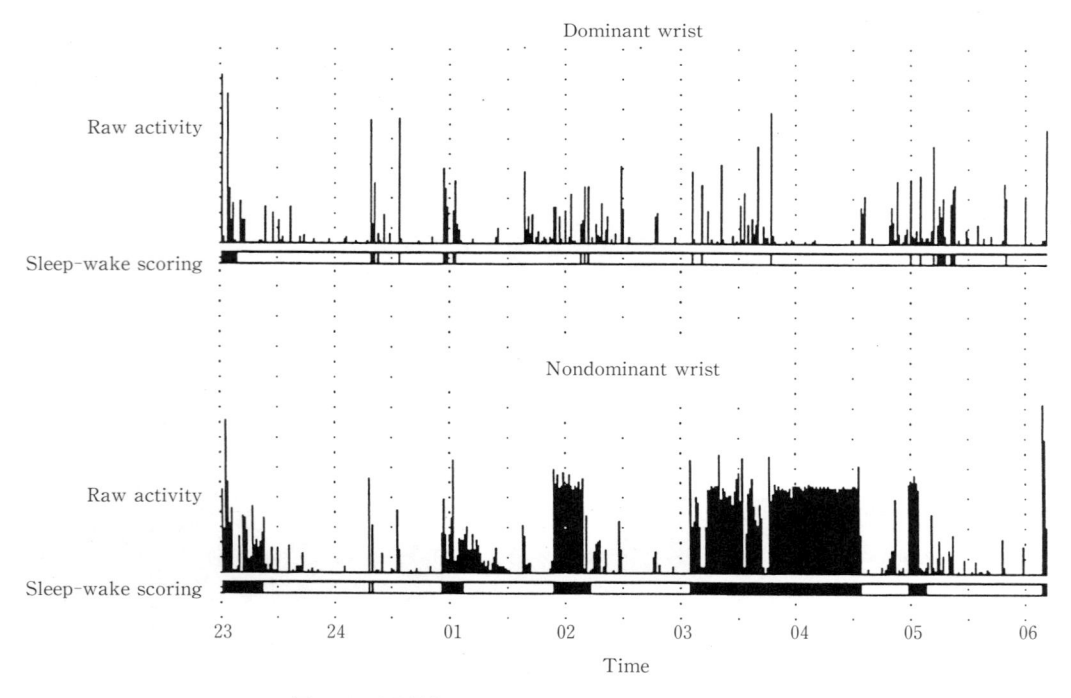

図 4.2 呼吸運動によるアーチファクト(Sadehら，1994)
利き腕(上)と非利き腕(下)の手首に同時に装着して測定した活動量と，活動量から判定した睡眠・覚醒(黒い部分が覚醒，白い部分が睡眠)を示す．両者の活動量パターンが異なる午前2時頃と午前3時〜4時半では，非利き腕が胸腹部の上に置かれ，呼吸運動による活動量が記録されたものと考えられる．

4.2 活動量測定（アクチグラフィ）

によって発表されている．Kripke らのアルゴリズムで用いられる判別式は，以下のように表される．

$$D_t = P(W_{t-4}A_{t-4} + W_{t-3}A_{t-3} + W_{t-2}A_{t-2} \\ + W_{t-1}A_{t-1} + W_tA_t + W_{t+1}A_{t+1} \\ + W_{t+2}A_{t+2})$$

ここで，A_{t+i} は $t+i$ 分における活動量を表し，P は式全体の係数，W_{t+i} は A_{t+i} にかかる係数で，P と W_{t+i} は経験的に求められる．D_t はある時刻 t 分における判別値で，1以上のとき覚醒，1より小さいとき睡眠と判定される．

これらのアルゴリズムを用いて自動判定した睡眠・覚醒を，同時に施行した PSG から判定した睡眠・覚醒と比較した研究(図 4.3)は，乳幼児から老年者までの健常人や睡眠障害の患者を対象としていくつか行わ

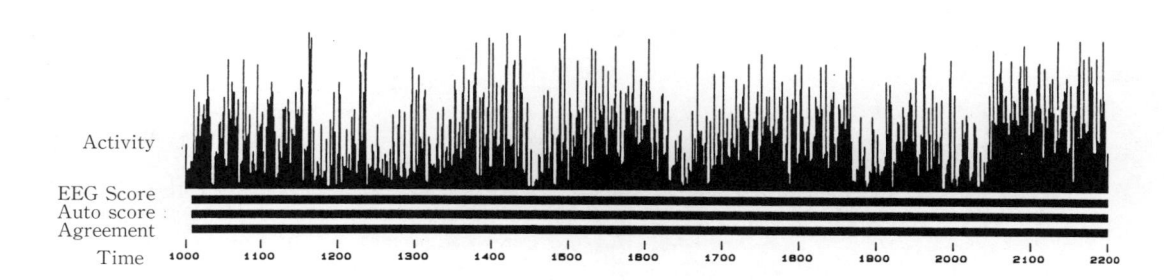

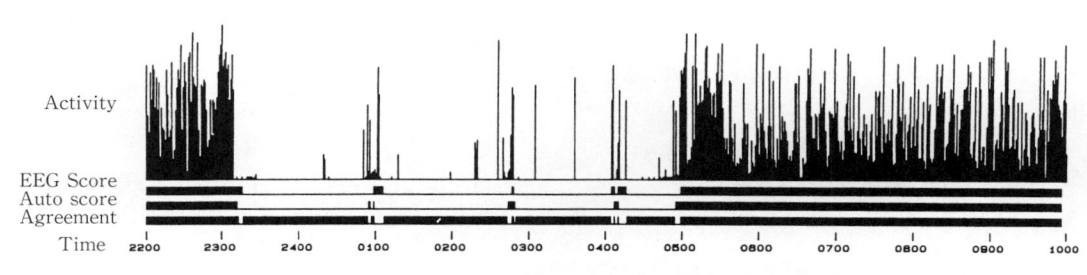

図 4.3 活動量から自動判定した睡眠・覚醒と，脳波から判定した睡眠・覚醒との比較(Webster ら，1982)
24時間の記録を，12時間ずつ上段と下段に分けて示す．それぞれ上から順に，1分ごとの活動量，脳波から判定した睡眠・覚醒(太線は覚醒，細線は睡眠)，活動量から自動判定した睡眠・覚醒，両者の比較(太線は一致，細線は不一致)を表す．

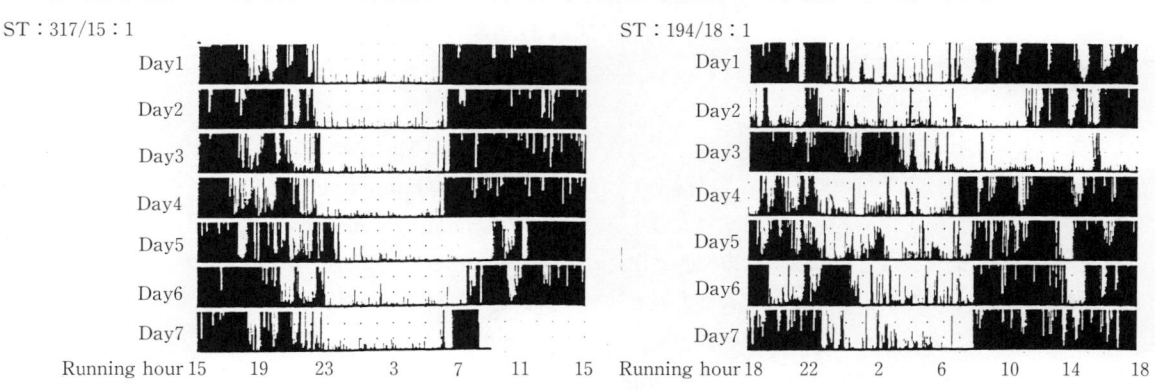

図 4.4 健常者と不眠症の患者のアクチグラム(Hauri ら，1992)
左は，睡眠障害のない 38 歳の女性研究補助員のアクチグラムである．土曜(DAY5)と日曜(DAY6)以外は，午前6時に起床して，午後6時まで仕事をする．その後はテレビを見たりしてくつろぎ，午後10時から11時に就寝する．
右は，不眠症の 42 歳の女性のアクチグラムである．金曜日(DAY2)は午後7時頃に就床し，土曜の午前11時まで眠り，その後は日曜日の午前3時頃まで起きている．そして日曜(DAY4)の午後7時から11時の間起きている以外は，月曜の午前6時頃まで眠る．それ以外の日は午前7時半に起床するようにしているが，午後に昼寝をとることが多い．このような週末の不規則な生活によって，睡眠状態はさらに悪化している．

れてきたが，その一致率は78.2〜95.3％と報告されている(Sadehら，1995)．

4.2.4 適応

アクチグラフィは，被検者の日常行動を長期間観察したり，数夜にわたる睡眠状態を調べるのに適している．これまで臨床場面では，このような目的のためには睡眠日誌や看護記録などが用いられてきたが，アクチグラフィを併用することによって，より客観性のある情報を得ることができる．

不眠症では，毎晩眠れない日が続くことは少なく，比較的よく眠れる日もある．アクチグラフィは，このような日毎の睡眠状態の変動を評価するのに適している(Sadehら，1995)．また不眠症の治療においては，毎日一定した時刻の就寝・起床や昼寝の禁止などの睡眠衛生が守られているかどうかを観察したり(図4.4)，睡眠薬による長期的な治療効果(睡眠薬の間欠的使用による反跳現象の有無も含めて)を調べるために用いられることもある．

しかし，一般に睡眠障害の患者よりも健常者において，アクチグラフィから判定した睡眠・覚醒とPSGから判定した睡眠・覚醒との一致率が高い傾向にある(Sadehら，1995)ことから，睡眠構造が比較的保たれている概日リズム睡眠障害の方がアクチグラフィには適しているといえる．　　　　〔早河　敏治〕

文献

Cole RJ, Kripke DF, Gruen W, Mullaney DJ, Gillin JC, 1992：Automatic sleep/wake identification from wrist activity. Sleep 15：461-469.
Hauri PJ, Wisbey J, 1992：Wrist actigraphy in insomnia. Sleep 15：293-301.
石原金由, 本間由佳子, 三宅　進, 1992：携帯用活動計(アクチグラフ)の装着部位と測定モードに関する検討. ノートルダム清心女子大学紀要 16：121-127.
Mullaney DJ, Kripke DF, Messin S, 1980：Wrist-actigraphic estimation of sleep time. Sleep 3：83-92.
Sadeh A, Alster J, Urbach D, Lavie P, 1989：Actigraphically based automatic bedtime sleep-wake scoring：Validity and clinical applications. J Amb Monitoring 2：209-216.
Sadeh A, Sharkey KM, Carskadon MA, 1994：Activity-based sleep-wake identification：An empirical test of methodological issues. Sleep 17：201-207.
Sadeh A, Hauri PJ, Kripke DF, Lavie P, 1995：The role of actigraphy in the evaluation of sleep disorders. Sleep 18：288-302.
Van Hilten JJ, Middlekoop HAM, Kuiper SIR, Kramer CGS, Roos RAC, 1993：Where to record motor activity：an evaluation of commonly used sites of placement for activity monitors. Electroencephalogr Clin Neurophysiol 89：359-362.
Webster JB, Kripke DF, Messin S, Mullaney DJ, Wyborney G, 1982：An activity-based sleep monitor system for ambulatory use. Sleep 5：389-399.

4.3　体温リズムの測定

4.3.1　目的

生体リズムのなかで，約1日周期のリズムは概日リズム(circadian rhythm)といわれる．概日リズムのシステムは，光や社会的要因などの同調系，自律的に作動する振動系，睡眠覚醒リズムや体温リズムなどの表現系によって構成される．振動系は振動の強さの異なる二つの振動体から成り，強振動体(strong oscillator)はおもに光が同調因子であり，体温リズムのほかメラトニンやコルチゾールの分泌リズムなどを駆動する．これに対して弱振動体(weak oscillator)は，おもに社会的要因が同調因子となり，睡眠覚醒リズムのほか成長ホルモンやプロラクチンの分泌リズムなどを駆動する(図4.5)．リズムは周期(tau；τ)，位相(phase)，振幅(amplitude)，リズム平均(mesor；middle estimating statistic of rhythm)などのパラメータで表される．同調因子のない環境では，表現系リズムは約25時間周期のフリーランリズム(free-running rhythm)を呈し，ときに体温リズムと睡眠覚醒リズムの位相関係が変化したり，両者が異なった周期でフリーランする現象(内的脱同調)が観察されることがある(図4.6)．このようなとき，精神的身体的には，睡眠障害，覚醒中の眠気や精神作業能力の低下，胃腸障害などの不調をきたすことがある(本間ら，1989)．概日リズム睡眠障害では，日常生活下でこの

4.3 体温リズムの測定

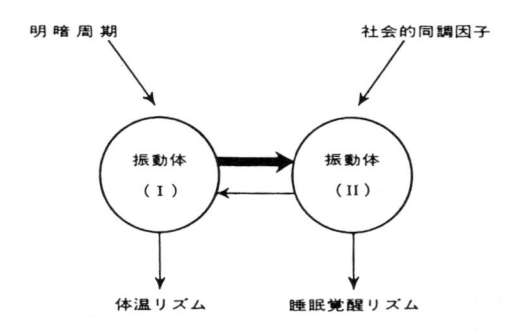

図 4.5 ヒト生物時計の2振動体仮説(本間ら,1987)
振動体(I)は明暗周期に同調し,体温リズムを駆動する.振動体(II)は社会的同調因子に同調し,睡眠覚醒リズムを駆動する.2個の振動体間には相互作用がある.

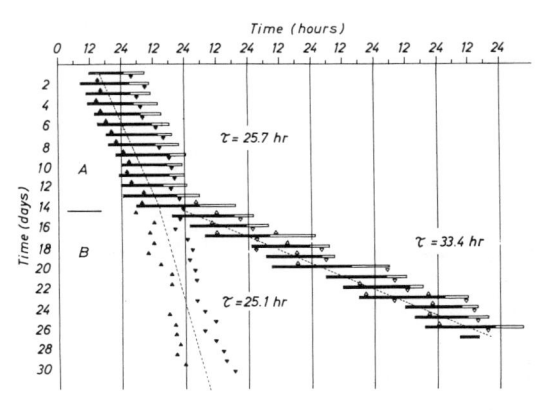

図 4.6 直腸温リズムと睡眠覚醒リズムの内的脱同調
(Wever, 1979)
時間的手がかりのない環境における24歳の女性の記録.睡眠覚醒リズムは覚醒時間■と睡眠時間□で表され,直腸温リズムは最高体温時刻▲と最低体温時刻▼で表されている.睡眠覚醒リズムと直腸温リズムの周期は,14日目まで(A)は一致して25.7時間であるが,それ以後(B)は解離してそれぞれ33.4時間と25.1時間になる.

ような病態が生じることがあり,これを調べるためには,睡眠日誌やアクチグラフィなどによる睡眠・覚醒リズムの記録のほかに,体温リズムも同時に測定する必要がある.このほか,治療前に体温リズムを測定することは,概日リズム睡眠障害の診断や重症度判定の助けとなり,治療後に測定することによって,治療効果の評価やその後の経過の予測に役に立つ(図4.7).

4.3.2 測定方法

概日リズム睡眠障害を対象として体温リズムを測定する場合は,日常生活下で睡眠中も含めて数日間連続して測定する必要がある.このため,被検者にとって侵襲が少なく簡便な測定方法が望ましく,この点から今日では直腸温を測定することが多い.サーミスタを直腸に留置して温度を連続測定し,計測データは携帯型の小型記録装置に保存される.このような機器としては,グラム社製のLT-8やNECメディカルシステムズ社製のTL-72などがあり,いずれもタバコの箱ぐらいの大きさで,計測データは内部メモリに保存され,携帯して長期間測定することが可能である.

測定する際は,サーミスタプローブを肛門から約13 cm挿入し,サーミスタの位置がずれないようにコードをテープで皮膚上に固定する.排便や入浴のときはプローブを抜くが,入浴による温熱の影響を考慮して,入浴後しばらくしてからプローブを再び挿入する.体温は入浴のほかにも運動や食事などによって上昇し,睡眠などによって下降する.このように外的要因によって内因性リズムが修飾されることをマスキング(masking)といい,測定データをより正確に評価するためには,マスキングを及ぼすイベントを記載しておく必要がある.測定中は,睡眠日誌に就寝・起床時刻を記入する以外に,入浴,運動,食事などの時刻も記録しておく.測定する間隔や期間は,リズムのどのパラメータを調べたいか,測定したデータをどの方法を用いて解析するかによって異なる.

被検者が女性の場合は,直腸温の代わりに膣温で体温リズムを測定することも可能である.また,リズムの解析は定常状態であることを前提として行われるので,卵胞期または黄体期のどちらかの期間で測定を行うことが望ましい.

4.3.3 結果の評価

まず,測定データを前述した行動記録や睡眠日誌を参照しながら観察し,マスキングによる修飾がないかを検討する.視察的にリズムを解析する場合は,最低体温時刻を基準位相として用いることが多いが,最低体温時刻は日によって若干ばらつきがある(岡本ら,1991)点と,すべての計測データを用いることなく最低体温時刻という特定の指標のみに基づいて解析している点に留意して,その結果を評価する必要がある(永山,1991).数学的手法を用いた解析方法としては,周期を検出するカイ自乗ペリオドグラム,自己相

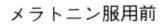

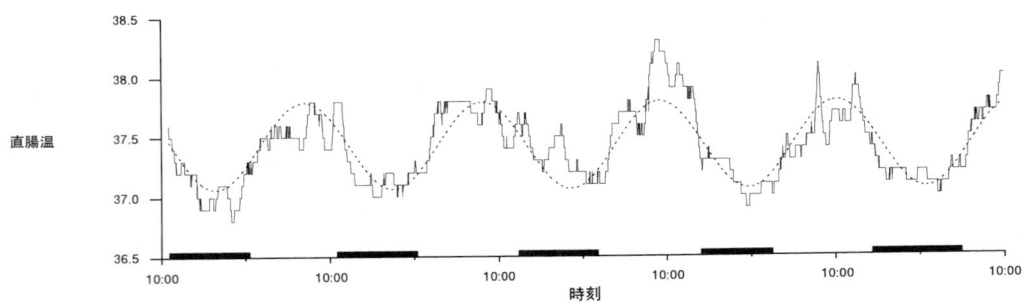

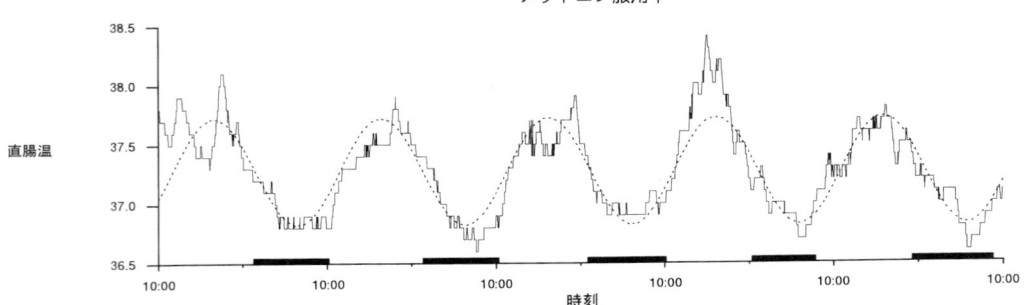

図 4.7 メラトニン治療前後の直腸温リズムと睡眠・覚醒リズム

非24時間睡眠・覚醒症候群の35歳の男性で，上は非服薬時の，下はメラトニン3mgを服用中の直腸温リズムと睡眠・覚醒リズムを示す．横軸上の太線は睡眠時間帯を表す．点線の曲線は最小自乗法によって求めた直腸温データの最適余弦曲線で，直腸温データとの相関係数，振幅，リズム平均は，服用前ではそれぞれ0.84，0.37，37.43で，服用中ではそれぞれ0.87，0.45，37.27であった．最小自乗スペクトルから求めた直腸温リズムの周期は，服用前は25.22時間で，服用中は23.75時間であり，カイ自乗ペリオドグラムから求めた睡眠・覚醒リズムの周期は，服用前は24.88時間で，服用中は24.05時間であった．メラトニンを服用してから，直腸温リズムと睡眠・覚醒リズムの周期はほぼ24時間となった．

関関数，最小自乗スペクトル，最大エントロピー法などや，体温リズムを余弦曲線に近似させてリズムのパラメータを求める最小自乗法と，その信頼区間を表示するコサイナー法などがある（図4.7）．これらの解析方法のプログラムは成書（田中館ら，1991）に記載されており，またソフトウェアとしても市販されている．

〔早河 敏治〕

文 献

本間研一，本間さと，1987：生物時計の機能と構造．からだの科学 136：38-42．

本間研一，本間さと，廣重 力，1989：生体リズムの研究，北海道大学図書刊行会，札幌．

永山治男，1991：生体リズムの解析法．脳と精神の医学 2：789-793．

岡本典雄，大橋 裕，田口博之，前田恭子，豊田隆雄，野村和広，大原浩一，大原健士郎，川口浩司，1991：男女体温の比較研究―視察法およびコサイナー法を用いて―．臨床脳波 33：485-488．

田中館明博，長谷川建治，富岡憲治，正木忠勝，千葉喜彦，蒲澤良男，相良嘉一，1991：研究法．千葉喜彦，高橋清久編：時間生物学ハンドブック，pp 503-542，朝倉書店，東京．

Wever RA, 1979：The circadian system of man, Springer-Verlag, New York.

4.4 日中の睡眠ポリグラフィ

睡眠ポリグラフィは，睡眠覚醒に関する生体現象を複数の生理的指標を用いて同時に記録する多現象記録法であり（用語としてポリグラフィ：polygraphy，ポリグラフ：polygraph，ポリグラム：polygram がある．ポリグラフィは記録方法：process of recording，ポリグラフは測定装置：instrument for recording，ポリグラムは記録されたデータ：record を意味する），1968 年 Rechtschaffen と Kales(1968)によって標準的なポリグラフィの手技と睡眠段階判定法が確立された．一般的に，睡眠ポリグラフィは夜間睡眠中に実施され，多くの場合1回の検査が午後10時頃から翌朝6時頃まで一晩中であることから，終夜睡眠ポリグラフィとも呼ばれている（終夜睡眠ポリグラフィの詳細は§5.5 (p.81) を参照）．この場合，徹夜のwatcingをはじめとする多大な労力と特殊な検査機器や装置が必要であり，わが国では一部の睡眠障害クリニックや研究施設を除き終夜睡眠ポリグラフィを日常的検査として実施している施設は少ない．そこで，睡眠ポリグラフィの手技を昼間に実施される日常脳波検査に応用した日中の睡眠ポリグラフィが，終夜睡眠ポリグラフィを実施する前段階の予備的検査やスクリーニング検査として実施されている（川副ら，1986；岡田ら，1991）．日中の睡眠ポリグラフィの記録手技は，基本的には終夜睡眠ポリグラフィと同様であるが，一般的に予備的検査である性格上終夜記録に対し記録時間が短く記録の対象となる生体現象も限定されることが多い．本稿では，特殊な検査機器や装置を必要とせず，日常の脳波検査として実施できる昼間の睡眠ポリグラフィについてその手技と意義を述べる．また，新生児を対象とした日常の脳波検査では，すべての睡眠時期を記録することが重要でありポリグラフ記録が実施されるが（渡辺，1990），この検査手技に関してはほぼ成人のポリグラフィと同じである．新生児の標準的なポリグラフィの手技と睡眠段階判定法に関しては Anders ら(1971)のマニュアルおよび新生児脳波アトラス(Stockard-Pope ら，1992)を参考にされたい．なお，わが国においてポリグラフ検査の手技，方法の標準化をめざした日本脳波・筋電図学会による臨床脳波検査基準（日本脳波・筋電図学会，1988）が勧告されている．

4.4.1 記録装置と検査手技

a) 検査室

夜間に実施される終夜睡眠ポリグラフィが特殊検査であるのに対し，昼間の睡眠ポリグラフィの多くは日常の脳波検査の一貫として行われることが多く，検査は日常検査が行われる脳波室において実施される．日常検査として睡眠脳波が記録できる施設であれば比較的短時間のポリグラフィは可能であるが，安楽椅子などによって脳波検査を実施している施設では，できればベッドや寝具を整え臥床させて検査をすることが望ましい．また，検査室は防音されていれば問題ないが，特に昼間では院内放送や電話などの環境音のレベルが高いので，静寂な検査環境が得られるように防音や遮音に配慮が必要である．室温や湿度，照度がコントロールでき被検者の好みに応じた環境の設定ができることも重要である．

b) 記録装置

睡眠ポリグラフ検査装置として脳波計，携帯用長時間磁気記録装置，テレメータのいずれかが用いられる．昼間のポリグラフィでは脳波計による検査が一般的である．ポリグラフィに使用する脳波計の条件としては脳波以外の生体現象をひずみなく記録するために，生体アンプの条件を自由に設定できる多用途型脳波計であることが望ましいが，脳波専用器による記録も可能である（末永ら，1987）．素子数は睡眠段階判定用に最低3～4素子（眼球運動2または1素子，脳波，筋電図）が必要であり，これに記録する生体現象の数を加えた分が必要となるが，昼間のポリグラフィでは8～18素子で十分である．

c) 電　極

長時間の記録には，コロジオンによって電極を頭皮に固定できる三本脚頭部用電極(東京都精神医学総合研究所)やStick-on Disk電極を使用する場合がある(西原ら，1983)．しかし，昼間の睡眠ポリグラフィの記録時間は1～4時間と比較的短時間であることから，日常の脳波検査で使用される銀-塩化銀の皿電極を用いることが多い．体動や寝返りなどによる電極の脱落やずれを防ぐため電極装着後カット綿で電極を圧着し，弾力包帯を軽く巻いておくと電極の固定がよくなる．なお，電極装着の際には日常の脳波検査時と同様に電極インピーダンスをできるだけ小さくすることが重要である．電極を装着する際には皮膚前処理剤(スキンピュアなど)で電極装着部位(頭皮とそれ例外の皮膚も)を清拭するとインピーダンスが下がり，雑音の少ないきれいな記録が得られる．

4.4.2　測定項目と記録条件

睡眠ポリグラフィの中心的課題は睡眠の深度およびその経過と他の生理現象との関連経過を調べることであり，睡眠段階の判定は最も重要な事項である．今日，RechtshcaffenとKalesによるポリグラフィの標準的な検査手技と睡眠段階判定法(Rechtschaffenら，1968)が広く普及しており，昼間の睡眠ポリグラフィにおいてもこの方法に従う．すなわち，睡眠段階の判定のため脳波，眼球運動，筋電図を最低限記録する必要があり(図4.8)，検査の目的に応じ他の生体現象を記録する．表4.2(苗村ら，1981)に睡眠ポリグラフィによって記録される生体現象を上げた．以降，昼間のポリグラフィにおいて記録される重要な項目について述べる．

a) 脳　波

脳波は，睡眠の進行とともに特徴的に出現し段階判定の指標となる瘤波(hump)または頭蓋頂一過性鋭波(vertex sharp transient)，睡眠紡錘波(sleep spindle)，K複合(K complex)と覚醒の指標であるα波の両者をみるのに最も適する中心部(C3またはC4)を導出電極とし，対側の耳朶を基準電極とする単極導出法(C3-A2またはC4-A1)によって記録する．この導出法は同側の耳朶を使用する通常の単極導出に比べ脳波の振幅が高く記録され，睡眠の判定に重要な瘤波や睡眠紡錘波，覚醒時の判定に重要なα波を中心部で記録する際に役立つ．睡眠段階判定に際しては上記誘導の脳波を用いるとしているが，中心部ではα波の出現が乏しい被検者もあることから覚醒の判定を確実に行うため後頭部(O1，O2)からの導出を加え参考にする場合が多い．また，昼間の睡眠ポリグラフィが，日常検査の一貫として行える性格上睡眠段階判定のみならず睡眠に伴って出現する異常波検出を目的とする場合もあり，この場合脳波は少なくとも左右の前

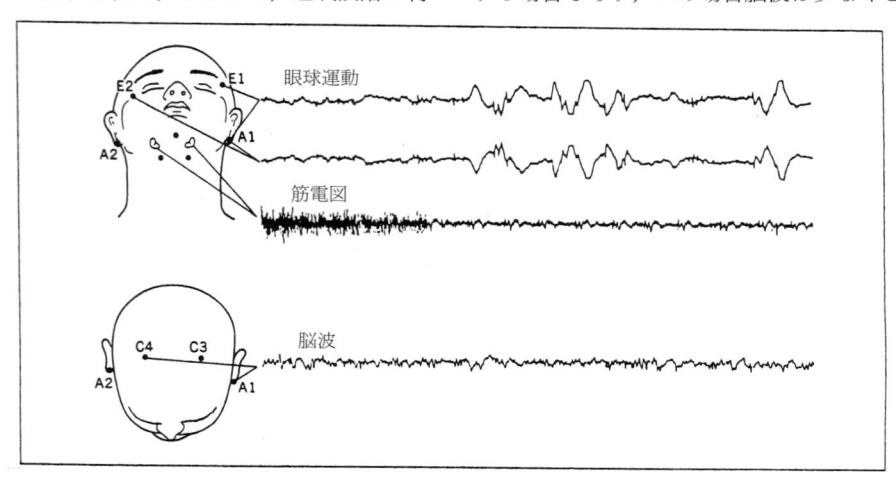

図4.8　睡眠ポリグラフィにおける脳波，眼球運動，筋電図の電極装着部位と導出(RechtschaffenとKales，1968)
睡眠段階判定に必要な眼球運動，筋電図，脳波の導出法を示す．眼球運動は左右の眼窩外側と片側耳朶との導出，脳波は左または右中心部と対側耳朶との導出になっていることに注意．

表 4.2 睡眠ポリグラフィによって記録される諸項目
(苗村ら, 1981)

睡眠ポリグラフィにおいて同時記録される項目を示す．終夜記録でも全項目が記録されることはなく検査の目的に応じ項目が選択される．昼間のポリグラフィでは睡眠段階判定のための脳波，眼球運動，筋電図に加え呼吸，心電図などがおもに記録される．

1) 脳波	10) GSR (皮膚電気反応)
2) 眼球運動	11) PTG (プレチスモグラム)
3) 呼吸	12) 誘発電位
4) 筋電図	13) ペノグラム
5) 心電図	14) アノグラム
6) 心拍数	15) 血液
7) 体動	16) 夜尿
8) 体温	17) 寝言
9) 血圧	18) いびき

頭部 (FP1, FP2 または F3, F4), 中心部 (C3, C4), 後頭部 (O1, O2), 側頭部 (T3, T4) から導出し, 脳波計の増幅器に余裕がある場合の他の部位からの脳波誘導も加えるとよい. なお, 新生児, 乳児の記録に際しては, 基準電極を装着する耳朵が小さく, 電極の固定が困難であると同時に心電図のアーチファクトが混入しやすいので, 単極導出の場合は基準電極を左右の乳様突起に装着するか, 縦方向または横方向の連結双極導出を用いる.

b) 眼球運動

Rechtschaffen らによる標準的手技 (Rechtschaffen と Kales, 1968) によれば, 眼球運動は左眼窩外側縁の約1cm上でやや外側に装着した電極と左耳朵A1を結ぶ誘導と右眼窩外側縁の約1cm下でやや外側に装着した電極と左耳朵A1を結ぶ誘導の2チャンネルが用いられる. この導出では, 水平または垂直眼球運動が逆位相に描画されるため, 眼球運動の詳細な検討が可能である. 脳波計のチャンネルに余裕のない場合は, 左眼窩外側上縁と右眼窩外側下縁の電極を結ぶ双極導出による記録とする.

c) 筋電図

睡眠段階判定のための筋電図は覚醒とレム睡眠期を鑑別するために重要な項目である. 覚醒期に筋放電のレベルが高くレム期に低電位となる抗重力筋に装着する. 電極装着部位は, 外咽頭筋, おとがい筋, おとがい下筋, 舌骨筋, 舌骨上筋などであるが, おとがい筋に装着されることが多い. 筋隆起を両側から挟むように電極を2から3cm離して装着する.

d) 呼吸

特に睡眠中に生じる呼吸障害を検出するために睡眠中の呼吸状態を観察, 記録することはポリグラフ検査の重要な事項である. 呼吸を検出するためにはさまざまなトンラスジューサが用いられ, それぞれ記録に関する特性を有する (末永, 1985). ここでは通常の検査において最もよく用いられるサーミスタとストレインゲージによる方法について述べる.

1) サーミスタ サーミスタは温度によって抵抗値が変化する素子である. これを被検者の鼻孔および口部に装着することによって呼気, 吸気の温度差による電圧値の変化を検知しこれを気流として呼吸曲線を描画する. 鼻孔 (左右) の信号と口部の信号を別に記録する2チャンネル用, または両者を合成した1チャンネル用のサーミスタが市販されている. 通常吸息を上向き, 呼息を下向きの曲線として描画するように入力箱へのピン接続を調整する.

2) ストレインゲージ 呼吸運動に伴う胸郭または腹壁の運動を記録するためには通常ストレインゲージが用いられる. ストレインゲージはゴムまたはシリコン製の中空チューブ (直径約5mm) のなかに炭素粉末または電解液を充填したものであり, これを胸壁または腹壁に固定する. 吸息運動に伴う胸郭または腹部の拡張がチューブを伸展させ, チューブの電気抵抗とそれに伴う電圧の変化を呼吸運動曲線として記録する. 位相は, サーミスタと同様とする. 近年, 伸張ひずみを検知し, 電位を生ずるピエゾ素子を用いた呼吸記録用のトランスジューサが登場しており, 感度よくしかも安定した記録が可能となっている. 一方, これらのトランスジューサは体動などによってずれやすく, 途中から記録不良となることがしばしばある. 患者が検査中に側臥位となったことを想定して, トランスジューサが体の下側にならないよう正中に装着しておくとよい.

e) 心電図

ポリグラフ検査における心電図の記録は, 他のポリグラフの指標, 特に脳波にアーチファクトとして混入した心電図成分を確認すること, 睡眠段階の変化に伴う自律神経活動を知る手がかりとすることを目的として記録され, 心拍数をおもな指標としてR-R間隔の

測定が行われる．電極は，脳波用皿電極で十分良好な波形を得ることができる．導出法としては左右の上肢間の導出である第Ⅰ誘導が多く用いられるが，睡眠中の体動などによるアーチファクトが混入する場合もあり，胸骨導出（胸骨柄と胸骨剣状突起）も推奨される（新美ら，1995）．

f）その他の生体現象

上記の標準的なポリグラフィの指標に加え，昼間の検査でも目的に応じてさまざまな生体現象の記録が付加される．昼間の検査の対象の多くは睡眠時無呼吸症候群やナルコレプシーといったポリグラムに特徴的な所見を有する疾患が多い．特に睡眠時呼吸障害を示す症例では，呼吸とともにいびきが重要な診断上の指標となっている．いびきの検出にはマイクロホンを用いたいびき音の検査が一般的であるが，ポリグラフィにおいては，いびきの有無を記録紙に描画することができるように，圧電素子を利用した微小振動検出のためのトランスジューサ（MTピックアップなど）を頸部に装着することによって，いびきによって発生する振動を記録紙に波形として記録する（岡田，1983）．

また，睡眠中に生じる四肢の運動は，四肢の表面筋電図を同時に記録することによって解析が可能である．特に後述の睡眠関連てんかんに関連して，hypnagogic myoclonusとepileptic myoclonusの鑑別には脳波と同時に記録した表面筋電図が有用である．さらにPLMDなどの睡眠時四肢異常運動やむずむず脚症候群において症状の出現と睡眠との関連を検討する上で四肢の表面筋電図は有用な指標となる（Diagnostic Classification Steering Committee, Thorpy NJ, Chairman, 1990）．

その他，食道内圧，脈波，GSR，体動・体位，体温，血圧など終夜睡眠ポリグラフィで扱う指標のほとんどすべては昼間のポリグラフィ検査における検査項目となるが，これらの指標の多くは記録手技が複雑であったり，特殊な装置が必要であり，また昼間の検査データに関する臨床的有用性の点で昼間のポリグラフィでの実施はまれである．

g）記録条件

生体信号は，表4.3に示すような周波数特性を有する．ポリグラフィでは多くの生体現象を一台の測定装置によってひずみなく記録することが必要であり，各生体現象に適した増幅条件を設定できる多用途型脳波計を用いることが望ましいことはすでに述べた．これまで示した測定項目の増幅器の設定について表4.4（太田ら，1991）に示した．脳波の感度については日常検査での条件である1 mm/10 μVに対し，

表4.3 生体信号の周波数成分と電圧

いびきの周波数成分は基本周波数を，電圧は振動センサによって検出した場合の出力を示す（トランスジューサの種類によって出力電圧は異なる）．これら異なる特性をもつ生体現象を同時にひずみなく記録するために，ポリグラフィには増幅器の条件を任意に設定できる多用途型脳波計が用いられる．

種類	周波数成分(Hz)	電圧
脳波 EEG	0.5〜60	数 μV〜300 μV
筋電図 EMG	10〜2000	10 μV〜10 mV
眼球運動 EOG	0〜10	5〜20 μV/度(0〜1 mV)
心電図 ECG	0.5〜200	100 μV〜2 mV
いびき	≦150, 300〜500	数 mV〜20 mV
皮膚電気反射 GSR	0.03〜5	数 μV〜数 mV

表4.4 生体現象の記録条件（太田ら，1991）

項目	時定数(秒)	感度(50 μV)	備考
脳波 EEG	0.3	5 mm 7.5〜10 mm*	睡眠ポリグラフィの場合の基準電極は反対側の耳朶を用いる
筋電図 EMG	0.03 0.01	20 mm 25 mm*	抗重力筋は高感度で測定するが，四肢の随意筋は1 mm/50 μV程度でよい
眼球運動 EOG	0.3 1.0以上 0.03	5 or 7.5 mm* 1 mm 5 mm	単極誘導で左右の眼球運動を測定する 双極誘導で左右または上下の誘導をする 微分処理で急速眼球運動を測定する
心電図 ECG	1.0以上 0.03	0.5 mm 1 mm	体動や発汗の多い被検者やR-R間隔の変動を目的とする場合に微分処理をする
呼吸曲線 Respiration	1.0以上	0.5 mm	サーミスタや呼吸バンドを用いての測定条件で適当に利得を調整する

*RechtschaffenとKalesのマニュアル(1968)による．

RechtschaffenとKalesによる標準的なポリグラフィの手技(Rechtschaffenら,1968)は1.5〜2 mm/10 μVと振幅が高く記録されるように設定することになっている．睡眠段階の判定に加え脳波異常の検出を目的とする場合には，判読になれた通常の脳波検査の設定(1 mm/10 μV)がよい．抗重力筋(おとがい筋など)の筋電図は，レム睡眠期における筋電位の低下を検出できるように高感度(脳波の感度の2倍)とする．脳波，眼球運動，筋電図(抗重力筋)の3者に関してはRechtschaffenとKalesによる標準的なポリグラフィの設定を適用することが望ましいが，他の生体現象の感度に関しては全体としてバランスのとれたトレースとなるよう適宜調整する．呼吸曲線は吸気が上向き，呼気が下向きに描画されるよう入力する．紙送りの速度は1.5 cm/秒または1 cm/秒が一般的であるが，脳波所見を詳細に検討する場合は通常の3 cm/秒のほうがよい．近年，わが国においても普及し始めたデジタル脳波計では，判読時に増幅器の条件やモンタージュ，波形の送引速度(従来の紙送り速度に相当する)をさまざまに変えることができ便利であるが，筋電図などの高い周波数の生体現象を記録する場合，サンプリング周波数によっては波形にひずみが生じるため注意を要する(McGregor, 1989；David, 1992).

h) 入眠処置について

昼間のポリグラフィ検査は，先に述べた多くの生体現象が睡眠によってどのように変化するかを昼間の睡眠を利用して検討することを目的として実施されるため，睡眠の記録は非常に重要であり，終夜睡眠ポリグラフィと同様に自然睡眠による記録を原則とする．多くの症例で睡眠時間の短縮，検査時刻を午後に設定するなどの措置によって自然睡眠への導入が可能である．しかし，不眠を示す症例などでは睡眠記録が困難なことがあり，必要に応じ催眠剤，入眠剤などを投与する場合がある．使用薬物は経口投与ができ速効性で短時間作用性であることが重要で，日常脳波検査の睡眠賦活の際に用いられているpentobarbital(ラボナ錠など)，amobarbital(イソミタール末など)，抱水クロラール末，triclofos sodium(トリクロリールシロップ)(大熊,1991)が使用される．一方，昼間の睡眠ポリグラフィの検査対象となる症例のなかで傾眠を主訴とする睡眠時無呼吸過眠症候群やナルコレプシーなどでは，昼間に睡眠脳波を記録することはそれほど困難ではない．これらの疾患の疑われる症例では，催眠剤の使用によって症状が憎悪することが予想されるので催眠剤や睡眠薬を投与しての検査は控えるべきである．また，新生児を対象とするポリグラフィも自然睡眠による検査を原則とする．薬物によっては脳波に速波が混入する場合があり(島薗ら,1982)，脳波判読時の情報として使用薬物の種類と量を記載しておく．また，薬物による睡眠賦活を実施した場合には検査中の十分な患者監視が必要である．

i) 判定

一般に，昼間の睡眠ポリグラフィの判定は終夜睡眠ポリグラフィの判定に準ずる．すなわち新生児ではAndersら(1971)，乳児期ではGuilleminaultら(1979)，幼児期以降はRechtshaffenとKales(1968)の睡眠段階判定基準に基づいて脳波，眼球運動，筋電図から睡眠の深度(睡眠段階)を判定する．表4.5(橋本,1990)に各年齢における睡眠段階の区分と判定の指標である脳波，眼球運動，筋電図所見の概要を示した．通常記録紙1ページを1エポックとして判定するので，紙送り速度によって1エポックの時間が異なり，1エポック10秒(紙送り3 cm/秒)，20秒(紙送り1.5 cm/秒)，30秒(紙送り1 cm/秒)となる．終夜脳波では，睡眠段階の判定後に睡眠変数(Williamsら,1974)を算出したり睡眠経過図を作成し，睡眠構造や構築に関して詳しい検討を行うが，昼間のポリグラフィでは検査時間が比較的短時間であることから，これらの二次的な処理を行うことは比較的少ない．これら判読作業と同時に呼吸(低換気や無呼吸の有無)，心拍(不整脈の有無)，いびきなどの生体現象に関する判定を行う．また，睡眠関連てんかんや中枢神経疾患を対象とした場合には，睡眠段階の判定とともに突発性異常波や徐波などに関する脳波所見にも注意を払う必要がある．

4.4.3 検査対象と所見

終夜睡眠ポリグラフィの対象となる疾患の多くが昼間のポリグラフィにおいても検査の対象となり，睡眠・覚醒障害の補助診断，身体および精神疾患を有す

4. 睡眠評価のための検査法

表 4.5 年齢別睡眠段階の区分と脳波，眼球運動，筋電図の所見(橋本，1990)

1) 新生児

	Quiet sleep 静睡眠(QS)	Active-REM sleep 動睡眠(AS)	Indeterminate sleep 不確定睡眠
EEG	tracé alternant (中〜高電位徐波 / 低電位さまざまな周波数)	低電位さまざまな周波数 (中等電位徐波)	QS，AS のどちらかの criteria も満足しない睡眠 入眠期，Stage の変化時にみられる
EOG	(−)	REM(+)	
EMG	(+)	抑制	

2) 乳児期(1〜4か月)

	Sleep onset 入眠期	Stage 1〜2 第1〜2段階	Stage 3〜4 第3〜4段階	REM sleep REM 段階
EEG	100 μV 以上のシーター波群発	シーター波 紡錘波(−)〜(+) 150 μV 以上のデルタ波は20%以下	150 μV 以上のデルタ波が20%以上 (2 Hz 以下) 紡錘波(−)	シーター波優位のさまざまな周波数
EOG	緩徐(+)	緩徐(±)	(−)	REM(+)
EMG	不定	不定	不定	抑制

3) 6か月〜1歳

	Stage 1 第1段階	Stage 2 第2段階	Stage 3〜4 第3〜4段階	REM sleep REM 段階
EEG	シーター波優位 紡錘波(−) デルタ波(−)	シーター波優位 紡錘波(+) 150 μV 以上のデルタは20%以下	150 μV 以上のデルタ波(2 Hz 以下)が20%以上を占める 紡錘波(−)	シーター波優位のさまざまな周波数
EOG	(±)	(−)	(−)	REM(+)
EMG	不定	不定	不定	抑制

4) 幼児期以降

	Stage 1 第1段階	Stage 2 第2段階	Stage 3 第3段階	Stage 4 第4段階	Stage REM REM 段階
EEG	低電位シーター波 紡錘波(−) デルタ波(−)	さまざまな周波数 紡錘波(+) K 複合(+) デルタ波(−)	75 μV 以上デルタ波(2 Hz 以下)が20〜50%を占める	75 μV 以上デルタ波(2 Hz 以下)が50%以上を占める	比較的低電位さまざまな周波数
EOG	緩徐(±)	(−)	(−)	(−)	REM(+)
EMG	不定	不定	不定	不定	抑制

る患者の睡眠分析，薬物の睡眠への影響の検討などを検査の目的とする．臨床的に昼間ポリグラフィの対象疾患として位置づけが確立しているのは睡眠時無呼吸症候群とナルコレプシーである．これらの疾患ではその特徴的なポリグラムの所見から昼間のポリグラフィが予備的またはスクリーニング的な検査にとどまらず，診断のための検査として利用されることもある．一方，日常の脳波検査をポリグラフィによって行う新生児では，周生期脳障害の診断と予後の判定，非定型的発作の診断，神経疾患の補助診断，成熟度の判定などきわめて重要な検査として位置づけられている．ここでは，睡眠時無呼吸症候群のスクリーニングとして行った昼間のポリグラフィについて，自験例(吉子ら，1993)を中心に所見を紹介し，有用性について述べる．

昼間のポリグラフィを行った対象は面接によって睡眠時無呼吸症候群を疑われた33例で，これまでに述べた方法で脳波，眼球運動，おとがい筋筋電図，換気曲線，呼吸運動を午後3時30分から1時間ポリグラフィによって記録した．その結果，睡眠中に無呼吸を認めた例が20例あり，確定診断のために実施した終

夜睡眠ポリグラフィで最終的に 18 例が睡眠時無呼吸症候群と診断された．昼間ポリグラフィによって検出された無呼吸の優位なタイプ（閉塞型か中枢型か）は終夜脳波でのそれと一致していた．また，昼間ポリグラフィで無呼吸が検出されなかった症例のほとんどが終夜脳波でも無呼吸の出現頻度は低く，睡眠時無呼吸症候群と診断される例でも軽症例であった．ポリグラムの所見として睡眠時無呼吸症候群では入眠と覚醒を繰り返すパターンが頻回に観察され，睡眠変数による非睡眠時無呼吸症候群との比較検討において SPT (sleep period time) および TST (total sleep time) には差がなかったにもかかわらず，睡眠時無呼吸症候群と診断された群では昼間ポリグラフィにおいて NSS (number of stage shifts) と％stage W が高い結果が得られた（表 4.6，図 4.9）．

昼間に過眠を示す症例では日中に睡眠脳波を記録することは比較的容易であり，この方法は無呼吸の定量的な判定は困難であるが重症例のチェックは可能であった．しかし，昼間の睡眠ではレム期に関連した無呼吸が検出されにくい弱点があるため，スクリーニングによって無呼吸が検出されない場合でも睡眠時無呼吸症候群を否定することはできない．臨床症状からは睡眠時無呼吸が強く疑われるにもかかわらず無呼吸が検出されない場合は，検査を実施する時間帯や記録時間の延長などを考慮する必要がある．最近の報告では，Hirano ら（1994）が，睡眠時無呼吸症候群と疑われた患者 19 例において午前 11 時から午後 2 時まで実施した 4 時間の昼間ポリグラフィと通常の終夜睡眠ポリグラフィを比較し，無呼吸指数（睡眠 1 時間あたりに出現する無呼吸の数），％Apnea（全睡眠時間に対する総無呼吸時間の比），無呼吸・低換気指数（睡眠 1 時間あたりに出現する無呼吸と低換気の数），％oxygen desaturation（総睡眠時間に対する酸素飽和度 90％以下の総時間の比）において両者間の統計学的な差はな

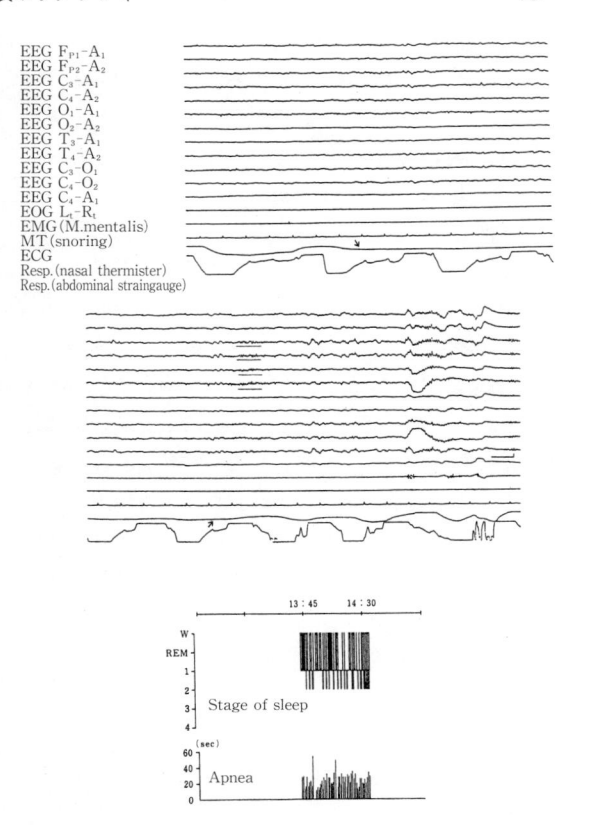

図 4.9 昼間ポリグラフィの例，睡眠時無呼吸症候群のポリグラムとその解析結果（吉子ら，1990）
上段に睡眠時無呼吸症候群が疑われた 54 歳男性の昼間の睡眠ポリグラムを示す．約 14 秒の換気停止が認められる（矢印）がその間腹部の呼吸運動は持続しており，閉塞型睡眠時無呼吸と推測された．換気停止中脳波には睡眠紡錘波（下線）が出現しているが無呼吸のため覚醒反応が起こり睡眠が中断している．下段は昼間ポリグラムの解析結果．記録開始直後より入眠と覚醒を繰り返し，睡眠経過はきわめて不良であった．

表 4.6 睡眠時無呼吸症候群の昼間ポリグラフィにおける睡眠変数の特徴（吉子ら，1993）
終夜脳波で確認された睡眠時無呼吸症候群 18 例と非睡眠時無呼吸症候群 12 例の昼間ポリグラムにおける睡眠変数の解析結果を示す．両者間には SPT および TST の差を認めないが，NSS は睡眠時無呼吸症候群で有意に多く睡眠経過が不良であることがわかる．

	SPT（分）	TST（分）	SEI	NSS	SOL（分）	L1 L（分）	S2 L（分）	
SAS	40.0±5.8	29.0±8.5	0.65±0.19	93.5±32.1	5.0±5.8	2.2±2.4	12.7±9.7	mean±SD
NonSAS	37.8±9.8	33.7±9.8	0.75±0.22	37.5±16.7	7.2±9.8	2.1±1.3	10.3±6.5	**$p<0.01$

SPT：sleep period time，TST：total sleep time，SEI：sleep efficiency index，NSS：number of stage shifts，SOL：sleep onset latency，S1 or S2 L：Stage 1 or 2 latency

く，昼間ポリグラフィはSASのスクリーニングのみならず重症度の判定にも有用であると述べている．

ところで，昼間の睡眠記録が夜間の記録と最も異なる点は，昼間の睡眠においては徐波睡眠やレム睡眠の記録が困難であり，これらは日常の脳波検査における睡眠賦活においてもよく経験されることである．しかし，昼間の睡眠でも記録する時間帯によってレム睡眠が記録されることもある．筆者ら（吉子ら，1987）は健康な学生を対象にした昼間のポリグラフィの検討で，レムの出現閾値は午前に，徐波睡眠の出現閾値が午後に低くなることを報告したが，検査時刻と記録時間の配慮は昼間のポリグラフ検査において重要な設定条件となる．すなわち，午前中の検査ではレム睡眠が比較的出現しやすく，午後からは徐波睡眠が出現しやすいため，検査時刻の設定により目的とする睡眠状態が得られる場合がある．また，検査時間はできる限り長いほうがよく，できれば2～3時間記録することが望ましい．終夜脳波では第1夜効果を考慮し，連続して数回にわたる検査が実施されるが，昼間のポリグラフィでは日常脳波検査と同様に睡眠脳波が記録できない場合を除き，繰り返し検査を実施することはまれである．

〔吉子　健一〕

文献

Anders T, Emde R, Parmelee A (Eds), 1971：A Manual of Standardized Terminology, Techniques and Criteria for Scoring of State of Sleep and Wakefulness in Newborn Infants, UCLA Brain Information Service/Brain Research Institute, Los Angeles.

David SG, 1992：The Practical Guide to Digital EEG. American Journal of EEG Technology 32：260-289.

Diagnostic Classification Steering Committee, Thorpy MJ, Chairman, 1990：International Classification of sleep Disorders：Diagnostic and Coding Manual. American Sleep Disorders Association, Rochester, Minnesota.

Guilleminault C, et al, 1979：Sleep states and related pathology. In Korobkin R & Guilleminault C (Eds)：Advance in Perinatal Neurology Vol 1. Spectrum, New York.

橋本俊顕，1990：小児睡眠の発達と睡眠ポリグラフィの検査法．福山幸夫編：小児脳波と誘発電位の臨床，pp 65-75，金原出版，東京．

Hirano T, Sakamoto T, Kuroda K, et al, 1994：The predictive ability of the daytime PSG for a diagnosis of sleep apnea syndrome. Abstract of Founding congress of the Asian sleep reserch society, p 67.

川副泰成，和田　清，佐藤茂樹，馬場　章，矢野　望，川島道美，飯塚　登，大津紀典，伊藤順一，1986：日常的ポリグラフィで見出された47例の睡眠時無呼吸．臨床精神医学15(10)：1663-1671．

McGregor Peter A, 1989：Updates in polysomnographic recording techniques used for the diagnosis of sleep disorders. American Journal of EEG Technology 29：107-136.

苗村育郎，本多　裕，1981：終夜脳波，終夜ポリグラフィー．臨床検査25(11)臨時増刊：1229-1239．

日本脳波・筋電図学会　臨床脳波検査基準検討委員会（大熊輝雄委員長），1988：臨床脳波検査基準1988．脳波と筋電図17(1)：81-99．

新美良純，堀　忠雄，1995：第V部　睡眠研究方法　心電図．日本睡眠学会編：睡眠学ハンドブック，pp 454-456，朝倉書店，東京．

西原京子，斉藤泰彦，遠藤四郎，1983：終夜睡眠ポリグラフィ．検査と技術11(8)：724-730．

岡田　保，1983：睡眠時無呼吸症候群のポリグラフィと臨床．呼吸と循環31(3)：233-242．

岡田　保，吉子健一，太田龍朗，粥川裕平，寺島正義，1991：睡眠時無呼吸症候群のスクリーニング．臨床脳波33(3)：157-162．

大熊輝雄，1991：睡眠賦活法．臨床脳波学第4版，pp 50-52，医学書院，東京．

太田龍朗，岡田　保，粥川裕平，1991：Polysomnograph．ベッドサイドの機能検査ガイド．Medical Practice 8臨時増刊号：248-254．

Rechtschaffen A, Kales A, 1968：A Manual of Standardized Terminology, Techniques and Scoring System for Sleep Stage of Human Subjects, UCLA Brain Information Service, Bethesda.

島薗安雄，林　実，1982：薬物と脳波．新脳波入門，pp 339-350，南山堂，東京．

Stockard-Pope JE, Werner SS, Bickford RG, 1992：Atlas of Neonatal Electroencephalography Second Edition, Raven Press, New York.

Stoohs R, Guilleminault C, 1992：MESAM 4：An ambulatory device for the detection of patients at risk for obstructive sleep apnea syndrome (OSAS). Cest 101(5)：1221-1227.

末永和栄，1985：睡眠ポリグラフィのトランスジューサ．第22回日本脳波・筋電図学会技術講習会テキスト，159-161．

末永和栄，土田誠一，1987：ポリグラフィ．検査と技術15(5)：554-560．

渡辺一功，1990：小児脳波の検査法-未熟児・新生児-．福山幸夫編：小児脳波と誘発電位の臨床，pp 13-16，金原出版，東京．

Williams AJ, Yu G, Santiago S, Stein M, 1991：Screening for sleep apnea using pulse oximetry and a clinical score. Chest 100(3)：631-635.

Williams RL, Karacan I, Hursch CJ, 1974：Electroencephalography (EEG) of human Sleep：Clinical Applications, pp 23-25, John Wiley & Sons, New York.

吉子健一，岡田　保，1990：日常脳波検査時における昼間の睡眠ポリグラフィによって発見された睡眠時無呼吸症候群の一症例．衛生検査39(8)：1239-1246．

吉子健一，岡田　保，1993：昼間の睡眠ポリグラフィによる睡眠時無呼吸症候群のスクリーニング—その有用性と睡眠時無呼吸症候群の昼間睡眠の特徴について—．臨床病理41(3)：279-284．

吉子健一，北野俊雄，岡田　保，寺島正義，太田龍朗，1987：昼間睡眠における午前と午後の比較検討．脳波と筋電図15(4)：311-317．

4.5 終夜睡眠ポリグラフィ

臨床において終夜睡眠ポリグラフィ(overnight polysomnography, 以下, PSGと略す)は, 睡眠構築(sleep architecture)を評価したり睡眠中に生じる異常な生体現象を客観的に捉えるために行われ, 睡眠覚醒障害をきたす疾患の診断やその治療効果の判定に用いられる.

4.5.1 必要な設備と機器類

a) 検査室

PSG専用の部屋があれば望ましいが, 多くの施設では通常の脳波検査で使われる部屋を夜間使用しているのが現状である. 脳波検査室は電気的にシールドされ防音構造になっているが, エアコン, 照度の段階的調節が可能な照明, 検査室の内外で双方向の通話ができるインターホンを備えているところも多い. ビデオカメラ(赤外線監視できるものが望ましい)とマイクロホンがあれば, 睡眠中の異常行動, 姿勢, 四肢の動きなどの画像と寝言やいびきなどの音声を同時にモニタすることができ, さらにビデオレコーダによって両者を保存することも可能である. このとき画像に時刻をスーパーインポーズすれば, あとで紙記録と照合するときに便利である.

b) 脳波計

脳波計は各チャンネルごとに時定数, 感度, フィルタを調整することができる8チャンネル以上の多用途脳波計を用いる. 脳波計の紙送り速度は, 国際判定基準であるRechtschaffenとKalesのマニュアル(Rechtschaffenら, 1968)(以下, マニュアルと略す)では1.0 cm/秒以上が望ましいとされている. 増幅器の設定については, 表4.7を参考にされたい. 特に脳波では睡眠段階3と4を判定するときに徐波の振幅が重要な指標となるので, 感度は正確に調節する必要がある.

表 4.7 記録条件

生体現象	記録条件	
	時定数(秒)	感度(mm/50 μV)
脳波	0.3	5〜10
眼球運動	0.3〜1.5	≦7.5
筋電図(おとがい筋)	≦0.03	10〜25
気流(サーミスタ)	1〜3	(≦1)*
呼吸運動(ストレンゲージ)	1〜3	(≦1)*
心電図	0.1〜1.5	(≦1)*
筋電図(前脛骨筋)	≦0.03	≦10**

* 記録を見ながら適宜調整する.
** ベッドに横になった状態で, 母趾を約30°背屈および底屈させ, このときのペンの振れが1 cmになるように脳波計の感度を調節する(ASDA, 1993).

c) 電極と脳波計との接続機器

電極は通常, 脳波検査用の銀・塩化銀皿電極を用いる. 電極のリード線は直接脳波計の電極ボックスにつなぐよりも, 携帯型の中継電極ボックス(日本光電：JE-103 A, NECメディカルシステムズ：5691)につないで, このボックスと脳波計の電極ボックスを取り外し可能なコネクタで接続すれば, 被検者がトイレなどに移動する際に便利でありトラブルも少ない. またテレメータ(日本光電：WEE-6112, NECメディカルシステムズ：SYNA ACT)を用いることによって無拘束下で測定することができ, 睡眠時随伴症などの検査に適している. テレメトリー(telemetry)とは, 電極やセンサからの信号を携帯用小型送信機に入力し, 無線伝送された信号を受信機から脳波計などに出力する方法である.

d) 記録装置(データレコーダ)

紙記録のほかに脳波計などの出力をデータレコーダに記録しておくと, あとでデータを解析するときに役立つ. 8時間以上, 8チャンネル以上の記録ができるデータレコーダとしては, アナログ方式ではTEACのXR-7000Lなど, デジタル方式ではSONYのSIR-1000などがある.

4.5.2 検査のスケジュール

a) 薬物の影響

被検者が三環系抗うつ剤やベンゾジアゼピン系睡眠薬・精神安定剤を連用しており，これらの薬物の影響を除外した記録をとる場合は，服薬中止後の反跳現象を考慮して少なくとも2週間の休薬期間を設ける．

b) 第1夜効果

被検者にとって検査が初めてである場合には，睡眠環境の変化によって中途覚醒や睡眠段階移行の増加，レム睡眠や徐波睡眠の減少などがみられることがあり（表4.8，4.9），これを第1夜効果（first night effect）（Agnewら，1966）という．このため特に睡眠構築を正確に評価したいときは2夜または3夜連続して測定することが望ましい．ただし，睡眠時無呼吸（sleep apnea）について評価する場合は，第1夜効果の検査結果に及ぼす影響は臨床上さほど問題とならないため，1夜だけの検査でもよいとされている（American Thoracic Society，1989）．

c) 検査の時間帯

できるだけ普段の睡眠に近い状態が記録できるように，検査前1〜2週間の睡眠日誌を参考にして記録の開始・終了時刻を決めることが望ましい．また，寝巻などの寝具は被検者が日頃使い慣れたものを用いるようにする．

4.5.3 測定方法と判定

臨床においてPSGを行うときは，まず適切な量と質をもった睡眠がとれているかを調べ，睡眠が障害されている場合にはその原因を検索することが必要である．このため，睡眠構築を評価するための測定項目は最低限必要であり，さらに原因疾患を対象とした測定項目を適宜追加する．臨床症状から鑑別すべき疾患を絞り，睡眠以外にどのような生体現象を同時測定すべきかを検討することが大切である（高橋ら，1995）．

a) 睡眠構築の評価

1) 測定方法　睡眠構築を評価するためには最低限，脳波，眼球運動，筋電図を同時に記録する必要がある．

ⅰ）脳波（EEG）：電極の配置は国際的な電極配置法（10-20法）（図4.10）に準じる．マニュアル

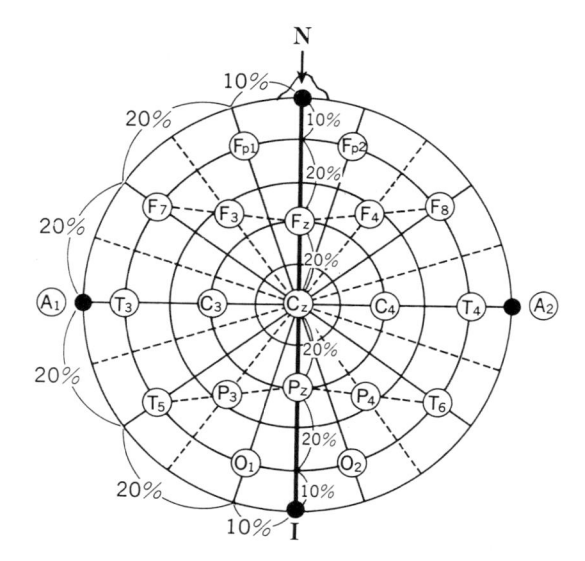

図 4.10　10-20法による脳波の電極配置（江部ら，1979）
鼻根（N）と後頭結節（I）を結ぶ線と，両耳孔前部（A_1, A_2）を結ぶ線を10-20-20-20-20-10％に分割する．NとAとIを結ぶ左右の半周距離を同様に10-20-20-20-20-10％に分割する．このように10，20％の長さを単位として，図のように電極が配置される．

（Rechtschaffenら，1968）に準じて，一側の中心部と反対側の基準電極との間で単極導出（C_3-A_2またはC_4-A_1）を行う（図4.11）．基準電極は耳朶または乳様突起上におく．入眠期を判定するためにはα波が重要な指標となるので，後頭部からの導出（O_1-A_2またはO_2-A_1）を補助的に加えることもある．交流成分によるアーチファクトを除去するために，ボディアースとしての電極を前額部に装着し，このリード線を電極ボックスのアース端子につなぐ．

頭皮上電極の装着は，まず頭髪を分けて頭皮を十分に露出し，アルコールで脱脂する．このとき皮膚と電極間の接触抵抗（インピーダンス）を下げるために皮膚前処理剤（日本光電：スキンピュア）を用いることもある．次に頭皮に電極糊をよく擦り込み，その上に電極糊をつけた電極を置く．電極の周囲に接着剤のコロジオン（NECメディカルシステムズ：A・EEG）を滴下し，ヘアドライヤで乾燥させて固定する．電極をはずすときは，アセトンをしみこませた脱脂綿で拭いてコロジオンをとる．コロジオンは乾燥すると収縮して皮膚を引っ張るため，頭皮以外の部位の電極は伸縮性粘着テープで固定する．

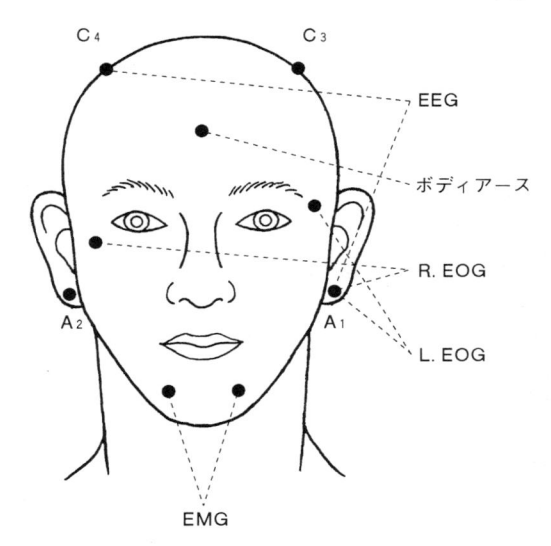

図 4.11 脳波,眼電図,筋電図の電極配置と誘導

ii) 眼電図(EOG): 角膜は網膜に比べて電位が陽性であり,眼球運動に伴い電位が変化するため,眼電図を記録することによって眼球運動を測定することができる.一側の外眼角の約1cm斜上方と反対側の外眼角の約1cm斜下方に電極を装着し,おのおのの電極と一側の基準電極との間で単極導出を行う(図4.11).電極を斜めに配置することによって,眼球の水平方向と垂直方向の動きを記録することができる.眼球運動は,左右眼電図の逆位相の振れとして表される.これに対して,発汗や体動などのアーチファクトは同位相で振れることから識別することができる.

iii) 筋電図(EMG): おとがい筋またはおとがい下筋の表面筋電図を記録する.皮膚上に2個の電極を3〜4cm離して装着し,双極導出を行う(図4.11).

すべての電極を装着したら,インピーダンス(電極接触抵抗)を確認する.記録が長時間に及ぶと,次第にインピーダンスが増加することが多いので,記録開始時は $10 k\Omega$ 以下にすることが望ましい(Rechtschaffen ら, 1968).次に,記録状態をチェックし,ベースラインとなる記録をとるために,一定の手順(MSLTの表を参照)で被検者に指示を与える.その後,部屋の明かりを消して検査を開始する.

2) 睡眠段階の判定 睡眠段階(sleep stage)の判定は,マニュアル(Rechtschaffen ら, 1968)に準じて20秒または30秒の区間(epoch)ごとに行う.ひとつの区間に複数の段階が混在する場合は,そのなかで最も多くを占める段階をもって,その区間の stage とする.判定のための脳波は,C_3-A_2 または C_4-A_1 からの記録を用い,徐波の振幅は陽性のピークから陰性のピークまでを計測する.詳細はこのマニュアルを参照されたい.

i) 定型的な睡眠段階: 定型的な覚醒・睡眠段階を図4.12に示し,おのおのの特徴を以下に述べる.

覚醒(stage W)

脳波には α 波がほぼ連続性に出現し,急速な眼球運動がみられ,おとがい筋筋電図の振幅は高い.

睡眠段階1(stage 1):脳波は α 波が50%以下になり,θ 波や頭蓋頂鋭一過波(vertex sharp transient, vertex sharp wave:頭蓋頂鋭波)が出現する.頭蓋頂鋭一過波は,陰性相の振幅が最も大きな二相性あるいは三相性の波で,両側の頭頂部および中心部に最も優勢に出現する.波の形から瘤波(hump)ともよばれる.また,この段階では緩徐な眼球運動(slow eye movements;SEMs)がみられ,おとがい筋筋電図の振幅は覚醒時よりも低下する.

睡眠段階2(stage 2):脳波に睡眠紡錘波(sleep spindle, spindle:紡錘波)やK複合(K complex)が出現する.睡眠が深くなるにつれて δ 波も出現してくるが,2Hz以下で $75\mu V$ 以上の δ 波は判定区間の20%以下である.紡錘波はマニュアル(Rechtschaffen ら, 1968)では12〜14Hzで,持続0.5秒以上と定義されているが,12〜16Hzの波も含めることもある(日本睡眠学会睡眠段階自動判定小委員会, 1996).K複合は頭蓋頂鋭一過波に似た遅い成分と紡錘波から成る速い成分で構成されている.

睡眠段階3(stage 3):2Hz以下,$75\mu V$ 以上の δ 波が判定区間の20〜50%を占める.

睡眠段階4(stage 4):2Hz以下,$75\mu V$ 以上の δ 波が判定区間の50%以上を占める.段階3と4をあわせて徐波睡眠(slow wave sleep;SWS)とよばれる.

レム睡眠(stage REM)

脳波は段階1とよく似たパターンを呈するが,頭蓋頂鋭一過波はほとんどみられず,鋸歯状波(sawtooth wave)が出現することがある.急速眼球運動

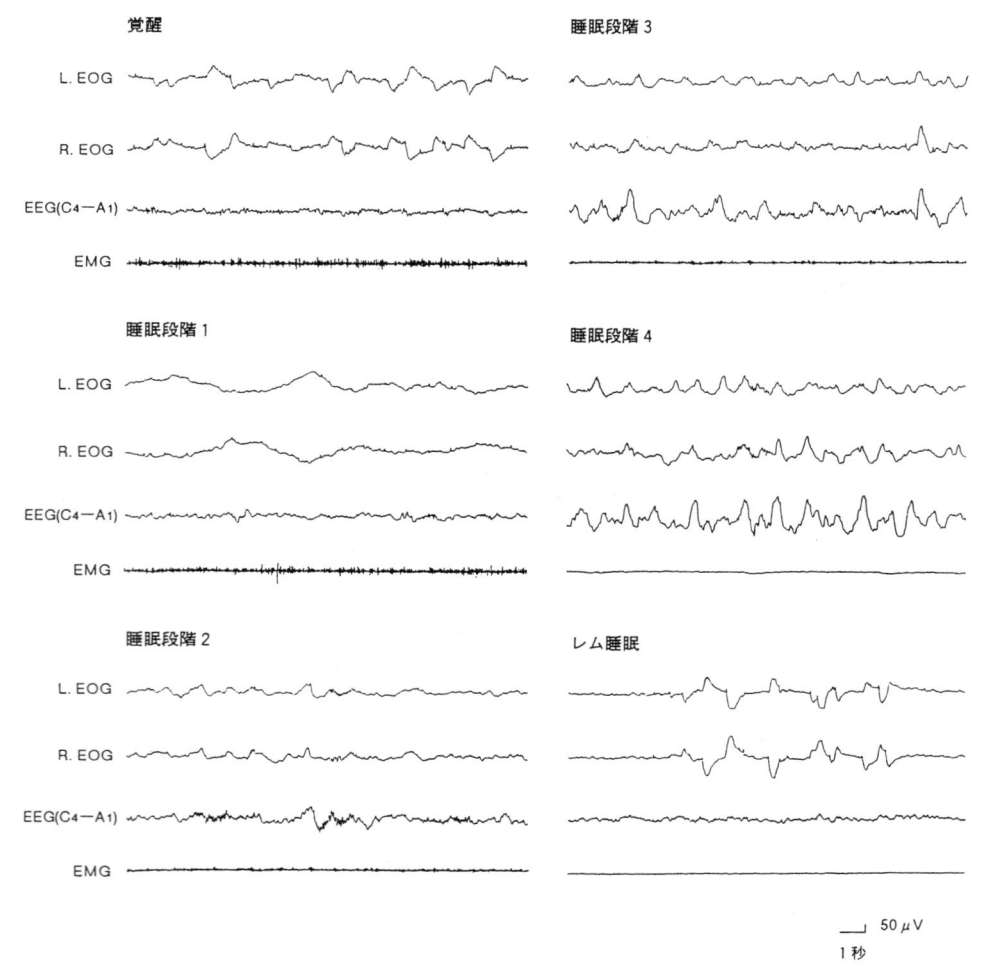

図 4.12 定型的な睡眠・覚醒段階

(rapid eye movements；REMs)がみられ，おとがい筋筋電図の振幅はその夜の記録のなかで最低となる．

運動時間(movement time；MT)：体動による筋電図アーチファクトのため脳波や眼球運動が判定できない区間をいう．ただし，その前後が覚醒であればstage W と判定する．

ⅱ) 非定型な睡眠段階：以上のような定型的な睡眠段階にあてはまらない睡眠パターンが観察されることがあり，これには stage 1-REM や alpha-delta sleep などがある．

stage 1-REM with tonic EMG (stage 1-REM)：REM sleep without atonia ともいわれ，脳波や眼球運動は通常のレム睡眠と同じであるが，表面筋電図に持続的に亢進した筋放電がみられる(図 4.13)．レム睡眠行動障害やせん妄などのときに認められることがある．

alpha-delta sleep：alpha sleep ともいわれ，睡眠徐波に比較的高振幅で遅い α 波が混在するパターンを呈する(図 4.14)．精神障害や結合組織炎症候群などでみられるが，健常人でも認められることがある(DCSC, 1990；Fredrickson ら，1994)．alpha-delta sleep では，睡眠徐波が出現している間 α 波はほぼ持続的に出現するが，睡眠時無呼吸症候群や周期性四肢運動障害でみられる覚醒反応では，α 波は反復性に出現することが多い．

3) 睡眠経過の評価　判定した睡眠段階をもとに

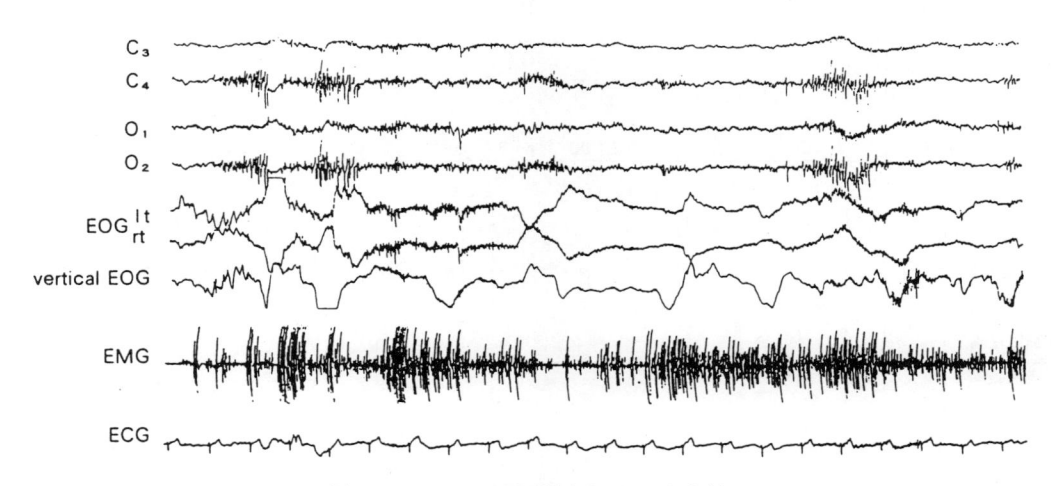

図 4.13 stage 1-REM(清水ら，1990 を改変)

脳波は，睡眠段階1やレム睡眠と同様に，低振幅のさまざまな周波数の波が混在するパターンを呈している．レム睡眠でみられるのと同様な急速眼球運動が高頻度に出現しているが，レム睡眠とは異なって，おとがい筋には持続的な筋活動がみられる．一過性に筋活動が高まる時期に一致して，患者は大声で寝言をしゃべった．このとき脳波と眼電図には，一過性の筋電図の混入がみられる．

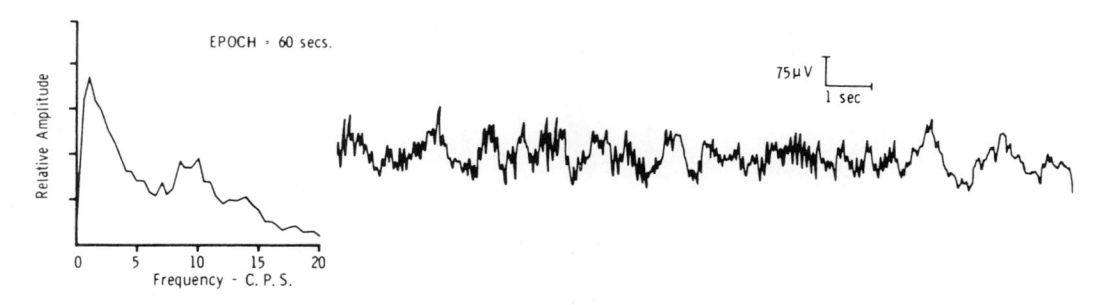

図 4.14 alpha-delta sleep(Moldofskyら，1975)

42歳の線維組織炎症候群の患者で，右側にノンレム睡眠中の脳波を，左側にそのパワースペクトルを示す．1 Hz と 8～10 Hz にピークがみられ，δ波(睡眠徐波)と遅いα波が混在する睡眠パターンであることがわかる．

睡眠経過図(hypnogram, sleep histogram)を作成する(図 4.15)．睡眠段階の変化や持続時間を図示することによって，一夜の睡眠経過をより明確に捉えることができる．また睡眠経過図と，無呼吸や下肢の不随意運動などの病的な生体現象を並べて表示すると，これらの現象と睡眠構築の障害との関係を検討する上で有用である(図 4.16)．

普通は一夜に3～5回の睡眠周期があり，徐波睡眠は前半の睡眠周期に多くみられ，明け方に近づくにつれて少なくなる．これに対してレム睡眠は，周期の回数を重ねるにつれて持続時間が長くなる．最初のレム睡眠は1回目の睡眠周期の終わりに出現することが多いが，ナルコレプシーでは入眠後15分以内にレム睡眠が出現することがあり，これを入眠時レム期(sleep onset REM period；SOREMP)という．SOREMPは睡眠時無呼吸症候群でもみられることがある(図 4.16)．

4) 睡眠変数の評価 睡眠変数(sleep variables)を用いることによって，睡眠構築を量的に表すことができ，ほかのPSGの結果との比較が容易となる．

睡眠変数を求めるためには，まず入眠時期を判定することが必要となるが，マニュアル(Rechtschaffenら，1968)には入眠の定義については記載されていない．これを補うために，日本睡眠学会の睡眠段階自動判定小委員会の報告(日本睡眠学会睡眠段階自動判定小委員会，1996)では，「消灯または就寝後，初めて睡

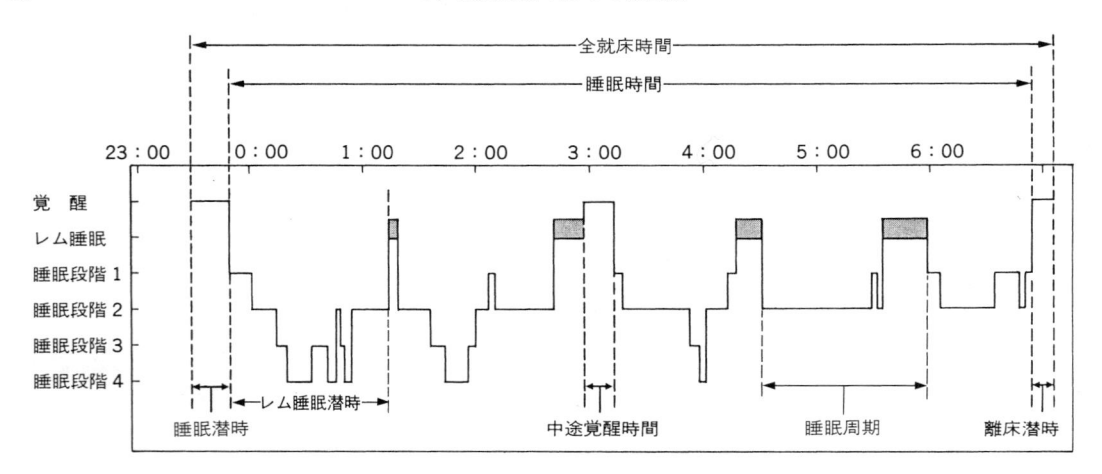

図 4.15　睡眠経過図(模式図)

眠段階(1, 2, 3, 4, REM)のいずれかと判定された期間を入眠とする．ただし，研究目的によってこの原則に従わない場合はその旨を明記するべきである．その場合，(途中省略)入眠とする睡眠段階，条件とする持続時間，条件とする睡眠経過などを明記することが望ましい．」としている．

以下に，おもな睡眠変数を列挙する(図 4.15)．

全就床時間(time in bed；TIB)：　消灯または就床してから，離床するまでの時間．

睡眠時間(sleep period time；SPT)：　入眠してから最後の覚醒までの時間．

中途覚醒時間(wake time after sleep onset；WASO)：　入眠してから最後の覚醒までにおける覚醒時間の総和．

中途覚醒回数(number of awakenings)：　睡眠時間内での覚醒回数．

全睡眠時間(total sleep time；TST)：　＝睡眠時間－中途覚醒時間

睡眠効率(sleep efficiency；SE)：　＝(全睡眠時間／全就床時間)×100(％)

各睡眠段階の出現時間と出現率：　出現率は全睡眠時間に対する各睡眠段階の出現時間の割合(％S1〜4，％SR)，または睡眠時間に対する各睡眠段階の出現時間の割合(％SW, ％S1〜4，％SR)で表す．

睡眠段階移行数(number of sleep stage shifts)：　睡眠段階が変化した回数．

睡眠潜時(sleep latency；SL)：　消灯または就床してから，入眠するまでの時間．

離床潜時(bed out latency；BOL)：　最後に覚醒してから離床するまでの時間．

レム睡眠潜時(REM sleep latency；RL)：　入眠してから最初のレム睡眠が出現するまでの時間で，この間の中途覚醒時間は除く．

レム密度(REM density)：　レム睡眠中における1分あたりの急速眼球運動の出現数．

レム睡眠回数(number of REM sleep episodes)：　睡眠時間内でのレム睡眠の回数で，レム睡眠の中断が15分または30分以内であれば，ひとつのレム睡眠とみなす．

睡眠周期(sleep cycle)：　入眠してから最初のレム睡眠の終わりまでの時間で，その後はレム睡眠の終了から次のレム睡眠の終了までの時間．各回の睡眠周期を平均して一夜の平均睡眠周期とする．

すでに述べたように，被検者にとって検査が初めてである場合には，第1夜は中途覚醒や睡眠段階移行が増加し，レム睡眠や徐波睡眠は減少する傾向がみられる(第1夜効果)ため，おもな睡眠変数の年齢別の標準値を第1夜と第2夜に分けて，それぞれ表4.8と表4.9に示した．

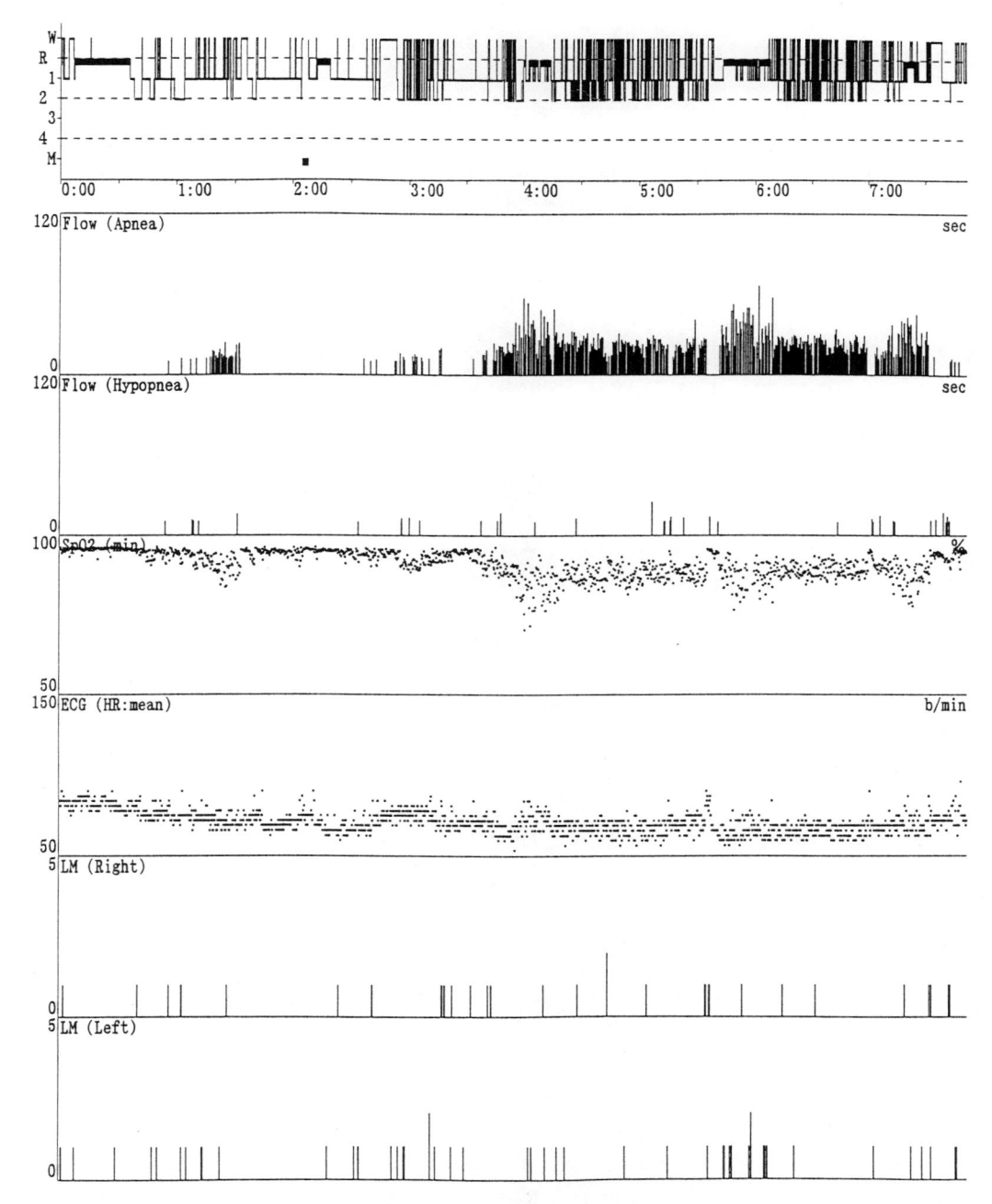

図 4.16 PSG の解析結果の表示例(Sleep Sign による出力)

閉塞型睡眠時無呼吸症候群の 37 歳の男性で，耐えがたい昼間の眠気と熟眠感の欠如を主訴とする．上から順に，睡眠経過図，無呼吸の持続時間，低呼吸の持続時間，S_pO_2，心拍数，右と左の leg movement の個数(20 秒間)を表す．睡眠経過図の W，R，1，2，3，4，M は，それぞれ覚醒，レム睡眠，睡眠段階 1，2，3，4，運動時間を示し，睡眠段階は 20 秒ごとに視察によって判定した．入眠時レム期（SOREMP）が出現しているが，徐波睡眠はみられなかった．無呼吸に伴って頻回の睡眠段階の変化，S_pO_2の低下，心拍数の変動が認められた．無呼吸はすべて閉塞型で，apnea index は 44.9 であった．leg movement は，ほとんどが呼吸再開時の覚醒反応に伴って出現していた．

表 4.8　おもな睡眠変数の年齢別の標準値(第1夜)(Hirshkowitz ら,1992 を改変)

睡眠変数	20〜29 ($n=44$) Mean	SD	30〜39 ($n=23$) Mean	SD	40〜49 ($n=49$) Mean	SD	50〜59 ($n=41$) Mean	SD	60≤ ($n=29$) Mean	SD
全就床時間	404.9	44.1	393.1	58.2	404.2	49.4	393.0	51.1	395.7	42.8
全睡眠時間	347.3	62.5	340.0	70.8	329.4	54.6	331.6	63.6	298.4	61.3
出現時間：覚醒	57.6	61.0	53.1	48.3	74.9	46.7	61.4	44.7	97.3	50.5
：段階1	16.4	11.5	13.1	8.2	21.9	13.0	22.0	13.0	24.4	14.1
：段階2	197.0	42.4	195.8	48.2	208.8	50.2	212.6	48.6	202.5	44.7
：徐波睡眠	61.9	22.1	58.4	28.5	34.6	31.3	27.9	26.3	19.3	16.4
：レム睡眠	72.0	29.2	72.7	35.9	64.2	27.5	69.0	24.7	52.2	23.9
睡眠潜時	11.8	13.1	13.4	10.1	14.2	14.0	8.7	11.4	15.3	14.9
睡眠効率(%)	86.2	14.2	86.4	11.6	81.7	10.8	84.3	11.1	75.4	13.2
中途覚醒回数	9.6	8.2	7.7	4.2	11.6	5.3	11.4	4.5	14.1	6.7
睡眠段階移行数	47.1	23.6	39.9	11.8	46.7	18.8	46.3	12.7	50.8	21.9
レム睡眠回数	3.3	1.0	3.4	1.0	3.5	0.9	3.8	0.9	3.6	1.3

(注)時間はすべて"分"で表記する.

表 4.9　おもな睡眠変数の年齢別の標準値(第2夜)(Hirshkowitz ら,1992 を改変)

睡眠変数	20〜29 ($n=44$) Mean	SD	30〜39 ($n=23$) Mean	SD	40〜49 ($n=49$) Mean	SD	50〜59 ($n=41$) Mean	SD	60≤ ($n=29$) Mean	SD
全就床時間	397.3	44.5	397.5	49.7	411.7	50.0	405.5	56.4	406.6	45.8
全睡眠時間	374.9	44.5	375.8	52.9	370.2	52.4	366.6	58.0	348.8	51.5
出現時間：覚醒	22.4	19.9	21.7	15.2	41.5	42.6	38.9	30.0	57.9	32.8
：段階1	11.5	8.1	10.0	8.8	18.0	12.4	19.1	15.4	16.7	11.6
：段階2	201.8	46.0	209.7	42.7	224.3	53.3	232.2	63.3	235.3	46.4
：徐波睡眠	72.9	23.1	63.5	30.0	44.1	33.6	31.7	26.6	30.3	27.4
：レム睡眠	88.8	27.3	92.7	31.9	83.8	30.0	83.6	27.6	66.5	29.8
睡眠潜時	6.3	6.9	10.0	10.3	8.4	9.7	6.1	7.7	8.2	7.7
睡眠効率(%)	94.4	4.7	94.4	4.1	90.2	9.8	90.4	7.1	85.8	7.9
中途覚醒回数	6.3	6.3	4.7	3.7	8.4	5.8	9.7	5.2	12.3	6.7
睡眠段階移行数	44.4	23.6	36.2	14.8	43.5	18.2	45.1	16.3	47.2	14.2
レム睡眠回数	3.6	0.8	3.6	0.8	3.8	0.9	4.1	0.9	3.8	1.2

(注)時間はすべて"分"で表記する.

b) 睡眠時無呼吸症候群(sleep apnea syndrome；SAS)の検査

1) 必須項目　SAS を対象とする場合は,以下の項目を測定する必要がある.

i) 気流(airflow)：　吸気は肺内で直ちに深部体温近くにまで暖められ,呼気として排出される.吸気と呼気による温度変化をサーミスタ(thermistor)を用いて検出することによって,気流を半定量的に測定することができる.測定中はサーミスタが皮膚に接して体温と一定にならないように注意する.睡眠中は口呼吸のみや鼻呼吸のみになったり,鼻呼吸でも左右の優位性が変わる場合があるため,左右の鼻孔部および口唇部の3個所にサーミスタを装着する必要がある.鼻呼吸と口呼吸を別々に記録する方法と,三つのサーミスタをまとめて1チャンネルに記録する方法(日本光電：ZE-732 A)がある.サーミスタのほかには,吸気と呼気の炭酸ガス(CO_2)の濃度差を利用してその濃度変化を記録する方法や,マスクを装着して圧差から換気量を定量的に測定する方法(pneumotachography)などがある.一般に,記録紙上では吸気は上向きの振れ,呼気は下向きの振れとして表される(図4.17).

また,気管音(tracheal sound)を記録することにより,いびきを検出することができる.気管音は小型のマイクロホン(NECメディカルシステムズ：SPM 101)によって記録するが,圧電素子からなる微細振動検出用のセンサ(日本光電：MT-3 T)を用いていびきを検出する方法もある.いずれも喉頭部または胸骨上部に伸縮性粘着テープで固定して測定する.

4.5 終夜睡眠ポリグラフィ

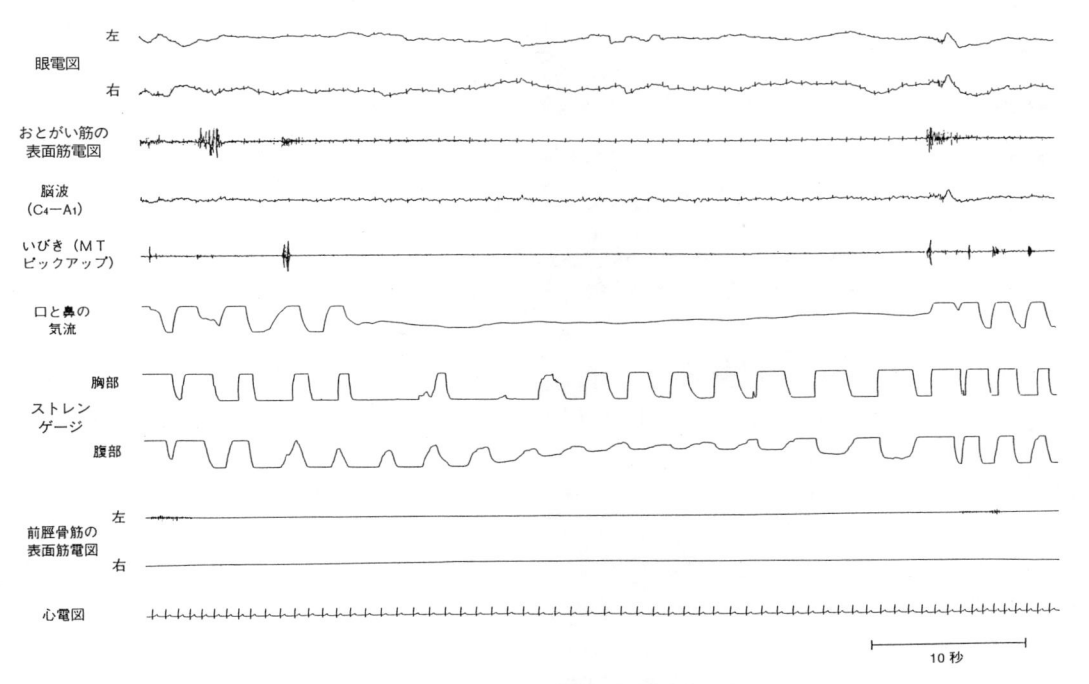

図 4.17 閉塞型睡眠時無呼吸症候群の睡眠ポリグラム
図 4.16 の症例の睡眠ポリグラムで，レム睡眠中に 38 秒間の閉塞型無呼吸が認められる．換気が停止している間も胸腹部は逆位相に動き，呼吸の再開に伴い脳波上の覚醒反応といびきが出現し，心拍数と表面筋電図の振幅は増加する．

10 秒以上換気が停止する場合を無呼吸(apnea)といい，50％以下の換気低下が 10 秒以上続く場合を低呼吸(hypopnea)という．一夜における無呼吸の総数を全睡眠時間で割ったものを無呼吸指数(apnea index；AI)といい，AI 5 以上が異常とされる(DCSC, 1990)．無呼吸と低呼吸をあわせた無呼吸低呼吸指数(apnea and hypopnea index；AHI)を用いることもあり，近年では AHI 10 以上を病的なものとして扱う立場が増えつつある(岡田ら，1994)．特に中枢型無呼吸は加齢とともに増加する傾向があるため，年齢を考慮して判定する必要がある．

ii) 呼吸運動(respiratory movement)： 呼吸に伴う胸腹部の動きを検出するために，ストレンゲージ(strain gauge)またはインダクタンスプレスチモグラフ(inductance plethysmograph)を胸部と腹部に巻いて測定する．前者はゴムまたはシリコン製のチューブに炭素粉をつめたもので，チューブの伸縮による電気抵抗の変化を記録する．後者はコイルをサイン波状に縫い付けた伸縮性のバンドで，コイルの伸縮によるインダクタンスの変化を記録する．両者とも記録紙上では通常，胸部や腹部の周囲径が増大するときには上向きの振れ，減少するときは下向きの振れとして表される(図 4.17)．

睡眠時無呼吸はそのときの胸腹部の動きから，閉塞型(obstructive type)，中枢型(central type)，混合型(mixed type)に分類される(図 4.18)．閉塞型は換気が停止している間，胸壁または腹壁の動きがみられ，中枢型では換気が停止している間，胸腹部の動きはみられない．混合型は，無呼吸の最初は中枢型で始まるが途中から閉塞型に移行する．一晩の睡眠において閉塞型無呼吸，中枢型無呼吸が優位な場合，それぞれ閉塞型睡眠時無呼吸症候群(OSAS)，中枢型睡眠時無呼吸症候群(CSAS)とよばれる．混合型無呼吸は閉塞型無呼吸の重症型と考えられていることから，このような無呼吸が優位な場合は OSAS とされる．

iii) 経皮的動脈血酸素飽和度(S_pO_2)： パルスオキシメータは酸化ヘモグロビンと還元ヘモグロビンの近赤外光に対する吸光度の差を利用し，さらに動脈の拍動による吸光度の変動成分のみを取り出すことによって，S_pO_2 を経皮的に連続測定することができる．

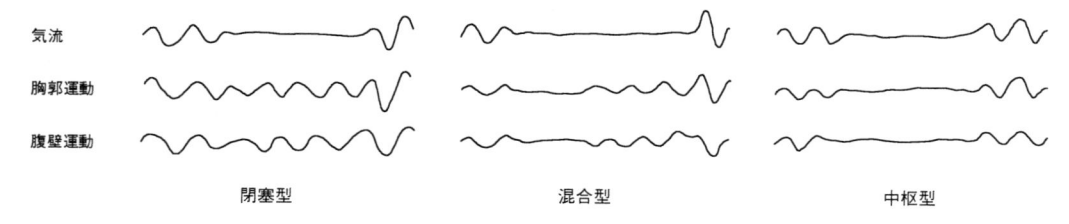

図 4.18 睡眠時無呼吸のタイプ
閉塞型無呼吸と混合型無呼吸の後半では、胸腹部は逆位相に動くことが多い.

センサ(プローベ)は指尖または耳朶に装着するが、指尖は耳朶と比べて確実に固定できるものの、反応時間は10〜15秒ほど遅れる. S_pO_2は通常, 覚醒時の値から4%以上減少した場合に異常とされる.

iv) 心電図(ECG): 睡眠時無呼吸に伴って心拍数が変動したり(図4.17), 不整脈が出現することがあるため, 心電図も同時に記録する必要がある. 図4.19にホルター心電計で用いられる電極配置と誘導を示した. 修正I誘導は電極をつけやすく, 振幅の高い心電図を記録することができる. NASA誘導は振幅は小さいが, 胸骨上は筋が少ないため筋電図のアーチファクトが入りにくく, 電極を確実に固定することができる. いずれも2個の皿電極を用いて双極導出を行う.

2) 補足項目　このほかに測定した方が望ましい項目を以下に挙げる.

i) 体位(body position): 特に閉塞型無呼吸は, 仰臥位で増悪して側臥位で軽減する傾向があり,

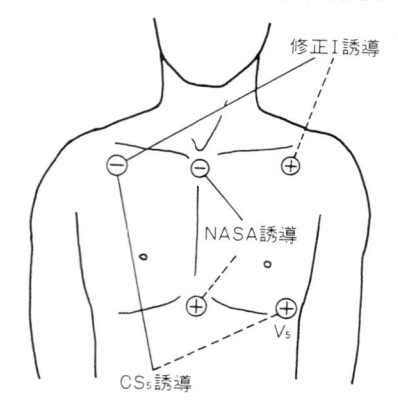

図 4.19 心電図の電極配置と誘導(奥平, 1996)
修正I誘導: (G1)右鎖骨下ー(G2)左鎖骨下
CS_5誘導: (G1)右鎖骨下ー(G2)V_5の位置
NASA誘導: (G1)胸部最上部(胸骨柄)ー(G2)剣状突起

重症度を正確に評価するためには検査中の姿勢も同時に記録した方がよい. ビデオカメラで睡眠中の姿勢をモニタするか, 体位によって電圧が変化するセンサ(体位センサ)を前胸部に装着する.

ii) 食道内圧(esophageal pressure; Pes): 食道内圧は胸腔内圧を反映しているため, 呼吸努力を正確にモニタすることができる. 食道バルーンに差圧トランスデューサをつないで測定するが, 食道バルーンの挿入や留置は不快感を伴うため, 傾眠傾向の強い患者の方が適している. 最近ではピエゾ素子でできた超小型の圧トランスデューサもあり, カテーテルの先に取り付けて使用することができる. 食道内圧は, 中枢型無呼吸ではほとんど低下しないが, 閉塞型無呼吸では著明に低下する. Guilleminaultら(1993)の提唱する上気道抵抗症候群(upper airway resistance syndrome; UARS)では, 無呼吸やS_pO_2低下はないが, 食道内圧の低下が認められる.

iii) 前脛骨筋筋電図(anterior tibialis EMG): SASは周期性四肢運動障害を伴うことがあり, またSASでみられる日中の過剰な眠気は周期性四肢運動障害でも起こるため, 両側前脛骨筋の表面筋電図も同時に記録することが望ましい(American Thoracic Society, 1989)(図4.17).

c) 周期性四肢運動障害とむずむず脚症候群の検査

周期性四肢運動障害(periodic limb movement disorder; PLMD)は従来, 夜間ミオクローヌス(nocturnal myoclonus)と呼ばれていた疾患で, 睡眠中に常同的な四肢(おもに下肢)の不随意運動が周期的に出現する. これにより睡眠が分断され, 日中に耐えがたい眠気を生じることがある. 一方, むずむず脚症候群(restless legs syndrome; RLS)は, おもに入眠前に起こる異常知覚によって入眠が妨げられる. 異常知覚

は下腿や足底部に出現し，むずむずしたり虫が這い回るような不快な感覚であるが，下肢を動かすことによって軽減したり消失する．RLSはPLMDを合併することが多いため，RLSを対象とした検査でもPLMDについて検索する必要がある．

PLMDの検査では，前脛骨筋の表面筋電図を測定する．母趾を背屈させて前脛骨筋の位置を確認し，この皮膚上に電極を2〜4 cm離して装着し，双極導出する（図4.20）．下腿の動きを考慮して，リード線はゆとりをもたせて皮膚上にテープで固定する．筋活動は一側だけに出現したり（図4.21），左右交代性に出現することがあるため，両側の前脛骨筋の記録をとることが必要である．また，睡眠時無呼吸も周期性に出現することが多く，呼吸再開時に筋活動の亢進を伴うことがあるため，SASのための検査項目も同時に記録する必要がある．

検査を開始する前に，ベッドに横になった状態で母趾を約30°背屈および底屈させ，このときのペンの振れが1 cmになるように脳波計の感度を調節する（表4.7）．このときの振幅の25%以上の振幅があり，0.5〜5秒持続する筋活動をleg movement（LM）とする（ASDA，1993）．睡眠中に5〜90秒の間隔で4個以上連続して出現したLMをperiodic leg movement（PLM）とする（図4.21）．このときのLMの間隔は，LMの始まりから次のLMの始まりまでの時間をいう．筋活動は両側同期して現れることが多いが，左右の筋活動が5秒未満の間隔で出現した場合は1個のLMとしてカウントし，5秒以上の間隔を置いて出現した場合は別個のLMとしてカウントする．また，睡眠時無呼吸による覚醒反応に伴って出現したLMはPLMの算出に含めない（図4.16）．LMによって脳波上の覚醒（EEG arousal）（ASDA，1992）がひき起こされることがあるが，LMの始めから3秒以内に覚醒が出現した場合，これをLM with arousalといい，この数は睡眠障害の指標となる．

PLMに含まれるLMの総数を全睡眠時間で割ったものをPLM indexといい，ICSD（DCSC，1990）では5以上を異常とし，5〜24は軽症，25〜49は中等症，50以上は重症としている．PLMは加齢とともに増加する傾向があり，健常老人でもみられることがあるため，年齢と臨床症状を考慮して診断する必要がある．

d）概日リズム睡眠障害の検査

概日リズムは振動の強さの異なる二つの振動体で駆動され，強振動体（strong oscillator）は体温リズム，メラトニンやコルチゾールの分泌リズムなどに作用し，弱振動体（weak oscillator）は睡眠覚醒リズム，成長ホルモンやプロラクチンの分泌リズムなどに作用する．概日リズム睡眠障害（circadian rhythm sleep disorder）では，この二つの振動体の位相関係が変化

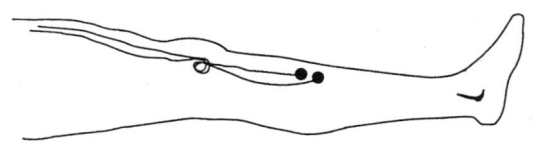

図4.20 前脛骨筋の表面筋電図の電極配置（ASDA，1993）

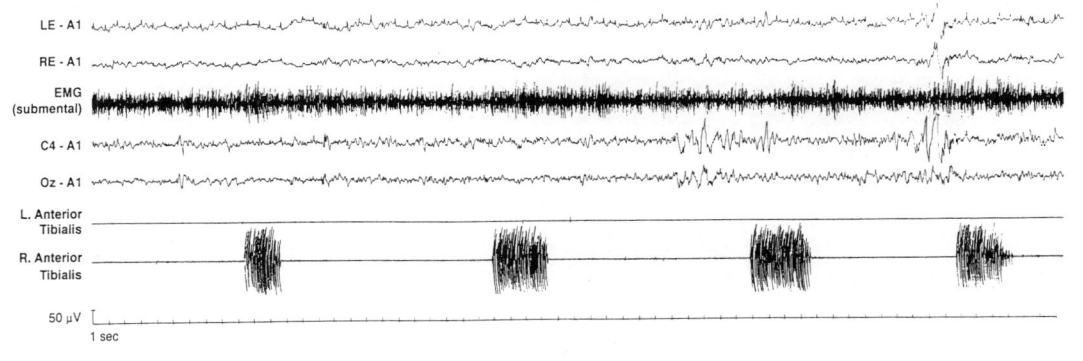

図4.21 periodic leg movement（PLM）（ASDA，1993）
通常，leg movement（LM）は左右同時に出現するが，このように一側だけにみられることもある．ここに示したものは20個以上のLMからなるPLMの一部分である．4個のLMは，いずれも脳波上の覚醒（EEG arousal）を伴わず，隣合うLMの間隔は5〜90秒の範囲内である．

したり，それぞれが異なる周期でフリーランして内的脱同調となることがある．これを調べるためには，PSGにおいて睡眠構築や睡眠位相(睡眠時間帯)を検討するとともに，体温リズムやホルモン分泌リズムも同時に測定する．体温リズムの測定については他章で詳述しているので，ここではホルモン分泌リズムの測定方法について触れたい．

コルチゾール分泌は食事やストレスの影響(masking)を受けやすいが，メラトニン分泌は高照度で抑制される以外は外的要因の影響を受けにくいため，強振動体のリズムを検討するうえで優れた指標となる．概日リズムを調べる場合，血中メラトニンの測定は睡眠中も含めて24時間行う必要がある．カテーテルを静脈内に留置し，カテーテル内をヘパリンを添加した生理食塩水で満たして，血液凝固による閉塞を防ぐ．通常1時間ごとに低照度下(50 lux以下)で採血し，採血後は再びヘパリンロックしておく．

e) 睡眠関連胃食道逆流の検査

睡眠関連胃食道逆流(sleep-related gastoroesophageal reflux)とは睡眠中に胃液や胃内容物が食道へ逆流することで，これによる胸部の不快感や灼熱感，痛みのために睡眠が障害されることもある．食道内pHは通常6〜7の中性であるが，胃酸が食道に逆流するとpHは4以下となる．このことを利用して，食道内pHの変化から胃食道逆流を検出することができる．pHセンサはリード線の先端につけたガラス電極またはアンチモン電極からなり，これを経鼻的に食道内へ挿入する．X線透視下で先端の電極を誘導し，下部食道括約部より5 cm口側のところに留置する．閉塞型無呼吸が睡眠関連胃食道逆流をひき起こすことがある(DCSC, 1990)ため，食道内pHのほかにSASのための測定項目も同時に記録する．

f) 睡眠時遺尿症の検査

睡眠時遺尿症(sleep enuresis)は，繰り返し起こる睡眠中の不随意的な排尿を特徴とする．エピソードは夜間覚醒中も含めてどの睡眠段階でも起こりうるが，多くは夜間の最初の3分の1にみられる(DCSC, 1990)．遺尿は，パンツに縫い付けた電極間の尿によるリークや，サーミスタによる温度変化によって検出する(高橋ら，1995)．閉塞型睡眠時無呼吸症候群が遺尿症の原因となったり，遺尿を促進する因子となることがある(DCSC, 1990)ため，SASのための測定項目も同時に記録する．

4.5.4 今後の展望—終夜睡眠ポリグラフィの省力化

標準的なPSGは，検査室において検者が徹夜で測定し，その結果得られた多量のデータ処理は手作業で行われてきた．このように従来のPSGは，多くの時間と労力が必要とされ，臨床においてこの検査を継続していくのは大変なことであった．しかし，近年デジタル技術がPSGにも導入されるようになり，PSGを省力化して行える可能性が出てきた．

a) 測定の省力化

これまで検査室以外の場所でPSGを行う場合は，記録できるチャンネル数が少なく，測定項目が限られていた．しかし，測定機器の小型化や記録装置のデジタル化と大容量化によって，現在では14チャンネル以上，8時間以上記録できるようになり，検査室で行われる標準的なPSGとほぼ同じ測定項目を，自宅や病室で記録することが可能となった．この方法は，被検者の行動を観察することができず，記録上のアーチファクトやトラブルにすぐ気づき対処することができないなどの欠点はあるが，検者が徹夜して検査に付き添う必要がなく，PSGの測定を省力化することが可能である．

このような機器としては，NECメディカルシステムズのSYNA ACT(テレメータの送信機を生体アンプとして使用)とHDL 1000(デジタル式小型データレコーダ)や，Bio-logic製，兼松メディカルシステム販売のSleepScan Traveler(生体アンプを内蔵したデジタル式小型データレコーダ)などがある．これらの機種は，それぞれ自社のHDP 1000やD/Aボードを用いて，収録したデータを脳波計に出力することも可能である．さらにデータを保存しているハードディスク(PCMCIA card)を本体から取り出し，デスクトップコンピュータのPCMCIA slotに挿入することにより(図4.22)，ディスプレイ上に睡眠ポリグラムを表示したり，それぞれ後述するSleepSignやSleepScanによって自動解析することもできる．

自宅や病室で測定する際の注意点は，交流電源によ

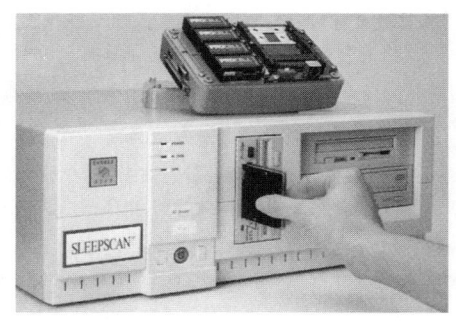

図 4.22　SleepScan Traveler と SleepScan Traveler(上の箱形の機器)からデータを保存している PCMCIA card を取り出し，SleepScan のデスクトップコンピュータの PCMCIA slot に挿入することにより，ディスプレイ上に Traveler で収録した睡眠ポリグラムを表示したり，これを自動解析することができる．

るアーチファクトを取り除くことであり，測定・記録装置はバッテリ駆動で使用し，使っていない電気機器の電源はコンセントから抜いておく．また電極は，シールドコーティングしたもの(シールド電極)が望ましい．

b) データ処理の省力化

これまで，多くの測定項目の長時間にわたる記録は視覚的に解析され，膨大な解析結果は手作業でデータベースや表計算ソフトに入力され，集計や表示が行われてきた．近年，欧米では一般の脳波検査において，デジタル脳波計によって記録しディスプレイ上で脳波の判読が行われるようになってきているが，PSGにおいてもデジタル収録・解析装置が各社から販売されるようになった．このような機種としては，Alice 3 (Respitronics 製，チェスト販売)，SleepScan (Bio-logic 製，兼松メディカルシステム販売)，UltraSom (Nicolet 製，ニコレー・ジャパン販売)，DEE-1100 (Oxford 製，日本光電販売)，SleepSign (キッセイコムテック製，NEC メディカルシステムズ販売)などがある．これらの機種はディスプレイに1区間(epoch)ごとの睡眠ポリグラムを表示し，睡眠段階を視覚判定しながら，その結果をキーボードから入力することによって，従来のデータ入力を省力化することができる．入力したデータは瞬時に計算され，睡眠変数の算出や睡眠経過図の表示などが行われる．このほかに睡眠ポリグラムを自動解析する機能も備えており，睡眠段階の判定，無呼吸や低呼吸の解析，周期性下肢運動の検出などがコンピュータによって行われる(図4.16)．

しかしながら，睡眠段階の自動判定においては，各機種とも RechtschaffenとKalesのマニュアル (Rechtschaffen ら，1968)に準じて解析を行っているものの，このマニュアルは1968年に視察判定用に作成されたものであり，前述した入眠の定義のほかにも曖昧な部分が残されている．各社ともこのような部分を，独自の定義や判定アルゴリズムによって補っている．このため同じ睡眠ポリグラムの睡眠段階を各機種で判定しても，その結果は必ずしも一致しない．また無呼吸や低呼吸の解析においても，その測定方法や計測方法は標準化されていないため，その結果は各機種ごとに若干異なったものとなる．以上の点から，睡眠ポリグラムの解析をすべてコンピュータに任せてしまうのは現状では無理があるが，自動解析後に視察によってその結果を確認し，必要に応じて修正を加えるならば，PSGデータ処理における省力化のための有用な手段となりうると思われる．　　　　　〔早河　敏治〕

文　献

Agnew H, Webb W, Williams R, 1966：The first night effect：an EEG study of sleep. Psychophysiology 2：263-266.

American Thoracic Society, 1989：Indications and standards for cardiopulmonary sleep studies. Am Rev Respir Dis 139：559-568.

Diagnostic Classification Steering Committee, Thorpy MJ, Chairman, 1990：International classification of sleep disorders：Diagnostic and coding manual. American Sleep Disorders Association, Minnesota.(日本睡眠学会診断分類委員会訳，1994：睡眠障害国際分類　診断とコードの手引，日本睡眠学会.)

江部　充，本間伊佐子，1979：図解脳波テキスト，文光堂，東京．

Fredrickson PA, Krueger BR, 1994：Insomnia associated with specific polysomnographic findings. In Kryger MH, Roth T, Dement WC (Eds)：Principles and practice of sleep medicine, 2nd ed, pp 523-534, WB Saunders, Philadelphia.

Guilleminault C, Stoohs R, Clerk A, Cetel M, Maistros P, 1993：A cause of excessive daytime sleepiness：The upper airway resistance syndrome. Chest 104：781-787.

Hirshkowitz M, Moore CA, Hamilton III CR, Rando KC, Karacan I, 1992：Polysomnography of adults and elderly：Sleep architecture, respiration, and leg movement. J Clin Neurophysiol 9：56-62.

Moldofsky H, Scarisbrick P, England R, Smythe H, 1975：Musculoskeletal symptoms and non-REM sleep disturbance in patients with "fibrositis syndrome" and healthy subjects. Psychosom Med 37：341-351.

日本睡眠学会睡眠段階自動判定小委員会，1996：睡眠段階判定

国際基準の自動判定のための補足定義および修正．日本睡眠学会ニューズレター 13：5-14．
岡田 保，粥川裕平，1994：閉塞性睡眠時無呼吸症候群．日本睡眠学会編：睡眠学ハンドブック，pp 198-204，朝倉書店，東京．
奥平進之(監修)，1996：脳波ポケット知識 睡眠ポリグラフィ測定入門，NEC メディカルシステムズ，東京．
Rechtschaffen A, Kales A (Eds), 1968：A manual of standardized terminology, techniques and scoring system for sleep stages of human subjects. US Government Printing Office, Washington DC.(清野茂博訳，1971：睡眠脳波アトラス 標準用語・手技・判定法，医歯薬出版，東京．)
清水徹男，粉川 進，飯島壽佐美，大川匡子，杉田俊生，菱川泰夫，1990：夜間睡眠中に夢遊病様の異常行動を反覆して示した高齢者の二症例．老年精神医学雑誌 1：747-757．
高橋康郎，白川修一郎，1995：睡眠・覚醒ポリグラフィ．日本自律神経学会編：自律神経機能検査，pp 118-126，文光堂，東京．
The American Sleep Disorders Association Atlas Task Force, 1992：EEG arousals：scoring rules and examples. Sleep 15：173-184.
The American Sleep Disorders Association Atlas Task Force, 1993：Recording and scoring leg movements. Sleep 16：748-759.

4.6 眠気の客観的評価法

臨床において日中の眠気の程度を客観的に評価するときは，これまで MSLT(multiple sleep latency test)を用いることが多かったが，最近では検査目的によっては MWT(maintenance of wakefulness test)が使われることもある．MWT は MSLT の変法であり，両者とも睡眠ポリグラフィ的な手法を用いて，日中に 2 時間間隔で 4 回以上の測定を行う検査法である．眠気の程度を，MSLT ではどれほど早く眠るかという入眠傾向で評価するのに対して，MWT ではどれだけ長く起きていられるかという覚醒維持能力で評価する．

4.6.1 多回睡眠潜時検査(MSLT)
a) 原 理

一般に，眠気が強いほど入眠しやすく，入眠するまでの時間(睡眠潜時)は短くなる．MSLT は，睡眠潜時を測定することによって，眠気の程度を客観的に評価する検査法である．眠気には概日リズムがあり，時刻によってその程度が異なる(Carskadon, 1989)ため，日中の眠気の程度を正確に評価するためには，日中に数回睡眠潜時を測定する必要がある．また MSLT は，入眠時レム期(sleep onset REM period；SOREMP)を検出するためにも用いられるが，レム睡眠の出現も概日リズムがあり，朝型に出現しやすい傾向があるため，1 回の昼寝の検査だけでは不十分であり，入眠時レム期についても日中に数回測定する必要がある．MSLT は，1978 年に Richardson ら(1978)によって発表され，その後 1986 年に ASDC(Association of Sleep Disorders Centers)によって標準化され(Carskadon ら，1986)，1992 年には ASDA(American Sleep Disorders Association)によって臨床における実施ガイドラインが示された(ASDA，1992)．

b) 検査方法

ASDC(Carskadon ら，1986)による標準的なプロトコルを以下に述べる．

1) 全般的注意事項

ⅰ) 検査前のスケジュール： MSLT の結果は前夜までの睡眠量の影響を受けるため，検査の 1～2 週間前から睡眠日誌をつけ，検査の前夜に被検者の通常の睡眠時間帯に合わせた終夜睡眠ポリグラフィを行うのが普通である．

ⅱ) 薬物や嗜好品の摂取： 安定剤や睡眠薬などは睡眠潜時に影響を及ぼし，三環系抗うつ剤などはレム潜時に影響するため，検査の 2 週間前から中止する．検査当日はアルコールやカフェインの摂取を禁止する．

ⅲ) 検査を行う環境： 遮音・遮光し照度や温度が調節できる部屋で検査を行うことが望ましい．ポリグラムをリアルタイムで視察判定して，その回の測定終了時点を決定する必要があるため，睡眠ポリグラフィに習熟した検者が行う．

ⅳ) 検査当日のスケジュール： 起床して普段着に着替え 1 時間半から 3 時間後に 1 回目の測定を開始し，2 時間の間隔をおいて少なくとも合計 4 回の測定

を行う．測定のあいだ被検者は離床し，睡眠をとらないように注意する．

  2) **記録項目**　脳波，眼球運動，おとがい筋またはおとがい下筋の表面筋電図を記録する．電極の装着部位や導出は睡眠ポリグラフィに準じる．脳波は中心部（C_3またはC_4）のほかに後頭部（O_1またはO_2）からも記録すると入眠の判定に有用である．水平方向と垂直方向の眼球運動を検出するために，電極は眼の上下左右，または斜めに配置する．いびきのある患者では，気流や呼吸音も記録した方がよい．

  3) **各回の検査手順**　測定の30分前から喫煙をやめ，15分前から運動を控える．10分前には靴を脱ぎ，衣服を緩める．5分前にはベッドに入り電極のコードと脳波計を接続し，記録のチェックと測定への導入を行うために，一定の手順（表4.10）で被検者に指示を与える．測定の45秒前には，必要に応じて自覚的眠気の評価（Stanford sleepiness scale；SSS）(Hoddesら，1973)を行う．30秒前には被検者に眠りやすい姿勢をとらせ，5秒前になったら「静かに横になったまま，眼を閉じて眠ってください．」という指示を与え，その後部屋の明かりを消して測定を開始する．消灯した時刻をその回の測定開始時刻とする．

  30秒間の記録を1区間として睡眠段階1が3区間続いたとき，あるいはそれ以外の睡眠段階が出現したときに入眠と判定し，直ちに被検者を覚醒させてその回の測定を終了する．測定を開始してから20分たっても入眠しないときは，その時点でその回の測定を終

表4.10　測定開始前に被検者に与える一連の指示例

1）仰向けになって，リラックスしてください．
2）60秒間眼を開いていてください．
3）眠らないで60秒間眼を閉じていてください．
4）目を開いたまま左，右，左，右，前を見てください．次に下，上，下，上，前を見てください．
5）5回まばたきをしてください．
6）歯をくいしばってください．（または，あくびをしてください．）

了する．ただし，入眠時レム期の出現についても調べたい場合は，入眠後さらに記録を続けレム睡眠が出現した時点で終了する．入眠してから15分たってもレム睡眠が出現しないときは，その時点で測定を終了する．

  4) **結果の集計**　各回の測定における睡眠潜時を計測し，また入眠時レム期の出現について検査した場合には各回における入眠時レム期の有無も調べる．睡眠潜時は消灯してから入眠と判定した区間までの時間とするが，睡眠段階1が3区間続いたときに入眠と判定した場合はその最初の区間までの時間とする．その回の測定で入眠しなかった場合，その回の睡眠潜時は20分とする．

c）結果の評価

  MSLTの結果は，おもに各回の測定における睡眠潜時の平均値（平均睡眠潜時）と，入眠時レム期について検討した場合はその出現回数で表される．平均睡眠潜時が短いほど日中の眠気が強いことを表し，健康な成人では通常10分以上である．5分未満の場合は病的に強い眠気があると判定され，5〜10分の間は境界領域とされる（Carskadonら，1986）．ちなみにICSDの診断基準（DCSC，1990）ではMSLTは必ずしも必須項目ではないが，ナルコレプシーでは平均睡眠潜時が5分未満，睡眠時無呼吸症候群（SAS），反復性過眠症，特発性過眠症では10分未満とされている．入眠時レム期は，ナルコレプシーでは2回以上認められる（Mitlerら，1979；Carskadonら，1986；DCSC，1990；ASDA，1992）が，SASでもみられることがある（Carskadonら，1986；ASDA，1992）．また，ナルコレプシーにSASが合併することもあり（Guilleminaultら，1977），その鑑別が必要である．

d）適応

  MSLTの検査方法は標準化され，これまでに数多くの施設で行われてきた．その結果，年齢別の標準値も示され（Carskadon，1989），判定基準も確立していることから，日中の眠気の程度が正常範囲内のものか，病的なレベルかを診断するときに有用である．また入眠時レム期の検出についても，日中に4回以上測定を行うことによって，より確かな情報を得ることができ，ナルコレプシーの診断に役立つ．病気の診断以外では，不眠症の治療に睡眠薬を用いている場合に，睡眠薬の翌日への持ち越し効果があるかどうかを調べるために用いられる（Carskadonら，1982；ASDA，1992）．

文献

American Sleep Disorders Association, 1992：The clinical use of the multiple sleep latency test. Sleep 15：268-276.

Carskadon MA, 1989：Ontogeny of human sleepiness as measured by sleep latency. In Dinges DF, Broughton RJ (Eds)：Sleep and alertness：Chronobiological, behavioral, and medical aspects of napping pp 53-69, Raven Press, New York.

Carskadon MA, Seidel WF, Greenblatt DJ, Dement WC, 1982：Daytime carry-over effects of triazolam and flurazepam in elderly insomniacs. Sleep 5：361-371.

Carskadon MA, Dement WC, Mitler MM, Roth T, Westbrook PR, Keenan S, 1986：Guidlines for the multiple sleep latency test (MSLT)：A standard measure of sleepiness. Sleep 9：519-524.

Diagnostic Classification Steering Committee, Thorpy MJ, Chairman, 1990：International classification of sleep disorders：Diagnostic and coding manual. American Sleep Disorders Association, Minnesota.（日本睡眠学会診断分類委員会訳，1994：睡眠障害国際分類 診断とコードの手引，日本睡眠学会.）

Guilleminault C, Dement WC, 1977：235 cases of excessive daytime sleepiness. J Neurol Sci 31：13-27.

Hoddes E, Zarcone V, Smythe H, Phillips R, Dement WC, 1973：Quantification of sleepiness：a new approach. Psychophysiology 10：431-436.

Mitler MM, Van den Hoed J, Carskadon MA, Richardson G, Park R, Guilleminault C, Dement WC, 1979：REM sleep episodes during the multiple sleep latency test in narcoleptic patients. Electroencephalogr Clin Neurophysiol 46：479-481.

Richardson GS, Carskadon MA, Flagg W, Van den Hoed J, Dement WC, Mitler MM, 1978：Excessive daytime sleepiness in man：Multiple sleep latency measurement in narcoleptic and control subjects. Electroencephalogr Clin Neurophysiol 45：621-627.

4.6.2 覚醒維持検査（MWT）

a）原理

1982年にMitlerらによって発表されたMSLTの変法である（Mitlerら，1982a）．MSLTは眠気が強いほど早く入眠しやすいことから眠りやすさを測定するのに対して，MWTは眠気が強いほど長く起きていられないことから覚醒維持能力を測定する．

b）検査方法

検査のプロトコルはほぼMSLTに準じるが，大きく異なる点は測定時に被検者に与える指示で，MSLTが「眠ってください．」と指示するのに対して，MWTでは「起きていてください．」と指示する．また測定中の姿勢はMSLTではベッドで寝て検査を行うのに対して，MWTではリクライニングチェアに座って，またはベッド上でクッションを背もたれにして行う．MWTの原法（Mitlerら，1982a）では1回の測定は最高20分間行うが，病的な眠気のある患者でもしばしば20分以上起きていられることがあり差がつかない（天井効果；ceiling effect）ことから，最近では40分間まで行うこともある（Pocetaら，1992；Sangalら，1992a；Doghramjiら，1996）．測定中はMSLTと同様に，部屋の明かりを消しておく．

c）結果の評価

MSLTと同様に，各回の測定における睡眠潜時の平均値（平均睡眠潜時）によって眠気の程度を評価し，平均睡眠潜時が短いほど日中の眠気が強いことを表す．MWTの標準値や判定基準はまだ示されていないが，現在MWT Normative Study Groupらによってその作業が進められている（Doghramjiら，1996）．

病的な眠気のある患者では，MWTによる平均睡眠潜時はMSLTによる平均睡眠潜時よりも長く，両者はほぼ相関していることが多いが，一部の患者では両者の間に解離がみられる（Sangalら，1992a）．つまり，ある患者ではMSLTではすぐ入眠するのに対して，MWTでは長く起きていられたり，逆に別の患者ではMSLTではなかなか入眠しないのに，MWTではすぐ入眠する場合がある．このような結果からSangalらは，入眠傾向と覚醒維持能力はそれぞれ異なった神経生理学的なメカニズムによってコントロールされている可能性があると考察している．

d）適応

MWTは，MSLTほど多くの施設で行われておらず，MWTの標準値や判定基準もまだ確立していない．またMWTにおける入眠時レム期は，MSLTと比べてナルコレプシーでは出現しにくく，睡眠時無呼吸症候群（SAS）では出現しやすい傾向がある（Mitlerら，1982b；Browmanら，1983）．これらの理由から，現時点では過眠を呈する患者の診断には，MSLTの方が適しているといえる．さらにMSLTでは，眠気の程度を眠りやすさという生理的な指標で評価するが，MWTで評価する覚醒維持能力は，生理的な要素のほかに被検者の努力も関与するため，被検者の検査に対する目的意識や意欲によって，その結果

が左右される可能性がある(Roehrs ら, 1992).

臨床における MWT の有用性については, まだコンセンサスは得られていないが, MWT を考案し, 臨床的に数多くの MWT をこなしている Mitler らのグループは, 以下の点で MWT の MSLT に対する優位性を述べている.

まず第一に, 車を運転したり, 注意力が要求される仕事をする際に問題となるのは, どれほど早く入眠するかよりも, どれだけ長く覚醒状態を維持できるかという点である. このため, 臨床場面における眠気の程度を評価する場合には, 覚醒維持能力を評価する MWT の方が適しているとしている(Mitler, 1993). Poceta ら(1992)は MWT で平均睡眠潜時が 15 分未満の場合は, 車を運転しない方がよいと述べている.

第二に, Sangal ら(1992 b)は 26 例の SAS の患者を対象として治療前後の MSLT と MWT を比較した結果, 治療によって無呼吸は減少し MWT でも改善がみられたが, MSLT では有意な変化が認められなかったことから, MWT の方が治療に伴う眠気の改善度をより鋭敏に検出するとしている. このほか Roth らのグループ(Roth ら, 1980)も, 5 例の SAS に治療を行い, 無呼吸は軽減し夜間睡眠も良くなったにもかかわらず, MSLT では有意な改善がみられなかったと報告している. 注目すべき点は, Sangal らの症例も Roth らの症例も, 治療によって睡眠時無呼吸は軽減したものの十分な治療効果は得られず, 治療後でもなお無呼吸が残存していたことである. これに対して, Witting ら(1986)や Zorick ら(1990)は, SAS の患者に治療を行った結果, 無呼吸がほとんど消失するほど著明な改善がみられ, MSLT でも改善が認められたという. これらの報告から Mitler は, 十分な治療によって睡眠時無呼吸の著明な改善がみられた場合は, MSLT でも改善が認められるが, 治療がまだ不十分で軽度の改善しかみられない場合は, MSLT よりも MWT の方がより鋭敏に治療に伴う眠気の変化を検出しうるとまとめており, 治療による眠気の改善度を評価する方法としては MWT の方が適

していると述べている(Mitler, 1993).

第三に, 病的な眠気を呈する患者では MSLT における平均睡眠潜時は 5 分以下と短いため, その程度の差がつきにくい(フロアー効果;floor effect)(Mitler ら, 1982 b). これに対して MWT では, 一般的に MSLT よりも平均睡眠潜時が長くなるため, 病的な眠気の程度を比較するときは MWT の方が有用であるとしている.

〔早河　敏治〕

文献

Browman CP, Gujavarty KS, Sampson MG, Mitler MM, 1983:REM sleep episodes during the maintenance of wakefulness test in patients with sleep apnea syndrome and patients with narcolepsy. Sleep 6:23-28.

Doghramji K, Mitler M, Sangal RB, Shapiro C, Taylor S, Walsleben J, The MWT Normative Study Group, 1996:A normative study of the maintenance of wakefulness test (MWT):Preliminary report. Sleep Res 25:233.

Mitler MM, 1993:Daytime sleepiness and cognitive functioning in sleep apnea. Sleep 16:S68-S70.

Mitler MM, Gujavarty KS, Browman CP, 1982 a:Maintenance of wakefulness test:a polysomnographic technique for evaluating treatment efficacy in patients with excessive somnolence. Electroencephalogr Clin Neurophysiol 53:658-661.

Mitler MM, Gujavarty KS, Sampson MG, Browman CP, 1982 b:Multiple daytime nap approaches to evaluating the sleepy patient. Sleep 5:S119-S127.

Poceta JS, Timms RM, Jeong DU, Ho SL, Erman MK, Mitler MM, 1992:Maintenance of wakefulness test in obstructive sleep apnea syndrome. Chest 101:893-897.

Roehrs T, Roth T, 1992:Multiple sleep latency test:Technical aspects and normal values. J Clin Neurophysiol 9:63-67.

Roth T, Hartse KM, Zorick F, Conway W, 1980:Multiple naps and the evaluation of daytime sleepiness in patients with upper airway sleep apnea. Sleep 3:425-439.

Sangal RB, Thomas L, Mitler MM, 1992 a:Maintenance of wakefulness test and multiple sleep latency test:Measurement of different abilities in patients with sleep disorders. Chest 101:898-902.

Sangal RB, Thomas L, Mitler MM, 1992 b:Disorders of excessive sleepiness:Treatment improves ability to stay awake but does not reduce sleepiness. Chest 102:699-703.

Witting R, Zorick F, Conway W, Ward J, Roth T, 1986:Normalization of the MSLT after six weeks of CPAP for sleep apnea syndrome. Sleep Res 15:185.

Zorick F, Roehrs T, Conway W, Potts G, Roth T, 1990:Response to CPAP and UPPP in apnea. Henry Ford Hosp Med J 38:223-226.

4.7 眠気の自覚的(主観的)評価法

睡眠は，疲労回復と休息のための生体現象であり，一日24時間の中で，睡眠と覚醒は互いに補い合う関係にある．しかし，睡眠不足，各種原因による睡眠の断片化，覚醒機構の障害，および睡眠過剰などにより眠気が生ずる．この眠気という現象は，生活リズム，季節，年齢，性周期など非常に多くの要因とも関係しており，定量的に測定し評価することはきわめてむずかしい．

ナルコレプシー，睡眠時無呼吸症候群，反復性過眠症などの睡眠障害患者では，昼間に眠気が生じ，それが日中の活動に支障をきたす場合がある．睡眠障害の診断，治療効果，さらに交代勤務の影響，時差症候群の診断において眠気の評価は重要である．

自覚的眠気の評価法の代表的なものとして，スタンフォード大学のSSS(Stanford sleepiness scale)(Hoddesら，1973)，その日本版で関西学院大学のKSS(Kwanseigakuin sleepiness scale)(石原ら，1982)，オーストラリアのJohnsにより発表されたESS(Epworth sleepiness scale)(Johns, 1991, 1992, 1993)など種々ある(表4.11)．しかし，自覚的評価は，被検者のもつ眠気の閾値により判断されるため，被検者の知覚および判断が不正確または不安定であればデータの信頼性が低下することが考えられる．一方，多回入眠潜時検査(multiple sleep latency test ; MSLT)(Guilleminaultら，1988)などの客観的測定法は広く利用されているものの，繁雑で時間やコストがかかり判定もむずかしい．本稿では自覚的眠気を評価する方法について，客観的評価法と比較しながらその利点と問題点について述べる．

4.7.1 SSS, KSS

SSS(Stanford sleepiness scale)(Hoddesら，1973)(表4.12)は1972年に生体リズムに関する研究において作成されたものであり，KSS(Kwanseigakuin sleepiness scale)(石原ら，1982)はSSSを参考にわが国で作成された眠気の尺度である．SSSおよびKSSともに等現間隔法(サーストン法)に基づいて作成されている．SSSでは眠気を表す記述が七つのカテゴリーに分類されており，被検者は表4.12に示す1～7のいずれかを選択し，選択された番号が眠気の測定値となる．1が非常に覚醒している状態，7は眠気が最も高い状態を示す．KSSは22個の表現から構成されている．KSSはそのおのおのの記述にあらかじめ0～7の範囲で尺度値が与えられており，被検者が選択した複数の症状の平均尺度値を測定時点での眠気とする．SSSは眠気について直接的な質問から構成されているが，眠気を表す種々の記述が七つのカテゴリーに分類されているため，やや煩雑な評価となる可能性が考えられる．KSSは眠気に伴う症状についての質問が加わっており，眠気を構成する要素を多角的に評価しようとしたものである．しかし，KSSでは被検者によってチェックする項目に偏りのみられる場合がある．SSSおよびKSSによる眠気の評価は，起床直後より就床まで1時間あるいは2時間ごとに被検者に記入させ行われる．また，MSLT検査の際には検査直前に行われるのが一般的である．SSS, KSSは疲労が眠気をもたらすと考えられて作成されているため，疲労度と相関があり，KSSは体温，作業能率と相関することから，眠気の尺度，また日内リズムも反映するがMSLTと相関しないことが報告されている．また，夜眠れず，疲れを感じるが眠れない症状を示す不眠症患者，疲れを感じないが眠たい症状を示すナルコレプシーの患者では正しい評価ができないといわれている．

4.7.2 ESS

1991年にオーストラリアのJohnsにより開発された自覚的な昼間過眠の評価法である．これまでの自覚的評価法のSSSやKSSでは自分にあてはまる眠気の形容詞をいくつかのカテゴリーのなかから選ぶもので

4.7 眠気の自覚的(主観的)評価法

表 4.11 自覚的眠気評価法の比較

測定法	ESS	SSS	VAS
方法	八つの状況のおのおのにおける眠気のレベル(0～3)を選択し点数の合計が尺度値となる	眠気の記述が七つのカテゴリーに分類され，選択した番号が測定値となる	100 mmの水平線分の両極に"非常に眠い(100点)"と"はっきり目覚めている(0点)"を配置し，線分上にチェックした垂線までの距離が尺度値となる
眠気評価の意味	眠りやすさを評価	疲労度が眠気をもたらすという考えに基づく評価	眠気は敏捷性を低下させるという考えに基づく評価
利点	入眠潜時と相関がある昼間全般の眠気を評価	眠気の経時的変化を評価できる	眠気の経時的変化を評価できる
短所	経時的変化を評価できない	入眠潜時との間に相関はない	入眠潜時との間に相関はない

ESS：Epworth sleepiness scale, SSS：Stanford sleepiness scale, VAS：visual analogue scale

表 4.12 Stanford sleepiness scale (SSS) (Hoddes ら, 1973)

1-Feeling active and vital alert；wide awake.
2-Functioning at a high level, but not at peak；able to concentrate.
3*-Relaxed；awake；not at full alertness；responsive.
4-A little foggy；not at peak；let down.
5-Fogginess；beginning to lose interest in remaining awake；slowed down.
6-Sleepiness；prefer to be lying down；fighting sleep；woozy.
7-Almost in reverie；sleep onset soon；lost struggle to remain awake.

あるが，いつの眠気についてかの時間指定がなかった．それに対しESS(Epworth sleepiness scale) (Johns, 1991, 1992, 1993) (表4.13)では被検者が眠気をもたらす八つの状況(A：座って本を読んでいる，B：テレビを見ている．C：公共の場所でただ座っている，D：休息をとらずに1時間車に同乗している，E：用事がなく午後横になって休んでいる，F：座ってだれかと会話している，G：昼食(アルコールなし)後，静かに座っている，H：乗車中，渋滞で数分止まっている間)のおのおのにおける眠気のレベルを選択するようにされており，昼間全般の眠気を評価できる利点がある．

最近われわれは，このESSを用い，健常成人15例と睡眠時無呼吸症候群(sleep apnea syndrome；SAS)患者22例(年齢55.3±5.8歳，身長164±4.7 cm，体重72.0±14.5 kg，肥満指数26.7±4.5 kg/m^2，無呼吸低換気指数41.9±17.6/時，睡眠中の90％以下の動脈血酸素飽和度の総持続時間107.2±99.5分)を対象として，昼間の眠気と終夜睡眠ポリグラフィ(polysomnography；PSG)によって得られた諸指標との対比(八木ら, 1998)およびSAS患者44例を対象とし昼間の眠けと交通事故との関係(Nodaら, 1998 b)について検討したので紹介する．本症候群の患者の多くが過度な眠気(exessive daytime sleepiness；EDS)を訴え，重症患者では時と場所を選ばず，絶え間ない居眠りに悩まされ，会議で報告中に眠ったり，運転中に居眠りをすることがある．EDSがSASという疾病によるものであることが理解されずに，失業や高い交通事故発生率など社会生活上さまざまな問題を生じていることも報告されている(Strohlら, 1994；野田ら, 1997；Nodaら, 1998 a, b)．そのため，本症による眠気の抽出は緊急の課題である．

しかし，SAS患者のなかにはEDSの症状を自覚しておらず，治療後初めてそれまでの過眠に気がつくなどしばしば眠気を過小評価することもある．筆者は，自覚的眠気の欠点を補うために対象本人および配偶者らの同居者にもESSを用い，対象について他覚的にも過眠の評価を行っている．

筆者らの検討において，SAS患者のESS scoreは12.5±6.4であり，健常人のESS scoreに比べ有意に高い値であった．さらに重症の低酸素血症群では，軽症の低酸素血症群に比しESS scoreが有意に高かった．ESS scoreは換気再開に伴う覚醒反応指数および睡眠中の90％以下の動脈血酸素飽和度の総持続時間との間に良好な相関関係を認め，交通事故率と密接に関係した．このことから換気再開に伴う覚醒反応および夜間の低酸素血症は，昼間の自覚的眠気をもたらす重要な因子であると考えられた．しかし，ESS scoreは睡眠効率，％ stage 1，％ stage 2，％ stage 3+4および％ stage REMなどの睡眠構築指標との間に有

表 4.13 Epworth sleepiness scale (Johns, 1991)

あなたの最近の生活のなかで，次のような状況になると，眠ってしまうかどうかを下の数字でお答えください．質問のような状況になったことがなくても，その状況になればどうなるかを想像してお答え下さい．

0＝眠ってしまうことはない
1＝時に眠ってしまう(軽度)
2＝しばしば眠ってしまう(中等度)
3＝ほとんど眠ってしまう(高度)

1. すわって読書中	0.	1.	2.	3.
2. テレビを見ているとき	0.	1.	2.	3.
3. 会議，劇場などで積極的に発言などをせずにすわっているとき	0.	1.	2.	3.
4. 乗客として1時間続けて自動車に乗っているとき	0.	1.	2.	3.
5. 午後に横になったとすれば，そのとき	0.	1.	2.	3.
6. すわって人と話をしているとき	0.	1.	2.	3.
7. アルコールを飲まずに昼食をとった後静かにすわっているとき	0.	1.	2.	3.
8. 自動車を運転中に信号や交通渋滞などにより数分間止まったとき	0.	1.	2.	3.

意な相関関係を示さなかった．Guilleminault ら(1988)の MSLT を EDS の指標に用いた報告では，MSLT＜8分群における睡眠構築の異常が指摘され，Roehrs ら(1989)は多変量解析によって，MSLT は種々のパラメータのなかで覚醒反応指数と最も関連していると報告し，EDS と睡眠の断片化との関連を述べている．われわれの換気再開に伴う覚醒反応の検討においても，SAS の重症度は各睡眠段階の割合ではなく，覚醒反応の度合と有意な相関関係を示した(Noda ら，1995)．したがって，昼間の眠気は睡眠段階判定の標準法ではとらえられない睡眠中の短い中途覚醒，すなわち睡眠の断片化と密接に関係していることが推測される．

Johns の検討では，正常コントロールの ESS score は 5.9±2.2 であった．彼は，SAS，ナルコレプシーおよび傾眠症の患者群の ESS score は，正常コントロールのそれに比べ有意に高値であり，PSG，MSLT で測定された入眠潜時と有意な相関関係を示したことを報告している．筆者らの検討でも，わが国における中年健常男性における ESS score は，Johns の正常コントロールの値とほぼ同様であった．以上より，ESS は被検者が比較的回答しやすく，簡便であり，通常の生活時における昼間全般の眠気の評価に有用と考えられる．

4.7.3 VAS

眠気を感じる状態では敏捷性が低くなることに基づ いて作成されている．これは 100 mm の水平線分の両極に"非常に眠い"，"はっきりと目覚めている"を配置し，被検者にそのときの自分の眠気の状態を一直線上に垂線で印を付けさせて評価する方法であり，欧米ではよく用いられている．"はっきりと目覚めている"を 0 点とし，そこから被検者のチェックした垂線までの距離が眠気の尺度値(0～100)となる．VAS(visual analogue scale)(Monk，1989，1991)の場合，心理的尺度を被検者自身が物理尺度に変換しているため標準化の必要はない．しかし，被検者は反応しにくく，実験者も反応を一定の枠組のなかで把握しにくいという欠点がある．GVA(global measures of vigor and affect)が VAS に基づき最近改善されたものであり，活動性(GV；global vigor)と気分の状態(GA；global affect)を測定するものである．GVA は 8 項目の単極 VAS から構成され，活動性の状態を示す 4 項目には覚醒度(alertness)，眠気(sleepiness)，動機づけの低下(motivation loss(effort))と倦怠感(weariness)があり，気分の状態を示す形容詞 4 項目には感情状態(affective state)，幸福感(happiness)，悲哀感(sadness)，落ち着き(calmness)と緊張(tension)がある．各項目の両極に very little(非常に少ない)，very much(非常に多い)を配置し，VAS 同様に被検者にチェックさせる．尺度値は

$$GV = \frac{(alert) + 300 - (sleepy) - (effort) - (weary)}{4}$$

$$GA = \frac{(happy) + (calm) + 200 - (sad) - (tense)}{4}$$

の式にあてはめ GV 値と GA 値を算出する．

4.7.4 自覚症状しらべ (fatigue complaints) (日本産業衛生協会産業疲労研究会, 1970)

本調査は，産業疲労研究会が作成した疲労感を測定するもので，3因子各10項目の30項目から構成されている．その第1因子が眠気とだるさ(身体的症状)であり，断眠実験で経時的に測定された場合のKSSの得点と高い相関を示したと報告されている．第2因子は注意集中の困難(精神的症状)，第3因子は身体違和感(神経感覚的症状)である．方法は，被検者に自分の状態に該当するものに印をつけさせるものである．

4.7.5 OSA 睡眠調査票

この調査票は起床時の睡眠感を測定するために開発されたものである(表4.14b)．詳細は睡眠感の項を参照していただきたい．31項目から構成されており，各項目について6件法で回答する．各項目の反応カテゴリーにはシグマ値法によって尺度値が与えられている．31項目のうち夢についての2項目を除いた29項目において，因子分析が行われた．その結果，睡眠に影響を及ぼすとみなされる5因子が抽出されており，そのひとつに眠気の因子がある．項目番号2, 7, 9, 10, 11, 13, 14, 15, 18, 20, 22, 23 の12項目が眠気の因子に寄与する．

4.7.6 ADACL, MACL, POMS, SACL

ADACL (activation-deactivation adjective check list) (Thayer, 1967, 1978), MACL (mood adjective check list) (Nowlis, 1965), POMS (profile of mood states) (McNair ら, 1971) および SACL (stress-arousal check list) (Mackay ら, 1978) は，睡眠研究や生体リズムの研究によく用いられている．一般的には ACL が，臨床的には POMS がよく研究に組み込まれて用いられる．いずれも感情状態を表す形容詞から構成され，各形容詞について4または5件法で回答する．おのおののチェックリストは因子分析の結果，いくつかの下位尺度から構成されている．主観的眠気あるいは覚醒度を測定する際，これらの下位尺度をすべて利用するとは限らず，一部を利用することが多い．

ADACL は米国版，SACL は英国版であり，米国と英国の表現上の違いからいくつかの形容詞が入れ替えられている．

MACL は，Nowlis によって作成され，下位尺度のうち集中力(concentration)，活動の亢進(activation)，活動の低下(deactivation)の合計得点を精神効率として利用できる．朝型と比較して夜型の得点は全体的にかなり低いが，作業能率は朝型に比し夜型で高い結果となったことも報告されている．しかし，何らかの影響により枠組が変化すれば朝型および夜型のいずれかの型において過大あるいは過小評価される可能性がある．

POMS (気分調査表) はボストン大学の McNair らが発表したものである．情動の心理を理解するには生理学的および行動上のデータのみならず，感情，情緒および気分といった主観的なデータも必要であるため POMS は一過性の変化しやすい情動的状態を迅速に，しかも経済的に同定し評価しようと開発された方法である．POMS は因子分析的手法を用い，(1) 緊張と不安，(2) 抑うつと落胆，(3) 怒りと敵意，(4) 活力と積極性，(5) 疲労と無気力，および，(6) 混乱と当惑の六つの気分あるいは情動的状態を測定できるように工夫されている．POMS の活力-積極性と疲労-無気力の尺度は眠気尺度として利用できると思われる．これらのチェックリストはいずれも日本語版として標準化されておらず，他の評価法に比べ記入に時間がかかるため，概日リズム研究のように繰り返し測定する場合には適していない．

おわりに

眠気の自覚的評価の方法は以上述べたように報告されているが，得点化，定量化は煩雑であり，信頼性の問題はまだ残る．臨床応用もきわめて少ないのが現状である．自覚的評価法では，方法により眠気の位置づけが異なるので，異なる方法間で眠気の評価に差が生じることがある．したがって，おのおのの眠気評価法と眠気の原因疾患をよく把握し，眠気の程度を正しく

評価しなければならない。近年社会が24時間化し、生活リズムの変動に伴い病的な眠気、睡眠覚醒リズム障害が増えている。すべての対象に客観的眠気の評価をすることは困難である。自覚的評価を眠気のスクリーニング検査として用い、眠気の客観的評価により精査をすることがこれらの早期発見、早期治療につながるかもしれない。健常成人における大規模な各年齢別および職業別の標準値の検討、またMSLTなどの客観的眠気評価と主観的眠気評価との比較検討は今後の重要な課題である。

〔野田　明子〕

文　献

Carskadon MA, Dement WC, Mitler MM, et al, 1986：Guidlines for the multiple sleep latency test (MSLT)：A standard measure of sleepiness. Sleep 9：519-524.

Guilleminault C, Partinen M, Quera-Salva MA, et al, 1988：Determinants of daytime sleepiness in obstructive sleep apnea. Chest 94 (1)：32-37.

Hoddes E, Zarcone V, Smythe H, Phillips R, Dement WC, 1973：Quantification of sleepiness：a new approach. Psychophysiology 10：431-436.

石原金由, 齋藤　敬, 宮田　洋, 1982：眠けの尺度とその実験的検討. 心理学研究 52：362-365.

Johns MW, 1991：A new method for measuring daytime sleepiness：The Epworth sleepiness scale. Sleep 14 (6)：540-545.

Johns MW, 1992：Reliability and factor analysis of the Epworth sleepiness scale. Sleep 15：376-338.

Johns MW, 1993：Daytime sleepiness, snoring, and obstructive sleep apnea. The Epworth sleepiness scale. Chest 103 (1)：30-36.

Mackay C, Cox T, Burrows G, Lazzerini T, 1978：Aninventory for the measurement of self-reported stress and arousal. Br J Soc Clin Psychol 17：283-284.

McNair DM, Lorr M, Droppleman LF, 1971：Manual for the POMS, Educational and Industrial Testing Service, San Diego.

Monk TH, 1989：A visual analogue scale technique to measure global vigor and affect (GVA). Psychiatry Res 27：88-99.

Monk TH, 1991：Circadian aspects of subjective sleepiness：a behavioural messenger？In Monk TH (Ed)：Sleep Sleepiness and Performance, pp 39-63, John Wiley, Chichester.

野田明子, 横田充弘, 岡田　保, 1997：睡眠時無呼吸症候群における交通事故と予防. 交通・予防医学研究財団研究報告書, 117-125.

Noda A, Okada T, Yasuma F, et al, 1995：Effect of aging on cardiac and electroencephalographic arousal in sleep apnea/hypopnea syndrome. J American Geriatric Society 43 (9)：1070-1071.

Noda A, Ito R, Okada T, et al, 1998a：Twenty-four-hour ambulatory oxygen desaturation and electrocardiographic recording in obstructive sleep apnea syndrome. Clin Cardiol 21：506-510.

Noda A, Yagi T, Yokota M, et al, 1998b：Daytime sleepiness and automobile accidents in patients with obstructive sleep apnea syndrome. Psychiatry and Clinical Neurosciences 52：221-222.

日本産業衛生協会産業疲労研究会, 1970：産業疲労の「自覚症状しらべ」についての報告. 労働の科学 25：12-62.

Nowlis V, 1965：Research with the mood adjective check list. In Tomkins SS, Izard CD (Eds)：Affect, Cognition and Personality, pp 352-389, Springer, New York.

Roehes T, Zorick F, Wittig R, et al, 1989：Predictors of objective level of daytime sleepiness in patients with sleep-related breathing disorders. Chest 95：1202-1206.

Strohl KP, Bonnie RJ, Findley L, et al, 1994：Sleep apnea, sleepiness, and driving risk. Am J Respir Crit Care Med 150：1463-1473.

Thayer RE, 1967：Measurement of activation through self-report. Psychol Rep 20：663-678.

Thayer RE, 1978：Factor analytic and reliability studies on the activation-deactivation adjective check list. Psychol Rep 42：747-756.

八木朝子, 野田明子, 伊藤理恵子, 1998：睡眠時無呼吸症候群患者における自覚的眠気と終夜睡眠ポリグラフ所見との関係. 臨床病理 46：1168-1172.

4.8　睡眠感調査表

睡眠という現象は身体疾患、精神障害、体型と性格、環境や経験、身体状態、社会的・心理的要因など非常に多岐にわたる要因の影響を受けている。終夜睡眠ポリグラフィ所見からよく眠っていると考えられるにもかかわらず被検者自身は眠れなかったと訴える場合がある。また反対に、よく眠れたと答える人のなかにも脳波上深睡眠が短く、中途覚醒の多い例もある。このように慢性不眠患者や睡眠呼吸障害患者などにおいては自覚的睡眠評価と客観的睡眠検査結果との間に乖離が生じる場合が少なくない。したがって、睡眠は、客観的睡眠評価のみで必要十分である現象ではなく、睡眠障害を正しく評価するためには客観的睡眠評価を行うとともに自覚的睡眠評価を行うことは大いに意義があると思われる。特に客観的評価が自覚評価と

一致しない例の検討は，非常に重要と考えられる．また，初診の患者について，睡眠障害にいたった過程を聞くとともに，睡眠障害の自覚症状がどの程度であるかを知るために睡眠感調査表を患者に記入させることも有用と思われる．

睡眠感検査には面接法と調査表ないし質問紙がある．これは，その作成目的や用途範囲によって非公式尺度と標準尺度に分かれ，終夜睡眠ポリグラフィの施行前および検査終了直後や薬効評価の場で多用されているが，多くは自作の非公式尺度を用いている．目的および状況に応じて簡便に試作でき，結果をその施設内に限定するのであればその範囲内では有用である．しかし，睡眠現象を統合的に把握し，診断および治療に応用するためには多施設で標準尺度化された睡眠感調査による評価を行うことが望ましい．ここでは筆者らの施設で使用経験のあるOSA睡眠調査票（表4.14）（小栗ら，1985）および慶応大学薬理研究会作成の睡眠調査表（表4.15）（村崎，1982）と海外の代表的なもの（BondとLader，1974；BonnetとJohnson，1978；Herbertら，1976；Webbら，1976）を数編紹介する．

4.8.1 OSA睡眠調査票（表4.14）

この調査表は，わが国において項目分析から弁別力，また信頼性，妥当性の検討を経て作成されたものであり，睡眠実験施設，臨床などにおいてポリグラフ変量と対応させて薬効評価や総合的な睡眠研究の一環として組み込まれ比較的多用されている．これは，個人の睡眠感プロフィールが容易に描けるようになっている．以下の就床直前に記入するA．睡眠前調査と，目覚めてすぐ記入するB．起床時調査の2部から構成されている．

a）睡眠前調査

この目的は，(1)最低限の日中行動を把握する，(2)一般的な生活態度および(3)就床前の身体的，精神的状態を把握することにある．

したがって，(1)に関しては，既往症，薬物常用，飲酒，過労，昼寝，徹夜の有無を問い，(2)は起床，就床時刻，睡眠時間，起床場所，覚醒手段を問う．この(1)および(2)は，反応形式上A-1として，一括してある．(3)はA-2として，就床前の体調，眠気，気分，心配事について，評定尺度でそれらの程度を問う．

b）起床時調査

形式により，B-1およびB-2より構成されている．

B-1は検査時の睡眠についての質問であり，各項目の反応形式として両極性6件法（31項目）が採用されている．これらの項目の表現には"ふだんに比べて"，また，"全体として"という比較判断の基準を明記してある．妥当性を高めるため，因子分析により，項目群は編集されており，各項目の回答には評価点がつけられ正確な睡眠感を表す工夫がされれている．

B-2は，応用面として，薬物の副作用や持ち越し効果，断眠実験での変容を把握するための補助手段である．すなわち，起床時の状態として，頭痛，立ちくらみ，口の渇きなど身体的愁訴の有無とその程度を問うものである．

4.8.2 慶応大学薬理研究会作成の睡眠調査表（表4.15）

寝つき，夜中の目覚め，朝の目覚め，睡眠状態，夢，朝の目覚めの身体および気分の状態，日中の身体および気分の状態を3～5段階に分け，質問する形式を用いている．筆者らは睡眠時無呼吸症候群（SAS）の患者を対象に終夜睡眠ポリグラフィによる睡眠変数と睡眠感との比較検討を行った．睡眠感は睡眠潜時，睡眠効率，% stage 1, 2, 3+4, % stage REMとの間に有意な関係を示さなかった．重症SASほど，中途覚醒頻度は高く，熟睡感が悪い傾向を示し，睡眠中の短い覚醒が睡眠障害の自覚症状と密接な関係があるのではないかと推測している（野田ら，1996）．一方，いつもの状態との比較に関する質問に対する解答は終夜睡眠ポリグラフィ所見との間に有意な関係が認められなかった．しかし，今回紹介した結果は対象がSAS患者のみであったので，他の睡眠障害患者における検討が必要である．

4.8.3 Post - Sleep Inventory

Webbら（1976）により作成されたものであり比較的厳密な尺度開発と分析が行われている．項目分析，因子分析して29項目（7因子）から成る．就床前，睡眠

表 4.14(a)　OSA 睡眠調査票(その1)(小栗ら，1985)

A．睡眠前調査

氏　名：
月　　日　　時　　分

A−1

1. これまでに，大きな病気をしたことがありますか……………………………………（はい，いいえ）
    既往症がある場合，病名を記入して下さい………………………… [　　　]，[　　　]
2. 現在，からだの具合のわるいところがありますか……………………………………（はい，いいえ）
    疾病がある場合，具体的に症状を書いて下さい………………………… [　　　　　]
    治療している場合，その病名を記入して下さい………………………… [　　　　　]
3. 今日，酒や薬，コーヒーなどを飲みましたか…………………………………………（はい，いいえ）
    飲んだ場合，(1)何を，(2)どのくらい，(3)何時ころ飲みましたか……… (1)[　　](2)[　　](3)[　　]時ころ
4. 今日，はげしい運動，または労働をしましたか………………………………………（はい，いいえ）
    行なった場合，(1)何を，(2)どのくらい行ないましたか……… (1)[　　](2)[　　]
5. いま，あなたは，疲れすぎていますか…………………………………………………（はい，いいえ）
    疲れすぎている場合，その理由を記入して下さい……………………… [　　　　　]
6. 今朝は，何時に起床しましたか…………………………………………………………[　　]時[　　]分
7. 昨夜は，何時間くらい眠りましたか……………………………………………………[　　]時間[　　]分くらい
8. 今日，一日のうちで昼寝をしましたか…………………………………………………（はい，いいえ）
    昼寝をした場合，(1)何時ころ，(2)何分くらい………………………… (1)[　　]時ころ，(2)[　　]分くらい
9. ふだん，およそ(1)何時ころ床に入り，(2)何時ころ起きますか……… (1)[　]時[　]分ころ，(2)[　]時[　]分ころ
10. 床につく時刻は，毎日，ほぼ一定ですか………………………………………………（はい，いいえ）
11. 起床時刻は，毎日，ほぼ一定ですか……………………………………………………（はい，いいえ）
12. 睡眠時間は，毎日，ほぼ一定ですか……………………………………………………（はい，いいえ）
13. 昨夜は，いつもと同じところで寝ましたか……………………………………………（はい，いいえ）
14. 睡眠時間は，ふだん，あなたの場合，どのくらいですか……………………… [　　]時間[　　]分くらい
15. 最近の3日のあいだに，徹夜をしましたか……………………………………………（はい，いいえ）
16. 睡眠薬や精神安定剤，その他薬物を常用したことがありますか……………………（はい，いいえ）
    常用したことがある場合，その薬品名を記入して下さい………………… [　　　]，[　　　]
17. ふだん，あなたは，どのようにして目がさめますか．次のうちからひとつだけ選んで○印をつけて下さい．
    (1)自然に　　(2)騒音　　(3)呼び声　　(4)音楽　　(5)電燈の明るさ　　(6)日光の明るさ　　(7)ゆり動かされて
    (8)暑い寒いなどの気温で　　(9)寝具が原因で　　(10)夢で　　(11)尿意で　　(12)便意で　　(13)めざまし時計
    (14)「その他」の場合，次の [　] 内に記入して下さい [　　　　　　　　　　　　　　　　　　　]

A−2

次のことがらについて，いまのあなたの状態を記入してください．

	非常に	かなり	すこし	すこし	かなり	非常に	
1．いまのからだの調子は，ふだんにくらべて　　快調である							不調である
2．いまは，ふだんにくらべて　　ねむい							頭がはっきりしている
3．いまの気分は，ふだんにくらべて　　わるい							よい
4．いま，心配事は，ふだんにくらべて　　少ない							多い

それでは，あす，目がさめたらすぐに次頁のB調査に記入して下さい．

おやすみなさい．

4.8 睡眠感調査表

表 4.14(b)　OSA 睡眠調査票(その2)(小栗ら, 1985)

B．起床時調査

氏　名：
月　　日　　時　　分

B-1

	非常に	かなり	すこし	すこし	かなり	非常に	

1. 昨夜は，ふだんにくらべて……………………………………… ぐっすり眠れた ⬜⬜⬜⬜ 眠れなかった
2. いますぐ，この調査に…………………………………………… テキパキと答えられる ⬜⬜⬜⬜ めんどうくさい
3. 昨夜は，ふだんにくらべて，寝具が…………………………… 気になった ⬜⬜⬜⬜ 気にならなかった
4. 今朝は，ふだんにくらべて，気分が…………………………… ゆったりしている ⬜⬜⬜⬜ 緊張している
5. 今日は，やることなすことすべて……………………………… うまくいきそうだ ⬜⬜⬜⬜ うまくいきそうもない
6. 全体として，昨夜の睡眠は……………………………………… よ　　　い ⬜⬜⬜⬜ わ　る　い
7. 今朝は，ふだんにくらべて……………………………………… 食欲がある ⬜⬜⬜⬜ 食欲がない
8. 昨夜の寝つきは，ふだんにくらべて…………………………… よかった ⬜⬜⬜⬜ わるかった
9. 今朝は，ふだんにくらべて……………………………………… 不快な気分である ⬜⬜⬜⬜ さわやかな気分である
10. めざめて頭がはっきりするまでの時間は，ふだんにくらべて… 短　　い ⬜⬜⬜⬜ 長　　い
11. 今朝は，ふだんにくらべて……………………………………… 解放感がある ⬜⬜⬜⬜ ストレスを感じる
12. 夜中にめざめた回数は，ふだんにくらべて…………………… 多かった ⬜⬜⬜⬜ 少なかった
13. 今朝は，ふだんにくらべて，からだが………………………… だ　る　い ⬜⬜⬜⬜ シャキッとしている
14. 全体として，今朝の気分は……………………………………… わ　る　い ⬜⬜⬜⬜ よ　　い
15. 今朝は，ふだんにくらべて……………………………………… ね　む　い ⬜⬜⬜⬜ 頭がはっきりしている
16. 今朝は，ふだんにくらべて，昨夜の睡眠状態が……………… 気になる ⬜⬜⬜⬜ 気にならない
17. 昨夜の睡眠時間は，ふだんにくらべて………………………… 長　　い ⬜⬜⬜⬜ 短　　い
18. 今朝は，ふだんにくらべて……………………………………… 集中力がある ⬜⬜⬜⬜ 集中力がない
19. 昨夜は，ふだんにくらべて，まわりの音や光が……………… 気になった ⬜⬜⬜⬜ 気にならなかった
20. 今朝は，ふだんにくらべて，疲れが…………………………… 残っている ⬜⬜⬜⬜ 疲れがとれている
21. 寝返りの量は，ふだんにくらべて……………………………… 多かった ⬜⬜⬜⬜ 少なかった
22. 今朝は，ふだんにくらべて……………………………………… やる気がある ⬜⬜⬜⬜ やる気がない
23. 全体として，今朝の体調は……………………………………… よ　　い ⬜⬜⬜⬜ わ　る　い
24. 昨夜は，ふだんにくらべて，温度や湿度は…………………… 快適だった ⬜⬜⬜⬜ 不快だった
25. 今朝は，ふだんにくらべて，心配事が………………………… 多　　い ⬜⬜⬜⬜ 少　な　い
26. 昨夜の眠りの深さは，ふだんにくらべて……………………… 浅　　い ⬜⬜⬜⬜ 深　　い
27. 今朝は，ふだんにくらべて，気分が…………………………… イライラしている ⬜⬜⬜⬜ のんびりしている
28. 今朝は，ふだんにくらべて，いま，自分がかかえている問題に，考えが…… とらわれやすい ⬜⬜⬜⬜ とらわれない
29. 寝ついてから，ウトウトしている状態は，ふだんにくらべて… 少なかった ⬜⬜⬜⬜ 多かった
30. 昨夜の夢の量は…………………………………………………… 多かった ⬜⬜⬜⬜ 全くなかった

〈夢を見た人は次の質問に答えて下さい〉

31. 昨夜の夢の内容は………………………………………………… 楽　し　い ⬜⬜⬜⬜ 不　　快

＊　昨夜は，およそ，どのくらい眠ったと思いますか．(時計を見ないで答えて下さい) ………… ⬜時間⬜分くらい

B-2

今朝のあなたの状態として，次のことがらのうち，当てはまるものがあれば，◯印でかこんで下さい．
また，その程度がひどい場合には，下の⬜内に，その番号を記入して下さい．

1. 頭痛　　2. 発熱　　3. 鼻づまり　　4. せき　　5. 下痢　　6. 腹痛
7. めまい　8. 立ちくらみ　9. ふらつき　10. 舌のもつれ　11. はき気　12. 息ぐるしさ
13. 動悸　14. 手足のむくみ　15. だるさ　16. 筋肉痛　17. 関節痛　18. 口のかわき
19. 発しん　20. 便秘　21. 発汗　22. 手足のふるえ　23. 頻尿

⬜⬜⬜⬜⬜⬜⬜

記入もれがないよう，確かめて下さい．
ご協力，ありがとうございました．

表 4.15 睡眠調査表（村崎，1982）

記入例

		月/日	健康時	最近の不眠時	2/10
寝つき		1．すぐ眠ってしまった（15分以内）			
		2．少し時間がかかった（15〜30分）			○
		3．かなり時間がかかった（30〜60分）			
		4．なかなか寝つけなかった（60分以上）			
夜中の目ざめ		目がさめた場合は何回位かを記入してください	回位	回位	2回位
	状態	1．さめなかった			
		2．さめたがすぐ眠れた			○
		3．さめてからなかなか眠れなかった			
		4．さめてから朝まで眠れなかった			
朝の目ざめ	時刻について	1．いつもと同じ頃であった			○
		2．いつもよりやや早かった			
		3．いつもより非常に早かった			
		4．昨夜は眠らなかった			
		5．いつもより遅く目がさめた			
睡眠		昨夜はおよそ何時間寝たか時間を記入してください	時間	時間	8時間
	状態	1．非常によくぐっすり眠れた			
		2．比較的よく眠れた			○
		3．よくも悪くもなかった			
		4．比較的悪かった			
		5．ほとんど眠れなかった			
夢		1．全然見なかった			
		2．少し見た			○
		3．多く見た			
朝の目ざめの状態	身体	1．いつもより身体の調子がよい			
		2．いつもと特に変わらない			○
		3．いつもより少しだるい　少しふらふらする			
		4．だるい　ふらふらする			
	気分	1．気分がよくすっきりしている			
		2．いつもと特に変わらない			
		3．いつもより少し気分が悪い			○
		4．気分が悪い			
前夜の睡眠に影響があると考えることがら（疼痛，下痢，心配，不安，騒音，いびきなど）があれば記入してください					
日中の状態	身体	1．いつもより体の調子がよい			
		2．いつもと特に変わらなかった			○
		3．いつもより少しだるかった　少しふらふらした			
		4．だるかった　ふらふらした			
	気分	1．気分がよくすっきりしていた			
		2．いつもと特に変わらなかった			○
		3．いつもより少し気分が悪かった			
		4．気分が悪かった			

中，覚醒直後の状態について起床直後に評定させるものである．尺度構成にあたっては，81項目から成る睡眠状態の記述について予備実験を行い，その結果を項目分析して，29項目構成の調査表としたものである．これには眠る前と睡眠中それに覚醒直後の状態について，各項目とも両極して，たとえば"すぐ眠れた"と"なかなか眠れなかった"という語句が対で示され，その間を13ポイントで評定させるしくみになっている．さらに検査全体の分析としては，70人の学生の反応を因子分析して睡眠感を構成するとみなされる7因子を抽出している．そして，項目の弁別力を吟味し，尺度の妥当性(0.73)の保証を得ている．この尺度は，BonnetとJohnson(1978)の覚醒閾値，Webbら(1976)の朝型・夜型の研究に応用されている．

4.8.4 Bondら(1974)およびHerbertら(1976)による睡眠感評定尺度

これはVAS(visual analogue scale)を用いた睡眠感評定尺度の反応値に関して因子分析を施して睡眠感因子を調べたものである．

おわりに

睡眠は高次精神機能としての認知，情動などをも広く包括する生体現象である．したがって，終夜睡眠ポリグラフィなどの生理的検査結果のみならず睡眠についての自覚的な評価も重要である，さまざまな原因によってひき起こされる睡眠障害を正しく診断，評価するために睡眠感調査は睡眠障害の大切な補助的検査と思われる．

〔野田　明子〕

文献

Bond A, Lader M, 1974：The use of analogue scales in rating subjective feelings. Br J Med Psychol 47：118-211.
Bonnet MH, Johnson LC, 1978：Relationship of arousal threshold to sleep stage distribution and subjective estimates of depth and quality of sleep. Sleep 1：161-168.
Herbert M, Johns MW, Dore C, 1976：Factor analysis of analogue scales measuring subjective feelings before and after sleep. Br J Med Psychol 49：373-379.
村崎光邦，1982：不眠症．睡眠障害，pp 61-83，南江堂，東京．
野田明子，岡田　保，勝又一夫，1996：老年と中年の閉塞性睡眠時無呼吸症候群における換気再開後の覚醒反応．脳波と筋電図 24：381-391.
小栗　貢，白川修一郎，阿住一雄，1985：OSA睡眠調査票の開発．精神医学 27：791-799.
Webb WB, Bonnet M, Blume G, 1976：A post-sleep inventory. Percept Mot Skills 43：987-993.

4.9　生活習慣についての自記式評価法

社会生活の変化に伴い，近年，睡眠・覚醒リズムを含めた生体リズム障害が注目されている．しかし，本人も社会も病気として認識しておらず，受診している人はごくわずかであり，治療法も確立されていない．精神科領域では，各種不眠症やうつ病などにおいてサーカディアンリズムの異常が指摘されている．これら疾患では，時間療法(chronotherapy)や断眠療法，光パルス療法などが試みられ，効果があるという報告もある．また，時差ぼけ症候群(jet-lag syndrome)や交代勤務者における不規則な睡眠・覚醒リズムも，労働者の健康管理上大きな問題である．さらに，睡眠・覚醒リズムが直接患者の病態とは結びつかなくても，経過に伴って変動したり，病像を規定したりする可能性も報告されている．

したがって，各自のサーカディアンリズムの様式を把握しておくことは非常に重要であり，質問紙による評価もなされている．就床，起床時刻や睡眠時間などの睡眠習慣についての質問が含まれている生活習慣や心身の健康に関する質問紙は，多方面で実施されている．しかし，睡眠習慣の詳細や，日常の睡眠に関する自己評価を中心に作成された質問紙は少ない．ここでは，児童・生徒・学生・社会人に対し広く実施されており，筆者が大学生，社会人を対象として睡眠，生活調査に用いた自覚的評価法である東京都神経科学総合研究所式生活習慣調査(life habit inventory, TMIN-LHI)および第2部の朝型・夜型質問調査とその結果(表4.16，4.17)を紹介する．

4.9.1 東京都神経科学総合研究所式生活習慣調査

この質問紙は，日常の睡眠習慣，睡眠に対する態度さらに睡眠習慣と関連が高い食事時間などの生活習慣や嗜好，睡眠習慣および生活習慣の不規則性，熟眠型と不眠型，睡眠時間（長短眠型），睡眠障害，ナルコレプシーなどを調査できる．また，睡眠実験の被検者のスクリーニングにも利用できるように質問項目は配慮されている．TMIN-LHI は 52 項目の多くの質問から構成され，さまざまな目的に利用できるようにされているが，すべての項目を分析することはむしろ少なく，研究目的に合う項目を選択して分析することが多い．以下に質問紙から抽出できる代表的な尺度について個々に説明する．

a) 睡眠時間（長・短眠型）

項目 7 が睡眠時間（sleep length）に関する質問であり，これを集計すれば調査対象とした集団の平均睡眠時間とその標準偏差が求められる．Hartmann ら（1971）は，9 時間以上を長眠型，6 時間以下を短眠型とした．一方，宮下（1984）は，睡眠時間は正規分布すること，年齢により変化すること，さらに長・短眠型それ自体は異常を示す概念ではないことなどから，統計的に母集団から ±1.5 SD（標準偏差）を判別基準とし，平均睡眠時間 ±1.5 SD を超えるものをおのおの長時間睡眠者（long sleeper），短時間睡眠者（short

表 4.16 東京都神経科学総合研究所式生活習慣質問紙から抽出できる代表的な尺度と質問項目と大学生および社会人を対象とした調査結果

本文項	生活睡眠習慣判定	項目番号	調査内容	選択基準内容	結果(%) 大学生	社会人
1)	睡眠時間	7	睡眠時間の長短	9時間を超える者	0.0	0.0
				6時間に満たない者	25.0	5.0
3)	睡眠の質	13	入眠潜時	10分以内	61.4	65.0
				30分以内	90.9	95.0
				40分以上	9.1	5.0
				60分以上	3.8	5.0
		14	寝付きの自覚	悪い	9.6	10.0
				非常に悪い	0.0	5.0
		16	中途覚醒回数	0回	75.0	30.0
				1回	18.2	65.0
				2回以上	6.8	5.0
4)	睡眠の規則性	2	就床時刻の変動	2時間以上の者	36.4	15.0
		5	起床時刻の変動	2時間以上の者	15.9	30.0
		8	睡眠時間の変動	2時間以上の者	25.0	30.0
5)	生活習慣の規則性	31	昼寝	たまにある	34.0	60.0
				よくある	4.5	15.0
		34	居眠り	よくある	38.5	3.0
		36	徹夜	する	11.4	0.0
		37	朝食の習慣	必ずとる	79.5	50.0
				とらない	2.3	5.0
6)	睡眠の自己評価	10	睡眠時間の充足度	かなり不足	11.5	10.0
				不足	65.9	70.0
				足りている	27.3	25.0
		19	目覚めの気分	非常に良い	3.8	0.0
				良い	25.0	45.0
				悪い	29.5	35.0
				非常に悪い	9.6	10.0
		20	熟眠度（眠りの深さ）	非常に良い	40.4	35.0
				良い	75.0	75.0
				悪い（浅眠）	11.4	20.0
				非常に悪い	0.0	5.0
7)	睡眠障害	28	昼間の眠気	しょっちゅうある	5.8	5
		29	昼間の眠気	しょっちゅうある	0	0
		30	いびきの有無	ある	19.2	35
		16	中途覚醒回数	2回以上	6.8	5.0
		34	居眠り	よくある	38.5	3.0

sleeper)と提案した．ただし，6か月以上の長期にわたってその睡眠時間を維持していること(項目51)，短眠型の場合は，昼寝，居眠りに関する質問(項目31～35)や休日前夜の睡眠時間(項目9)を考慮する必要がある．

睡眠時間の長短のみから睡眠異常と考えることはできない．成人において，睡眠時間の長短は生命予後と関係することが報告されており，睡眠時間は健康状態に影響を及ぼしていると考えられている．睡眠時間が±3 SDを超える者は，何らかの睡眠障害あるいは健康上の問題をもっている可能性から精査が必要と考えられる．

Hartmanら(1971)の提案した9時間と6時間を絶対基準として使うか，標準偏差範囲から基準(宮下, 1984)を設定するかは，報告間で一致はみられていない．後者の提案に従い，±1.5 SDを基準として用いた場合，分布の両端の者をすべて長(短)時間睡眠者に入れてよいかは問題である．極端な睡眠時間であるものはこの分布範疇から除くべきであるとも提案されている．スクリーニングを目的とするならば，±3～3.5 SD以上を判別基準とすることが妥当と考えられている．就床時刻が±3 SD以上ずれる者は，単なる遅寝や早寝ではなく，リズム障害である睡眠相後退症候群(delayed sleep phase syndrome；DSPS)や睡眠相前進症候群(advanced sleep phase syndrome；ASPS)の可能性が疑われる．DSPSの発生頻度はアメリカの睡眠障害センターの調査では，不眠を訴える者の5～10％といわれている．これと逆の障害がASPSで，入眠が午後8～9時，覚醒が午前3～5時で，睡眠相が普通の人よりも3～4時間早まった状態で固定した症候群である．ASPSの発生率はDSPSより少ない．今回のような質問紙形式の調査が，DSPSやASPSの動態把握や早期発見に有用か否かは今までのところ明らかにされていない．性格との関連について本人との面接，リズム障害に有用である睡眠日誌など精査を行い，確定診断する必要がある．

小学生高学年を対象に行った調査では，学年が進むに従い，睡眠時間は減少し，夜型へ移行する傾向が報告されている．

高校生を対象とした調査では，社会全体が遅寝・遅起きの夜型に変化しているにもかかわらず，高校生以下の児童・生徒の学校生活のサイクルは，ここ20年間ほとんど変わっていないことは問題であることが指摘されている．学校生活の時間を比較的自由に選べる大学生に比べ，高校生は，睡眠時間は長く，短眠型は少なく，不規則睡眠型も少なく，睡眠の質や睡眠の満足度は低く，高校生の生活時間と学校生活の時間とが同調していないことが報告されている．さらに，留年者の発生率は高校生全体の6％であったのに対し，生活習慣が不規則型の者では20.3％と高く，生活時間と学校時間の不調和が留年者発生率に関係するといわれている．大学生の睡眠は，睡眠時間は7時間強で，夜型が多く，不規則な睡眠習慣の者が多いと報告されている．筆者らの大学生を対象とした検討では，朝型の者に比べ夜型の者のなかに不規則な睡眠習慣の者を多く認めた．

b) 就床・起床時刻の分布

項目4と項目1から母集団の起床時刻と就床時刻を算出する．±3 SDを超える者は極端な睡眠不足になると考えられる．一過性でない場合には，睡眠不足となる背景にDSPSの疑いもあり，項目7の睡眠時間と同様に，これらの対象の精査と追跡調査が必要と思われる．

c) 睡眠の質

項目13, 14, 16により評価される．Monroe(1967)は，(1)主観的な入眠潜時が10分以下で，(2)夜間睡眠中に中途覚醒がなく，(3)入眠困難を伴わない者をgood sleeperと定義している．これに対して，(1)入眠潜時が常に30分以上で，(2)中途覚醒が一晩に1回以上あり，(3)入眠困難を感じるものをpoor sleeperと定義している．日常の睡眠の質を問題にする場合，寝付きのよさ(項目14)，目覚めの気分(項目19)，眠りの深さ(項目20)の3項目で尺度化することもある．また，日常の睡眠に対する満足感として，目覚めの気分(項目19)，眠りの深さ(項目20)，睡眠時間の充足度(項目10)の3項目による尺度化も可能である．これらの，睡眠評価の各項目を用いて精神生理性不眠症などのスクリーニング基準を作成することが可能と思われる．

筆者の検討では，学生および社会人では平均入眠潜

時(項目13)はおのおの17.3±15.4分，15.5±13.0分であった．60分以上の入眠潜時の者は何らかの入眠障害が考えられ精査を必要とする．また，頻回の中途覚醒は，睡眠維持障害の疑いがある．

Monroe(1967)の三つの基準に従い，すべてがgood sleeperの基準を満たした場合をGS型，その逆をpoor sleeper(PS型)，両方の傾向が混合している場合を中間群(M型)と定義し対象を分類すると，学生のGS型は52.3％，M型は45.5％，社会人のGS型は25.0％，M型は65.0％を占め，自分の眠りのどこかに睡眠の質の悪さを抱えたものが多いことがわかる．総合判定でPS型となったものが，学生で2.3％，社会人で10.0％であった．どの判定基準でも2倍値を超えると睡眠障害とそれに伴う身体症状が出てくる可能性がきわめて高くなる．PS型の者が不眠症へと移行する高危険群(high risk group)であるかは明らかではなく，今後慎重な追跡調査が必要と思われる．

d) 睡眠の規則型と不規則型

Taub(1978)は，(1)就床時刻，(2)起床時刻，(3)睡眠時間が週4回以上，2時間から4時間の範囲で変動する者を不規則型(irregular sleeper)と定義している．この基準による不規則睡眠型(irregular sleep)をスクリーニングするためには，就床時刻の変動幅(項目2)，起床時刻の変動幅(項目5)，睡眠時間の変動幅(項目8)の各項目を用いる．起床時間が2時間以上変動することは，社会生活上ほとんどないので，上記の基準をそのまま用いるのは不適当であることがいわれている．3項目を得点化し，睡眠習慣の不規則度を1度(不規則型睡眠の傾向がある)，2度(不規則型睡眠者である)，3度(強い不規則型睡眠者で，睡眠障害あるいは生体リズムの障害が疑われる者)の3段階に分類する方法も報告されている．

就床時刻が6時間以上ずれる者は，頻繁な時間帯異常に伴う睡眠・覚醒リズムの乱れによる障害(frequently changing sleep-wake schedule)の発生が疑われる．このリズム障害は，不規則な交代勤務を繰り返す人に起こりやすく，過眠や眠気のみでなく，合併する精神および身体症状も多く，消化性潰瘍を起こしやすいといわれている．食事の不規則化もリズム障害の原因のひとつである可能性も考えられる．

睡眠時間は就床および起床時刻の変動と連動する傾向にあると思われる．われわれの結果では，睡眠が不足している者には，昼寝の頻度が高いものが多く，昼寝により，睡眠時間の不足を補っていると考えられた．

e) 生活習慣の規則型，不規則型

徹夜の頻度が高いこと(項目36)，朝食をとらないこと(項目37a)，夜食をとること(項目37d)，および昼寝の習慣があること(項目31)は，生活習慣が不規則型であることを表している．

徹夜がなく(項目36)，必ず朝食をとり(項目37)，昼寝をしない(項目31)，日中に居眠りをしない(項目34)者は規則的な生活習慣者，その逆の場合は不規則な生活習慣者と分類される．

f) 睡眠の満足度

睡眠の満足度を表す尺度として，起床時の気分(項目19)，睡眠時間の充足度(項目10)，熟眠感(項目20)の三つの項目が利用される．どの項目も"良い"と回答した者を満足群，すべての項目を"悪い"と回答した者を不満足群として分類する．すでに述べたMonroeのGS型とPS型およびM型と割合を比較すると，筆者の検討において，学生ではGS型は52.3％であるが，満足群は11.4％で約40％低い．PS型は2.3％であるから，不満足群の13.6％とは不一致である．M型45.5％に対し中間群は75.0％で約30.0％も高い．社会人においてはGS型は25.0％であるが，満足群は10.0％で15.0％低い．PS型は10.0％であるから，不満足群の15.0％は5.0％高い．M型65.0％に対し中間群は75.0％で10.0％も高い．GS型の中にも自分の眠りのどこかに不満をもっている者が多い．熟睡できるが，目覚めの気分はあまりよくなく，どこか眠り足りない気がする人が多いと考えられる．

g) 睡眠障害

Poor sleeper型に分類され，満足度も低い場合，その程度によっては不眠症の可能性が疑われる．また，睡眠習慣の不規則度が高く，特に就床，起床の変動幅が大きい場合は，睡眠相後退(前進)症候群が疑われる．このような者には，さらに睡眠日誌をつけさせる

などの方法により精査する必要がある．いびきの有無（項目30），居眠りの頻度（項目34），中途覚醒（項目16），昼間の眠気（項目28，29），目覚めの気分（項目19）は睡眠時無呼吸症候群のスクリーニングとして利用できるが本症の抽出には十分でないと思われる．同時に，睡眠時の異常行動（夢遊・歯ぎりしなど）（質問項目30）はあるが，自覚症状および病識がない者，回答しない者が多いため，十分なスクリーニングはできない．

4.9.2 朝型・夜型質問調査

概日リズム（circadian rhythm）の個人差（interindividual difference）または睡眠・覚醒リズムを含む行動パターンの個人差に関する研究のひとつとして朝型・夜型（morning type and evening type，またはlarks and owls，総称して chronotype，diurnal type ともいう）の研究がある．1973年にスウェーデンのÖstberg が Oquist の作成した朝型・夜型質問紙（以下M-E質問紙）の改訂版を用いて行った研究から注目され始めた．彼はこの質問紙を用いて，朝型の摂食時刻は夜型より早く，体温の頂点位相（acrophase）も朝型の方が早かったことを示し，体温が朝型と夜型の摂食パターンの差異と関係することを報告した．本格的な研究は1970年代に入ってからで，応用面では交代制勤務への耐性と関連して研究されてきた．従来の研究によると，朝型よりも夜型の方が交代制勤務の適応性が高いと報告されている．作業効率を連続測定すると，効率の良い時と悪い時が約24時間周期で交代する．この日周変動のピークが早いものを朝型（morning type），遅いものを夜型（evening type）と呼んでいる．作業のピーク時制を測定するのが最も確実であるが，時間的経済的に負担が大きい．そこで開発されたのが Horne と Östberg（1976）の朝型・夜型質問紙である．朝型・夜型の研究は交代制勤務に対する適応性（耐性），勤務配置計画など，実務応用を目指し行われている．ここでは，19項目から成る Horne と Östberg の日本語版 MEQ（表4.17）（石原ら，1986）を用い検討した結果から朝型夜型のアンケートについて述べる．

Horne らのそれに準じた日本語版 MEQ の判定基準では，得点の59点以上が朝型（M），70点以上が明らかな朝型（MM），41点以下が夜型（E），30点以下が明らかな夜型（EE）である．42～58点は中間型（I）と分類した．われわれの結果では朝型・夜型得点（ME得点）は，学生では 49.2 ± 8.1，社会人では 53.8 ± 6.3 であった．学生において明らかな夜型がみられたが，明らかな朝型はみられず，社会人においては両方ともみられなかった．朝型，中間型および夜型の割合は，学生においておのおの11.4％，68.2％，20.4％であり，社会人においておのおの15.0％，85.0％，0％であった．

Horne と Östberg の MEQ は，(1) 朝型・夜型の質問紙として等質性（homogeneity），(2) 項目内容，(3) 項目数，(4) 交代勤務者に不適切な項目などの問題から項目数を減らした短縮版の MEQ がいくつか報告されている（Adan ら，1991；Folkard ら，1979）．われわれの検討では，項目 3, 12, 13, 14, 15, 16, 17, 18 の score は朝型，中間型および夜型において有意差を示さなかったことからそれらの項目の妥当性を考える必要が示唆された．人間が朝型であるか夜型であるか，つまり一日のうちどの時間帯に睡眠を多くとるかは，終日ポリグラフィや日内活動記録法を施行したりして客観的に評価すれば，最も正確な情報が得られるものと思われる．しかし，これらは非常に繁雑で，いつ，誰にでも実施できるようなものではない．質問紙を用いて，精神的および身体的作業や睡眠習慣などを総合的に評価することは，簡便で，特に多数の被検者に対して行うには有用である．Horne らの質問紙はわが国とは生活習慣や緯度の異なるヨーロッパの国民に合わせて作られたものであるから，これをそのままの形でわが国で使用する場合には，質問項目の内容採点方法などについて若干の手直しが必要であると思われる．しかし，Horne らの論文からは，原著者がどのような意図で，この質問紙を現在のような内容にまとめたかは記載されておらず，この質問紙の改訂版においても，朝型と夜型の概念は明確に示されていない．そのため，研究者間での結果の解釈が異なる可能性がある．

年齢との関係では，加齢とともに朝型になり，睡眠感が向上することが報告されている．つまり，若い世

表 4.17 夜型・朝型調査

1. あなたの体調が最高と思われる生活リズムだけを考えて下さい．そのうえで，1日のスケジュールを本当に思い通りに組むことができるとしたら，あなたは何時に起きますか．
   〔注〕下のタイム・スケールをみて，番号で答えて下さい．

   番号→ | 1 | 2 | 3 | 4 | 5 | 6 | 7 | 8 | 9 | 10 | 11 | 12 | 13 | 14 | 15 | 16 | 17 | 18 | 19 | 20 | 21 | 22 | 23 | 24 | 25 | 26 | 27 | 28 |
   5時　　6　　　　7　　　　8　　　　9　　　　10　　　11　　　12時
   午前

2. あなたの体調が最高と思われる生活リズムだけを考えて下さい．そのうえで，夜のすごし方を本当に思い通りに計画できるとしたら，あなたは何時に寝ますか．
   〔注〕下のタイム・スケールをみて，番号で答えて下さい．

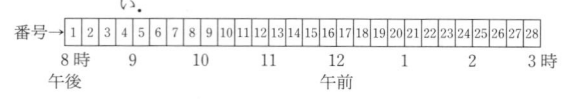

   番号→ | 1 | 2 | 3 | 4 | 5 | 6 | 7 | 8 | 9 | 10 | 11 | 12 | 13 | 14 | 15 | 16 | 17 | 18 | 19 | 20 | 21 | 22 | 23 | 24 | 25 | 26 | 27 | 28 |
   8時　　9　　　　10　　　11　　　12　　　1　　　2　　　3時
   午後　　　　　　　　　　　　　　　　　　　午前

3. 朝，ある特定の時刻に起きなければならないとき，どの程度目覚し時計に頼りますか．
   (1) まったく頼らない　　(2) あまり頼らない
   (3) わりに頼る　　　　　(4) たいへん頼る

4. ふだんあなたは，朝，目が覚めてから容易に起きることができますか．
   (1) まったく容易でない　(2) あまり容易でない
   (3) わりに容易である　　(4) たいへん容易である

5. ふだん，起床後30分間の目覚てぐあいは，どの程度ですか．
   (1) まったく目覚めていない　(2) あまり目覚めていない
   (3) わりに目覚めている　　　(4) たいへん目覚めている

6. ふだん，起床後30分間の食欲は，どの程度ですか．
   (1) まったく食欲がない　(2) あまり食欲がない
   (3) わりに食欲がある　　(4) たいへん食欲がある

7. ふだん，起床後30分間のけだるさは，どの程度ですか．
   (1) たいへんけだるい
   (2) どちらかといえばけだるい
   (3) どちらかといえばそう快である
   (4) たいへんそう快である

8. 次の日，まったく予定がないとすれば，あなたは寝る時刻をいつもに比べてどうしますか．
   (1) 遅くすることはほとんどない（まったくない）
   (2) 遅くしても1時間以内
   (3) 1～2時間遅くする
   (4) 2時間以上遅くする

9. 何か運動をしようと思いたちました．友人が「それならば，週2回1時間ずつで，時刻は午前7時から午前8時までが一番いい．」と，助言してくれました．あなたの体調が最高と思われる生活リズムだけを考えると，それをどの程度やりぬけると思いますか．
   (1) 完全に実行できるだろうと思う
   (2) わりに実行できるだろうと思う
   (3) 実行するのは難しいだろうと思う
   (4) 実行するのはたいへん難しいだろうと思う

10. あなたは，夜，何時になると疲れを感じ，眠くなりますか．
    〔注〕下のタイム・スケールをみて，番号で答えて下さい．

    番号→ | 1 | 2 | 3 | 4 | 5 | 6 | 7 | 8 | 9 | 10 | 11 | 12 | 13 | 14 | 15 | 16 | 17 | 18 | 19 | 20 | 21 | 22 | 23 | 24 | 25 | 26 | 27 | 28 |
    8時　　9　　　　10　　　11　　　12　　　1　　　2　　　3時
    午後　　　　　　　　　　　　　　　　　　　午前

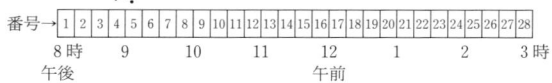

11. 精神的にたいへん疲れるうえ，2時間もかかるとわかっているテストを受けて，最高の成績をあげたいとします．1日のスケジュールを本当に思い通りに組むことができ，あなたの体調が最高と思われる生活リズムだけを考えると，次のうちどの時間帯を選びますか．
    (1) 午前8時～午前10時　(2) 午前11時～午後1時
    (3) 午後3時～午後5時　　(4) 午後7時～午後9時

12. 午後11時に寝るとすれば，あなたは，そのときどの程度疲れていると思いますか．
    (1) まったく疲れていないと思う
    (2) あまり疲れていないと思う
    (3) わりに疲れていると思う
    (4) たいへん疲れていると思う

13. ある理由で寝るのがいつもより何時間か遅くなったが，翌朝は特定の時刻に起きる必要がない場合，あなたは次のどれにあてはまりますか．
    (1) いつもの時刻に目覚め，それ以上眠らないだろう
    (2) いつもの時刻に目覚めるが，その後うとうとするだろう
    (3) いつもの時刻に目覚めるが，また眠るだろう
    (4) いつもの時刻より遅くまで目覚めないだろう

14. ある夜，夜警のため午前4時から午前6時まで起きていなければならないが，次の日はまったく予定がないとします．あなたは次のどれにもっともよくあてはまりますか．
    (1) 夜警が終わるまで寝ないだろう
    (2) 夜警前に仮眠をとり，夜警後に眠るだろう
    (3) 夜警前に十分眠り，夜警後に仮眠をとるだろう
    (4) 夜警前にできる限り眠るだろう

15. きつい肉体作業を2時間しなければなりません．1日のスケジュールを本当に思い通りに組むことができ，あなたの体調が最高と思われる生活リズムだけを考えると，次のうちのどの時間帯を選びますか．
    (1) 午前8時～午前10時　(2) 午前11時～午後1時
    (3) 午後3時～午後5時　　(4) 午後7時～午後9時

16. きつい運動をしようと思いたちました．友人が「それならば，週2回1時間ずつで，時刻は午後10時から午後11時までが一番いい．」と，助言してくれました．あなたの体調が最高と思われる生活リズムを考えると，それをどの程度やりぬけると思いますか．
    (1) 完全に実行できるだろうと思う
    (2) わりに実行できるだろうと思う
    (3) 実行するのは難しいだろうと思う
    (4) 実行するのはたいへん難しいだろうと思う

17. 仕事をする時間帯を，あなた自身で選ぶことができるとします．おもしろいうえ，できばえに応じて報酬がある仕事を5時間連続して（休憩を含む）行うとき，どの時間帯を選びますか．
    〔注〕下のタイム・スケールをみて，連続5時間を選び，それらの番号を回答用紙に直接記入して下さい．

番号→	24	1	2	3	4	5	6	7	8	9	10	11	12	13	14	15	16	17	18	19	20	21	22	23	24
	12時	1	2	3	4	5	6	7	8	9	10	11	12時	1	2	3	4	5	6	7	8	9	10	11	12時
	真夜中												正午												真夜中

18. 1日のどの時間帯に体調が最高であると思いますか．1つの時間帯だけを選んで下さい．
    〔注〕下のタイム・スケールをみて，番号で答えて下さい．

番号→	24	1	2	3	4	5	6	7	8	9	10	11	12	13	14	15	16	17	18	19	20	21	22	23	24
	12時	1	2	3	4	5	6	7	8	9	10	11	12時	1	2	3	4	5	6	7	8	9	10	11	12時
	真夜中												正午												真夜中

19. 「朝型」か「夜型」かと尋ねられたら，あなたは次のうちどれにあてはまりますか．
    (1) 明らかに「朝型」
    (2) 「夜型」というよりむしろ「朝型」
    (3) 「朝型」というよりむしろ「夜型」
    (4) 明らかに「夜型」

代や交代制勤務者は，睡眠不足を感じ，目覚めが悪く，熟睡感がないが，加齢とともにそれらを訴える者は減少する．これは，加齢とともに生理的必要睡眠量が減少し，現実の睡眠習慣と一致していくためと述べられている．

近年，子どもの生活の夜型化が注目され，また睡眠相後退症候群の患者の生活歴を見ると，かなり低年齢から極端な夜型を示していることから，子ども版MEQも作成されている．

4.9.3 朝型と夜型の分布と生活習慣の比較

朝型と夜型に関するこれまでの研究では，夜型は徹夜回数が多く，就床・起床時刻の変動が朝型よりも大きいと報告されている．筆者らの大学生を対象とした検討（八木ら，1997）においては，起床時間の変動，徹夜の回数は，朝型と夜型の両群間に有意差を認めなかったが，就床時刻と睡眠時間の変動が2時間以上の者は朝型群に比べ，夜型群において有意に多く認められた．また，朝食を必ずとると答えたものが，夜型では50％であり，朝型の100％に比し，有意に低かった．しかし夜食，アルコール・カフェインの摂取，喫煙などはすべて朝型と夜型の間に有意差を認めなかった．夜型は不規則な生活習慣に高い柔軟性をもっており，生活時間帯の急激な移動に強い耐性を示し，一方，朝型は生活習慣の堅さが強く，規則的な生活習慣が維持され，不規則型の睡眠生活習慣は，夜型と緊密な関係をもっていると報告されている．夜型は交代制勤務では優れた耐性を示し，勤務配置計画では好ましい適性のひとつとなっている．時差症状についても同様の理由から，回復が早い．これに対して，朝型は規則性に優れる反面，その堅さから変化の激しい生活環境では不適応に陥りやすいことが指摘されている．したがっ

て，不規則型の生活習慣もひとつの職業適性となりうるが，一方で十分な回復休暇を組み込んだ万全なシフトスケジュール下でも夜勤病は発生しており，不規則な生活習慣を放置し，夜型のもつ耐性に期待をかけることは好ましくないと思われる．

われわれの結果では，夜型と朝型との間に，熟睡感や中途覚醒回数は有意差を認めなかったことから，夜型が poor sleeper であるとは結論しにくい．しかし朝型に比べ夜型において睡眠時間，就床時刻の変動が大きいことから，夜型には不規則生活者が多いと考えられた．昼寝について習慣的にとっているものは，対象のなかになかったが，たまにあるやよくあると答えたものは朝型に比し，夜型のものに有意に多かった．生活の不規則からくる睡眠不足を補うために夜型では昼寝の頻度が高く，かつ，その時間が長いのではないかと思われる．

筆者の対象とした学生と社会人の比較では，社会人においてやや朝型が多く，夜型が認められなかった．職種も関係すると思われるが，職業につくと，睡眠習慣に変化が生じる可能性がある．社会的拘束による睡眠習慣の変化がM-E得点に影響を与える可能性は十分考えられる．今後の研究が期待される．

おわりに

睡眠障害の背景に睡眠および生活習慣が悪影響をもたらしたり，またその促進につながる可能性も否定できない．成人のみならず，大人の24時間生活が子どもにどのような悪影響をもたらすかはまだ明らかではない．睡眠ポリグラフィなどの生理学的検査とともに，生活習慣調査は，睡眠とその障害のスクリーニングとして有用な情報を提供すると思われる．今回，日常臨床において，実用的に役立つことを目的とし利用

度の高いと思われる項目ごとにわれわれの結果もふまえてまとめた．調査表の利用結果の解釈については，他に出版されている詳細な本をご覧いただきたい．今後，簡単で信頼性の高い睡眠生活習慣調査が作成されることが望まれる．

〔野田　明子〕

文　献

Adan A, Almirall H, 1991：Horne & Östberg morningness-eveningness questionnaire：a reduced scale. Pers Individ Differ 12：241-253.

Folkard S, Monk T, Lobban M, 1979：Towards a predictive test of adjustment to shift work. Ergonomics 22：79-91.

Hartmann E, Baekland F, Zwilling G, Hoy P, 1971：Sleep need：how much sleep and what kind？ Am J Psychiatry 127：1001-1008.

Horne JA, Östberg O, 1976：A self-assessment questionnaire to determine morningness-eveningness in human circadian rhythms. Int J Chronobiol 4：97-110.

石原金由，宮下彰夫，犬上　牧，福田一彦，山崎勝男，宮田　洋，1986：日本語版朝型-夜型(Morningness-Eveningness)質問紙による調査結果．心理学研究 57：87-91.

Ishihara K, Honma Y, Miyake S, 1990：Investigation of the children's version of the morningness-eveningness questionnaire with primary and junior high school pupils in Japan. Percept Mot Skills 71：1353-1354.

Monroe LJ, 1967：Psychological and physiological differences between good and poor sleepers. J Abnorm Psychol 72：255-264.

宮下彰夫，1984：睡眠の心理学．鳥居鎮夫編：睡眠の科学，pp 87-105，朝倉書店，東京．

Taub JM, 1978：Behavioral and psychophysiological correlates of irregularity in chronic sleep routines. Biol Psychol 7：37-53.

八木朝子，野田明子，伊藤理恵子，山田　廣，古池保雄，1997：概日リズム：朝型—夜型と生活習慣．日本臨床生理学会誌 27：102.

4.10　睡眠日誌法

　睡眠日誌は，長期的な日常の睡眠習慣を把握することを目的としたもので，毎日の睡眠と覚醒の時間帯を24時間にわたって連続記録し，睡眠時刻や睡眠時間の推移を観察する方法である．睡眠・覚醒リズム障害による不眠や過眠として，より内因的な睡眠相後退(前進)症候群や非24時間睡眠・覚醒リズム症候群，また，環境による時差や交代制勤務によるリズム障害などがある．これらの多くの症例では，入眠や起床のタイミングが問題であり，睡眠ポリグラフィにおいて睡眠構造そのものには異常は認められないとされている．そのため，睡眠日誌法が睡眠・覚醒リズム障害の症状の把握や治療経過，睡眠実験の被検者の家庭における睡眠状態を把握するために非常に有用であるといわれている(Ohtaら，1991；Okawaら，1987)．痴呆老人や脳器質障害患者，せん妄などの意識障害を示す患者の睡眠状態の把握にも睡眠表の記入は役立つ．そのほかに，ヒトの睡眠・覚醒リズムは誕生後しばらくは多相性のリズムを示すが，成長に伴い睡眠相は夜間に集中し，長い夜間睡眠と短い昼間睡眠をとる二相性のリズムへ移行する．学齢期に至るころまでには，昼間睡眠がなくなり，単相性のリズムを獲得する．睡眠日誌法による研究により，このような睡眠・覚醒リズムの発達に個人差があることがしだいに明らかになってきた．精神発達遅滞児，盲児，自閉症児などでは睡眠が不規則であると報告されている(宮下，1994)．しかし，遺伝的・体質的な原因，育児環境や親の養育態度あるいは文化的背景の差が睡眠・覚醒リズムの発達の個体差に影響するかの検討はまだなされていない．さらに，睡眠・覚醒リズムの発達経過の違いが，その後の睡眠障害の発症との関連，また朝型・夜型，長眠型短眠型など成人にみられる睡眠習慣の個人差との関連については明らかにされていない．睡眠日誌法はそれらの解明に役立つ可能性が考えられる．

　本項ではわれわれの施設において使用している睡眠日誌法(図4.23)を紹介し，方法と作成上の注意について述べ，症例を示す．

4.10.1　記　入

　記入は，被検者(患者)自身に記録させる場合が多いが，記録が不可能な者や幼児の場合には，患者の側に常時いる人，家人，看護婦，付き添い人や母親など患者をよく観察できる立場の人が記録することが望まし

4.10 睡眠日誌法

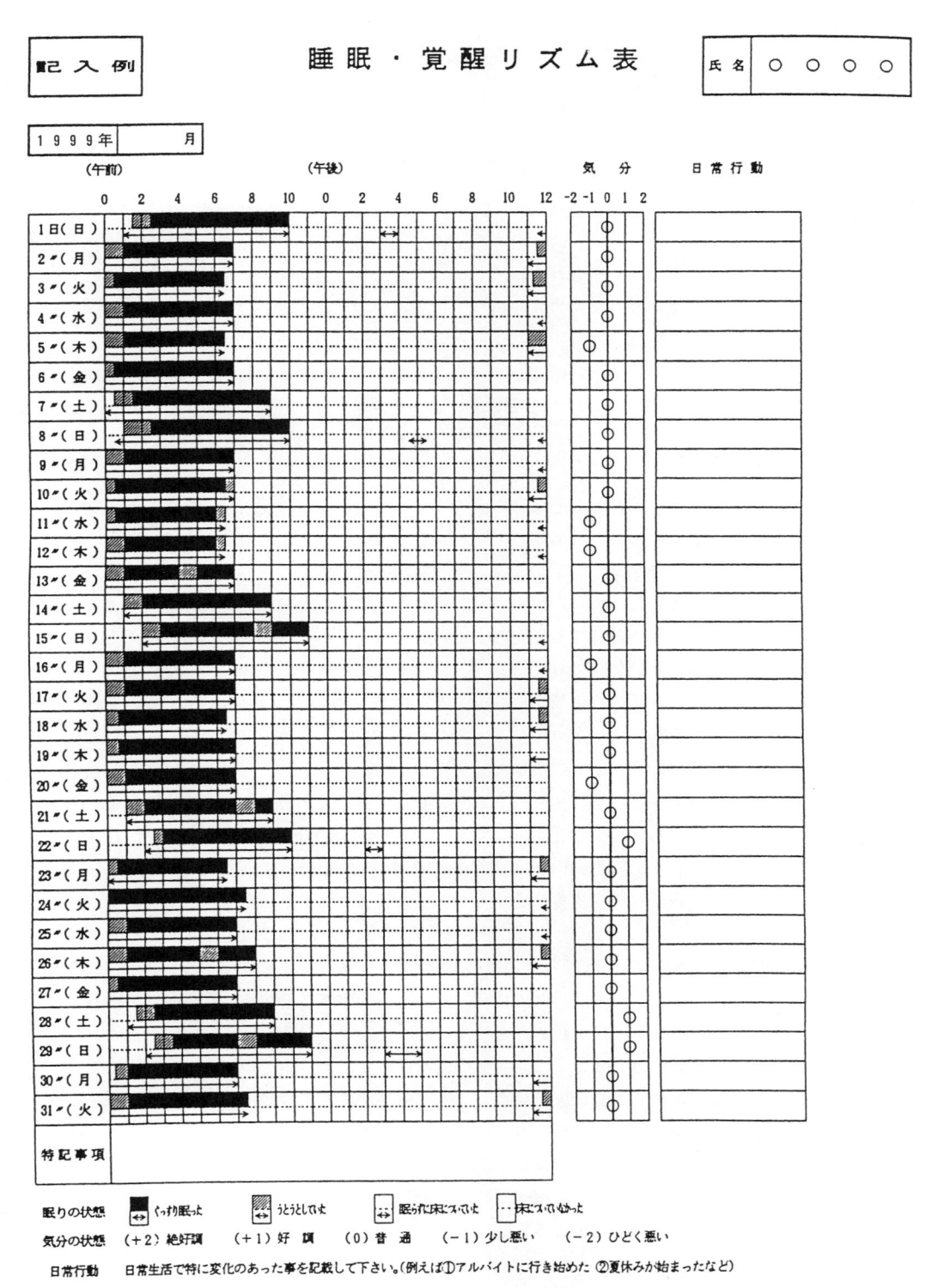

図 4.23 睡眠・覚醒リズム表

い．

睡眠日誌の書式にはさまざまなものがあり，研究の目的により自由に書式を決定すればよいが，最低限，毎日の就床と起床時刻を記録する必要がある．決められた欄に就床時刻，起床時刻などを記入する記入式と，あらかじめ用意された時刻図に，睡眠か覚醒かの別を記号で記入していく図示式がある．

睡眠表には，睡眠を深い睡眠（ぐっすり眠った）と浅い睡眠（うとうとしていた）とに分けて判断させ，寝床にいたか否か，食事の時間，服薬の種類と錠数，1日の睡眠時間の合計，入床，入眠，中途覚醒，再入眠，起床などの時刻，消灯，点灯，食事，服薬，排泄の時刻，また夜間の睡眠だけでなく，昼寝，あるいは昼間に眠気を催した時間帯，さらに身体の調子についてなど自由に記述させる．

患者によっては，てんかん発作，せん妄状態などの臨床症状，あるいはその日の出来事についての短いメモなどを書き加えさせておくと，睡眠障害に関係する多くの情報が得られることになる．たとえば，ナルコレプシー患者やその疑いのある者を対象にする場合，脱力発作，入眠時幻覚，睡眠麻痺の発現時刻も記入させる．また，睡眠障害に対してさまざまな治療を行う場合に，治療前，一定期間の睡眠表の記録を行わせ，さらに治療経過中にも継続して記録させると，その治療効果の判定が容易になる．睡眠ポリグラフィを行う場合にも，睡眠表により患者の日常の睡眠状態を把握しておくと，検査室における睡眠がその患者の家庭における睡眠に近いものであるか否かを判定することが可能となる．

したがって，睡眠障害のある患者には初診時から睡眠表を記入させるとよい．すなわち，研究や診断の目的によって，記入を求める項目は適宜取捨選択する必要がある．記録に際しては，何分何秒というような詳細な時刻にこだわる必要はなく，何時何分程度といった大まかな記録の仕方で十分である．長期にわたって睡眠日誌を記入させるには，被検者の負担が少ないよう必要な項目にしぼる必要がある．最低限，睡眠か覚醒かの記録だけあるいは食事時間の記録を加える程度でもよい．

4.10.2 信頼精度

睡眠日誌法は，質問紙による調査に比べ，主観的な過大評価や過小評価あるいは思い込みや虚偽が入り込むことは少ない．しかし，本人が記入する場合，入眠潜時の過大評価や起床時刻の錯誤が介入しがちである．さらに，観察者が記入する場合には，睡眠か覚醒かの判断がむずかしい場合もある．したがって，信頼性を高くするためには，行動の変化ごとに記入させることである．しかし，睡眠日誌法は長期にわたることが多いので，記入者の負担軽減のために，記録単位時間は15分から30分単位以内にとどめておくことが望ましい．すなわち，データの信頼性は被検者の協力程度に左右される．一般には単位時間は30分とする場合が多く，1日のある決まったとき，たとえば就床前や起床後に毎日記入を求めるのがよい．毎日記入せず，過去何日間かの記入を記憶をたどりながら記入した場合は著しく信頼性が低下する．

記録精度や信頼性の高いデータを得るためには，被検者または観察者の協力が必須であり，医師と患者の両者の努力で治療の成功率はより高められる．そのためにも研究の目的や臨床上の必要性，つまり睡眠日誌の記録が正確でないと診断や治療に支障をきたすこと，治療を成功させるために睡眠日誌は必要な記録であること，また，睡眠と覚醒の定義を被検者に十分に理解させることが最も重要と考えられる．

4.10.3 睡眠日誌作成期間

患者により異なるが少なくとも2週間の睡眠日誌記録から診断され，治療は開始される．患者には睡眠時間の長さではなく，睡眠時間の配分がより大切であることも説明する必要がある．長時間の睡眠・覚醒記録が診断上必要となるのは，睡眠・覚醒スケジュールの持続性障害であり，ナルコレプシー，特発性中枢神経過眠症，反復性過眠症候群などの鑑別診断にも有用である．治療薬投与の量，時刻などを睡眠・覚醒記録に併記すると，治療の有効性の判定にも役立つ．薬物治療以外の治療法，たとえば，睡眠相後退症候群の時間治療法の場合などにも応用できる．概日リズム睡眠障害の診断最低基準は睡眠相後退症候群では，(1) 望ましい時刻に入眠または覚醒することができない (2)

睡眠時間帯が望ましい時刻に比べ遅れている (3) このような症状が少なくとも1か月以上も続く (4) 休暇などで時間的な制限がない時には，患者の睡眠には次のような特徴がみられる　1. 睡眠は静穏で，睡眠の質と持続時間は正常である　2. 患者は自発的に覚醒する　3. 睡眠時間帯は遅れたまま24時間の周期性を保っている (5) 2週間以上の睡眠日誌で睡眠時間帯の遅れが確認されること，非24時間睡眠・覚醒症候群では，(1) 原発性の入眠または覚醒困難 (2) 入眠と覚醒時刻が24時間の睡眠・覚醒パターンに安定した同調を示さずにしだいに後退していく (3) 上記の睡眠パターンが6週間以上続く，不規則睡眠・覚醒リズムでは，(1) 原発性の不眠や過眠 (2) 1日のうちで少なくとも3回の睡眠がみられる (3) これが3か月以上持続する，と睡眠障害国際分類で定義されている．したがって，睡眠相後退症候群では少なくとも1か月以上，非24時間睡眠・覚醒症候群では少なくとも6週間以上，不規則睡眠・覚醒リズムでは少なくとも3か月以上にわたり睡眠日誌をつけさせる必要がある．Association of Sleep Disorders Center (ASDC) と Association for the Psychophysiological Study of Sleep (APSS) の睡眠障害の分類全体をよく把握し，各疾患の診断基準に基づいた観察が正しい診断につながると思われる．

4.10.4 症　例

〔症例1〕 初診時24歳，男性，無職の睡眠相後退症候群患者(図4.24)(早河と太田，1996)

本症例は小学校2，3年のころから朝起きるのが困難であったが，遅刻することはなかった．中学生のころにはラジオの深夜放送を聞いていて就寝時刻が遅くなり，遅刻するようになった．しかし，欠席することはほとんどなかった．高校に入ってから欠席が多くなり，結局中退した．その後就職したが，朝起きられないため仕事に行けず，建築業，運転手，営業などの職を転々とし，現在は無職である．

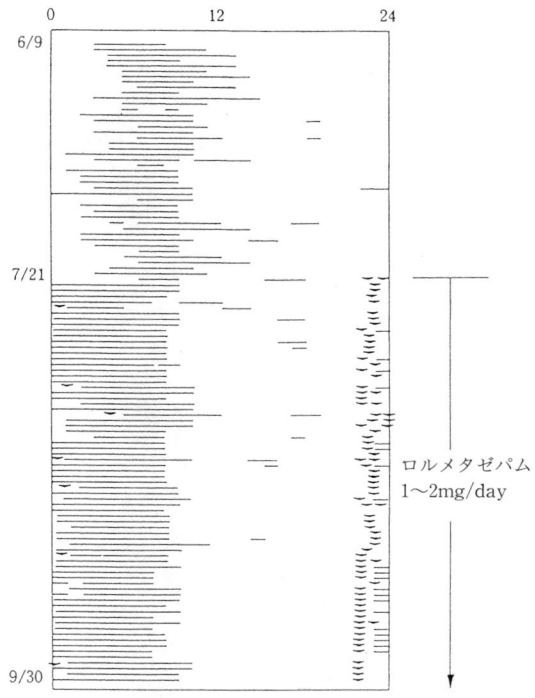

図 4.24 睡眠相後退症候群(24歳，男性，無職)の睡眠記録表　横軸は1日の時刻，縦軸は日にちである．7月21日よりロルメタゼパムを午後11〜12時に服用することによって，睡眠相は前進し入眠時刻もほぼ一定になった．逆三角形はロルメタゼパム1錠を服用した時刻を示す．

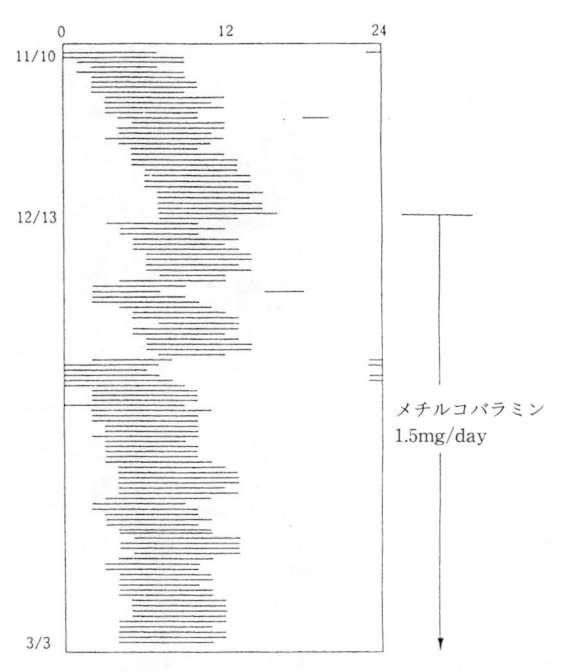

図 4.25 非24時間睡眠・覚醒症候群(24歳，男性，家事手伝い)の睡眠記録表　横軸は1日の時刻，縦軸は日にちである．12月13日よりメチルコバラミンを服用するようになってから，毎日の睡眠相のずれは小さくなり周期はほぼ24時間になった．

睡眠記録表では入眠時刻にばらつきがみられるものの全体的に睡眠時間帯が遅れており，一旦入眠すれば朝特に用事がない限り十分な睡眠がとれている．また睡眠の問題以外に社会生活に障害をもたらす原因はなく，心理検査でも異常所見が認められないことから，一次性の睡眠相後退症候群と考えられた．ロルメタゼパムを投与したところ，服用後1時間ぐらいで眠気があり，入眠することができた．ロルメタゼパムを毎晩11～12時に服用することによって，睡眠時間帯は前進し，ほぼ一定の時刻に入眠できるようになった．

〔症例2〕　初診時24歳，男性，家事手伝いの非24時間睡眠・覚醒症候群患者（図4.25）（早河と太田，1996）

高校1年で試験勉強をするようになってから就寝時刻が遅くなり，徐々に生活が乱れてきた．遅刻や欠席はなかったものの，午前中はウトウトして授業はほとんど頭に入らなかった．高校を卒業してから浪人したが，翌年の大学受験に失敗したためアルバイトをしながら一人で生活するようになった．21歳のころから入眠，覚醒時刻が毎日だんだんと遅くなってきた．22歳になってからはアルバイトをやめ，家業の酒屋を手伝うようになった．

治療前は約24.5時間周期のフリーランリズムを呈していたが，ビタミンB_{12}を1.5 mg/日服用するようになってから睡眠相のずれは小さくなり，周期はほぼ24時間になった．しかし，睡眠相は後退したまま固定し，睡眠相後退症候群のような睡眠・覚醒パターンを呈していた．この後ビタミンB_{12}を3 mg/日に増量することにより，睡眠相は前進し，通常のスケジュールで生活できるようになった．

〔症例3〕　15歳，女子中学生

図4.26に非24時間睡眠・覚醒症候群と診断され，ビタミンB_{12}投与と高照度光療法とによって治療を受けた患者が記録した睡眠表をもとにして作成した睡眠・覚醒リズムの表示法（伊藤と太田，1996）を示した．この表示法はダブルプロット法と呼ばれ，長期にわたる睡眠・覚醒リズムを通覧するのに便利であり，時間生物学（chronobiology）の領域で一般に用いられ

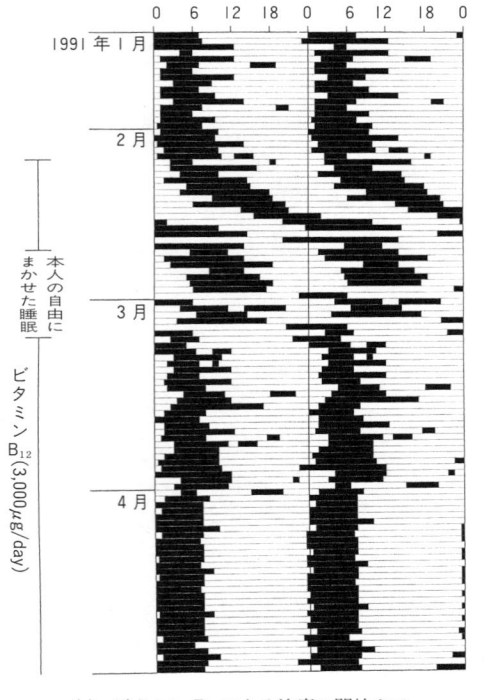

(a)　ビタミンB_{12}による治療の開始まで　　　(b)　高照度光療法の開始

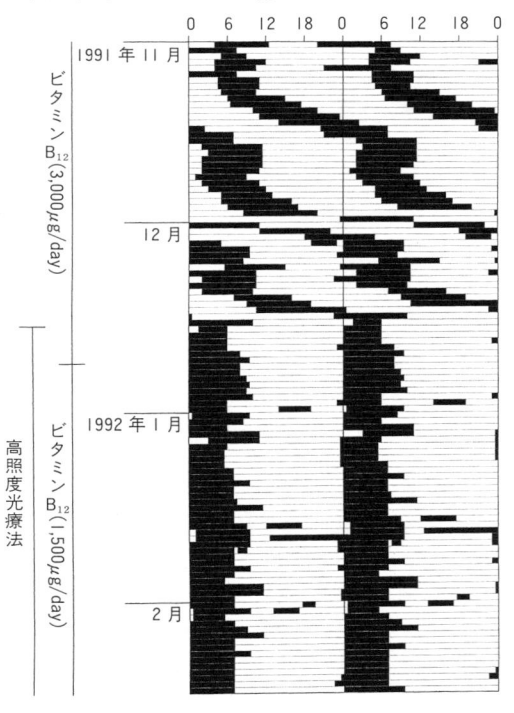

図4.26　非24時間睡眠・覚醒症候群（15歳，女子中学生）
48時間ごとの睡眠をダブルプロット法で表したもの．横軸は時刻を，縦軸は年月を示す．黒い太線は睡眠を示す．

ている．特に ASDC による睡眠障害の診断分類のなかで，睡眠・覚醒スケジュールの障害(disorders of sleep-wake schedule)の診断には，このような睡眠表の記入は不可欠である．

おわりに

睡眠ポリグラフィは睡眠障害の診断，治療において重要である．しかし，ポリグラフィによって判定される1夜の睡眠は，連日にわたって繰り返される睡眠・覚醒リズム障害のごく一部である．睡眠・覚醒リズム障害患者においては睡眠と覚醒の状態を一定期間にわたって把握することが非常に重要である．睡眠日誌法は長期にわたり被検者の生活を制限することなく，日常の睡眠習慣や生活リズムを把握できる．労力や経費はかからない．さらに携帯用連続記録器やアクチグラムを併用すればデータの精度は高くなることが考えられる．睡眠日誌法は簡便であり，睡眠障害が疑われる患者やその家族に睡眠・覚醒リズム表を記入させることは，睡眠・覚醒リズム障害の診断および治療のアプローチに非常に役立つと思われる． 〔野田 明子〕

文献

早河敏治，太田龍朗，1996：睡眠覚醒リズム障害と治療．臨床と研究 73：86-90．

伊藤彰紀，太田龍朗，1996：不登校と睡眠覚醒リズム障害．樋口輝彦，神庭重信責任編集：感情障害とリズム障害(思春期青年期ケース研究4)，pp 139-156，岩崎学術出版会，東京．

Ohta T, Ando K, Iwata T, Ozaki N, Kayukawa Y, Terashima M, Okada T, Kasahara Y, 1991：Treatment of persistent sleep-wake schedule disorders in adolescents with methylcobolamin (Vitamin B_{12}). Sleep 14：414-418.

Okawa M, Nanami T, Wada S, Shimizu T, Hishikawa Y, Sasaki H, Nagamine H, Takahashi K, 1987：Four congenitally blind children with circadian sleep-wake rhythm disorder. Sleep 10：101-110.

宮下彰夫，1994：睡眠日誌．日本睡眠学会編：睡眠学ハンドブック，pp 542-545，朝倉書店，東京．

5. 睡眠障害の臨床

5.0 睡眠障害の分類法

5.0.1 診断分類の歴史と現況

一般臨床の現場では，これまで長く睡眠障害といえば，眠るべき時と場所で健全な眠りをとることができないもの，すなわち不眠症を指すものと考えられてきたが，確かに不眠の数の多さからしても，また睡眠障害の原因が明らかでなかった時代背景からしても，そのように捉えられてもやむをえないことではあった．しかしながら，睡眠障害には不眠症のほかに，眠ってはならない時や場所(場面)で眠り込んでしまう過眠症と呼ばれるものがあり，しかもそれは19世紀末頃に見出されたナルコレプシーや，20世紀の比較的早い時期に見出された周期性傾眠症(今日の反復性過眠症)のようにまれなものばかりではなく，今世紀半ば過ぎから注目されるようになった，ピックウィック症候群に象徴される睡眠時無呼吸症候群のように，その数が決してまれなものではなく，かつその病態は社会生活上看過できないものであることが判明するようになって，過眠症の存在が，にわかに注目されるようになってきた．一方，主として子どものころに一過性にみられる夜尿症(睡眠時遺尿症)，ねぼけ(睡眠時遊行症)，夜驚症(睡眠時驚愕症)といった睡眠中の行動異常は，軽重の違いこそあれ，睡眠を障害する現象として古くから一般に知られてきた．こうして不眠症，過眠症，睡眠時異常行動(睡眠時随伴症)の三つのカテゴリーに分けるやり方は，睡眠障害の分類法として広く用いられていたが，国際的に通用する確かな診断分類法としては，1979年に北米圏を中心にまとめられた，いわゆるASDC-APSS分類の登場を待たなければならなかった．米国を中心とする睡眠障害センター連合(Association of Sleep Disorders Centers；ASDC)と，精神生理学的睡眠研究連合(Association of Psychophysiological Study of Sleep；APSS)の共同作業によってできた，Diagnostic Classification of Sleep and Arousal Disorders(睡眠と覚醒障害の診断分類；DCSAD, 1979)は，前述の3大カテゴリーに加えて，近年，時間生物学(chronobiology)の目ざましい発達によって明らかになってきた，睡眠のリズム障害によるものと考えられる"睡眠覚醒スケジュール障害"が追加され，4大項目による分類法として完成された(ASDC, Roffwarg HP, Chairman, 1979)(表5.1)．

表 5.1 睡眠と覚醒障害の診断分類(DCSAD, 1979)

A.	睡眠の開始と持続の障害	(不眠症)	18
B.	過度な眠気の障害	(過眠症)	20
C.	睡眠・覚醒スケジュール障害	(睡眠リズム障害)	7
D.	睡眠時随伴症	(睡眠時異常行動)	14

かっこ内は同義語，数字は下位分類項目数．

このASDC-APSSによる分類(DCSAD)は，その後10年余にわたって広く臨床の場に用いられ，主訴や主症状から診断に入っていけるためにたいへん便利であったが，他の領域で今日盛んに用いられる操作的診断基準がないことや，睡眠時無呼吸症候群のように不

眠と過眠の両方がみられる場合，同一疾患でありながら二つの群に所属することがあること，また他の国際的診断分類との対応が明らかでないことなど，いくつかの問題点が指摘されるようになり，新たな診断分類への改訂作業が開始された．

その結果，米国睡眠障害連合(American Sleep Disorders Association；ASDA)を中心に，ヨーロッパ睡眠学会，日本睡眠学会，ラテンアメリカ睡眠学会による共同の検討を経て，1990年に睡眠障害国際分類(The International Classification of Sleep Disorders；ICSD)(ICSD, Thorpy MJ, Chairman, 1990)が世に出た．この診断分類は，臨床症状を詳細に記述することを中心とし，操作的診断基準を設け，さらに臨床報告およびデータベースの利用を目的に，いわゆる多軸方式を採用しているところにその特徴がある．多軸方式は次のような構成になっている．

A軸　　ICSDによる睡眠障害分類
B軸　　ICD-9-CM検査手段分類
C軸　　ICD-9-CM疾患分類(睡眠に無関係な診断名)

A軸はICSDそのものであり，その診断項目は88あるが，これを1．睡眠異常，2．睡眠時随伴症，3．内科・精神科的睡眠障害，4．提案検討中の睡眠障害の4大カテゴリーに分けている．各項目は，同義語とキーワード，基本的特徴，随伴特徴，経過，素因，有病率，発症年齢，性比，家族的発現様式，病理，合併症，睡眠ポリグラフ所見，他の検査所見，鑑別診断などを詳細に記述したうえ，診断基準とそのうちの最小限基準，重症度基準，持続基準をまとめ，さらに文献を付記している．これらの診断項目は，ICD-9またはICD-9-CMにそれぞれ対応するものがあれば，そのコードナンバーを記載することになっている．

B軸は，その睡眠障害に用いられる検査や手術的手技，たとえば睡眠ポリグラム(polysomnogram)や睡眠潜時反復検査(multiple sleep latency test；MSLT)などを記載する．そのコードはICD-9-CM(International Classification of Diseases, 9th Rivision, Clinical Modification：国際疾病分類第9版北米臨床用改変版)より記載することになっている．

C軸は，本来それ自体としては睡眠障害ではない内科的および精神医学的疾患があるときに記載する．これらの障害にはICD-9-CM(またはICD-9)分類コード番号を用いることが望ましいとされる．たとえば，反復性うつ病300.4，高血圧400.1といった具合である．

ICSDの多軸方式は，ICD-9との対応で設定されたが，その後ICD-10が1992年に発表されたにもかかわらず，このICD-10との対応は行われていない．ICD-10では，第5章が精神医学分野，第6章が神経学分野に分けられているが，睡眠障害はこの両域にまたがって分けられており，しかも精神医学分野のF51コードでは，一次性心因性あるいは情緒因が主因となる"非器質性睡眠障害(nonorganic sleep disorders)"のみに限定され，その他のものは神経学分野のものとして器質性睡眠障害(organic sleep disorders)"に入れられ，すべてG47コードにまとめられている．このためICSDとの対応はかなりの困難を伴うことになり，多くの問題を抱えたままになっている．参考のためにICD-10に分類されている睡眠障害のおもなものを表5.2に示したが，ICDに初めて睡眠障害が診断分類項目として採用されたことは評価できるものの，臨床の応用にはきわめて不便であり，非器質性と器質性の鑑別も困難なものが多いことなどをみても，多くの課題を残したまま，今後の検討がぜひとも必要な状況になっている(WHO, 1992)．

表5.2　ICD-10に分類されている睡眠障害(1992)

F51：非器質性睡眠障害
　　F51.0　　非器質性不眠症
　　F51.1　　非器質性過眠症
　　F51.2　　非器質性睡眠・覚醒スケジュール障害
　　F51.3　　睡眠時遊行症(夢中遊行症/夢遊病)
　　F51.4　　睡眠時驚愕症(夜驚症)
　　F51.5　　悪夢
　　F51.8　　その他の非器質性睡眠障害
　　F51.9　　特定不能の非器質性睡眠障害

G47：器質性睡眠障害
　　G47.0　　睡眠の開始および持続の障害
　　G47.1　　過度な睡眠の障害
　　G47.2　　睡眠・覚醒スケジュール障害
　　G47.3　　睡眠時無呼吸症
　　G47.4　　ナルコレプシー，カタプレキシー
　　G47.8　　その他の器質性睡眠障害
　　G47.9　　特定不能の器質性睡眠障害

ところで，精神科領域には今日国際的診断分類として，米国精神医学会(American Psychiatric Association；APA)の「精神障害の診断と統計の手引 Diagnostic and Statistical Manual of Mental Disorders；DSM」があるが，睡眠障害が独立した診断項目としてこの手引書に登場したのは，1987年の第3版改訂版(DSM-III-R)からであった．DSM-III-Rでは睡眠障害は，睡眠異常(dyssomnias)と睡眠時随伴症(parasomnias)に2大別され，前者がさらに不眠障害，過眠障害，睡眠・覚醒スケジュール障害の3障害に分けられており，全体は1979年のDCSAD(ASDC-APSS)分類に依拠した型になっている．その後1994年にはDSM-IVが発表されたが，この間に前述のICSD(1990)が完成したこともあり，またDSM-IVの睡眠障害のwork groupメンバーが，ICSDの作成委員会メンバーとかなり重なっていることもあって，DSM-IVの睡眠障害の診断分類は，ICSDとの対応への配慮がうかがえる．表5.3にその大略を示したが，不眠型，過眠型に大部分の障害を2分し，臨床の場で入りやすいように工夫されていることが特徴といえよう(APA, 1994)．

以上のほか，日本の事情に合わせて検討された睡眠障害の診断分類には，ICD-10日本臨床用改変版ICD-10-JCM(Japanese Clinical Modification)や，1980年より続けられている精神科国際診断基準研究会の，睡眠障害診断分類小委員会試案などがあるが，この両者はほぼ同じ内容となっている．

いずれにせよ，診断分類はできるだけ国際的に共通であることが望ましいが，一方では国によって事情が異なったり，また研究や開発の進歩発展に伴って新たな事実が見つかったりして，その内容は常に改められていくべきものでもある．睡眠障害の診断も同様であるが，臨床に応用する際には，今のところ1990年の睡眠障害国際分類(ICSD)を用いるのが，最も妥当なことであろうと思われる．

5.0.2 睡眠障害国際分類概説

睡眠障害の各論である本章では，診断分類項目がICSD(睡眠障害国際分類)に準拠して設定されているので，ここでその構成と内容を概説しておきたい．ICSDは4大項目によって構成されている．

a) 睡眠異常(dyssomnias)(表5.4)

従来の不眠症，過眠症，睡眠・覚醒リズム障害など睡眠そのものが異常を示すもの，つまり睡眠障害そのものが第一義的(primary)である疾患や病態がすべて含まれており，下位分類として原因が個体側(内)にあると考えられるA. 内在因性睡眠障害と，薬物や環境要因によってもたらされるB. 外在因性睡眠障害，およびC. 概日リズム睡眠障害の3項目に分けられている．Aには心理的な要因から不眠が学習されていく精神生理性不眠症をはじめ，睡眠状態誤認や特発性不眠症など，プライマリーケア医を訪れることの多いものや，ナルコレプシーや反復性過眠症(周期性傾眠症)などの古典的な疾患，閉塞型・中枢型の睡眠時無呼吸症候群，それに近年その病態が明らかになってきた周期性四肢運動障害やむずむず脚症候群などが含まれる．Bは騒音，光，温湿度などの環境要因によるも

表5.3 DSM-IVの睡眠障害(Sleep Disorders)の診断分類(1994)

○原発性睡眠障害　Primary Sleep Disorders
　睡眠異常　　Dyssomnias
　　原発性不眠症　Primary Insomnia
　　原発性過眠症　Primary Hypersomnia
　　　　特定項：反復(型)
　　ナルコレプシー　Narcolepsy
　　呼吸関連睡眠障害　Breathing-Related Sleep Disorder
　　概日リズム睡眠障害　Circadian Rhythm Sleep Disorder
　　　　特定型：睡眠位相後退型，ジェットラグ型，交替勤務型，不特定型
　　他に特定できない睡眠異常　Dyssomnia NOS
　睡眠時随伴症　Parasomnias
　　悪夢障害　Nightmare Disorder
　　睡眠時驚愕症　Sleep Terror Disorder
　　睡眠時遊行症　Sleepwalking Disorder
　　他に特定できない睡眠時随伴症　Parasomnia NOS
○他の精神障害に関連する睡眠障害　Sleep Disorders Related to Another Mental Disorder
　　○○(Axis I or II障害)関連不眠症
　　××(Axis I or II障害)関連過眠症
○その他の睡眠障害　Other Sleep Disorder
　　○○(一般身体医学状況)による睡眠障害
　　　不眠型　　　　Insomnia Type
　　　過睡型　　　　Hypersomnia Type
　　　睡眠時随伴症型　Parasomnia Type
　　　混合型　　　　Mixed Type
　　物質(薬物)誘発睡眠障害
　　　特定型：不眠型，過眠型，睡眠時随伴症型，混合型
　　　特定項：中毒時発症，退薬時発症

表 5.4 睡眠障害国際分類(ICSD, 1990)

1. **睡眠異常** Dyssomnias
    A. 内在因性睡眠障害 Intrinsic Sleep Disorders：
        1. 精神生理性不眠 Psychophysiological Insomnia
        2. 睡眠状態誤認 Sleep State Misperception
        3. 特発性不眠症 Idiopathic Insomnia
        4. ナルコレプシー Narcolepsy
        5. 反復性過眠症 Recurrent Hypersomnia
        6. 特発性過眠症 Idiopathic Hypersomnia
        7. 外傷後過眠症 Posttraumatic Hypersomnia
        8. 閉塞型睡眠時無呼吸症候群 Obstructive Sleep Apnea Syndrome
        9. 中枢型睡眠時無呼吸症候群 Central Sleep Apnea Syndrome
        10. 中枢性肺胞低換気症候群 Central Alveolar Hypoventilation Syndrome
        11. 周期性四肢運動障害 Periodic Limb Movement Disorder
        12. むずむず脚症候群 Restless Legs Syndrome
        13. 特定不能の内在因性睡眠障害 Intrinsic Sleep Disorder NOS

    B. 外在因性睡眠障害 Extrinsic Sleep Disorders
        1. 不適切な睡眠衛生 Inadequate Sleep Hygiene
        2. 環境因性睡眠障害 Environmental Sleep Disorder
        3. 高地不眠症 Altitude Insomnia
        4. 適応性睡眠障害 Adjustment Sleep Disorders
        5. 睡眠不足症候群 Insufficient Sleep Syndrome
        6. しつけ不足睡眠障害 Limit-Setting Sleep Disorder
        7. 睡眠開始随伴障害 Sleep-Onset Association Disorder
        8. 食物アレルギー性不眠症 Food Allergy Insomnia
        9. 夜間摂食(飲水)症候群 Nocturnal Eating (Drinking) Syndrome
        10. 睡眠薬依存睡眠障害 Hypnotic-Dependent Sleep Disorder
        11. 中枢神経刺激剤依存睡眠障害 Central Nervous System Stimulant-Dependent Sleep Disorder
        12. アルコール依存睡眠障害 Alcohol-Dependent Sleep Disorder
        13. 毒物起因性睡眠障害 Toxin-Induced Sleep Disorder
        14. 特定不能の外在因性睡眠障害 Extrinsic Sleep Disorder NOS

    C. 概日リズム睡眠障害 Circadian Rhythm Sleep Disorders
        1. 時間帯域変化(時差)症候群 Time Zone Change (Jet lag) Syndrome
        2. 交代勤務睡眠障害 Shift Work Sleep Disorder
        3. 不規則型睡眠・覚醒パターン Irregular Sleep-Wake Disorder
        4. 睡眠相後退症候群 Delayed Sleep Phase Syndrome
        5. 睡眠相前進症候群 Advanced Sleep Phase Syndrome
        6. 非24時間睡眠・覚醒症候群 Non-24-Hour Sleep-Wake Syndrome
        7. 特定不能の概日リズム睡眠障害 Circadian Rhythm Sleep Disorder NOS

2. **睡眠時随伴症** Parasomnias
    A. 覚醒障害 Arousal Disorders
        1. 錯乱性覚醒 Confusional Arousals
        2. 睡眠時遊行症 Sleepwaking
        3. 夜驚症(睡眠時驚愕症) Sleep Terrors

    B. 睡眠・覚醒移行障害 Sleep-Wake Transition Disorders
        1. 律動性運動障害 Rhythmic Movement Disorder
        2. 睡眠時ひきつけ(ぴくつき) Sleep Starts
        3. 寝言 Sleep Talking
        4. 夜間下肢こむらがえり Nocturnal Leg Cramps

    C. 通常レム睡眠に伴う睡眠時随伴症 Parasomnias Usually Associated with REM Sleep
        1. 悪夢 Nightmares
        2. 睡眠麻痺 Sleep Prarlysis
        3. 睡眠関連陰茎勃起障害 Impaired Sleep-Related Penile Erections
        4. 睡眠関連疼痛性陰茎勃起 Sleep-Related Painful Erections
        5. レム睡眠関連洞停止 REM Sleep-Related Sinus Arrest
        6. レム睡眠行動障害 REM Sleep Behavior Disorder

    D. その他の睡眠時随伴症 Other Parasomnias
        1. 睡眠時歯ぎしり Sleep Bruxism
        2. 睡眠時遺尿症(夜尿症) Sleep Enuresis
        3. 睡眠関連異常嚥下症候群 Sleep-Related Abnormal Swallowing Syndrome
        4. 夜間発作性ジストニア Nocturnal Paroxysmal Dystonia
        5. 説明不能の夜間突然死症候群 Sudden Unexplained Nocturnal Death Syndrome
        6. 原発性いびき Primary Snoring
        7. 乳児睡眠時無呼吸症 Infant Sleep Apnea
        8. 先天性中枢性低換気症候群 Congenital Central Hypoventilation Syndrome
        9. 乳児突然死症候群 Sudden Infant Death Syndrome
        10. 良性新生児睡眠時ミオクローヌス Benign neonatal Sleep Myoclonus
        11. 特定不能の睡眠時随伴症 Other parasomnia NOS

3. **内科/精神科的睡眠障害** Medical/Psychiatric Sleep Disorders
    A. 精神障害に伴うもの Associated with Mental Disorders
        1. 精神病 Psychoses
        2. 気分障害 Mood Disorders
        3. 不安障害 Anxiety Disorders
        4. 恐慌性障害 Panic Disorders
        5. アルコール症 Alcoholism

B．神経学的障害に伴うもの　Associated with Neurological Disorders
  1．大脳変性障害　Cerebral Degenerative Disorders
  2．痴呆　Dementia
  3．パーキンソン病　Parkinsonism
  4．致死性家族性不眠症　Fatal Familial Insomnia
  5．睡眠関連てんかん　Sleep-Related Epilepsy
  6．睡眠時てんかん発作波重積　Electrical Status Epilepticus of Sleep
  7．睡眠関連頭痛　Sleep-Related Headaches

C．その他の内科的疾患に伴うもの　Associated with Other Medical Disorders
  1．睡眠病　Sleeping Sickness
  2．夜間心虚血　Nocturnal Cardiac Ischemia
  3．慢性閉塞性肺疾患　Chronic Obstructive Pulmonary Disease
  4．睡眠関連喘息　Sleep-Related Asthma
  5．睡眠関連胃・食道逆流　Sleep-Related Gastroesophageal Reflux
  6．消化性潰瘍病　Peptic Ulcer Disease
  7．線維組織炎症候群　Fibrositis Syndrome

4．提案検討中の睡眠障害　Proposed Sleep Disorders
  1．短時間睡眠者　Short Sleeper
  2．長時間睡眠者　Long Sleeper
  3．覚醒不全症候群　Subwakefulness Syndrome
  4．部分ミオクローヌス　Fragmentary Myoclonus
  5．睡眠時多汗症　Sleep Hyperhidrosis
  6．月経随伴睡眠障害　Menstrual-Associated Sleep Disorder
  7．妊娠睡眠障害　Pregnancy-Associated Sleep Disorder
  8．恐怖性入眠時幻覚　Terrifying Hypnagogic Hallucinations
  9．睡眠関連神経因性頻呼吸　Sleep-Related Neurogenic Tachipnea
  10．睡眠関連喉頭けいれん　Sleep-Related Laryngospasm
  11．睡眠窒息症候群　Sleep Choking Syndrome

のとしての不適切な睡眠衛生，環境因性睡眠障害，高地不眠症や，生活習慣や生活パターンの異常によってもたらされる適応性睡眠障害，睡眠不足症候群，しつけ不足睡眠障害，睡眠開始随伴障害，さらに食物や薬物，アルコールなどの不適当な摂取による食物アレルギー性不眠，夜間摂食(飲水)症候群，睡眠薬依存睡眠障害，中枢神経刺激剤依存性睡眠障害，アルコール依存睡眠障害，毒物起因性睡眠障害がこれに入る．Cには，近年，時間生物学的研究の成果として明らかになってきた病態があげられているが，このうち一過性(transient)なものとしては，海外旅行時などにみられる時間帯域変化(時差)症候群や，病院や工場でみられる交代勤務睡眠障害があり，また持続性(persistent)なものとしては，睡眠相後退症候群や非24時間睡眠覚醒症候群がその代表となる．そのほかまれながら不規則型睡眠・覚醒パターンや睡眠相前進症候群が含まれている．

b）　睡眠時随伴症(parasomnias)(表5.4)

これは，睡眠中に起こる異常現象を包括している．ほとんどは乳幼児期から思春期にかけての発達途上にみられるものであるが，最近は老年期にみられるレム睡眠行動障害のように，退行に伴って好発するものも報告されるようになった．下位分類としては，A．覚醒障害として，錯乱性覚醒，睡眠時遊行症(夢遊病)，睡眠時驚愕症(夜驚症)など，B．睡眠・覚醒移行障害として，頭を打ちつけるなどの律動性運動障害，睡眠時ひきつけ，寝言，夜間下肢こむらがえりなど，C．レム睡眠関連睡眠時随伴症として，悪夢，睡眠麻痺，睡眠関連陰茎勃起障害，同疼痛性陰茎勃起，レム睡眠関連洞停止，そして前述のレム睡眠行動障害があげられる．D．その他の睡眠時随伴症としては，歯ぎしり，遺尿症(夜尿症)などポピュラーなものから，睡眠関連異常嚥下症候群，夜間発作性ジストニア，説明不能の夜間突然死症候群などまれなもの，それに乳幼児から小児の疾患である乳児睡眠時無呼吸症，先天性中枢性低換気症候群(オンデーヌの呪い)，乳児突然死症候群，良性新生児睡眠時ミオクローヌスなどがある．

c）　内科・精神科的睡眠障害(medical/psychiatric sleep disorders)(表5.4)

一般臨床によくみられるもので，a)，b)を除いたものがこれに含まれてくる．A．精神障害に伴う睡眠障害としては，精神病(特に分裂病)，気分障害(躁うつ病)，不安性障害や恐慌性障害(パニック障害)などかつての神経症圏のもの，さらにアルコール症などが含まれ，B．神経疾患に伴う睡眠障害としては，遺伝性進行性ジストニアやパーキンソン症候群などの脳変性疾患に伴うもの，アルツハイマー病などの痴呆に伴うもの，睡眠関連てんかんなどのように頻度の高いものと，致死性家族性不眠症，睡眠時てんかん性発作波重積，睡眠関連頭痛などまれなものが含まれる．C．そ

の他の内科的障害に伴うものとしては，嗜眠病，夜間心虚血，慢性閉塞性肺疾患，睡眠関連喘息，睡眠関連胃・食道逆流，消化性潰瘍病，結合組織炎症候群などがあるが，このような細分化にどれほどの意味があるのか疑問も残る．そのほか，長・短時間睡眠者など11ほどが4．提案検討中の睡眠障害(proposed sleep disorders)としてあげられている．　　　　〔太田　龍朗〕

文献

American Psychiatric Association, 1994：Diagnostic and Statistical Manual of Mental Disorders, Fourth Edition, Washington DC, American Psychiatric Association.(高橋三郎，大野　裕，染矢俊幸訳，1996：DSM-IV精神疾患の診断・統計のマニュアル，医学書院，東京.)

Association of Sleep Disorders Centers, 1979：Diagnostic classification of sleep and arousal disorders, 1st edition, prepared by the Sleep Disorders Classification Comittee, Roffwarg HP, Chairman. Sleep 2：1-122.(高橋康郎，1980：新しい睡眠覚醒障害の診断分類—Diagnostic Classification of Sleep and Arousal Disorders(ASDC and APSS, 1979)の紹介．臨床精神医学 9：389-405.)

ICSD International classification of sleep disorders, 1990：Diagnostic and cording manual. Diagnostic Classification Steering Comittee, Thorpy MJ, Chairman. Rochester, Minnesota：American Sleep Disorders Association, 396.(日本睡眠学会診断分類委員会訳，1994：睡眠障害国際分類診断とコード手引き，278.)

World Health Organization, 1992：The ICD-10 Classification of Mental and Behavioural Disorders：Clinical descriptions and diagnostic guide-lines.(融　道男，中根允文，小見山　実監訳，1993：ICD-10精神および行動の障害．臨床記述と診断ガイドライン，p350，医学書院，東京.)

5.1 内在因性睡眠障害

5.1.1 精神生理性不眠

ヒトはなぜ眠るのか．実はよくわかっていない．しかし，睡眠時間が寿命に影響するという報告(Kripkeら，1979)や，高齢癌患者の睡眠は著しく障害されているという報告がある(名倉ら，1993)．エジソンの電灯の発明以来，人類は慢性的睡眠不足になり，エクソン・バルディーズの原油流出事故やスペースシャトル，チャレンジャーの爆発事故も不眠が関連していたという衝撃的リポートがある(コレン，1996)．睡眠問題への関心を高めようとするいささか誇張された警告と感じられるむきもないではない．不眠は精神科臨床ではもちろん，一般臨床でも最も多い訴えの一つである．睡眠と覚醒は対立物の闘争と統一という弁証法的内的関連を有している．覚醒機構の積極的抑制が睡眠といわれているが，覚醒機構の障害あるいは睡眠過程の障害のいずれでも不眠は生じうる．睡眠(somnis＝sleep)の質または量の不足が持続する場合を不眠症(insomnia＝sleeplessness)という(Kleitman，1963)．睡眠には個人差，年齢差，性差そして季節変動がある．睡眠の質または量が不足している場合を不眠症という．不眠は期間による分類，成因別分類などさまざまな分類が試みられている．時差ぼけなどの短期不眠は時間が解決するが，1か月以上続く慢性不眠が治療の対象になる．「眠れない」という訴えに睡眠薬という対応では不適切な場合も少なくない．各種不眠と特徴的な睡眠パターンを把握することは重要な課題である．不眠をとらえる際に，24時間の概日リズムのなかで，何時頃眠るのか，何時頃活動しているのかという生体リズムの観点が重要である(粥川，1995)．また人生上の出来事，特になかなか解決しない悩みをもっているか否かという点も重要である．そして何といっても不眠の原因で最も多いのは精神疾患であるので，精神疾患についての知識も不眠症治療の基本の一つとなっている．さらに不眠症の対極に位置する過眠症(睡眠時無呼吸症候群，ナルコレプシーなど)の場合も夜間不眠を訴えることもあるので，不眠症の臨床には過眠症の存在も留意しておく必要がある．本稿では，不眠症の概念，不眠の疫学，慢性不眠症の代表である持続性精神生理性不眠の臨床(診断基準，病態生理，治療)を論ずる．

a) 不眠症の概念

不眠症概念の発展は，1960年代までの現象的分類，1970〜1980年代の原因別分類，1990年代の改訂原因別分類の三つのエポックをもっている(粥川，1995)．表5.5に示されるように，三つの時代的変遷がある．現象的分類の時代は不眠症は入眠障害と睡眠の維持の障害(中途覚醒と再入眠困難)，および早朝覚醒の三つに大別され，それが不眠症治療の指標になってきた．

表 5.5 不眠症概念の歴史的変遷

1960年代　Kleitman：現象学的分類
　睡眠の開始の障害(入眠障害)
　睡眠の維持の障害(中途覚醒，再入眠困難，早朝覚醒)
　(熟眠感の欠如)
1970年代
　睡眠時無呼吸不眠症候群の発見
　睡眠相後退症候群の発見
ASDCの睡眠障害分類
　不眠群，過眠群，スケジュール障害，パラソムニアの4群に睡眠障害を大別．不眠症の原因別分類：精神障害に伴う，身体疾患に伴う
1990年代　ICSDの睡眠障害分類
　より詳細な原因別分類と不眠症の下位分類の提唱
〈不眠の訴えに考えるべき診断名〉
高い　←←←←　発現頻度　→→→→　低い
　　精神生理性不眠
　　　　　　　　睡眠状態誤認
　　　　　　　　　特発性不眠症
　　　　　　　　　　不適切な睡眠衛生
　　　　　　　　睡眠不足症候群
　　　　　　　　　　睡眠薬依存睡眠障害
　　　　　　　　　　刺激薬依存睡眠障害
　　　　　　　　　　アルコール依存睡眠障害
　　　　　　　　　　睡眠相後退症候群
　　　　　　　　　　　睡眠相前進症候群
　　　　　　　睡眠時無呼吸症候群
　　　　　　むずむず脚症候群
　　　　　　周期性四肢運動障害
精神疾患に伴うもの
　身体疾患に伴うもの

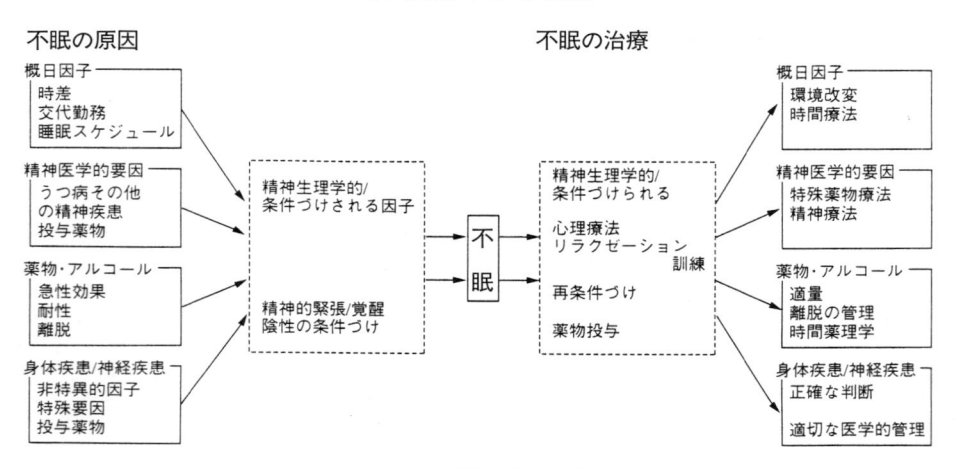

図 5.1 不眠の原因と治療

不眠の原因
- 概日因子
  - 時差
  - 交代勤務
  - 睡眠スケジュール
- 精神医学的要因
  - うつ病その他の精神疾患
  - 投与薬物
- 薬物・アルコール
  - 急性効果
  - 耐性
  - 離脱
- 身体疾患/神経疾患
  - 非特異的因子
  - 特殊要因
  - 投与薬物

↓
- 精神生理学的/条件づけされる因子
- 精神的緊張/覚醒陰性の条件づけ

→ 不眠 →

不眠の治療
- 精神生理学的/条件づけられる
  - 心理療法
  - リラクゼーション訓練
  - 再条件づけ
  - 薬物投与

- 概日因子
  - 環境改変
  - 時間療法
- 精神医学的要因
  - 特殊薬物療法
  - 精神療法
- 薬物・アルコール
  - 適量
  - 離脱の管理
  - 時間薬理学
- 身体疾患/神経疾患
  - 正確な判断
  - 適切な医学的管理

碩学 Kleitman は不眠症の原因別分類も志向していて，偽不眠症（pseudo-insomnia）も含めて，今日の不眠症分類のプロトタイプをほとんどもれなく記述している（Kleitman, 1963）．精神科医の多くは，睡眠薬処方の根拠をこの不眠の現象的分類に求めてきた．しかし臨床例を積み重ねるなかで，睡眠薬が効果を示さないばかりか，かえって不眠が悪化する難治性不眠症に遭遇するようになり，現象的分類の不十分さが明確になってきた．身体疾患や身体疾患の治療薬によって誘発される不眠症，精神疾患に伴う不眠症（粥川，1997），アルコールや睡眠薬，覚醒剤などの濫用による不眠症に加えて，睡眠時無呼吸症候群や周期性四肢運動障害，むずむず脚症候群などの特殊な睡眠障害が睡眠病理学の進歩により明らかにされるようになった．さらに顕著な入眠障害型不眠症と思われる症例のなかから，睡眠相後退症候群が抽出された．いずれも 1970 年代の成果で，これらが 1979 年の全米睡眠障害センター協会の睡眠障害疾病分類に集約された（ASDC, 1979）．精神生理性不眠（以下 PPI と略）の概念もこのとき初めて登場した．それから 10 年後，さらにこの分類体系が改訂され，1990 年の睡眠障害国際分類として提唱された（ICSD, 1990）．

さて今日の不眠症臨床では，不眠のタイプに留まらず，健康なときの睡眠パターンと睡眠病歴，睡眠環境，前駆する心理的ストレスやライフイベント，昼間覚醒時のパフォーマンス，合併する身体疾患と常用薬物，飲酒習慣，肥満度，睡眠姿勢，不安関連症状，抑うつ関連症状など多項目に及ぶ問診が不眠症の適切な診断や治療の前提となっている（粥川と太田，1994；粥川，1995，1996）．よく眠れているはずなのに眠れない場合には不眠ノイローゼ，睡眠心気症などを考えなくてはいけない．PPI と近縁の病態である睡眠状態誤認（ICSD, 1990; McCall と Edinger, 1992）などは，その代表的なものであろう．これはわが国の森田療法学派が注目してきた領域で，遠藤の先駆的業績がある（遠藤，1962）．

今日わが国でも不眠を主訴とする患者の大部分は一般医を訪れているが，図 5.1 に示されるように，不眠の原因と治療は，多次元的（Buysse と Reynolds, 1990）であり適切な診断・治療ができるのは精神科をおいてほかにはない．

b） 不眠の疫学

1991 年，日本の国内 8 か所で行われた地域住民を対象とした睡眠障害全般に関する質問紙法調査の結果から，不眠の有病率を推定した．アンケート項目の，① 寝つくのに 30 分以上を要する，② 夜中に 6 回以上目が覚める，③ 夜中に目が覚めると，なかなか寝つけなくて困ることがしばしばある，④ 毎晩よく眠れなくて困っている，のいずれかが yes の場合を不眠と定義した．有効回答は 4797 人（男子 2885 人，女子 1912 人），平均年齢（男子 46.2 歳，女子 44.5 歳）で日本人の男子の 26.3％，女子の 28.5％，全体で 27.2％，約 4 人に 1 人が"不眠"という結果であった（粥川，1997）．

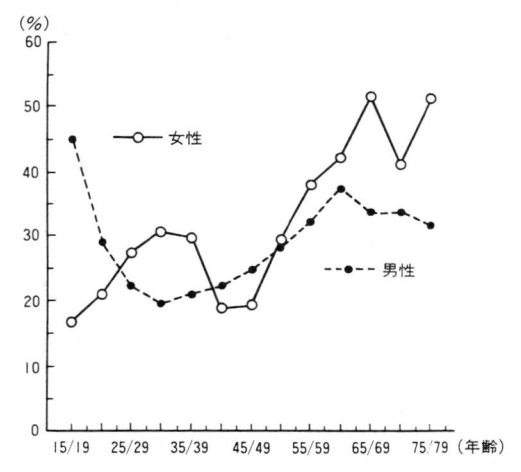

図 5.2 日本における不眠の有病率
$n=4797$ (m=2885；f=1912)
全体：27.2 %，男性：26.3 %，女性：28.5 %

図5.2に示されるように，日本人の4人に1人が不眠(poor sleeper)である．入眠障害が10代の男子に多い点を除くと，ほぼ年齢依存性に不眠の頻度は上昇する．最近の20年間で欧米で行われた一般住民の不眠の有病率調査(Cirignottaら，1985；Karacanら，1976；Lugaresiら，1983)も同様の結果を示している．特に25～39歳と50歳以上の女性で男性より顕著に不眠が増加する．これは，中途覚醒と再入眠の困難という睡眠の維持の障害が特徴的である．精神生理性不眠は中高年の女性に多いとされているので，この疫学データは，本稿のテーマである精神生理性不眠を検討するうえでも参考になる．

c) **精神生理性不眠の診断基準**

1) **ICSDにみる精神生理性不眠** ICSDは内在因性睡眠障害(intrinsic sleep disorders)の代表的病態としてPPIをあげている．精神生理性不眠(psychophysiological insomnia 307.42-0，PPI)について理解するには，しばしICSDの論述を引用しなくてはいけない(ICSD, 1990)．なぜならPPIという概念は米国で生まれた独特のものであるからである．PPIは，学習型不眠症，条件型不眠症，機能的自律性不眠症，精神生理性覚醒，慢性身体化緊張，精神症状のない内的覚醒などと同義であるとされている．

〈基本的特徴〉 PPIは身体化された緊張と睡眠を妨げる学習された連想による障害で，その結果不眠の訴えとそれに関連する覚醒時の機能低下がみられる．PPIは，客観的に証明可能な不眠症で，(a) 身体化された緊張と，(b) 学習された睡眠妨害的連想という二つの要因の相互作用の結果として発展する．PPIの患者は典型的にはストレスに対し身体化された緊張と興奮で反応する．ストレスになる出来事の意味(不眠以外)は典型的には否認され，抑圧されるが，生理学的覚醒として顕現する(例：筋緊張の増大，血管収縮の増大など)．

学習された睡眠妨害的連想はおもに眠れないということに関する著しく過度の心配である．そして悪循環が発生する．眠ろうと焦り過ぎる内的要因が不眠の駆動力となっている患者は，しばしば眠ろうとしないときには容易に眠れることがある．

内的および外的連想は，たとえば抑うつ，痛み，睡眠環境の妨害，昼夜交代勤務など他の誘因によってひき起こされたひとしきりの不眠の間に学習されることがしばしばある．そしてPPIは誘因が取り除かれた後でも，ずっと長い間持続する．つまり，PPIの目印は患者が自らの睡眠問題だけにとらわれて頭がいっぱいであるということである(一方，同じ患者が典型的には他の精神的および感情的問題を軽視している)．

全般性不安障害，恐怖症，強迫神経症，定型うつ病，またはDSM-Ⅲで診断しうる他の精神障害にかかっていると分類されうる患者については，PPIの診断はつけられない．

〈随伴症状〉 日中の健康感の減少，気分と気力の落ち込み，注意，覚醒，意欲，集中力の減退，疲労と易疲労性の増加が起こるが，客観的な眠気は起こらない．

PPIの患者にはっきりした精神症状はほとんどみられないが，この型の不眠症の患者は警戒的で，おもな防衛機制は否認と抑圧である．

〈経過〉 治療が行われない場合には，PPIは何年も何十年も続くことがある．

〈素因〉 PPIの患者は，症状が発現する前からそもそも不眠すれすれの眠りの浅い人間であることが多い．たまたま眠れない場合があると，睡眠を妨害する連想の学習が強化され，時間がたっても消滅しなくなると推測されよう．

〈有病率〉 睡眠障害センター（米国）を訪れる患者の不眠の15％．一般人口中の本当の罹患率は不明．

〈発症年齢〉 PPIは小児期や青年期にはまれで，典型的には若い成人期（20〜30歳代）に始まり，徐々に増悪し，典型的には，成人中期になると治療を必要とするようになる．

〈性比〉 PPIの訴えは女性に多くみられる．

〈合併症〉 催眠剤またはアルコールの過度の使用．身体化された緊張に対するカフェインや刺激剤の過度の使用．よい眠りを得ることに敗北する慢性のパターンはときに心理的機能の他の領域に広がり，受動的，敗北主義的な態度をもたらすことがある．

〈PSG所見〉 睡眠潜時の増加，睡眠開始以後の覚醒の増加，睡眠効率の減少などといった不眠症の通常の客観的な徴候がみられる．段階1の睡眠の増加と，おそらくは，デルタ睡眠の減少がみられる．

第一夜効果の逆転がみられることがある．

〈他の検査所見〉 疲労，警戒，感受回避，抑圧，否認など．

〈鑑別診断〉

不適切な睡眠衛生：不適切な睡眠衛生の診断は，良い睡眠習慣の無視が直接不眠をひき起こし，かつ睡眠習慣が訂正された後には，不眠が改善する場合に選ぶべきである．PPIの診断は，不眠が誘因に依存しなくなってしまう場合，すなわち患者が現在では適切な睡眠衛生を保っているにもかかわらず，依然としてよく眠れないような場合に選ぶべきである．

感情障害：この問題は，仮面うつ病，すなわち患者が悲しみ，絶望感，または無力感を意識しないような場合に困難である．PPIは気分変調性人格障害としばしば混同される．不眠開始前の心理的機能がしばしば鍵となる．気分変調性人格においては抑うつ徴候がしばしば不眠の始まる前からみられる．

全般性不安障害：generalized anxiety disorder (GAD)の診断は，不安状態が覚醒生活のすべてを覆い，一般的適応機能が著しく損なわれた場合に選ばれるべきである．PPIの診断は症状が不眠と覚醒時における不眠の結果に集中するときに選ばれる．PPIの患者は典型的には，小児期および青年期においても不眠すれすれの眠り方をしているが，特別に興奮したり，ストレスの強い出来事をめぐってたまによく眠れない夜を除けば，彼らは典型的にはなんとなく"くぐりぬけて"いる．一方，特発性不眠症の患者は小児期の間中いつもよく眠れていない．

他の精神医学的診断：PPIは，もしDSM-III-RのI軸もしくはII軸診断の診断基準が満たされるならば，主要な診断としてはならない．

診断基準：A〜F

F：他の睡眠障害，たとえば不適切な睡眠衛生，閉塞型睡眠時無呼吸症候群などが不眠と共存してもかまわない．

重症度基準：軽度，中等度，重度

持続基準：急性（4週間以内），亜急性（4週間以上6か月未満），慢性（6か月以上）

2） PPIの診断基準 不眠の診断は，あくまで患者の主観的訴えによる．不眠症を装ってクリニックへ睡眠薬の処方を求める"患者"もいるので，問診は

表5.6 精神生理性不眠のおもな特徴と診断基準

ICSD：PPI（307.42-0）
基本的特徴：身体化された緊張と睡眠を妨げる学習された連想による障害
PPIの目印は"患者が自らの睡眠問題だけにとらわれて頭がいっぱいである"ということである．
鑑別診断：不適切な睡眠衛生，感情障害，全般性不安障害，その他の精神障害
診断基準：A，B，C，D，E，F
A．不眠の訴えが覚醒時の機能障害の訴えとともにみられる．
B．学習された睡眠を妨げる連想がみられる． 1．望むときに寝つけなかったことがきっかけとなり，眠ろうと懸命に努力しすぎるが他の比較的単調なことをしようとする場合，たとえばテレビをみたり，読書したりしているときには容易に眠り込む． 2．寝室とか睡眠に関連する活動に対して条件づけられた覚醒があり，家庭ではよく眠れないが，家から離れたり，就寝時のきまりを守らない場合にはかえってよく眠れる．
C．身体化された緊張の増大の証拠．例：いらいら，筋肉の緊張，血管収縮増加
D．睡眠ポリグラフ検査により以下の所見： 1．睡眠潜時の延長 2．睡眠効率の減少 3．覚醒の回数および持続の増加
E．睡眠の障害を説明できる他の内科的疾患または精神科的障害の証拠がない．
F．他の睡眠障害，たとえば不適切な睡眠衛生，閉塞性睡眠時無呼吸症候群などが不眠と共存してもかまわない．
最小限基準：A＋B
重症度基準：軽，中，重
持続基準：急性（4週間以内），亜急性（4週間から6か月），慢性（6か月以上）

5.1 内在因性睡眠障害

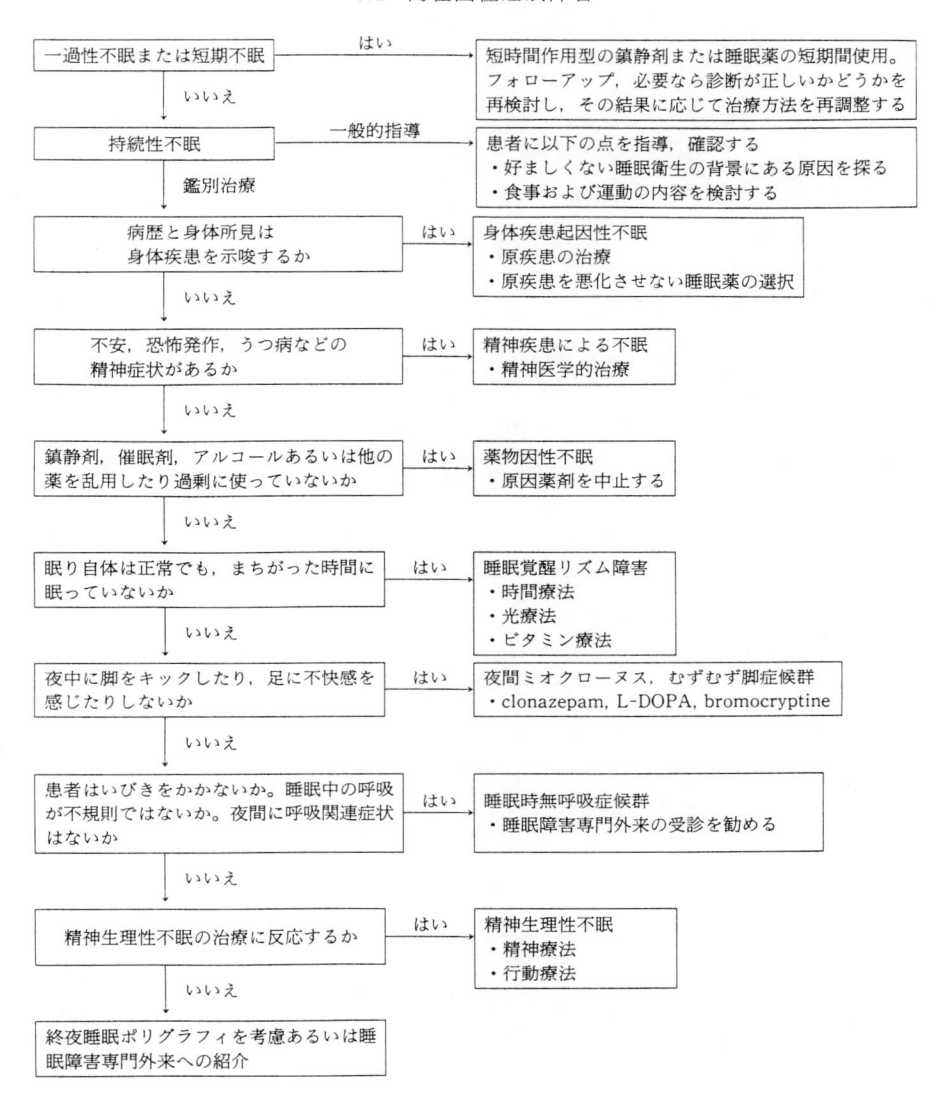

```
一過性不眠または短期不眠 ──はい──→ 短時間作用型の鎮静剤または睡眠薬の短期間使用。
         │                         フォローアップ，必要なら診断が正しいかどうかを
        いいえ                      再検討し，その結果に応じて治療方法を再調整する
         ↓
      持続性不眠 ──一般的指導──→ 患者に以下の点を指導，確認する
         │                       ・好ましくない睡眠衛生の背景にある原因を探る
        鑑別治療                   ・食事および運動の内容を検討する
         ↓
   病歴と身体所見は ──はい──→ 身体疾患起因性不眠
   身体疾患を示唆するか          ・原疾患の治療
         │                     ・原疾患を悪化させない睡眠薬の選択
        いいえ
         ↓
   不安，恐怖発作，うつ病などの ──はい──→ 精神疾患による不眠
   精神症状があるか                      ・精神医学的治療
         │
        いいえ
         ↓
   鎮静剤，催眠剤，アルコールあるいは他の ──はい──→ 薬物因性不眠
   薬を乱用したり過剰に使っていないか              ・原因薬剤を中止する
         │
        いいえ
         ↓
   眠り自体は正常でも，まちがった時間に ──はい──→ 睡眠覚醒リズム障害
   眠っていないか                              ・時間療法
         │                                     ・光療法
        いいえ                                  ・ビタミン療法
         ↓
   夜中に脚をキックしたり，足に不快感を ──はい──→ 夜間ミオクローヌス，むずむず脚症候群
   感じたりしないか                            ・clonazepam, L-DOPA, bromocryptine
         │
        いいえ
         ↓
   患者はいびきをかかないか。睡眠中の呼吸 ──はい──→ 睡眠時無呼吸症候群
   が不規則ではないか。夜間に呼吸関連症状            ・睡眠障害専門外来の受診を勧める
   はないか
         │
        いいえ
         ↓
   精神生理性不眠の治療に反応するか ──はい──→ 精神生理性不眠
         │                                ・精神療法
        いいえ                             ・行動療法
         ↓
   終夜睡眠ポリグラフィを考慮あるいは睡
   眠障害専門外来への紹介
```

図 5.3 不眠症の診断・治療チャート

重要である．表5.5に示した不眠症の下位群をきっちりとおさえておく必要がある．ICSDによるPPIの基本的特徴と診断基準を表5.6に示した．有病率は睡眠障害センターの15%とされているが，最近のBuysseらの調査では，12.5%である(Buysseら，1994)．不眠の素因があるとしているが，特発性不眠症との鑑別が困難であるし，不適切な睡眠衛生と鑑別すべきとしながら，共存してもかまわないと明らかに矛盾した記述がなされている．そのPPIの最少限診断基準はA+Bとされている．すなわち，"不眠の訴えが覚醒時の機能障害の訴えとともにみられる"かつ"学習された睡眠を妨げる連想がみられる"場合である．しかしBuysseも指摘するように，"不幸にしてPPIの診断は決して容易ではない"のである(BuysseとReynolds, 1990)．そこで不眠の訴えのなかから，鑑別診断的にPPIを抽出するフローチャートを図5.3に示す．

3) 精神生理性不眠の病態と性格特徴 PPIの病態は，客観的検査が容易ではないため，いくつかの試みや知見が提出されているが，疾患特異的な所見は存

在しない．うつ病患者，正常対照との比較で睡眠ポリグラフ（PSG）上異なる所見であることは，遠藤以来いくつかの報告がある（遠藤，1962；Gillinら，1979；Reynoldsら，1984）．うつ病のPSG所見とは異なるが，GADの所見とは区別できないという報告もある（Reynoldsら，1984）．睡眠中にノンレム睡眠に入っても筋電図の低下が少ない（中沢，1994）とか，入眠前の自律系の興奮が心拍数の上昇や体温の上昇などで示され，入眠困難の生理学的状態にあるといった知見程度である（Freedman，1986）．不眠の客観化で最近注目されているのはactigraphyである（Chambers，1994；Coleら，1992；Sadehら，1994）．

Actigraphyはsleep logより信頼性があり，PSGに比べると平均49分睡眠が少ないということで，90%近くの信頼性が評価されている．体温リズムでは，3日以上の連続記録の研究はない．中沢らは1日の記録でサーカディアンの顕著な乱れを指摘している（中沢，1994）．

PPIの性格特徴については，MMPI，YGなど簡便な心理テストやRorschachなどの複雑なものまでいくつか報告がある．Kalesらは，慢性不眠症124例の心理テスト所見から，心理的障害が行動化や攻撃性というよりもむしろ内在化する特徴があり，この内在化が恒常的な情緒的覚醒と生理的賦活をもたらし，それが慢性不眠症の精神生理性機序となっていると述べている（Kalesら，1976）．おそらく，このKalesの知見がPPI提唱の論拠のひとつになったのではないかと推測される．ともかくPPIの神経質な性格傾向をどのように客観化しうるか注目されるが，臨床上はGADや気分障害との鑑別を要する病態なので，対照研究が鍵となるであろう（粥川，1995）．

d） **PPIの疾病論的諸問題**

PPIの疾病論的位置をめぐる議論はたいへん興味深い．Hartmannは「不幸にして，PPIの診断は必ずしも容易ではない．疾患特異論的特徴がないばかりでなく，たとえば，睡眠時無呼吸症候群の場合のように診断を確かなものにする面接や検査といったものが存在しない．PPIの診断は除外的であり，他のいくつかの診断名と明確に区別されるものは存在しない」とHauri(1983)，Hauriら(1986)を批判した（Hartmann，1988）．Reynoldsらは「最近提唱された原発性不眠症の下位群の有用性，信頼性，妥当性について検討した．DSM-IIIは原発性不眠とは，精神障害や身体疾患を伴わない慢性の不眠症であるとしたが，ICSDはPPI，特発性不眠症そして睡眠状態誤認の三つの下位群を示した．特発性不眠症とPPIの間を明瞭に区別する経験的支持は限界があった．しかし睡眠状態誤認はそれ自体特別な障害というよりもむしろ，慢性不眠症にみられる一般的特徴であるように思われた．したがって，DSM-III-Rの原発性不眠症を廃棄し，ICSDの下位群を採用する十分な経験的証拠はないと結論した」と断じ，「ICSDはPPIは特発性不眠症と鑑別すべきであるとしているが，PPIの患者は学童期や青年期から眠りが浅い人達である」と述べ，さらに「Hauriの研究の重要な点は，PPIと児童期発症の不眠症（特発性不眠症）とが別な単位であることを数学的事実で示したにすぎない．果たしてその区分が臨床的に重要であるのかという疑問が生じる．仮にもしそうであるならば，それはいかにして，なぜかと問わねばならない．現時点ではその問いに対する答えはない」と痛烈な批判をしている（Reynoldsら，1991）．こうした批判を受けて，Hauriも弁明調で「primary insomniaの三つの下位群について相互の識別は難しい」と述べている（Hauri，1994）．かくして，この論争もひとまずの決着をみた感がある．こうしてみると，積極的にPPIと診断しようとする睡眠学者は米国でもまだ少数のようである．現段階ではDSM-IVの原発性不眠症（primary insomnia）（APA，1994；稲見，1996）あたりが無難ではないだろうか．わが国では中沢らをはじめとして，PPIは神経質症性不眠症とほぼ同じと主張した（中沢，1994；伊藤，1997）．しかし，「真の不眠症ではない」とする点で，神経質症性不眠症とPPIとは定義上は異なっている（粥川，1995）．

e） **精神生理性不眠の症例**

PPIの代表的症例を呈示する．本症例は先に示した不眠症の診断フローチャート（図5.3）に沿って除外的，消極的にPPIと診断された．

〔症例〕KA，55歳，女性．

主訴：眠れない．

病前性格：社交的ではない，気は長い，完璧主義，

くよくよする性格．

生活史：周産期著患なし．発達も特記すべきことなし．高校卒業後23歳まで会社員として働き，結婚退職となる．2子をもうけるが，マタニティブルーも産後のうつ病もなく，夫と小売店の経営に精を出して，育児と家事も無難にこなしてきた．

睡眠歴：本来は午後11時から午前7時の睡眠パターンでよく眠れていた．40歳代半ば頃よりしだいに眠れなくなってきた．

既往歴：51歳時に交通事故で下肢大腿の複雑骨折で2か月間入院した．

家族歴・遺伝負因：特記すべきことなし．

現病歴：4年前から不眠が強くなった．10年前から眠れないと感じていたが，4年前に交通事故にあってから，事故の恐怖感もあり寝付きが特に悪くなった．床について2時間も3時間も眠れないことが続くようになった．以前は7時間は眠れていたのに，3～4時間くらいしか眠れない．夜中に目が覚めることもしばしばである．朝は8時に自然に目が覚めるが，睡眠不足でボーっとする感じはあっても昼間居眠りすることはない．食欲も普通で，家事や趣味や孫の世話なども普通にできている．冬の寒いときと夏の暑いときに特に眠れない．

家庭内で心配事が生じてからは，夫と意見が対立するようになった．また交通事故後は，夫婦関係もうまくいってはいない．その悩みは，自分の気持ちのなかではけりをつけたつもりだが，完全に解決したわけではない．夫婦関係がなくなったのは，フラストレーションでもある．夜は1人で寝ている．旅行などで，場所が変わると余計に眠れない．夜がくると，また眠れないと思い嫌になる．早く眠れないかなと考えてばかりいる．朝から眠ることを考えて，意識している．ビタミンB_{12}が有効であると新聞で知ったので，そのビタミン剤を処方して欲しい，睡眠薬は使用したくない，それ以外に早く眠れる方法があれば何でも教えて欲しい，これまで枕や布団など睡眠環境については，よいといわれていることはほとんどやってきた，好きだったコーヒーも，眠りによくないと思って一滴も飲まないようにしている，早く助けて欲しい，ということでN大学病院精神科を受診した．

診断：精神生理性不眠(ICSD, 1990)，原発性不眠症(DSM-IV, APA, 1994)，非器質性不眠症(ICD-10, WHO, 1992)．

診断根拠：就床は午後11時前後であるのに，入眠は午前4時以降，しかし起床は午前8時で日常生活の支障はまったくない．Sleep onset insomnia ではあるが，交通事故の恐怖，慢性的家庭内葛藤という心理的抑圧が背景にあり，sleep offset delay がないので睡眠相後退症候群は否定的である．抑うつ症状や不安症状もみられず，また睡眠中のいびきや昼間の眠気も訴えない．睡眠中の脚の不快感，蟻走感，むずむず感などもない．若いときはよく眠れていたということから，特発性不眠症は否定された．客観的に眠っているか否かの証明が困難で睡眠状態誤認との鑑別が問題となるが，sleep log でみる限りは PPI が疑われる．

治療：治療を開始するにあたって，どのようなタイプの不眠症なのか十分検査と観察が必要であるので，性急にビタミン剤を求めない方がよい．眠りは意識して追いかけるとかえって遠ざかるので，眠気がきたら眠ればよいとかまえを変えるように指導した．

検査所見：

① 脳波：後頭部優位のアルファー波が律動的に認められ，特発性の異常波は認めない．眼球運動でr成分を多く認め，内的緊張の高さをうかがわせた．

② PSGでは，睡眠時無呼吸やS_pO_2の desaturation を認めなかった．

③ 心理テスト：YG：N 12，O 8，T 8が高得点．心配症，神経質，ノイローゼ気味，空想的，過敏性，主観性，非熟慮的，総合判定はC類のAC型．

MMPI：患者は急性の痛みや発作の訴えが多く，不安，動悸，心悸亢進などを伴う消化器系統の訴えが多い．しかしこの患者の身体症状は重いものではなく，表面的な治療でよくなることがある．

治療経過：精神療法だけで，2か月間経過をみた．しだいに眠りに対する心気的・神経症的構えは消退し，眠れなくても翌日の生活に支障なければかまわないと考えられるようになった．そうするとかえって早く眠れるようになり，睡眠時間も5時間くらいとれるようになってきた．これくらい眠れればありがたいと語り，執拗にビタミン剤を求めることもなくなってき

f) 精神生理性不眠の治療

不眠症で外来を訪れる患者は多いが，"不眠症は病気ではない"と信じて疑わない患者も多い．不眠症という病気で睡眠薬が有効と説明されても，飲んだり止めたりを繰り返している間に睡眠薬依存性不眠症に陥ってしまう患者もいる．不眠症と自覚していて，なおかつ薬以外の治療法を執拗に求める患者が存在している．最近そうしたニードを反映してかPPIの非薬物療法(小鳥居，1989；BuysseとRoynolds，1990)が注目されている．

1) 非薬物療法 非薬物療法のポイントは，以下に示される諸点である．もちろん，眠れなくてつらい毎晩を過ごしている苦悩を十分受容したうえでのムンテラの指針である．

① 睡眠は眠れなくても規則正しくとる．
② 昼寝をしない．
③ 睡眠を妨害する刺激物をとらない．
④ 自分にあった運動を，夕方にする．
⑤ 心身をリラックスさせるような軽いスナックを就寝前にとってもよい．
⑥ 寝室やベッドは清潔で眠気をもよおすような快適なものに．
⑦ 寝室やベッドは睡眠とセックスのためだけに．
⑧ 夜はくつろいで過ごす．
⑨ 眠くなるまで眠らない．

不眠を心的葛藤が抑圧された訴えとしてとらえ，精神療法の重要性を説くものとして，漸進的筋弛緩法，バイオフィードバック法，自律訓練法などがある．そのほか睡眠時間制限法などがある．睡眠時間制限法は患者に睡眠日記を記載させ，普段の1日の実際の睡眠時間を推定する．そして，睡眠(就床から起床までの時間)を推定した睡眠だけに制限し，5日間連続してその時間の90%以上睡眠がとれたときに睡眠時間を30分から1時間だけ延長させていく方法である．Morinらは刺激調整法と睡眠時間制限法が入眠困難や中途覚醒の改善に特に有効であったと報告している(Morinら，1994)．いずれにしても薬物を用いない不眠の治療というのは，平均5時間くらいの生活指導も含めた精神療法が主体であるので，かなりの労力を要する．

〈行動療法〉

(1) 漸進的筋弛緩法(Jacobson，1964)：各筋群を意識的に緊張させ，次いで弛緩させるやり方を繰り返し行い，最終的には全身の筋を弛緩させてリラックスした状態をつくり出す方法である．1回に15分ぐらいをかけ，1日に2～3回と就寝前に行う．

(2) バイオフィードバック法(Budzynski，1973)：前額部の筋電図を指標にして，筋の緊張を弱めてことを学ばせる方法．

(3) 自律訓練法(SchulzとLuthe)：筋弛緩法の一つで，不眠以外にもよく用いられる．

〈眠くなるまで眠らせない〉 逆説的技法，刺激調整法，睡眠時間制限法なども用いる．

(1) 逆説的技法：眠れないときは眠ろうとせず，開眼して眠りに抵抗する．あるいは最も嫌な雑用，たとえば床掃除をやるなどして眠らないとするやり方である．眠ろうとするから眠れないということを学ばせることに目標がある．森田療法も類似のものである．

(2) 刺激調整法(Bootzinら，1978)：不眠を強化している習慣や環境を改善する治療法である．

・眠気が生じたときのみベッドに就き眠ろうとする．
・ベッドは眠りのためだけに用い，寝室やベッドではほかのことは一切やらない．
・もし10分たっても眠れないと思ったらほかの部屋に移り，眠くなるまで眠らない．
・もしそれでも眠れないときは一晩中でもそれを繰り返す．
・何時間眠ったかにかかわらず，朝は目覚まし時計を使って決まった時間に起床する．
・昼寝をしない．

この方法は睡眠に好ましくない刺激を排除し，寝室(ベッド)＝睡眠，という条件づけを形成することを目的としている．BootzinとEngle-Friedman(1986)は，この刺激調整法を全身的筋弛緩法および睡眠衛生の教育のやり方と比較し，すべての方法が不眠に有効であったが，2年後の調査では，刺激調整法を行った患者が入眠潜時の改善は最も優れており，life eventで睡眠が影響されることも最も少なかった，とその有

効性を述べている．

(3) 重症者に有効な制限法

睡眠時間制限法(Spielmanら, 1987)：患者に睡眠日記を記載させ，ふだんの一日の実際の睡眠時間を推定する．そして，睡眠(就床から起床までの時間)を推定した睡眠時間だけに制限し，5日間連続してその時間の90％以上睡眠がとれたときに睡眠時間を30分～1時間だけ延長させていく方法である．これは重症の患者にも有効であり，新しく考案された有望な方法である．Spielmanらは，35週後の調査でも睡眠時間，睡眠率，隔世時間に関する項目で明らかな改善が続いていたことを報告している．

これらのほかに，時間療法(Czeislerら，1981)，高照度光療法，電気睡眠器などがある．

2) **薬物療法** PPIでは一般には睡眠導入剤が用いられ，多くの入眠障害で悩む患者の日常生活を助けている．しかし睡眠薬の多くはレム睡眠を抑制し，また徐波睡眠を減少させるために自然な睡眠が得られにくい．さらに薬物依存や日中に離脱症状の問題があり，臨床上の大きな課題となっている．PPIには抗うつ薬(fluvoxamine, frazodone, mianseline)などが有効な場合がある．抗うつ薬はレム睡眠は抑制するものの徐波睡眠を増加させるという点で利点がある．

いずれも長期連用の場合は反跳性不眠に留意する必要がある．薬物療法については，他の章で詳しく触れられる．

おわりに

不眠症概念，不眠の疫学，慢性不眠症の代表的病態とされているPPIについて疾病論的問題も含めて論じた．PPIの症例の診断プロセスと検査所見，そして治療経過を示した．PPIはわが国では馴染みにくい概念で，除外診断的に位置づけるのが適切であろうと考えられた．ところで，PSGのテクノロジーがわが国で十分普及するはるか以前に，数十例の対象群と，数例の対照群をもとに，睡眠の客観と主観の問題に接近した遠藤の業績は，本症の臨床睡眠医学的研究の金字塔といえるであろう．爾来三十余年を経過した今日でも，世界中で遠藤の仕事を超えるものはない．

それにしても，睡眠は食欲と並んで問診されることが多い．食欲不振といわれれば，摂食量や体重で明らかだが，不眠はどうであろうか．PPIの疾病論的問題の所在もそのあたりにあるのかもしれない．

〔粥川　裕平〕

文献

American Psychiatric Association, 1994：Diagnostic & Statistical Manual of Mental Disorders version IV, American Psychiatric Press.

American Sleep Disorders Center, 1979：Diagnostic classification of sleep and arousal disorders. Sleep 2：1-122.

Bootzin RR, Nicassio PM, 1978：Behavioral treatments for insomnia. Prog Behav Med 6：1-45.

Budzynski TH, 1973：Biofeedback procedure in the clinic. Semin Psychiatry 5：537-547.

Buysse DJ, Reynolds CF III, 1990：Insomnia. In Thorpy MJ (Ed)：Handbook of Sleep Disorders, pp375-433, Marcel Dekker Inc, New York, Basel.

Buysse DJ, Reynolds CF III, Kupfer DJ, et al, 1994：Clinical diagnosis in 216 insomnia patients using the international classification of sleep disorders (ICSD), DSM-IV and ICD-10 categories：A report from the APA/NIMH DSM-IV field trial. Sleep 17：630-637.

Chambers MJ, 1994：Actigraphy and insomnia：A closer clock Part 1. Sleep 17：405-408

Cirignotta F, Mondini S, Zucconi M, et al, 1985：Insomnia：an epidemiological survey. Clinical Neuropharmacology 8 (suppl. 1)：s49-s54.

Cole RJ, Kripke DF, Gruen W, et al, 1992：Automatic sleep/wake identification from wrist activity. Sleep 15：461-469.

Czeisler CA, Richardson GS, Coleman RM, et al, 1981：Chronotherapy：Resetting the circadian clocks of patients with delayed sleep phase insomnia. Sleep 4：1-21.

遠藤四郎, 1962：神経質症性不眠の精神生理学的研究．精神経誌 64：673-707.

Freedman RR, 1986：EEG power spectra in sleep-onset insomnia, EEG and Clin. Neurophysiology 63：408-413.

Gillin JC, Duncan W, Pettigrew KD, et al, 1979：Successful separation of depressed, normal, and insomniac subjects by EEG sleep data. Arch Gen Psychiatry 36：85-90.

Hartmann E, 1988：Insomnia：diagnosis and treatment. In Williams, Karacan, Moore (Eds)：Sleep Disorders：Diagnosis & Treatment 2nd ed, pp 29-46, John Wiley and Sons, New York.

Hauri P, 1983：A cluster analysis of insomnia. Sleep 6：326-338.

Hauri P, 1994：Primary insomnia. In Kryger, Dement, Roth (Eds)：Principles and Practice of Sleep Medicine 2nd ed, pp 494-499, WB. Suanders Co., Philadelphia, London, Tokyo.

Hauri P, Fisher J, 1986：Persistent psychophysiologic (learned) insomnia. Sleep 9：38-53.

ICSD International classification of sleep disorders, 1990：Diagnostic and coding manual. Diagnostic Classification Steering Committee, Thorpy MJ, Chairman, Rochester, Minnesota：American Sleep Disorders Association.（日本睡眠学会診断分類委員会，1994：睡眠障害国際分類　診断とコ

ードの手引き. 笹氣出版, 仙台
稲見允昭, 1996：原発性不眠症. Clinical Neuroscience 14(11)：35-37.
伊藤洋, 1997：神経質性不眠(精神生理性不眠). Progress in Medicine 17(8)：38-42.
Jacobson E (Ed), 1964：Anxiety and Tension Control, Lippincott, Philadelphia.
Kales A, Caldwell AB, Preston TA, et al, 1976：Personality patterns in insomnia. Arch Gen Psychiatry 33：1128-1134.
Karacan I, Thornby JI, Anch M, et al, 1976：Prevalence of sleep disturbance in a primarily urban Florida county. Soc Sci & Med 10：239-244.
粥川裕平, 1995：各種不眠と睡眠パターン. 病態生理 14(11)：875-881.
粥川裕平, 1996：思春期・青年期の睡眠障害の臨床的特徴. 思春期・青年期精神医学雑誌 6(1)：67-75.
粥川裕平, 1997：睡眠障害の疫学 精神医学レビュー 24：84-88.
粥川裕平, 太田龍朗, 1994：不眠 治療特集. 診断・治療チャート 76：594-599.
粥川裕平, 早河敏治, 太田龍朗, 他, 1995：不眠症(とくに持続性精神生理性不眠症)とその治療. 臨床精神医学 24(7)：857-865.
粥川裕平, 太田龍朗, 1996：睡眠(覚醒)障害の診断分類. Clinical Neuroscience 14(11)：19-22.
粥川裕平, 山本滋隆, 太田龍朗, 他, 1997：精神疾患の睡眠病理学. 思春期青年期精神医学 7(1)：67-75.
小鳥居湛, 1989：不眠の精神療法・薬物療法. Modern Medicine 18(11)：34-39.
Kleitman N, 1963：Sleep and Wakefulness, pp 274-279, The University of Chicago Press, Chicago-London.
コレン・S, 木村博江訳, 1996：睡眠不足は危険がいっぱい, 文芸春秋, 東京.
Kripke DF, Simons RN, Garfinkel L, et al, 1979：Short and long sleep and sleeping pills：Is increased mortality associated? Arch Gen Psychiatry 36：103-116.
Lugaresi E, Cirignotta F, Zucconi M, et al, 1983：Good and poor sleepers：An epidemiological survey of the San Marino Population. In Guilleminault C, Lugaresi E (Eds)：Sleep/Wake Disorders：Natural History, Epidemiology, and Long-Term Evolution, pp1-12, Raven Press, New York.
McCall WV, Edinger JD, 1992：Subjective total insomnia：an example of sleep state misperception. Sleep 15：71-73.
Morin CM, Culbert JP, Schwartz SM, 1994：Nonpharmacological interventions for insomnia：a meta-analysis of treatment efficacy. Am J Psychiatry 151：1172-1180.
中沢洋一, 1994：精神生理性不眠症. 日本睡眠学会編：睡眠学ハンドブック, pp 173-175, 朝倉書店, 東京.
名倉英一, 粥川裕平, 木村昌之, 他, 1993：高齢癌患者の睡眠障害の検討. 医療 47：519-527.
Reynolds CF, Taska LS, Sewitch DE, et al, 1984：Persistent psychophysiological insomnia：preliminary research diagnositic criteria and EEG sleep data. Am J Psychiatry 141：804-805.
Reynolds CF, Kupfer DJ, Buysse DJ, et al, 1991：Subtyping DSM-III-R primary insomnia：A literature review by the DSM-IV work group on sleep disorders. Am J Psychiatry 148：432-438.
Sadeh A, Sharkey KM, Carskadon MA, 1994：Activity-based sleep-wake identification：An emperical test of methodological issues. Sleep 17：201-207.
Spielman AJ, Sakin P, Thorpy MJ, 1987：Treatment of chronic insomnia by restriction of time in bed. Sleep 10：45-56.
WHO, 1992：The ICD-10 Classification of Mental and Behavioral Disorders：Clinical descriptions and diagnostic guidelines.(融道男, 中根允文, 小見山実監訳, 1993：ICD-10 精神および行動の障害, 医学書院, 東京).

5.1.2 ナルコレプシー

a) 概念

ナルコレプシーは，昼間の耐えがたい眠気(excessive daytime sleepiness)と，情動の変化により脱力が起こる情動脱力発作(cataplexy)，入眠期の金しばり様症状である睡眠麻痺(sleep paralysis)，入眠時幻覚(hypnagogic hallucination)を主徴とする比較的頻度の高い慢性疾患である．ナルコレプシー(narcolepsy)という用語は 1880 年にフランスの医師 Gelineau により命名(Passouant, 1981)され，語源的には睡眠発作を意味し，初期には日中の過剰な眠気を主徴とする過眠症の意味で使われることがあったが，近年は情動脱力発作を中心とするレム睡眠関連症状を呈する過眠性疾患をさす．ICSD：国際睡眠障害診断分類においても情動脱力発作の存在が診断の要点となっている．

b) 臨床診断

ICSDのナルコレプシーの診断基準は以下のとおりである．

診断基準：ナルコレプシー(347)

A 過度の眠気または突然の筋力低下．

B 日中反復する居眠りがほとんど毎日少なくとも 3 か月間にわたりみられる．

C 強い情動に伴って起こる姿勢筋緊張の突然の両側性の喪失(情動脱力発作)

D 随伴特徴として含まれるものは：
 1．睡眠麻痺
 2．入眠時幻覚
 3．自動症
 4．主要な睡眠エピソードの分断

E 睡眠ポリグラフ検査で以下のひとつまたはそれ以上：

1．睡眠潜時が10分以下
2．レム睡眠潜時が20分以下，および
3．平均睡眠潜時が5分以下の睡眠潜時反復検査記録
4．2回またはそれ以上の睡眠開始時レム期
F　HLA型判定でDR2陽性所見．
G　症状を説明しうる内科的疾患または精神医学的障害がないこと．
H　他の睡眠障害が存在しても症状の主要な原因ではないこと．たとえば周期性四肢運動障害または中枢型睡眠時無呼吸症候群．

最少限基準：B+C．または，A+D+E+G．

重症度基準
　軽　度：上に定義された眠気が軽度．または情動脱力発作がまれ（週1回以下）．
　中等度：上に定義された眠気が中等度．または情動脱力発作の頻度が少ない（毎日は起こらない）．
　重　度：上に定義された眠気が重度．または情動脱力発作が重篤（毎日）．

持続基準
　急　性：持続が6か月以下．
　亜急性：持続が6か月より長いが，12か月より短い．
　慢　性：持続が12か月以上．

1）日中の過度な眠気　ナルコレプシーでは，日中に過度な眠気(excessive daytime sleepiness)が発作的に出現する．これは前夜の睡眠時間にかかわらず，ほとんど毎日起こり，治療を行わない限り数年から数十年にわたって出現する．眠気による居眠りは20分程度で，目覚めた後にすっきりするのが特徴である．しかし，1〜2時間で再び眠気におそわれる．時には，意志の力である程度眠気に抗することが可能だが，眠気を催すはずのない試験中や面接中などの緊張した場面でも急に眠気におそわれ眠ってしまうことが多くある．これらは睡眠発作と呼ばれる．

2）情動脱力発作　笑いや驚き，怒りなどの情動の大きな変化を契機として発作的に全身が脱力する症状である．てんかん発作と異なり著しい意識障害が起こらないのが特徴である．情動脱力発作(cataplexy)は眠気の症状が始まってから通常4年以内に出現するとされる．この情動脱力発作は全身に起こるものから，膝や頸部などの筋に限って起こるものまで多彩で，軽いものでは顎や頸に限局するものから，全身の筋脱力が起こり，崩れるように倒れるものまでさまざまである．

情動脱力発作の出現には，レム睡眠の運動抑制の機序が関連していると考えられている．情動脱力発作の間，レム睡眠中と同様に筋電図上脊髄のH-reflexが消失する．通常は，数秒以内に回復するが，長く（1分以上）続く群では幻覚や夢体験が随伴することが多い(van den Hoedら，1979)．

3）睡眠麻痺と入眠時幻覚　睡眠麻痺(sleep paralysis)は入眠期の覚醒と睡眠の移行期に全身の脱力が起こるもので，自覚的には金しばりにあったとかあるいは体が宙に浮くような感じとして体験される．多くの場合不安を伴い，入眠時幻覚(hypnagogic hallucination)が出現することも多い．入眠時幻覚を伴った睡眠麻痺では，「誰かが横に立っていて，自分の上にのしかかってきたり圧迫したりするという感じを受ける」などのように，恐ろしいのに金しばりで身動きできず，声も出せないという体験が起こることが特徴的である．通常は数分持続して自然入眠に移行する．これらの症状もレム睡眠の運動抑制および夢見体験が不適切な時期に出現したものと考えられており，睡眠ポリグラフ記録による観察でもSOREMP(sleep onset REM period＝入眠開始時レム期)に一致してみられることが多い．

4）遺伝的負因とHLA抗原　遺伝的負因を調査するためのナルコレプシーの家族研究で，ナルコレプシーの親族では同疾患が2.5％と通常の60倍の頻度で存在する(Kesselerら，1974)との研究があり，この疾患に遺伝的要因の存在することが推定されていた．その後，本多らは白血球上に存在する組織抗原で，種々の疾患の遺伝学的研究に用いられているHLA typingを用いて遺伝学的な検討を行った．その結果，ナルコレプシーはDR2-DQ1などの一定の遺伝形質に密接に関連した症候群であることが明らかになり，日本国内のナルコレプシーにおいてHLA抗原のサブタイプがDR2-DQ1のものが100％の割合で

存在することを報告した．追試の結果，この報告については日本国内ではほぼ成り立つことが確認され，2例のみがこのサブタイプでないことが確認されている．海外においても英国，フランス，カナダ，オーストラリア，米国の黒人，スウェーデン，イスラエルなどでDR2のタイプが多いことが確認されているが，海外ではDR2サブタイプの浸透率は100％ではないとの報告も多く出されており，議論のあるところである．なお，現在HLA-DR15と呼ばれるものは以前にはDR2とされていたものであることに留意されたい．この組織抗原については，イヌのナルコレプシーにおいても同様の組織抗原の存在することが知られている．

さらに，HLA抗原での結果に基づいて，その遺伝子解析がなされてきている．HLADR2はDRB1-1501という遺伝子に対応しており，HLADQ1はDQA1-0102およびDQB1-0602という遺伝子に対応していることが知られている．また，Caucasianのナルコレプシーの症例では，いずれの遺伝子も陽性でない場合のあることが知られている．

　5）**人格的特徴**　ICSDの診断基準には入っていないが，ナルコレプシーの人格的特徴については，一定の傾向があるとされる．本多らはナルコレプトイドという人格的特徴を提唱している．これは，ナルコレプシーの患者にみられる，物事にこだわらず，自己主張の少ない，人のよい，親しみやすい，張りのない性格を指す．本多らは本疾患の長期の経過中にこのような性格が形成されるとしているが，このような人格が形成される過程は明らかにはなっていない．また海外においては，ナルコレプシーでは不安と内向性が強いと報告されている．

c）**疫　学**

　1）**有病率**　有病率は0.03～0.16％とされており，およそ1000人から2000人に1人の頻度でみられる比較的頻度の高い疾患である．その疾患頻度は米国では総人口の0.06～0.1％程度（GuilleminaultとGrument, 1986）である．睡眠時無呼吸症を除くと，過眠症の中でのナルコレプシーの頻度は最も高い．

　2）**男女比**　受診患者における男女比は1：0.63と男性に多いとの報告があるが，これは社会的条件による受診動機が反映されていると考えられており，疾患自体の性差とは考えにくく，一般には性差はないものとされている．

　3）**初発年齢**　10歳台に発症する場合がほとんどで，特に14歳ごろに発症のピークがある．中年期以降に発症することはまれである．初発症状は昼間の過度な眠気が最も多く，情動脱力発作は1～2年たってから出現する場合が多い．時には，昼間の眠気が10歳台に始まり，30～40歳になってはじめて情動脱力発作が出現することもある．

　4）**経　過**　情動脱力発作，入眠時幻覚，睡眠麻痺などのレム関連症状は年齢を経るにつれ減少することが知られているが，眠気は障害持続するようである．

d）**検査および病態生理**

　1）**終夜睡眠ポリグラフィ検査と睡眠構築，入眠時レム**　終夜睡眠ポリグラフィ検査は脳波，筋電図，眼球運動などを睡眠中に通常のヒト睡眠中に測定し，睡眠段階を判定して夜間の睡眠の状態を知るための検査である．ナルコレプシーの睡眠では，全睡眠時間は健常例と比較して延長してはいないが，睡眠構築をみるとsleep onset REM（SOREM；入眠時レム睡眠）が出現するほか，中途覚醒が多く，深睡眠も減少していることが知られている．

　SOREMは，健常者の通常の睡眠で入眠後数十分してから出現するレム睡眠が入眠後10～十数分以内に出現する現象であるが，ナルコレプシーではこの所見が高率に出現し，終夜睡眠ポリグラフィでは8夜中7夜に出現したとの報告がある．SOREMと通常のレム睡眠は少々異なるようで，SOREMから覚醒させた場合，睡眠麻痺をきたす場合が多いとされる．これは，睡眠ポリグラフ記録を行うことによって明らかにすることができる．

　ナルコレプシーでは，夜間の睡眠をみると，REM densityと筋電図のtwitch（筋れん縮）のdensityは健常例に比しナルコレプシーで高いがレム睡眠/ノンレム睡眠の比率は患者群と健常例で同じであるとの報告がある．このtwitchについては，ノンレム睡眠時に睡眠時ミオクローヌスを呈した患者38例のうち，4例がナルコレプシーであったとの報告（Broughton

ら，1985)や，ナルコレプシーではかなりの症例においてレム睡眠中に筋緊張の持続や過度の twitch が認められ，ポリグラフ上レム睡眠時行動障害の所見を示すとの報告(Schenck と Mahowald，1992)や睡眠中には，夜間ミオクローヌスの患者群よりもナルコレプシー群の方が足の筋の動きおよびそれによる覚醒は多いとの報告もある．

さらに，ナルコレプシーの人では睡眠効率は悪く，レム睡眠中に覚醒する時間は健常例の 1.5～3 倍程度あると報告されており，この夜間の睡眠の悪さが日中の眠気と関連するとする説もあるが，ナルコレプシーの人の睡眠の加齢による影響についての報告をみると，加齢により夜間の中途覚醒は増加し，夜間の睡眠時間や睡眠効率は減少する一方で，日中の眠気は影響を受けないと報告(Lamphere ら，1989)されており，ナルコレプシーの日中の眠気は神経学的な症状と考えた方がよいとする説もある．

2) 睡眠潜時反復測定検査と眠気・入眠時レム

日中に眠気の程度を測定する目的で複数回睡眠ポリグラフを施行し，覚醒から睡眠に至るまでの時間を測定する検査を睡眠潜時反復測定検査といい，その代表的なものに MSLT(multiple sleep latency test)と呼ばれる検査がある．MSLT では睡眠潜時が 5 分以内の場合に病的な眠気が存在するとされる(Amira ら，1985)．

終夜睡眠ポリグラフィ検査でみられる SOREM は日中に MSLT を行うことによっても検出することができ，ナルコレプシーの人のでは MSLT や類似の検査を 1 日に 5 回行った場合，1.2～3.7 回くらい認められ，睡眠潜時の短縮よりも診断的価値は高いとされる．

日中の午睡は SOREM が出現する午睡とそうでない午睡によって異なり，SOREM の出現する午睡では午睡直前により眠気が強いが，覚醒時にはより爽快感があり，認知機能の指標である P 300 振幅も小さくなると報告されている．研究者によっては，診断基準における SOREM の価値をもっと高めるべきであるという意見もあるが，SOREM はうつ病や睡眠時無呼吸症候群の症例にも認められることが知られている．

3) 心理検査・誘発電位と認知・記憶機能　各種の神経心理，あるいは神経生理学的研究において，ナルコレプシーでは日中に認知・記憶機能の低下がみられることが報告されている．これらは日中の過剰な眠気を反映し，あるいは日中の過度の眠気より二次的に生じるその他の高次脳機能の障害を反映したものと考えられる．

P 300 は認知機能の程度を示す指標とされるが，ナルコレプシーの人は健常例に比し P 300 振幅が小さいと報告されている(Aguirre と Broughton，1987)．一方，P 300 潜時は正常範囲内との報告がある．また，ナルコレプシーの人では，刺激に対する反応性が変化しない状態でも聴性誘発電位の振幅が低くなっているとの報告(Broughton ら，1982)もある．健常例に比しナルコレプシーでは，刺激への反応性は低くなっているが，これはナルコレプシーでは検査中にマイクロスリープによる無反応状態が存在するためであるという報告がある(Valley と Broughton，1983)．

脳幹聴性誘発反応の結果では，ナルコレプシーは健常例および原発性の不眠症者と比較して差がなかったとされている(Hellekson ら，1979)．また，ナルコレプシーでは反応潜時，言語想起，頻度評価の点で認知の障害があったが，動作速度，検査時の覚醒水準，情報処理速度，判断の正確さの点では健常群と差がなかったと報告されている．

これらのことから，このような認知・記憶機能の健常例との差異も眠気による二次的なものであるとする報告もある．

4) 脳血流・代謝　Xe 133 吸入法を用いて睡眠直後の脳血流をみた場合，脳幹部の脳血流が低下し，ナルコレプシーでは SOREM のあるなしにかかわらず，脳幹部の脳血流が増加するとの報告がある(Sakai ら，1979)．また，脳幹-小脳の灰白質の血流は覚醒時にナルコレプシーでは健常例より低下しており，これはメチルフェニデート(methylphenidate)の内服で上昇し，また，ナルコレプシーの入眠時幻覚時には，右の頭頂後頭部の血流が最も上昇すると報告(Meyer ら，1980)されている．

5) 日内リズム　ナルコレプシーとサーカディアンリズムについての関係としては日中の眠気に周期性

が認められるかという問題がある．活動量について，ポリグラフの出現様式を用いて，活動的な覚醒と活動的でない覚醒を分けた場合，ナルコレプシーの人では，活動的な覚醒の割合が多く，活動的でない覚醒は少なく，さらにそれぞれの覚醒の間に周期性が認められる場合があり，これが眠気の周期性を反映しているのではないかとの報告もある．また，日中体温リズムについては，最低体温は健常例より上昇しており，その phase は SOREM を呈した症例で前進していたとの報告(Moskoら，1983)がある．光は日内リズムに影響をもたらす環境因子であるが，光照射ではナルコレプシーの症状は何の影響も受けなかったと報告(Hajekら，1989)されている．

e) 治療

ナルコレプシーにおいては根本的治療法は開発されておらず，薬物による対症療法が中心となる．現在，ナルコレプシーではイヌにおいて眠気，情動脱力発作などの点でヒトナルコレプシーとほぼ同様の症状を示す個体の存在することが知られており，また，ラットでも情動脱力発作を呈する個体の存在することが知られ，これらの個体を使って神経伝達物質動態などについてさまざまな研究がなされてきている．また，近年では PET などを用いて脳内神経伝達物質のレセプターについてヒトでの研究なども行われるようになってきており，治療薬の開発，効果判定やそのメカニズムの検討などが進んできている．一方，睡眠覚醒スケジュールを人工的に調整することで眠気をコントロールしようとする試みもなされている．

1) 脳内神経伝達物質と薬物療法　当初ナルコレプシーでは髄液中ドパミンが健常例に比し低下していると報告され，その後イヌナルコレプシーでも髄液中ドパミンが低下していると報告され，ドパミンがナルコレプシーの症状に直接に関与しているのではないかとされたが，ブロモクリプチンをナルコレプシーの症例に投与した場合，症状の変化は全く認められないこと(Boivinら，1993a)，PETやSPECTなどの脳機能画像でドパミンのレセプター密度に差が認められないことなどからドパミンはナルコレプシーの症状とはあまり関係していないとの報告もある．しかし，ナルコレプシーで著明に多く出現するPMLはL-ドーパの投与により著明に改善し，PMLの出現機序にはドパミンは関与しているのではないかとされる．

一方，ノルアドレナリンや5-HTについては，イヌナルコレプシーの情動脱力発作に対する薬剤の有効性の研究で，ノルアドレナリン選択性の薬剤とコカイン(cocaine)，デキストロアンフェタミン(dextroamphetamine)，メチルフェニデート，ノミフェンシン(nomifensine)，ペモリン(pemoline)が症状の抑制に有効であったが，5-HT選択性の薬剤，ドパミン選択制の薬剤では有効なものは少なく，ノルアドレナリン選択性の薬剤および覚醒水準を上昇させる薬剤が情動脱力発作の治療に有効ではないかとも報告されている(Mignotら，1993)．以下に現在治療薬に用いられている薬剤を概説する．

i) 精神刺激薬：精神刺激薬は，覚醒水準を上昇させるのに用いられる薬物である．ナルコレプシーに対する投与方法としては，薬物の半減期に留意し，夜間まで血中濃度を高く残留させて夜間の睡眠を阻害しないように注意することが必要である．現在日本で使用されている精神刺激薬はメチルフェニデートとペモリンが主体であるが，ペモリンの方が半減期が長く，したがって朝1回ペモリンを投与し，その後半減期の短いメチルフェニデートを数回投与するという方法が用いられることが多い．

メチルフェニデートは半減期が2～3時間の薬物で，臨床用量は20～60mg/日程度であるが，それ以上が必要となる症例も存在する．通常少量から開始し，臨床症状を観察しながら徐々に増量する．投与量を増加させるに従い，血中濃度が指数関数的に上昇することが知られているので，投与量の増加については注意が必要である．心理学的実験において，メチルフェニデートは課題遂行成績を改善(Mitler, 1987)することが知られている．

ペモリンは半減期が10時間程度の薬物で，臨床用量は50～100mg/日である．半減期が長いので投与は午前中に限定されることが多い．投与量と血中濃度はよく比例する．心理学的実験においてはペモリンもパフォーマンスを改善させることが知られている．

ピプラドロール(pipradrol)の薬理効果についての報告は多数あるが，体内動態についての報告はほとん

どない．半減期は25時間とされている．

デキストロアンフェタミンはナルコレプシーに対し，PrinzmetalとBloombergにより1935年に初めて使用された薬剤である．1/3の症例で薬剤耐性が出現するとされているが，すべての症例で出現するわけではない．ナルコレプシーに対して使用する場合，通常は眠気に対してのみ使用され，90％の症例で100mg以下の用量で効果を発現する．ときに精神病症状が出現するが，ナルコレプシーの症例ではその頻度は0.6％との報告がある(Guilleminault, 1993)．精神病症状発現時の精神病症状が重篤であるため，わが国では覚醒剤取締法により使用が制限されており，覚醒剤所持証明書の発行が必要で，わが国でのヒトへの臨床投与例はきわめて少ない．

モダフィニル(modafinil)(未発売)はアドレナリンのα-1アゴニストであるが，ナルコレプシーに対し，睡眠発作を著明に減少させ，また，反応時間課題を改善した(Boivinら, 1993b)と報告されている．

ⅱ) 抗うつ薬： 抗うつ薬は主として情動脱力発作などのレム関連症状に対する薬物療法として用いられ，1960年代から後シナプス刺激を増加させる作用のあるクロミプラミン(clomipramine)やイミプラミン(imipramine)などの三環系抗うつ薬が使用されることが一般的になってきている．イミプラミンでは速やかに作用し，薬物の中止とともに速やかに症状が発現することが知られている．これらの抗うつ薬はレム関連症状に対しては，うつ病に使用する量よりも低用量で有効であることが多い．

プロトリプチリン(protriptyline)などでは情動脱力発作のほか，睡眠発作や入眠時幻覚にも有効であることが報告(Schmidtら, 1977)されている．ほかに，MAO-A inhibitorであるフェネルジン(phenelzine)やserotonin reuptake inhibitorであるフルボキサミン(fluvoxamine)なども情動脱力発作を抑制するのに効果があることが報告されている．また，serotonin-reuptake inhibitorであるジメリジン(zimelidine)やフェモキセチン(femoxetine)は，情動脱力発作を著明に改善したと報告されている．さらに，MAO-B inhibitorであるセレジリン(selegiline)は情動脱力発作には全く無効であるが，過眠に対しては有効であっ

たとの報告や，日量20mgの投与でレム睡眠が減少し，情動脱力発作，過眠のいずれの症状も改善されたとの報告(MayerとMeier-Ewert, 1995)もある．

ⅲ) L-ドーパ： ナルコレプシーの症例に対しL-ドーパを使用した報告では睡眠構築は改善させず，入眠後の覚醒時間も増加させるが，PMLは著明に改善したと報告(Boivinら, 1989)されている．

ⅳ) マジンドール： マジンドール(mazindol)は過食症の治療に用いられる薬剤である．睡眠発作および情動脱力発作に対し有効ではあるが，夜間の症状には無効であったとする報告(Vespignani, 1984)および睡眠発作に対してのみ有効であったとする報告(ParkesとSchachter, 1979)があり，ナルコレプシーに対する効果については一定の評価が出ていない．

ⅴ) GHB： GHB(gammahydroxybutyrate)は1976年からカナダで，1983年から米国で研究されている薬物であり，哺乳類の神経系由来の代謝物である(Mamelakら, 1977)が，情動脱力発作，入眠時幻覚に有効で，徐波睡眠を増加させstage 1の睡眠と夜間の中途覚醒を減少させ，さらに日中の過眠にも有効であると報告されているが，PMSは増加させるとも報告されている．一方，GHBの投与により顔面のdyskinesia, limb chorea, ミオクローヌス，強直間代けいれんなどをきたしたという報告もある．

2) 睡眠覚醒スケジュール調整 睡眠覚醒スケジュールを調整してナルコレプシーの精神生理学的機能を観察し，また治療に役立てようとする試みがなされている．その一つは午睡について人工的に調整する方法であり，もう一つは朝の睡眠時間を延長させる方法である．ナルコレプシーの睡眠発作時には睡眠後に爽快感が強いとされているが，ナルコレプシーの症例に午睡をさせ，その後に心理検査を施行した場合，単純反応時間はナルコレプシー群で健常群に比し著明に改善したが，文法的な課題ではこのような改善は認められなかった(MullingtonとBroughton, 1993)と報告されている．また，朝の起床時に起床しないでそのまま睡眠をとった場合，日中の眠気は改善したとする報告(Uchiyamaら, 1994)もある．

f) 鑑別診断

1) 精神分裂病 入眠時幻覚およびそれに基づく

2次性の妄想などが認められる場合，精神分裂病の診断基準を満たし誤診されることがある(Douglassら，1993；ShapiroとSpitz，1976)．これらは睡眠状況についての病歴の聴取により容易に鑑別することができる．一方，ナルコレプシーの治療薬である精神刺激薬により幻覚妄想状態が誘発されることがあり，これと精神分裂病の鑑別は非常に困難であるとの意見(Rockwell, 1978)もある．

2) てんかん　睡眠発作がときにてんかんと誤診されることがあるが，ナルコレプシーの患者は刺激により簡単に覚醒しうるという点で容易にてんかんと鑑別できる(Gordon, 1992)．

3) 特発性過眠症　特発性過眠症もナルコレプシーも日中に強い眠気の出現する疾患であるが，特発性過眠症では，自記式の記録上，夜間睡眠時の覚醒と眠気の変動の点でナルコレプシーと異なるとの報告(BruckとParkes, 1996)がある．

4) 睡眠時無呼吸症候群

睡眠時無呼吸症候群もナルコレプシーと同様に日中に眠気を呈する疾患である．呼吸曲線やS_aO_2を測定しながら終夜ポリソムノグラフィを施行することにより容易に鑑別することが可能であるが，臨床的な病歴聴取から鑑別が必要な場合には，睡眠時無呼吸症候群の中核群をなす閉塞型睡眠時無呼吸症候群では中年以降の男性に多く，睡眠時にいびきをかく人が多いという疫学的・病態的な特徴がある．また，終夜ポリソムノグラフィよりは簡便な検査であるMSLTを用いた場合には，夕刻の睡眠潜時が睡眠時無呼吸症候群では回復するという所見や，ナルコレプシーではSOREMが高率に出現するなどの所見を認めるという所見があり，これらにより鑑別(Walshら，1982)することも可能である．

g) 症候性ナルコレプシー

中枢神経病変の侵襲が皮質下構造に及んだ際にナルコレプシー症状が出現することが報告されており症候性ナルコレプシーと呼ばれる．第3脳室および上部脳幹に侵襲したmicrogliomaにより，情動脱力発作，傾眠，睡眠麻痺を招来した症例が知られている(AndersonとSalmon, 1973)．症候性ナルコレプシーはDR2などのこの疾患と関連したHLA typingをもつもののみにみられるという報告がある．しかし，HLAサブタイプがDR2でない症例で，中枢神経系のB-Cellリンパ腫の経過中に発症し，リンパ腫の治療によりナルコレプシーの症状が消失した症例も知られており(Onofrjら，1992)，症候性ナルコレプシーにおける遺伝形質の重要性については論議が多い．

〔中島　亨〕

文献

Aguirre M, Broughton RJ, 1987：Complex event-related potentials(P300 and CNV) and MSLT in the assessment of excessive daytime sleepiness in narcolepsy-cataplexy. Electroencephalography and clinical Neurophysiology 67：298-316.

Amira SA, Johnson TS, Logowitz NB, 1985：Diagnosis of Narcolepsy Using the Multiple Sleep Latency Test：Analysis of Current Laboratory Criteria. Sleep 8：325-331.

Anderson M, Salmon MV, 1973：Symptomatic cataplexy. J Neurol Neurosurg Psychiatr 40：186-191.

Boivin DB, Montplaiser J, Poirier G, 1989：The Effects of L-Dopa on Periodic Leg Movements and Sleep Organization in Narcolepsy. Clinical Neuropharmacology 12：339-345.

Boivin DB, Montplaisir J, Lambert C, 1993a：Effects of Bromocriptine in Human Narcolepsy. Clinical Neuropharmacology 16：120-126.

Boivin DB, Montplaisir J, Petit D, Lambert C, Lubin S, 1993b：Effects of Modafinil on Symptomatology of Human Narcolepsy. Clinical Neuropharmacology 16：46-53.

Broughton R, Low R, Vally V, Costa B, Liddiard S, 1982：Auditory Evoked Potentials Compared to Performance Measures and EEG in Assessing Excessive Daytime Sleepiness in Narcolepsy-Cataplexy. Electroencephalography and clinical Neurophysiology 54：579-582.

Broughton R, Tolentino MA, Krelina M, 1985：Excessive fragmentary myoclonus in NREM sleep：A Report of 38 Cases. Electroencephalography and clinical Neurophysiology 61：123-133.

Bruck D, Parkes JD, 1996：A comparison of idiopathic hypersomnia and narcolepsy-cataplexy using selr report measures and sleep diary data. J Neurol Neurosurg Psychiatry 60：576-578.

Douglass AB, Shipley JE, Haines RF, Scholten RC, Dudley E, Tapp A, 1993：Schizophrenia, Narcolepsy, and HLA-DR15, DQ6. Biol Psychiatr 34：773-780.

Gordon N, 1992：The More Unusual Sleep Disturbances. Brain & Development 14：182-184.

Guilleminault C, 1993：Amphetamines and Narcolepsy 1. Amphetamines and Narcolepsy：Use of the Stanford Database. Sleep 16：199-201.

Guilleminault C, Grumet C, 1986：HLA-DR2 and Narcolepsy：Not All Narcoleptic-Cataplectic Patients Are DR2. Human Immunology 17：1-2.

Hajek M, Meier-Ewert K, Wirz-Justice A, Tobler I, Arendt J, Dick H, Fink G, 1989：Bright White Light Does Not Improve Narcoleptic Symptoms. Eur Arch Psychiatr Neur-

ol Sci 238 : 203-207.
Hellekson C, Allen A, Greeley H, Emery S, Reeves A, 1979 : Comparison of Interwave Latencies of Brain Stem Auditory Evoked Responses in Narcoleptics, Primary Insomniacs and Normal Controls. Electroencephalography and clinical Neurophysiology 47 : 742-744.
Kesseler S, Guilleminault C, Dement W, 1974 : A Family study of 50 REM Narcoleptics. Acta Neurol Scandinav 50 : 503-512.
Lamphere J, Young D, Roehrs T, Mwittig R, Zorick F, Roth T, 1989 : Fragmented Sleep, Daytime Somnolence and Age in Narcolepsy. Clinical Electroencephalography 20 : 49-53.
Mamelak M, Escriu JM, Stokan O, 1977 : The Effects of γ-Hydroxybutyrate on Sleep. Biol Psychiatr 12 : 273-288.
Mayer G, Meier-Ewert K, 1995 : Clinical Neuropharmacology 18 : 306-319.
Meyer JS, Sakai F, Karacan I, Derman S, Yamamoto M, 1980 : Sleep Apnea, Narcolepsy, and Dreaming : Regional Cerebral Hemodynamics. Ann Neurol 7 : 479-485.
Mignot E, Renaud A, Nishino S, Arrigoni J, Guilleminault C, Dement WC, 1993 : Canine cataplesy is preferentially controlled by adrenergic mechanisms : evidence using monoamine selective uptake inhibitors and release enhancers. Psychopharmacology 113 : 76-82.
Mitler MM, 1987 : Alerting Drugs : Do They Really Work? Psychipharmacology Bulletin 23 : 435-439.
Mosko SS, Holowach JB, Sassin JF, 1983 : The 24-Hour Rhythm of Core Temperature in Narcolepsy. Sleep 6 : 137-146.
Mullington J, Broughton R, 1993 : Scheduled Naps in the Management of Daytime Sleepiness in Narcolepsy-Cataplexy. Sleep 16 : 444-456.
Onofrj M, Curatola L, Ferracci F, Fulgente T, 1992 : Narcolepsy associated with primary temporal lobe B-cells lymphoma in a HLA DR2 negative subject. J Neurol Neurosurg Psychiatry 55 : 852-853.
Parkes JD, Schachter M, 1979 : Mazindol in the treatment of narcolepsy. Acta Neurol Scandinav 60 : 250-254.
Passouant P, 1981 : Doctor Gelineau (1828-1906) : Narcolepsy Centennial. Sleep 3 : 241-246.
Rockwell DA, 1978 : Differentiating Narcolepsy. Am J Psychiatry 135 : 387.
Sakai F, Meyer JS, Karacan I, Yamaguchi F, Yamamoto M, 1979 : Narcolepsy : Regional cerebral blood flow during sleep and wakefulness. Neurology 29 : 61-67.
Schenck CH, Mahowald MW, 1992 : Motor Dyscontrol in Narcolepsy : Rapid-Eye-Movement (REM) Sleep without Atonia and REM Sleep Behavior Disorder. Ann Neurol 32 : 3-10.
Schmidt HS, Clark RW, Hyman PR, 1977 : Protriptyline : An Effective Agent in the Treatment of the Narcolepsy-Cataplexy Syndrome and Hypersomnia. Am J Psychiatry 134 : 183-185.
Shapiro B, Spitz H, 1976 : Problems in the Differential Diagnosis of Narcolepsy Versus Schizophrenics. Am J Psychiatry 133 : 1321-1323.
Uchiyama M, Mayer G, Meier-Ewert K, 1994 : Differential effects of extended sleep in narcoleptic patients. Electroencephalography & clinical Neurophysiology 91 : 212-218.
Valley V, Broughton R, 1983 : The physiological (EEG) nature of drowsiness and its relation to performance deficits in narcoleptics. Electroencephalography and clinical Neurophysiology 55 : 243-251.
van den Hoed J, Lucas EA, Dement WC, 1979 : Hallucinatory Experiences During Cataplexy in Patients with Narcolepsy. Am J Psychiatry 136 : 1210-1211.
Vespignani H, Barroche G, Escaillas JP, Weber M, 1984 : Importance of mazindol in the treatment of narcolepsy. Sleep 7 : 274-275.
Walsh JK, Smitson SA, Kramer M, 1982 : Sleep-Onset REM Sleep : Comparison of Narcoleptic and Obstructive Sleep Apnea Patients. Clinical Electroencephlography 13 : 57-60.

5.1.3 周期性傾眠症（反復性過眠症）

周期性傾眠症は，耐えがたい眠気(傾眠発作)を呈する病相期が反復して出現するという原因不明の疾患である．典型例における病相期の持続は，約1週間程度である．病相期以外の時期の患者には全く異常が認められないことも特徴的である(飯島，1994)．Kleine(1925)は，このような症例を初めて記載し，"periodische Schalafsucht"と名づけた．彼は，本症は思春期に発症し，成人になると自然に治癒する傾向があることを指摘した．Levin(1936)は，傾眠発作を特徴とする病相期に病的空腹感を伴う一群の症例を"periodic somnolence and morbid hunger"と名づけて報告した．後に，CritchleyとHoffman(1942)は，Levinの報告した症例と同様の特徴をもつ30例を集めて詳細に検討を加え，この一群をクライネ-レビン(Kleine-Levin)症候群と呼ぶことを提唱した．

わが国では，高橋(1965)が周期的に傾眠症状を呈した自験例28例について詳細に検討を加えて報告した．彼は，病相期には食欲の異常亢進を伴う患者よりも食欲の低下を示す患者の方が多いこと，クライネ-レビン症候群の特徴を示す患者でも，繰り返される病相期のうちには食欲の異常亢進を示さないものがみられることを見出した．それに基づいて，反復して傾眠を呈する病相期をもつ患者をまとめて周期性傾眠症とし，クライネ-レビン症候群はその亜型と位置づけることが妥当であるとの見解を表明している．

その後，女性にもクライネ-レビン症候群が現れること(Gilligan, 1973)や，女性のうちには月経周期に一致して傾眠症状を呈するものがあること(Billiardら，1975)が明らかにされてきた．1990年に発表され

た米国睡眠障害協会(ASDC)によるThe International Classification of Sleep Disorders(ICSD)(1990)においては，内因性睡眠障害のなかに周期性傾眠症に相当するものとして反復性過眠症(recurrent hypersomnia)の項が設けられている．反復性という言葉が周期性という言葉の代わりに用いられている理由は，この疾患では一定の周期をもって病相期が出現するというよりも，何らかの誘因が働くことで病相期が反復して現れるという事実に基づいている．ちなみに，この国際分類では，クライネ-レビン症候群が本疾患の中核群であり，過食を伴わない例はその不全系であるという立場が強調されている．

また，月経周期に一致して過眠が生じる症候群は，反復性過眠症の項から切り放されて，"proposed sleep disorders"のsectionで"menstural-associated sleep disorders"の項に含められている．以後，本稿ではこの疾患を反復性過眠症と呼ぶこととする．

a) 症例呈示

症例：15歳男子中学生．

主訴：1週間ほど終日眠り込んでしまって，登校できなくなる．

既往歴，生活歴，家族歴：特記すべきことなし．

初発年齢：15歳．

現病歴：患者は15歳時の春から，約1週間にわたり一日中眠りこんでしまい，登校できなくなるというエピソードを繰り返すようになった．このような過眠を示す時期は，1～2か月に一度の頻度で生じ，感冒，試験勉強による疲労などを契機として出現した．

過眠を呈する時期に前駆して，患者は1～2日間持続する頭痛，頭重感，全身倦怠感，思考，集中力低下を訴えた(前駆期)(図5.4)．引き続き傾眠期に入ると，患者は自覚的に強い眠気を訴え，食事，排泄を除いては終日眠り込んでいるという状態となった．刺激を与えて覚醒させると患者の見当識は保たれていたが，無理に覚醒させたときの患者は不機嫌であり，不安，焦燥感，抑うつ気分，離人感を訴えた．また，そのときの患者は，周囲に無関心で，無気力であり，注意を集中することが困難であった．強い過眠を呈する時期は，約5～7日ほど続いた後に終了した．その後の1～2日にわたり患者は一過性に夜間の不眠を呈し，普段より口数が増してはしゃぐようになった(回復期)．その時期を過ぎると，患者にはなんらの精神症状，身体症状も認められなかった．患者は病相期中の出来事について，ほとんど想起することができなかった(間欠期)．

入院時検査成績：一般生理学的および神経学的診察において患者にはなんらの異常所見も認められなかった．末梢血，一般生化学検査においても特記すべき異常を認めなかった．傾眠期と間欠期に行った髄液一般検査所見も正常であった．

脳波：傾眠期の患者の脳波では，間欠期に比べ，基礎律動が1～2Hz程度徐化し，背景脳波に中等量のθ波の混入が見られた．

画像所見：CT，MRI検査においては病相期，間欠期ともに異常所見は認められなかった．

内分泌学的所見：傾眠期の患者では，成長ホルモン(GH)と抗利尿ホルモン(ADH)の早朝覚醒時の基礎値は，それぞれ，3.6 ng/ml，8.5 pg/mlと軽度に上昇していたが，それらの値は間欠期には正常化した．

前駆期	傾眠期	回復期
持続時間：1～2日	持続時間：約7日間	症状の速やかな消退(約1日間)
誘因：感冒様症状，肉体的疲労	主症状： 自覚症状：強い眠気，離人感，不安，焦燥感 他覚症状：集中力低下，日時の見当識障害，著しく退行した言動	反跳性不眠の出現
前駆症状：頭痛，全身倦怠感	副症状： 食欲低下，Hypersexuality	

図 5.4

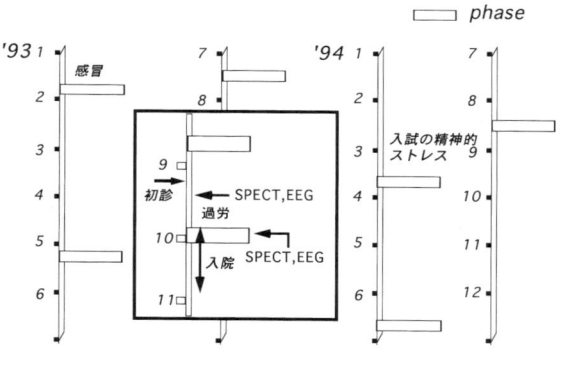

図 5.5 臨床経過図

経過：患者は，初発後の約2年間の間に計9回の病相期を呈した（図5.5）．大部分の病相期には，先行する感冒，過労などの誘因が存在した．病相期の出現を予防することを目的として間欠期に炭酸リチウムないしはカルバマゼピンの単独投与を行ったが，無効であった．

b) 反復性過眠症の臨床的特徴

1) 臨床症状　反復性過眠症の発症年齢は，ほとんどの場合，思春期，特に10代である．まれには40～50代に発症することもある（Markman, 1967；Carpenter, 1982）．性差は，3：1の比率で男性に多い（高橋，1965）．反復過眠症の病相期は，前駆期，傾眠期(狭義），回復期の3期からなり，二つの病相期は症状が全くみられない間欠期（無症状期）で隔てられる．病相期の出現頻度は1月に1回から数年に1回と一定しないが，発症時には比較的頻繁に病相期が出現し，加齢に伴って徐々に病相期の出現頻度が減少していくという傾向がある．しかし，成人に達した後にも頻繁に病相期を迎える患者もある．80％以上の病相期には，それに先行する何らかの誘因が存在する．その誘因となる事象としては，本症例にみられたように，感冒などの発熱疾患や，他の心理的・身体的ストレス，飲酒などがあげられる．女性患者では月経もその誘因となりうる．病相期の持続期間は平均して10日から2週間程度であり，ほぼ，どの病相期においても一定している．

傾眠期の出現に先立って，2～3日にわたり頭重感，倦怠感，離人症状などの症状がみられることが多い（前駆期）．傾眠期には患者は食事と排泄のときを除いては終日臥床するようになる．尿失禁は認められない．この時期にも強い刺激を与えれば患者を覚醒させることは可能であり，覚醒したときの患者の見当識は保たれている．しかし，患者は茫乎としており，周囲に無関心で，活動性にも乏しい．また，著しく退行した言動がみられることも多い．頭重感，抑うつ気分，離人感を自ら訴える場合もある．食欲は低下していることが多いが，食欲の異常亢進を示す患者，目につくものを手当たりしだいにむさぼり食べる患者，炭水化物と甘いものを好んで大量に食べる患者も存在する（クライネ-レビン症候群）．クライネ-レビン症候群に該当する患者は，しばしば，病相期に性的に抑制を欠いた行動を示す．

傾眠期に引き続いて，2～3日持続する回復期にはいる．回復期には，患者の昼間の傾眠がしだいに改善してきて午後には目覚めている時間が増え，ついには朝から起きていることができるようになる．回復期に一過性に夜間不眠を呈する患者や，昼間に軽い軽躁状態を呈する患者も存在する（飯島，1994）．

2) 一般臨床検査成績　本疾患患者の知能は，正常範囲内であることが知られている（高橋，1965）．また，病相期の患者に身体疾患をうかがわせる異常所見が見出されることは，ほとんどない．しかし，病相期にのみ，髄液検査で蛋白増加，EBウイルスや帯状ヘルペス(herpes zoster)ウイルスに対する髄液中の抗体価の上昇が認められたという症例も報告されている（SalterとWhite, 1993）．

3) 脳波所見　多くの場合，病相期における脳波の基礎律動の周波数は，間欠期に比べて，1～2Hz程度徐化し，不規則化する傾向にある（手島，1986）．また，安静覚醒時に広範な脳部位で低振幅θ波が出現することが多い（手島，1986）．過呼吸賦活に対する反応は強く，著しいビルドアップを呈する場合が多い（手島，1986）．これらの所見は病相期中に限ってみられ，間欠期にはほとんどみられない．また病相期，間欠期を問わず14&6Hz陽性棘波が出現する症例（太田，1979），側頭葉に棘波が出現した症例も報告されているが，大多数の患者では，病相期，間欠期のいずれの時期にも，てんかん性異常波はみられない．

4) 睡眠ポリグラフ所見　病相期の昼間の記録ではノンレム睡眠の階段1，2（浅睡眠）の出現率が多く，3，4段階の深睡眠は少ない．入眠潜時は短縮しており，入眠時にレム睡眠の出現が認められることがある（飯島，1985）．この浅眠化の傾向は夜間睡眠記録においても同様であり，病相期の夜間睡眠でも深いノンレム睡眠の出現量は少ない．また，病相期における総睡眠時間は，間欠期と比較して延長していない．また，夜間の中途覚醒も，間欠期に比べて増加している（Hishikawa, 1980）．これらの結果は，病相期には睡眠機構の活動が高まっているのではなく，覚醒機構に機能不全が生じていることを示唆している．病相期には

レム潜時が短縮しており，夜間睡眠の前半部分でのレム睡眠の出現量が増加している(飯島，1985)．このことは，レム睡眠発現に関する概日リズムの位相が前進していることを示唆している．

5) 画像検査所見 一般に本疾患では脳の画像診断において異常を呈することは少ない．しかし，MRI検査のT1強調画像によって視床後内側部に低信号，もしくは高信号領域が検出された症例，脳幹部(中脳，延髄)にも低信号領域が存在したという症例がみられたという報告がある(原田，1993)．SPECTやPETを用いた脳血流量に関する所見の報告はきわめて少ないが，病相期と間欠期を比較しても脳血流量に有意な差はなかったという報告がある(Haruo，1992)．

6) 内分泌学的所見 病相期には一過性に視床下部-下垂体系のホルモン分泌，および，インスリン負荷試験，LRH，ACTH，TRH刺激試験などの各種の負荷試験，夜間のGH，11-OHCS，PRL，FSH，LH，TSHの分泌パターンにおいて，なんらかの異常が認められたとする報告が多数みられるが，各報告で共通する特異的な所見はない．そのうちでは，病相期中にGHの分泌異常を認めたとする報告が多い．正常人では，深いノンレム睡眠の時期に一致してGHの分泌のピークが出現するが，本症の病相期の患者では浅いノンレム睡眠やレム睡眠の時期にGH分泌のピークがみられたとする報告(Hishikawa, 1980；Isao, 1989)，24時間のGH分泌量の平均値は，病相期中に間欠期と比較して低下していたという報告もある(Andrew，1991)．

そのほか，病相期中にはデキサメタゾン(dexamethason)抑制試験において異常がみられたという報告や，間欠期にコルチゾル(cortisol)分泌の日内変動に異常があり，これが症状発現の要因となっているとする報告もある．また，視床下部にセロトニン作動性神経が多く分布していることに着目し，病相期の患者にセロトニンの前駆物質である5HTPを負荷する実験を行ったところ，セロトニン作動性神経系の機能低下を示唆する成績が得られたとする報告もある(松林，1988)．

7) その他の検査所見 過眠を呈する疾患の代表的なものであるナルコレプシー患者では，その大部分のものでHLAのDR$_2$，DQw$_1$が陽性であることが知られている．しかし，本疾患と特定のHLA抗原との関連は，確認されていない(Manniら，1993；Visscherら，1990)．また脳幹機能の指標である聴性脳幹反応(ABR)で，3波と4波のピーク間の潜時の延長が病相期にみられた症例が報告されている(Isao，1989)．

c) 疫学

本疾患は比較的まれなものであるが，その有病率は不明である．また，本疾患の家族性発症もきわめてまれである．

d) 経過と予後

この疾患の予後は基本的には良好であり，大部分の患者は成人期に達すると自然に治癒する．病相期の出現間隔は，通常，1か月くらいであることが多いが，短いもので数日，長くなると数年ほどにも及ぶ．前述したように発症後の数年間の時期には頻繁に病相期が出現することが多く，通常は治癒に至る過程で病相期の出現頻度がしだいに低下していく．しかし，発症後30年にもわたり，病相期が頻繁に出現した症例も報告されている．

e) 鑑別診断

各種の過眠症状を呈する疾患との鑑別が必要である．しかし，本疾患の過眠は持続的なものではなく，過眠症状が間欠的に生じるという臨床経過の特徴をふまえれば，鑑別は容易である．過眠を呈するうつ病や，過眠と炭水化物飢餓を伴う季節性うつ病との鑑別は，しばしば困難であるが，うつ病に比べて本疾患の病相期の持続が短いこと，病相期が冬季に限らないことなどが鑑別の根拠となる．精神運動発作の重積状態が過眠症状に似ていることがあるが，脳波所見で鑑別は可能である．

f) 治療

本疾患の治療法はいまだ確立されていない．したがって，一般的な生活指導，つまり病相期発現の誘因となるような心身の過労や感冒などの発熱疾患，飲酒を避けさせることが最も重要である．病相期の発現を予防する目的の薬剤としては，炭酸リチウム，カルバマゼピン，ヒダントイン，フェノバールなどの抗てんかん薬，イミプラミンなどの抗うつ薬(高橋，1988)，L-

ドーパ，甲状腺末などの投与が試みられているが，いずれも確実な病相期予防効果をもつとはいえない．また，本疾患の経過の特徴である自然治癒傾向と，薬物の効果を区別することも，きわめて困難である．ひとたび病相期に突入すると過眠症状を中断させることは不可能であり，対症的に覚醒作用のある薬剤を投与しても無効な場合が多いばかりではなく，焦燥感や不安を強めたり，攻撃性を発現させる場合がある．

g) 病態生理

本疾患の発現機序に関しては種々の見解があるが，いずれの見解も推測の域を出ず，病因，および，障害部位は明らかとはなっていない．

病相期の脳波に徐波化がみられること，および，病相期には間欠期に比べ睡眠に占める深いノンレムの現段階の比率，睡眠効率がむしろ低下していることから，本疾患の病相期に睡眠機序の亢進が生じているという可能性は低く，覚醒維持機構が一過性に障害されている可能性が高いと考えられている．すなわち，本疾患の病相期には，脳幹部から間脳にかけて存在する上行性網様体賦活系に可逆的な機能低下が生じているとする説が有力である．さらに，本疾患の中核群であるとされているクライネ-レビン症候群にみられる食欲の亢進状態や，傾眠期にみられる間脳-下垂体系の内分泌機能の異常を考慮に入れると，本疾患の病相期には食欲や内分泌機能調節の中枢が存在する視床下部に一過性の機能障害が生じている可能性が高い．病相期にみられる性的逸脱行動，退行した言動，感情の不安定性などの精神症状は，覚醒維持機構の障害，つまり，ごく軽度の意識レベルの低下が大脳皮質による下位の脳部位への抑制作用を低下させ，その結果として辺縁系によって支配される情動が脱抑制を受けて表出されるために出現したものであると考えられる．

高橋(1988)らは，この疾患の病態生理について，脳炎，アレルギー，外傷などの関与は否定的であるとし，病相期の症状は，もともと，意識，あるいは，睡眠覚醒機能の調節中枢に欠陥のある個体が，刺激(ストレス)によって調節の破綻をきたしたときに示す一種の反応であると述べている．そして，この欠陥は軽度で潜在的なものであって，思春期という心身の不安定な時期を背景として，過労，感冒などのストレスが加わったときに初めて調節の破綻が生ずると考えれば，思春期に発病し，成人期に達すれば自然治癒する経過も理解できるし，発作の発現は誘因に規定されるので発作の間隔も不定の場合が多いことも理解できよう，としている．

一方，これまでに剖検が施行された3症例の病理学的所見においては，その全例に間脳・脳幹部の限局性の炎症所見が認められている．一例では視床にウイルス性の炎症所見(Carpenter, 1982)，一例では視床下部，扁桃核，側頭葉の一部に軽い脳炎の所見(Takrani, 1976)，残る一例では中脳，および，間脳に限局性の脳炎の所見(Fenziら，1993)が認められたと報告されている．

これらの3症例の臨床症状は，必ずしも典型的ではなかったので，この3例の病理学的所見のみから本疾患の病因を推測するのは困難である．しかし，本疾患が死亡の原因とはならない良性疾患であるだけに，これらの所見は本疾患の病態を考えるうえで貴重なものである．脳MRI検査で間脳と脳幹部に異常所見が認められたとする原田(1993)らの報告は，本疾患と脳幹部の炎症との関連を考えるうえでも興味深いものである．

本疾患の発現機序に関連をもつ可能性がある疾患として脳幹脳炎がある．脳幹脳炎は，ビッカースタッフ(Bickerstaff)型脳炎とも呼ばれ，何らかの感染(ウイルス感染など)が契機となって自己免疫反応が誘発され，脳幹部に炎症をきたす疾患とされている．この脳幹脳炎のうちには，いったん治癒した後に症状の再燃を認めた症例(Duarte, 1994)も報告されている．傾眠期の患者の髄液中にEBウイルス，帯状ヘルペスウイルスに対する抗体価が増加していたという報告(SalterとWhite, 1993)や，脳幹脳炎の概念を考慮にいれると，反復する脳幹部の限局性脳炎が本疾患の病因と関係している可能性もあるものと考えられる．

おわりに

本疾患が初めて記載されてから，すでに50年以上が経過しているが，その成因はいまだに不明である．しかし，この疾患が間脳の一過性の機能異常であるとみなしうること，その臨床症状が過眠を伴ううつ病や

季節性うつ病と似ていること，反復する病相期の発現に感染症やその他の心身のストレスが関与するという点では非定型精神病などの発現形式に似ていることなどを考慮すると，本疾患の発現機序を解明することが他のさまざまな精神病の成因解明の手がかりを与えてくれる可能性がある．また，本疾患がまれであることと，あまり知られていない疾患であることから，本疾患の患者が心因性の不登校や，単なるなまけと誤診されている場合も少なくないと思われる．本疾患を適切に診断することで患者の社会的名誉を守り，自己評価の低下を防ぐことはきわめて重要である．本疾患の治療法はまだ確立されてはいないが，病相期を誘発する心身の過労，感染症の予防，飲酒の制限などの生活指導を行うこともきわめて重要である．

〔小川由理子・清水徹男〕

文献

Andrew L, 1991：Neuroendocrine Evaluation in Kleine-Levin Syndrome：Evidence of Reduced Dopaminergic Tone during Periods of Hypersomnolence. Sleep 14：226-232.

Billiard M, Guilleminault C, Dement WC, 1975：A menstration-linked periodic hypersomnia-Kleine-Levin syndrome or new clinical entity? Neurology 25：436-443.

Carpenter S, 1982：A Pathogenic basis for Kleine-Levin syndrome. Arch Neurol 39：25-28.

Committee CS, 1990：The International Classification of Sleep Disorders Diagnostic and Coding Manual. American Sleep Disorders Association, Rochester.

Critchley MH, 1942：The syndrome of periodic somnolence and morbid hunger (Kleine-Levin syndrome). Br Med J 138：4230-4232.

Duarte J, 1994：Herpes simplex brainstem encephalitis with a relapsing course. J Neurol 241：401-403.

Fenzi F, Simonati A, Crosato F, Ghersini L, Rizzuto N, 1993：Clinical features of Kleine-Levin syndrome with localized encephalitis. Neuropediatrics 24 (5)：292-295.

Gilligan BS, 1973：Periodic megaphagia and hypersomnia-an example of the Kleine-Levin syndrome in an adolescent girl. Proc Aust Assoc Neurol 9：67-72.

原田誠一, 1993：反復性過眠症(周期性傾眠症)6症例のMRIによる脳幹・間脳所見. 臨床精神医学 22：1405-1414.

Haruo H, 1992：Periodic Hypersomnia：A Case with Very Early Onset, Age 7. Jpn J Phychiat & Neurol 46：489-491.

Hishikawa Y, 1980：Polysomnorgraphic findings and growth hormone secretion in patients with periodic hypersomnia. In Koella WP(Ed)：Sleep, pp128-133, Basel, Karger.

飯島壽佐美, 1985：周期性傾眠症の精神生理学的研究. 大阪大学医学雑誌 36：181-192.

飯島壽佐美, 1994：反復性過眠症(周期性傾眠症). 日本睡眠学会編：睡眠学ハンドブック, pp 187-193, 朝倉書店, 東京.

Isao F, 1989：A Female Case with the Kleine-Levin Syndrome and Its Physiopathologic Aspects. Jpn J Psychiat & Neurol 43：45-49.

Levin M, 1936：Periodic somnolence and morbid hunger. Brain 59：494-504.

Manni R, Martinetti M, Ratti MT, Tartara A, 1993：Electrophysiological and immunogenetic findings in recurrent monosymptomatic-type hypersomnia：a study of two unrelated Italian cases. Acta Neurol Scand 88 (4)：293-295.

松林武之, 1988：周期性睡眠症の一例にみられた神経内分泌学的問題. 臨床精神医学 17：1213-1219.

Markman RA, 1967：Kleine-Levin syndrome. Report of a case. Am J Psychiatry 123：1025-1026.

太田龍朗, 1979：14&6 Hz陽性棘波をもつ周期性傾眠症の一例. 臨床精神医学 8：849-854.

Salter MS, White PD, 1993：A variant of the Kleine-Levin syndrome precipitated by both Epstein-Barr and varicella-zoster virus infections. Biol Psychiatry 33 (5)：388-390.

高橋康郎, 1965：周期性傾眠症の臨床的研究. 精神経誌 67：853-889.

高橋康郎, 1988：周期性傾眠症と睡眠酩酊. 精神科MOOK 睡眠の病態, pp 233-241.

Takrani LB, 1976：Kleine-Levin Syndrome in a female patient. Can Psychiatr Assoc J 21：315-318.

手島愛雄, 1986：周期性傾眠症. 臨床精神医学 15：1086-1088.

Visscher F, van dHA, Smit LM, 1990：HLA-DR antigens in Kleine-Levin syndrome [letter]. Ann Neurol 28 (2)：195.

5.1.4 特発性過眠症および覚醒不全症候群

過眠症は，日中の過剰な眠気あるいは居眠り，これに関連した全身倦怠感や集中力低下などを特徴的な症状としてもつ．日中の過眠には，生活スケジュールの問題や種々の睡眠障害による睡眠不足から二次的に起こるものと，おそらく睡眠・覚醒機構の障害から原発的に起こるものがある．前者には，不眠症による日中の眠気，睡眠時無呼吸症候群による日中の眠気などが含まれ，後者にはナルコレプシー，周期性傾眠症や本章で述べる特発性過眠症が含まれる．

特発性過眠症は，ナルコレプシーや周期性過眠症などの特徴的症状を示さず，日中の過剰な眠気と居眠りのみを示すような症候群で，明らかな原因を特定できない過眠症である．したがって，この疾患が独立したひとつの疾患ではなく，むしろいくつかの疾患の集合であると考えている研究者が多い．

覚醒不全症候群は，日中の自覚的眠気，関連した全身倦怠感や集中力低下などの症状はあるが，実際に居眠りは認められないものとされる．本稿では，この二つの症候群を中心に述べる．

a) 特発性過眠症

1) **臨床症状**　過眠症を記載したごく初期の報告では，日中の耐えがたい眠気を示すものを総称してナルコレプシーと呼んでいた．その後，ナルコレプシーの症状とレム睡眠の異常が関連していることがわかり，レム関連症状を中心にこれが考えられるようになった．さらに情動脱力発作を中心にナルコレプシーが定義されるようになった．一方，周期的に過眠を呈するものが周期性傾眠症としてまとめられた．しかし臨床では，過眠を呈するがこうした特徴的症状を示さないものが存在するため，Roth(1957, 1976 a, b)らはこれらを特発性中枢性過眠症と呼ぶことを提唱し，APSSの診断分類(Association of Sleep Disorders Classification Committee, 1979)でも採用された．1990年に American Sleep Disorders Association が提唱した International Classification of Sleep Disorders (ICSD)(1990)では，この概念を受け継ぎ，外傷性やウイルス感染に続発するものを除いたものを特発性過眠症としてまとめた．

ICSDの特発性過眠症の診断基準では，特徴的な症状をもつ過眠症の不全型と思われるものから，長時間睡眠者の極端な例まで広いスペクトラムの病態を含んでいる．従来 essential narcolepsy, NREM narcolepsy などと呼ばれていたものが，この疾患に含まれている．

症状は，ほぼ毎日続く過度の眠気と居眠りである．眠気の強さはナルコレプシーほどではなく，どうしても居眠りしてはならない状況下では居眠りを我慢できるものが多い．眠気は日中を通してみられる．ナルコレプシーと比較すると，本症候群では睡眠発作を示すことは少なく，居眠りの時間はより長く，居眠り後のリフレッシュ感を伴わない点が特徴的である．夜間睡眠は長いものが多く，ときに12時間以上になることもある．睡眠からの寝ざめが悪く，睡眠酩酊を呈することも多いとされる．また頭痛，めまい感，立ちくらみ，ほてり，発汗，レイノー症状など自律神経症状を伴うことも報告されている．抑うつ気分などを呈することもある．

好発年齢は思春期であり，30歳を超えて発症することはまれである．しかし発症が緩徐であるため，発症年齢を同定することがむずかしい場合が多い．経過は慢性で，ほぼ一生同様な眠気が続くことが多い．

発症率の疫学的な検討は行われていない．発症率はナルコレプシーよりも低く，約1/4から3/4と推定されている．ナルコレプシーに対する特発性過眠症の割合(特発性過眠症/ナルコレプシー)は，Rothの報告(1976 b)では76.9％，Bakerらの報告(1986)では28.7％，一番最近のAldrichの報告(1996)では46.1％である．

性差については不明であるが，男性に多いとする報告もある．家族内発症例が報告されており遺伝傾向が強いとされるが，遺伝形式については不明である．

2) **診断基準**　ICSDの診断基準を示す．

A．長時間にわたる睡眠のエピソード，過度の眠気，あるいは過度に深い睡眠の訴え．
B．夜間睡眠が長時間に及ぶこと，あるいは頻繁な日中の睡眠エピソードの存在．
C．発症は徐々で，多くの場合25歳未満で発症する．
D．訴えの持続が少なくとも6か月以上．
E．頭部外傷後18か月以内の発症ではない．
F．睡眠ポリグラフで以下の所見が一つ以上認められる．
　① 睡眠時間は正常または延長している．
　② 睡眠潜時は10分未満．
　③ レム潜時は正常．
　④ MSLTでの睡眠潜時は10分未満．
　⑤ MSLTで睡眠開始時レム期が2回より少ない．
G．症状を説明しうるいかなる内科的疾患または精神科的障害も存在しない．
H．過度の眠気の原因となる他のいかなる睡眠障害の診断基準も満たさない．例：ナルコレプシー，閉塞型睡眠時無呼吸症候群．外傷後過眠症．

最小診断基準：A＋B＋C＋D
重傷度基準
　軽　度：上に定義された軽度の眠気．
　中等度：上に定義された中等度の眠気．
　重　度：上に定義された重篤な眠気．
持続基準

急　性：適用不能
亜急性：持続が6か月より長いが1年より短い．
慢　性：持続が1年以上．

3）検査所見　終夜睡眠ポリグラフィ（polysomnography；PSG）では総睡眠時間が延長する傾向がある以外には異常がないことが多い．各睡眠段階の出現率も正常範囲内であり，SOREMP の出現も認められない．MSLT（multiple sleep latency test）での入眠潜時は 10 分以内であることがほとんどであり，客観的な眠気が強く睡眠に移行する所見が特徴である．夜間・昼間ともにレム睡眠の異常な出現は通常ない．

HLA の Cw_2，DR_5 の陽性率が特発性過眠症において高いという報告（Montplaisir と Poirier，1988）もなされている．なんらかの遺伝的要因が，発症に関連している可能性がある．

4）鑑別診断　基本的には，過眠症を呈する疾患を除外した残りのものが特発性過眠症である．本疾患に特徴的な症状や検査所見がないため，日中の過剰な眠気がある場合に最初から本疾患を疑うことはつつしむべきである．以下に示す過眠を呈する疾患を順々に否定していくことが鑑別の要点である．

睡眠不足による日中の過剰な眠気が疑われる場合には，少なくとも 1〜2 週にわたり十分な睡眠をとらせ，日中の過剰な眠気が消退するかを確かめる．

睡眠時無呼吸症候群などの睡眠障害による過眠症を鑑別する必要がある．睡眠時無呼吸症候群では，いびきや肥満の有無，小顎症・短頸・アデノイドの肥大・鼻閉などの身体的特徴をチェックし，最終的には呼吸状態の記録をしながら PSG を行うことで鑑別する．Upper airway resistance syndrome（UARS）と呼ばれる部分的上気道閉塞を示す病態は鑑別がむずかしいことがある．これは食道内圧を測定しながら PSG を行うことで鑑別する．周期性四肢運動障害による睡眠の分断化が，日中の過度な眠気をひき起こすことがあるので注意が必要である．

ナルコレプシーは，情動脱力発作その他レム関連症状の有無，眠気の程度・持続時間，睡眠後のリフレッシュ感の有無などから鑑別する．鑑別の要点を表 5.7 に示す．

周期性傾眠症では過眠症状が周期的に起こり，間欠期には過眠症状が全くないこと，傾眠期では昼夜の区別なく眠って過ごすこと，などから鑑別できる．

外傷やウイルス感染などの後に過眠症状を呈することがあるので，注意を要する．頭部外傷後の間もない時期から過眠症状が出現し，数週間から数か月の間に回復してくることがある．頭部 CT などの検査は行うべきである．EB ウイルスによる感染症やギラン-バレ（Guillain-Barré）症候群に伴って眠気や全身倦怠感が出現することがある．感染後 6〜15 週にこのような症状が出るとされる．過眠症状の出現時期と外傷・感染の有無について詳細に病歴をとる必要がある．また，水頭症の初期症状として眠気が出現することにも注意を要する．

気分変調症や感情障害に過眠が随伴することがある．これは発症年齢，性格傾向，抑うつ症状の程度などと，MSLT で入眠時の短縮がみられないことから鑑別する．睡眠相後退症候群のなかに，睡眠酩酊および日中の眠気を訴えるものもある．しかし，眠気は 1 日中続くものではなく，入眠困難や入眠時刻などから鑑別できる．9 時間以上睡眠を必要とする長時間睡

表 5.7　特発性過眠症とナルコレプシーの鑑別

	特発性過眠症	ナルコレプシー
眠気の特徴		
強さ	居眠りを我慢できることが多い	居眠りを我慢できない強さ
起こり方	発作的ではない	発作的
持続時間	長い	短い
居眠り後のリフレッシュ感	なし	あり
夜間睡眠		
中途覚醒	少ない	多い
持続時間	長い	正常範囲
目覚め	悪い（睡眠酩酊）	良い
レム関連症状	少ない	あり
	（カタプレキシーなし）	（カタプレキシーあり）

眠者と鑑別が困難なことがある．

5）治療 日中の過度な眠気に対する対症療法が中心である．薬物療法としてはメチルフェニデートやペモリンなどの精神賦活薬の投与が最も一般的である．血中濃度の半減期を参考にして，メチルフェニデート（半減期7時間）であれば朝食後1回10 mgから20 mgの投与から開始し，効果をみながら朝食後・昼食後の2回投与をする．夕食後投与は夜間睡眠に影響を与えるので避ける．ペモリンは持続時間が長い（半減期12.6時間）ため，朝食後1回投与を原則に，25 mgから100 mgを投与する．副作用として，食欲低下，体重減少，心悸亢進，焦燥感などがある．これらの精神賦活薬の治療効果はナルコレプシーに比べて十分でないことが多い．中枢性 α_1 アドレナリン受容体刺激薬が特発性過眠症に効果があるとする報告が1988年になされた（BastujiとJouvet，1988）が，その後これを支持する報告はない．ビタミン B_{12} が特発性過眠症に効果があったとする報告があり，時間生物学的治療法の応用は今後検討されるべきである．

生活指導としては，最低8.5時間以上は夜間睡眠をとること，飲酒・暴食はさけること，就寝前のカフェイン飲料や喫煙をさけることなどがある．午後に45分以内程度の比較的短い昼寝をとることが効果的であることがある．

6）病態生理 特発性過眠症は，中枢神経系の異常に起因されていると考えられてはいるが，発症機序は不明である．ナルコレプシーのように動物モデルがないことも，機序解明をむずかしくしている．ドパミンやセロトニンの機能異常が推定されているが，明確ではない．

Guilleminaultら（1976）は，髄液中のHVAと5-HIAAが特発性過眠症とナルコレプシーでは上昇しているとしているが，特発性過眠症とナルコレプシーとでは差がなかったと報告している．Faullら（1983）は，髄液中のDOPAC，MHPG，HVA，5-HIAAをナルコレプシー，特発性過眠症，健常対照群で測定し，特発性過眠症ではMHPGが他の代謝産物と相関しなかったことから，特発性過眠症ではノルエピネフリンシステムの異常を推測している．症状の特徴からは，ナルコレプシーがレム睡眠の異常発現を発症機序とするのに対し，特発性過眠症ではノンレム睡眠が過剰に出現していると考えられている．

いずれにせよ発症機序は現在のところ不明であるが，これには特発性過眠症がひとつの疾患単位であるのかという問題点がある．特発性過眠症と診断されるものの中に，情動脱力発作がないものの睡眠発作の持続が短く覚醒後リフレッシュ感があり，薬物反応性がよい一群があり，本多らはこれをナルコレプシー不全型としている．また，睡眠発作や眠気だけが数年続いた後で情動脱力発作が顕在化し，ナルコレプシーと確定した症例もある．自律神経症状が前景にたつタイプや，純粋に眠気だけを症状とするものもある．

Guilleminault（1985）らは特発性過眠症を以下の三つの亜型に分類している．家族歴があり HLA Cw_2 が陽性で自律神経症状を伴う群，ウイルス感染症が原病として有し神経学的症状を伴う群，これらの症状を伴わない"特発性"の群，の3群である．特発性過眠症の病態生理を解明する点でも，詳細に検討しサブグループに分類していくことが今後の検討課題であろう．

b) 覚醒不全症候群

1）臨床症状 特発性過眠症が，特徴ある過眠症や続発性の過眠症が除外された際に初めて診断されるべき疾患であることは先に述べた．この覚醒不全症候群は，その特発性過眠症の診断からもれた群と考えてよい．すなわち，自覚的に日中の眠気はかなりあるが，実際に眠ることには至らないという状態である．「特発性過眠症で居眠りがみられない群」である．

この疾患を最初に提唱したのは Roth（1961）らであり，日中の脳波上浅い睡眠脳波と覚醒脳波が交互かつ頻回に出現するという特徴をもち，ナルコレプシー，特発性過眠症と並ぶ過眠症の一型とした．しかしこの疾患概念は，神経衰弱，神経症，外傷後や脳炎後などの器質病変に伴うものまで含む広いものであった．Subwakefulness syndrome の名称は，1972年にJouvetら（1972）およびMouretら（1972）により提唱された．彼らもまた，過眠を呈する患者の脳波所見から，昼間に浅い睡眠を短い時間で繰り返す群を過眠症の一型として subwakefulness syndrome と名づけて分類した．この疾患概念は，ICSDで提唱中の睡眠障害の一つとして扱われ，症候性のものではなく特発性のも

のを提唱しているが，疾患概念は確定されたものではない．わが国では覚醒不全症候群と訳されている．

症状は，慢性的な昼間の倦怠感と眠気である．ぼんやりとしてはっきりとした覚醒を維持できない．昼間の眠気は，発作的に眠ってしまうような強い眠気ではなく，意志に反して居眠りすることはない．しかし眠気のため注意力・集中力が低下し，記憶障害，疲労感などの症状が認められることがあり，社会生活に支障をきたすことがある．ときに抑うつ状態や不安状態を呈することもある．

好発年齢は不明．持続期間が12か月以内のものを急性，1～2年未満のものを亜急性，2年以上のものを慢性としているが，通常慢性的で軽快することなく経過する．発症率は不明．これまで報告された症例は50例以下とされ，わが国での報告はない．性差はみられない．家族内発生をみた症例は報告されていない．

2) 診断基準 ICSDの診断基準を示す．

A．うとうと状態または過度の眠気の訴えがある．
B．その訴えは少なくとも6か月間存在する．
C．眠気は軽度で，頻回ではなく，耐えられないほどではない．
D．頭部打撲後18か月以内に起こったものではない．
E．睡眠ポリグラフ検査で以下の所見：
　① 主要睡眠エピソードは正常，かつ
　② MSLTで平均睡眠潜時は5分以上，または
　③ 24時間連続睡眠ポリグラフ検査で，段階1睡眠に伴う間欠的なうとうと状態が日中を通して"漸増・漸減"するパターンとして出現する．
F．症状を説明しうる内科的または精神科的疾患がない．例：甲状腺低下症，糖尿病，うつ病．
G．過度の眠気の原因となるいかなる他の睡眠障害の診断基準にも合わない．例：特発性過眠症，ナルコレプシー，外傷後過眠症．

最小診断基準：A＋B＋C＋D

重傷度基準
　軽　度：上に定義された軽度の眠気過度
　中等度：上に定義された中等度の眠気過度
　重　度：上に定義された重度の眠気過度

持続基準
　急　性：12か月以下
　亜急性：1年より長く2年より短い
　慢　性：2年以上

3) 検査所見 先に述べたようにICSDによればPSGでは正常範囲内であり，MSLTでも特発性過眠症などにみられるような睡眠潜時の異常な短縮はみられない．Mouretらの報告例では，PSGではレム睡眠が若干減少し，昼間の睡眠ポリグラフ検査でdiffuse slow αが出現し，ときに浅睡眠を呈するとしている．Rothらによれば，昼間の睡眠ポリグラフ検査で，覚醒時脳波と浅睡眠脳波が交互に現れると報告している．つまり，主観的には眠気が強くても客観的には眠気から安定した睡眠に移行することがなく，「覚醒不全」の状態であり「過眠」ではないことが，本症候群の特徴である．

4) 鑑別診断 先にも述べたように，基本的には特発性過眠症にもあてはまらない一群として最後に考える疾患である．特発性過眠症では，日中の居眠りがはっきりしていること，MSLTで客観的な眠気の所見があり睡眠に移行すること，などから鑑別される．

むしろ鑑別しにくいのは，慢性疲労症候群と呼ばれる一群である．この中には軽症うつ病や神経症，膠原病やリウマチなどの疲労感を伴う身体疾患が含まれ，主訴が"ぼんやりする"，"いつも横になりたい"などであることも多い．病歴や身体疾患の除外を正確に行うことが，鑑別するポイントであるが，本症候群自体の疾患概念が確立されておらず，頻度もかなり少ないため，まず本症候群から疑うことは避けたほうがよいだろう．

5) 治　療 メチルフェニデート，ペモリンなどの精神賦活薬が有効であるとする報告もあるが，不明である．投与方法は，特発性過眠症に準じて試してみてよい．Guilleminaultら(1977)はL-ドーパの投与を試してみることを提案しているが，有効性は証明されていない．

6) 病態生理 病態生理は不明である．本疾患に特徴とされる眠気が，実際の睡眠をひき起こす眠気と質的に同じものなのか，あるいは量的な違いなのか，現在のところ全く不明である．しかし，この"覚醒不

全"と呼ばれる病態があるとすれば，中枢神経の睡眠系は賦活されず覚醒系のみ障害されていることであり，これを解明することは睡眠・覚醒機構の解明に大きな示唆を与えることになる．そのためにも，本症候群を見出し詳細に検討していくことは重要であると思われる． 〔亀井 雄一〕

文献

Aldrich MS, 1996：The clinical spectrum of narcolepsy and idiopathic hypersomnia. Neurology 46：393-401.

Association of Sleep Disorders Center, 1979：Diagnostic Classification of Sleep and Arousal Disorders, 1st Ed, prepared by the Sleep Disorders Classification Committee, Roffwarg HP, Chairman. Sleep 2：1-137.

Baker TL, Guilleminault C, Nino-Murcia G, et al, 1986：Comparative polysomnographic study of narcolepsy and idiopathic central nervous system hypersomnia. Sleep 9：232-242.

Bastuji H, Jouvet M, 1988：Successful treatment of idiopathic hypersomnia and narcolepsy with Modafinil. Prog Neuropsychopharmacol Biol Psychiatry 12：695-700.

Diagnostic Classification Steering Commitee, Thorpy MJ, Chairman, 1990：International Classification of Sleep Disorders：Diagnostic and Cording Manual, American Sleep Disorders Association, Rochester, Minnesota.

Faull KF, Guilleminault C, Berger PA, et al, 1983：Cerebrospinal fluid monoamine metabolites in narcolepsy and hypersomnia. Ann Neurol 13：258-263.

Guilleminault C, 1976：In Guilleminault C, Dement WC, Passouant P (Eds)：Narcolepsy, Spectrum, New York.

Guilleminault C, 1985：Disorders of excessive sleepiness. Ann Clin Res 17：209-219.

Guilleminault C, Dement WC, 1977：235 cases of excessive daytime sleepiness. J Neurol Sci 31：13-27.

Jouvet M, Pujol JF, 1972：Role des monoamined dans la regulation de la vigilance. Rev Neurol 127：115-138.

Montplaisir J, Poirier G, 1988：HLA in disorders of excessive daytime sleepiness without cataplexy in Canada. In Honda Y, Juji T (Eds)：HLA in Narcolepsy, Springer-Verlag, Berlin.

Mouret JR, Renaud B, Quenin P, et al, 1972：Monoamine et regulation de la vigilance. Rev Neurol 127：139-155.

Roth B, 1957：Lactivite de sommeil comme indicateru d'une insufficisance chronique de l'etat vigil. Electroencephalogr Clin Neurophysiol Suppl 7：309-311.

Roth B, 1961：The clinical and theoretical importance of EEG rhythms corresponding to states of lowered vigilance. Eledctroenceph Clin Neurophysion 13：395-399.

Roth B, 1976a：Functional hypersomnia. In Guilleminault C, Dement WC, Passouant P (Eds)：Narcolepsy, Spectrum, New York.

Roth B, 1976b：Narcolepsy and hypersomnia. Schweiz Arch Neurol Psychiatr 119：31-41.

5.1.5 睡眠時呼吸障害—とくに睡眠時無呼吸症候群について

睡眠時呼吸障害の代表的疾患は睡眠時無呼吸症候群である．呼吸関連睡眠障害(DSM-IV，APA，1994)として精神疾患にも位置付けられ，突然死(Seppäläら，1991)，心循環系や中枢神経系の障害，さらに交通事故(Haroldssonら，1990)，職業生活上の困難など社会的側面にまで広がる病態で，多くの病気の最終共通経路とさえいわれている．単なる睡眠障害の枠をはるかに超える睡眠時無呼吸症候群の概念，疫学，診断，病態生理，治療，予後などについて論ずる．

a) 概念の成立

既に19世紀に論文も出ているからなにも睡眠時無呼吸症候群など目新しくはない，といううがった見方もある(Lavie，1984)．Dickensの小説"The Pickwick Papers"に出てくる立ったまま居眠りする高度な肥満を伴う少年ジョーにちなんだピックウィック(Pickwick)症候群が提唱されてから数十年間，その居眠りの原因はわからなかった(Burwellら，1956)．脳波が発見された30年後に睡眠ポリグラフで呼吸活動が記録できるようになり，ピックウィック症候群にみられる顕著な眠気の原因が，睡眠中に頻回に呼吸が停止し，呼吸の再開に伴って脳波上の覚醒が生じて，睡眠の断片化が発生するためであることが判明した(JungとKuhlo，1965；Gastautら，1965)．その後，周期性呼吸に伴う傾眠症，周期性無呼吸に伴う傾眠症といった概念も提唱された(Hishikawaら，1972；Lugaresiら，1973，1978；古屋，1975)が，著しい肥満に伴う昼間の過度の眠気が強調されたため，まれな病態と考えられていた．しかし，夜間の不眠を主訴とする人にも睡眠中の呼吸停止が起こることがわかり(Guilleminaultら，1973)，1976年に睡眠時無呼吸症候群(sleep apnea syndrome；SAS)なる概念が提唱され(Guilleminaultら，1976)，一躍世界中にSASの臨床が普及し始めた．

習慣性の激しいいびき，睡眠中に観察される無呼吸，昼間の耐えがたい眠気の三つを主要な臨床症状とするSASには，上気道閉塞型の無呼吸を優位とする閉塞型睡眠時無呼吸症候群(obstructive sleep apnea syndrome；OSAS)と，中枢型の無呼吸を優位とする

中枢型睡眠時無呼吸症候群(central sleep apnea syndrome；CSAS)の二つのタイプがある．SASを主訴によって不眠群(浜原ら，1985；坂本ら，1986)と過眠群(菱川ら，1985)とに二分する考えも以前は存在した(GuilleminaultとDement，1978)．もちろん臨床上問題となるのは睡眠呼吸障害の代表的病態であるOSASである．睡眠に関する訴えは主として過眠，あるいは不眠，その両方という三つの場合があり，主訴による二分法は実際的ではない．今日では不眠または過眠として主訴をまとめ，むしろ無呼吸に伴う頻回の覚醒反応や動脈血酸素飽和度(S_aO_2)の低下を評価し，続発症も含めて重症度を判定することが，最適の治療方針を立てるうえでも必要不可欠となっている．

b) 疫　学

SASの有病率については，世界ではLavieの男子産業労働者の1.3%とする報告(Lavie，1983)，わが国では岡田らの内科患者の0.285%とする報告(岡田ら，1985a)が最初である．1990年代に入って一般住民を対象にした男女同時の疫学調査が行われ，成人男子の2〜4%，成人女子の0.5〜2%というSASの有病率が報告された．中高年の男性に優位という顕著な性差が判明したものの，女性も少なくないことが示された(Jennumら，1992；Youngら，1993；粥川ら，1996a)．45歳以上では10%にのぼるという説もあり，その有病率の高さからもSASは新たな成人病に位置付けるべきである(粥川と岡田，1989)．ピックウィック症候群はSAS全体の1/6程度で，肥満低換気症候群と米国では扱われるSASの特殊型にすぎない．それはともかく習慣性いびきの有病率のデータから考えても，肥満度，下顎の発達度，飲酒などの食生活習慣，民族差など種々の要因によってSASの有病率は国や地域によっても異なると思われる(粥川と岡田，1996a)．一般住民以外で，SASの有病率の高い高血圧(Kalesら，1984)や老人(粉川と菱川，1991；Ancoli-Israelら，1985)についての報告がある．

SASの頻度が65歳以上で不連続的に急増する現象がSASの疫学で注目されている．老年者では周期性呼吸の増大とも相まって，加齢を反映した無症候性のSASが増大すると推定される．成人型のいわば有症状の生命威嚇的SASと，老年型の無症状の加齢性要因によるSASという二つの現象がその背景にあると推定されている(Bliwise，1994)(図5.6参照)．この仮説は中年群のSASが老年群に比較して覚醒反応が有意に高いという事実によって質的相違が確認された(野田ら，1996)．超高齢化社会を迎えて百寿歳の習慣性いびきの頻度は示された(Shiomiら，1997)ものの，全人口のSASの頻度は明らかにされておらず，SASの本格的疫学研究はまだこれからである．

c) 臨床症状

児童のSASにおいては，成人と徴候が異なる場合が多いことや，乳幼児の突然死との関連で注目されてきたことはよく知られている．幼児では漏斗胸や肋骨張開がみられたり，アデノイド扁桃肥大を伴っていると，くすんだ表情，眼下周囲の浮腫，口呼吸などに伴う典型的なアデノイド顔貌を呈しうる．学童期では，学業成績の低下や過眠と交代して多動を伴う行動異常が観察されることがある．

さて，成人のSASの臨床症状について，睡眠中の症状，昼間の症状，昼夜を連続する身体症状に分けて述べる．

1) 睡眠中の症状　数十秒(時には数分)の呼吸の停止と激しいいびきを伴う呼吸の再開が反復して現れる．いびきのほかには，あえぎやうめきやもぐもぐ噛むような発語を伴うことがある．典型的な場合おおきないびきは10歳代から生じている症例もある．呼吸

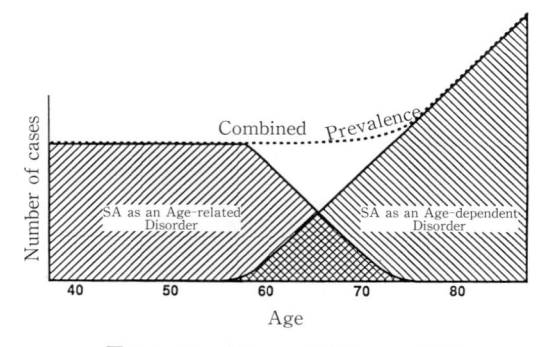

図5.6　Heuristic model(Bliwise，1994)
睡眠時無呼吸が，とりわけ60歳から70歳の間に分布が重畳する年齢関連(age-related)の状態であり，また年齢依存(age-dependent)の状態でもあることを示唆する探究的モデルである．横断面では，年齢関連の睡眠時無呼吸が減少すると想定されるにもかかわらず，観察される症例の数は高いまま留まり，年齢とともに増加することに注目されたい．この二重状態モデルを支持する事実のもっと詳しい記述については，本文を見られたい．

の再開に至る過程で，激しくもがくような体動を伴うことが多い．まれに激しい体動でベッドから落ちることもある．いびきや無呼吸だけでなく，激しい体動も記憶にないことが多い．若干の患者，特に高齢者では，中途覚醒で睡眠の維持の障害をきたし，不眠を訴えることがある．まれには自覚症状として，呼吸しようとあえいだり，窒息感を伴うことがある．起床時にはリフレッシュ感がないため，熟眠感の欠如を訴えることが多い．症状の進行に伴って，夜間の頻尿，ときに夜尿の頻度が増えることがある．まれではあるが，呼吸閉塞に続いて突然の覚醒と胸部不快感，絞やく感などが強い不安を伴って訴えられる．胃・食道逆流が併発する場合もある．起床時には，典型的にはリフレッシュ感の欠如，見当違い，倦怠感などを訴える．またひどい口渇が通例で，夜間あるいは起床時に飲み物を欲する．朝の頭痛，頭重感がしばしばみられる．頭痛は起床後1～2時間続くので，鎮痛剤を必要とする場合もある．

2) **昼間の症状**　昼間の耐えがたい眠気(excessive daytime sleepiness；EDS)は，従来傾眠症とも呼ばれてきたものである．軽症例では，居眠りのエピソードは短く，食事の後や，単調な仕事中など緊張のとれた条件で起こる．少し進行した症例では，運転中に居眠りで交通事故につながったりする．重症例では，会食中や重要な商談中にさえ居眠りしてしまうことがある．慢性化すると，しだいに注意力，判断力が低下し，作業能力の低下や緩慢な動作がみられる．夜間に中途覚醒の多い症例では，二次性の抑うつ，不安，神経過敏を生じることがある（岡田ら，1979)．のんき，お人好し，思考は大雑把で，物事を緻密に考えるのが苦手であるなどの性格変化が，過眠症の患者においてしばしばみられる．眠気のために，昼間からブラブラして，余暇が乏しくなったり，職業生活を維持するのが困難になる場合がある．こうした社会生活上の問題があるため，"怠け者"の烙印を押されて，失業に至る場合さえある．

3) **身体症状**　過剰体重になったのをきっかけに症状が顕在化し受診につながる場合が多い．体重が正常か，それ以下の場合は，上顎・下顎の異常など上気道の解剖学的異常が示唆される．睡眠中には，洞性徐脈から心室性期外収縮，房室ブロック，そして洞停止などの不整脈を伴うことがある．無呼吸相の最中に徐脈が起こり，閉塞が終わって換気が再開されるときに，頻脈にとって代わる．拡張期圧の上昇を伴う軽度の高血圧が随伴することがある．夜間も血圧が低下せず逆に血圧上昇をきたす症例もある（塩見，1996)．睡眠中の低酸素血症は，ときに動脈血酸素飽和度が50％以下にまで下がることがあるが，本症候群の典型的特徴といえる．通常は換気再開に引き続いて酸素飽和度は正常に復するが，COPDや肺胞低換気を伴う症例では，睡眠中低い酸素飽和度が持続し，右心不全，肝臓うっ血，足の浮腫などをひき起こしやすくなる（安間，1996)．

d) **診　断**

OSASと関連する要因として他人を悩ませるいびき，睡眠中の呼吸停止，仰臥位で眠るとひどくなるいびき，body mass index(BMI)などが指摘され（Douglassら，1994)，OSASのハイリスクの尺度としてEpworth sleepiness scale(ESS)（Johns，1995)が12点以上，BMIが28以上といった指標（Pouliotら，1997)も提出されている．こうした臨床症状によってSASの可能性は高くなるが，やはり終夜睡眠ポリグラフ検査なくしてSASの確定診断と重症度判定は不可能である．

1) **診断基準**　SASの概念が提唱されてから，「10秒以上の無呼吸が，レム期だけでなく，ノンレム期にも出現し，その回数が夜間睡眠中1時間あたり5回以上あること」という終夜睡眠ポリグラフ(overnight polysomnography；NPSG)による検査数値だけを指標とする生理学的診断基準（Guilleminaultら，1976)がひとり歩きした時代があった．しかし無呼吸指数(apnea index；AI)が5以上なら必ず症状が出現するわけでもなく，また不眠群と過眠群の違いや成人型と老年型の違いを明らかにすることはできず，覚醒反応，低換気指数，S_pO_2の低下など，より詳細な睡眠中の呼吸障害に伴う生体反応の生理学的検査に基づく新たな診断基準が必要となった．1990年，睡眠障害の国際分類(The international classification of sleep disorders；ICSD)で，表5.8に示すような臨床症状，生理学的検査所見を包括したSASの診断基準

表 5.8 睡眠時無呼吸症候群の診断基準

OSAS	CSAS
A　強い眠気または不眠 B　睡眠中に頻回の閉塞性の呼吸停止 C　随伴する特徴 　　1．大きないびき．2．朝の頭痛． 　　3．覚醒時の口渇．4．幼児では睡眠中の胸壁陥没． D　睡眠ポリグラフ検査 　　1．持続10秒以上の閉塞性無呼吸が，睡眠1時間あたり5回以上出現し，しかも次のうち一つ以上に該当する． 　　2．無呼吸に伴う頻回の覚醒反応． 　　3．徐脈や頻脈． 　　4．無呼吸に伴う動脈血酸素飽和度の低下．それが次の状態を伴うかどうかは問わない． 　　5．MSLTで，平均10分未満の入眠潜時．	A　強い眠気または不眠 B　頻回に生じる睡眠中の浅い呼吸ないし呼吸停止 C　少なくとも次のうち一つの随伴症状 　　1．睡眠中のあえぎ，うなり声，窒息感． 　　2．頻回の体動．3．睡眠中のチアノーゼ． D　睡眠ポリグラフ検査 　　1．持続10秒（幼児では20秒）を超えて持続する中枢性無呼吸があり，しかも次の項目のうち一つ以上に該当する． 　　2．無呼吸に伴う睡眠からの頻回の覚醒． 　　3．徐脈や頻脈． 　　4．無呼吸に伴う動脈血酸素飽和度の低下があるが，次の項目に該当していることも，していないこともある． 　　5．MSLTで，平均10分未満の入眠潜時．
最小限基準：A＋B＋C	最小限：A＋B＋D

筆者注：SASには，閉塞性（OSAS）と中枢性（CSAS）の2群が存在する．いずれも強い眠気または不眠がある．随伴症状として，いびき，頭痛などがOSASに，あえぎや窒息感がCSASにみられる違いはあるが，無呼吸の型の違いを除けば，覚醒反応，徐脈，頻脈，desaturationなどほとんど共通している．MSLT：multiple sleep latency test（多回入眠潜時検査）

が提唱された（ICSD，1990）．

　今日のSASは「不眠または過眠という睡眠・覚醒障害，睡眠中の頻回の呼吸停止，いびき，朝の頭痛，口渇などの随伴症状に加えて，覚醒反応，徐脈・頻脈，無呼吸に伴うSpO_2の低下のいずれか一つ以上が存在する10秒以上の無呼吸が1時間あたり5回以上ある病態」という基準に基づいて診断されている（粥川ら，1995，1997）．

2）鑑別診断　睡眠中の無呼吸・呼吸停止というと，呼吸困難や窒息を連想する人が多いが，睡眠中の呼吸困難による突発性覚醒を主訴とする場合には，睡眠時パニック発作，睡眠時窒息症候群，睡眠関連喉頭けいれんなどを念頭に置く必要がある．激しいいびきを訴える場合は，上気道抵抗症候群や原発性いびきを，EDSが主訴の場合は，ナルコレプシー，周期性四肢運動障害，特発性過眠症などを鑑別すべきである．一方，SASの頻度の高さからナルコレプシーや精神生理性不眠などとの合併もありうる．これらのなかでSASと鑑別すべき最も重要な病態は上気道抵抗症候群である．顕著なEDSといびきを訴えるにもかかわらず，NPSG上は胸腔内圧の上昇に伴って頻回の覚醒反応が認められ，SpO_2の有意な低下もなく，AIが5以下でOSASの診断基準を満たさない病態

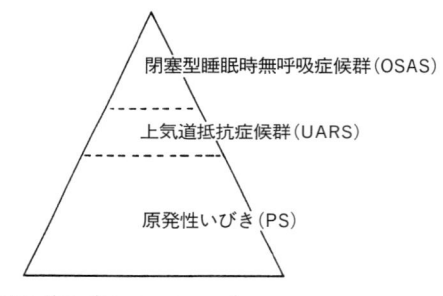

OSAS：obstructive sleep apnea syndrome
　　習慣性いびき，睡眠中の無呼吸と覚醒反応の反復，昼間の過眠や不眠
UARS：upper airway resistance syndrome
　　習慣性いびき，昼間の過眠，胸腔内圧の上昇と覚醒反応
PS：primary snoring
　　習慣性いびき

図 5.7　習慣性いびきと睡眠時無呼吸症候群（粥川ら，1996b）
UARSには，無呼吸も動脈血酸素飽和度の低下もない．主訴は昼間の耐えがたい眠気と夜間のいびきだけである．ナルコレプシーや特発性過眠症など睡眠過剰症の鑑別上重要な病態である（しかし，1990年の睡眠障害国際分類ではこの概念は認知されていない）．
PSは，習慣性いびきだけで，無呼吸も動脈血酸素飽和度の低下も，不眠や過眠などの睡眠障害もない．

が，上気道抵抗症候群（upper airway resistance syndrome；UARS）で，無呼吸がないのに，N-CPAPによって覚醒反応やEDSが改善するという．いびきと

EDS という症状に注目すると，図 5.7 に示すように，UARS は単純いびき症と OSAS の間に位置付けられる(粥川ら，1996 b)．

この UARS は，特発性過眠症の鑑別診断のなかで抽出された概念だが，しばしばいびきを伴う異常な上気道抵抗によって高血圧に発展する可能性が示唆されている(Guilleminault ら，1996)．

いびきと OSAS が連続的スペクトラムであると主張した Lugaresi の重症いびき症候群(heavy snorers disease)という包括的概念の有用性を示す病態ともいえる(Lugaresi ら，1983)．しかし，UARS はこのカテゴリーにははまらないし，UARS の 10 % はいびきが認められないという．強い EDS のある場合に，無呼吸や desaturation がないから大丈夫とはいえないし，いびきと EDS を訴える人すべてに CPAP を施行するわけにもいかない．かくして OSAS の診断・鑑別診断には，通常の NPSG に加えて，食道内圧や S_pO_2 のモニター，昼間の眠気の程度について ESS や MSLT などが不可欠となる．したがってこれからは食道内圧のモニターも加えることが望まれる(宮崎と戸川，1996)．

e) 病態生理

1) 無呼吸の型と desaturation の類型　Gastaut 以来，無呼吸には閉塞型，中枢型，混合型の 3 型があり，日常の PSG 検査でその現象が確認され，最も優位なタイプによって OSAS か CSAS かの診断が下されている(Gastaut ら，1965)．なぜそのような無呼吸の型の違いが生じるのか．岡田らは pulse oximetry によって desaturation のパターンを，cyclic, REM-related, continuous の 3 群に分けている(岡田ら，1985 b)．覚醒中も S_pO_2 が低下している肺胞低換気を呈する群も含めて Lugaresi が 4 群に分けている(Lugaresi ら，1983)．これらは重症度判定の上でなくてはならない類型である．ではなぜそうした違いが生じるのか．肥満度の違いだけではなく，まだ明らかにされていない多くの課題がある．

2) 無呼吸の発生と反復のメカニズム　なぜ SAS の多くは中高年の男性に好発するのか．10 秒以下の無呼吸，一晩に 30 回以下の無呼吸ならば正常範囲と考えてよいのか．異常と正常の差は，単なる量的な問題なのか．カットオフラインをどこに設定するかといった課題は引き続き検討の余地がある．しかし，上気道呼吸筋群の神経調節と睡眠覚醒レベル，上気道の解剖学的脆弱性，上気道閉塞を伴いやすい身体疾患といった横断面での脆弱性だけでなく，上気道筋・呼吸機能・心循環機能の加齢に伴う低下という縦断面での脆弱性(Kuna ら，1991)も含めた多次元的検討がないと，中高年に好発する SAS の発症機序の解明にはつながらないのではないだろうか．

睡眠中に上気道が閉塞するメカニズム，上気道閉塞が 10 秒以上，ときには数分間も持続するメカニズム，そして無呼吸が終了し呼吸が再開する機序については，呼吸生理学の立場からのいくつかの作業仮説が提出されている(Phillipson，1978；Remmers ら，1978；Bradley と Phillipson，1985；菱川，1990；Isono と Remers，1994)．覚醒時には OSAS 患者の気道は開存しているが，覚醒から睡眠への移行期には呼吸は不安定となり短時間の周期性無呼吸が生じやすい．咽頭上気道間隙の大きさは，上気道空間を維持する上気道拡張筋群の力と，吸気の際に胸腔拡張によって生じた咽頭内陰圧とのバランスによって決定される．吸気筋群と上気道拡張筋群の非協調が上気道の閉塞をもたらす．ノンレム睡眠の S_1，S_2 に移行すると，20 余対の上気道拡張筋群の著しい活動低下，横隔膜および外肋間筋など胸腔を拡大する筋活動が，睡眠時の上気道抵抗上昇により増強し，上気道は虚脱傾向を強める．化学受容器の応答性は低下しているが，呼吸刺激への覚醒閾値は低いので，覚醒反応が生じる．レム期では，肋間筋や上気道筋群の筋活動が抑制され，横隔膜の胸腔を拡大する筋活動が，睡眠時の上気道抵抗上昇を増強し，上気道は虚脱傾向を一層強める．化学受容器応答性は著しく低下し，呼吸刺激への覚醒反応性閾値も上昇しているため，無呼吸はノンレム期に比して長くなる．上気道閉塞が生じると換気努力を伴った無呼吸の状態が続く．その結果，高炭酸ガス血症，低酸素血症，アシドーシス，胸腔内圧の低下が生じ，化学受容器や圧受容器を介して呼吸中枢への刺激により，脳幹網様体を賦活し，大脳皮質の覚醒と交感神経活動優位の生体反応をひき起こす．そして再び睡眠に移行しようとすると，再び呼吸が停止する．これが繰り返

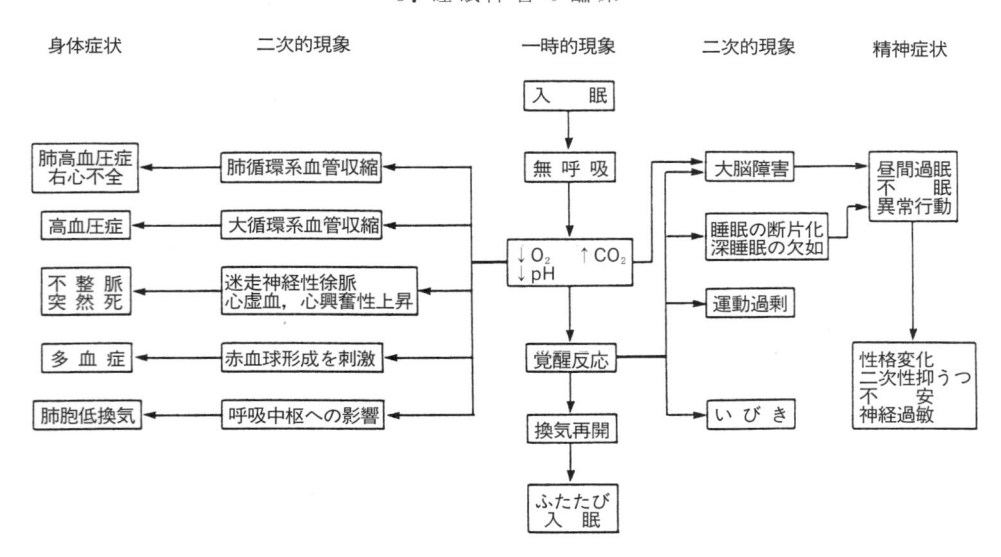

```
身体症状      二次的現象      一時的現象      二次的現象      精神症状
```

```
                                  入 眠
                                    ↓
肺高血圧症 ← 肺循環系血管収縮 ← 無呼吸 → 大脳障害 → 昼間過眠
右心不全                           ↓                不 眠
                                                   異常行動
高血圧症  ← 大循環系血管収縮 ← ↓O₂ ↑CO₂
                              ↓pH    → 睡眠の断片化
不整脈   ← 迷走神経性徐脈              深睡眠の欠如
突然死     心虚血,心興奮性上昇 ←
                                    → 運動過剰       性格変化
多血症   ← 赤血球形成を刺激  ← 覚醒反応                二次性抑うつ
                                                   不 安
肺胞低換気 ← 呼吸中枢への影響 ← ↓      → いびき        神経過敏
                                  換気再開
                                    ↓
                                  ふたたび
                                   入 眠
```

図 5.8 睡眠時無呼吸症候群の病態生理(岡田ら,1995b)

閉塞型無呼吸は睡眠中の上気道の虚脱が契機となりひき起こされる。"睡眠→上気道閉塞→換気努力を伴った無呼吸→低酸素血症,高炭酸ガス血症,アシドーシス,胸腔内圧の低下→覚醒→上気道の開放と過剰換気→再び睡眠"の周期を頻回に繰り返す。
睡眠中の呼吸調節は各睡眠段階によって異なる。レム期は筋電図が消失するとともに,自律系の乱れが顕著であり,無呼吸はより長くなる。このレム期だけでなく,ノンレム期にも上部気道の虚脱が起こると換気努力を伴った無呼吸が10秒以上続き,胸腔内圧が低下し,低酸素血症,高炭酸ガス血症をきたす。次いで,生体防御反応として交感神経活動が高まり,覚醒反応が生じ,激しいあえぎを伴う上部気道の開放と過剰換気が起こる。過眠と不眠という精神症状は,この現象による睡眠の断片化の結果である。高血圧や不整脈などの心循環系の障害はこの現象の身体的負荷の続発症である。多血症は,低酸素血症が毎晩繰り返されるための生体防御反応である。

し繰り返し反復され,睡眠は著しく分断される(岡田ら,1994,1995b)。

3) SASの続発症　OSASの続発症は,無呼吸に伴う覚醒反応の反復による中枢神経系および心循環系への負荷によってもたらされる。SASに肺動脈高血圧症が合併する頻度は,12～20％と推定されている(木村と栗山,1996)。さらに睡眠時呼吸異常と関連し,心循環系に起因する老年者の死亡率は,SAS患者では非SAS患者の実に2.7倍とされている(Bliwiseら,1988)。SASの病態生理と続発症を模式化したのが図5.8である。

図の左半分に身体症状,右半分に精神症状が示してある。OSASが単なる睡眠障害に留まらず,心身の両面に障害をもたらす全身疾患であることを強調している(岡田ら,1994,1995a,b;岡田,1996)。

4) SASの病態生理をさぐる最新知見

ⅰ) 上気道閉塞部位の観察： 上気道の閉塞部位については,ファイバースコープにより観察する方法,数ポイントの圧センサーを内蔵するカテーテルを咽頭・食道に設置し,圧変化により閉塞部位を推定する方法(Hudgel,1986),CTやMR画像により撮像

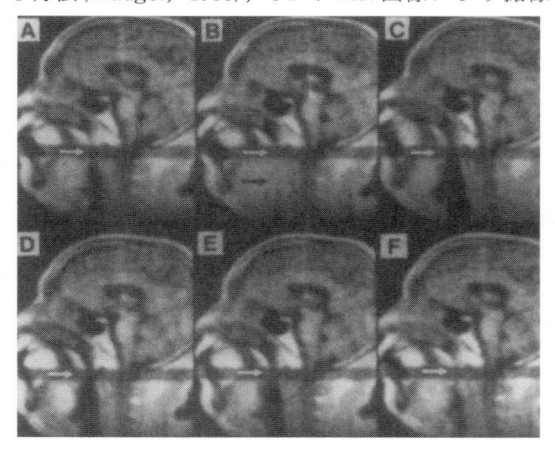

図 5.9 MRフルオロスコピーによる無呼吸エピソードの過程を示す画像

120秒の連続画像より6コマを抽出した,レム睡眠期の記録である。まずRPPが閉塞し(A),続いてRPPとRGPの複合閉塞が起こる(B)。Cは気道の再開時であり,RPPの前進,舌変形と下顎の前突運動を伴う。D→E→Fは再びRPPの閉塞への過程である。
RPP：口蓋後部,RGP：舌後部.

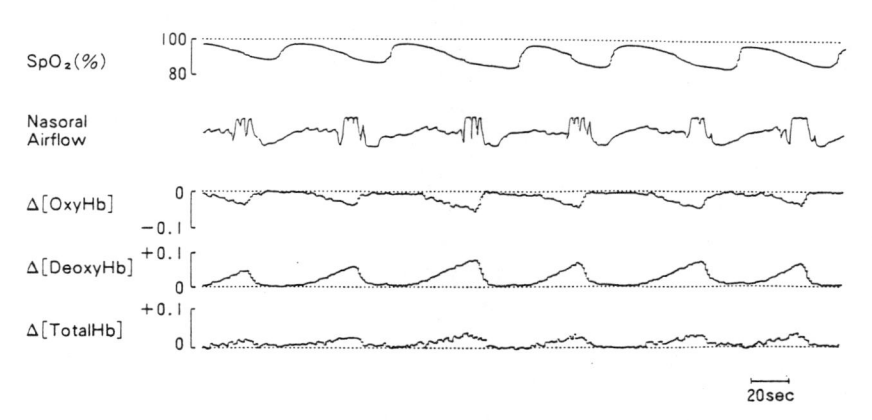

図 5.10 無呼吸に伴う酸化型ヘモグロビン，還元型ヘモグロビン，総ヘモグロビンの継続的変化（Hayakawa ら，1996）

する方法などが試みられた．1か所の閉塞しか観察できない方法であったり，薬物誘発性の睡眠で自然な条件下ではなかったり，いくつかの問題点があった．高速 MRI なども，NPSG との同時測定が困難であり，睡眠段階と閉塞部位診断を同時に行うことはできなかった．Okada らは，超低磁場 MR フルオロスコピーにより，PSG とほぼ同時に上気道の閉塞と開通を連続的に撮像することに成功し，口蓋後部（retropalatal pharynx）だけの閉塞，あるいは retropalatal pharynx と舌後部（retroglossal pharynx）の2か所の閉塞が，重症度あるいはノンレムとレムの睡眠段階の違いで生じることを示した（Okada ら，1996）．CPAP の適性水柱圧を決定する上でも有用だが，PSG ではとらえられない無呼吸中の上気道のダイナミックな運動をリアルタイムで微細に観察したという点で注目すべきである（図5.9）．

ii）無呼吸に伴う脳内ヘモグロビン動態：OSAS に伴う睡眠の断片化，睡眠中の低酸素血症，高炭酸ガス血症によると推定されていた昼間の眠気，頭痛，頭重感，集中力の欠如，作業能率の低下，記銘力の低下などの精神症状に関しては，無呼吸に伴う頭蓋内圧の亢進が報告されていた（Sugita ら，1985）．

Hayakawa らは，近赤外分光法によって OSAS 患者の NPSG 検査と同時に非観血的に脳内ヘモグロビンの酸素化動態の検討を行い，無呼吸に伴って酸化型ヘモグロビン（oxy Hb）は減少し，総ヘモグロビン（total Hb）および還元型ヘモグロビン（deoxy Hb）が増加し，無呼吸時間と oxy Hb の減少量とが有意な相関を示したことから，低酸素血症による脳への影響が，少なくとも前頭葉内では全血量の増加によっては代償できていないことを示唆する重要な知見が報告された（Hayakawa ら，1996）（図5.10）．

iii）筋交感神経活動：無呼吸に伴う覚醒反応は，生体防御反応であると同時に，SAS の病勢を推進する生体侵襲過程でもある．OSAS 患者における筋交感神経活動検査の知見（Shimizu ら，1994）を紹介しながら間野は，「正常人ではノンレム睡眠時には筋交感神経活動が抑制されるのに対して，OSAS 患者ではこの抑制が欠如し，覚醒時よりも高い活動を示す場合がある．その結果ノンレム睡眠時にも，覚醒時より高い血圧値を示すことがある．このように，SAS 患者では正常者でみられるノンレム睡眠時における筋交感神経活動の抑制と全身血圧の低下が欠如する．こうした状態が長期に持続すると心循環系疾患をひき起こし，睡眠中の突然死の原因ともなりうる」と指摘している（間野，1996）．

iv）神経伝達物質の異常：OSAS に伴う低酸素血症の求心性入力は，延髄の弧束核（nucleus tractus solitarius）に投射された後，呼吸中枢を刺激すると同時に交感神経中枢である血管運動中枢と心臓迷走神経運動核の双方に刺激的に作用する（木村と栗山，1996）．こうした交感神経活動の生化学的指標はノルエピネフリンであるが，OSAS 患者の睡眠中の血清ノルエピネフリンの上昇が報告されている（Ozaki ら，1986；Baylor ら，1995）．Dement が端的に表現したように SAS は睡眠と呼吸が同時にできない病態なの

で，睡眠過程を促進すればSASは改善するのではないかという発想もある．神経伝達物質レベルでは，セロトニンがOSAS患者の上気道間隙を維持するのに重要な役割を果たしているという動物実験の結果がある(Veaseyら, 1996). OSAS患者の脳内の5-HTの欠乏状態が推定されるとの報告(Hudgelら, 1995), OSAS患者の一部にはフルオキセチンなどの選択的セロトニン再取込み阻害剤(selective serotonin reuptake inhibitor；SSRI)が有用であるとする報告(Hanzelら, 1991)がある．しかし，やはり無呼吸による睡眠過程の障害が一次的で，セロトニン系の障害は副次的と考えるのが妥当であろう．

v) 内分泌・代謝の異常： 内分泌レベルではOSASの患者の耐糖能異常が報告されている(勝又, 1996；塩見, 1996)．中高年男性の高血圧，糖尿病，高脂血症など成人病の増加，飲酒・喫煙などの嗜癖などが，単にSASの増悪因子に留まらずSASと内的に関連して悪循環を形成している可能性を示唆している．AcromegalyにSASが合併することはよく知られている(Grunstein, 1994)．しかし，普通のSASにインスリン抵抗性があるという知見は生活習慣病との関連でも注目に値する．

f) 治 療

SASの治療は，20年前は気管瘻形成術以外には，ほとんど方法がなかった(Hishikawaら, 1972；Lugaresiら, 1973)．最近10年間で目覚ましい進歩を遂げ，生活指導，物理的治療，外科的治療，歯科装具的・補綴的治療，薬物療法など多彩な治療法が開発された．久留米大学グループは，ドイツのMeier-Ewertらが開発した歯科装具(補綴的下顎前方固定装置，prosthetic mandibular advancement；PMA)の有用性を，cephalometryによる精緻な計測から，治療効果とともに，肥満の及ぼす上気道間隙への影響を明らかにした(Nakazawaら, 1992)．各種治療法の治療成績は70％前後(PMA，UPPP)から85％前後(CPAP)とされているが，治療効果の判定基準が統一されていない．自覚症状が改善したり，AIが50％以下に減少するだけで効果ありと判定してよいのか，治療法が普及しはじめている時期だけに慎重な検討が必要である．なぜなら無呼吸をゼロにして，睡眠呼吸障害を完全になくした治療法は，気管瘻形成術とCPAP以外にはなかったからである．治療法の選択をする際に，

① 無呼吸を消失させる(少なくともAI 5以下)．
② 自覚症状や続発症を軽減・改善させ，長期に効果が持続する．
③ 副作用や後遺症がない．
④ 睡眠構築を改善させる．

といった効果判定基準が必要ではないかと思われる．コンプライアンスの問題もあるが治療適応・禁忌の厳密な検討を重ねて最適の治療方針の決定が望まれるところである．

〈治療指針の決め手となるOSASの重症度〉 どの程度のOSASをいかに治療するのかが，OSASの臨床では焦点である．新しい治療法が登場しはじめたころは優位性を競う時期もあったが，最近は重症度に応じてより適切な治療法を選択するようになってきている．治療選択については公式のガイドラインはまだ出されていないが，21世紀を展望したおよその基準は表5.9に示すとおりで，OSASの重症度を軽症，中等症，重症の3段階に分け，治療方針を立てるという古典的考え方から，いびき症やUARSの段階で治療を始め，OSASの発症予防を軸にした大胆な治療戦略が提唱されている．生活スタイルの改善と，各種治療手段の利用という二本立てが本症候群の治療の原則であるが，重症度が高いほど治療指針は複合的にならざるをえない．

1) SASの基礎疾患の治療 Myxoedema, hypothyroidismにはSASの合併が多い．甲状腺剤によるホルモン補充療法は基礎疾患の粘液水腫を治療すると同時に，その続発症であるSASを改善させる(手島ら, 1982)，とはいえSASと甲状腺機能低下症は異種の病態であるので，ホルモン補充療法だけでは不適切な症例もある(Grunstein, 1994)．これはAcromegalyについても当てはまる．正常圧水頭症には高率にSASが合併し，シャント手術によって改善すると報告されている(口脇と稲尾, 1996).

2) 経鼻持続陽圧呼吸装置(nasal continuous positive airway pressure；N-CPAP) N-CPAPはSullivanらにより開発され，今日世界中で最も普及

5.1 内在因性睡眠障害

表 5.9 最新版 睡眠関連呼吸障害の治療指針(Reite ら, 1997)

	AHI 呼吸障害指数	Respiratory event related Lowest arousal SpO$_2$	呼吸障害関連覚醒反応指数 index	Cardiac effects 心血管系障害	Daytime alertness 昼間の覚醒度	治療法*
無呼吸のないいびき (原発性いびき)	<10	>90%	<5	なし+/- 高血圧	正常	B M(歯科装具) S
上気道抵抗症候群	<10	>90%	>15	覚醒反応に伴う洞律の変化 高血圧	障害 (軽度から重度)	B M(CPAP) S
軽症 OSAS	10～15	80%	5～10	なし、あるいは呼吸障害に伴う徐脈・頻脈 高血圧	MSL>9分	B M(CPAP, 歯科装具) S
中等症 OSAS	15～30	～80%	10～20	なし、あるいは呼吸障害に伴う徐脈・頻脈＋PVC 高血圧	MSL：5～9分	B M(CPAP, 歯科装具) S
重症 OSAS	>30	<80%	>20	なし、あるいは呼吸障害に伴う徐脈・頻脈＋PVC, AVブロック 高血圧	MSL<5分	B M(CPAP, 歯科装具) S

*治療法の選択，適応，経過観察は終夜睡眠ポリグラフィが必要である．
B：behavioral 行動療法的治療(側臥位睡眠，減量などの養生)
M：medical 医学的治療(CPAP, PMA)
S：surgical 外科的治療(UPPP, tonsillectomy, adenectomy；Somnoplasty)
AV：atrioventricular 房室，CPAP：continuous positive airway pressure 持続陽圧呼吸装置
MSL：mean sleep latency 平均入眠潜時，PVC：premature ventricular contraction 心室性期外収縮

している治療法である(Sullivan ら，1981)．いびき，無呼吸，昼間の眠気が消失することを指標に，N-CPAP の適性水柱圧が決定される．無呼吸がほぼ完全に消失するので，治療効果は絶大である．OSAS のみならず，UARS や原発性いびき症にも有効とされている．しかしながら，鼻閉，鼻の乾燥，マスクの痛み，ポンプのモーター音などの不快感によるコンプライアンスの問題や，保険認可されていない国では，相対的に高価であるという難点がある．

3) 外科的治療 1970年代までは唯一の治療法として気管瘻形成術(tracheostomy)が行われた．今日では上気道狭窄が著しく，重篤な呼吸不全を併発している場合や，保存的治療に抵抗性のある場合などに限局されている．いびき博士池松によりプロトタイプが考案され，Fujita によって定式化された uvulopalatopharyngoplasty(UPPP)(Fujita ら，1981)が，口蓋垂が長く，肥厚し，軟口蓋とりわけ後口蓋弓にかけての粘膜が長く垂れ下がっている場合で，しかし舌肥大がない場合に適応となる．咽頭・食道内圧の測定や，起低磁場 MR フルオロスコピーによる上気道閉塞部位診断によって，後口蓋弓の部位での閉塞だけの場合には有効な治療法である．下咽頭の狭窄がある場合や舌後部の閉塞もある場合には，治療効果が期待できない．舌肥大のある場合には，正中の楔状切除術が行われる．下顎後退症やピエール-ロバン(Pierre-Robin)症候群などに象徴される小下顎症に対して舌骨前方移動術や下顎骨切除・前方移動術が行われることがある．これら外科的手術は，全身麻酔下で観血的に行われ，後遺症もないわけではない．非観血的な外科的手術の開発が国際的に進められている．児童では，扁桃肥大やアデノイド肥大が SAS の原因となる場合が多く，SAS のために学習障害をきたすこともある．このような症例では口蓋扁桃摘出術やアデノイド摘出術は劇的な効果をもたらす．

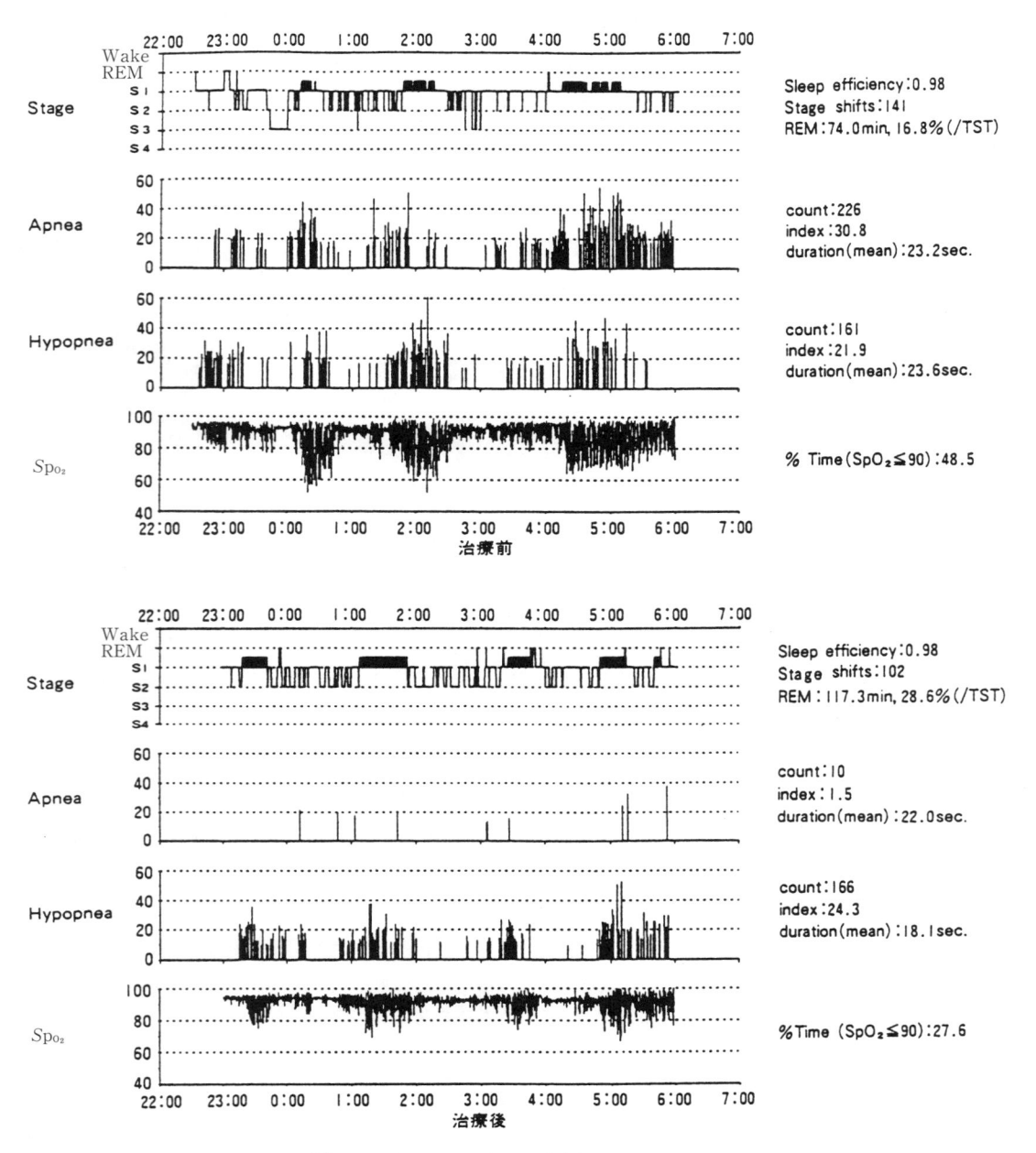

図 5.11 ポリソムノグラムの解析結果(粥川, 1997)

4) 補綴的歯科装具 Meier-Ewert は, 補綴的下顎前方固定装置(PMA)による治療効果を 1984 年に発表した(Meier-Ewert と Brosig, 1987). PMA はセファロメトリーによる上顎・下顎の側面の精緻なレントゲン規格撮影により, 軟口蓋の過長や舌骨低位, 下顎骨後退などを定量的に評価したうえで, スリープ・スプリント(マウスピース)によって下顎を 3～5 mm 前方に引き出し, 無呼吸を軽減しようとするものである. 非観血的であること, CPAP に比して安価であることなどによりわが国では普及している. しかし無呼吸の減少は半分程度であり, SAS の長期予後を改善するか否かは検討の余地がある.

5) 薬物療法 SAS の軽症例に対して，あるいは UPPP や CPAP を拒否する症例に対して，薬物療法を選択する場合がある．呼吸中枢刺激作用のあるアセタゾラミドやクロミプラミン(Kumashiro ら，1971)，イミプラミン(岡田ら，1979)などの三環系抗うつ薬が試みられてきた．SAS はレム睡眠で増悪するので，レム抑制作用のある薬物は，一定の効果が期待された．また閉経前の女性に SAS が少ないことから，プロゲステロン製剤が用いられたこともある．長期の連用で作用が持続するか否か，長期予後を改善するか否かという点での評価は否定的である．従来 CSAS に効果があるとされたアセタゾラミド(White ら，1982)が OSAS にも有効であることが多数例の open trial で示された．薬物療法は，無呼吸を完全に消失できないという点や長期効果の持続などに問題があるが，他の治療の補助的手段としての有用性は残る．

無呼吸そのものが標的ではないが，肥満に対するマジンドールや，EDS に対する賦活薬(メチルフェニデート，モダフィニール)などの試みも有用である．

SAS の治療について略述したが，扁桃肥大のように原因と治療法が明確な SAS の症例を除いては，完全に無呼吸をなくす CPAP といえども対症療法の域を出ない．治療に伴う重篤な合併症に細心の注意を払いながら，最適の治療法を選択することが求められている(粥川と岡田，1989)．中高年の男性に好発する SAS は，疾患，続発症，社会的不利益の三つの構成要素をもつ生命威嚇的な慢性疾患であるが，その基盤となる文明社会の問題点―嗜癖(飲酒，喫煙)・食事・生活習慣など―の再検討も含めて，SAS の治療・予防戦略を立てるべき時期にきていると思われる(粥川ら，1997)．今日普及しつつある治療法もその効果は 70% 前後に留まっており，non-responder の要因解析や長期予後を改善する，より適切な治療技法の開発など課題は山積している．その達成のためには，診療科の枠を超えた集学的医療体制が不可欠である．

g) 症例

31 歳の男性，身長 176 cm，体重 130 kg で BMI 42 と高度の肥満を認めた．29 歳で体重が 115 kg となったころから，夜間に何度も覚醒したり，昼間うとうと居眠りが目立つようになった．30 歳時，ベッドパートナーが睡眠中の呼吸停止を目撃し，31 歳時 SAS を心配して当科受診となった．血圧は 144/87 mmHg とやや高めであった．耳鼻科受診によって，口蓋扁桃，アデノイド，舌などの肥大は認められなかった．各種検査を施行したところ，CTR 50% と心肥大，血液生化学検査にて RBC 593 万/mm^3，Hb 17.2 g/dl，Ht 51.6%，GOT 74 IU/l，GPT 164 IU/l，Chol 235 mg/dl と多血症などを認め，腹部エコーにて脂肪肝が確認された．動脈血ガス分析では，P$_a$CO$_2$ 45.2 mmHg，P$_a$O$_2$ 73.3 mmHg，S$_a$O$_2$ 93.4% と覚醒時にも換気障害が認められ，肺胞低換気の存在が推定された．本症例は NPSG によって，平均無呼吸持続時間 23.2 秒，AHI が 52.7(AI 30.8，HI 21.9)で，90% 以下の S$_p$O$_2$ の低下時間が 48.5%，stage shifts が 141 回と著しい睡眠時呼吸障害の存在が明らかとなった．重症の OSAS と判定し，直ちに減量療法と CPAP を施行した．CPAP の水柱圧は 11 cmH$_2$O 以上で行い，いびき，無呼吸，EDS は消失した．半年間 CPAP を継続し，7 kg の減量によって BMI は 39.7 まで軽減した．半年後の CPAP を装着しないで施行した NPSG では，平均低呼吸持続時間 18.1 秒 AHI が 25.8(AI 1.5，HI 24.3)で，90% 以下の S$_p$O$_2$ の低下時間が 27.6%，stage shifts が 102 回と治療前に比べて大きく改善し，特に AI が 1.5 と正常化し，低呼吸の持続時間も短縮した．この結果を図 5.11 に示す．睡眠段階(ヒプノグラム)，無呼吸，低呼吸，S$_p$O$_2$ の経過の四つのグラフが同時に示してある．

h) 予後

He らは，未治療の AI 20 以下の 142 例と AI 20 以上

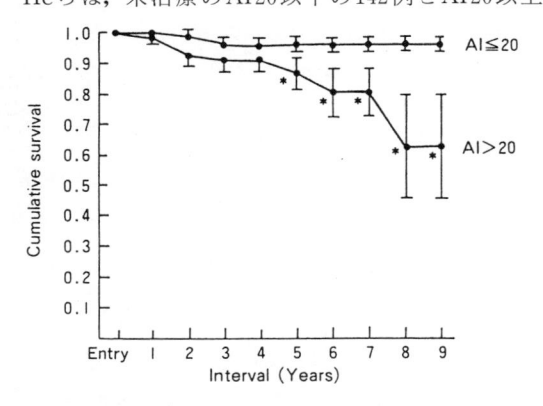

図 5.12 無呼吸指数と生命予後(He ら，1988)

の102例の男子のOSAS患者の生存率を追跡し，5年を経過するとAI 20以上の群で，死亡率が有意に高くなることを報告した(Heら，1988)(図5.12)．

このことはOSASが長期にわたる包括的な管理とフォローアップが必要な病態であることを端的に物語る．さらにAI 20以上の症例ではCPAPにより生命予後が未治療群に比して有意に改善されたと報告されている．現段階でOSASの長期予後の改善が報告された治療法はCPAPだけである．飲酒，喫煙，運動不足などによってSASの発症が結実するとすれば，禁酒，禁煙，食餌・運動療法などによって肥満の改善，筋力低下を防止，さらに高血圧，糖尿病，高脂血症などの成人病を改善などによってSASの予防につながる可能性も秘められている．

i) インフォームドコンセント

睡眠呼吸障害治療施設がわが国でも普及しはじめているので，SASの臨床におけるインフォームドコンセントも遠からず必要になる．大いびき，EDS，朝起床時の頭重感，口渇を主訴とする症例への告知文の一例を示す(粥川ら，1997)．

□□ 様

貴方は，BMI 25.8と肥満はありませんが，扁桃肥大，短頸，高血圧，高脂血症などがみられEpworth sleepiness scaleは17点と高度の眠気を示しました．Pulse oximetryとApnomonitorによる在宅検査で，4％以上のS_pO_2の低下が320回認められ，S_pO_2が90％以下に低下する時間は，睡眠全体の10.8％を占め，S_pO_2の最低値は65％でした．昼間のPSGでは，ノンレム睡眠中に平均26秒の閉塞型無呼吸が58回認められました．超低磁場MRIでは，口蓋後部だけの閉塞が，30分間で14回みられました．以上の所見から重症のOSASを疑われましたので，NPSGを施行し，AHI 56.8で，重症のOSASと診断されました．Split night studyで，CPAPのtitrationを行ったところ，ノンレムでは8 cmH₂O，レムでは10 cmH₂Oの水柱圧を必要としました．

以上の結果から，1) 禁酒，禁煙を行い，食生活も規則正しく栄養の偏りのないように努め，これ以上体重を増やさないこと．2) 毎日1万歩いて，運動を欠かさないようにし，筋力アップに努めること．その上で，3) CPAPを10 cm水柱圧で行って下さい．なおCPAPに伴う，口渇，鼻の窮屈感，違和感は，1か月くらいで慣れてきます．辛抱して利用して下さい．CPAPのモーター音などが気になったり，寝付けない場合は，睡眠導入剤を利用しても構いません．CPAPの完全な効果は，昼間の眠気，睡眠時無呼吸，いびきが消失し，すっきりした朝を迎えられることを指標とします．夜間トイレが近かったりするのも，起床時に頭痛がするのも，水柱圧が不十分であることが原因である場合が多いことをご承知下さい． なお，定期的な検査として，CBC，LFT，ECG，そしてS_pO_2，24時間血圧測定などの在宅モニターを行います．糖尿病や高血圧についても，定期的に受診を続けて下さい．

主治医 ○○ 年 月 日

おわりに

OSASは全米では一千数百万人存在し，年間38000人がそれに関連した病気で死亡するとの衝撃的な報告がある．わが国のSASの有病率は2百万人と推定されている(粥川ら，1996 a)．突然死の要因の一つに習慣性いびきや無呼吸を指摘する報告もある(Seppäläら，1991)．突然死を職場環境要因だけで論ずるのは無理があるし，いわゆる「過労死」の中にSASが関連している場合もありうるのではないか．そうした点でも睡眠時呼吸障害医学の役割は大きくなると推定される．最後に，本稿の不十分な点は，SASの病態研究や治療法の進歩をまとめたエポックメイキングなモノグラフ(Fairbanksら，1987；滝島，1989；Guilleminaultと Partinen，1990；挾間と佐々木，1990；高橋，1993；太田，1994；本間，1996；岡田と粥川，1996 a)を参照されたい． 〔粥川裕平・岡田 保〕

文 献

American Psychiatric Association. DSM-IV, 1994：Diagnostic and Statistical Manual of Mental Disorders, 4th ed, Washington, DC：The Association.

Ancoli-Israel S, Kripke DF, Mason W, et al, 1985：Sleep apnea and periodic movements in an aging sample. J Gerontol 7：419-425.

Baylor P, Mouton A, Shamoon HH, et al, 1995：Increased norepinephrine variability in patients with sleep apnea syndrome. Am J Med 99 (6)：611-615.

Bliwise DL, 1994：Normal aging. In Kryger MH, Roth H, Dement WC (Eds)：Principles and Practice of Sleep Medicine, 2nd ed, pp 26-39, W.B. Saunders, Philadelphia.

Bliwise DL, Bliwise NG, Partinen M, et al, 1988：Sleep apnea

and mortality in an aged cohort. Am J Public Health 78 : 544-547.
Bradley TD, Phillipson EA, 1985 : Pathogenesis and pathophysiology of the obstructive sleep apnea syndrome. Med Clin North Am 69 : 1169-1185.
Burwell CS, Robin ED, Whaley RD, et al, 1956 : Extreme obesity associated with alveolar hypoventilation : A Pickwickian syndrome. Am J Med 21 : 811-824.
Douglass AB, Bornstein R, Nino-Marcia G, et al, 1994 : The sleep disorders questionnaire I : Creation and multivariate structure of SDQ. Sleep 17 (2) : 160-167.
Fairbanks DNF, Fujita S, Ikematsu T, Simmons FB (Eds), 1987 : Snoring and Obstructive Sleep Apnea, Raven Press, New York.
Fujita F, Conway W, Zorick FJ, et al, 1981 : Surgical correction of anatomic abnormalities in obstructive sleep apnea syndrome ; uvulopalatopharyngoplasty. Otolaryngol. Head Neck Surg 89 : 923-934.
古屋穎児, 1975 : 周期性呼吸を伴う傾眠症. 臨床症状の特徴と病態生理学的機序について. 精神経誌 77 : 891-914.
Gastaut H, Tassinari CA, Duron B, 1965 : Etude polygraphique des manifestations episodiques (hypniques et respiratoires), diurnes et nocturnes, du syndrome de Pickwick. Rev Neurol 112 : 568-579.
Grunstein R, 1994 : Endocrine and metabolic disturbances in obstructive sleep apnea. In Saunders NA, Sullivan CE (Eds) : Sleep and Breathing, 2 nd ed (revised and expanded), pp 449-491, Marcel Dekker, New York.
Guilleminault C, Tilkian A, Dement WC, 1973 : Insomnia with sleep apnea : a new syndromes. Science 181 : 865-868.
Guilleminault C, Tilkian A, Dement WC, 1976 : The sleep apnea syndromes. Ann Rev Med 27 : 465-488.
Guilleminault C, Dement WC, 1978 : Sleep apnea syndromes and related sleep disorders. In William RL, Karacan I (Eds) : Sleep disorders-Diagnosis and treatment, John Wiley & Sons, New York.
Guilleminault C, Partinen M, 1990 : Obstructive Sleep Apnea Syndrome : Clinical Research and Treatment, Raven Press, New York.
Guilleminault C, Stoohs R, Shiomi T, et al, 1996 : Upper airway resistance syndrome, nocturnal blood pressure monitoring, and borderline hypertension. Chest 109 (4) : 901-908.
浜原昭仁, 佐野 譲, 炭谷信行, 他, 1985 : 睡眠時無呼吸不眠症候群. 精神医学 27 (2) : 173-181.
Hanzel DA, Prola NG, Hudgel DW, 1991 : Response of obstructive sleep apnea to fluoxetine and protriptyline. Chest 100 (2) : 416-421.
Haroldsson PO, Garenfeld C, Diderchsen F, et al, 1990 : Clinical symptoms of sleep apnea syndrome and automobile accidents. Orl J Oto Relat Spec 52 : 57-62.
Hayakawa T, Terashima M, Kayukawa Y, et al, 1996 : Changes in cerebral oxygenation and hemodynamics during obstructive sleep apnea. Chest 109 (4) : 916-921.
挾間秀文, 佐々木孝夫 (編), 1990 : 睡眠時無呼吸症候群の臨床, 星和書店, 東京.
He J, Kryger MH, Zorick FJ, et al, 1988 : Mortality and apnea index in obstructive sleep apnea. Chest 94 : 9-14.
菱川泰夫, 1990 : 睡眠と呼吸調節. 挾間秀文, 佐々木孝夫編 : 睡眠時無呼吸症候群の臨床, pp 1-20, 星和書店, 東京.
菱川泰夫, 杉田義郎, 飯島壽佐美, 他, 1985 : 睡眠時無呼吸過眠 (睡眠過剰) 症候群の臨床. 精神医学 27 (2) : 161-171.
Hishikawa Y, Furuya E, Wakamatsu H, 1970 : Hypersomnia and periodic respiration : Presentation of two cases and comment on physiopathogenesis of the Pickwickian syndrome. Folia Psychiatr Neurol Jpn 24 : 163-173.
Hishikawa Y, Furuya E, Wakamatsu H, et al, 1972 : A polygraphic study of hypersomnia with periodic breathing and primary alveolar hypoventilation. Bull Physiopathol Respir 8 : 1139-1151.
本間日臣 (編), 1996 : 睡眠時無呼吸症候群, 克誠堂出版, 東京.
Hudgel DW, 1986 : Variable sites of airway narrowing among obstructive sleep apnea patients. J Appl Physiol 61 : 1403-1409.
Hudgel DW, Gordon EA, Meltzer HY, 1995 : Abnormal serotonergic stimulation of cortisol production in obstructive sleep apnea. Am J Resp Critical Care Med 152 (1) : 186-192.
ICSD International classification of sleep disorders, 1990 : Diagnostic and coding manual. Diagnostic Classification Steering Committee, Thorpy MJ, Chairman. Rochester, Minnesota : American Sleep Disorders Association. (日本睡眠学会診断分類委員会 (訳), 1994 : 睡眠障害国際分類, 診断とコードの手引き, 笹氣出版, 東京.)
Isono S, Remmers JE, 1994 : Anatomy and physiology of upper airway obstruction. In Kryger MH, Roth H, Dement WC (Eds) : Principles and Practice of Sleep Medicine. pp 642-656, WB Saunders, Philadelphia.
Jennum P, Sjol A, 1992 : Epidemiology of snoring and obstructive sleep apnea in a Danish population. J Sleep Res 1 (4) : 240-244.
Johns MW, 1995 : A new method for measuring daytime sleepiness : the Epworth sleepiness scale. Sleep 14 (6) : 540-545.
Jung R, Kuhlo W, 1965 : Neurophysiological studies of abnormal night sleep and the Pickwickian syndrome. In Akert A, Bally C, Shade JP (Eds) : Progress in Brain Research, vol 18, pp 140-160, Elsevier, Amsterdam.
Kales A, Bixler EO, Cadieux RJ, et al, 1984 : Sleep apnea in a hypertensive population. Lancet 2 : 1005-1008.
勝又一夫, 1996 : 糖尿病と睡眠時無呼吸症候群. 岡田 保, 粥川裕平編 : 閉塞性睡眠時無呼吸症候群―その病態と臨床―, pp 154-164, 創造出版, 東京.
粥川裕平, 岡田 保, 1989 : 睡眠時無呼吸症候群を診る. モダンメディシン 18 (11) : 41-46.
粥川裕平, 岡田 保, 1995 : 睡眠時無呼吸と不眠. 臨床透析 11 (15) : 37-42.
粥川裕平, 岡田 保, 1996 a : 睡眠時無呼吸症候群の有病率と性差, 年齢差. 治療学 30 (2) : 55-58.
粥川裕平, 岡田 保, 中川武夫, 1996 b : 習慣性いびきと睡眠時無呼吸症候群. 現代医学 44 (2) : 209-214.
粥川裕平, 早河敏治, 岡田 保, 1997 : 閉塞性睡眠時無呼吸症候群の治療戦略. Progress in Medicine 17 (8) : 43-51.
木村 弘, 栗山喬之, 1996 : 病態生理. 本間日臣編 : 睡眠時無呼吸症候群, pp 39-47, 克誠堂出版, 東京.
粉川 進, 菱川泰夫, 1991 : 高齢者における睡眠時無呼吸症候群. 老年精神医学雑誌 2 : 326-333.
口脇博治, 稲尾意秀, 1996 : 脳神経外科と閉塞性睡眠時無呼吸症候群. 岡田 保, 粥川裕平編 : 閉塞性睡眠時無呼吸症候群

―その病態と臨床―, pp 97-104, 創造出版, 東京.
Kumashiro H, Sato H, Hirata J, et al, 1971：Sleep apnea and sleep regulating mechanism-a case effectively treated with monochlomipramine. Folia Psychiatr Neurol Jpn 25：41-49.
Kuna ST, Suratt PM, Remmers JE (Eds), 1991：Sleep and Respiration in Aging Adults, Elsevier, Amsterdam.
Lavie P, 1983：Incidence of sleep apnea in a presumably healthy working population；a significant relationship with excessive daytime sleepiness. Sleep 6：312-318.
Lavie P, 1984：Nothing new under the moon. Historical accounts of sleep apnea syndrome. Arch Intern Med 144 (10)：2025-2028.
Lugaresi E, Coccagna G, Mantovani M, et al, 1973：Effect of tracheostomy in two cases of hypersomnia with periodic breathing. J of Neurol Neurosurg & Psychiat 36 (1)：15-26.
Lugaresi E, Coccagna G, Mantovani M, 1978：Hypersomnia with periodic apneas. In Weitzman E (Ed)：Advances in Sleep Research, vol 4, pp 1-151, Spectrum, New York.
Lugaresi E, Mondini S, Zucconi M, et al, 1983：Staging of heavy snorers disease. Bull Eur Physiopathol Respir 19：590-594.
間野忠明, 1996：睡眠時無呼吸症候群の交感神経機能検査. 岡田 保, 粥川裕平編：閉塞性睡眠時無呼吸症候群―その病態と臨床―, pp 238-243, 創造出版, 東京.
Meier-Ewert K, Brosig B, 1987：Treatment of sleep apnea by a prosthetic mandibular advancement. In Peter JH, Podszus T, Von Wickert P (Eds)：Sleep Related Disorders and Internal Diseases, pp 341-345, Springer-Verlag, Berlin.
宮崎総一郎, 戸川 清, 1996：いびきと上気道抵抗症候群. 治療学 30(2)：29-32.
Nakazawa Y, Sakamoto T, Yasutake R, et al, 1992：Treatment of sleep apnea with prosthetic mandibular advancement (PMA). Sleep 15：499-504.
野田明子, 岡田 保, 勝又一夫, 他, 1996：老年と中年の閉塞性睡眠時無呼吸症候群における換気再開後の覚醒反応. 脳波と筋電図 24(6)：381-391.
岡田 保, 1996：睡眠時無呼吸症候群の病態と治療. 神経精神薬理 18(2)：97-104.
岡田 保, 芳賀幸彦, 寺島正義, 他, 1979：睡眠時の呼吸異常―とくに睡眠時無呼吸を伴う不眠症について―. 臨床脳波 21：303-314.
岡田 保, 勝又一夫, 太田龍朗, 他, 1985 a：睡眠時無呼吸症候群の発現頻度と社会的意義. 臨床精神医学 14：1765-1773.
岡田 保, 太田龍朗, 寺島正義, 1985 b：睡眠時無呼吸症候群の病態生理. 精神医学 27(2)：147-160.
岡田 保, 粥川裕平, 1994：閉塞性睡眠時無呼吸症候群. 日本睡眠学会編：睡眠学ハンドブック, pp 198-204, 朝倉書店, 東京.
岡田 保, 粥川裕平, 早河敏治, 他, 1995 a：睡眠時無呼吸症候群―疫学, 病態, 診断の最近の進歩―. 神経研究の進歩 39：149-163.
岡田 保, 粥川裕平, 早河敏治, 他, 1995 b：睡眠時無呼吸症候群の病態と診断. 臨床脳波 37(11)：717-722.
岡田 保, 粥川裕平(編), 1996：閉塞性睡眠時無呼吸症候群―その病態と臨床―, 創造出版, 東京.
Okada T, Fukatsu H, Ishigaki T, et al, 1996：Ultra-low-field resonance imaging in upper airways obstruction in sleep apnea syndrome. Psychiatry and Clinical Neuroscience 50：285-289.
太田保世(編), 1994：日本人の睡眠呼吸障害, 東海大学出版会, 東京.
Ozaki N, Okada T, Iwata T, et al, 1986：Plasma norepinephrine in sleep apnea syndrome. Neuropsychobiology 16：88-92.
Phillipson EA, 1978：Control of breathing during sleep. Am Rev Respir Dis 118：909-939.
Podszus T, Greenberg H, Scharf SM, 1994：Influence of sleep state and sleep-disordered breathing on cardiovascular function. In Saunders NA, Sullivan CE (Eds)：Sleep and Breathing, 2nd ed (revised and expanded), pp 257-310, Marcel Dekker, New York.
Pouliot Z, Neufeld H, Kryger MH, 1997：Using self-reported questionnaire data to prioritize OSA patients for polysomnography. Sleep 20 (3)：232-236.
Reite M, Ruddy J, Nagel K (Eds), 1997：Concise Guide to Evaluatin and Management of Sleep Disorders, 2 nd ed, APP, Washington.
Remmers JE, deGroot WJ, Sauerland EK, et al, 1978：Pathogenesis of upper airway occlusion during sleep. J Appl Physiol 44：931-938.
坂本哲郎, 中沢洋一, 小鳥居 湛, 1986：睡眠時無呼吸不眠症候群の臨床. 精神経誌 88：14-33.
Seppälä T, Partinen M, Penttila, et al, 1991：Sudden death and sleeping history among Finnish men. J Intern Med 229：23-28.
Shimizu T, Takahashi Y, Kogawa S, et al, 1994：Muscle sympathetic nerve activity during apneic episodes in patients with obstructive sleep apnea syndrome. Electroencephalogr Clin Neurophysiol 93：345-352.
塩見利明, 1996：循環器内科と睡眠時無呼吸症候群. 岡田 保, 粥川裕平編：閉塞性睡眠時無呼吸症候群―その病態と臨床―, pp 122-133, 創造出版, 東京.
Shiomi T, Guilleminault C, Kayukawa Y, et al, 1997：A survey of habitual snoring in centenarians. JAGS 45 (1)：84-86.
Sugita Y, Iijima S, Teshima Y, et al, 1985：Marked elevation of cerebrospinal fluid pressure during nocturnal sleep in a patient with sleep apnea hypersomnia syndrome. Electroencepha Clin Neurophysiol 60：214-219.
睡眠時無呼吸症候群研究会(井上 寛代表), 1987：睡眠時無呼吸症候群に対する炭酸脱水素阻害剤 acetazolamide の効果；多施設による共同臨床試験. 神経精神薬理 9：493-513.
Sullivan CE, Issa FG, Berthon-Jones M et al, 1981：Reversal of obstructive sleep apnea by continuous positive airway pressure applied through the nares. Lancet 1：862-865.
高橋宏明(編), 1993：睡眠時無呼吸障害, 金芳堂, 京都.
滝島 任(編), 1989：睡眠時無呼吸症候群, 医薬ジャーナル社, 東京.
手島愛雄, 杉田義郎, 飯島壽佐美, 他, 1982：粘液水腫の症例にみられた著しい睡眠障害の発現機序―とくに傾眠症について―. 精神経誌 84：559-567.
戸川 清, 宮崎総一郎, 1996：手術的治療. 本間日臣編：睡眠時無呼吸症候群, pp 99-108, 金芳堂, 東京.
Veasey SC, Panckeri KA, Hoffman EA, et al, 1996：The effect of serotonin antagonists in animal model of sleep-disordered breathing. Am J of Resp & Crit Care Med 153 (2)：776-786.

White DP, Zwillich CW, Pickett CK, et al, 1982：Central sleep apnea. Improvement with acetazolamide therapy. Arch Int Med 142：1816-1819.

安間文彦，1996：呼吸器内科と睡眠時無呼吸症候群．岡田　保，粥川裕平編：閉塞性睡眠時無呼吸症候群―その病態と臨床―，pp133-141，創造出版，東京．

Young T, Palta M, Dempsey J, et al, 1993：The occurrence of sleep-disordered breathing among middle-aged adults. New Engl J Med 328：1230-1235.

5.1.6　むずむず脚症候群

むずむず脚症候群(restless legs syndrome；RLS)はおもに下肢に出現する異常感覚で，夜間入眠期に出現し，しばしば下肢筋群のミオクローヌスを伴い，両下肢の独特のむずむずさのために睡眠障害をきたすことが多い病態である．Ekbom(1960)が命名したこの病態の原因はいまだ解明されていないが，dopaminergic mechanism が関与している可能性が高いと考えられている．

a)　定　義

RLS はおもに下肢の不快な異常感覚(creeping sensation)が同一姿勢を保った際に生じ，これが叩打刺激や歩行などの運動負荷によって消失する特異な病態である．

b)　同義語と歴史

RLS は 1685 年に Willis が記載したのが最初とされている．また，1861 年には Wittmaack は，それまでは anxietas tibiarum という名で記載されていると述べている．RLS を一定の特徴を備えた疾患として Ekbom が提唱し，1944 年に asthenia crurm paraesthetica(irritable legs)として発表し，1945 年以降にはヒステリーと区別するために restless legs という名称を用いている(Ekbom, 1960, 1970；塩澤と間野, 1985)．現在では restless legs syndrome という呼称が一般的に用いられているが，不穏足またはむずむず脚(日本)，unruhige Beine(ドイツ)，paresthesie agitantes noctunes de membres inferieurs(フランス)と呼ばれることもある．また，エクボム(Ekbom)病，エクボム(Ekbom)症候群，ウィットマーク-エクボム(Wittmaack-Ekbom)病と呼ばれることもある．

c)　疫　学

65 歳以上の人口の約 5 ％が RLS に罹患しているといわれている．特発性のものは 80 ％，残り 20 ％は二次性 RLS といわれている(Christopher, 1997)．

d)　病　因

特発性の RLS の原因はまだ解明されているわけではない．治療として，L-ドーパや dopamine agonist の投与が効果を挙げている点から dopaminergic mechanism の関与が最も重要視されている．治療上，オピエートが有効である場合も多く，opietic mechanism の関与も考えられている(Christopher, 1997)．遺伝に関しても Ekbom, Boghen は優性遺伝を推定しており(塩澤と間野, 1985)，RLS 患者の 1/3 から 1/2 が遺伝歴がある．また，近年 attention deficit hyperactivity disorder(ADHD)に RLS の合併例が多いことから，RLS と ADHD の関連が注目されてきている(Henning, 1998)．

二次性 RLS のおもな病因として糖尿病性神経障害，脊髄障害，貧血，尿毒症，妊娠，種々の感染症，下肢の静脈瘤・静脈血栓，薬物(promethazine, amantadine)，心因性要素などが挙げられる．このような二次性の RLS の場合，原疾患の治療が重要である(Ekbom, 1960, 1970；塩澤と間野, 1985)．

e)　症　候

患者は，下肢の深い部分で何かが動き，這う感じがすると訴える．おそらく，異常感覚は筋や骨の深さに局在していると考えられる．この異常感覚に伴って，患者は抑えがたい欲望あるいは必要性に迫られ，下肢を動かす．下肢を動かせば異常感覚は消失するが，休息することにより速やかに再燃する．もし，下肢を動かさないようにすると，下肢をたびたび不随意に飛びはねさせる．この病態は昼間にも起こるが夜になると悪化する．ほとんどは夜のみ(特に就寝時)に訴える患者が多い．このような異常感覚により，部屋の中を夜間は歩き続ける患者がいる．このために，患者は持続性の不眠症に悩まされる．RLS は覚醒の状態により修飾された感覚障害と考えられる．RLS に付随する病態として以下のものがある．(1) periodic leg movement of sleep(PLMS)は下肢の知覚障害を伴わない睡眠時の周期的な下肢の不随意運動であるが，軽睡眠時にみられるものである．PLMS のために入眠障害が生じる．(2) 覚醒時のジスキネジア(dyskinesias while awake；DWA)がみられることがある．これは，多くの場合，安静時に増強する傾向がある．

f) 診 断

臨床的な症状が正確に把握できない場合はpolysomnogram(PSG)を施行することが診断上有用である．PSGでは入眠時および軽眠時に半律動的あるいは周期的な脚運動(≒PLMS)が記録される．これはstage 1, 2の軽睡眠で出現が多く，stage 3, 4では出現頻度は減少あるいは消失する．レム睡眠では通常出現しない．PLMSのPSGでの特徴および診断基準は以下のとおりである．(1) 0.5〜5秒持続する筋収縮が繰り返しみられる．(2) 筋収縮の出現間隔は20〜49秒．ただし5秒以下あるいは90秒以上の間隔で出現した筋収縮はPLMSのグループに含めない．(3) 最低4回以上の連続する筋収縮の出現が必要である．(4) 筋収縮は数秒から数時間持続して出現する．(5) PLMSの出現時には脳波上覚醒反応(K-complexとα波の5秒以上の出現)がみられ，心拍数の増加，血圧上昇を伴う(野沢，1993)．

RLSの病歴・症候がはっきりしている患者ではPSGによる検査は基本的には不要である．治療が速やかに開始されるべきである．もちろん，二次性RLSの鑑別が重要であることはいうまでもない．

g) 治 療

First classの選択薬はドパミンアゴニストである．特発性RLSの治療の第一選択はcarbidopa-levodopa合剤の投与である．これは95％の患者に有効とされている．就寝時，50 mgより開始し，副作用がなく，効果が十分でない場合は3日ごとに50 mgずつ増量していく．200〜400 mgまで増量も可能である．carbidopa-levodopa合剤の問題点は，(1) 不十分な半減期，(2) 感受性に対するリバウンド，(3) RLSの増大である．(1)，(2) は最も多い問題であり，早朝起床時にRLSの症状が出現することになる．これに対してはcarbidopa-levodopa合剤を覚醒時に50〜100 mg投与するか，就寝時にcarbidopa-levodopaの徐放剤を用いるとよい．ただし，徐放剤の使用はRLSの増大を約75％の患者に生じる．最初は深夜に症状が出現していたものが夕方にも訴えるようになる．徐放剤の減量でRLSの増大は48時間以内に寛解し，もとのレベルにまで症状がもどることが多い(Christopher, 1997)．

Carbidopa-levodopa合剤の副作用に患者が耐えきれない場合はドパミンアゴニストであるペルゴリドかブロモクリプチン，タリベキソールなどに切り替える．わが国では初めてドパミン系賦活薬をRLS治療に用いたのは網野らである(網野，1994)．まずペルゴリド100 μgを就寝時，内服させる．効果が現れるか，副作用が出現するまで3日ごとに50 μgずつ同剤を増量していく．多くの患者は150〜250 μgで効果が現れるが，ときには，500 μgまで増量が必要とされることがある．もしペルゴリドの副作用が生じた場合，効果があったとしてもブロモクリプチンなどの他のドパミンアゴニストに変更してみる．こういった場合，多くのケースでは変更したドパミンアゴニストでも同様の副作用が生じることが多い．

Second classの選択薬はオピエートである．オピエートに関しては効く患者もいれば効かない患者もいる．改善はドパミンアゴニストに比べ弱いことが多い．しかし，オピエートはドパミンアゴニストと併用することで，ドパミンアゴニストの投与量を副作用を生じない程度まで減量できることがある(Christopher, 1997；網野，1994)．

Third classの選択薬剤としてはクロナゼパムである．かつてはfirst classの薬剤であったが，現在では，ほとんど適応がない．おそらくクロナゼパムを含めてベンゾジアゼピン系の薬剤は鎮静作用によって患者が症状を認知できなくしているだけで，鎮静に対して耐性をもてば症状が再び出現してくるであろう(塩澤と間野，1985)．RLSには睡眠薬，特にバルビツール系薬剤は好ましくない．なぜなら朦朧状態となり，芋虫のように歩けなくなり，蟻走感(むずむず感)が解消できないからである(塩澤，1994)．

h) 予 後

症状は自然寛解する場合もあれば，治療に抵抗し数十年にわたって続くものもあり，症例ごとに異なる．本病態は潜在患者も多く，一般内科医が慢性不眠の原因として診断・管理・治療をすることが必要であることを付記させていただく．〔新田清明・塩澤全司〕

文献

網野章由, 1994：Restless legs 症候群に対するドーパミン系賦活薬の治療効果. 神経治療学 11：371-375.
Christopher JE, 1997：Diagnosing and treating restless legs syndrome. Sleep Medicine Review, vol IV, no 1, p 3.
Ekbom KA, 1960：Restless legs syndrome. Neurology 10：868-873.
Ekbom KA, 1970：Handbook of clinical neurology (ed. By Vinken PJ, Bruyn GW), vol 8, Part II, pp 311-320, North-Holland, Amsterdam.
Hening W, 1998：Restless Legs Synd., Hilight of the movement disorder Society's 5th International Congress Parkinson's disease and movement disorder. Lilly Neuroscience (CD-ROM).
野沢胤美, 1993；脳波とポリソムノグラフ. 日本臨床 51：2879-2885.
塩澤全司, 間野忠明, 1985：Restless legs 症候群. 臨床精神医学 14：595-600.
塩澤全司, 1994：内科疾患と睡眠薬. 治療学 28：975-981.

5.1.7 睡眠に伴う周期性四肢運動（PLM）

睡眠中の周期性四肢運動（periodic limb movements；PLM）は周期的に反復持続する不随意運動を特徴とし，主として足の背屈と第一趾あるいは全趾の背屈に膝関節と股関節の屈曲として観察される．この運動は上肢にも出現し，夜間の睡眠障害となり，不眠あるいは日中過眠の原因となる．

a）歴史

PLM は睡眠中に主として一側あるいは両側の下肢に一定の周期で出現することを特徴とするが，以前は夜間ミオクローヌス（nocturnal myoclonus）と呼ばれていた．夜間ミオクローヌスなる用語は Symonds (1953) により初めて用いられた．彼は睡眠中に出現した下肢の間代性不随意運動に対して夜間ミオクローヌスなる用語を用いて，一種のてんかん現象であるとした．しかし彼の報告した症例のなかには，むずむず脚症候群（restless legs syndrome），入眠期ミオクローヌス（hypnic myoclonus, sleep starts），ミオクローヌスてんかん，いわゆる PLM などの病態の異なった種々の疾患が含まれていることが明らかになった．Lugaresi ら(1966)は初めて睡眠ポリグラフィを用いて夜間ミオクローヌスを観察し，この不随意運動は 25〜30 秒周期で入眠後睡眠 stage 1-2 に出現し，しばしば K-complex や紡錘波を伴い，不眠症の原因になることを明らかにした．

その後この不随意運動と睡眠・覚醒障害との関係についての多数の研究論文が発表され，sleep related periodic myoclonus（Guilleminault ら，1975），periodic nocturnal myoclonus（Coleman ら，1982）として報告された．しかし Lance(1978)はこの不随意運動はミオクローヌスより動きが遅いことより，この現象をミオクローヌスと呼ぶのは，不適当であるとし，sleep related movement あるいは periodic sleep movement なる用語を提唱した．その後 Coleman もミオクローヌスの用語は不適当であるとし，periodic movement in sleep としてその病態について検討していることを明らかにしている．

その後は periodic leg movement（Wechsler ら，1986；Guilleminault ら，1987）として報告された．しかし，1979 年に Association of sleep disorders centers (ASDC)より提案された睡眠・覚醒障害の分類と診断基準では nocturnal myoclonus の用語が使用されていたこともあり，最近まで PLM と myoclonus の二つの用語が用いられていた．しかし 1990 年，アメリカ睡眠障害センターが中心となり，日本睡眠学会，ヨーロッパ睡眠学会，南米睡眠学会などが協力して作成した睡眠障害の国際分類では周期性四肢運動障害（periodic limb movement disorder）として扱われている（野沢，1989）．periodic limb movement なる用語は，この不随意運動は下肢のみならず上肢にも出現することより用いられている．

b）診断と睡眠ポリグラフィ検査

1) **PLM の導出** PLM の診断には日常の睡眠ポリグラフィ検査において脳波，眼球運動，おとがい筋筋電図に加えて左右の前脛骨筋に電極を装着して導出する．必要に応じて腓腹筋，大腿四頭筋，上腕二頭筋，上腕三頭筋などの上肢筋にも電極を装着する．電極は日常の脳波検査に用いられている銀あるいは塩化銀で作られた盃状電極を用いる．電極の装着の後に被検者に足関節の背屈と底屈を指示して，覚醒状態での筋電図の出現状態を記録しておく必要がある．

睡眠時無呼吸症候群において無呼吸から呼吸の再開する際に下肢の運動が出現することより，PLM との鑑別のためには上記の生体現象の記録以外に呼吸モニターを必ず行う必要がある．

2) PLMの診断基準

PLMの診断基準は，Colemanら(1979)の基準がもとになり，ASDCの睡眠・覚醒障害分類(1978)および睡眠障害の国際分類(1990)で修正が加えられた．その後ASDA(American sleep disorders association)より新しい試案が発表された(ASDA，1993)．その診断基準は以下のごとくである(図5.13～5.15)．

① 0.5～5秒持続する筋収縮が繰り返し4回以上連続して出現する．

② 筋収縮の出現間隔は5秒以上，90秒以下である．

③ 筋収縮の振幅は覚醒時に随意収縮で導出された振幅の25%以上である．

④ 左右の前脛骨筋の収縮が同時に出現したとき，および1秒以下の間隔で出現したときは1個の筋収縮とする．

睡眠ポリグラフィより得られた下肢運動は以下のように解析される．

① 下肢運動の総数

② 覚醒反応を伴う下肢運動の総数

③ 覚醒を伴う下肢運動の総数

④ 無呼吸に関連する下肢運動の総数

⑤ 下肢運動指数：総睡眠時間に対する下肢運動の総数(覚醒反応あるいは覚醒を伴う下肢運動，無呼吸に関連する下肢運動などに区別して算出する)

3) 解析上の注意事項

ⅰ) 睡眠stageとPLM： PLMの解析は各睡眠stageに分けて行う．下肢の運動(leg movement；LM)の出現が覚醒時にも出現し，入眠障害の原因にもなることより，覚醒時に出現するLMについても注目する．体動に伴うLMは除外する．

ⅱ) 睡眠時無呼吸を伴うPLM： 無呼吸や低換気から呼吸が再開するときに覚醒反応を伴ってLMが出現するが，無呼吸のみられないときに出現するLMや無呼吸中に出現するLMは無呼吸関連LMと

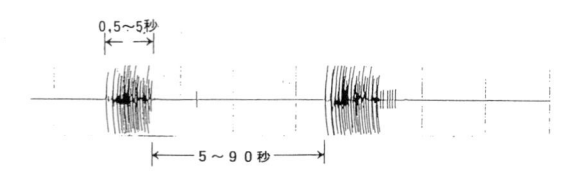

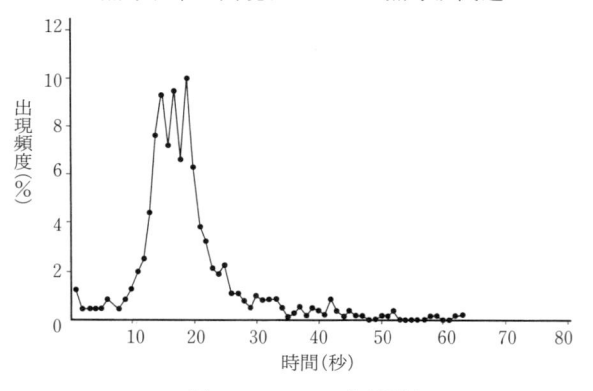

1) 0.5～5秒間持続する筋収縮が繰り返し4回以上連続して，出現する．
2) 振幅は入眠前の随意収縮時に導出された振幅の25%以上ある．
3) 筋収縮は1秒以上の間隔で出現する．

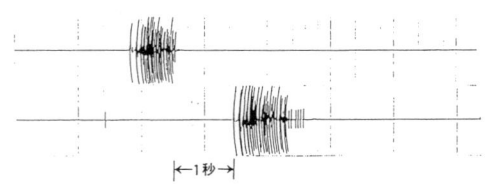

4) 左右の前脛骨筋の筋収縮が同時に出現したとき，および1秒以下の間隔で出現したときは1個の筋収縮とする．

図5.13 PLMの診断基準

図5.15 PLMの出現間隔
約20秒周期で出現する．

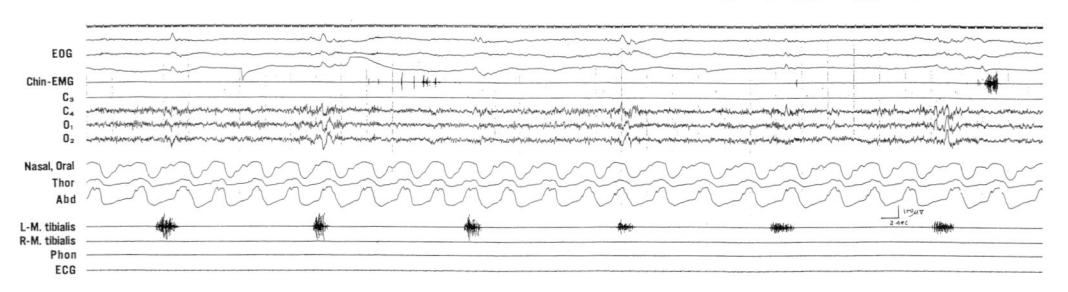

図5.14 左前脛骨筋に18～20秒周期で出現するPLM(PLMの出現に一致して脳波上，覚醒反応がみられる)

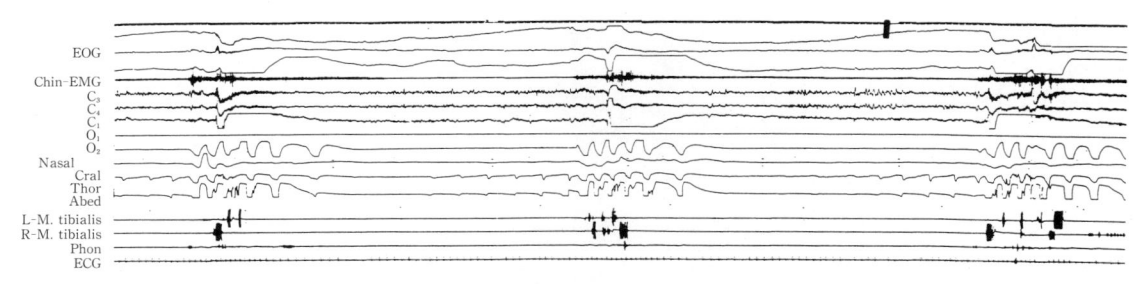

図 5.16 睡眠時無呼吸にみられた呼吸の再開時に出現する下肢の運動

しては扱わない（図 5.16）．

iii）PLM と覚醒反応： 覚醒反応は脳波の瞬間的な一過性の周波数の変化（α 波の出現）やおとがい筋筋電図の振幅の瞬間的増加として確認できる．脳波の周波数の変化は3秒あるいはそれ以上の持続が必要である．ノンレム睡眠では脳波の周波数の変化のみで覚醒反応の判定は可能であるが，レム睡眠では脳波の変化と同時におとがい筋筋電図の振幅増加が必要である．脳波の変化を伴わない K-complex のみの出現は覚醒反応とは判定しない．

c) 睡眠ポリグラフィの特徴

PLM の出現頻度はノンレム睡眠，特に stage 1-2 で出現頻度が高く，stage 3-4 では頻度は減少する．一方 stage REM では通常は出現はみられないが，まれに重篤な症例に出現がみられることが知られていた．しかし PLM の出現と睡眠 stage との関係を検討した報告では，レム睡眠のみならず覚醒時にも PLM の出現のみられることが指摘されている（Pollmacher と Schulz，1993）．その報告によると，徐波睡眠では54％，レム睡眠では69％，覚醒では92％に PLM の出現がみられている．PLM index（1時間あたりの PLM の数）でみると覚醒時，stage 1 で最も高値を示し，stage 2，stage 3+4 と低値がみられ，stage REM は最も低値を示した．この結果は覚醒から睡眠への移行期に PLM が出現しやすいことを示唆している．

以上の結果は PLM の出現頻度（PLM index）を検討する際に睡眠時のみならず覚醒状態での PLM を考慮にいれる必要がある．覚醒時に出現する PLM は入眠障害の原因になる．

PLM の持続時間と睡眠 stage との関係では覚醒状態では最も長く，ノンレム睡眠では覚醒時より短いが睡眠深度には差はなく，レム睡眠で最も持続時間は短い．また PLM の出現間隔は覚醒と stage 1 の間には差がみられないが，レム睡眠で最も出現間隔が長いとされている．PLM の持続時間と覚醒反応との関係では持続時間の長い PLM は覚醒反応を呈しやすく，特に3秒以上の持続ではそれが顕著である．

しかし各睡眠 stage と PLM の持続時間との間には明らかな関係はみられないが，覚醒反応を伴う PLM の出現は stage 1 で最も多く，次に stage 2，stage REM で，stage 3+4 で最も少ないことが報告されている．

PLM の出現は睡眠構築に異常をきたし，不安定な睡眠パターンを示す．PLM の出現は完全な覚醒をもたらしたり，K-complex の出現や，それに続いて，α 波の群発がみられる．Raynal ら（1974）はこの脳波上の所見を K-alpha complexes とよぶことを提唱している（Raynal ら，1974）．PLM と K-alpha の出現の時間的関係には以下の出現様式が知られている．

① K-alpha の出現に続いて，あるいは K-alpha と同時に PLM が出現する．

② PLM の出現の後に K-alpha の出現がみられる．

③ PLM を伴わずに K-alpha が出現する．

PLM と K-alpha には時間的に密接な関係があるが，多くの K-alpha は PLM の出現する前にみられる．このことは PLM が K-alpha の出現の引き金になっているのではないことを示唆している．PLM の治療に L-ドーパを投与すると，PLM は著減するが，K-complex あるいは K-alpha の出現には変化はみられず，むしろ増加することが報告されている．PLM と K-alpha は一定の周期で出現し，K-alpha は PLM を誘発し，覚醒に導くと考えられている．

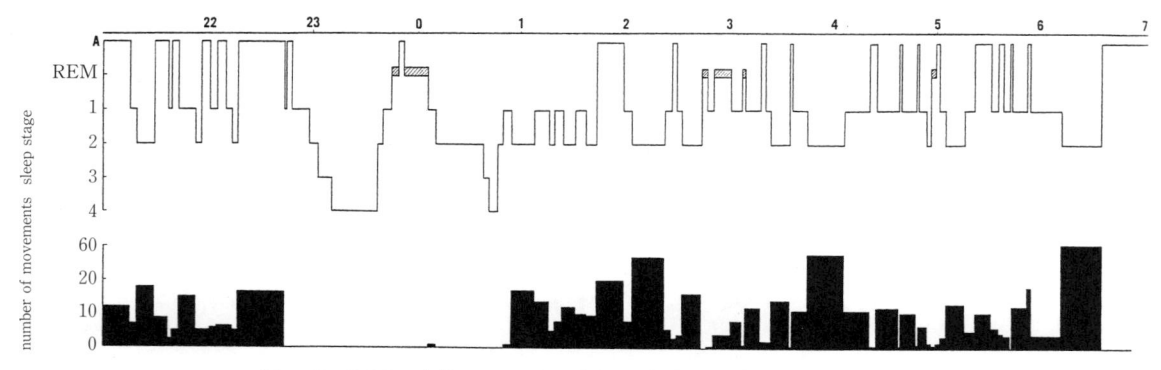

図 5.17　PLM の出現によりたびたび睡眠が中断する不安定な睡眠パターン
PLM はレム睡眠および覚醒時にも出現がみられる.

K-alpha と PLM の周期は交感神経活動の周期に類似する. 睡眠中の周期的な交感神経活動は生命の維持のために環境から個体の安全を守るための "search light" として活動している. PLM の周期的出現は病的状態での生命保護のために交感神経を介して覚醒に導くものと考えられている(Ware, 1985).

PLM の出現により夜間睡眠は中途覚醒によりたびたび中断し, 不安定な睡眠パターンを呈する. また睡眠潜時の延長, 全睡眠時間の減少, stage 3-4 および stage REM の減少とレム潜時の延長がみられる(図 5.17).

d) 鑑別すべき現象

1) 入眠期ミオクローヌス(hypnic myoclonus, sleep starts)　覚醒から睡眠に移行する際に, 瞬間的な筋収縮(持続時間 20〜100 msec)が全身あるいは体の一部にみられる現象で, しばしば鮮明な夢体験や幻覚を伴うことがある. これは誰もが経験する正常な現象である.

2) むずむず脚症候群(restless legs syndrome)
入眠のために臥床するとすぐに前脛骨筋に筋電図が出現する. 筋活動の持続は5秒以上で不規則に出現する. 筋電図は一側から他側に交互に出現し, 拮抗筋の交互の筋収縮が観察される. この現象はあたかも自転車のペダルを踏んでいるような運動である. 自覚的にこのときに下肢に虫が這うような不愉快な異常感覚を伴う.

夜間睡眠の前半に出現し, 睡眠はたびたび中断し, 全睡眠時間の減少, 特に深睡眠の減少が特徴である. しばしば PLM の出現を伴う.

3) 夜間下肢有痛性けいれん(nocturnal painful leg cramps)　夜間睡眠中に突然に腓腹筋に持続性の有痛性れん縮により, 覚醒する. 腓腹筋のれん縮に一致して筋電図の出現がみられるが, 脳波上覚醒反応が観察される前に筋電図が出現する. 健康人にもみられるが, 電解質異常, 血液透析患者, 甲状腺機能低下症などに併発する.

4) painful legs and moving tones　一足あるいは両足の激しい痛みが特徴で, 焼けるような異常感覚を伴うことがある. その際に第一趾の不随意運動を伴うが, この運動は不規則である. この異常感覚は歩いたり, 手で擦っても軽快はしない.

e) PLM と睡眠・覚醒障害

PLM は不眠や日中過眠の原因になる. Guilleminault ら(1975)は不眠症の 140 例中 16 例(9%)に PLM の出現がみられたとしている. Coleman ら(1982)の約 5000 例を対象にした調査では, 不眠症の 12.2%, 日中過眠症の 3.5% が PLM であったと報告している.

PLM の出現する症例において不眠あるいは日中過眠と全く異なる症状を示す説明として PLM の出現頻度と個体側の覚醒閾値が指摘されている. Rosenthal ら(1984)の報告では不眠を訴える症例では入眠後の中途覚醒が多く, その持続時間も長く, 総睡眠時間の減少がみられたが, 日中過眠の症例では短時間の覚醒あるいは覚醒反応により睡眠はたびたび中断し, stage 1 への移行の頻度が多くみられている. また PLM の総数に両者には差はみられなかったが, PLM burst の数は過眠群では不眠群に比して多くの出現がみられ

ている(Rosenthalら，1984)．

また睡眠中の外界からの刺激に対する個体側の覚醒閾も症状の出現の違いになる．刺激としてPLMが出現したときに，覚醒閾値が低く，覚醒時間が長いときには自覚症状として不眠を訴えるが，覚醒閾値が高くPLMの出現にも完全に覚醒することはないが，脳波上覚醒反応によりたびたび睡眠が中断すると日中過眠を訴えるようになる．PLMの治療としてクロナゼパムを投与するとPLMの総数には変化はみられないが，PLMに伴う覚醒や脳波上の覚醒反応の数は減少し，睡眠構築の改善がみられる．このことはクロナゼパムはPLMの出現に影響を与えることなく，覚醒閾値を高めていることを表している(Mitlerら，1986)．しかし，PLMに伴う覚醒反応と加齢には正の相関がみられるが，MSLTや質問表を用いた客観的・主観的評価と睡眠障害とには相関がみられなかったことよりPLMの出現と睡眠・覚醒障害との関係を疑問視する研究もみられる．

f) PLMと疾患

PLMは多くの疾患に併発する．睡眠時無呼吸，ナルコレプシー，睡眠相後退症候群，三環抗うつ剤の服用，慢性腎不全，糖尿病，脊髄疾患，アミロイドニューロパチーなどでの出現が知られている(表5.10)．

尿毒症においては約80％に睡眠・覚醒障害がみられる．その内訳は入眠困難，中途覚醒，日中過眠などである．その睡眠障害の原因としては種々の医学的要因が関与するが，PLMあるいはむずむず脚(restless legs)の出現も大きく関与している．PLMとむずむず脚の出現と血清クレアチニン，尿素窒素など生化学的検査所見との間には関係はみられてはいない(Walkerら，1995)．睡眠時無呼吸，特に閉塞型睡眠時無呼吸(OSAS)においては約40％にPLMの出現のみられることが報告されている．

OSASにみられるPLMでは気管切開やN-CPAP療法により睡眠時無呼吸の改善がみられると，PLMの出現は治療前よりも増加することが知られている．N-CPAP療法中にPLMの出現増加がみられる理由として，N-CPAP療法により無呼吸に伴う睡眠の中断が改善し潜在性のPLMの出現を容易にしたためと考えられている(野沢ら，1995)．

PLMは脊髄疾患にしばしば出現がみられ，頸椎症，腰部打撲，脊髄血管障害，多発性硬化症などでの出現が知られている(Yokotaら，1991；Dickelら，1994)．PLMとむずむず脚の併発は知られているが，PLMの出現がむずむず脚の初発症状として出現することがある．

腰部打撲後の腰椎ヘルニアの初期に，睡眠中にPLMの出現がみられたが，術後は覚醒中，PLMの出現に先んじて下肢の不快な異常感覚の出現がみられた症例が報告されている．

g) 病態

PLMは加齢に伴い出現頻度が高くなる．Bixlerら(1982)が健康成人100例を対象に検討した結果では，30歳以下では出現はみられず，30～49歳では2例(5.2％)，50歳以上では9例(29％)にみられている．

PLMの出現機構に関してはSimonds(1953)がてんかん類似現象として報告以来，種々の説がなされている．脊髄，脳幹の中枢神経に責任を求める説や交感神経や末梢循環障害の指摘もされている．

PLMの出現周期が呼吸，心拍数，髄液圧の周期性変動に類似することより，脳幹網様体の関与が考えられている．Blink reflexで通常みられる反応(R1, R2)以外に第三，第四の反応がみられることより，橋あるいはさらに吻側の興奮性の高まりが指摘されている(Wechslerら，1986)．体性感覚誘発電位や聴覚脳幹反応を用いての検討では異常は指摘されていない．

PLMはバビンスキー(Babinski)徴候に類似した下肢の運動を呈することより，錐体路の異常との関連が

表5.10 PLMのみられる疾患

脊髄疾患
　外傷
　変形性脊椎症
　脊髄血管障害
　多発性硬化症
末梢神経障害
　糖尿病
　アミロイドーシス
血管疾患
　貧血
　白血病
慢性関節リウマチ
スティッフマン症候群
ハンチントン舞踏病
筋萎縮性側索硬化症

指摘されているが，H波の出現閾値の低下がみられ，痙性麻痺と同様の出現を呈することが報告されている．しかし磁気刺激装置を用いて vertex (頭蓋頂)を刺激し，錐体路の機能を睡眠時と覚醒時についての検討した結果では異常はみられていない(Smith ら，1992)．

PLM とむずむず脚症候群の病態は中枢神経のドパミン系の異常によるとの説がみられる．中枢神経系のドーパの遊離を抑制する γ-hydroxybutyrate (GHB)を投与すると夜間の睡眠の前半で PLM の出現増加がみられ，後半では出現の減少がみられる．この相反する現象は，GHB 投与直後はドパミンの遊離抑制とドパミン合成の促進，貯蔵の増加をきたし，その後，合成，貯蔵されたドパミンの遊離により，ドパミンニューロンの活性により PLM の出現が抑制されると考えられている．

交感神経は 20～40 秒の周期をもって活動しているが，この周期は PLM の特徴と類似していることより，PLM の出現には交感神経，特にカテコールアミンの関与が考えられている．この事実として三環抗うつ剤の投与や睡眠時無呼吸などにおいて PLM の出現が知られているが，これらの状態ではともにカテコールアミンの高値が指摘されている．また加齢とともに PLM の出現が増加するが，加齢によりカテコールアミンの増加が知られている．

一方，一般にはレム睡眠で PLM の出現が減少するが，レム睡眠ではカテコールアミンは低下する．また治療としてオピオイドが有効であるが，オピオイドはカテコールアミンの遊離を抑制することが知られている．末梢血管収縮を伴う PLM の症例に α-ブロッカーの投与で効果のあることが報告されているが，α-ブロッカーは交感神経系の作用を抑制することにより，末梢には血管の拡張と，中枢には周期的運動を抑制するものと考えられる．

一方，むずむず脚症候群にしばしば覚醒時に筋れん縮や PLM の出現がみられる．この不随意運動の出現様式を大腿四頭筋，大腿二頭筋，前脛骨筋，腓腹筋に表面電極を装着して，筋れん縮の波及状態を検討した結果では，筋れん縮は大腿四頭筋から大腿二頭筋，前脛骨筋，腓腹筋へ，あるいは対側の大腿四頭筋への波及がみられた．また前脛骨筋から大腿四頭筋へと遠位筋から近位筋への波及もみられている．すなわち，筋れん縮の波及は腰髄髄節(L 3-4)支配の筋から仙髄髄節(S 1-S 2)支配の筋への波及，あるいはその逆方向への波及を示し，その筋れん縮の持続時間(0.67～5.71 秒)，隣接の髄節への波及時間，周期性よりその起源を脊髄に求めている(Trenkwalder ら，1996)．

また PLM は種々の原因による脊髄障害で出現がみられることからも，脊髄にその発現機構の存在が考えられている．脊髄損傷例にレム睡眠に優位に PLM の出現のみられたことより，通常はレム睡眠にみられる中枢からの脊髄への抑制系の障害を考えている(Dickel ら，1994)．レム睡眠にみられる筋緊張消失は青斑核 α と peri α からの下行性ニューロンが前角に至り，前角を抑制することにより発現する．ネコの青斑核を破壊すると筋緊張はみられず，頭部や下肢の運動の出現と，さらに起き上がってその場を移動する異常行動がみられることが知られている(野沢ら，1990)．脊髄損傷においては中脳からの抑制系の作用が脊髄レベルで分離した結果 PLM が出現すると推定されている．

h) 治 療

PLM の治療として種々の薬剤の投与が試みられている．現在用いられている薬剤としては，ベンゾジアゼピン(クロナゼパム，ニトラゼパム)，ドパミン作動薬(L-ドーパ，ブロモクリプチン，ペルゴリド(pergolide))，オピオイドなどの有効性が報告されている(Mitler ら，1986；Montplaisir ら，1986；Kavey ら，1988；Earley と Allen，1996)．

そのなかでもベンゾジアゼピン系の薬剤，特にクロナゼパムの有効性が知られている．入眠前に 0.5～2.0 mg のクロナゼパムの投与が試みられている．しかしクロナゼパムは PLM に伴う覚醒や覚醒反応は減少させるが，PLM の出現頻度には変化はみられなかったとの報告もみられる．ベンゾジアゼピン系の薬剤は呼吸中枢の抑制作用もあることより，睡眠時無呼吸を憎悪させることがあるので使用には注意が必要である．また高齢者の使用にも注意する．

L-ドーパの 50～100 mg を入眠前に服用することによりその有効性が報告されている．しかし，初回投与

には副作用の出現も考慮にいれて少量より開始し，漸増するのが望ましい．オピオイドは薬物依存を生じることより，この使用にあたっては他の薬剤が無効の重症例に限るように注意が必要である．その他，カルバマゼピンやビタミン B_{12} の使用も試みられ，その効果が報告されている．

PLM の発現機構は明らかではないが，すでに述べたように PLM には症候性と特発性に分類可能である．ナルコレプシーや睡眠時無呼吸，腎不全，脊髄損傷，アミロイドーシスは前者に属するが，原疾患の初発症状として PLM が出現することがあるので注意が必要である．　　　　　　　　　　　〔野沢 胤美〕

文　献

Coleman RM, Roffwarg HP, Kennedy SJ, Gulleminault C, et al, 1982：Sleep-wake disorders based on a polysomnographic diagnosis. JAMA 247-1003.

Dickel MJ, Renfrow SD, Moore T, Berry RB, 1994：Rapid eye movement sleep periodic leg movements in patients with spinal cord injury. Sleep 17：733-738.

Earley CJ, Allen RP, 1996：Pergolide and carbidopa/levodopa treatment of the restless legs syndrome and periodic leg movements in sleep in a consecutive series of patients. Sleep 19：801-810.

Kavey N, Walters AS, Hening W, Gidro-Frank S, 1988：Opioid treatment of periodic movements in sleep in patients without restless legs. Neuropeptides 11：181-184.

Mitler MM, Browman CP, Menn ST, Gujavarty K, et al, 1986：Nocturnal myoclonus：Treatment efficiency of clonazepam and temazepam. Sleep 9：385-392.

Montplaisir J, Godbout R, Poirier G, Bedard MA, 1986：Restless legs syndrome and periodic movements in sleep：Physiopathology and treatment with L-Dopa. Clin Pharmaco 19：456-463.

野沢胤美，1989：睡眠に伴う周期性運動と睡眠―覚醒障害．臨床脳波 31：335-342.

野沢胤美，井田雅祥，塩沢瞭一，江部　充，1990：REM 睡眠中に異常行動を呈した症例の治療前後の睡眠ポリグラフの検討．臨床脳波 32：313-319.

野沢胤美，鈴木　衛，武井直樹，他，1995：閉塞型睡眠時無呼吸症候群の N-CPAP 前後の PSG の検討．臨床脳波 5：309-314.

Pollmacher T, Schulz H, 1993：Periodic Leg Movement：Their relationship to sleep stage. Sleep 16：572-577.

Raynal D, Montplaisir J, Dement WC, 1974：K-alpha events in hypersomniacs and normals. Sleep Res 3：44.

Rosenthal L, Roehrs T, Sicklesteel J, Zorick F, et al, 1984：Periodic movements during sleep, fragmentation and sleep-wake complaints. Sleep 7：326-330.

Smith RC, Gouin PR, Minkley P, et al, 1992：Periodic limb movement disorder is associated with normal motor conduction latencies when studied by central magnetic stimulation-successfull use of a new technique. Sleep 15：313-318.

The ASDA Atlas Task Force, 1993：Recording and scoring leg movements. Sleep 16：749-759.

Trenkwalder C, Bucher SF, Oertel WH, 1996：Electrophysiological pattern of involuntary limb movements in the restless legs syndrome. Muscle and Nerve 19：155-162.

Walker S, Fine A, Kryger MH, 1995：Sleep complaints are common in a dialysis unit. Am J Kidney Dis 26：751-756.

Ware JC, 1985：Nocturnal myoclonus：possible mediation by the sympatyhetic nervous system. Sleep Res 14：24.

Wechsler LR, Stakers JW, Sahani BT, Busis NA, 1986：Periodic leg movements of sleep (nocturnal myoclonus)：an electrophysiological study. Ann Neurolo 19：168-173.

Yokota T, Hirose K, Tanabe H, Tsukagoshi H, 1991：Sleep-related periodic leg movements (nocturnal myoclonus) due to spinal cord lesion. J Neurol Sci 104：13-18.

5.2 外在因性睡眠障害

5.2.1 アルコール依存睡眠障害

アルコールには中枢神経抑制作用があり、適量の飲酒は入眠を促進し、主観的な熟睡感を増やすので古くから睡眠薬としてよく用いられてきた。実際、われわれが久留米大学睡眠障害クリニック受診者に対して行った調査(西田ら, 1989)では、睡眠薬の服用に対する不安が強いために、睡眠薬の代わりにアルコールを飲んでいる人が予想以上に多かった。しかし、一方、不眠の解消を目的に用いていたアルコールが不眠の原因になることも少なくない。

睡眠障害国際分類(ICSD, 1990)では、アルコールが原因で出現する睡眠障害として外在因性睡眠障害のなかのアルコール依存睡眠障害と精神障害に伴う睡眠障害のなかのアルコール症があげられている。そこで本節ではこの二つの睡眠障害について述べる。

a) アルコール依存睡眠障害

1) **臨床症状**　アルコールを就寝時の催眠剤として少なくとも30日間以上は常用しており、中断すると入眠障害などの著しい不眠を生じる。アルコールを毎晩飲む限り、睡眠症障害はほとんど認められない。著明な生理学的耐性あるいは依存は伴わないで、アルコールに対する精神依存を有することが多い。しばしば患者は夢から突然覚醒すると訴え、アルコールの血中濃度が減少していく睡眠の後半で覚醒する。

2) **有病率**　この障害はまれである。

3) **発症年齢**　40歳以後に増加する。

4) **性比**　明らかにされていない。

5) **家族的発現様式**　明らかにされていない。

6) **合併症**　まれであるが、アルコール依存症を合併するときがある。睡眠時無呼吸症を合併していることも多く、飲酒が睡眠時無呼吸を悪化させる。

7) **睡眠ポリグラフ所見**　睡眠段階3と4の増加、レム睡眠の分断化とレム活動のいくらかの増加を示す。アルコールの血中濃度が減少していく睡眠の後半において特に覚醒と睡眠段階の移行が頻回となる。

8) **他の検査所見**　体液の検査あるいは呼気検査でアルコールがみつかる。重症例においては、肝機能検査がアルコール性肝炎の所見を示すことがある。

9) **鑑別診断**　慢性アルコール依存症と鑑別しなければならない。アルコール依存症における飲酒様式、すなわち覚醒時にずっと飲み続けることは本障害では伴っておらず、社会的、職業上の適応、身体的健康あるいは家庭関係については問題を起こさない。

10) **診断基準**　ICSD(ICSD, 1990)での診断基準は以下のとおりである。

   A. 不眠の訴え。
   B. 就寝時のアルコールの飲用をやめると、それに伴ってそのつど不眠が訴えられる。
   C. 少なくとも30日以上、睡眠をとることを目的としてアルコールが毎日飲まれていなければならない。
   D. アルコールを飲んでいる間の睡眠ポリグラフ検査は、次のことを示す。
   ① アルコールの血中濃度が低下する夜間の後半で、特にレム睡眠の間にしばしば覚醒する。
   ② 徐波睡眠の比率の増加。
   ③ アルコールの離脱時に覚醒の回数の増加と持続の延長を伴って、より著しい睡眠の中断が起こる。
   E. 不眠を起こす医学的あるいは精神医学的障害の証拠がないこと。この障害はアルコール依存症と区別されなければならない。
   F. 不眠の訴えを一次的に起こす他の睡眠障害の診断基準に合致しないこと。

なお、これらのうちA、B、Cの3項目が最小限基準とされている。

11) **治療**　薬物療法としては入眠障害の訴えが最も多いため、超短〜短時間型のベンゾジアゼピン系および類似睡眠薬であるトリアゾラム、ゾピクロンやブロチゾラムなどを用い、アルコールとの併用を禁

止する．性格的に睡眠薬に依存しやすい傾向があるため投与2～3か月後より漸減し，可能であれば中止する．また，バルビツール酸系睡眠薬は依存形成を起こしやすく，アルコールとの薬物相互作用によるリスクが大きいために原則的には投与しない．

一方，午後の運動などで日中の高い活動性を維持させ，夜間に良質な睡眠をとるなどの睡眠衛生を教育することが大切である．

b) アルコール症に伴う睡眠障害

1) 臨床症状　同じ量の飲酒を続けていくうちにアルコールに対する耐性が生じ，しだいに寝付きが悪くなり，しかも起床時の回復感を伴わなくなり，悪夢や多夢が加わり夜間の覚醒が増加し，不眠を自覚する．また，大量飲酒の間欠期に過眠が出現し，昼間の通常の社会的活動に参加できなくなるだけでなく，酩酊状態での異常な言動のためにさまざまな不適応現象を呈することが多くなる．さらに，飲酒によって睡眠時無呼吸や夢中遊行，寝言，歯ぎしりなどの睡眠時異常行動が増悪する．

アルコール症にみられる著明な睡眠障害は，急激に断酒したときの離脱に伴う不眠である．断酒直後より入眠困難や多夢が増加し，離脱1～2日目から不眠に加え，四肢の振戦，発汗などの自律神経症状が出現する．恐怖感を伴う身体感覚性の幻覚が入眠時に増強し，そのために入眠が妨害されることもある．離脱2～3日目の夜から振戦せん妄へ移行した場合は，全身の粗大な振戦，意識障害，見当識障害，小動物幻視などの感覚性の幻覚，錯覚，不安，焦燥感，精神運動興奮や著しい不眠を呈し，数日からまれには1週間以上も続く．振戦せん妄はしばしば終末睡眠と呼ばれる，行動的には長くて深い睡眠を経て終了する．

急性離脱症状を経た後も1～2か月あるいはそれ以上にわたって入眠障害や中途覚醒を特徴とする不眠，不安，自律神経症状などを訴え，それに続いて抑うつ気分が生じることがあり，そのためにこの時期に再飲酒が始まることが少なくない．

2) 有病率　米国ではアルコール乱用は成人飲酒人口の約10％に，わが国では3.6％(河野，1985)に生じるとの報告がある．

3) 発症年齢　アルコール症はどの年齢からでも発症するが，通常成年期の早期に始まることが多い．

4) 性比　男性で多くみられる．

5) 家族的発現様式　アルコール症は強く家族性に出現するが，アルコール症に伴う睡眠障害が家族性に生じる傾向があるという証拠はない．

6) 合併症　睡眠時無呼吸症を合併している率が高い．また，しばしば夜驚，夢中遊行，寝言，歯ぎしりや悪夢などの睡眠時異常行動を伴う．うつ状態を合併することもある．

7) 睡眠ポリグラフ所見

i) 飲酒継続時のポリグラフ所見：　アルコール飲酒時は睡眠は分断化し，覚醒反応や中途覚醒の増加および徐波睡眠の減少を認める．また，睡眠段階の変化が頻回に起こり，しばしばそれに伴って体動が増す．

ii) 離脱早期のポリグラフ所見：　Grossら(1966)やGreenbergら(1967)によって，1960年代に行われたアルコール依存症者の離脱早期の睡眠ポリグラフ検

表5.11　慢性アルコール依存症者の睡眠ポリグラフ検査所見：健常者との比較(小鳥居ら，1996)

報告者	対象数	断酒期間	レム睡眠出現率	徐波睡眠出現率	覚醒時間
離脱早期					
Grossら (1966)	4	0～4日	↑	↓	↑
Greenbergら (1967)	14	0日	↑	→	↑
Kotoriiら (1980)	13	1～5日	→～↓	↓	↑
断酒継続時					
Adamsonら (1972)	10	1～2年	→	↓	→
Lesterら (1973)	17	3週以上	↑	↓	→
Snyderら (1984)	126	24日	→	→	－
Gillinら (1986)	11	8日～4月	－*	↓	↑
Gillinら (1991)	31	17日	－**	↓	↑

*半数はレム潜時が45分以内と短縮．**第1レム期のレム密度の増加．

査に関する研究によると，振戦せん妄中の睡眠は中途覚醒の増加，睡眠段階の移動の増加と浅眠化，レム睡眠の増加，睡眠段階1の増加，徐波睡眠の減少，入眠潜時の延長，睡眠時間の短縮を認めている(表5.11)．特にレム睡眠が異常に増加するという所見は強調されており，100％を占めた例も報告されている．

一方，Kotoriiら(1980)は，13名のアルコール依存症患者を対象に断酒から1〜5夜の睡眠ポリグラフ検査を行った．このうち振戦せん妄へ移行したものは6名であった．ほとんどの症例で中途覚醒および睡眠段階1が増加し，徐波睡眠が著しく減少ないし消失しており(表5.12, 5.13)，その傾向は特に振戦せん妄へ移行した群で強かった．レム睡眠に関しては明らかに増加している者はなく，せん妄出現群では15％以下と減少しているものが多かった(表5.12)．この研究では振戦せん妄時の記録は行っていないが，その直前では少なくとも振戦せん妄中にレム睡眠が著しく増加しているというGrossら(1966)やGreenbergら(1967)の所見とは異なっていた．最近の研究結果は，離脱急性期にレム睡眠が著しく増加しているという所見には否定的である．

ところで，睡眠段階1に類似した脳波が出現しながら，レム睡眠中に出現する急速眼球運動(REMs)が多発し，同時におとがい筋に持続性の放電を伴う特異な

表5.12 振戦せん妄発現群の離脱時および断酒継続時の睡眠ポリグラフ検査所見(Kotoriiら, 1980)

症例	断酒日数	総睡眠時間(分)	徐波睡眠(%)	レム睡眠(%)	St. 1-REM (%)
HY	1	62	0	0	0
	2	334	3.3	2.1	13.8
	3	201	5.5	11.0	24.4
	4	40	0	0	90.0
	90	344	3.8	23.0	0.6
KH	1	362	0	14.2	14.9
ES	1	298	0	7.7	1.6
	2	167	0	0	5.4
	42	370	0.1	12.8	1.0
KK	1	63	0	1.6	0
	2	155	0	11.6	1.3
	50	274	0.4	25.2	0.8
TS	1	291	0	11.3	0
	2	280	0	15.3	0
	3	75	0	0	0
	70	331	0	29.9	3.3
KS	1	326	0	6.5	0

表5.13 振戦せん妄非発現群の離脱時および断酒継続時の睡眠ポリグラフ検査所見(Kotoriiら, 1980)

症例	断酒日数	総睡眠時間(分)	徐波睡眠(%)	レム睡眠(%)	St. 1-REM (%)
FS	1	341	0	33.7	10.9
	2	340	0	21.8	17.1
	5	338	2.1	25.7	14.2
	30	336	0.1	13.9	6.3
MY	1	83	3.6	0	20.0
	60	373	0	6.7	6.0
OY	1	331	1.2	15.7	0
	2	208	6.3	14.9	1.9
	4	257	4.7	13.6	0.6
	60	331	0	15.4	0.6
SK	1	397	0.5	12.9	0.3
UK	1	395	15.7	18.2	0
	2	395	17.2	16.5	0
YS	1	336	3.3	5.4	0
	2	298	3.7	3.7	0
	4	303	9.9	15.8	0
FK	1	115	0	0	0
	2	376	9.8	23.4	0
	3	420	3.3	27.4	0

睡眠パターン(Tachibanaら(1975)によって stage 1-REM with tonic EMGと呼ばれたもので，以下 stage 1-REMと記す)がせん妄出現群と非出現群にそれぞれ4名に観察された(図5.18)．この特異な睡眠パターンの出現率は個人間や記録夜間で差があったが，1例ではせん妄出現前夜の短い睡眠の大部分を占めていた．アルコール依存症者の離脱期の睡眠は，睡眠の質や量，睡眠行動の異常にとどまらず，こうした特異的ともいえる異常な睡眠ポリグラフ所見が認められることが少なくない．

iii) 終末睡眠のポリグラフ所見： 振戦せん妄に引き続いて深く長い睡眠に移行し，自然に覚醒すると意識は鮮明になり，正常に回復することがある．この睡眠は終末睡眠と呼ばれ，少々の刺激では覚醒しないほどに眠りは深い．

Nakazawaら(1981)とKotoriiら(1982)は14名の終末睡眠のポリグラフ検査を行った結果，行動的な眠りは全員で深く，なかには22時間にも達するなど睡眠時間も長いものが多かった(表5.14)．しかし，徐波睡眠は著しく減少ないしは消失し，睡眠段階1および2が増加し，年齢をマッチさせた健常者と比較すると，これらの測定値には統計学的に有意差があった．したがって，深い行動的眠りとポリグラフ所見には明

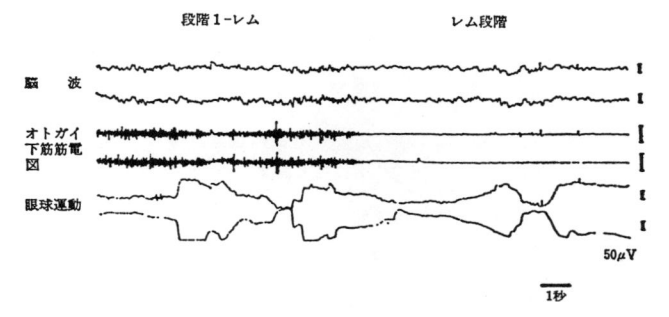

図 5.18 アルコール依存症(51歳,男性)のアルコール離脱時の睡眠ポリグラフ記録
stage 1-REM(左側)からレム睡眠(右側)への移行時のもの.

表 5.14 終末睡眠のポリグラフ検査所見(Kotorii ら,1980)
下段はその平均値を同年齢の健常者の平均値と比較したもの.

症例	総睡眠時間(分)	段階1(%)	段階2(%)	段階3(%)	段階4(%)	段階3+4(%)	レム睡眠(%)	1-レム+2-レム(%)	睡眠周期
YN	1343	15.6	61.3	0.1	0	0.1	19.4	3.6	83
SM	693	5.2	75.7	0.2	0	0.2	18.8	0.1	61
TY	670	8.4	80.8	0.2	0	0.2	10.6	0	118
KSa	539	8.5	60.3	0.6	0	0.6	28.8	1.7	68
KA	331	16.6	64.2	0	0	0	11.5	7.7	58
HY	247	8.4	78.0	0	0	0	11.8	1.9	88
HK	460	2.4	75.6	10.1	1.5	11.6	10.2	0.3	81
TS	232	9.2	58.0	12.2	0	12.2	14.0	6.6	96
ToY	268	41.0	38.6	0.1	0	0.1	20.2	0	77
YK	665	45.8	41.6	2.3	0	2.3	4.3	6.0	72
TYa	543	24.4	64.9	0.1	0	0.1	7.1	3.5	—
KSo	411	3.7	94.8	0.9	0	0.9	0.5	0.1	—
JK	330	32.5	65.4	0	0	0	0	2.1	—
TO	200	2.7	70.6	16.9	0	16.9	0	9.9	—

	総睡眠時間(分)	段階1+2(%)	段階3+4(%)	レム睡眠(%)	1-レム+2-レム(%)
終末睡眠	495.1+287.1	82.4+ 9.3**	3.2+5.5**	11.2+8.3**	3.1+3.3
健常者	352.1+ 56.9	68.8+10.6	12.7+8.1	18.6+4.1	0+0

*$p<0.05$, **$p<0.01$.

らかに解離が認められた.また,2名を除いて stage 2-REM が多少なりとも認められた.

ところで,レム睡眠が全く出現しなかったものや,レム睡眠は出現したものの睡眠周期が保たれていなかった計4名では,終末睡眠と思われた睡眠の後も引き続いて軽いせん妄が持続し,その後に終末睡眠を経て振戦せん妄から脱した.したがって,レム睡眠が規則的に出現した睡眠,すなわち正常な睡眠周期を有したもののみが終末睡眠であり,それ以外の正常な睡眠周期がみられなかったものは,睡眠に似た意識障害が主であったものと考えられた.睡眠と意識障害を区別す

る生理学的な特徴のひとつは,睡眠周期が存在するか否かにあるといわれている点でも合致する.

iv) 断酒継続中のポリグラフ所見: アルコール依存症者の断酒1~2週間後の睡眠は,断酒直後のものに比べて睡眠の分断や stage 1-REM の出現は徐々に減少し,自覚的な睡眠感も改善している.しかし,なかには1~2か月あるいはそれ以上も不安,不眠,自律神経症状を訴え,引き続いて抑うつ症状を呈し,それが再飲酒の原因となっていることがある.断酒継続中の夜間睡眠のポリグラフ記録による研究結果は,徐波睡眠の出現率が長年にわたって減少しているとい

う点ではほぼ一致している(表5.11〜5.13).

Ishibashi ら(1987)は,著明な不眠がみられず,中枢神経作用薬物が投与されていない9名のアルコール依存症者を対象にして,断酒から10日後,90日後,180日後に睡眠ポリグラフ検査を行った.その結果,総睡眠時間はほぼ正常であったが,徐波睡眠は断酒10日目では6名で全く出現せず,残りの3名でもわずかしか出現していなかった(表5.15).さらに,90日後,180日後も徐波睡眠は全員が3%以下という低い出現率しかなかった.Adamson ら(1973)は断酒から1〜2年にわたって徐波睡眠は減少を続けていたと報告し,また,Wagman ら(1974)も徐波睡眠が正常に回復するには約4年という長い期間が必要であると述べており,徐波睡眠の減少は不可逆性の変化である可能性が考えられる.

さらに,Ishibashi ら(1987)は,レム睡眠に関しては出現量はほぼ正常であったが,10日後の検査では前半に優勢に出現したり,レム睡眠潜時が短縮するなどサーカディアンリズムの位相前進を示唆する所見を認めている.Gillin ら(1986)は断酒から1週,4週,3か月後の時点で睡眠ポリグラフ検査を行い,平均レム潜時はそれぞれ68,55,46分と短縮傾向にあり,しかも半数は45分以下であったと報告しており,Ishibashi ら(1987)の結果と一致している.

8) 病態生理 Gross ら(1966)や Feinberg ら(1969)はアルコールにはレム睡眠を抑制する作用があり,長期間にわたって大量飲酒を続けたアルコール依存症者ではレム睡眠が減少しており,急激に飲酒を中断すると,抑圧されていたレム睡眠は反跳性に著しく増加し,そして増大したレム睡眠の神経活動が覚醒中にも侵入して,それが幻覚として体験されるというレム睡眠侵入仮説を提唱した.しかし,その後の振戦せん妄の前後での睡眠ポリグラフを用いた研究では,レム睡眠はむしろ減少しているとする報告が多い.しかも,Greenberg ら(1967)や Gross ら(1966)が報告した振戦せん妄時にレム睡眠の増大がみられた患者の症状は幻覚だけであったのか否かは明らかではなく,レム睡眠と判断された睡眠段階の多くが stage 1-レムであったことが指摘されている.さらに,数日間のアルコールやバルビツール系薬物の服用後や実験的な選択的レム睡眠遮断後でもレム睡眠は反跳性に増加するが,幻覚などの離脱症状は伴わない.したがって,振戦せん妄時の幻覚の発現をレム睡眠の抑制と断酒後の反跳性の増加によるレム睡眠侵入仮説の機序で説明することはできない.

また,Oswald(1969)や Kales ら(1969)は,アルコール常用中のレム睡眠の減少と断酒後のレム睡眠の反跳性増加の所見は,アンフェタミン,モルフィン,バルビツールなどのように依存を生じる薬物に共通して認められる所見であり,こうしたレム睡眠の反応が依存の形成に関係していると主張した.しかし,アミトリプチリンやイミプラミンなどの抗うつ薬もレム睡眠を抑制し,中断後に反跳性の増加を示すが,これらの薬物では依存は臨床的にはほとんど問題にならないなどの理由から,薬物に対するレム睡眠の反応だけで依存の形成を説明するのはむずかしい.

一方,前述した stage 1-REM と記した特異なポリグラフ所見について,Tachibana ら(1975)や菱川ら(1980)はせん妄の病態生理と深い関係があることを推定した.すなわち,せん妄中に出現する幻視はレム睡眠中に体験される夢と同じ病態生理を共有し,この特異なポリグラフパターンでみられる急速眼球運動は,レム睡眠中の急速眼球運動と同じ機序で生じると提唱した.これに対して Nakazawa ら(1981)や中沢(1986)は,睡眠段階1や2と思われるときにも急速眼球運動がみられること,この特異なパターンを呈する時期に必ずしも陰茎の勃起を伴わないことなどをあげ,急速眼球運動を伴う睡眠段階1と呼んだ方が正しいものが少なくないと述べている.さらに,一瀬

表5.15 離脱10日後,90日後,180日後の睡眠ポリグラフ検査所見(Ishibashi ら,1987)

症例	総睡眠時間(分)			段階3+4(%)		
記録日(日後)	10	90	180	10	90	180
M.I.	341	354	391	0.9	2.3	2.3
Y.K.	382	338	210	0	0	0
K.K.	429	240	352	0	0.8	1.1
R.S.	366	306	342	0.5	1.6	1.2
I.I.	409	383	384	0	0.3	0.8
M.O.	393	—	424	0	—	0.2
S.I.	457	—	467	0	—	0
T.H.	399	—	331	0	—	0.3
T.K.	423	—	399	2.1	—	1.5

90日後は5名のみに記録を行った.

(1991)は眼球運動について詳細に研究し，この特異なパターンの睡眠はレム睡眠機構の障害として説明するよりも，むしろ覚醒に近いところでの眼球運動の障害と考察している．したがって，stage 1-REM はせん妄の発現機構に深く関与していることは確実であろうが，発現機序についてはまだ不明な点が多く，一致した見解には至っていない．

ところで，断酒継続中の睡眠ポリグラフ所見で認められる徐波睡眠の減少およびレム睡眠の出現潜時や出現分布の異常は，一次性うつ病や老人で見られる所見と類似しており，これらには共通した生体リズムの異常が存在することが示唆されている．アルコール依存症では二次性うつ病や記銘力障害の発生率が高いことが知られており，病態生理の一部にはうつ病や痴呆と類似した生物学的な背景を有するのではないかと推定されている．

9) 他の検査所見 過度のアルコール摂取は種々の臨床検査異常，特に肝機能検査値の異常を伴う．

10) 鑑別診断 早期の睡眠の分断は急性，慢性アルコール摂取時のみならず，うつ病や概日リズム障害時でも起こりうる．また，日中の過度の眠気を起こす種々の睡眠障害と鑑別する必要がある．

11) 診断基準 ICSD(ICSD, 1990)での診断基準は以下のとおりである．

A．不眠あるいは過度の眠気の訴え．
B．アルコール症の診断．
C．睡眠ポリグラフ記録がアルコール乱用期間中に以下の所見を示す．
　① 夜間前半における徐波睡眠の増加．
　② 夜間後半およびアルコール離脱期におけるレム睡眠と覚醒の増加．
　③ 総睡眠時間の減少と睡眠の分断化．
　④ 徐波睡眠の減少が乱用期または離脱期においてみられ，2年以上もかかって徐々に回復する．
D．他の内科的疾患あるいは精神科的障害によらない．
E．他の睡眠障害の診断基準を満たさない．

なお，これらのうち A，B の 2 項目が最小限基準とされている．

12) 治療 飲酒継続時の不眠の治療はまずアルコール依存に対する治療を行うのが原則である．入院させ，補液などを行い脱水などに対する身体的管理を十分に行いながら断酒させる．また，アルコールと交叉耐性を有し，かつ抗けいれん作用をもつジアゼパムの 10〜20 mg を投与し，4〜5 日後から漸減する．

振戦せん妄が出現した場合は，ハロペリドールなどの抗精神病薬が一般的に用いられる．また，内村ら(1994)は四環系抗うつ薬であるミアンセリンの高用量(90〜210 mg)投与がアルコール離脱せん妄の治療および発現の予防に有効であることを報告した．ところで，アルコール症にはうつ状態を合併する頻度が高く，それが不眠の発現や再飲酒の原因になっていることもある．ミアンセリンは催眠作用を有するが，耐性を生じにくいことから，アルコール症の離脱時に用いる薬物としては有効と考えられる．

離脱後の断酒継続時にみられる不眠に対しては，ベンゾジアゼピン系の睡眠薬や抗不安薬が有効であるが，依存的な人格を有するものがほとんどであるため，依存を形成しないように注意すべきである．特に依存を生じるバルビツール系睡眠薬の投与は行わない．また，前述したミアンセリン(30〜60 mg)あるいは催眠作用の強いレボメプロマジンやクロルプロマジンなどの抗精神病薬の少量を就寝時に服用させるのも効果があり，長期間にわたって連続して服用させても薬剤に対する耐性や依存が形成されることはない．さらに，睡眠衛生を徹底的に教育し遵守させることも必要である．

〔内村直尚・小鳥居 湛〕

文 献

Adamson J, Burdick JA, 1973：Sleep of dry alcoholics. Arch Gen Psychiatry 28：146-149.

Feinberg I, Everts E, 1969：Implications of sleep research for psychiatry. In Shagass Z, Shagass C (Eds)：Neurobiological Aspects of Psychopathology, pp 334-369, Grune & Stratton, New York.

Gillin JC, Kripke DF, Butters N, et al, 1986：A longitudinal study of sleep in primary alcoholism. Sleep Res 15：92.

Greenberg R, Pearlman CA, 1967：Delirium tremens and dreaming. Am J Psychiatry 124：133-142.

Gross MM, Goodenough D, Tobin M, et al, 1966：Sleep disturbances and hallucinations in the acute alcoholic psychoses. J Nerv Ment Dis 142：493-514.

菱川泰夫，杉田義郎，手島愛雄，他，1980：慢性アルコール中

毒による振戦せん妄と睡眠. 臨床精神医学9：451-462.
ICSD-International classification of sleep disorders, 1990：Diagnostic and coding manual. Diagnostic Classification Steering Committee, Thorpy MJ, Chairman, Rochester, Minnesota：American Sleep Disoredrs Association.
一瀬邦弘, 1991：アルコール離脱症候群患者の眼球運動. 安藤克己, 安藤 延, 小島卓也編：目とこころ, pp 121-128, 創造出版, 東京.
Ishibashi M, Nakazawa Y, Yokoyama T, et al, 1987：Cerebral atrophy and slow wave sleep of abstinent chronic alcoholics. Drug Alcohol Depend 19：325-332.
Kales A, Hauser G, Kales JD, et al, 1969：Drug Dependency. Investigation of Stimulants and deperssants. Ann Intern Med 70：591-614.
河野裕明, 1985：飲酒パターンとその健康への影響に関する調査研究, p 131, アルコール健康医学協会, 東京.
Kotorii T, Nakazawa Y, Yokoyama T, et al, 1980：The sleep pattern of chronic alcoholics during the alcohol withdrawal period. Folia Psychiatr Neurol Jap 34：89-95.
Kotorii T, Nakazawa Y, Yokoyama T, et al, 1982：Terminal sleep following delirium trements in chronic alcoholics-Polysomnographic and behavioral study. Drug Alcohol Depend 10：125-134.
小鳥居 湛, 内村直尚, 坂本哲郎, 1996：アルコール依存症と睡眠障害. CLINICAL NEUROSCIENCE 14：1286-1287.
Nakazawa Y, Yokoyama T, Koga Y, et al, 1981：Polysomnographic study of terminal sleep following delirium tremens. Drug Alcohol Depend 8：111-117.
中沢洋一, 1986：薬物やアルコール使用による不眠. 中沢洋一編：睡眠・覚醒障害の臨床, pp 68-79, 医学書院, 東京.
西田卓弘, 中沢洋一, 小鳥居 湛, 他, 1989：睡眠障害患者の睡眠薬に対する考え方の分析. 九精神医学 35：111-115.
Oswald I, 1969：Sleep and dependence on amphetamine and other drugs. In Kales A (Ed)：Sleep：Physiology and pathology, pp 317-330, Lippincott, London.
Tachibana M, Tanaka K, Hishikawa Y, et al, 1975：A sleep study of acute psychotic states due to alcohol and meprobamate addiction. Adv Sleep Res 2：177.
内村直尚, 中村 純, 土山祐一郎, 他, 1994：アルコール離脱せん妄に対するmianserin高用量投与の臨床効果. 精神科治療学9：477-484.
Wagman AMI, Allen RP, 1974：Effects of alcohol ingestion and abstinence on slow wave sleep of alcoholics. Adv Exp Biol 59：453-466.

5.2.2 薬物使用に伴う睡眠障害

睡眠障害の原因の一つとして薬物があることは誰でも知るところである. 睡眠障害の原因が一般に必ずしも明確に特定できないことが多いなかで, 薬剤性の睡眠障害はその原因が明確であるだけに臨床家にとって重要な意味をもつ. すなわち, 正確な知識があれば容易に対処ができ, 患者の健康に大きな貢献ができるからである.

しかし, 薬剤性の睡眠障害が臨床家に注目されることはあまりないように思われる. その理由として, 一般に睡眠障害の重大性に対する認識が乏しく, 看過されやすい病態であることがあげられる. また, 薬剤により副作用のなかでも, 睡眠障害を含む中枢神経系の副作用は他の臓器障害とは異なり, 明確に概念化することが困難な点があり, わかりにくい面があることもあげられる.

そこで, 本稿でははじめに薬剤性の睡眠障害の概念について述べ, 考え方を整理したい. その後, 個々の薬物についての報告と, 診断上の留意点, 対処法をまとめることとする.

a) 概 念

1) 副作用としての睡眠障害 薬剤性の睡眠障害は, それ単独で現れる場合もあるが, 他の精神症状群の一部として現れることもある. そこで, これを広く薬剤性精神障害の一つとしてとらえるとき, そこにはどのような特徴があるのか, 原則となる概念を把握しておく必要がある.

薬剤による精神障害を理解しようとするとき, それをわかりにくくしている最も大きな要因は, その非特異性である(石郷岡, 1996). すなわち, ある薬剤に, ある症状という対応が原則的に存在しないのである. 対応はあくまでも相対的な範囲のことであり, ある薬物に"比較的"多い症状とか, "比較的"ある症状をひき起こすことが多い薬物といった表現はできても, 厳密なものではない. 用量との関係も不定であることが多く, 中毒という概念には必ずしも当てはまらないので, 常用量だからといって薬剤性ではないと判断できない. また, 同じ薬物でも, 興奮と鎮静といった一見正反対の症状を呈するものがあったり, さらには同一の患者でも経過中に異なった症状が交代して現れることもある.

このように, 薬剤による精神障害をみる場合に, 薬物と症状の関係を硬直して理解していると, かえって判断を誤ることになりかねないので注意が必要である. 診断はあくまでも柔軟な判断力と, 注意深い臨床的な視点から行わなければならない.

薬剤によって生じる睡眠障害には, 薬理作用によるものと薬物動態的要因によるものがある. 前者には, 脳に移行しやすい薬物, 中枢神経系に作用を及ぼす薬

物，身体疾患の惹起・増悪を起こす薬物，精神障害を起こす薬物によるものが考えられる．後者には，活性代謝物の生成，薬物の蓄積，薬物相互作用，離脱の影響などがあげられる．

2) 薬剤性睡眠障害の種類　睡眠障害というと不眠を思い起こしやすいが，ほかにもいくつかの病態がある．薬剤性の睡眠障害を明瞭な形で分類することは困難だが，臨床的には表5.16のように考えるのが妥当のように思われる．

まず，薬物の影響が主として睡眠障害の形にほぼ限定されてくる状態像がある．これには，不眠，過眠，睡眠時随伴症の形をとってくるものが考えられよう．この一群では，その原因薬物は比較的限定されたものとなる．もうひとつは，さまざまな精神症状群の部分症状として睡眠障害が現れてくる場合である．上述したように，あらゆる薬物があらゆる精神症状を惹起する可能性があるので，この場合は原因薬物の範囲は大きく広がることになるが，睡眠障害のタイプとしては不眠が中心となる．

このように，薬剤性の睡眠障害は，ある分類基準に則って合理的に整理されるようなものではないが，より臨床的な観点から実際的に分類・整理されるものである．したがって，各項目間には連続性があり，中間的な移行型も存在すると考えておくべきである．

なお，睡眠障害の診断法は，本書の他項を参照していただきたい．また，アルコールによるものも他項を参照していただきたい．

b) 睡眠障害をひき起こす薬物
1) 睡眠障害が前景に立つ薬物
ⅰ) 不眠：
① 中枢神経作動薬　不眠が前景に立つ病像は，やはり中枢神経作動薬によるものが中心である．中枢刺激作用がある薬物によるものとしては，精神刺激薬メチルフェニデートやカフェインが一般的によく知られてきた．

抗うつ薬では，選択的セロトニン再取り込み阻害薬(selective serotonin reuptake inhibitor；SSRI)によるものが，これからは注意されるべきである．三環系抗うつ薬(tricyclic antidepressant；TCA)の時代は，不眠は副作用のひとつとして確かに認められたが，それ単独で臨床的に大きな問題となることはなかった．しかし，SSRIでは，不眠は消化器症状，頭痛に次ぐ頻度の高い副作用であることが判明している(Nelson, 1997)．TCAより副作用頻度が全体に低下し，相対的な安全性が高まっただけに，逆に見落とすことがないようにしなければならない．同様のことは，現

表 5.16　薬剤性睡眠障害の種類

Ⅰ．睡眠障害に限定——部の薬物
　　　不眠
　　　過眠
　　　睡眠時随伴症
Ⅱ．精神症状群の一部——あらゆる薬物の可能性
　　　おもに不眠

注：Ⅰ，Ⅱには移行型あり．

表 5.17　各種向精神薬の睡眠脳波の特徴(菅野と中込, 1995)

睡眠段階(%)	抗精神病薬	抗うつ薬	抗不安薬	睡眠薬(長時間・中間作用型)	睡眠薬((超)短時間作用型)	精神刺激薬
SW(覚醒期)	↓	→	↓→	↓↓	↓↓	↑↑
S1(入眠期)	→	→	↓	↓	↑	→
S2(軽睡眠期)	→	↑	↑↑	↑↑	↑→	↓
S3+4(徐波睡眠期)	↑↑	→↑[1]	↓	↓↓, ↓→	→, ↑[3]	↓↓
SR(レム睡眠期)	↑*, →**	↓↓, ↓→[2]	↓	↓↓, ↓→	↓, →	↓↓

＊：低用量，＊＊：高用量
1：デシプラミン，アミトリプチン，トラゾドンなど，2：ミアンセリン，ドスレピン，トラゾドンなど，
3：非ベンゾジアゼピン系

在開発中の可逆的モノアミン酸化酵素 A 阻害薬 (reversible inhibitor of monoamine oxidase-A : RIMA) にも当てはまる. 向精神薬の睡眠脳波に与える影響を表5.17 (菅野と中込, 1995) にあげた.

抗不安薬や睡眠薬などベンゾジアゼピン系薬物 (BZ) の連用者では, 離脱時に不眠が現れることがある. 特に, 6か月以上の連用者で危険性が高い. ベンゾジアゼピンは中枢抑制作用があるにもかかわらず, その薬理作用から推定できる症状とは反対の症状だけに, その判断・対処法が臨床的に重要となる.

ベンゾジアゼピン中断時に現れる不眠は, 理論的には以下の4種類がある (図5.19) (石郷岡, 1994). すなわち, 対象とした疾患の治療前より症状数の増加がみられ, その部分症状として出現する離脱現象, 症状数は不変だが不眠の強度の増大がある反跳現象, 症状の強度は治療開始前よりは小さいが, ベンゾジアゼピン中止時よりは大きくなる relative rebound, 疾患が徐々に再燃し, 治療前のレベルにもどる場合である. このうち, 前三者がベンゾジアゼピンの薬理作用と関連した不眠である. 反跳性不眠には, 全覚醒時間が服用前基準夜より有意に増加するか, 40%以上増加することという定義がある. この判定は睡眠時ポリグラフィを行わない限り不可能であるが, 臨床的には離脱現象, relative rebound と区別する意義はあまりない.

他の中枢作動薬では, 抗パーキンソン薬レボドパも不眠をひき起こす頻度が高いことで知られる (Nausieda ら, 1982). 精神病状態の初期症状として現れることも多く, 服用期間が長いほど出現率が高くなる.

② その他の薬物　後述する薬剤性精神障害の初期症状として現れてくるものがほとんどである.

頻度の高い薬物としては, ステロイドホルモン, ジギタリス, レセルピンが古くからよく知られており, 最近ではインターフェロンによるものが注目されている. 内村 (1999) は, インターフェロンで治療した56名中, 10名に抑うつ状態が出現し, その全例で初期症状として不眠がみられたとしている.

一般治療薬のなかで, 睡眠に影響があることがよく知られているのは降圧薬である. 表5.18に, 降圧薬が睡眠に与える影響をあげた (Monti, 1987). 一般に, 降圧薬はレム睡眠時間を減少させるものが多い. β 遮断薬はそのなかでもよく検討されてきた薬物で, レム睡眠抑制作用によりおもに不眠をもたらす. その程度, 頻度は各薬物の脂溶性の高さによっていると考えられており, プロプラノロール, ラベタノール, オキシプレノロールなどが脂溶性が高く, アテノロール, ソタロールなどは低い. ただし脂溶性の高い薬物は離脱時には体内からの排泄スピードが遅いため, この時期に出

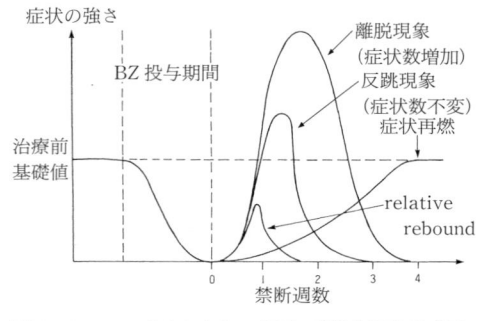

図 5.19　ベンゾジアゼピン (BZ) 離脱後経過模式図 (石郷岡, 1994)

表 5.18　降圧薬の睡眠への効果 (Monti, 1987)

薬物分類	例	睡眠への効果
β 受容体拮抗薬	プロプラノロール ピンドロール	↓覚醒度 ↓REM睡眠
α_2 受容体作動薬	クロニジン, グアンファシン	↓REM睡眠
α_1 受容体拮抗薬	インドラミン プラゾシン	鎮静
モノアミン酸化酵素阻害薬	フェネルジン	↓REM睡眠
5-HT$_2$作動薬	リタンセリン ケタンセリン	↑SWS ↓REM睡眠
その他	メチルドーパ レセルピン	↓REM睡眠 ↓SWS ↑REM睡眠

5-HT=セロトニン (5-hydroxtryptamine) ; REM = rapid eye movement ; SWS = slow wave sleep ; ↑=増加 ; ↓=減少

現する悪夢の可能性は低くなるとも考えられる．
β遮断薬と脂溶性の関係は，睡眠障害だけでなく中枢神経系副作用全般に適応できる（McAinishとCruickshank, 1990）．α遮断薬クロニジンでも，特に治療開始早期に不眠がみられることがある．カルシウム拮抗薬やACE阻害薬は睡眠に対する影響は少ないと考えられている．

呼吸器用薬の中ではテオフィリンの報告があり，入眠障害，途中覚醒，早朝覚醒，日中の眠気が生じるという（Jansonら，1991）．この報告では，アデノシン拮抗作用のないエンプロフィリンに変更しても不眠に変化はなかったので，アデノシン受容体遮断作用は不眠の原因には関与していないとも述べられいる．

麻薬など依存性物質の場合は，その離脱症状として不眠が現れることは当然である．

ii) 過眠：
① 中枢神経作動薬　中枢抑制作用のある薬物はすべて過眠をひき起こす可能性があるが，一般に薬物の過量摂取は過眠を生じやすい．また，中枢刺激薬でさえ，不眠を生じさせた結果引き続き過眠がみられることも多い．鎮静作用のある薬物としては，抗精神病薬，抗うつ薬，抗不安薬，睡眠薬，抗てんかん薬などの向精神薬がみな含まれる．
② その他の薬物　抗ヒスタミン薬（H_1遮断薬）による眠気は古くからよく知られた副作用である．ジフェンヒドラミンなど，脂溶性が高く，中枢の受容体に親和性が高いもので生じやすいと考えられる．

クロニジンでは，前述の不眠だけでなく眠気の頻度も高い．α-メチルドパも眠気を生じやすい薬物である．

iii) 睡眠時随伴症：　リチウム，抗精神病薬・チオリダジン，TCA・アミトリプチリンなどの薬物で，夢中遊行をひき起こすことがあることが知られており，徐波睡眠の量（あるいはその比率）を増加させるためと考えられている．

レボドパではミオクローヌス（特に夜間）が生じ，不眠の原因になりうる．この頻度は用量に比例し増加する（Klawansら，1975）．レボドパではさらに，鮮明な夢，夜驚，悪夢などが，30.7％にみられるという報告もある（Sharfら，1978）．これらの夢関連の症状は，精神病状態の前駆症状である可能性が高い．

以前から悪夢をひき起こすことが知られているものに，β遮断薬がある．ほかにもレム睡眠を抑制する薬物は，その離脱期に悪夢を生じさせることがあり，抗精神病薬，TCA，精神刺激薬，BZなどの例が知られている．クロニジンでも，鮮明な夢を体験することがある．

iv) 睡眠時無呼吸：　睡眠時無呼吸症候群は，夜間の不眠の原因の一つであると同時に，日中の過剰な眠気の原因ともなる．いびきのあるもの，肥満のあるものなど，潜在的にリスクの高いものでは，BZ，麻薬の使用により閉塞性の本症候群を生じることがありうる．

2) 精神障害をひき起こす薬物
i) せん妄：　せん妄は，軽度から中程度の意識混濁を基礎に，精神運動興奮や幻視などの精神症状がみられる状態であり，その部分症状として不眠が生じる．また，睡眠サイクルの破壊に伴い，日中にも過眠もみられることが多く，特にアルコールを含む薬物性のものでは回復期に過眠が観察される時期がしばしば出現する．

せん妄の原因は非特異的で，過量摂取時にはほとんどの薬物で出現しうると考えてもよいくらいである．古くから知られているものに，ジギタリスやステロイドがあり，最近はインターフェロンによるものが注目された．このほか，α-メチルドパ，β遮断薬などの循環器用薬，抗腫瘍薬，レボドパやアマンタジンなどの抗パーキンソン薬，抗コリン薬で比較的多い．H_2ブロッカーでもせん妄がときにみられる．

ii) 幻覚妄想状態：　精神分裂病様の幻覚妄想状態も薬物により生じうる状態像で，さまざまな睡眠障害を伴う．

抗パーキンソン薬レボドパは，幻覚妄想状態をひき起こすことが多い，代表的な薬物である．それ自身の睡眠に対する急性効果は，レム睡眠の増加，睡眠紡錘波の増加であるが，長期投与に伴い，レム睡眠や深睡眠の現象，睡眠の持続障害が生じ，悪夢や幻視，さら

には精神病状態などの問題が増加してくるといわれる．アマンタジンでもときに幻覚妄想状態が見られる．

一般治療薬のなかでは，ステロイド，エフェドリン，抗結核薬の頻度が高い．

iii) 気分障害： 不眠はうつ状態に最も高頻度に伴ってくる症状であるが，両者の因果関係はなお議論があるところである(Van Mofaert, 1994)．うつ病における睡眠構築の異常はほぼ定説化しており，入眠障害，レム睡眠の早期出現，レム睡眠の増加，睡眠の分断，徐波睡眠の減少，睡眠前半における徐波睡眠の相対的増加，早朝覚醒が特徴である．このことからも，うつ状態と睡眠障害が表裏一体で，うつ状態の初期症状として出現しやすいことも理解できる．

降圧薬は一般にうつ状態をひき起こすことが多いことが知られているが(石郷岡，1996)，とくにレセルピン，α-メチルドパ，β遮断薬でリスクが高い．

このほかでは，やはりインターフェロン，ステロイドでうつ状態が生じやすい．

c) 留意点と対処法

1) 診断 薬物による睡眠障害の診断は，一般には容易である印象がもたれているが，現実には困難なことが少なくない．容易であると思われるのは，疾患(この場合は睡眠障害)の原因が明確であることによると思われるが，睡眠障害を実際に目の前にしたときには，この明確さが必ずしも臨床上の判断の容易さには寄与しないことが多い．

その理由のひとつとして，前述したように，睡眠障害に対する重大性の認識が乏しいことがまずあげられる．これは，医師にも患者側にもみられることである．このため，睡眠障害を現実に呈していても，それが臨床上の重大な問題として取り上げられないまま放置されがちである．したがって，どんな睡眠障害にも関心を向け，薬物が原因になっていないか検討する態度をもつことが何よりも重要である．睡眠障害は基礎疾患の経過に悪影響があるだけでなく，薬物によるものはせん妄などの精神障害に至る初期症状であることが多いことから，その重要性を認識しておかなければならない．

次に，薬物の関与を疑ったとしても，その薬物の薬理作用と睡眠障害の間には，医学的に説明可能な因果関係が常に存在するわけではないことも，この領域の困難さの要因である．精神刺激薬による不眠，抗不安薬による過眠のように，本来その薬物のもつ作用から生じた睡眠障害を容易に推定できれば診断に困難は生じないが，例外や説明不能な例がきわめて多い．このため，睡眠障害を合理的に説明できる薬物が使用されていないと，薬物の関与を推定することを失念してしまいやすい．要するに，薬理作用と睡眠障害の間には明確な対応関係がなく，単に相対的な頻度の問題であることを念頭に置く必要がある．

このように，薬物による睡眠障害の診断では，睡眠障害の重大性に常に留意することと，薬物と睡眠障害の間に薬理学的な因果関係を過剰に推定しないことが重要である．その上で，相対的に頻度の高い睡眠障害のタイプや，頻度の高い原因薬物の知識を活用して診断につなげていかなければならない(表 5.19)．

2) 対応 薬剤性の睡眠障害であることが疑われたとき，その原因薬物の投与を中止することが基本的な対応策であることは当然である．しかし，臨床的には必ずしもこのように画一的に対応できる場合ばかりではない．副作用としての睡眠障害は，生命への危険や回復不可能な恒常的障害を生じるものではなく，相対的な危険性の範囲なので，原疾患の治療方針との

表 5.19 薬剤性睡眠障害の診断上の留意点
1. 睡眠障害という症状を軽視せず，常に薬剤性である可能性を考慮する．
2. 薬理作用と睡眠障害の合理的な因果関係に拘泥しない．
3. 相対的な出現頻度をもとに診断する．

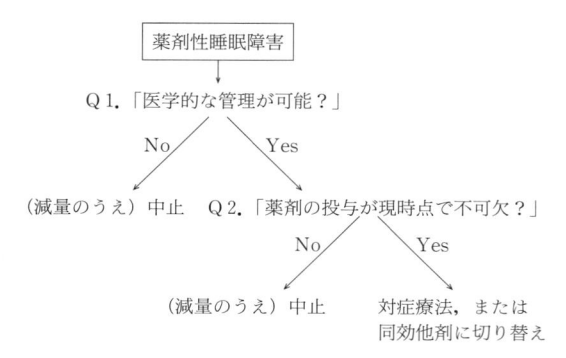

```
            薬剤性睡眠障害
                │
        Q1.「医学的な管理が可能？」
           No        Yes
           │         │
    (減量のうえ)中止   Q2.「薬剤の投与が現時点で不可欠？」
                        No        Yes
                        │         │
                  (減量のうえ)中止  対症療法，または
                                  同効他剤に切り替え
```

図 5.20 薬剤性睡眠障害への対処法

兼ね合いで対応法にも差異が生まれてくる。そこで、臨床的な場合をいくつか想定した現実的な対応法を述べてみたい(図5.20)。

臨床的には、睡眠障害が医学的に管理可能な範囲のものかの判断が、まず行われるべきである。せん妄状態など著しい興奮を伴っているような場合は、医療行為そのものが行えなくなるので、一時的にでも原因薬物を中止するか、少なくとも減量することになる。一方、たとえ睡眠障害以外の精神症状を呈していても、その程度が重症でなく管理可能な範囲であれば、原因薬物の投与が原疾患の治療を進める上で不可欠であるか否かが判断されねばならない。ステロイドなど、直ちに減量、中止が困難な場合も臨床的には少なくないであろう。このようなときは、うつ状態に対する抗うつ薬の投与など、対症療法で対応することも臨床的には妥当な判断といえよう。また、同効他剤で睡眠障害の頻度が少ないものが知られていれば、その薬剤に変更することも考慮されるべきである。

最後に、原因薬物の投与が緊急性を要しないときは、これを中止する。ただし、BZのような依存性薬物の長期投与中に過眠が生じてきたときに、急激に中断すると逆に不眠が生じてくるので、中止法にはその薬物の特徴も考慮しなければならないことはいうまでもないことである。また、原因薬物を中止しても直ちに睡眠障害が改善するわけではないので、その間必要に応じて対症療法を行うことも考慮しなければならない。

おわりに

薬剤性の睡眠障害について、臨床的な観点からその特徴、報告例、対処法について述べた。薬剤性の睡眠障害は、他の睡眠障害とは異なり、基本的な知識があれば専門家でなくとも診断・対処が十分可能なものであるだけに、注意を怠らないで診療に当たることが望まれる。
〔石郷岡 純〕

文 献

石郷岡 純, 1994：ベンゾジアゼピンと常用量依存. 治療学 28：1005-1008.
石郷岡 純, 1996：薬剤性精神障害—その概念の変遷—. 精神科治療学 11：111-119.
Janson C, Gislason T, Laxmyr L, et al, 1991：Sleep disturbances in asthma：theophyline *versus* enprofylline. Ups J Med Sci 96：119-127.
菅野 道, 中込和幸, 1995：薬物と脳波. Clinical Neurosciences 13：284-286.
Klawans HL, Goetz C, Bergen D, 1975：Levodopa-induced myoclonus. Arch Neurol 32：331-334.
McAinish J, Cruickshank JM, 1990：Beta-blockers and central nervous system side effects. Pharmacol Ther 46：163-197.
Monti JM, 1987：Disturbances of sleep and wakefullness associated with the use of antihypertensive agents. Life Sci 41：1979-1988.
Nausieda PA, Weiner WJ, Kaplan LR, et al, 1982：Sleep disruption in the course of chronic levodopa therapy and early feature of the levodopa psychosis. Clin Neurophamacol 5：183-184.
Nelson JC, 1997：Safety and tolerability of the new antidepressants. J Clin Psychiatry 58 (suppl 6)：26-31.
Sharf B, Moskovitz C, Lupton MD, et al, 1978：Dream phenomenon induced by chronic levodopa therapy. J Neural Trasm 43：143-151.
内村直尚, 1999：不眠の原則5つのP. 菱川泰夫, 村崎光邦編著：不眠症と睡眠障害 (上), pp 109-123, 診療新社, 大阪.
Van Moffaert MMMP, 1994：Sleep disorders and depression：the 'chicken and egg' situation. J Psychosom Res 38 (suppl 1)：9-13.

5.3 概日リズム睡眠障害

5.3.1 時間帯域変化症候群（時差ぼけ）

1997年のわが国の海外旅行者は延べ1680万人，1998年は若干減少し1581万人であった．最近は東南アジアやオセアニア方面への旅行も増えているが，極東に位置している日本からアメリカあるいはヨーロッパへ旅行する場合，いずれの路線も7時間以上の時差を有しており，時差の克服は日本人旅行者の宿命ともいえる．時差の影響は航空乗務員のみならず，広くビジネスマン，一般旅行者，スポーツ選手の間で話題になっているが，その克服方法に関しては個人レベルでの対処が現状である．

本稿は時間帯域変化症候群（時差ぼけ）について簡単に解説し，その対処法に関しメラトニン，高照度光といった最新の話題を引用しながら探ってみたい．

a) 時差ぼけの症状

時差ぼけとは，4〜5時間以上時差のある地域を，ジェット機で急激に移動した際，われわれの生体リズムと到着地の生活時間がずれるために生じる一過性の心身機能の障害である．佐々木らが1984年に航空乗務員257名を対象に行った調査では，時差ぼけ症状ありと答えたものが227名(88.3%)，症状なしと答えたものは25名(9.7%)であった．また，乗務員たちが時差ぼけ症状のトップとしてあげたものは睡眠障害(67.3%)で，2位が眠気(16.7%)，3位が精神作業能力低下(14.4%)，以下疲労感，食欲低下，ぼんやりする，頭重感，胃腸障害，目の疲れと続いていた（佐々木，1984）．一番訴えの多かった睡眠障害と2位の眠気とを合わせた睡眠・覚醒障害は時差ぼけ症状の84%を占めていた．以上のことから時差ぼけはほとんどの乗務員にみられ，その多くが睡眠覚醒障害であることがわかった．

さらに1位の睡眠障害の内容を詳しく調べてみると，夜間覚醒が52.0%とトップで，次が入眠困難で30.9%，その他（熟眠感なし，眠気，覚醒困難）と続いていた．

b) 時差ぼけの原因

時差ぼけは体内時計と到着地の時間との間にずれが生じることにより起こり，体内時計およびその体内時計によって駆動されている生体リズムが到着地の時間に合うまで持続する．ヒトのサーカディアンリズム機構はその恒常性を維持しようとする傾向が強いため，体内時計が完全に現地の時間に再同調するまでに数日かかるといわれている．

Graeberは，時差ぼけには外的脱同調，内的脱同調，睡眠不足の三つの要素が関係しているとしている(Graeber, 1994)．外的脱同調は体内時計が到着地の時間とずれてしまい，体内時計が到着地の睡眠や食事といった社会的活動と完全に同調を失ってしまった状態を意味している．内的脱同調はヒトのサーカディアンリズム機構を構成しているさまざまなリズム間の関係に関するもので，ヒトのサーカディアンリズムには恒常性の強い，変化しにくいリズムと，恒常性の弱い，変化しやすいリズムがあるといわれている(Wever, 1979)．恒常性の強いリズムの代表としてよくあげられるのは深部体温およびメラトニンリズムである．恒常性の弱いリズムの代表としてよく使われるのは睡眠・覚醒リズムである．実際にジェット機で時差帯域を飛行し現地に到着すると，われわれは通常恒常性の弱い睡眠・覚醒リズムを現地の時間に合わせようとする．日本で午後11時に床についていたヒトは現地に到着後も午後11時に就床しようとする．しかし，恒常性の強い深部体温・メラトニンリズムはたとえ睡眠・覚醒リズムを現地の時刻に合わせたとしても容易には変化しないため，しばらくは飛行前の日本のリズムを刻み続ける．この時点で睡眠・覚醒リズムと深部体温・メラトニンリズムとの間には同調関係がなくなる．このことを内的脱同調といい，時差ぼけの症状の多くはこの内的脱同調によりひき起こされる．この内的脱同調も永久に続くわけではなく，恒常性の強いリズムも光やメラトニンなどの同調因子により位相変化

し，最終的には恒常性の強いリズムも弱いリズムも内的に同調する．最後に睡眠不足は，旅行の準備，長時間の夜間飛行，多忙なスケジュールなどの外的要因と，内的脱同調などの生体側からの内的要因とによって起こる．時差ぼけ症状のいくつかはこの睡眠不足に起因すると思われる．

c) 時差と生体リズム

1) 飛行方向 時差ぼけの重症度は飛行する方向と飛行した時差帯域の長さによって決まる．一般的には日本より東に向かう飛行(東方飛行)は，日本より西へ向かう飛行(西方飛行)よりも時差ぼけ症状が重いといわれている．東方飛行をした場合，最短で外的および内的脱同調を解消させるには深部体温・メラトニンといった恒常性の強い生体リズムを位相前進させ，睡眠・覚醒リズムに再同調させる必要がある．逆に西方飛行をした場合には，恒常性の強い生体リズムを位相後退させる必要がある．ヒトの生体リズムは24時間よりも長い周期をもっているため，位相を前進させるよりも後退させる方が容易に行われる．そのため，位相を後退させながら再同調を行う可能性の高い西方飛行の方が，東方飛行よりも短期間に再同調を完結しやすいということがいえる(Wever, 1979)．実際に測定された再同調速度も西方飛行の方が東方飛行よりも早かった(Endoら，1978；KleinとWegmann, 1980)．

2) 深部体温リズム 時差ぼけはおもに深部体温リズムと睡眠・覚醒リズムとの内的脱同調に起因すると思われるが，フィールド実験で長期間深部体温を連続測定することは非常にむずかしい．そこで隔離実験室を使ったシミュレーション実験が行われ，詳細な深部体温測定が行われている(Molineら，1992；Monkら，1993；Honmaら，1995)．6時間から8時間の東方飛行のシミュレーションでは，深部体温リズムの振幅は飛行直後より急激に低下し，徐々に振幅は増加するも振幅の回復には5日から10日を要した．また，深部体温リズムの位相は飛行後直ちに2時間から5時間の位相の前進を認め，その後徐々に位相が前進して再同調が行われた．また1名の老年女性被験者に対して6時間の西方および東方飛行のシミュレーションを行ったところ，東方飛行では西方飛行に比べ深部体温リズムの振幅がより低下し，より早く再同調した(Monkら，1995)．Weverも明暗周期を6時間位相変化させる実験を行い同様の結果を得ている(Wever, 1979)．

これらの結果を要約すると，東方飛行においては深部体温リズムの振幅がより減少し，位相変化がより急速であるという結果となる．しかし，実際の飛行では東方飛行の方がより時差ぼけ症状が重く，再同調までにかかる期間が長いといわれており，シミュレーション実験の結果と矛盾する．東方飛行における深部体温リズムの振幅の減少は体内時計の振動機能の振幅の減少と考えることもできるが，むしろ休息–活動によるマスキングと考えた方がよいと思われる．東方飛行では飛行前の夕方から深夜にかけての体温の高い時刻が睡眠相にあたり，深夜から午前中にかけての体温の低い時刻が活動相にあたる．逆に西方飛行では飛行前の早朝から正午にかけての体温が低い時刻が睡眠相にあたり，正午から深夜・早朝にかけての体温が高い時刻が活動相にあたる．このことから東方飛行の方が振幅をより低くするようにマスキングがかかると思われる．実際に，東方飛行のシミュレーション実験で深部体温リズムの振幅がほとんどなくなってしまった例もあり(Honmaら，1995；Monkら，1995)，マスキングのかかった深部体温を使った位相変化の測定には問題があると思われる．

また飛行した時差帯域の長さは，再同調過程における位相変化の方向を決定する．たとえば，8時間の東方飛行をした場合，最短の再同調過程を考えると，深部体温リズムを8時間位相前進させて再同調させた方がよいと思われる．しかし，いくつかの東方飛行のシミュレーション実験で睡眠・覚醒リズムは位相前進しているにもかかわらず，深部体温リズムは位相後退して再同調が行われた．これを分離再同調という．実際には6時間の東方飛行のシミュレーションで8名の壮年被験者と6名の青年被験者のうち2名の壮年被験者で分離再同調が起こり(Molineら，1992)，8時間の東方飛行のシミュレーションで9名の青年被験者のうち2名で分離再同調が起きた(Honmaら，1995)．この結果から東方飛行における分離再同調は時差の長さが長くなるほど高率に起こり，また加齢とともに起こ

りやすくなると推測される．

　3) **メラトニンリズム**　メラトニンは夜間に分泌のピークがあり，日中はほとんど分泌されないという日内リズムをもっていることから，日内リズム，特に恒常性の強いリズムの指標として使われている．しかし，メラトニンの分泌は高照度光により直接抑制されるため光のコントロールが必要である．比較的照度の低い環境下ではメラトニンリズムは深部体温リズムに比べ休息-活動によるマスキングが少ない．そのため，時差のシミュレーション実験のような睡眠・覚醒リズムの位相変位を伴う実験には優れた指標である．すでにフィールド実験およびシミュレーション実験で時差のメラトニンリズムに対する影響が調べられている．シカゴ-ブリュッセル間往復のフィールド実験では光の調節を行っていないが，西方飛行では到着後1日で2時間から5時間のメラトニンリズムの位相後退がみられたが，東方飛行では明らかな位相前進は認められず，両飛行後11日目にはメラトニンリズムは到着地の時刻に再同調していた(Fevreら，1981)．昼間の照度を300から500 luxに調節した8時間の東方飛行のシミュレーション実験では飛行後2日目で1.2時間，5日目で1.9時間，8日目で4.2時間の位相前進が得られた(Honmaら，1995)．このように，照度の低い環境下では恒常性の強いリズムの位相変化は比較的遅いということがわかった．

d) 時差と睡眠

　1) **フィールド実験**　時差の睡眠に対するフィールド実験はおもに遠藤と佐々木らによって始められ(Sasakiら，1977，1985，1986；Endoら，1978)，1982年までに対象者は延べ人数で29人，記録夜は175夜に上った(佐々木，1984)．終夜睡眠ポリグラフィにより調べられた西方飛行に対する睡眠の影響は，おもに東京-ロンドン・コペンハーゲンあるいはサンフランシスコ-東京ルートで調べられ，時差はおよそ7時間から9時間であった．いずれの場合においても飛行後は飛行前の基準夜に比べレム睡眠が増加し，レム睡眠潜時の短縮や，睡眠前半のレム睡眠持続時間が長くなる傾向がみられた．また数例でsleep onset REM periods(SOREMPs)が認められ，特にレム睡眠量の増加は入眠後2時間で著明であった．徐波睡眠は数例を除き大方飛行後第1夜においては増加する傾向にあった．睡眠構造が基準夜の状態にもどるまでにおよそ7日間を要した．

　東方飛行はおもに東京-アメリカ西海岸ルートで調べられ，時差はおよそ7時間から8時間であった．到着地の夜の睡眠は基準夜に比べて，中途覚醒，特に早朝覚醒傾向が強かった．また，睡眠内容は徐波睡眠が飛行後第1夜で増加する傾向にあったが，逆にレム睡眠は減少する傾向にあった．また睡眠構造が基準夜の状態にもどるまでにおよそ8日間を要し，西方飛行より期間を要することがわかった．また，コントロールとして同様の実験を東京-シドニー-オークランドの南方飛行ルートで行ったが，西方および東方飛行のような変化は見られなかった．

　日中の眠気に関しては航空乗務員を対象に国際的な共同研究が行われ，東京-サンフランシスコおよびサンフランシスコ-ロンドン-フランクフルト間の西方および東方飛行で行われた．Multiple sleep latency tests(MSLTs)により到着地における日中の入眠潜時を測定したところ，日中の眠気に関しても飛行後数日間は飛行前のリズムを引きずるという結果が得られた(Dementら，1986；Nicholsonら，1986 a,b；Sasakiら，1986；Wegmannら，1986)．

　2) **シミュレーション実験**　隔離実験室を使ったシミュレーション実験は1980年ごろから始められ，Humeらは15人の青年被験者を使い8時間の西方および東方飛行のシミュレーション実験を行った．結果はフィールド実験と同じように西方飛行のシミュレーションではレム睡眠量が増え，特に睡眠前半3分の1でその量が倍になった．レム睡眠リズムが再同調するまでにおよそ1週間を要した．一方，東方飛行のシミュレーションではレム睡眠量は有意に減少したが，西方飛行のシミュレーションのようなレム睡眠リズムの再同調過程は観察されなかった．日本においても隔離実験室を用いたシミュレーション実験が行われ，被験者は9名の青年被験者で，8時間の東方飛行のシミュレーションが行われた(Takahashiら，1994)．9名のうち2名が分離再同調を示したため，残り7例で解析を行ったところ，飛行後第1夜で徐波睡眠が有意に増加しレム睡眠が有意に減少した．レム睡眠量の減少

はその後も続いたが，飛行後第4日目では睡眠前半3分の1のレム睡眠量がむしろ増加していた．米国においても隔離実験室を用いたシミュレーション実験が行われ，青年，壮年，老年被験者を使って，6時間の東方飛行のシミュレーションが行われた(Molineら，1992；Monkら，1993)．結果は睡眠効率の低下，徐波睡眠の増加およびレム睡眠の減少であった．また1名の老年女性被験者に対し6時間の西方および東方飛行のシミュレーションを行ったところ，東方飛行において明らかな睡眠効率の低下が認められた(Monkら，1995)．

これらのシミュレーション実験の結果もほぼフィールド実験と同じ結果であった．西方飛行ではレム睡眠が増加し，東方飛行ではレム睡眠が減少するという結果は，従来いわれているレム睡眠リズムは深部体温リズムとカップルしており睡眠位相を変化させてもそのリズム位相は変化しないという仮説を支持するものである．またこれらの結果は，比較的深部体温の高い位相で睡眠を取る東方飛行で睡眠効率が低下し，逆に比較的深部体温の低い位相で睡眠を取る西方飛行では睡眠効率の低下は認められないということを示し，睡眠量および覚醒時刻は深部体温リズムに依存しているという仮説を支持している．

e) 個人差

国際線乗務員を対象にした共同研究の結果から，睡眠効率も個人により55％から90％，中途覚醒も10回以下から50回以上と大きな幅があり(Dementら，1986)，時差の睡眠に対する影響には個人差があり，その重要性が指摘された(Graeberら，1986)．

1) 年齢・性差　年齢は睡眠の質に影響を与える一つの要因である．フィールド実験において年齢と総睡眠時間，徐波睡眠量とは負の相関があるという報告がある(Nicholsonら，1986b)．シミュレーション実験でも加齢の睡眠および主観的な時差ぼけ症状に対する影響が調べられている．6時間の東方飛行のシミュレーションで壮年群は青年群に比べ，時差により睡眠効率が低下し，特に早朝覚醒傾向が強くなった(Molineら，1992)．また，睡眠内容も青年群に比べ飛行後第1夜の徐波睡眠の増加が少なかった．壮年群では青年群に比べ主観的な昼間の覚醒度の低下，眠気，疲労感，日常生活を遂行するための努力度の増加が認められた．また壮年群と老年群を比較した場合，飛行後の睡眠効率の低下が老年群でより長く続く傾向にあった．性差に関しては報告は非常に少なく，明確な差があるという報告はない(Monkら，1993)．

加齢の生体リズムの再同調過程に対する影響に関しては系統的な実験はなされていないが，東方飛行のシミュレーション実験において，壮年群は青年群に比べ，分離再同調を示す確率が高いという報告がある(Molineら，1992)．

以上のように飛行後の睡眠，生体リズムの再同調過程，時差ぼけ症状には加齢変化がみられ，青年から壮年の間で大きな変化が認められている．

2) 生体リズム　朝型，夜型というサーカディアンタイプも個人差の一つの要因になっているという報告が日本の研究で明らかになっている(Sasakiら，1986)．質問紙を使って航空乗務員を朝型・夜型の2群に分け調査したところ，平均のMSLTsの値，つまり昼間の眠気のピークは朝型群が夜型群に比べ2時間位相前進しており，飛行先においてはさらにその差が広がるという報告がされている．

また，Weverは深部体温リズムの振幅と再同調速度には負の関係があり，深部体温リズムの振幅の大きい被験者ほど再同調に時間がかかると報告している(Wever，1979)．これらの報告は，時差に対する反応性は，その個人がもっている生体リズムの位相・振幅によっても変わることを示している．

f) 時差ぼけ対策

近年国際線旅行者の増加に伴い，時差ぼけ対策への関心が高まってきている．航空乗務員や頻回に海外出張を行うビジネスマンの間ではさまざまな時差ぼけ対策がおもに個人の体験を基に取られている．そのいくつかはフィールド実験やシミュレーション実験で得られた客観的なデータと照らし合わせても理にかなっており，重要な示唆を与えている．時差ぼけ対策は大きく二つの試みに分かれる．ひとつは飛行先の時間への再同調を促進させる試みであり，もうひとつは睡眠の質を向上させる試みである．以下のメラトニン・高照度光の使用はおもに再同調を促進させる試みであり，睡眠のコントロールおよび睡眠薬・アルコールの使用

は，睡眠の質を向上させる試みである．

1) 睡眠のコントロール　時差ぼけに対する最も簡便で直接的な対処方法は，昼寝も含めた睡眠のコントロールである．睡眠ポリグラフのデータによれば，時差による睡眠・覚醒障害はおもに東方飛行で著明で，計画的に昼寝を含めた睡眠を管理した方が，眠いときに眠るという管理法より優れているという報告がある(Graeberら，1986)．Graeberは東方飛行直後の睡眠の管理について次のように述べている(Graeberら，1994)．旅行者は現地到着直後に床に入り2時間以内の長すぎない昼寝を取ることが望まれる．この昼寝により夜間飛行による睡眠不足を解消するだけでなく，次に続く夜間睡眠を妨げないようにする．この管理法は，睡眠量および覚醒時刻は深部体温リズムに依存しているという仮説と，睡眠特にノンレム睡眠はホメオスタティックに制御されているという仮説に基づいている．夜間飛行直後の昼寝は，睡眠・覚醒リズムと深部体温リズムとが内的脱同調状態にあるため，夜間飛行による睡眠不足状態であっても容易に覚醒することができる．そこで目覚まし時計などによって容易に昼寝の量を制御できる．しかし，もし到着直後に長すぎる昼寝を取ってしまうと，その次に続く夜間睡眠時に適切な睡眠プレッシャーを得にくくなり，不眠となる．このように到着直後の昼寝を制限し，睡眠プレッシャーを適切な時間に高く維持することにより，睡眠・覚醒リズムと深部体温リズムが内的脱同調を起こしている到着地においても，すみやかに入眠できるようにコントロールすることがよい方法だと思われる．

もう一つの点は，眠気のリズムは飛行先においても数日間は飛行前のリズムを引きずっているため，その眠気のリズムに合わせた睡眠・覚醒リズムの調節が有用である(Dementら，1986；Nicholsonら，1986a；Sasakiら，1986；Wegmannら，1986)．具体的には眠気には午後の4時ごろと午前の4時半ごろにピークがあるため，飛行先においては飛行前の午後の4時ごろのピークに合わせて床に入り，午前4時半ごろのピークのときには積極的に外出し，長い昼寝を取らないようにすることが重要である．

2) 睡眠薬・アルコール　飛行後の睡眠をコントロールするための睡眠薬・アルコールの使用は，多くの旅行者が採用している時差ぼけ対策のひとつである．半減期の長い睡眠薬は夜の睡眠を促進するだけでなく，昼間の眠気までも助長してしまうため，半減期の短い睡眠薬の使用が有効である．フルラゼパム，ブロチゾラム，トリアゾラムなどの睡眠薬は飛行後の睡眠を改善するという報告がなされているが(Seidelら，1984；Nicholsonら，1986a)，ある個人においてはアルコールとの併用により健忘などの強い有害な副作用があることが報告され，また使用中止後のリバウンドによる不眠も報告されている．もしもこのリバウンドによる不眠が時差ぼけによる不眠と重なった場合，不眠症状はさらに強くなると思われる．結果的には睡眠薬は少量を短期間慎重に使用すべきで，時間に余裕のあるときは徐々に睡眠時刻をずらし，極力睡眠薬の使用を控えた方がよいと思われる．また，アルコールも入眠を促進させるが，長期的な使用によりレム睡眠を抑制するため，短期的な使用にとどめた方がよいと思われる．

3) メラトニン　メラトニンは恒常性の強い生体リズムの指標となるばかりでなく，メラトニンそれ自体がヒトの体内時計に作用し，生体リズムの位相を変化させる(Lewyら，1992)．夕方から深夜にかけて投与されたメラトニンは生体リズムを位相前進させ，早朝から正午にかけて投与されたメラトニンは位相後退させる．経口投与のメラトニンを使った時差ぼけのフィールド実験(Arendtら，1986；Petrieら，1993)やシミュレーション実験(Samelら，1991)が行われ，適切な時間に投与されたメラトニンは恒常性の強い生体リズムの再同調を早めるばかりでなく，主観的な時差ぼけ症状を軽減させることがわかった．また，最近メラトニンには入眠促進，睡眠持続作用があることがわかり(Naveら，1995)，また睡眠脳波の周波数解析においてもベンゾジアゼピン系睡眠薬使用中の脳波特性を示すことがわかった(Dijkら，1995)．

これらの報告から，メラトニンは恒常性の強い生体リズムの再同調を促進するばかりでなく，睡眠に直接影響し睡眠障害を改善することがわかってきた．現在ではメラトニンの使用も時差ぼけ対策の一つだと考えられているが，メラトニンの服用時刻を誤ると逆に時差ぼけ症状を増悪させる可能性があり，また副作用に

関する報告もあるためメラトニンの使用は慎重に行わなければならない．

4） 高照度光 高照度光の使用もひとつの時差ぼけ対策だと思われる．高照度光もメラトニンと同様に体内時計に作用し，生体リズムの位相を変化させる．夕方から深夜にかけての高照度光はヒトの生体リズムを位相後退させ，早朝から正午にかけての高照度光は，位相前進させる(HonmaとHonma，1988；Czeislerら，1989；Minorsら，1991)．隔離実験室を使った8時間の東方飛行のシミュレーション実験では，高照度光を生体リズムを位相前進させる時刻に当てた場合の方が，低照度光を当てた場合よりも，深部体温・メラトニンリズムの再同調が早かった(Honmaら，1995)．また，レム睡眠リズムの再同調も高照度光を使うことにより促進された(Takahashiら，1994)．東京-サンフランシスコ間の東方飛行のフィールド実験では，被験者の数が少ないが高照度光使用により睡眠効率が向上し，深部体温リズムの再同調が促進された(Sasakiら，1989)．

高照度光の使用もメラトニンと同様にその使用時刻を誤ると，逆に恒常性の強いリズムの再同調を遅らせるため，その使用には細心の注意が必要である．高照度光は日中では屋外で簡単に浴びることができ，躁うつ病患者を躁転させるという副作用は報告されているが，それ以外は重大な副作用は報告されていない．しかし，実際に高照度光を応用しようとしても特別な照明器具が必要になったり，その使用のために数時間拘束されたりと実際の応用はなかなか困難である．

おわりに

結論として，時差ぼけに関し覚えておかなければならない最も重要な点は，飛行後の再同調過程は比較的遅く，特に東方飛行および壮年以上の個人ではさらに再同調が遅くなり，時差ぼけ症状が重くなることである．有効な時差ぼけ対策は再同調を促進させることと，夜間睡眠の質を向上させることである．具体的にはメラトニンや高照度光などを使い再同調を促進させ，長期持続型の睡眠薬の使用を控え，計画的な昼寝を取り入れることにより夜間睡眠の質を向上させることが必要である．それらの対策を有効に組み合わせることにより，飛行後の時差ぼけ症状を軽減できると思われる．

〔遠藤 拓郎〕

文 献

Arendt J, Aldhous M, Marks V, 1986：Alleviation of jet-lag by melatonin：preliminary results of controlled double blind trial. Br Med J 292：170.

Czeisler CA, Kronauer RE, Allan JS, Duffy JF, Jewett ME, Brown EN, Ronda JM, 1989：Bright light induction of strong (type 0) resetting of the human circadian pacemaker. Science 244：1328-1333.

Dement WC, Seidel WF, Cohen SA, et al, 1986：Sleep and wakefulness in aircrew before and after transoceanic flights. Aviat Space Environ Med 57 (Suppl 12)：B14-B28.

Dijk DJ, Roth C, Landolt HP, Werth E, Aeppli M, Achermann P, Borbely AA, 1995：Melatonin effect on daytime sleep in men：suppression of EEG low frequency activity and enhancement of spindle frequency activity. Neurosci Lett 201：13-16.

Endo S, Yamamoto T, Sasaki M, 1978：Effects of time zone changes on sleep：west-east flight and east-west flight. Jikeikai Med J 25：249-268.

Fevre M, Van Cauter E, Refetoff S, Desir D, Touniaire J, Copinschi G, 1981：Effects of "jet lag" on hormonal patterns. II. Adaptation of melatonin circadian periodicity. J Clin Endocrinol Metab 52：642-649.

Graeber RC, 1994：Jet lag and sleep disruption. In Kryger MH, Roth T, Dement WC (Eds)：Principles and Practice of Sleep Medicine, 2nd ed, pp 463-470, Saunders, Philadelphia.

Graeber RC, Dement WC, Nicholson AN, et al, 1986：International cooperative study of aircrew layover sleep：operational summary. Aviat Space Environ Med 57 (Suppl 12)：B10-B13.

Honma K, Honma S, 1988：A human phase response curve for bright light pulse. Jpn J Psychiat Neurol 42：167-168.

Honma K, Honma S, Nakamura K, Sasaki M, Endo T, Takahashi T, 1995：Differential effects of bright light and social cues on reentrainment of human circadian rhythms. Am J Physiol 268：R528-R535.

Klein KE, Wegmann HM, 1980：Significance of circadian rhythms in aerospace operations (NATO AGARDograph Number 247). NATO AGARDO, Neuilly sur Seine, France.

Lewy AL, Ahmed S, Jackson JML, Sack RL, 1992：Melatonin shifts human circadian rhythms according to a phase-response curve. Chronobiol Int 9：380-392.

Minors DS, Waterhouse JM, Wirz-Justice A, 1991：A human phase-response curve to light. Neurosci Lett 133：36-40.

Moline ML, Pollak CP, Monk TH, Lester LS, Wagner DR, Zendell SM, Graeber RC, Salter CA, Hirsche E, 1992：Age-related differences in recovery from simulated jet lag. Sleep 14：42-48.

Monk TH, Buysse DJ, Reynold CF 3rd, Kupfer DJ, 1993：Inducing jet lag in an older person：Adjusting to a 6-hour phase advance in routine. Experimental Gerontology 28：119-133.

Monk TH, Buysse DJ, Reynold CF 3rd, Kupfer DJ, 1995：Inducing jet lag in an older person：directional asymmetry.

Experimental Gerontology 30:137-145.
Nave R, Peled R, Lavie P, 1995:Melatonin improves evening napping. Eur J Pharmacol 275:213-216.
Nicholson AN, Pascoe PA, Spencer MB, et al, 1986a:Sleep after transmeridian flights. Lancet 8517:1205-1208.
Nicholson AN, Pascoe PA, Spencer MB, et al, 1986b:Nocturnal sleep and daytime alertness of aircrew after transmeridian flights. Aviat Space Environ Med 57 (Suppl 12):B43-B52.
Petrie K, Dawson AG, Thompson L, Brook R, 1993:A double-blind trial of melatonin as a treatment for jet lag in international cabin crew. Biol Psychiatry 33:526-530.
Samel A, Wegmann HM, Vejvoda M, Maas H, Gundel A, Schutz M, 1991:Influence of melatonin treatment on human circadian rhythmicity before and after a simulated 9-hr time shift. J Biol Rhythms 6:235-248.
佐々木三男, 1984:時差ボケ. 鳥居鎮夫編:睡眠の科学, pp149-183, 朝倉書店, 東京.
Sasaki M, Endo S, 1977:Time zone change and sleep. Jikeikai Med J 24:129-143.
Sasaki M, Endo S, Nakagawa S, Kitahara T, Mori A, 1985:A chronobiological study on the relation between time zone changes and sleep. Jikeikai Med J 32:83-100.
Sasaki M, Kurosaki Y, Mori A, Endo S, 1986:Patterns of sleep-wakefulness before and after transmeridian flight in commercial airline pilots. Aviat Space Environ Med 57 (Suppl 12):B29-B42.
Sasaki M, Kurosaki Y, Onda M, Yamaguchi O, Nishimura H, Kashimura K, Graeber RC, 1989:Effects of bright light on circadian rhythmicity and sleep after transmeridian flight. Sleep Res 18:442.
Seidel WF, Roth T, Roehrs T, et al, 1984:Treatment of a 12-hour shift of sleep schedule with benzodiazepines. Science 224:1262-1264.
Takahashi T, Endo T, Matsunaga N, Itoh H, Sasaki M, Honma S, Honma K, 1994:Effects of bright light on sleep structure associated with phase-advanced shift. J Sleep Res 3 (Suppl 1):248.
Wegmann HM, Gundel A, Naumann M, et al, 1986:Sleep, sleepiness, and circadian rhythmicity in aircrews operating on transatlantic routes. Aviat Space Environ Med 57 (Suppl 12):B53-B64.
Wever R, 1979:The circadian system of man, p 276, Springer Verlag, New York.

5.3.2 睡眠相後退症候群および睡眠相前進症候群

a) 睡眠相後退症候群

1) 臨床症状 睡眠相後退症候群(delayed sleep phase syndrome;DSPS)は, 1981年Weitzmanらが, 慢性的に不眠を訴える患者のなかに, (1) 社会的に望ましい時刻に入眠するのが困難である, (2) 厳密なスケジュールのない状況であれば正常な睡眠パターンをとることができ, 正常な長さの睡眠の後自発的に覚醒することができてさわやかに感じる, (3) 長期間にわたりこの問題に対処する試みをしているが失敗している, という特徴をもつ患者の一群があることを指摘し, これを生体の概日リズム(circadian rhythm)の障害に起因する症候群の一つとして概念化したものである(Weitzmanら, 1981).

患者の多くは思春期から青年期に発症する. 患者は午前0時からさらに何時間も過ぎてからという非常に遅れた時刻にならないと入眠できない. また, 朝眠気が強く著しい覚醒困難を生じ, このためしばしば決められた時刻に出勤や登校ができず, またなんとか無理をして朝起床しても昼間の眠気や身体的不調(頭痛, 全身倦怠感, 食欲不振やその他の胃腸症状など)が生じるため, 本業が十分こなせない場合が多い. 一方, 休日や長期休暇中など朝決められた時刻に起床する必要のない状況では, 患者は午前遅くないし正午近くまで眠っており, その際の睡眠の質・量は十分なものである. 健康人では睡眠不足の際には夕方から夜にかけてが最も眠気が増強するが, 本症候群の患者ではむしろその時間帯には"頭がさえる"と報告する. また, 健常人でも夜型の生活をしていることはしばしばあるが, 試験その他の大事なスケジュールの際にはそれにあわせて睡眠相を比較的容易に前進させることができるのに対し, 本症候群の患者ではそのような状況に直面しても依然望ましい時刻での入眠・覚醒が困難である. 患者はしばしば"不眠"のため睡眠薬を投与されていたり, 寝付きをよくするためにアルコールを摂取していたりするが, 多くの場合望ましい時刻に入眠するためには効果はなく, かえって病像を複雑にしていることが多い. 朝の覚醒困難や昼間の身体的不調のため, 患者はときには長期休業を余儀なくされる場合があり, しばしば周囲からは怠けていると評価されたり, また解雇・落第といった深刻な社会不適応状態に直面することがある. うつ状態を伴うことがしばしばあり, 抗うつ剤の投与を受けている場合もある.

2) 疫学 一般人口におけるDSPSの頻度の研究はこれまでにいくつか報告がある. Pelayoらのニューヨークの12〜19歳の1153人を対象とした質問紙による調査では, Weitzmanの基準で7.3%と高い頻度を報告している(Pelayoら, 1988). 一方, Schraderらは1992年にノルウェーで一般成人1万人

を対象に調査を行っているが，ICSDの基準に加えてmotivated sleep phase delayを除外する条件項目（どのような必要に迫られた場合にも2時間睡眠相が前進することはほとんどなく，また努力しても1時間睡眠相を前進させることができない）を満たすという厳密な基準を用い，0.17％であると報告している（Schraderら，1993）．また，安藤らがサンディエゴで中高年の一般人口417人を対象に独自の基準で行った調査では0.7％であったという（Andoら，1995）．若年層での調査では，前出のノルウェーでの調査では18〜32歳においては0.25％以上であり，また粥川らが日本の高校生18万人から無作為抽出した7421人を対象に質問紙法で行った調査で，possible DSPSの頻度は0.4％であったという（粥川ら，1995）．報告者により違いがみられるが，若年者においてより頻度が高いということや，調査方法の違いによる部分が大きいと考えられる．なお，米国では不眠症として睡眠障害外来を受診する患者のなかに占めるDSPSの割合は数％であるとされるが，日本においては不明である．

性差については，Weitzmanらの最初の報告では，30例の患者においては認められず，また前述のノルウェーでの調査において確認された15例においても認められなかったとされる．一方，男性に多いとする報告もある（Alvarezら，1992；14例中男性13例；Thorpyら，1988；22例中男性20例）．

発症年齢は，生後間もなくから50歳代までの広い年齢層で報告されているが，多くは思春期から青年期である．もっとも，思春期以前ないし幼少期の発症の報告も少なくない（Weitzmanら，1981；Thorpyら，1988；Alvarezら，1992；Regesteinら，1995 a, bほか）．

家族発現様式については報告がほとんどないが，家族内にやはり夜型の生活をしている者が認められる場合があり，遺伝性のほかに家庭での生活習慣が症状形成に影響している場合もあると考えられる．

3）病態生理　生体には睡眠・覚醒，活動性，体温，ホルモン分泌などにおいておおよそ1日周期のリズムが存在し，これを概日リズムと呼んでいる．この症候群においては，何らかの要因で24時間周期の外界からの刺激（同調因子；time cue　光，社会的接触，食事など）に対して睡眠・覚醒の概日リズムが適切に同調することができなくなっているため，睡眠相が後退していると考えられている．

多くの生物において，フリーランニングしている生体リズムに対し，光などの刺激をそのサイクルのさまざまな時点において与えると，それに反応してその時点に応じた方向・程度にリズムの位相が変位するという現象がみられ，これをプロットすると位相反応曲線（phase response curve；PRC）が得られることが知られている．CzeislerやWeitzmanはこれをヒトの睡眠覚醒リズムにも当てはめて考え（たとえば，早朝に覚醒して外界の刺激を受ければ翌日の睡眠相は前進し，深夜まで覚醒していれば翌日の睡眠相は後退する；Minorらはこの後，ヒトの深部体温リズムと光刺激の間にPRCが存在することを示した（Minorら，1991）），通常のヒトではPRCに従って睡眠相を変位することができるため，日によって睡眠相が前後しても容易に外界に再同調できるのに対し，DSPSの患者ではPRCの前進相（phase advance portion）がはっきりしないため，何らかのきっかけでいったん睡眠相が後退すると外界に同調するために再び睡眠相を前進させるのが困難である，という機序を提唱した（Czeislerら，1981；Weitzmanら，1981）．また，ヒトの体内時計の周期はtime cueのない状況では通常25時間前後であるが，DSPSの患者ではこの周期がさらに長いため，後退した睡眠相を前進させるのがむずかしいという可能性も指摘されている（Regesteinら，1995 b）．思春期以降内因性リズムの周期がより長くなり，生活が夜型になる傾向も強くなるが（Carskadonら，1993），逆に高齢になると再びその周期は短縮傾向を示すといわれており，これらのことはDSPSの発症や罹病率が若年者で多いということに関連すると考えられる．

一方，視力障害があったり，大学生などで社会的制約が希薄であるなどtime cueへの暴露が不十分であることがDSPSの引き金になる場合もあると考えられる（Regesteinら，1995 b）．頭部外傷後にDSPSを生じた例が報告されているが，脳の器質的障害によって外界への同調機構が障害されて発症するという機序もありうると考えられる（Pattenら，1992）．

4) 検査所見 睡眠ポリグラフでは，入眠潜時の延長を除き，特に睡眠構造の異常はないのが原則である．これは，一般にほかの不眠が徐波睡眠の減少を伴うことと対照を成す．もっとも，すでに睡眠導入剤や抗うつ剤の投与，アルコールの摂取などがあれば，これらによる睡眠構造への修飾はありえ，また精神疾患の合併があればそれに応じた所見が生じうる．

アクチグラフでは，後退した睡眠・覚醒パターンが何日にもわたって示されるが，sleep log が記録者の主観に頼るところが大きいのに対して客観性という点で意義がある．

多回入眠潜時検査(multiple sleep latency test；MSLT)では，健常人では朝から夜に向かうにつれて入眠潜時は短縮するが，DSPS の患者では逆にしだいに延長傾向をみせる(Thorpy ら，1988)．光療法が奏効後，午前の入眠潜時が延長したという報告もある(Rosenthal ら，1990)．

深部体温リズムは，通常数日間にわたり直腸温を連続して測定することによって得られるが，普通の生活を送っている健康人では昼間に高体温となり，夜間睡眠時に低体温となる24時間周期の概日リズムをもち，午前3～4時に最低体温を示すのが普通である．DSPS の患者ではこれに異常を示すことが多く，最低体温は健常者より遅れて(午前5時～正午ごろなど)出現し(Ozaki ら，1996；Oren ら，1995)，治療によって睡眠相が前進するとそれに伴い最低体温の時刻も前進するという報告が多い(Ozaki ら，1988；Rosenthal ら，1990；Akata ら，1993)．また睡眠相と最低体温の関係では，ICSD の基準に示されるように，健常者では睡眠相の前半で最低体温がみられる一方，DSPS の患者ではその後半でみられるとする報告があるが(Wagner ら，1986；Ozaki ら，1994)，これとやや異なり，DSPS の患者で最低体温と入眠時刻との間隔が平均2.7時間と短かったのが，時間療法後より延長し5.3時間となったという報告(Ozaki ら，1988)や，DSPS の患者では最低体温から覚醒時刻までの時間が健常者より延長していたとする報告もある(Ozaki ら，1996)．尾崎らは深部体温リズムの周期が24.7時間であったが，時間療法後周期が24時間となった DSPS の例を紹介している(後述)．

松果体ホルモンであるメラトニンは，体内時計が存在するとされる視交叉上核(suprachiasmatic nuclei；SCN)から分泌の調節を受けており，血中濃度は通常日中低く夜間睡眠時に上昇するという日内変動を示し，最も信頼できる概日リズムの指標の一つと考えられている(本間ら，1996)．そのプロフィールは，通常恒暗下で24時間以上にわたって一定の時間間隔で採血し，血清メラトニンをラジオイムノアッセイで測定することによって得られる．報告では，DSPS の患者では健常者と比べプロフィールは特に違いはなかったとするもの(Alvarez ら，1992)，そのピークの時刻が後退していたとするもの(Oren ら，1995)，光療法によって睡眠相が前進するとともにメラトニンリズムも前進したとするものがある(Akata ら，1993)．

心理テストでは，健常者とかわりない場合もあれば顕著な所見を示す場合もある．Weitzman の原著では，MMPI，Beck Depression Inventory で DSPS に特徴といえる一定の傾向はなかったとしているものの，半数以上でうつ状態あるいは他の精神病理を認めたと報告されている．また他の報告では，MMPI もしくは BDI にて DSPS の患者の約3分の2にうつ傾向がみられ，MMPI のスコアでは平均してうつ尺度と心気症尺度が高い傾向がみられたというものもある(Thorpy ら，1988)．MMPI が正常でかつ自ら治療を望む患者では，MMPI で異常，もしくは自ら治療を望んでいない患者に比べ治療の反応がよかったという報告もある(Lahmeyer ら，1987)．寺田らのロールシャッハでの検討では，寛解期のうつ病の患者と比較して，① 会社的規範への顧慮に乏しい，② 自己完結的な完全主義傾向が強い，③ 内面的には無力感を抱いているがそれは過剰に防衛され意識化されていない，④ 対人関係においてはアンビバレントな葛藤や感情統制の弱さがみられる，などの特徴がみられたという(寺田ら，1983)．

5) 診断基準 診断のためには，患者あるいは家族に睡眠記録表(sleep log)を最低2週間つけてもらう必要がある．睡眠障害の国際分類(International Classification of Sleep Disorders；ICSD)の DSPS の診断基準を示す(表5.20)．

6) 鑑別診断 先にも述べたが，健康人でも厳密

表 5.20 ICSDによる睡眠相後退症候群の診断基準

A. 望ましい時刻に入眠できない，または望ましい時刻に自発的に覚醒できない，または過度な眠気という訴え．
B. 睡眠にとって望ましい時刻に比べて，主たる睡眠エピソードの位相が後退している．
C. 症状は最低1か月持続している．
D. 厳密なスケジュールを保つことを要求されない場合(例：休暇)，患者は
 1. 健康的で質・持続ともに普通の睡眠を常にとることができる．
 2. 自然に覚醒する．
 3. 後退した位相にて，24時間の睡眠・覚醒パターンに安定して同調を維持できる．
E. 最低2週間にわたる毎日の睡眠記録表にて示される，習慣的な睡眠時間帯のタイミングの後退の証拠がある．
F. 以下の検査による，習慣的な睡眠時間帯のタイミングの後退の証拠がある．
 1. 24時間の睡眠ポリグラフ記録(あるいは連続した2晩の睡眠ポリグラフとその間の睡眠潜時反復検査)，あるいは
 2. 連続体温モニターにて，最低体温の時刻が習慣的な(後退した)睡眠エピソードの後半に後退していることが示される．
G. 入眠困難あるいは過剰な眠気をひき起こす他の睡眠障害の診断基準を満たさない．

最低基準：A＋B＋C＋D＋E

な生活スケジュールを要求されない状況では睡眠相が後退している場合がしばしばある．健康人では，たとえば試験のために早く起きなければならないなどという状況では比較的容易に睡眠相を前進させることができ，あるいは一過性に早寝早起きが困難となっても規則正しいスケジュールを続けていればしだいに適応できるのに対し，DSPSの患者ではそれは困難である．

DSPSでは入眠困難のため不眠症として扱われる場合が多いが，前述のように，休日などであれば十分な睡眠をとることができ，また睡眠ポリグラフで徐波睡眠の減少がみられないという点が一般の不眠症とは異なる．

むずむず脚症候群あるいは睡眠時無呼吸症候群は日中の過度な眠気を生じるという点でDSPSと共通するが，睡眠ポリグラフの所見から鑑別される．

DSPSにおいては，意欲低下，低い自己評価などのうつ状態を伴うことが多いため，入眠困難，午前中に強い心身の不調，自立神経症状を中心とした不定愁訴などを含めてうつ病との鑑別が必要となる場合がある．うつ病では通常早朝覚醒が特徴であるのに対し，DSPSでは朝の覚醒困難を示す点が異なる．しかし，うつ病でも過眠を示すものであったり，朝方の意欲低下から起床が困難であるという場合には，DSPSと症状が類似する場合がありうる．この場合は，病前性格(前述のようにDSPSではより回避的ないし社会的規範への配慮に乏しい性格傾向である場合が多い)や睡眠ポリグラフの所見(うつ病ではレム潜時の短縮や徐波睡眠の減少がみられる)が鑑別点となるが，精神科的に詳細な診断の検討が必要な場合もある．なお，DSPSでは抗うつ剤はほとんど無効である．

睡眠相の後退と，不登校その他の社会不適応とは同時に生じている場合が多いが，DSPSによって不適応を生じている場合もあれば，逆に不適応によってひきこもりの生活を続けている結果，睡眠相が後退している場合もある．神経症傾向，あるいは人格障害などで本症候群に類似の症状を呈することがしばしばあり，上記のいずれであるか鑑別が必要となることがある．病相期中に，差し迫った状況で睡眠相が前進したり，逆に社会適応を要求されない状況で睡眠相が前進するなどのエピソードが一時期でもあった場合には，DSPSとは診断しにくい．Ferberらは，睡眠相の後退によって不登校という疾病利得を得ている児童の一群では，通常抑うつ的で，しばしば家庭内に心理社会的病理が存在し，患者本人の治療意欲は低く，時間療法は効果不十分であったという(Ferberら，1983)．Wagnerらは，患者を入院させてまず1週間，睡眠記録表から得られた後退した睡眠相を規則的に守ることを指示し，それすら守れない場合には家族の病理や精神病理の存在が示唆されるとしている(Wagnerら，1996)．分裂病質人格障害や慢性の不適応，失業などのケースではこれらの鑑別が困難な場合もありうる(Wagnerら，1996)．不適応の中には神経症や人格障害のほか，精神分裂病，うつ病などの精神疾患が含まれる場合もあり，疑われる場合には精神科的な診断と治療が優先する．

7) **随伴しやすい疾患** 神経症，人格障害，精神分裂病などの合併が少なからずみられる．状態像としては，上述のように不登校などの不適応，あるいはうつ状態を伴っている場合がしばしばあるが，これらは無論DSPSに必発ということではない．

8) **治 療** DSPSの治療には薬物療法と非薬物療法とがあり，単独に，ないし適宜組み合わせて行わ

れる．以下にその概要と，治療が奏効した具体的症例を示す．

〈非薬物療法〉

i) 時間療法： DSPSの患者では前述のように，睡眠相を後退させることは容易でも前進させるのが困難であるという病態生理が考えられる．このため，望ましい時間帯に睡眠相を移動させるため，入眠時刻と起床時刻を毎日後退させていくという方法をCzeislerらが考案し，時間療法(chronotherapy)と呼ぶようになった(Czeislerら，1981)．人間の生体リズムは同調因子のない状況では通常25時間周期であり，その前後2時間以内であれば生体リズムを同調させることができるといわれている．このため，時間療法では通常毎日3時間ずつ睡眠相を故意に後退させていき，望ましい時間帯に至ったところで固定する．実際には，これによって後退した睡眠相をresetするのは比較的容易であるが，それを維持するのが困難である場合がしばしばあり，他の治療法を併用する場合が多い(Ohtaら，1995)．この治療法により，DSPSから非24時間睡眠・覚醒症候群に移行したという報告もある(Orenら，1992)．

症例呈示　31歳　男性(図5.21)

元来宵型人間．幼時より寝付きが悪く，この傾向は高校時代および工業系の国立大学入学以後ひどくなり，試験に間に合わずにしばしば失敗した．専攻を生かしてコンピュータ会社へ就職したが，就眠困難と起床困難は変わらず，午前3～6時ごろ入眠，9～12時ごろの覚醒という状態が続くため，30歳で退職してしまった．理学所見，神経学的所見に異常はなく，精神疾患を示す徴候も認めなかった．時間療法を施行したところ，睡眠相はより前進した時間帯となった．また同時に行った直腸温測定では，治療前では周期は24.7時間で最低体温は睡眠相の前半にあったものが，治療後は周期は24時間となり最低体温は睡眠相の後半でみられた(Ozakiら，1988)．

ii) 光療法： すでに述べたように，光は生体リズムに対する外界からの強力な同調因子であり，高照度光を照射する時間帯とそれによる生体リズムの位相の偏位との関係には位相反応曲線が存在する．たとえば，起床後の高照度光の照射によって睡眠相は前進

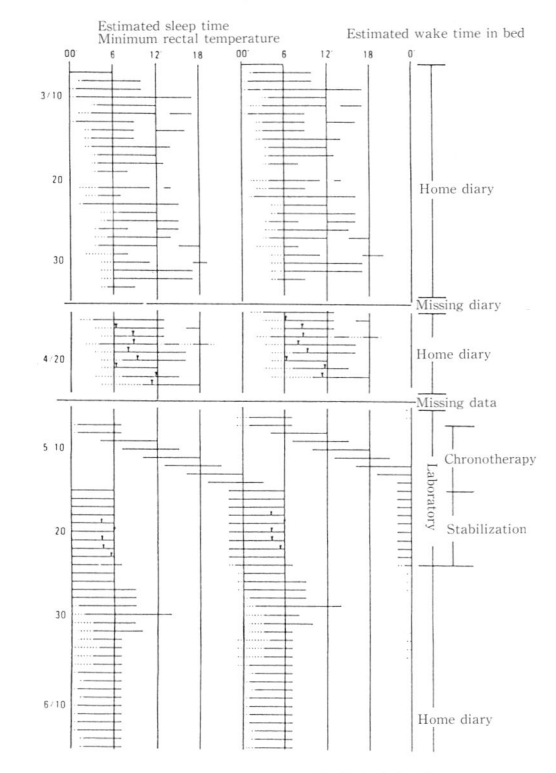

図 5.21　時間療法を施行した睡眠相後退症候群のパターン(31歳男性)(Ozakiら，1988)
縦軸が日にちで，また横軸は1日の時刻であるが見やすくするため48時間連続で示すダブルプロットで表している．実線が睡眠を，また破線が覚醒して臥床している状態を示す．▼は最低体温を示す．時間療法前は入眠・覚醒時刻ともに非常に遅れておりかつ不規則であったが，時間療法後は睡眠相より前進し規則的となっている．

し，就寝前のそれにより睡眠相は後退する．この性質を利用し，DSPSの患者に対して起床後2時間，2500～3000 luxの高照度光を照射するという光療法が行われている．治療開始前に眼科的精査を行うことが望ましい．

iii) 同調因子の強化： 前述の人工的な高照度光によらなくても，朝の日光浴を習慣づけることにより症状の改善がみられる場合がある．食事の時刻も生体リズムに影響があるとされ，三食を規則的に摂るようにするのが望ましい．社会的接触を増やすことも同調因子の強化としてはたらく．入院によって厳密な生活スケジュールを保つようにすることが有効な場合もある．

iv) その他： 一般的な不眠症の場合と同様に，

就寝前のカフェイン摂取や精神作業を避けるなど，入眠を妨げるような因子の除去を図ることは，病的な睡眠相の後退を促進しないために必要である．カフェイン摂取の中断によってDSPSの症状の改善がみられたとする報告もある(Lucasら，1982)．

〈薬物療法〉

i) ビタミンB_{12}： ビタミンB_{12}のメチル型であるメチルコバラミンは，DSPSを含む睡眠・覚醒リズム障害に対し有効である場合がしばしばある．通常，1.5〜3 mgを1日3回経口投与する．作用機序ははっきりとはしていないが，生体リズムの周期を短縮する作用，同調促進作用，あるいは睡眠促進作用が想定されている(Okawaら，1990)．

症例呈示 15歳 女性(図5.22)

午前1〜2時まで入眠することができず，朝から正午まで覚醒することができないということで受診．日中の眠気と作業能率の低下があり，不登校となっていた．睡眠・覚醒リズム表では入眠時刻は午前2時ごろで，起床時刻は正午ごろであった．メチルフェニデートが投与されたが，副作用によって不成功に終わった．その後1か月半にわたりビタミンB_{12}を1日3 mg経口投与したところ，総睡眠時間は10から7時間にしだいに減少し，入眠時刻も午前0時ごろまで前進した．また，1か月間の投与後，午前7時30分までに起床できるようになった．患者は学校に復帰し，通常のスケジュールに従って生活できるようになった(Ohtaら，1991)．

ii) トリアゾラムなど睡眠導入剤： Weitzmanの原著ではDSPSでは睡眠導入剤は多くの場合無効であるとされているが，実際は症状改善に効果がみられる場合もある．超短時間作用型のベンゾジアゼピンであるトリアゾラムは，動物実験で生体リズムの位相の前進作用が認められ，DSPSの患者に対しても就寝前に投与して有効であったとする報告がいくつかある(Uruhaら，1988；Ozakiら，1989ほか)．投与量は通常0.25 mgで，望ましい入眠時刻の4時間前に内服するのが位相前進作用が最も強いと考えられている(Ohtaら，1992)．その他，やはり作用時間の短いブロチゾラム，ゾピクロンなどが試みられる場合がある(杉田，1991；早河ら，1996)．

iii) メラトニン： 前述のようにメラトニンは概日リズムに深く関与していると考えられているが，これを体外から投与することにより睡眠・覚醒リズム障害を治療する試みが近年盛んに行われつつあり，DSPSに対しても，症状改善に有効であるとする報告がある(Dahlitzら，1991；Oldani，1994)．通常，成人であれば数mg(多くは3〜5 mg)を就寝前に経口投与する．作用機序については議論があるが，生体リズムの位相を前進させる作用，直接入眠作用，体温降下作用などが想定されている(三島ら，1996)．現在国内では発売されておらず，また長期使用の報告がなく，その影響が未知であるなど今後の研究が待たれる部分も多い．

9) 予後 ナルコレプシーや睡眠時無呼吸症候群，他の不眠などに比べ治療成績が不良で約半数が治療不成功に終わったとする報告もあるが(Quentinら，1995)，大多数のDSPSの患者で症状あるいは社会適応度において何らかの改善がみられ，特に未成年での

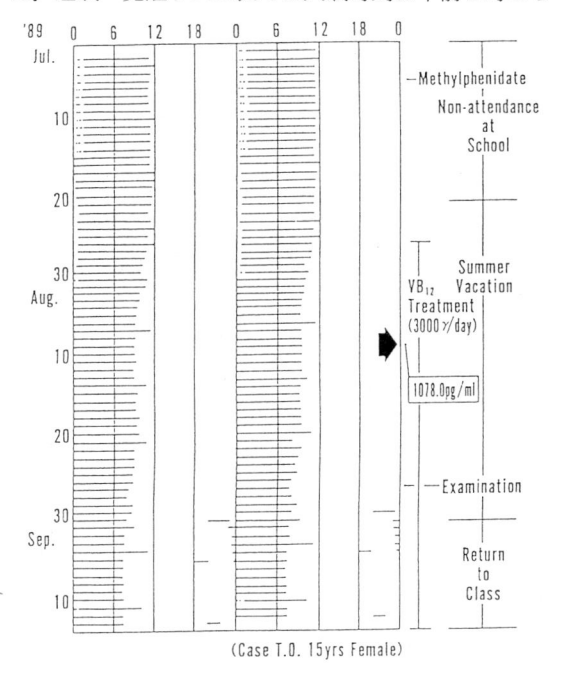

図5.22 ビタミンB_{12}内服治療を行った睡眠相後退症候群の睡眠パターン(15歳女性)(Ohtaら，1991)
ビタミンB_{12}内服前は覚醒時刻が正午近くと非常に遅れていたが，内服開始後は総睡眠時間が短縮し，かつより早く望ましい時刻に覚醒することができるようになった．これにより学校への復帰が可能となった．

発症のケースで予後がよいとする報告もある(Itoら,1993；Andoら,1994；Ohtaら,1995)．予後には治療法そのものの効果のほかに，社会的要因や患者自身の治療意欲も影響すると考えられる(Hayakawaら,1993)．勤務時間の制約のない職業に就いたり，フレックスタイム制度を利用するなど，症状の持続があっても社会適応している場合もある．

b) 睡眠相前進症候群

1) 臨床症状 睡眠相前進症候群(advanced sleep phase syndrome；ASPS)はやはり概日リズムの障害として考えられる病態であるが，DSPSとは逆に，患者は夕方早い時刻より眠気を訴え，望ましい時刻より早く入眠し，かつ早く覚醒してしまう(午後9時より早く入眠し，午前3時より早く覚醒するなど)という症状を示す．患者では，夜望ましい時刻まで覚醒を保つのが困難であり，努力しても睡眠時間帯を遅らせることができないが，早くにずれた時間帯であれば十分な質・長さの睡眠をとることができる．夜遅くまで覚醒を維持することを強要される状況では，翌日日中の眠気を生じる場合もある．実際には臨床的に問題となることが非常にまれな障害であり，報告も少ない．Billardらが報告した15歳の少女の例では，午後4～5時より眠気を生じて午後6～8時に入眠し，朝4～6時に覚醒するというスケジュールのため，学業不振や友人との夜のパーティに参加できないなどの影響があったという(Billiardら, 1993)．

2) 疫学 頻度に関しては，DSPSの項で述べたノルウェーでの調査ではASPSは全く認められなかったとされる一方(Schraderら, 1993)，Andoらの報告では中高年者において1％認められたという(Andoら, 1995)．

発症年齢は，DSPSよりも比較的高齢で好発すると考えられているが，報告が少なく，はっきりとしたことはわかっていない．性差・遺伝性についても不明である．

3) 病態生理 DSPSと同様な観点から，ASPSの患者では生体リズムの位相を後退させるのが困難である，ないし生体リズムの周期が通常より短いなどの機序が想定されている．高齢になるにつれ生体リズムの周期は短縮するといわれており，このことと高齢者

表5.21 ICSDによる睡眠相前進症候群の診断基準

A. 望ましい入眠時刻まで覚醒しているのが困難であるか，望ましい起床時刻まで眠り続けることが困難である．
B. 睡眠にとって望ましい時刻に比べて，主たる睡眠エピソードの位相が前進している．
C. 症状は最低3か月持続している．
D. 望ましい(より遅い)入眠時刻まで覚醒を保つことが要求されなければ，患者は
 1. 望ましい時刻より早い入眠時刻を伴い，質・持続とも十分な睡眠を常にとることができる．
 2. 望んだより早く自然に覚醒する．
 3. 24時間の睡眠・覚醒パターンに安定して同調を維持することができる．
E. 24～36時間にわたる睡眠ポリグラフ記録による，習慣的な睡眠時間帯のタイミングの前進の証拠がある．
F. 睡眠の持続の困難や過度な眠気を生じる他の障害の診断基準を満たさない．
最低基準：A＋C＋E

の早寝早起き傾向や本症との関連も考えられている(ICSD, 1990)．

4) 検査 DSPSと同様に，睡眠ポリグラフでは患者自身の睡眠時間帯においては睡眠構造に異常がないのが原則である．

5) 診断基準 ICSDの基準を示す(表5.21)．

6) 鑑別診断 ASPSでみられる早朝での覚醒はうつ病のそれとの鑑別を必要とする．うつ病では通常抑うつ気分，意欲の低下，自責，食欲不振などがみられるのに対し，ASPSではこれらのうつ症状はみられない．睡眠ポリグラフでは，うつ病ではレム潜時の短縮，徐波睡眠の減少，中途覚醒の増加などがみられる．

7) 随伴しやすい疾患 不明である．

8) 治療 ASPSでも時間療法を試みたとする報告があり，DSPSとは反対に入眠・起床時刻を故意に早めていき(Moldofskyら, 1986；2日ごとに3時間，Billiardら, 1993；毎日3時間)，望ましい時間帯に到達した時点で固定するという方法がとられている．

その他，抗うつ剤の投与(太田, 1988)や，就寝前の光療法(Singerら, 1989)にて症状が改善したとする報告もある．

9) 予後 報告が少ないため明らかでない．

〔北島剛司・早河敏治〕

文献

Akata T, et al, 1993: Successful Combined Treatment with Vitamin B12 and Bright Artificial Light of One Case with Delayed Sleep Phase Syndrome. The Japanese Journal of Psychiatry and Neurology 47: 439-440.

Alvarez B, et al, 1992: The delayed sleep phase syndrome: clinical and investigative findings in 14 subjects. Journal of Neurology, Neurosurgery and Psychiatry 55: 665-670.

Ando K, et al, 1994: Long-term follow-up of 10 adolescent patients with sleep-wake schedule disorders. The Japanese Journal of Psychiatry and Neurology 48: 37-41.

Ando K, et al, 1995: Estimated prevalence of delayed and advanced sleep phase syndromes. Sleep Research 24: 509.

Billiard M, et al, 1993: A case of advanced-sleep phase syndrome. Sleep Research 22: 109.

Carskadon MA, et al, 1993: Association between puberty and delayed phase preference. Sleep 16: 258-262.

Czeisler CA, et al, 1981: Chronotherapy: resetting the circadian clocks of patients with delayed sleep phase insomnia. Sleep 4: 1-21.

Dahlitz M, et al, 1991: Delayed sleep phase syndrome response to melatonin. The Lancet 337: 1121-1124.

Diagnostic Classification Steering Committee of the American Sleep Disorder Association, 1990: International Classification of Sleep Disorders: Diagnostic and Cording Manual. American Sleep Disorders Association, Rochester. (日本睡眠学会診断分類委員会訳, 1994: 睡眠障害国際分類. 診断とコードの手引き, 日本睡眠学会.)

Ferber R, et al, 1983: Delayed sleep phase syndrome versus motivated sleep phase delay in adolescents. Sleep Research 21: 239.

早河敏治, 他, 1996: 睡眠覚醒リズム障害と治療. 臨床と研究 73: 86-90.

Hayakawa T, et al, 1993: A follow-up study of adolescents with sleep-wake rhythm disorders. The Japanese Journal of Psychiatry and Neurology 47: 435-438.

本間さと, 他, 1996: 生体リズムの発現と調節. 神経精神薬理 18: 623-631.

Ito A, et al, 1993: Long-term course of adult patients with delayed sleep phase syndrome. The Japanese Journal of Psychiatry and Neurology 47: 563-567.

粥川裕平, 他, 1995: 睡眠・覚醒リズム障害の疫学とその対策. 厚生省精神・神経研究委託費 睡眠障害の診断・治療および疫学に関する研究. 平成7年度研究報告書, pp 131-135.

Lahmeyer HW, et al, 1987: Personality Affects treatment outcome in delayed sleep phase syndrome. Sleep Research 16: 282.

Lucas EA, et al, 1982: Effect of total caffeine withdrawal on delayed sleep onset insomnia. Sleep Research 11: 157.

Minor DS, et al, 1991: A human phase-response curve to light. Neuroscience Letters 133: 36-40.

三島和夫, 他, 1996: メラトニンの生体リズム調節作用. 神経精神薬理 18: 711-718.

Moldofsky H, et al, 1986: Treatment of a Case of Advanced Sleep Phase Syndrome by Phase Advance Chronotherapy. Sleep 9: 61-65.

Okawa M, et al, 1990: Vitamin B12 treatment for sleep-wake rhythm disorders. Sleep 13: 15-23.

太田龍朗, 1988: 睡眠相遅延症候群と持続性睡眠リズム障害. 精神科MOOK, No.21: 291-302.

Ohta T, et al, 1991: Treatment of persistent sleep-wake schedule disorders in adolescents with methylcobalamin (vitaminB12). Sleep 14: 414-418.

Ohta T, et al, 1992: Daily activity and persistent sleep-wake schedule disorders. Progress of Neuro-Psychopharmachology and Biological Psychiatry 16: 529-537.

Ohta T, 1995: Circadian rhythm sleep disorders: A brief review with special reference to long-term follow-up. Nagoya Journal of Medical Science 58: 83-93.

Oldani A, 1994: Melatonin and delayed sleep phase syndrome: ambulatory polygraphic evaluation. Neuroreport 6: 132-134.

Oren DA, et al, 1992: Hypernyctohemeral syndrome after chronotherapy for delayed sleep phase syndrome. The New England Journal of Medicine 327: 1762.

Oren DA, et al, 1995: Abnormal circadian rhythms of plasma melatonin and body temperature in the delayed sleep phase syndrome. Journal of Neurology, Neurosurgery and Psychiatry 58: 379.

Ozaki N, et al, 1988: Body temparature monitoring in subjects with delayed sleep phase syndrome. Neuropsychobiology 20: 174-177.

Ozaki N, et al, 1989: A treatment of delayed sleep phase syndrome with triazolam. The Japanese Journal of Psychiatry and Neurology 43: 51-55.

Ozaki S, et al, 1994: A long-term simultaneous monitoring of activity and core body temperature in delayed sleep phase syndrome (DSPS). The Japanese Journal of Psychiatry and Neurology 48: 169-170.

Ozaki S, et al, 1996: Prolonged interval from body temparature nadir to sleep offset in patients with delayed sleep phase syndrome. Sleep 19: 36-40.

Patten SB, et al, 1992: Delayed sleep phase disorder after traumatic brain injury. Journal of American Academy of Child and Adolescent Psychiatry 31: 100-102.

Pelayo RP, et al, 1988: Prevalence of delayed sleep phase syndrome among adolescents. Sleep Research 17: 391.

Regestein QR, et al, 1995a: Treatment of delayed sleep phase syndrome. General Hospital Psychiatry 17: 335-345.

Regestein QR, et al, 1995b: Delayed Sleep Phase Syndrome: A Review of Its Clinical Aspects. American Journal of Psychiatry 152: 602-608.

Rosenthal NE, et al, 1990: Phase shifting effect of bright morning light as treatment for delayed sleep phase syndrome. Sleep 13: 354-361.

Schrader H, et al, 1993: The prevalence of delayed and advanced sleep phase syndrome. Journal of Sleep Research 2: 51-55.

Singer CM, et al, 1989: Case report: use of dim light melatonin onset in the treatment of ASPS with bright light. Sleep Research 18: 445.

杉田義郎, 1991: 睡眠相前進および後退症候群. 日本睡眠学会編: 睡眠学ハンドブック, pp 249-256, 朝倉書店, 東京.

寺田貴子, 他, 1983: 睡眠相延症候群のロールシャッハ・テストの特徴について―うつ病の中核群との比較を中心に―. 精神神経雑誌 85: 395.

Thorpy MJ, et al, 1988: Delayed sleep phase syndrome in adolescents. Journal of Adolescent Health Care 9: 22-27.

Uruha S, et al, 1988：The effect of triazolam on delayed sleep phase syndrome. Japanese Journal of Psychiatry and Neurology 42：141.

Wagner DR, et al, 1986：Entrained sleep and temperature rhythms in delayed sleep phase syndrome. Sleep Research 15：179.

Wagner DR, et al, 1996：Disorders of the circadian sleep-wake cycle. Neurologic Clinics 14：651-670.

Weitzman D, et al, 1981：Delayed sleep phase syndrome：A chronobiological disorder with sleep-onset insomnia. Archive of General Psychiatry 38：737-746.

5.3.3 非24時間睡眠・覚醒症候群

a) 概念

非24時間睡眠・覚醒症候群(non-24 hour sleep-wake syndrome；Non-24)は，通常の外部環境のもとで，24時間よりも長い睡眠・覚醒周期を示す障害である．この症候群を最初に報告したのは，1977年米国のMilesらであった(Milesら，1977)．彼らは2週間おきに夜間の不眠と日中の過剰な眠気を訴える盲目の大学院生の症例を報告し，睡眠リズムやホルモン分泌リズムが24.9時間の周期でフリーランしていることを示した．その後現在まで，視覚障害者のみならず，正常な視力を有するヒトでの報告も多くなされるようになってきている(Weberら，1980)．

b) 疫学

本症候群の有病率についてはよくわかっていないのが現状である．先天盲，特に全盲などの高度視覚障害者での本症候群の発生頻度が高いと考えられている．内閉的な性格傾向をもつ人格障害や不登校児に本症候群がみられることがあり，精神分裂病でも本症候群がみられることがある．一般人口では従来はきわめて少ないと考えられてきたが，1990年12月から1991年9月まで施行されたマスメディアを介するリクルート調査による多施設共同研究(高橋ら，1993)では，一次性リズム障害92名中15.2％が本症候群と同定された．実際には，全国的にさらに多くの患者がいるものと推定される．性差はないという報告と男性の方が多いという報告があり，筆者らの睡眠外来調査(浦田ら，1997)では，本症候群と診断された21例の受診者のうち男性が85.7％と圧倒的に多かった．また同調査では，社会生活に困難をきたしている患者が多く，学校あるいは職場を休みがちになったり，やめざるをえなくなった患者が80％にのぼることを示している．好発年齢は10代後半．遺伝負因に関する研究は乏しいため，詳細は不明である．

c) 臨床症状

非24時間睡眠・覚醒リズムの周期としてはヒトの内因性リズムとして標準的な約25時間周期を示すことが多いが，より長い周期を示すこともある．また，一人の患者が時期により異なった周期を示す場合もある．通常患者は約25時間周期の睡眠・覚醒リズムのために一定の時刻に入眠し起床することが著しく困難で，入眠時刻が毎日30〜60分ずつ遅れていく．日中に睡眠相がきた場合には，入眠時刻が一日で数時間一気に後退することがしばしばみられる(delayed phase jump)(Uchiyamaら，1996a, b)．このため，夜間の不眠と日中の過度の眠気，全身倦怠感により社会生活に支障をきたす時期が周期的に出現する．学生の時期に発症した場合には，起床困難のため遅刻が多くなり，授業中の居眠り，注意力・集中力の低下がみられ，登校困難となることが多い．社会人の時期に発症した場合も同様に遅刻が多くなったり，仕事の能率が低下するようになり，仕事をやめざるをえないこともしばしばである．日中の眠気や集中困難のため，意欲が低下しているようにみえることがあるが，通常は意欲は正常に保たれている．ときにうつ状態がみられることがあり，本症候群にうつ病が合併した症例の報告もある．

d) 検査所見

睡眠日誌の記録により，一日ごとに睡眠相が後退していく特徴的な所見が認められると同時に深部体温リズムも同様の周期で後退していくのが認められる(図5.23)．メラトニンやコルチゾールなどのホルモンの概日リズムも，睡眠・覚醒リズムと同じ非24時間周期を示す場合が多いが，これらのリズムの周期が一致していない脱同調を示す場合もある．患者の主観的夜に施行した終夜睡眠ポリグラフィでは，睡眠構築には異常がみられないことが多い．

e) 診断

睡眠日誌により特徴的な非24時間周期の睡眠・覚醒パターンが得られれば診断できる．しかしながら，睡眠は学校や仕事などの社会的要因によってかなり自己コントロールできるものであり，必ずしも典型的な

5.3 概日リズム睡眠障害

表 5.22 非24時間睡眠・覚醒症候群診断基準(睡眠障害国際分類)

A. 原発性の入眠または覚醒困難.
B. 入眠と覚醒時刻が24時間の睡眠・覚醒パターンに安定した同調を示さずにしだいに後退していく.
C. 上記の睡眠パターンが6週以上続く.
D. 睡眠時間帯の連続的な後退が以下の検査で示されること.
  1. 24時間に固定された睡眠・覚醒スケジュールのもとで連続して数日間記録されたポリグラフィ検査.
  2. 5日以上にわたる体温の連続記録でその最低点の出現時刻がしだいに後退する.
E. 入眠困難あるいは過眠をひき起こすような他の睡眠障害がないこと.

最小限基準：A＋B＋C

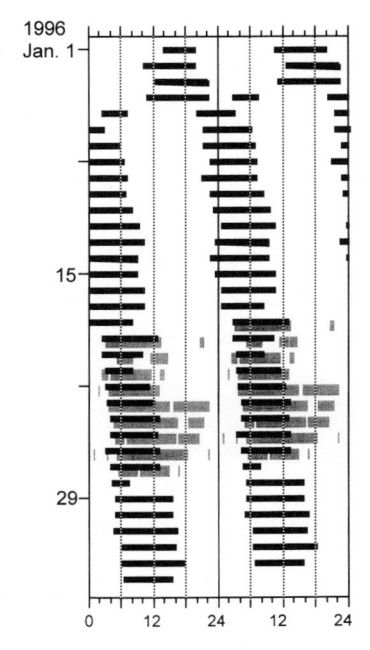

図 5.23 Non-24(20歳男性)
Non-24の一例を提示する．毎日入眠時刻が約1時間ずつ遅れていく症状が16歳ごろより続いている．患者の睡眠をダブルプロット表示(横軸を2日間として1日を重複して示す表示法)した．黒い横線が睡眠を表す．1月18日から1月26日までの灰色の太い線は直腸温の低体温相を示す．入眠時刻が，低体温相と並行して毎日約30分〜1時間ずつ遅れていくのがわかる．

睡眠・覚醒パターンを呈しているとは限らないため十分な注意を要する．典型的な睡眠・覚醒パターンを呈していなくても，周期的な入眠困難や日中の眠気，集中困難あるいは全身倦怠感などの臨床症状がみられる場合には，社会的要因を取り除いたうえで睡眠日誌の記録を行う必要がある．本症候群の診断基準を表5.22に示した．

f) 鑑別診断

中学生や高校生に本症候群が発症した場合にはいわゆる不登校と診断され，カウンセリングのみで対応されている場合がある．本症候群であっても同時に思春期特有の葛藤がみられることは不思議なことではなく，日中の眠気のために無気力になったりもするため鑑別がむずかしいことがある．周期的な入眠困難などの症状をみのがさないことが重要と考えられる．うつ症状がみられる場合には，うつ病と診断され，抗うつ薬中心に治療されている場合もあるが，これも臨床症状によって鑑別可能である．この際，うつ症状が本症候群によって二次的に生じた適応障害による反応性のものか，あるいはうつ病が合併していることによるものかをみきわめるのは重要なことであるが，必ずしも容易ではない場合も多い．ほかの睡眠障害との鑑別で問題となるのは，睡眠相後退症候群である．睡眠相後退症候群ではしばしばその経過中に睡眠相が一日ごとに遅れていくような時期を有することがある．また，長い経過中に本症候群に移行することもあり，基盤に同様の病態を有している可能性がある．

g) 病態生理

隔離実験の結果から，ヒトの生物時計の周期は約25時間であることがわかっている(Aschoff, 1965)．われわれは日常生活において24時間周期の環境変化に従って生活している．これは生物時計のリズムを外界の周期に同調させる機構が働いているためである．ほかの哺乳類と同様に，ヒトでも明暗サイクルが最も強力な同調因子として作用することが明らかにされており，ヒトの場合，朝の光は生物時計を早め，夕の光は生物時計を遅らせることがわかっている．明暗サイクルとともに，学校や仕事などの社会的因子も重要な同調因子と考えられており，そのほかにも食事や身体運動などが同調因子として働いていると考えられている．これまでの研究から，本症候群では睡眠のスケジュールだけでなく，メラトニンリズムや体温リズムが遅れていることがわかっており，このことから，生物時計が外界と同調できないことが本症候群の本態と考えられている．同調できない要因としては，(1) 外界の同調因子が不十分であること，(2) 外界の同調因子を取り込む感覚器の機能が不十分であること，(3) 生物時計の同調機構に障害があること，などが考えられ

る．視覚障害者にみられる本症候群については，一部の視覚障害者では，網膜から視床下部の時計機構への経路(網膜視床下部投射)が同時に障害されている可能性があり(Czeislerら，1995)，光刺激による朝の位相前進反応を起こせないため，生物時計の周期がそのまま出現し，非24時間睡眠・覚醒症候群が起こると考えられる．明らかに脳に器質的障害をもつ患者にみられる本症候群の場合には，生物時計の同調機構にまでその障害が及んでいることがその病態の中心であると考えられる．内閉的性格傾向をもつ人格障害や不登校児，あるいは精神分裂病でも本症候群がみられることがあるが，これらの症例では，ひきこもりがちな生活態度により光や社会的接触などの同調因子を得にくくなり，生物時計の外界への同調不全を起こすためと考えられる．上述のように原因が推定できる場合以外では，本症候群の病態はいまだ詳細は不明である．Ozakiらは，後退したままの睡眠スケジュールのもとで生活している睡眠相後退症候群(DSPS)患者と通常の社会的スケジュールで生活している正常対照者について，睡眠の位相と体温の関係について比較検討している(Ozakiら，1996)．光に対する位相反応曲線の位相前進反応部分は最低体温出現時刻の直後にあるとされるが，彼らの報告によると，DSPSでは睡眠相のより早い時期に最低体温が出現しており，最低体温出現から起床までの時間が長いため，有効な位相前進反応を起こすことのできる時間帯に光を浴びる機会を逸していると考えられるという．最低体温出現後の睡眠がさらに長くなると，位相反応曲線の前進部分に光を浴びることが全く不可能になる．こうした場合，24時間より長い生物時計の周期がそのまま出現し，非24時間睡眠・覚醒症候群が起こることが考えられる．このように，生物時計と睡眠・覚醒周期の間の結合が悪いことが本症候群の中心的な病態である，という考えがある．

h) 治 療

治療については，まだ定式化されたものはなく，下記に述べる治療を単独で施行したり，いくつか組み合わせて治療しているのが現状である．

先に述べたように，これらの症候群では朝の位相前進反応が不十分であることが予想される．そのため，朝の位相前進反応を促進するための同調因子の強化が有効である．光による同調因子の強化として，朝の高照度光療法や規則的な日光浴などが効果をあげる場合がある．本症候群に対する高照度光療法の問題点としては，効果的な照射時刻に強制的に起床させなければならない場合が多いこと，および一定時間拘束されることがあげられる．また，効果発現までに日数を要し，その間睡眠と体温リズムとが脱同調を起こし，日中の覚醒水準の低下や，倦怠感あるいは気分の変調をきたすことがある．

ビタミンB_{12}は，Kamgar-ParsiらによってNon-24の症例に対して効果があることが偶然に見出されて以来，広く用いられてきている(Kamgar-Parsiら，1983)．健常者を用いた実験で，B_{12}は恒常条件における日中の深部体温を上昇させ(Uchiyamaら，1995)，光によるメラトニン分泌抑制反応を増強すること(本間ら，1991)が指摘されている．これらから，B_{12}は生物時計の光への感受性を高め，位相前進反応を起こしやすくする可能性が推測される．

最近では，メラトニンの経口投与による治療が試みられるようになってきており，有効例の報告も多い(McArthurら，1996)．メラトニンの作用機序としては，(1) 生物時計の位相をリセットすることにより，睡眠・覚醒周期を24時間周期に同調させること，(2) メラトニン自体の催眠効果により，効果が発現すること，の二つが考えられる．健常者で夕方のメラトニン投与が概日リズムの位相を前進させることが知られており(Lewyら，1992)，メラトニンの効果については，服用時刻によっても変化することが考えられ，投与のタイミングについても検討されてきている．現在のところ，前夜の入眠時刻の数時間前に服用する方法や，就寝前に服用する方法が用いられている．

短時間作用型の睡眠薬であるトリアゾラムやゾピクロンを用いて睡眠相を前進させる試みもなされている．

治療効果については，睡眠日誌による睡眠・覚醒周期の改善と日中の眠気，倦怠感などの臨床症状の改善によって評価する．より詳細に治療効果をみる場合には，生物時計を24時間周期に同調させることができたかどうかを調べるために，深部体温リズムを測定，

あるいは血清または唾液中のメラトニンリズムを測定することにより評価する．　　　　　　〔早川　達郎〕

5.3.4　不規則型睡眠・覚醒パターン
a）概念

不規則型睡眠・覚醒パターン(irregular sleep-wake pattern)とは睡眠や覚醒の出現が不規則になり，夜間にしばしば覚醒し，昼間に睡眠がみられるような睡眠・覚醒のパターンを示す症候群である．生理的に不規則な睡眠・覚醒パターンの代表的なものとしては，新生児の睡眠があげられるが，小児期以後には睡眠は夜にまとまってみられるようになる．加齢とともに再び夜間の中途覚醒の増加，睡眠時間の短縮がみられるようになり，その結果昼間の睡眠が多くなり，不規則な睡眠・覚醒パターンとなる．

先天性脳障害児や老人など全般性の脳機能障害がある患者が，昼夜のめりはりのない環境で生活を行った際に起こりやすい．特別養護老人ホームなどで病気療養のため長期間臥床を余儀なくされる患者にも起こりうる．出生時や幼児期の中枢神経障害，高齢者にみられる脳血管障害やアルツハイマー型脳病変による器質性脳障害，睡眠や生体リズムの調節機構のある視床下部・脳幹に病変をもたらす脳変性疾患，脳腫瘍あるいは感染症などで本症候群が起こってくることが多い．

b）疫　学

発症年齢は不定で，性差，有病率，遺伝負因などについての詳細は不明である．1990年12月から1991年9月まで施行されたマスメディアを介するリクルート調査による多施設共同研究(高橋ら，1993)では，一次性リズム障害92名中20.7％が本症候群と同定された．

c）臨床症状

入眠困難，中途覚醒の増加，熟眠感の欠如，昼寝の増加がみられる．そのため日中に集中力の低下，意欲低下，全身倦怠感，易疲労感，抑うつなどの症状がみられ，社会生活に支障をきたす．高齢者で器質性脳障害を有している患者では，日中には認知機能障害や眠気が出現し，夜間に興奮や徘徊を示すことがある．

d）検査所見

睡眠日誌の記録では，入眠と覚醒の時刻が一定せ

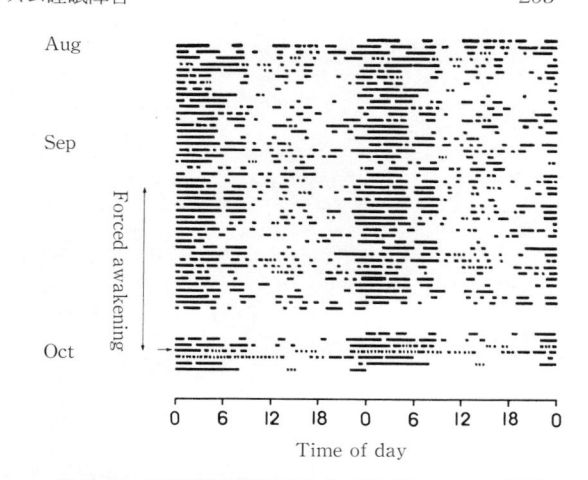

図 5.24　重度周産期脳障害(15歳女性)(Okawaら，1986)
不規則型睡眠・覚醒パターンの一例を提示する．出生時頭蓋内出血，小頭症がみられ，以後，強直性発作，四肢麻痺，重度精神発達遅滞を示した．夜間の睡眠では中途覚醒が多く，日中は眠ったり覚醒したり不規則に繰り返しており，睡眠・覚醒リズムが崩壊している．強制覚醒を行っても全く改善していない．

ず，1回の睡眠時間の長さもまちまちである．終夜睡眠ポリグラフィでは，深睡眠の減少，睡眠効率の低下などがみられる．体温リズムにおいては，振幅の平坦化などがみられる．脳CT検査，MRI，脳波検査などで，基盤にある器質性脳障害について調べることが必要である．

e）診断・鑑別診断

睡眠日誌により不規則な睡眠・覚醒パターンが得られる(図5.24)．鑑別診断としては，他の睡眠障害に基づいて不規則な睡眠・覚醒パターンを呈する疾患があげられる．交代制勤務に従事する人ではしばしばこのような不規則なパターンがみられる．また，夜間に不眠をきたすような原因がある場合，たとえば睡眠時無呼吸症候群やむずむず脚症候群では日中の眠気のためにしばしば不規則な睡眠・覚醒パターンを示す．ナルコレプシーの患者でも同様な不規則な睡眠・覚醒パターンを呈するため鑑別が必要である．本症候群の診断基準を表5.23に示した．

f）病態生理

不規則な睡眠・覚醒パターンが発症するためには，以下に述べるようなメカニズムが関与していることが考えられる．

第一には，環境の変化や同調因子の変化による影響

表 5.23 不規則型睡眠・覚醒リズムの診断基準(睡眠障害国際分類)

A. 原発性の不眠や過眠.
B. 1日のうちで少なくとも3回の睡眠がみられる.
C. これが3か月以上持続.
D. 1日の平均総睡眠時間が年齢相応である.
E. 次のいずれかの時間生物学的リズムの障害があること.
 1. 24時間以上の睡眠ポリグラフィ検査で正常な睡眠・覚醒リズムが障害されていること.
 2. 24時間以上の連続体温検査で正常な体温リズムが障害されていること.
F. 症状に影響していると思われる精神医学的,身体医学的な疾患がないこと.
G. 他の睡眠障害がみられないこと.
最小限基準:A+B+C または B+E

が考えられる.Lobbanは,北極圏に住む人々の生体リズムについて検討した結果,夏期あるいは冬期の恒常明あるいは恒常暗の状態では,睡眠・覚醒リズムが不規則となり,尿中の電解質,ホルモン分泌,体温などの概日リズムの振幅の低下がみられることを報告している(Lobban, 1960)が,これらのことは,光による同調因子が十分に働かないことが原因と考えられる.また,身体疾患などの原因により1日中臥床することを余儀なくされた場合や,入院という環境変化でも不規則な睡眠・覚醒パターンが生じる.ひきこもりがちな性格傾向の人やさまざまな精神的要因によって対人交流が少なくなった人,社会の一線から退いた高齢者などでは,ヒトの同調因子として重要である社会的因子が減弱すると同時に,日中の身体的活動量や高照度光への暴露時間が減少するため,不規則な睡眠・覚醒パターンが発生しやすくなると考えられる.また,器質性脳障害の患者では,感覚障害や知覚障害,さらにはさまざまな認知障害を伴っていることが多く,外界の同調因子の影響を十分に受けることができないことも不規則な睡眠・覚醒パターン発生の要因となっていると思われる.

第二には,さまざまな原因により,夜間の睡眠が妨げられたり,不十分であったりする場合に,睡眠不足を補うために日中の睡眠が多くなり,不規則な睡眠・覚醒パターンが発生しやすくなることが考えられる.

第三には,生物時計の機能的あるいは器質的障害により,内因性の周期が失われている場合に不規則な睡眠・覚醒パターンが発生する.器質性脳障害が高度な場合には,生物時計も障害されている可能性があり,痴呆老人の不規則な睡眠障害などのなかには生物時計の機能異常により起こるものがあると考えられている.高齢者,特にアルツハイマー型痴呆患者では,生物時計と考えられている視交叉上核の容積や神経細胞の減少が認められており(Swaabら,1985),また視交叉上核と関連の大きい松果体含有メラトニン量の昼夜での変化が消失する(Skeneら,1990)ことなどから,視交叉上核が生物時計としての機能を十分に果たすことのできない状態になっていることが推測されている.重症脳障害児の症例でホルモンや体温その他のリズムが失われ,平坦化することが指摘されている(Okawaら,1986).これらは生体リズムの発振機構に障害が起こり,昼夜のめりはりがなくなっていることを示唆する所見と考えられる.

g) 治 療

本症候群は脳器質的障害が重症な症例に合併しやすいため治療が困難な場合が少なくない.治療法としては,本症候群をひき起こす要因として同調因子の減弱による場合がかなり多いと考えられるため,同調因子の強化が有効である.まず第一には,介護者の働きかけなど社会的な同調因子の強化があげられる.屋外での散歩,簡単な手作業,レクリエーション活動や社会的接触を高めることで日中の睡眠時間を減らすことが効果的である.明暗による同調を高めるために,日当たりのよい部屋に移ることや日光浴,あるいは高照度光療法が奏効する場合がある.大川らは,睡眠・覚醒リズム障害を示した痴呆患者16名に高照度光療法を実施し,そのうち8名(50%)に有効であったと報告している(大川ら,1990).

ビタミン B_{12} は日中の深部体温を上昇させ,光によるメラトニン分泌抑制反応を増強することが指摘されており,本症候群に対して有効であることが報告されている.大川らは,本症候群を呈する痴呆患者にビタミン B_{12} を投与し,その治療経過について,ビタミン B_{12} 投与のみでは睡眠・覚醒リズムの障害に対して改善効果は認められず,看護者の接触を多くすることによる社会的同調因子の強化とビタミン B_{12} の投与を同時に行った場合には著しい改善効果が認められたと報告している(Okawaら,1990).ビタミン B_{12} の効果は生体リズムの周期を直接的に変化させることによっ

て生じたものではなく，同調因子に対する生体の感受性を増強させる作用を介して生じたものと推測される。また，ビタミンB_{12}には夜間の睡眠時間を増加させる催眠作用があることも考えられている。投与法については，経口投与と注射による投与法（筋肉内投与または静脈内投与）があるが，患者によっては経口投与では血中ビタミンB_{12}濃度がほとんど上昇しない場合があるため，経口投与で効果がみられない場合でも，注射による投与では効果がみられる場合があると考えられる。

睡眠薬が夜間睡眠を確保するために用いられることがある。高齢者では代謝機能が低下しているため，睡眠薬の影響が翌日まで持ち越しやすく，かえって昼夜逆転を生じ，日中の活動性を減じてしまうおそれがある。また，日中の傾眠をひき起こしたために，食事量が少なくなって全身状態に影響を及ぼしたり，嚥下障害を助長したために誤嚥による肺炎を起こす場合があるので十分な注意が必要である。トリアゾラムやゾピクロンなどの短時間作用型の睡眠薬を少量から使用するのが無難であるが，それでも持ち越し効果のある場合には，上述した同調因子の強化とビタミンB_{12}の投与で治療するほうが安全な場合がある。高齢者の場合には，睡眠薬を使用するよりも抗コリン作用の少ない催眠作用のある抗うつ薬を使用する方が，安全なおかつ有効な場合がある。四環系抗うつ薬である塩酸ミアンセリンは，せん妄に有効であるという報告(Uchiyama, 1996 b)があり，せん妄を伴っている場合には効果が期待できる。夜間の興奮や徘徊が著しい場合にはハロペリドールなどの抗精神病薬の使用が必要である。

〔早川　達郎〕

文　献

Aschoff J, 1965：Circadian rhythms in man. Science 148：1422-1432.

Czeisler CA, Shanahan TL, Klerman EB, Martens H, Brotman DJ, Emens JS, Klein T, Rizzo III JF, 1995：Suppression of melatonin secretion in some blind patients by exposure to bright light. N Engl J Med 332：6-11.

本間研一，本間さと，香坂雅子，森田伸行，福田紀子，1991：生体リズムに対するメチルコバラミン（ビタミンB_{12}）の効果：メラトニンリズムおよびメラトニン光抑制反応による検討．脳と精神の医学2：741-746.

Kamgar-Parsi B, Wehr TA, Gillin C, 1983：Successful treatment of human non-24-hour sleep-wake syndrome. Sleep 6：257-264.

Lewy AJ, Ahmed S, Jackson JML, Sack RL, 1992：Melatonin shifts circadian rhythms according to a phase-response curve. Chronobiol Int 9：380-392.

Lobban MC, 1960：The entrainment of circadian rhythms in man. Cold Spring Harbor Symp Quant Biol 25：325-332.

McArthur AJ, Lewy AJ, Sack RL, 1996：Non-24-hour Sleep-wake syndrome in a sighted man：Circadian rhythm studies and efficacy of melatonin treatment. Sleep 19：544-553.

Miles LE, Raynal DM, Wilson MA, 1977：Blindman living in normal society has circadian rhythms of 24.9 hours. Science 198：421-423.

大川匡子，三島和夫，菱川泰夫，穂積　慧，堀　浩，高橋清久，1990：痴呆老年者における睡眠・覚醒リズム障害に対する高照度光療法．精神科治療学5：345-355.

Okawa M, Takahashi K, Sasaki H, 1986：Disturbance of circadian rhythm in severely brain-damaged patients correlated with CT findings. J Neurol 233：274-282.

Okawa M, Mishima K, Nanami T, 1990：Vitamin B12 treatment for sleep-wake rhythm disorders. Sleep 13：15-23.

Ozaki S, Uchiyama M, Shirakawa S, Okawa M, 1996：Prolonged interval from body temperature nadir to sleep offset in patients with delayed sleep phase syndrome. Sleep 19：36-40.

Skene DJ, Vivien-Roels B, Sparks DL, Hunsaker JC, Pevet P, Ravid D, Swaab DF, 1990：Daily variation in the concentration of melatonin and 5-methoxytryptophol in the human pineal gland：effect of age and Alzheimer's disease. Brain Res 528：170-174.

Swaab DF, Fliers E, Partiman TS, 1985：The suprachiasmatic nucleus of the human brain in relation to sex, age and senile dementia. Brain Res 342：37-44.

高橋清久，森田伸行，三島和夫，東谷慶昭，金子元久，山崎潤，樋口輝彦，坂本　薫，佐々木　司，佐々木三男，大川匡子，山寺博史，市川宏伸，石束和嘉，岡本典雄，太田龍朗，小森照久，花田耕一，杉田義郎，金　英道，吉田壽一，田宮聰，森本　清，江頭和道，小鳥居　湛，高橋三郎，1993：わが国における睡眠・覚醒リズム障害の多施設共同研究，第一報，人口統計的研究．精神医学35：605-614.

Uchiyama M, Mayer G, Okawa M, Meier-Ewert K, 1995：Effects of vitamin B12 on human circadian body temperature rhythm. Neuroscience Lett 192：1-4.

Uchiyama M, Okawa M, Ozaki S, Shirakawa S, Takahashi K, 1996a：Delayed phase jumps of sleep onset in a patient with non-24-hour sleep-wake syndrome. Sleep 19：637-640.

Uchiyama M, Tanaka K, Isse K, Toru M, 1996b：Efficacy of mianserin on symptoms of delirium in the aged：an open trial study. Prog Neuro-Psychopharmacol & Biol phychiat 20：651-656.

浦田重治郎，亀井雄一，早川達郎，大川匡子，内山　真，尾崎　茂，渋井佳代，1997：睡眠・覚醒リズム障害の時間生物学的治療法の開発(1)．厚生省精神・神経疾患研究委託費「睡眠・覚醒障害の診断と治療に関する研究」平成8年度研究報告書，pp 464.

Weber AL, Cary MS, Connor N, Keyes P, 1980：Human non-24-hour sleep-wake cycles in an everyday environment. Sleep 2：347-354.

5.4 睡眠時随伴症

5.4.1 睡眠時遊行症・睡眠時驚愕症

　睡眠時遊行症，睡眠時驚愕症は，ともに睡眠中に起こる徘徊や急性恐怖の症状を示し，エピソードは徐波睡眠から出現する(GastautとBroughton，1965；Kalesら，1966)．発症は幼児期から学童期がほとんどで，脳の器質的病変は証明されず，予後も良好で思春期には自然に消失する．その本質は睡眠から覚醒する機序に異常がある覚醒障害と考えられている(Broughton，1968)．ICSD (International classification of sleep disorders)による分類(Diagnostic Classification Steering Committee，1990)では，これら2疾患は"睡眠中にみられる好ましくない身体症状"である睡眠時随伴症の覚醒障害群に分類され，1個人に両方の疾患が合併することもある．覚醒障害群のなかには，この2疾患と並んで錯乱性覚醒(confusional arousal)という項目が記載されている．病態は他の2疾患と同様で徐波睡眠から生じ，徘徊や急性恐怖の症状がなく，錯乱状態だけが単独でみられる場合にこの診断がなされる．

a) 睡眠時遊行症

　夢遊病，夢中遊行，sleepwalking，somnambulismは同義語である．

1) 臨床症状・経過・予後　　睡眠時遊行症は徐波睡眠から生じるため，夜間睡眠の最初3分の1に出現することが多い．睡眠時遊行エピソードは，単に寝床の上に起き上がるものから，歩行したり逃走しようとしたり，一見狂気ともみえる行動を企てるものまでさまざまである．周囲への認識は低く，動きはどことなくぎこちないが，物に衝突することはない．人の話しかけに対して単調な返事をすることがあるが，周囲へ話しかけることはない．患者を完全に覚醒させることは困難で，覚醒させても錯乱していることが多い．また，エピソードについて記憶していることはない．持続時間は数分から数十分で，遊行は自然に終わる場合も，また，自分でベッドにもどり翌朝まで眠り続ける場合もある．一晩にほとんどは1回だけ出現する．出現頻度は，1週間に数回起こることもあれば，何らかの誘因があるときだけ起こることもある．

　小児では，睡眠時遊行は押入れにおしっこをするといった行動のこともある．成人では行動はより激しくなる(Kalesら，1980a)．遊行者は逃亡しようとしたり，危険な場所へ歩いていったりして，転落したり，怪我を負ったりすることがある．ドアや窓から外へ出ることもまれではない．患者を覚醒させようとした人が暴力を受けてしまうことがある．また，明瞭な睡眠時遊行エピソード中に殺人や自殺をすることも，まれではあるが報告されている(Broughtonら，1994)．エピソード中に，寝言や睡眠時驚愕症のような他の睡眠時随伴症を合併することがある．小児では，エピソードは思春期以降には自然に消失する．

2) 病因・誘発因子・家族負因　　病因は不明であるが，睡眠時遊行児の性格として神経質・甘えん坊などという分析が多く，自我発達の未熟性が示されている(堀田と熊谷，1985)．脳波でも，脳発達の未熟性を示す睡眠時の律動性高振幅徐波などの所見が後々までもみられることがある(JacobsonとKales，1967)．また，小学校高学年ではストレスの発散が上手でなく内向的な傾向にある(Klackenberg，1982)．成人では，逆にたまったストレスを外へ向けて爆発させやすい性格と分析されている(Kalesら，1980a)．成人患者の場合には，背景に精神病理学的問題が存在することが多く，人格障害(Kalesら，1980a)や分裂病(Soursら，1963)と診断できるものもある．

　日中のストレス・疲れ，発熱(Kalesら，1979)，断眠は睡眠時遊行症を誘発，または頻度を高める．薬剤としては，抱水クロラール，ペルフェナジン，チオリダジン，デシプラミン，リチウムなどが誘因となることがある．膀胱内圧上昇といった内的刺激や，騒音などの外的刺激もエピソードを誘発しうる．

　家族内発症が見られ，発症率は両親の有病率に伴っ

て増加する．両親のいずれにもこの疾患がないときは22％，両親の一方だけにあるときは45％，両親ともあるときは60％に達する(Diagnostic Classification Steering Committee, 1990)．

3) 発症頻度・好発年齢・性差　発生率は一般人口の1〜6％(KalesとKales, 1974)とも1〜15％(Diagnostic Classification Steering Committee, 1990)ともされる．小児に多く，3歳から8歳に好発する．成人になって発症することはごくまれである．女児に比べ男児に多くみられる．

4) 診断基準・重症度基準・持続期間の基準　表5.24を参照．

5) 検査所見　古くは，睡眠時遊行症や睡眠時驚愕症はしばしば悪夢などと取り違えられ，夢をみる睡眠から生じるものと信じられていた．睡眠ポリグラフ検査では，エピソードはノンレム睡眠中の睡眠段階3，4から出現し，夢と関連深いレム睡眠からは起こらないことが明らかにされた(Kalesら, 1966)．

典型的な例では睡眠段階3，4から遊行が始まり，脳波上，体動による筋電図の出現と同時に1〜3Hzの高振幅徐波群発が10〜30秒間持続する．その後，

表5.24　睡眠時遊行症の診断・重症度・持続期間の基準
(Diagnostic Classification Steering Committee, 1990)

I．診断基準
　A．睡眠中に起こる移動行動（徘徊）．
　B．通常，思春期前の小児に発症する．
　C．随伴症状として
　　1．エピソード中に患者を覚醒させることはむずかしい．
　　2．エピソード後の健忘がある．
　D．通常，睡眠の最初3分の1で起こる．
　E．睡眠ポリグラフにより，エピソードは睡眠の第3・4段階に始まることが証明される．
　F．他の内科的疾患や精神科的障害があっても，それらが睡眠時遊行症の症状を説明できない．
　G．移動行動はその他の睡眠障害（レム睡眠行動障害や夜驚症など）によらない．
　最小限必要な基準：A＋B＋C

II．重症度基準
　軽　度：エピソードの発現頻度が月1回以下で，患者自身や他人には危害を及ぼさない．
　中等度：エピソードが月1回以上起こるが，毎晩ではなく，患者自身や他人には危害を及ぼさない．
　重　度：エピソードがほとんど毎晩のように起こるか，あるいは患者自身や他人に身体的危害を与える場合．

III．持続期間の基準
　急　性：持続が1か月以下．
　亜急性：持続が1〜3か月．
　慢　性：持続が3か月以上．

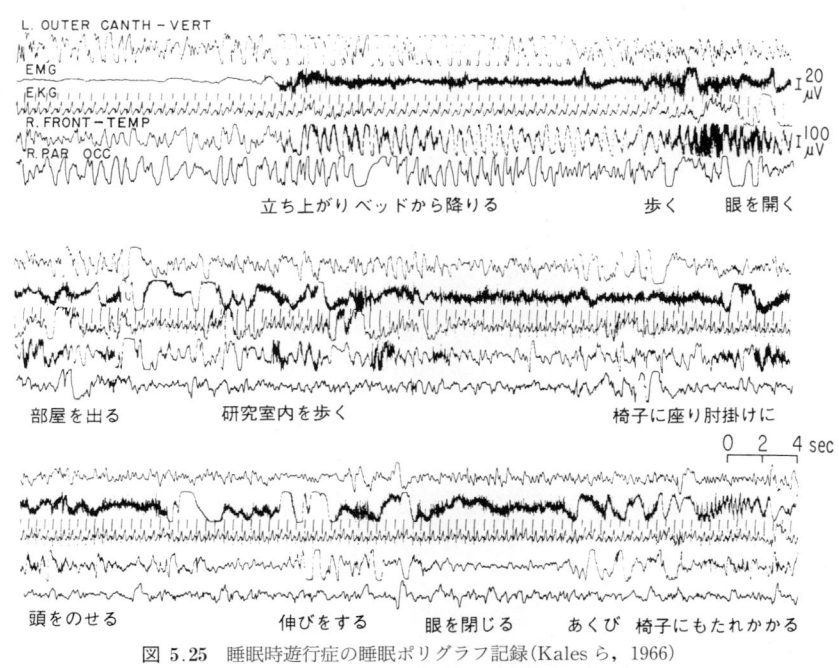

図5.25　睡眠時遊行症の睡眠ポリグラフ記録(Kalesら, 1966)
睡眠段階4から遊行が始まり，1〜3Hzの高振幅徐波が出現する．

遊行が短いときは徐波睡眠の脳波へもどるが，遊行が長く続くときは低振幅速波を示すようになる（図5.25）．頭部画像診断では異常を認めない．

6) **鑑別診断** 睡眠中に起こるてんかん発作のうち，前頭葉てんかんは臨床症状がよく似ており，鑑別が困難で誤診されることがある（Schefferら，1994）．内側前頭葉発作（Watermanら，1987）は，急にベッド上に起き上がり，とりとめのない発声やうめき声とともに口や四肢の複雑な自動症を呈する．眼窩前頭葉発作（Tharp, 1972）は，恐怖の表出があり，部屋の中を探し回るように走ったり奇声を発したりする．頻脈，顔面紅潮や発汗などの自律神経症状を伴い，睡眠時驚愕症の臨床像に近い．このほか，benign partial epilepsy with affective symptoms (benign psychomotor epilepsy)（Dalla-Bernardinaら，1992）は，2〜9歳に発症し，突然の驚愕と叫び声で始まり，口周囲の自動症（噛む，飲み込む，流涎）や自律神経症状（顔面蒼白，発汗，腹痛）を訴える，1〜2分間の発作を呈する．脳波上では，発作間欠期に両側ローランド領域に突発波の出現をみる．鑑別点として，てんかんでは，(1)明け方の浅い睡眠段階から起きやすく，(2)一晩に何回も繰り返しクラスターを形成しやすい．(3)覚醒時にも発作がみられる．(4)発症年齢は，睡眠時随伴症より少し上で思春期から青年期が多い．(5)発作間欠期脳波で突発波を認める．(6)カルバマゼピン，フェニトインなどの抗てんかん薬が有効であるなどの点をあげることができる（表5.25）．

しかし，一方でTassinariら（1972）は，非定型欠神発作などを呈するてんかん患児にみられた睡眠時驚愕エピソードの睡眠ポリグラフ検査を検討し，エピソードがてんかん発作ではないことを示した．最終的には，鑑別困難な症例では，発作時脳波を得ることが診断の決め手となる．

Paroxysmal arousal (Montagnaら，1990), episodic nocturnal wandering (PedleyとGuilleminaut, 1977 ; Maselliら，1988), nocturnal paroxysmal dystonia (Lugaresiら，1986）は，夜間の突然の覚醒とともに徘徊などの複雑な運動現象をみるもので，開眼するだけのものや足を触角のように動かしたりジストニア肢位をとるといった軽い程度のものから，叫び声を上げて部屋中を暴れ回るものまでさまざまである．持続は数秒から1分までのものが多い．10歳台後半から20歳台の発症，一晩に複数回の発作，睡眠段階2からの出現，抗てんかん薬が有効などの共通点があり，発作時脳波（Plazziら，1995）からも，これら三つの疾患はてんかんと考えられている．

レム睡眠行動障害は，夜間突然歩き回ったり大声をあげたりするが，レム睡眠時に出現し，睡眠の初期には起こらず，ひと眠りした後の深夜ないしは早朝にかけての時間帯に生じる．また，エピソード中に覚醒させると，異常行動はすぐに消失し，見当識は正常であるといった点で，睡眠時遊行症や睡眠時驚愕症と鑑別

表5.25 睡眠時遊行症・驚愕症とてんかんの鑑別

	睡眠時遊行症・驚愕症	てんかん
発作型	遊行症＝ベッドの上に起き上がる歩行運動．数分から数十分間 驚愕症＝悲鳴や泣き声とともに自律神経系の変化（頻脈，呼吸促迫，紅潮）を伴う	内側前頭葉＝うめき声とともに口や四肢の複雑な自動症 眼窩前頭葉＝恐怖の表出とともに頻脈などの自律神経症状 二次性全般化は33〜64%
エピソードの記憶	−	＋または−
時間帯	夜間睡眠の最初3分の1 ノンレム睡眠の段階3＋4	就寝後すぐ，または明け方に多い ノンレム睡眠の段階1＋2
日中のエピソード	−	＋67%
頻度	一晩に1回以下	一晩に数回以上，クラスター形成
年齢	6〜12歳	思春期から青年期に多い
性	男＞女	男＞女
家族歴	＋	
脳波 発作間欠期	突発波は認めない	突発波20〜67%
発作時	深睡眠から高振幅徐波化	けいれん性異常波
治療	経過観察，BZP_s	CBZ, PHT効果あり

される．

夜間摂食症候群は，夜間に何度も覚醒し，食事や水分を摂取しないと睡眠にもどれない状態で，睡眠時遊行に似た歩行がみられる．幼児期から小児期前期に多い．睡眠ポリグラフ検査の所見は，夜間覚醒回数の増加のみで特別な変化はみられない．

ヒステリーの解離反応では，動作が機敏でより複雑な活動がみられ，数時間から数日に及ぶ．

7）治療 小児の睡眠時遊行症では特に治療を必要としない．しかし，不慮の事故がないように，窓やドアに鍵をかける，危険物を寝室内に置かないなどの安全策を講じる．両親によく説明し不安を除き，家族に安心を与えることでエピソードは減少することが多い．

成人では，過度の精神的緊張状態や薬物などが引金になって睡眠時遊行症の生じることが多いとされており（Kalesら，1980a），家族も含めたカウンセリングなどの精神療法や自己催眠訓練（Hurwitzら，1991）による不安除去が症状の改善に有効である．

薬物療法として，深睡眠を減少させる目的でベンゾジアゼピン系薬剤を用いることがある．ジアゼパム2～10 mg/回，あるいはニトラゼパム 0.1～0.2 mg/kg/回の眠前1回投与を2週間ほど継続する．大部分の症例で著効を示し，休薬後に再発しても頻度は減少し，持続時間も短縮していることが多い．ベンゾジアゼピンが無効である場合，イミプラミン 10～50 mg/回の眠前1回（PesikoffとDavis，1971）が使用される．その作用機序は覚醒レベルを上げ中途覚醒を増加させることにより，睡眠時遊行を減らすと想定されている．小児では，頻回である場合や修学旅行などのときに限定すべきである．

b）睡眠時驚愕症

夜驚症，night terror，pavor nocturnus は同義語である．

1）臨床症状・経過・予後 睡眠時驚愕症は，引き裂くような悲鳴や泣き声とともに，徐波睡眠から突然覚醒する．激しい恐怖感に一致して自律神経系または行動上の変化を伴う．自律神経系の変化は，頻脈，呼吸促迫，皮膚紅潮，発汗，縮瞳などがみられる．患者は，普通ベッド上に起き上がり，外からの刺激に反応せず，覚醒させても錯乱状態で見当識がない．翌朝，断片的な記憶，非常に短い夢や幻覚を思い出すこともあるが，多くの場合，エピソードについて健忘がある．

持続時間は数分で，とりとめのない発声や排尿を伴うことがある．ベッドから逃げ出そうとしたり，暴力を振るったりして患者本人や家人に危害が及ぶこともある．頻度は，普通数日から数週に1回であるが，毎日みられることもある．典型的な例では，4歳から12歳の小児にみられ，思春期に達すれば自然と消失する．小児例では，精神病理学的問題の発生率が一般より高くなることはない．

2）病因・誘発因子・家族負因 病因は不明である．睡眠時驚愕症の患児について，内向的で年齢に比べて幼稚で落ち着きがなく，依存的な態度が共通してみられるなど，自我発達の未熟性が指摘されている（中村，1967）．成人では，抑うつ的でストレスをうまく発散できず，心配症で強迫観念にとらわれやすい（Kalesら，1980c）と性格分析されている．成人に限って精神病理学的問題の関与を認めることが多く，精神病境界例（Fisherら，1973），人格障害や神経症（Kalesら，1980c）と診断されるものがある．

日中のストレス，疲れ，発熱，断眠，また中枢神経系抑制剤の投与は，睡眠時驚愕症を誘発する因子である．閉塞型睡眠時無呼吸症候群では徐波睡眠の中断をきたしやすく，睡眠時驚愕症が合併することもある．

家系内発症がみられる（Kalesら，1980b）．

3）発症頻度・好発年齢・性差 小児の有病率は1～5%（Klackenberg，1987），成人は1%以下（Partinen，1994）である．通常，思春期前の小児に発症するが，どの年齢でも起こりうる．成人では，20～30歳の間で有病率が高い．また，中年以降の発症はごくまれで，脳腫瘍などの器質的疾患を考える必要がある（Kalesら，1980c）．男性の発症頻度が高い．

4）診断基準・重症度基準・持続期間の基準 表5.26を参照．

5）検査所見（図5.26） 睡眠時驚愕症はノンレム睡眠の睡眠段階3，4から起こり，夜間睡眠の最初3分の1に出現することが多い．睡眠時ポリグラフ検査では，驚愕症出現前は通常の睡眠段階3，4より高

表 5.26 睡眠時驚愕症の診断・重症度・持続期間の基準(Diagnostic Classification Steering Committee, 1990)

I. 診断基準
　A. 睡眠中に突然起こる激しい驚愕のエピソード．
　B. エピソードは，通常夜間睡眠の最初3分の1に起こる．
　C. エピソード中の出来事については，部分的に覚えていることもあるが，ほとんど覚えていない．
　D. 睡眠ポリグラフにより，エピソードは睡眠の第3・4段階で始まることが証明され，また通常頻脈を伴う．
　E. 他の内科的疾患（てんかんなど）が原因ではない．
　F. 他の睡眠障害（悪夢など）が存在してもよい．
　最小限必要な基準：A＋B＋C

II. 重症度基準
　軽　度：エピソードの発現頻度が月1回以下で，患者自身や他人には危害を与えない．
　中等度：エピソードが週1回以下であり，患者自身や他人には危害を与えない．
　重　度：エピソードがほとんど毎晩のように起こるか，あるいは患者自身や他人に身体的危害を与える場合．

III. 持続期間の基準
　急　性：持続が1か月以下．
　亜急性：持続が1〜3か月．
　慢　性：持続が3か月以上．

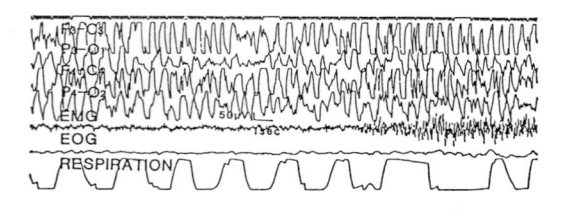

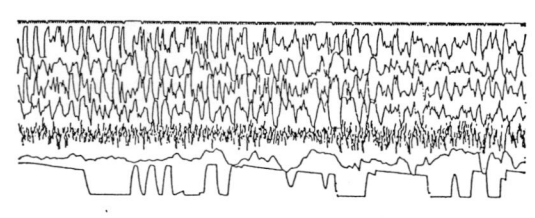

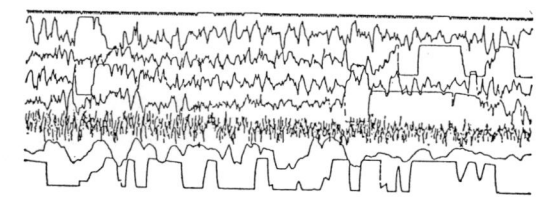

図 5.26 睡眠時驚愕症の睡眠ポリグラフ記録(堀田，1995)
症例は9歳男児で，毎晩，睡眠中驚愕症が出現するとのことで，小型携帯用脳波計 Medilog 9000 を装着し，自宅で行った記録．21時45分就寝，22時52分から5分間泣き叫びを行う驚愕症がみられた．上段の高振幅筋電位，呼吸の不整をみるところから開始．エピソードはノンレム睡眠の段階4から出現．脳波は高振幅律動性δ群発で，徐々に低振幅化する．EMGはおとがい筋，EOGは水平方向．

振幅で心拍・呼吸ともゆったりと落ち着いているが，エピソードの開始とともに心拍は2〜4倍に増加，呼吸も速く深くなり，脳波は体動による筋電図の混入とともに徐波が消失し覚醒パターンをとる(Broughton, 1968)．エピソードが終わり，再び眠り始めると，浅い睡眠段階1，2の脳波を示す(Tassinariら，1972)．

頭部画像診断で異常は示さない．

6) 鑑別　鑑別が必要なものに，悪夢，ヒステリー，てんかんなどがあげられる．

悪夢(nightmare)は，普通大きな運動は伴わず，睡眠時驚愕症に比較して不安，発声，自律神経系の変化も乏しい．エピソード中に覚醒させると，睡眠時驚愕症では錯乱状態にあるが，悪夢では見当識があり，鮮明な夢内容を思い出すことができる．また，夜間睡眠の最初3分の1に多い睡眠時驚愕症に対して，悪夢はレム睡眠から生じるため夜間睡眠の最後3分の1に起こりやすい．

ヒステリーの解離反応は睡眠時驚愕症と比べて行動がより複雑で興奮度が低く，持続時間が長い特徴がある．睡眠時関連てんかんについては，睡眠時遊行症との鑑別で詳述した．

このほかに，閉塞型睡眠時無呼吸症候群，夜間心臓虚血を含む夜間に不安感が出現する睡眠障害との鑑別が必要である．

7) 治療　小児ではエピソードの頻度が少ない場合，症状は年齢依存性で自然治癒することを家族に説明し，患児や家族の不安を取り除くことで症状の改善をみることが多く，服薬を必要としない．エピソード中に事故にあわないように睡眠時遊行症と同様の安全策を考える．

一方，一晩に2〜3回以上と高頻度の場合，また，家族の疲労・睡眠不足などから，より睡眠時驚愕症の憎悪を招くおそれのあるときは薬物療法を行う．薬物療法として，ジアゼパム2〜10mg/回 (Fisherら，1973)，あるいはニトラゼパム0.1〜0.2mg/kg/回(星加，1990)の眠前1回投与を2週間試みる．たいていの場合はこれで中止しても改善をみる．このほかに，イミプラミン10〜50 mg/回眠前投与(PesikoffとDavis, 1971)が使用される．

頻度が高く自然寛解する傾向のない睡眠時驚愕症に対して，一定時刻に覚醒させることでエピソードが消失したという報告(Lask, 1988)がある．平均8か月続く睡眠時驚愕症児19例のこの報告では，毎晩エピソードの起こる10～15分前に覚醒させることによって，全例で1週間以内にエピソードは消失，治療をやめても再発は少なかった．この覚醒治療の経験は，睡眠時遊行症でも報告されている(Tobin, 1993)．

成人例では，精神病理学的問題を想定する必要があり，精神療法や催眠療法が薬物療法にあわせて行われ，有効であると報告されている(BerlinとQyyum, 1986)．

〔田中総一郎〕

文献

Berlin RM, Qyyum U, 1986 : Sleepwalkings : diagnosis and treatment through the life cycle. Psychosomatics 27 : 755-760.

Broughton RJ, 1968 : Sleep disorders : disorders of arousal? Science 159 : 1070-1078.

Broughton RJ, Billings R, Cartwright R, Doucette D, Edmeads J, Edwardh M, Ervin F, Orchard B, Hill R, Turrell G, 1994 : Homicidal Somnambulism : a case report. Sleep 17 : 253-264.

Dalla-Bernardina B, Colamaria V, Chiamenti C, Capovilla G, Trevisan E, Tassinari CA, 1992 : Benign partial epilepsy with affective symptoms('benign psychomotor epilepsy'). In Roger J, Bureau M, Dravet C, Dreifuss FE, Perret A, Wolf P (Eds) : Epilepsy syndromes in infancy, childhood and adolescence, 2nd ed, pp 219-223, John Libbey, London, Paris, Rome.

Diagnostic Classification Steering Committee, Thorpy MJ, Chairman, 1990 : "International Classification of Sleep Disorders : Diagnostic and Coding Manual", pp 141-165, American Sleep Disorders Association, Rochester, Minnesota.

Fisher C, Kahn E, Edwards A, Davis DM, 1973 : A psychophysiological study of nightmares and night terrors : the suppression of stage 4 night terrors with diazepam. Arch Gen Psychiatr 28 : 252-259.

Jacobson A, Kales A, 1967 : Somnambulism : all night EEG and related studies. In Kety SS, Evarts EV, Williams HL (Eds) : Sleep and altered states of consciousness, pp 424-455, Williams and Wilkins, Baltimore.

Kales A, Jacobson A, Paulson MJ, Kales JD, Walter RJ, 1966 : Somnambulism : Psychophysiological correlates, I. All-night EEG studies. Arch Gen Psychiat 14 : 586-594.

Kales A, Kales JD, 1974 : Sleep disorders : recent findings in the diagnosis and treatment of disturbed sleep. New Engl J Med 290 : 487-499.

Kales JD, Kales A, Soldatos C, Chamberlin K, Martin ED, 1979 : Sleepwalking and night terrors related to febrile illness. Am J Psychiatry 136 : 1214-1215.

Kales A, Soldatos CR, Caldwell AB, Kales JD, Humphrey FJ, Charney DS, Schweitzer PK, 1980a : Somnambulism : clinical characteristics and personality patterns. Arch Gen Psychiatry 37 : 1406-1410.

Kales A, Soldatos CR, Bixler EO, Ladda RJ, Charney DS, Weber G, Schweitzer PK, 1980b : Hereditary factors in sleepwalking and night terrors. Brit J Psychiatry 137 : 111-118.

Kales JD, Kales A, Soldatos CR, Caldwell AB, Charney DS, Martin ED, 1980c : Night terror : clinical characteristics and personality patterns. Arch Gen Psychiatry 37 : 1413-1417.

Klackenberg G, 1982 : Somnambulism in childhood : prevalence, course and behavioral correlations. Acta Pediatr Scand 71 : 495-499.

Klackenberg G, 1987 : Incidence of parasomnias in children in a general population. In Guilleminault C (Ed) : Sleep and its disorders in children, pp 243-252, Raven, New York.

Gastaut H, Broughton RJ, 1965 : A clinical and polygraphic study of episodic phenomena during sleep. In Wortis J (Ed) : Recent advances in biology and psychiatry, Vol 7, pp 197-222, Plenum Press, New York.

星加明徳, 1990：睡眠障害の初期症状とその対応. 小児科診療 53：1151-1157.

堀田秀樹, 1995：睡眠時驚愕症(夜驚症)および睡眠時遊行症(夢中遊行). 臨床精神医学 24：931-936.

堀田秀樹, 熊谷公明, 1985：夜驚・夢中遊行の臨床的検討. 小児保健研究 44：515-519.

Hurwitz TD, Mahowald MW, Schenck CH, Schluter JL, Bundlie SR, 1991 : A retrospective outcome study and review of hypnosis as treatment of adults with sleepwalking and sleep terror. J Nerv Ment Dis 179 : 228-233.

Lask B, 1988 : Novel and non-toxic treatment for night terrors. Br Med J 297 : 592.

Lugaresi E, Cirignotta F, Montagna P, 1986 : Nocturnal paroxysmal dystonia. J Neurol Neurosurg Psychiatry 49 : 375-380.

Maselli RA, Rosenberg RS, Spire JP, 1988 : Episodic nocturnal wanderings in non-epileptic young patients. Sleep 11 : 156-161.

Montagna P, Sforza E, Tinuper P, Cirignotta F, Lugaresi E, 1990 : Paroxysmal arousals during sleep. Neurol 40 : 1063-1066.

中村 剛, 1967：夜驚症の精神医学的研究. 精神神経学雑誌 69：1-18.

Partinen M, 1994 : Epidemiology of sleep disorders. In Kryger H, Roth T, Dement WC (Eds) : Principles and practice of sleep medicine, pp 437-452, WB Saunders, Philadelphia.

Pedley TA, Guilleminault C, 1977 : Episodic nocturnal wanderings responsive to anticonvulsant drug therapy. Ann Neurol 2 : 30-35.

Pesikoff RB, Davis PC, 1971 : Treatment of pavor nocturnus and somnambulism in children. Am J Psychiatry 128 : 778-781.

Plazzi G, Tinuper P, Montagna P, Provini F, Lugaresi E, 1995 : Epileptic nocturnal wanderings. Sleep 18 : 749-756.

Pressman MR, Meyer TJ, Kendrick-Mohamed J, Figueroa WG, Greenspon LW, Peterson DD, 1995 : Night terrors in an adult precipitated by sleep apnea. Sleep 18 : 773-775.

Scheffer IE, Bhatia KP, Lopes-Cendes I, Fish DR, Marsden CD, Cendes F, Manson JI, Berkovic SI, 1994：Autosomal dominant frontal epilepsy misdiagnosed as sleep disorder. Lancet 343：515-517.
Sours J, Frumkin P, Indermill R, 1963：Somnambulism：its clinical significance and dynamic meaning in late adolescence and adulthood. Arch Gen Psychiatry 9：400-413.
Tassinari CA, Mancia D, Bernardina BD, Gastaut H, 1972：Pavor nocturnus of non-epileptic nature in epileptic children. Electroenceph Clin Neurophysiol 33：603-607.
Tharp BR, 1972：Orbital frontal seizures, An unique electroencephalographic and clinical syndrome. Epilepsia 13：627-642.
Tobin JD, 1993：Treatment of somnambulism with anticipatory awaking. J Pediatr 122：426-427.
Waterman L, Purves SJ, Kosaka B, Strauss E, Wada JA, 1987：An epileptic syndrome caused by mesial frontal lobe foci. Neurol 37：577-582.

5.4.2 悪夢・睡眠麻痺・睡眠酩酊

a) 悪 夢(nightmares)

ヨーロッパや中国では夢の世界には夢魔という魔物が住んでいて，睡眠中の人を窒息させると恐れられていた．また，日本では悪夢を食べてくれる獏という動物がいると信じられていた．古くから悪夢は人類の身近な現象であり，歴史や芸術などの素材として欠くことのできないものである(図5.27)．

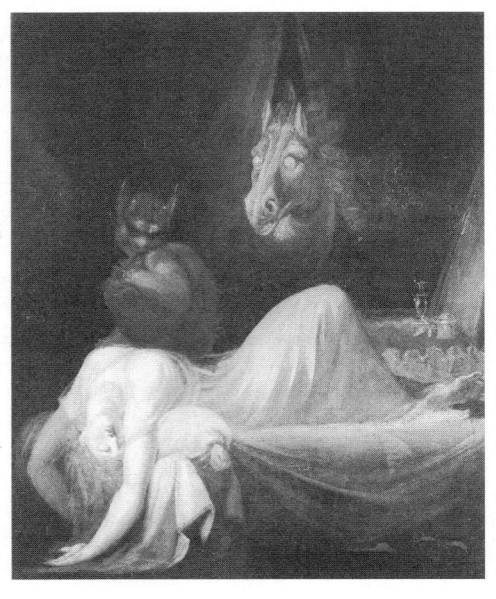

図5.27 "THE NIGHTMARE" Johan Heinrich Fussli 作
娘の体の上に悪魔が乗り，カーテンの間から悪魔を呼び寄せた馬が青白い頭部を突き出している．女性は体を折り曲げ悪魔に苦しんでいる様子がうかがわれる．

1) 臨床症状 悪夢は夢不安症とも呼ばれ，患者に恐怖・不安感を与える夢体験であり，通常はレム睡眠からの覚醒を伴うものをいう．長く複雑な内容の夢であることが多く，終わりに近づくに従って恐ろしさを増してゆくとされている．レム睡眠から覚醒することが普通である．恐怖・不安感は悪夢の基本的な要素であるが，そのとらえ方は夢を見た者によって異なるため，同じ内容の夢であっても見る者によって恐ろしい悪夢であると感じる場合とそうでない場合がある．悪夢では寝言や歩行，手足のばたつきなどの体の動きが出現することはまれである．

通常発症は緩徐である．親は2〜3歳以前にも悪夢の存在に気づくことがあるが，子ども自身は3〜4歳にならないと悪夢について表現できない．多くの子どもは3歳から6歳までの間悪夢で苦しみ，通常は数週から数か月，ときに数年の経過で悪夢は消失するか頻度が少なくなる．一部の者は思春期から成人期にまで悪夢を見続け，一生の間頻回の悪夢に苦しむこともあり，60〜70歳でも頻回の症状を訴えることがある．

2) 素因と誘因 遺伝負因については明確にされてはいないが，頻回の悪夢の出現には一定の人格特徴が関連していると考えられている．性格としては寛大で人を疑わず，創造性に富む，などの特徴がある一方で，20〜40％で分裂病型人格障害，境界例人格障害，分裂病質人格障害，あるいは精神分裂病の診断を受けており，50％以上は精神疾患の診断を受けていないが，上記の障害のうちいくつかの病状を持ち合わせていることが多いとの報告もある(Hartmannら，1987)．

悪夢は精神的外傷によって誘発されることもあり(外傷性悪夢，traumatic nightmares)，これは特に若者に多いとされている．ベトナム戦争帰還兵は高率に悪夢を経験しているとの報告もある(van der Kolkら，1984)．

悪夢と薬物との関係も重要である．L-ドーパとその関連薬物，βブロッカーを含む薬物の使用時や，レム睡眠抑制作用のある三環系抗うつ剤，モノアミン酸化酵素阻害剤，睡眠剤からの離脱時に悪夢が誘発されやすい．

3) 有病率 小児に多く発現し，3歳から6歳の子どもの10〜50％が悪夢を経験しているとされてい

る．また，成人では約50％が少数回の悪夢をみているとされ，約1％は週に1回以上悪夢をみていると考えられているが，有病率について現在のところ一致した見解は得られていない．

4) **発症年齢・性差** 悪夢は通常3～6歳に始まるが，どの年齢でも起こりうる．子どもでは性差はみられず，成人では女性に多いとの報告もあるが，実際の割合は定かではない．

5) **随伴特徴** 悪夢を見ながら寝言をいう，叫び声をあげる，殴る，歩くなどの行動が出現することはまれであり，夜驚症やレム睡眠行動障害と悪夢との鑑別点となる．

6) **診断基準** 睡眠障害国際分類(American Sleep Disorders Association, 1990)における診断基準を示す．

A．強い恐怖，不安や切迫した危害感を伴って睡眠から突然覚醒するエピソードが少なくとも1回ある．

B．恐ろしい夢の内容を直ちに想起できる．

C．目覚めた後はほとんど意識錯乱あるいは失見当識もなく速やかに完全に覚醒する．

D．随伴特徴として以下のうち少なくともひとつを伴う．
① エピソードのあとは，再びすぐには眠れない．
② エピソードは通常の睡眠時間帯の後半に起こる．

E．睡眠ポリグラフ検査により以下の所見：
① 少なくとも10分間続いたレム睡眠の後突然覚醒する．
② エピソードの間，心拍数と呼吸数の軽度の増加がみられる．
③ 疾患に伴ったてんかん症状がみられない．

F．夜驚症や睡眠時遊行症といった他の睡眠障害があってもよい．

最少限基準：A＋B＋C＋D

重症度基準
軽　度：エピソードは1週間に1度未満しか起こらない．心理的社会的機能に何の障害もきたさない．
中等度：エピソードは1週間に1度以上起こるが，毎夜ではない．心理的社会的機能に軽い障害をきたす．
重　度：エピソードは毎夜起こる．心理的社会的機能に中等度から重度の障害をきたす．

持続基準
急　性：1か月以下の持続．
亜急性：1か月より長く6か月より短い持続．
慢　性：6か月以上の持続．

7) **検査所見** 10分以上続き，レム密度が増加しているレム睡眠からの突然の覚醒が睡眠ポリグラフ検査において確認される．心拍数と呼吸数の変動は軽度の増加をみる．悪夢は長い昼寝におけるレム睡眠でもときどき出現し，精神的外傷を伴う悪夢はノンレム睡眠，特に第2段階でも起こることがあるとされている．

8) **鑑別診断** 夜驚症やレム睡眠行動障害との鑑別が必要である．悪夢は睡眠の後半に多いが夜驚症は前半に生じやすく，睡眠ポリグラフで悪夢はレム睡眠からの覚醒時に出現し，夜驚症は徐波睡眠(第3段階あるいは第4段階)からの覚醒時に出現していることを確認できる．心拍数と呼吸数の変動の増加は悪夢に比べ夜驚症において著明であり，夜驚症ではときに夢中歩行を生じるが悪夢では生じることはない．夢体験は悪夢では複雑な内容として述べられることが多いが，夜驚症は内容がないかあっても単純なイメージ程度である．

レム睡眠行動障害は好発年齢が高く，レム睡眠に相当する時期に出現するが，暴力的でしばしば爆発的な行動を伴うせん妄様状態を示すことにより区別される．また，この障害の患者では突然完全な覚醒状態に至ることはなく，恐怖感などはあまり表現されず，睡眠ポリグラフにおいていわゆるstage 1-REM with tonic EMGの特徴的な所見により区別される．

ナルコレプシーにおける悪夢は通常入眠時幻覚と呼んで区別する．これは夢体験の特殊型と考えられ，体験時に意識水準が高いことなどから鮮明な記憶として保持され，強い現実感を伴うものであり，睡眠ポリグラフにおいてこの疾患に特徴的な入眠時レム睡眠期に発生することが確認される．

9) **治療** 悪夢は特別な治療を必要とすること

はほとんどなく特異的な治療法はないが，人格障害や精神分裂病と関連があることについての注意が必要である．外傷性悪夢の場合など，患者のなかには精神療法が必要となる者もいる．

10） 病態生理学　悪夢の病態生理については現在のところ明らかにされていない．

b） 睡眠麻痺（sleep paralysis）

睡眠時に起こる"金しばり"体験については古くから記述されており，医学文献的にも1876年にMitchellにより健常者における睡眠麻痺についての報告がなされている（DahlitzとParkes，1993）．一般にはナルコレプシーの一症状として広く知られている．

1） 臨床症状　睡眠開始時に起こる型（入眠時型：hypnagogic or predomital form）と，夜間もしくは朝の覚醒時に起こる型（出眠時型：hypnopomic or postdomital form）とからなる．自覚的には覚醒しているにもかかわらず，四肢・体幹・頭部を動かすことができなくなる．眼球運動は可能であり，息苦しさを感じることはあるが呼吸運動も可能である．通常1分から数分持続し，自然にあるいは外部刺激により消失して覚醒するか睡眠に移行する．体験回数は生涯に数回のものが大部分であるが，家族型とナルコレプシーに伴ったものでは慢性化する傾向にある．

2） 素因と誘因　大部分の症例が家族負因をもたない単発性症例（単独型：isolated form）である．家族性睡眠麻痺（家族型：familial form）では，X染色体優性遺伝の形式であると考えられている．

精神的・身体的ストレスや，不規則な睡眠習慣，時差飛行，交代制勤務，断眠などの睡眠覚醒リズムの乱れが誘因となる．健常者において，夜間睡眠を中断することで単独型の睡眠麻痺を発現させえたとの報告もある（Takeuchiら，1992）．

3） 有病率　単独型の睡眠麻痺の一般人口中の発現率は40～50％であるとされている（Fukudaら，1987）．家族性睡眠麻痺はまれで，これまでに2～3家族が報告されているにすぎない．

4） 発症年齢・性差　初発年齢は思春期あるいは青年期が最も多いが，子どもや中年以降での発症も報告されている．単独型では性差はみられないが，家族型では男性よりも女性に多いとされている．

5） 随伴特徴　入眠時幻覚，すなわち人間や動物が部屋の中へ入ってきて自分の体に触ったり胸の上に乗るなどといった，視覚性・聴覚性・触覚性・運動覚性の幻覚様の体験を伴うことが多い．この場合体が動かず声を出して助けを呼ぶこともできないため，通常強い不安・恐怖感を伴う．これらの体験を総称して幻覚脱力性不安症候群（halluzinatorisch-kataplektisches Angust syndrome）という．

睡眠麻痺は睡眠発作，脱力発作，入眠時幻覚とともにナルコレプシーの4主徴とされており，ナルコレプシー患者の20～60％に出現すると報告されている（高橋，1975）．

6） 診断基準　睡眠障害国際分類における診断基準を示す．

A．睡眠開始時あるいは覚醒に際し，軀幹あるいは四肢を動かすことができないという訴え．

B．部分的あるいは全身の骨格筋麻痺の短時間のエピソードがある．

C．エピソードには入眠時幻覚あるいは夢幻様考想を伴ってもよい．

D．睡眠ポリグラフ検査で以下のうち少なくとも一つの所見がある：
① 骨格筋緊張の抑制
② 睡眠開始時レム期
③ レム睡眠の解離

E．他の内科的疾患あるいは精神医学的障害を伴わない．例：ヒステリー，低カリウム性麻痺

最少限基準：A＋B＋E

重症度基準

軽　度：エピソードが1か月に1回未満．

中等度：エピソードが1か月に1回以上で1週間に1回未満．

重　度：エピソードが少なくとも1週間に1回以上．

持続基準

急　性：1か月以下の持続．

亜急性：1か月より長く6か月未満の持続．

慢　性：6か月以上の持続．

7） 検査所見　睡眠ポリグラフ検査において，筋電図により下顎部や四肢の筋緊張の減弱や消失が認め

られ，脳波は覚醒パターンを示し，覚醒時の眼球運動や瞬目がみられる．電気刺激により誘発されるH反射は，ナルコレプシーの脱力発作時やレム睡眠時と同様に消失する．睡眠麻痺の出現中にうとうと状態に入ると，脳波の徐波化あるいは振り子様眼球運動を伴うことがある．

8）鑑別診断 ナルコレプシーの情動脱力発作は覚醒状態に多くみられることや，情動刺激により誘発され，急に発現することから鑑別される．全汎てんかんにおける脱力発作は，通常覚醒状態において出現することや脳波所見により鑑別される．低カリウム性麻痺は最も睡眠麻痺に類似した状態であると考えられるが，これは発作中の血清カリウム濃度が低下し，糖質類の大食や大量の飲酒により誘発され，血清カリウムの補正によって回復することから鑑別される．

9）治療 三環系抗うつ薬が効果的であり，なかでもクロミプラミンやイミプラミンが特に有効である．これらは抗コリン作用，ノルアドレナリン・セロトニンの再吸収阻害作用などの神経伝達物質に対する作用により，レム睡眠の出現を抑制することで効果を発現するものと考えられている．就寝前に服用するのがよいとされている．

10）病態生理 意識水準が通常のレム睡眠よりも覚醒に近い状態でレム睡眠に特徴的な筋緊張の低下・消失を伴うために出現すると考えられている．ナルコレプシーにおいては，レム・ノンレム睡眠リズムの乱れにより入眠時にレム睡眠が出現するのではないかとの指摘もある．ナルコレプシー患者の剖検例などから，中枢神経系には著明な病理学的異常は存在しないとされているが，レム睡眠での正常な運動麻痺を調整している機能に，微細構造の変化，神経化学あるいは神経免疫学的な機能異常が存在しているとの指摘もある（American Sleep Disorders Association, 1990）．

c) 睡眠酩酊（sleep drunkenness）

錯乱性覚醒（confusional arousal）と同義語であり，excessive sleep inertia とも呼ばれている．

1）臨床症状 誰もが経験する睡眠から覚醒への移行期の意識が完全には明瞭にはならない状態いわゆるねぼけは正常では持続は数秒である．睡眠酩酊とはこれが数分からときには数時間にも及び，飲酒による酩酊に似た錯乱状態を示すものである．睡眠酩酊では精神錯乱，失見当識，協調運動機能低下，精神身体活動の鈍化，逆向性・前向性の記憶障害が認められ，ときには自分自身や周囲の者に傷害を与えるに至る場合もある．徐波睡眠から起こることが多く，レム睡眠から起こることはまれであり，自然経過では睡眠へもどりやすい．健常者でも入眠後短時間で急に覚醒させた場合に出現することがある．

2）素因と誘因 睡眠酩酊を伴う過眠症（hypersomnia with sleep drunkenness；HSD）では家族的発生例も報告されているが（Roth ら，1972），遺伝学的特徴については明らかにされていない．

睡眠を深くし覚醒を妨げるような要因はいずれも誘因となりうる．睡眠障害国際分類においては以下のように記載されている．

若年，断眠からの回復睡眠時，概日リズム睡眠障害（交代制勤務，時差症候群など），薬物，特に睡眠剤，鎮静剤，精神安定剤，アルコール，抗ヒスタミン剤のような中枢神経抑制剤服用時，代謝性・肝性・腎性・中毒性・その他による脳症．特発性過眠症のような深睡眠を特徴とする過眠症では出現することが多い．種々のタイプの症候性過眠症やナルコレプシー，睡眠時無呼吸症の患者にも出現する．夜驚症や睡眠時遊行症のある患者では特に頻繁に発現する．過度の運動も一定の役割を果たしているようにみえることもある．

3）有病率・発症年齢・性差 一般人口の有病率は不明である．5歳以下の小児に多いが，成長すると自然消失する場合が多く，成人ではかなりまれである．男女差はないとされている．

4）随伴特徴 睡眠酩酊は単独で出現することもあるが，上記のように過眠症や夜驚症などの疾患に伴って出現することも多い．睡眠酩酊を伴う過眠症（hypersomnia with sleep drunkenness；HSD）を独立疾患とする考え方もある（Roth ら，1972）．

5）診断基準 睡眠障害国際分類における錯乱性覚醒の診断基準を示す．

A．覚醒反応または覚醒の際に，精神的錯乱が繰り返し起こるという患者または観察者の訴え．

B．自発性の錯乱エピソードが強制的覚醒によって

も誘発できる．
C．錯乱エピソードに伴って恐怖，歩行行動，強い幻覚が出現することはない．
D．睡眠ポリグラフによって徐波睡眠からの覚醒を証明できる．
E．部分性複雑てんかん発作のような他の疾患に伴うものではない．
F．同様の訴えをする他の睡眠障害の診断基準にあてはまらない．例：夜驚症，睡眠時遊行症．

最少限基準：A＋B＋E＋F

重症度基準
　軽　度：エピソードが月1回以下．
　中等度：エピソードが月1回より多く，週1回より少ない．
　重　度：エピソードは週1回以上．

持続基準
　急　性：持続が1か月以下．
　亜急性：持続が1か月より長く，6か月未満．
　慢　性：持続が6か月以上．

6）**検査所見**　睡眠ポリグラフ検査において徐波睡眠からの覚醒時に出現することが確認される．ノンレム睡眠の浅い段階から出現することは少なく，レム睡眠からの覚醒時に出現することはまれである．睡眠酩酊中の脳波はσ波や段階1睡眠に出現するようなθ波の短時間出現，微小睡眠(microsleep)の反復，汎発性で反応性の乏しいα律動の短時間出現を示すなどさまざまであるとされている(高橋，1994)．大脳視覚誘発電位が錯乱中は段階4睡眠時に近似するものであるとの報告もある(Broughton, 1968)．

7）**鑑別診断**　すでに示したように，睡眠酩酊はしばしば睡眠時遊行症や夜驚症などの疾患に伴って出現し，その部分症状と考えられることから，睡眠障害国際分類においては錯乱性覚醒(睡眠酩酊)が単独に起こる場合にのみこの診断をつけるとされている．そのため，睡眠酩酊を部分症状として伴うことの多い睡眠時随伴症との鑑別が重要となる．夜驚症では叫び声をあげるなどの急性恐怖の諸症状を示し，睡眠時遊行症では寝床からぬけ出して歩き回るという緩やかで複雑な行動が出現する．レム睡眠時行動障害の患者は，暴発的行動を示すが完全に覚醒することはない．てんかん性もうろう状態とは脳波所見により鑑別される．ヒステリー性もうろう状態は日中の覚醒時にも出現すること，原因となる動機や状況因が存在し繰り返し出現する傾向があること，小児にはまれであることなどから鑑別される．中毒性の錯乱状態は持続が長く中毒物の摂取が証明される．中枢神経刺激作用のあるコーヒーのようなものを早朝多量に服用する習慣のある人が急に服用を中止すると睡眠酩酊に似た行動を示すことがある(Association of Sleep Disorders Centers, 1979)．

8）**治　療**　就寝前に，メチルフェニデートやペモリンなどの覚醒作用のある薬物を少量服用させると有効なことがある．服薬によって浅眠感が出現するなど夜間睡眠が障害される場合は，家族の協力により早朝に服薬させて再び眠らせると，30〜60分後に睡眠酩酊を認めることなく自発的に覚醒させることも可能である(Rothら，1972)．低血圧のある場合は昇圧剤が有効であるとの報告もある．

9）**病態生理**　睡眠酩酊の病態生理についてはまだ明らかにされていないが，まれに脳室周囲灰白質，中脳網様体領域，後部視床下部などの覚醒に障害を与える領域に器質性の異常が認められる．　〔渡辺　剛〕

文　献

Association of Sleep Disorders Centers, 1979：Diagnostic Classification of Sleep and Arousal Disorders, 1st Ed., prepared by the Sleep Disorders Classification Committee, Roffwarg, H. P. Chairman. Sleep 2：1-137.

Broughton RJ, 1968：Sleep disorders：Disorders of arousal? Science 159：1070-1078.

Dahlitz M, Parkes JD, 1993：Sleep paralysis. Lancet 341：406-407.

Diagnostic Classification Steering Committee, Thorpy MJ, Chairman, 1990：International Classification of Sleep Disorders：Diagnostic and Cording Manual. American Sleep Disorders Association, Rochester, Minesota.

Fukuda K, Miyashita A, Inugami M, Ishihara K, 1987：High prevalence of isolated sleep paralysis：Kanashibari phenomenon in Japan. Sleep 10：279-286.

Goode GB, 1962：Sleep paralysis. Arch Neurol 6：228-234.

Hartmann E, Russ D, Oldfied M, Sivan I, Cooper S, 1987：Who has nightmares? The personality of the lifelong nightmare sufferer. Arch Gen Psychiatry 44：49-56.

Roth B, Nevšímalová S, Rechtshaffen A, 1972：Hypersomnia with "sleep drunkenness". Arch Gen Psychiatry 26：456-462.

高橋康郎，1975：ナルコレプシー．国府達郎，土屋雅春，鈴木

秀郎, 石川　誠, 鎮目和夫編：新内科学大系13, 神経疾患VI, pp 108-127, 中山書店, 東京.

高橋康郎, 1994：悪夢・睡眠麻痺・睡眠酩酊. 日本睡眠学会編：睡眠学ハンドブック, pp 268-273, 朝倉書店, 東京.

Takeuchi T, Miyashita A, Sasaki Y, Inugami M, Fukuda K, 1992：Isolated sleep paralysis elicited by sleep interruption. Sleep 15：217-225.

van der Kolk B, Blitz R, Burr W, Sherry S, Hartmann E, 1984：Nightmares and trauma：A comparison of nightmares after combat with lifelong nightmares in veterans. Am J Psychiatry 141：187-190.

5.4.3 夜間心機能異常

　近年, 循環器領域ではホルター心電計や携帯型自動血圧計(ABPM)の普及に伴って時間生物学に対する関心が高まり, 血圧や心拍数など循環動態諸量の24時間(日内)変動に関する研究が活発になってきた. ホルター心電計を用いると, 夜間睡眠中に出現する異型狭心症のST上昇発作や洞不全症候群の洞停止を容易に検出できる. またABPMの使用によりnon-dipperやextreme dipperなどの夜間血圧変動の異常を日常の外来診療においてある程度まで検出することも可能となった. 一方, 夜間心機能異常については, 左心不全の夜間発作性呼吸困難(paroxysmal nocturnal dyspnea)または心臓喘息(cardiac asthma)に代表されるごとく, 夜間睡眠中に増悪する心不全にしばしば遭遇する. 夜間発作性呼吸困難は就寝後1〜2時間して生じることが多く, 軽症例では息苦しさで目覚めて起き上がると軽快するが, 重症例では呼吸が促迫し喘鳴を伴う例がある.

　しかしながら, 1960年代に睡眠中の循環生理に関する本格的な研究が始まって以来, 夜間心機能の解明についてはその後の研究でほとんど進歩がみられない状況であり, いまだ不明な事象が少なくない. そこで夜間心機能とその異常について, われわれの過去15年間における成績を中心に, 睡眠中の心拍出量変化, 睡眠時無呼吸中の循環動態変化, ならびにパルスオキシメーターを用いた動脈血酸素飽和度(S_pO_2)の変化について言及する.

a) 睡眠段階依存性の変化

　血圧は心拍出量(cardiac output perminute)と末梢全血管抵抗の積で決定される. 心拍出量は一回拍出量(stroke volume)と心拍数の積である. 心拍出量は血圧や心拍数と同様に睡眠中も刻々と変動し, 生理的あるいは環境条件によって変化する. 図5.28は, 睡眠ポリグラフィ施行下における心機能評価システムを示す(塩見ら, 1990). 健常男子ボランティア12名を対象として, 睡眠ポリグラフィ施行下にインピーダンスカルジオグラフィ(ICG)を用い, 各睡眠段階(RechtschaffenとKalesの国際基準)と循環諸量変化との関連を検討した結果, 睡眠段階別の心拍出量平均値はレム睡眠＞睡眠段階1＞睡眠段階2＞徐波睡眠(睡眠段階3＋4)の順(図5.29)であり, ノンレム睡眠の心拍出量は睡眠段階が深くなるほど漸減することが明らかとなった(前川, 1991).

　この睡眠段階依存性の心拍出量低下は, 睡眠が深くなることにより迷走神経優位の状態になるためと考えられる. Prinzら(1979)は, 睡眠中の血漿ノルエピネフリンは徐波睡眠で最低値になり, 内因性カテコラミンも睡眠段階依存性に変化する可能性を指摘している. 一方, レム睡眠ではノンレム睡眠の迷走神経緊張

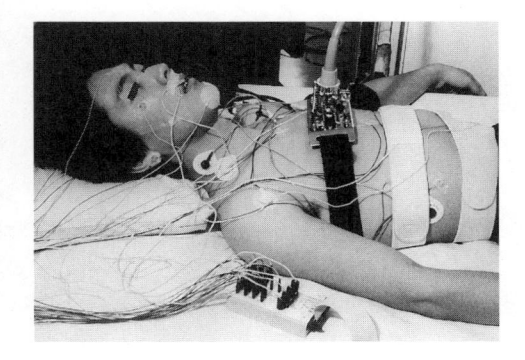

図5.28　睡眠ポリグラフィ下の夜間連続的心エコー検査：終夜心エコー法(塩見ら, 1990)

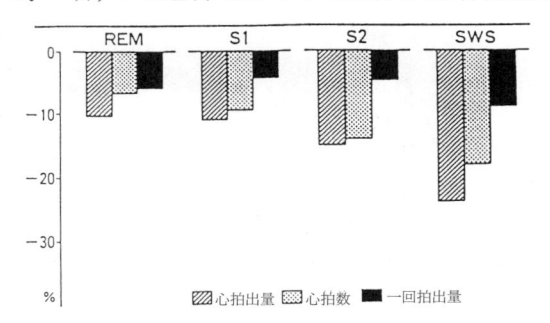

図5.29　各睡眠段階における心拍出量, 心拍数, 一回拍出量の変化率(安静臥床覚醒時との比較). SWS = slow wave sleep(S3＋S4)(前川, 1991)

状態が解かれるため，特に急速眼球運動(REMs)に一致して心拍数や心拍出量の増加，動揺が認められる．夜間のカテコラミン濃度が低下した時間帯は，心収縮力増加によりむしろ心拍数増加による心拍出量の維持が適している．夜間睡眠中における約90分間隔のレム睡眠の出現はノンレム睡眠の迷走神経の緊張を解いて一過性に心拍数を増加させ，心拍出量の過度な減少を阻止するための生体防御機構の一つではないかと考えられる．

b) 心拍出量の概日リズム

心拍出量は血圧と同様に昼間覚醒時に比べ夜間睡眠中に有意に低下し，明らかに日内変動がある．図5.30は，正常冠動脈兼正常左室造影例15例(正常群)と左室壁運動異常例15例(心筋梗塞群)における，心係数(心拍出量/体表面積)の概日リズムを示す．心係数は，Judkins法による冠動脈および左室造影後の24時間安静臥床状態を利用して，ICG法により1分間隔で連続的に測定した(前川，1991)．正常群，心筋梗塞群ともに心係数の日内変動には有意な周期性(リズム性)がみられ，両者の最適余弦曲線は午前および午後にピークを有する二峰性を呈し，睡眠中は低下した．コサイナー法による検討では，MESORは正常群3.08 l/分/m², 心筋梗塞群2.75 l/分/m²であり正常群で高値であった．また両群のacrophaseには若干のずれが見られ，心筋梗塞群のamplitudeは正常群に比し減少していた．van de Borneら(1992)も慢性心不全患者の血圧，心拍数の概日リズムでは，振幅(amplitude)の低下が特徴であると述べており，各循環動態

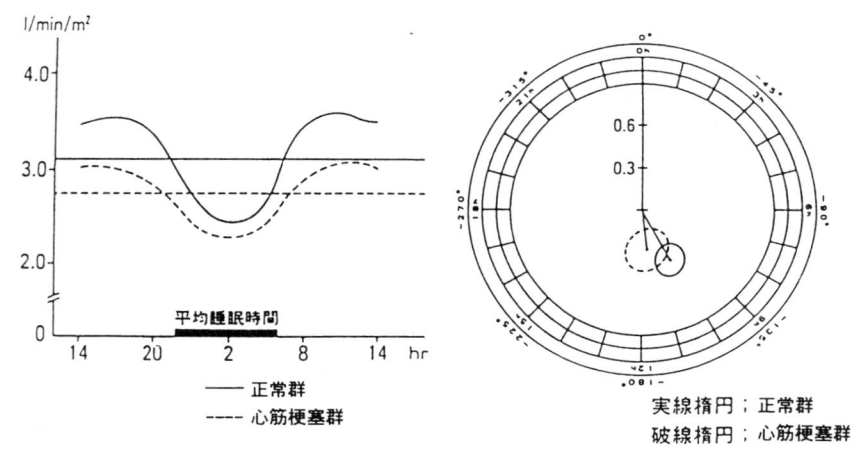

図 5.30 正常群と心筋梗塞群における心係数(心拍出量/体表面積)の日内リズム(最適余弦曲線)およびコサイナー表示の比較(前川，1991)

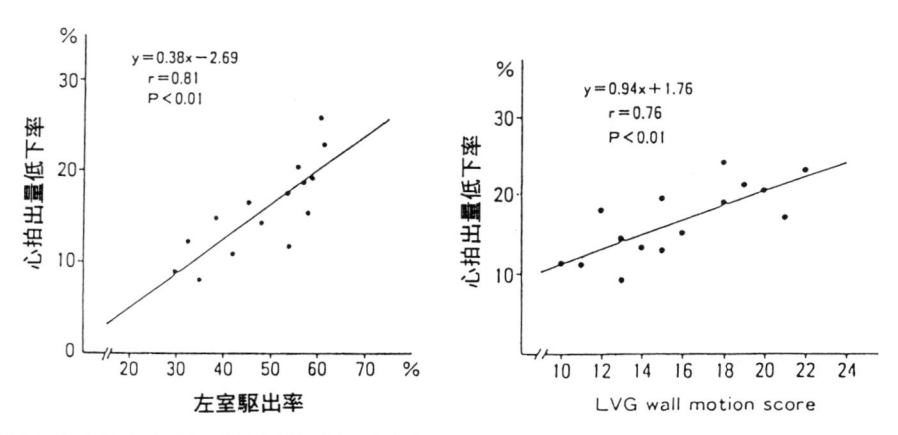

図 5.31 心筋梗塞群における睡眠時の心拍出量低下率と左室造影より求めた wall motion score および左室駆出率(EF)(前川，1991)

パラメータの概日リズムにおける振幅の低下は心機能の低下を示唆するのではないかと考えられる．

図5.31は，心筋梗塞群における睡眠時心拍出量低下率と，左室造影より求めたwall motion scoreおよび左室駆出率(EF)との相関を示す．睡眠時低下率は，[(覚醒時平均値－睡眠時平均値)/覚醒時平均値]×100%により算出した．その結果，睡眠時心拍出量低下率はwall motion score，EFとそれぞれ有意な正相関を示し，心機能が悪くなるほど小さくなった．したがって，心拍出量の睡眠時低下率は，概日リズムにおける振幅と同様に，心機能を評価するための一指標になるのではないかと考えられる．しかし，これらの振幅や睡眠時低下率が心機能の悪化に従って小さくなる理由は不詳である．心不全に伴う代償的な血漿カテコラミンの増加あるいはその日内変動の変化が一因かもしれない．またRohmerら(1967)は，心不全患者では睡眠時間の短縮，入眠障害，夜間覚醒が多くみられ睡眠段階の変動も著しく多く，かつ睡眠深度の浅いことを報告しており，心不全に伴う睡眠パターンの障害が睡眠時心拍出量低下率を小さくしているとも考えられる．

c) 睡眠薬と心機能

心不全患者に対する睡眠薬の投与は慎重を要する，あるいは禁忌とされている．しかし心不全患者においては，夜間不眠症を訴える症例が多く，睡眠薬が投与されていることもまれではない．睡眠薬はいずれも心機能に悪影響を及ぼすと推察されるが，心機能面からみた睡眠薬の安全性に関する臨床的検討はほとんど行われていない．前川ら(1994)は健常成人ボランティア8名を対象に，レム睡眠や徐波睡眠を抑制する傾向の睡眠薬(ニトラゼパム5 mg)とそれらの抑制傾向が少ない睡眠薬(ブロチゾラム 0.25 mg)とではどちらが心機能面からみて安全に使用できるかについて検討した．その結果，睡眠中の心拍出量は，基準夜と同様にブロチゾラムやニトラゼパムの投与夜においても睡眠段階と密接に関連して変化し，徐波睡眠(SWS)で最低値を示し，またレム睡眠では一過性に増加することが明らかとなった．睡眠経過に関連した心拍出量変動の比較では，ブロチゾラム投与夜はレム睡眠の周期的な出現に伴って心拍出量が軽度増加するのに対し，ニトラゼパム投与夜は睡眠前半におけるレム睡眠の抑制に伴って心拍出量がむしろ低下することが観察された(図5.32)．

基準夜，ブロチゾラム投与夜，ニトラゼパム投与夜における全睡眠時間中の平均心拍出量の群間比較では，基準夜(5.32±0.71 l/分)とブロチゾラム投与夜(5.48±0.68 l/分)との間には有意差を認めなかったが，ニトラゼパム投与夜(4.96±0.61 l/分)では基準夜あるいはブロチゾラム投与夜に比し有意な低下($p<0.01$)を認めた(図5.33)．これらは，ニトラゼパムの

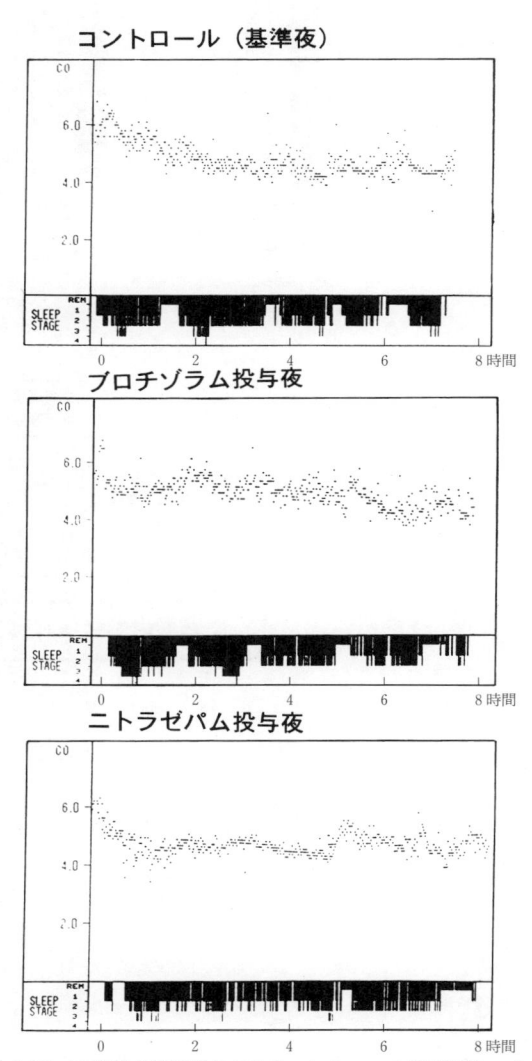

図5.32 25歳男の健常者におけるコントロール(基準夜)，ブロチゾラム投与夜，ニトラゼパム投与夜の睡眠経過および心拍出量変動(前川ら，1994)

ようにレム睡眠抑制作用の強い薬剤ではその抑制によって睡眠中の心拍出量低下を生じ，心不全の増悪につながる可能性を示唆する．それゆえ，心機能面から考えると，非生理的な徐波睡眠の増加やレム睡眠の抑制をきたす睡眠薬は，心機能障害が疑われる不眠症患者に対して使用すべきでない．

d) 睡眠時無呼吸中の夜間循環動態変化

睡眠時無呼吸症候群(SAS)は肥満の男性に多く，高血圧，肺高血圧，奇脈，右心不全，不整脈，異型狭心症などの循環器疾患との関連が指摘され，注目されている(Shiomiら，1991；塩見ら，1996)．われわれが調べた各種循環器疾患におけるSASの合併頻度の平

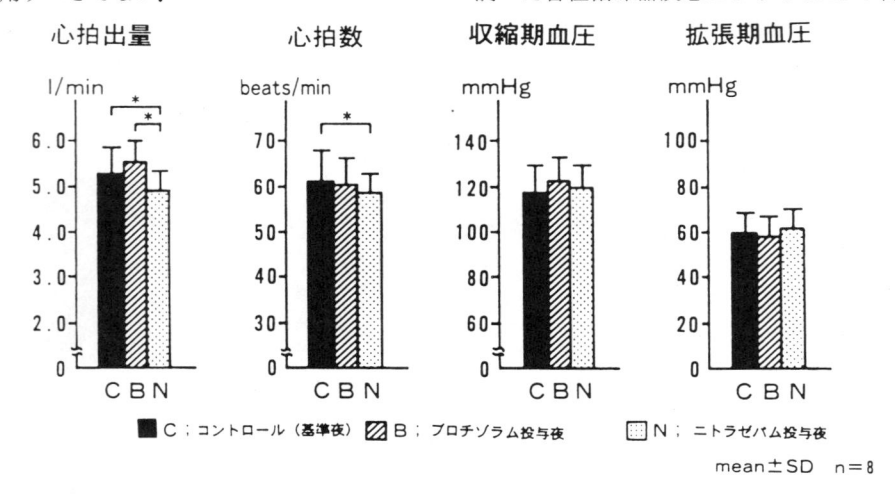

図 5.33 睡眠中の心拍出量，心拍数，血圧に対するブロチゾラム，ニトラゼパム投与の影響(前川ら，1994)

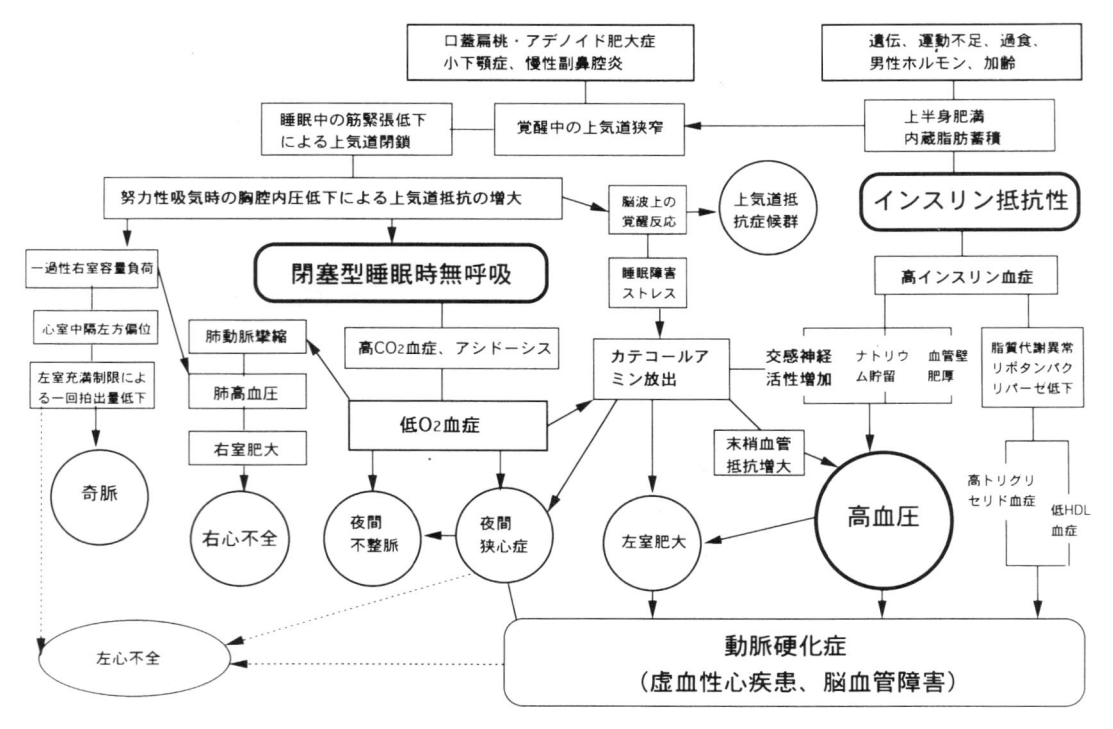

図 5.34 閉塞型睡眠時無呼吸中の循環動態変化とインスリン抵抗性の関連性

均は25%であった．閉塞型SASでは，"睡眠-上気道閉塞-無呼吸-胸腔内圧低下，P_aO_2低下，P_aCO_2上昇，pH下降(アシドーシス)-覚醒-上気道開放-睡眠"という閉塞型無呼吸のエピソードを一夜に30回以上(自験例：最高1062回/10時間)繰り返す．

これらSASがひき起こす低酸素血症やアシドーシス，あるいは閉塞型SASでみられる胸腔内圧低下などの特有な病態がそれらの合併症の成因として重要な役割を演じるのではないかと考えられる．さらに，SASはインスリン非依存性糖尿病(NIDDM)の合併頻度が高い．インスリン抵抗性(または高インスリン血症)がSASに関連した循環器疾患の発現に関与することも徐々に明らかにされつつある．図5.34は閉塞型SASにみられる夜間循環動態変化とインスリン抵抗性の関連性を示す．

1) **心拍変動** SASでは，無呼吸中は徐脈を，無呼吸後の覚醒反応時は頻脈を生じるため，その特徴的な不整脈は25～125秒のサイクルレングスで繰り返す夜間睡眠中の周期的呼吸変動に一致したsinus brady-tachycardiaである．無呼吸中の最長R-R間隔は，ノンレム睡眠では無呼吸の前半3分の1に，またレム睡眠では無呼吸の後半3分の1に出現する(StoohsとGuilleminault, 1992)．SASの心拍変動スペクトル解析では，超低周波(VLF：0.008～0.04 Hz)成分の増大とVLF peakの出現が特徴的である(Shiomiら, 1996)．閉塞型SASではVLF成分のみならず高周波成分(HF：0.15～0.40 Hz)も増大するが，中枢型SASではVLF成分の増大に比しHF成分はむしろ低下する．

2) **夜間血圧変化と奇脈** SASにおける最も典型的な夜間血圧の変化は，繰り返す閉塞型無呼吸エピソードに一致した周期的な血圧の短期変動で，無呼吸後過呼吸相の収縮期血圧はしばしば100 mmHg以上の上昇を示す．さらに閉塞型無呼吸では，約5秒周期

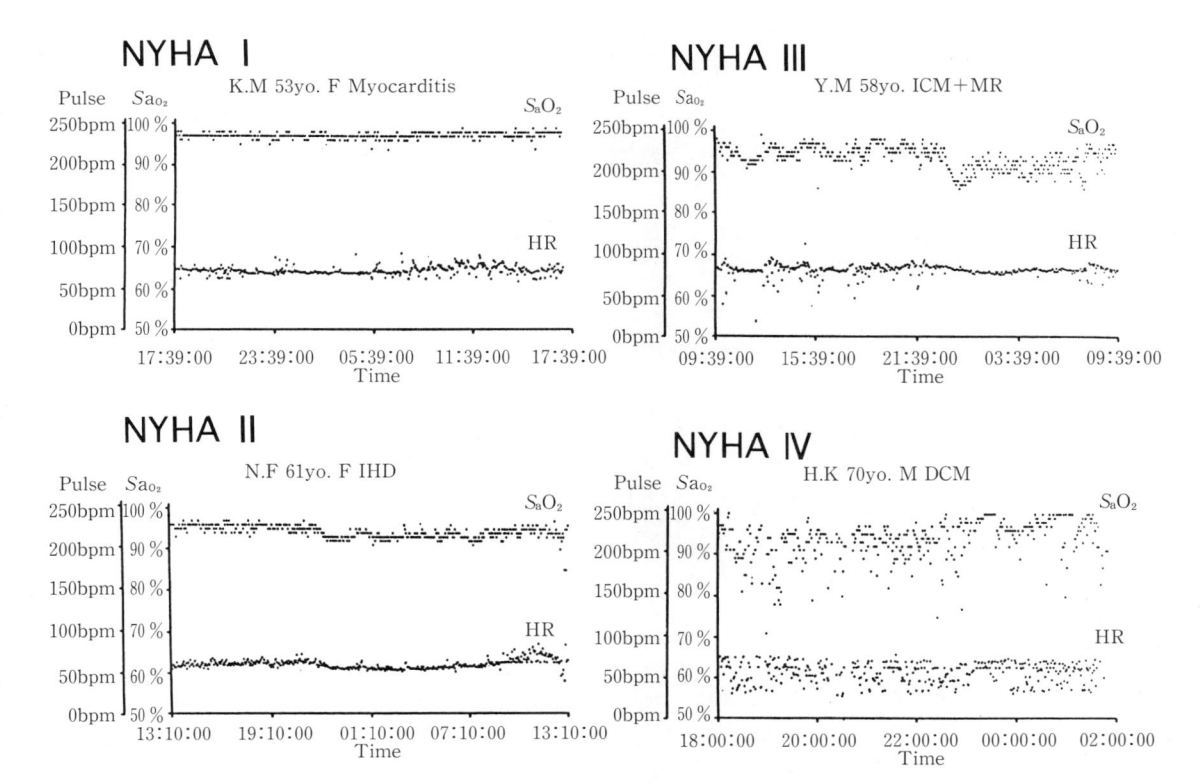

図5.35 心不全における各重症度別の24時間連続パルスオキシメーター記録
NYHA：New York Heart Associationの心機能分類
S_pO_2：動脈血酸素飽和度，PR(pulse rate)：脈拍数

の努力性吸気時における著明な胸腔内圧低下に伴い収縮期血圧低下(奇脈：pulsus paradoxus)が繰り返して出現する(Shiomiら，1991)．この奇脈は閉塞型SASにおける著明な胸腔内圧低下を間接的に示唆する所見のひとつである．奇脈はレム睡眠よりノンレム睡眠に多く，その出現はobstructed inspiration中の著明な胸腔内圧低下に一致し，ドップラー心エコー上では可逆的心室中隔左方偏位ならびに"flow velocity paradoxus"を伴う(Shiomiら，1993)．奇脈は，著明な胸腔内圧の低下が一過性右室容量負荷を生じ，心室中核を左方偏位させ，さらにこの可逆的な左方偏位がventricular interdependenceにより左室充満の制限をきたして一回拍出量を減少させるために生じると考えられる(図5.34)．

これらの閉塞型無呼吸に関連した心拍変動，周期的血圧上昇，あるいは奇脈の出現は経鼻的持続陽圧呼吸装置(NCPAP)や歯科的下顎前方補綴装具(PMA)によるSASの治療後において呼吸の正常化に伴い消失し，改善する．

e) 心不全と夜間低酸素血症

19世紀初頭に心不全患者にみられる異常呼吸として，チェーン-ストークス(Cheyne-Stokes)呼吸が報告された(YamashiroとKryger，1993)．チェーン-ストークス呼吸とは，一回換気量の漸減・漸増とそれに続く中枢型無呼吸(呼吸努力の欠如)を規則的に繰り返す呼吸様式である．チェーン-ストークス呼吸に代表されるごとく，心機能の悪化は異常呼吸を伴うことが多いが，その呼吸様式の詳細についてはいまだ十分に解明されていない．一方，最近高性能かつ携帯型の非観血的動脈血酸素飽和度(S_pO_2)の連続測定装置(パルスオキシメータ)が開発され，夜間睡眠中の低酸素血症の評価が日常診療で容易となった．そこでわれわれは慢性心不全およびファロー四徴症(TOF)における24時間連続S_pO_2の測定とその意義について検討した(篠邉ら，1996)．

1) 正常者，左心不全患者のS_pO_2日内変動

正常者のS_pO_2では覚醒時，睡眠時ともほぼ一定の値で昼夜を経過し，短期的変動すなわちバラツキが小さく，4％以上のS_pO_2の変動は認めなかった．一方，慢性心不全におけるS_pO_2日内変動については，

NYHA(New York Heart Association)の心機能分類がII度以上の左心不全患者では睡眠中にS_pO_2が低下し，その低下は心機能が悪化するほど著しく，NYHA III度およびIV度の重症患者では夜間のみならず日中もS_pO_2が低下した(図5.35)．覚醒時の平均S_pO_2の比較では正常群と各NYHA群との間に有意差はなかったが，睡眠中には心不全群の重症例ほどS_pO_2が低下する傾向を認めた．心不全患者で夜間睡眠中にS_pO_2が低下する機序としては，① 睡眠中の交感神経系による心刺激の低下，② 臥床による胸腔内静脈還流量の増加，③ 呼吸筋の弛緩や横隔膜の挙上，④ 呼吸中枢の機能抑制や呼吸数の減少などが関与し，重症例ほど夜間の末梢動脈血液での酸素運搬能

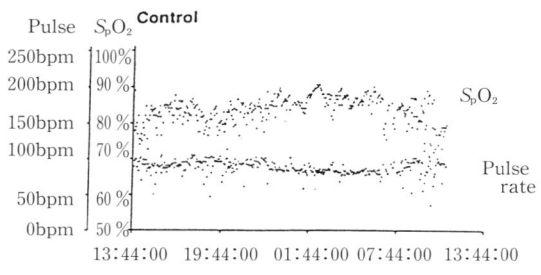

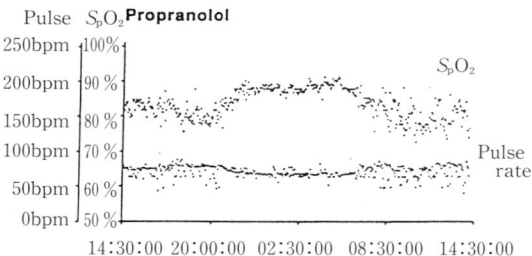

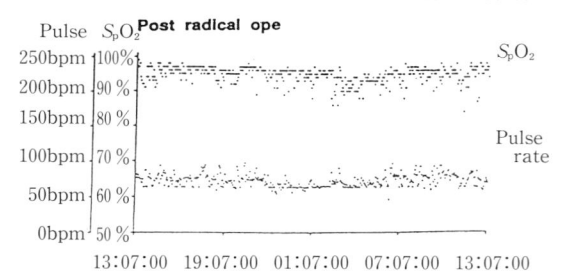

図5.36 成人ファロー四徴症(TOF：41歳女)における24時間連続の動脈血酸素飽和度(S_pO_2)，脈拍数(pulse rate)測定の記録
上段：未治療時の夜間S_pO_2の奇異性増加(S_pO_2の日中低下)
中断：β遮断薬(propranolol 60mg/日・分3)投与中
下段：TOFの外科的根治手術後

が低下しているのではないかと考えられる．

2) ファロー四徴症の夜間 S_pO_2 奇異性増加 未治療の成人 TOF 例における S_pO_2 は日中に低下し，夜間に低下が少ないため，その日内変動では前記の左心不全と異なり，非常に特徴的な"奇異性増加型（または日中低下型）"を認めた（図 5.36 上段）．この夜間 S_pO_2 奇異性増加の原因としては，労作時に末梢の酸素消費の増加により混合静脈血酸素飽和度（S_vO_2）が低下し，さらに交感神経緊張による心収縮力の増加が右室漏斗部および肺動脈の狭窄を悪化（狭小化）させ，その結果として肺血流量の低下および心室欠損孔を通る短絡量の増加を生じ，むしろ日中に S_pO_2 の低下を惹起するためと考えられる．また，anoxic spell に有効とされる β 遮断薬投与前後では S_pO_2 の短時間におけるバラツキは減少し，労作時の一過性 S_pO_2 の低下が改善し，投与後には anoxic spell が消失した（図5.36 中段）．これは，β 遮断薬が漏斗部の心収縮力を弱め，肺血流量の減少を防ぎ，平均 S_pO_2 を上昇させないが，労作に伴う一過性の著しい S_pO_2 低下を抑制するためと考えられる．さらに TOF の根治術後（図 5.36 下段）には，日中の S_pO_2 の短期変動が著明に小さくなり，夜間に S_pO_2 の奇異性増加が消失したことから，S_pO_2 日内変動の測定は TOF の病態をある程度把握するのに役立ち，その治療効果の判定にも有用であると思われる（篠邉ら，1996）．

〔塩見利明・前川正人〕

文献

前川正人，1991：心拍出量の日内変動および夜間睡眠中の変動に関する研究．愛知医大誌 19：579.
前川正人，塩見利明，他，1994：心機能面からみた催眠薬の安全性に関する研究．呼吸と循環 42：477.
Prinz PN, et al, 1979：Circadian variation plasma catecholamines in young and old men；Relation to rapid eye movement and slow wave sleep. J Clin Endocrinol Metab 49：300.
Rohmer F, et al, 1967：L'EEG de sommeil des cardiaques. Electroencephalogr Clin Neurophysiol 22：348.
篠邉龍二郎，前川正人，塩見利明，1996：慢性心不全およびファロー四徴症における 24 時間非観血的動脈血酸素飽和度（S_{pO_2}）の測定とその意義に関する研究．愛知医大誌 24：133.
塩見利明，他，1987：睡眠ポリグラフィによる異型狭心症の検討．心臓 19：819.
塩見利明，前川正人，他，1990：睡眠中の循環器動態変化．呼と循 38：641.
塩見利明，他，1996：睡眠時無呼吸の高血圧・不整脈への関与．治療学 30：59.
Shiomi T, Guilleminault C, et al, 1991：Leftward shift of the interventricular septum and pulsus paradoxus in obstructive sleep apnea syndrome. Chest 100：894.
Shiomi T, Guilleminault C, et al, 1993：Flow velocity paradoxus and pulsus paradoxus in obstructive sleep apnea syndrome. Chest 103：1629.
Shiomi T, Guilleminault C, et al, 1996：Augmented very low frequency component of heart rate variability during obstructive sleep apnea. Sleep 19：370.
Stoohs R, Guilleminault C, 1992：Cardiovascular changes associated with obstructive sleep apnea syndrome. J Appl Physiol 72：583.
van de Borne P, et al, 1992：Effects of chronic congestive heart failure on 24-hour blood pressure and heart rate patterns：A hemodynamic approach. Am Heart J 123：998.
Yamashiro Y, Kryger MH, 1993：Sleep in heart failure. Sleep 16：513.

5.4.4 レム睡眠行動障害（RBD）

通常は睡眠中に夢見を体験していても，レム睡眠中は錘体路が遮断され，いわば生理的な金しばりの状態にあるため，これが行動となって現れることはない．古くから夢をみてうなされ，ねぼけるということは知られていたが，医学で取り上げられることはなかった．1970 年代になって，ネコの脳幹部を部分的に破壊するとレム睡眠中に夢幻様行動が出現することがわかり，その後ヒトにおいても種々の器質性疾患でレム睡眠中の異常行動が出現することが明らかになってきた．Schenck ら（1986）が，こうした現象を臨床的側面からレム睡眠に関連した睡眠時随伴症（パラソムニア）としてまとめ，レム睡眠行動障害（REM sleep behavior disorder；RBD）と名づけた．RBD は，1990 年の睡眠障害国際分類（ICSD：Diagnostic Classification Steering Comittee, 1990）にも睡眠時随伴症のひとつとして取り上げられている．

a）臨床症状

1) 睡眠中の異常行動 RBD の患者は，入眠から 1〜1.5 時間以上経て，レム睡眠になると粗大な四肢や体幹の運動，複雑な行動を始める．よくみられるものでは，叫ぶ，大声で罵声をあげる，泣く，笑うなどの寝言，四肢のミオクローヌス様の動き，上肢を挙上してまさぐるような動き（これは寝言を伴うことが多い），殴るあるいは蹴るなどの攻撃的運動，立ち上がって動き回るなどの複雑な行動があり，これらが混

在して起こることが多い．これらの観察される運動のなかには不随意運動というべき短くjerkyな四肢の動きが含まれる．激しい行動がみられるにもかかわらず，この間に覚醒することは少ない．

RBDによる睡眠中の異常現象は20～30分経過してレム睡眠が終わると再び安らかな睡眠にもどる．異常行動の最中や直後に，大声で呼びかけたり体を揺すったりして刺激を与えると，完全に目覚めさせることができる．覚醒させて，自覚体験を確かめると，夢をみていたと訴えることが多い．夢の内容は恐ろしい内容の悪夢が多い．夢見内容の陳述と異常行動はおおむね一致していることが多い．これまでの自験例での異常行動と夢内容の関係について呈示すると以下のようなものがある．異常行動中に隣に眠っている妻を殴った男性患者は，「夢の中で襲ってくる暴徒から妻を守ろうと手を振り上げていた」と述べた．異常行動中に悲鳴をあげ，手を振り払う動作とともに立ち上がり転倒し受診した女性患者は，「晩にみたサスペンスドラマに自分が登場していた．悪人に追われ，振り払おうとしていた」と述べた．拳をつくり夜中に老人ホームで壁をパンチして手を切って来院した男性患者は，「大きな牛がのしかかってきたので戦っていた」と述べた．

初診時の患者の訴えでは，「こわい夢を見てうなされる」，「うなされてねぼけてしまう」などが最も多い．家族の観察では，「白目をむいてねぼけている」，「大声で叫びながらねぼけて手を振り回している」などがよくみられる．異常行動中に壁や窓を蹴るあるいは殴るなどの暴力的な動作で外傷を負って来院する場合もある．RBDの患者は異常行動中に転倒しやすいので，転倒による骨折などで医療機関にかかる例も多い．一般科に入院中にRBDによる異常行動を起こし，せん妄あるいは精神科的障害を疑われ，精神科に紹介されることもある．

精神的ストレスや日中の興奮などがRBDの症状を悪化させることが報告されている．夫婦間の問題や親の介護などライフイベントが増悪のきっかけとなった症例（谷口ら，1991）や先の自験例のように，テレビドラマによる興奮が悪化の契機となっていたと思われる症例がある．

2） **臨床経過と基礎疾患**　RBDには，他に原因となりうる疾患の見出せない特発性RBDと神経疾患を背景として起こる症候性RBDが存在する．特発性RBDは主として50歳台以降になって，それまでは睡眠の異常がなかった健康者に発症する．中年期以前からの寝言や小児期をすぎてのねぼけなどの病歴をもつものがときにある．RBDの異常行動が出現する1～2年前から，頻回に悪夢をみるようになったと訴える患者が多い．悪化のきっかけが特に見出せない場合が多いが，ときに生活上のストレスや睡眠不足などが時間的関連をもっている場合がある．特発性RBDでは，異常行動が一度起こるようになると慢性的に続く．特発性RBDの場合，徐々に進行していく場合があるもの，基本的にはself-limitingである．

症候性RBDは，神経疾患や薬物によりひき起こされるものである．痴呆，パーキンソン病，オリーブ核・橋・小脳変性症，シャイ-ドレーガー症候群，進行性核上性麻痺などの変性疾患やナルコレプシー，多発性硬化症などで多くみられる（MahowaldとSchenck，1994）．これらの共通点はおもに脳幹部を障害する疾患であるという点である．脳幹部の血管障害を背景に発症した症例も報告されている（CulebrasとMoore，1989）．通常これらの神経疾患においてRBDは経過中に出現する．近年，特発性RBDとして経過を追っているとパーキンソン病（Schenckら，1996b；Tanら，1996）やシャイ-ドレーガー症候群（Wrightら，1990）などの神経疾患が後から明らかになってくる症例が報告されている．これはRBDが神経疾患の初発症状になりうるという点で重要であるとともに，初診時になんら基礎疾患が見出せず，特発性RBDとして経過を追っている症例についても，将来神経疾患を発症してくる可能性があることに注意すべきである．

脊髄小脳変性症などの重篤な変性疾患における症候性RBDに関して，特に治療を行わない場合でも，長期的な脳障害の進行に伴って睡眠構造自体が崩壊し，RBDに関連した症状はむしろ徐々に消退していくことが指摘されている（Shimizuら，1990）．

これまでの報告においてRBDを起こしうる薬物として，フルオキセチン（選択的セロトニン再取り込み阻害作用をもつ抗うつ薬）投与やイミプラミン投与中

止でRBDが出現した症例が報告されている(MahowaldとSchenck, 1994). 各種の中枢性抗コリン剤(抗パーキンソン薬, 一部のH₂ブロッカーなど)は, RBDと関連したレム睡眠の解離状態(後述)をひき起こすことが知られており, RBDの原因になりうるものと考えられる.

3) 疫学的特徴 ここでは特発性RBDを中心に述べる. RBDの頻度については, 疫学的な調査が行われていないため, 詳細は不明である. 日本における老人専門総合病院精神科の調査では, 入院患者の0.62％に特発性RBDがみられたとされる(内山ら, 1992). 以前は, 比較的まれな症候群と考えられていたが, 比較的高頻度にみられるものであることが近年わかってきた.

MahowaldとSchenck(1994)による70例の検討によれば, RBD患者の男女比は9:1で明らかに男性が多いとされている. 日本における特発性RBDに関する報告についてみると, Tachibanaら(1991)の症例では7例中4例が女性, Uchiyamaら(1995b)のものでは16例中7例が女性であり, 必ずしも男性に多いわけではない. これが人種差によるものかについては今後の検討が必要である. 家族内で特発性RBDが発生する場合に男性のみが罹患者であること(Uchiyamaら, 1995b), 男性RBD患者でHLAタイピングでDQw₁が84％にみられること(Schenckら, 1996a)などから, 少なくとも男性RBD患者では何らかの遺伝素因が関連している可能性が示唆されている.

b) 診 断

1) 診断基準 表5.27に睡眠障害国際分類の診断基準を示す. 臨床症状の項で述べたように, 睡眠中の異常行動の存在, 特徴的終夜睡眠ポリグラフの存在, てんかんやその他の睡眠随伴症がないことが確定診断の必要条件である. 臨床診断のための最少限基準はBとDである. 重症度の基準としては, 軽度は1か月に1回未満のもの, 中等度は1か月に1回以上のもので, 重度は週に1回より多いものに分類される.

2) 検査所見 図5.37に特発性RBD患者の終夜睡眠ポリグラフの実例を示す. 終夜睡眠ポリグラフ検査において, ノンレム・レム周期はほとんどの場合障害されない. 特徴的であるのは, レム睡眠に関した

表5.27 REM sleep behavior disorder (RBD)の診断基準

A. 暴力的あるいは傷害をひき起こす睡眠中の行動の訴え.
B. 夢の精神活動に伴った四肢あるいは体幹の動き.
C. 以下のうち少なくとも1項目:
　1. 危害を加える, あるいは危害を加えるおそれのある睡眠行動.
　2. 夢が"行動化"したようにみえる.
　3. 睡眠行動が睡眠の持続を妨げる.
D. 睡眠ポリグラフで, 以下の電気生理学的な検査のうち少なくとも1項目がレム睡眠にみられる.
　1. 顎の筋電図の緊張が過度に増加する.
　2. 顎の筋電図活動とはかかわりなく, 顎あるいは四肢に挿話性に過度の筋電図上の筋れん縮がみられる；さらにレム睡眠中に以下の臨床所見のうち一つ以上みられる.
　3. 四肢あるいは体幹の過度の早い体動(body jerking).
　4. 複雑で激しく暴力的な行動.
　5. その障害に伴うてんかん活動の欠如.
E. 精神疾患に伴うものではないが, しかし神経疾患に伴う場合がある.
F. 他の睡眠障害が存在してもよいが, その行動(RBD)の原因ではない.

所見である. 筋抑制を欠いた異常なレム睡眠が観察される. これには, レム睡眠の間持続的におとがい筋の筋放電が出現するものから, 通常より振幅が大きく持続が長い筋れん縮が出現するもの, 四肢の短い筋放電が出現するものまである. これらは行動的に寝言や四肢の動きを伴うものとそうでないものがある. 同時にビデオなどで行動観察を行うと, 夢見体験に相当すると考えられる寝言や複雑な動きから, 不随運動と判断される短く目的を欠いた動きまでさまざまである. 多くの場合, レム睡眠中の眼球運動の密度(レム密度: 単位時間あたりの眼球運動数)が著しく高い(Tachibanaら, 1991；MahowaldとSchenck, 1994；Uchiyamaら, 1995b). 症例によっては, 同年齢の健常者と変わらない場合もある(LapierreとMontplaisir, 1992).

ノンレム睡眠では多くの症例で, 周期性四肢運動障害でみられるような四肢の短い不随意運動が非周期的あるいは周期的に出現する. 通常, 器質性疾患では徐波睡眠が減少することが多いが, RBDでは徐波睡眠が同年齢の健常者と同等または増加している点が特徴的である(LapierreとMontplaisir, 1992；MahowaldとSchenck, 1994).

これまでに報告されているような所見を確認するには, 脳波, 眼球運動, おとがい筋筋電図のほかに, 四

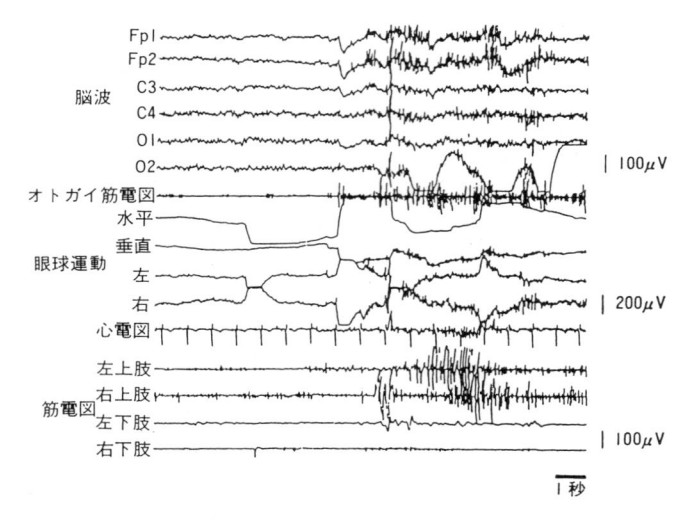

図 5.37 レム睡眠行動障害の睡眠ポリグラフ記録(66歳 女性)

特発性 RBD 患者のレム睡眠中のポリグラフ記録である．記録全般にわたり，レム睡眠に特徴的な脳波および眼球運動パターンがみられている．記録前半部では顎の筋電図は抑制され，正常なレム睡眠を示すが，後半部では活発な筋放電がみられる．顎の筋放電に一致して患者は叫び，引き続く上肢の筋放電の増高したところで患者は上肢を挙上しまさぐるような動きを示した．直後に覚醒させると，大勢の人に追いかけられる夢をみていたと述べた．

肢の筋電図をモニターするとともにビデオによる同時行動観察を行うことが望ましい．

終夜睡眠ポリグラフ検査以外には，血液検査や中枢神経系の画像検査で RBD に特徴的所見は見出されていない．

3) 鑑別診断 鑑別診断の対象となる疾患には，精神科的疾患，夜間のてんかん発作，睡眠中の不随意運動，睡眠時無呼吸症候群，その他の睡眠時随伴症などである．臨床現場ではせん妄との鑑別が必要になる場合がある．

パニック障害の患者は夜間にパニック発作を起こすことがあり，RBD との鑑別が必要になることがある．この場合パニック発作は夜間の覚醒した際に起こり，RBD のように眠った状態から起こることはない．パニック発作では夢見体験を伴わず，自覚的に著しい不安感や心悸亢進，呼吸困難，めまいなどの自律神経症状が著明である．外傷後ストレス障害においても悪夢が繰り返される場合がある．これに伴って，うなされたり寝言が出現する場合は，RBD が合併している可能性があるので終夜睡眠ポリグラフ検査を行う必要がある．

てんかん発作が夜間睡眠中に出現した場合にも，RBD との鑑別が必要となる．特に，側頭葉てんかんで複雑部分発作を起こした場合に RBD と似た夜間異常行動がみられることがある．RBD と異なり，てんかん発作の場合は完全に覚醒させることが困難で，夢見体験を伴わず，異常行動前後の行動についての健忘があることなどが鑑別点となる．通常の脳波検査でてんかん性異常波が発見されれば診断が確定する．てんかん発作による夜間異常行動を疑う場合には，終夜睡眠ポリグラフ検査時の脳波チャンネルを増やした方が鑑別がより容易である．

周期性四肢運動障害においては，RBD でもみられるような四肢のミオクローヌス様運動がみられる．睡眠時無呼吸症候群においては呼吸再開時に叫び声をあげることがあり，さらにこのときミオクローヌス様運動を伴うことがある．これらの鑑別には，いびきや日中の眠気の有無を確認し，最終的には終夜睡眠ポリグラフ検査を行う必要がある．

睡眠時遊行症は夜驚症とともに小児期に多い睡眠時随伴症である．眠っていた患者に体動が出現し，そこから起き上がりぼんやりした表情で歩き回る．これに，悲鳴や叫声をあげたり，強い恐怖の行動的表出と自律神経症状が出現する夜驚症が合併することがある．睡眠前半部の深いノンレム睡眠期(徐波睡眠)から起こり，行動異常に先行して過同期の高振幅デルタ波

が出現することなどがすでにわかっている．通常小児期(5〜12歳)にみられるものとされてきたが，近年，小児期に発症した睡眠時遊行症が20〜30歳台まで続く場合があることがわかってきた(Blattら，1991；Kaveyら，1990)．睡眠時遊行症は，夢見体験を伴わない点，覚醒しにくい点，好発年齢がより若年層で多くは小児期である点などを考慮すれば，RBDと臨床的に鑑別可能だが，治療方針決定には終夜睡眠ポリグラフ検査が必須である．

通常は患者が完全に目覚めるとRBDの異常行動は消失するため，せん妄と鑑別が可能である．しかし，痴呆患者や意識混濁のある患者にRBDが起こると，臨床的に夜間せん妄との区別が困難になることが指摘されている．臨床的に夜間せん妄と診断される症例のなかには，RBDと同様なレム睡眠機構の障害で生じたものがあるとする報告もある．このようにRBDとせん妄との間には，今後さらに検討すべき疾病論的問題が残っている．

c) 治療

1) 環境調整 睡眠時の異常行動全般にいえることだが，まず患者や患者家族にこの病態を十分理解させ，患者の睡眠中の暴力的行動がもとで二次的に家族関係が悪化するのを防ぐことが大切である．しばしば家族はRBDによる患者の異常行動を，故意にやっているとみなしたり，家族に対する隠された攻撃性の表出などと考えていることが多いからである．

寝室の障害物を片付ける，ベッドの使用を中止しマットなどを利用してより低い位置に寝るようにするなど，寝室環境の改善を試みて，RBD中の外傷や，RBD中の暴力的行動による同室家族に対する傷害を最小限にする．

2) 薬物療法 治療はベンゾジアゼピン系薬剤であるクロナゼパムが有効である．就眠前に0.5 mgを投与し，効果が現れない場合は脱力や睡眠時無呼吸などの副作用に注意しながら徐々に増量する．クロナゼパムが効果がない場合は，レム抑制作用のある三環系抗うつ薬イミプラミンなどの就眠前投与が有効とされる．この場合は10 mgから始め，25〜50 mgまで副作用に注意しながら漸増していく．脳器質性疾患のある患者ではこれら薬剤の副作用が出現しやすいので注意深い用量選択が必要である．

特発性RBDおよび重篤でない基礎疾患による症候性RBDでは，クロナゼパムによる治療後の経過は概して良好である(MahowaldとSchenck，1994)．彼らの報告では，57例のRBD患者のうち44例(77.2％)で著効し，7例(12.3％)でも部分的改善がみられた．てんかん患者をクロナゼパムで治療するときには，徐々に耐性が生じ常用量を超えた投与が必要になることを経験するが，RBD症例における半年から7年の経過観察中にはこのような著しい耐性の増加や依存はみられない．副作用では，翌朝の眠気やインポテンツ，脱毛などがみられる．翌朝の眠気を防止するには，薬物動態を考慮し投与時刻を調整する必要がある．

RBDの原因となりうる疾患で基礎疾患の治療ができるものは少ないが，基礎疾患の治療で症候性RBDが改善した報告もある．パーキンソン病に伴ったRBDでL-ドーパによる治療により，パーキンソン病の症状，RBD症状ともに改善した症例が報告されている(Tanら，1996)．正常圧水頭症によると思われる症候性RBD患者に腰椎腹腔短絡術を行ったところ，術後歩行障害とともにRBDの症状が速やかに改善した症例を筆者は経験した(内山，1994)．このように原因と考えられる基礎疾患の治療ができる症例では，背景疾患の改善によりRBDが改善することがありうる．

d) 病態生理

症候性RBDがOPCA，シャイ-ドレーガー症候群，パーキンソン病など脳幹部を障害する疾患で頻度が高いこと，中脳から橋の背外側を障害した動物でレム睡眠中に同様の異常行動がみられることから，特発性の症例でも脳幹部に加齢による変化が起こっているものと推測されている．特発性RBDも長期経過を観察しているとしだいにパーキンソン病(Schenckら，1996 b)やシャイ-ドレーガー症候群(Wrightら，1990)が発症してくる症例が近年次々報告されている．臨床的には特発性のRBDの剖検所見で，青斑核や黒質，橋網様体にルイ小体を伴った細胞脱落を認めたとの報告がある(Uchiyamaら，1995 a)．このように，臨床的には特発性のRBDにおいても脳幹部の障害が原因病巣と考えられている．特に橋背外側の被蓋部に存在す

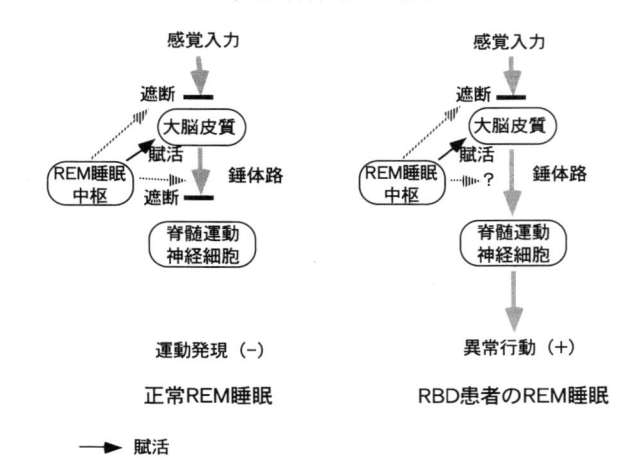

図 5.38 レム睡眠中に異常行動が出現するメカニズム
健常者ではレム睡眠中の脳活動が高まっても錐体路抑制機構が働き、脊髄運動細胞レベルで抑制がかかり行動化されることはないが、RBD では錐体路抑制機構に障害があるためにこれが行動化として現れる。

るレム睡眠中枢および近接領域の障害が RBD をひき起こすと考えられている。

レム睡眠中に異常行動が出現するメカニズムについて図 5.38 に示す。健常者ではレム睡眠中の脳活動が高まっても錐体路抑制機構が働き、脊髄運動細胞レベルで抑制がかかり行動化されることはないが、RBD では錐体路抑制機構に障害があるためにこれが行動化することになる。こうした錐体路抑制機構の機能障害を表すのが、筋抑制を欠いたレム睡眠段階(stage 1-REM with tonic EMG, dissociated stage REM with EMG など)である。実際に RBD の異常行動は、こうした筋抑制を欠いたレム睡眠段階から起こってくることがほとんどである。

RBD ではレム睡眠中の眼球運動出現密度が高く、四肢の twitching も増加していることが報告されていることから、こうした相的な現象の脱抑制が生じ皮質の興奮を高めている可能性も指摘されている。皮質の興奮が大きく、錐体路抑制機構で抑えることができないほどの入力が脊髄運動細胞に入ってくるため、異常行動が起こるというものである。RBD 患者では悪夢が繰り返されることがあげられる。悪夢は皮質が過剰に興奮した状態と考えれば、こうした臨床的事実も皮質の過剰興奮説を支持するものとなる。

RBD で異常行動が起こった際に覚醒しない点も、この病態を理解する上で重要であるがこの点について

の検討はほとんどなされていない。　　　〔内山　真〕

文 献

Blatt I, Peled R, Gadoth N, Lavie P, 1991：The value of sleep recording in evaluating somnambulism in young adults. Electroencephalogr Clin Neurophysiol 78：407-412.

Culebras A, Moore JT, 1989：Magnetic resonance findings in REM sleep behavior disorder. Neurology 37：1519-1523.

Diagnostic Classification Steering Comitee (Thorpy M. J., Chairman), 1990：International classification of sleep disorders：Diagnostic and coding manual. Rochester, Minnesota：American Sleep Disorders Association.

菱川泰夫, 杉田義郎, 飯島壽佐美, 手島愛雄, 清水徹男, 1981：異常な睡眠状態 stage 1-REM とそれに類似した REM 睡眠の解離現象の病態生理. 神経進歩 25：1129-1147.

Kavey NB, Whyte J, Resor SR, Gidro-Frank S, 1990：Somnanbulism in adults. Neurology 40：749-752.

Lapierre O, Montplaisir J, 1992：Polysomnographic features of REM sleep behavior disorder：development of a scoring method. Neurology 42：1371-1374.

Mahowald MK, Schenck CH, 1994：REM sleep behavior disorder. In Kryger MH, Roth T, Dement WC (Eds)：Principles and practice of sleep medicine, 2nd ed, pp 574-588, W. B. Saunders, Philadelphia.

松本三樹, 武藤福保, 直江裕之, 鎌田隼輔, 千葉　茂, 宮岸　勉, 1991：Imipramine が著効を示した REM sleep behavior disorder の 3 症例. 精神医学 33：967-975.

Schenck CH, Bundlie SR, Ettinger MG, Mahowald MW, 1986：Chronic behavioral disorders of human REM sleep：A new category of parasomnia. Sleep 9：293-308.

Schenck CH, Garcia-Rill E, Segall M, Noreen H, Mahowald MW, 1996a：HLA class II genes associated with REM sleep behavior disorder. Ann Neurol 39：261-263.

Schenck CH, Bundlie SR, Mahowald MW, 1996b：Delayed emergence of a parkinsonian disorder in 38% of 29 older

men initially diagnosed with idiopathic rapid eye movement sleep behaviour disorder. Neurology 46 : 388-393.
Shimizu T, Inami Y, Sugita Y, Iijima S, Teshima Y, Matsuo R, Yasoshima A, Egawa I, Okawa M, Tashiro T, Hishikawa Y, 1990 : REM sleep without atonia (stage 1-REM) and its relation to delirious behavior during sleep in patients with degenerative diseases involving the brain stem. Jpn J Psychiat Neurol 44 : 681-692.
Tachibana N, Sugita Y, Terashima K, Teshima Y, Shimizu T, Hishikawa Y, 1991 : Polysomnographic characteristics of healthy elderly subjects with somnambulism-like behaviors. Biol Psychiatry 30 : 4-14.
Tan A, Salgado M, Fahn S, 1996 : Rapid eye movement sleep behavior disorder preceding Parkinson's disease with therapeutic response to levodopa. Mov Disord 11 : 214-216.
谷口充孝, 杉田義郎, 立花直子, 實崎陽子, 田中千足, 本多秀治, 斉藤真喜子, 漆原成彦, 稲谷貴義, 三上章良, 寺島喜代治, 堤 俊仁, 江川 功, 手島愛雄, 1991：ストレスを誘因とし, クロナゼパムにより改善された REM 睡眠時行動障害の2症例. 精神科治療学 6 : 1277-1284.
内山 真, 1994：レム睡眠行動障害の治療. 日本睡眠学会編：睡眠学ハンドブック, pp 434-441, 朝倉書店, 東京.
内山 真, 田中邦明, 一瀬邦弘, 駒崎尚恵, 倉田 淑, 構木睦男, 平沢秀人, 黒田安計, 内田 直, 渥美義賢, 小島卓也, 1990：高齢者の REM 睡眠中にみられたねぼけ様行動異常について. 精神神経学雑誌 92 : 213-226.
内山 真, 田中邦明, 一瀬邦弘, 平沢秀人, 林 正高, 渥美義賢, 小島卓也, 大川匡子, 1992：高齢者および脳器質性疾患患者にみられた REM 睡眠のねぼけ行動について. 臨床脳波 34 : 5-13.
Uchiyama M, Isse K, Tanaka K, Yokota N, Hamamoto M, Aida S, Ito Y, Yoshimura M, Okawa M, 1995a : Incidental Lewy body disease in a patient with REM sleep behavior disorder, Neurology 45 : 709-712.
Uchiyama M, Isse K, Okawa M, Meier-Ewert K, 1995b : Idiopathische REM-Schlaf-Verhaltnis-stoeung im Alter. In Meier-Ewert K, Stefan H (Ed) : Anfalle im Schlaf, pp 161-172, Gustav Fischer Verlag, Stuttgart.
Wright BA, Rosen JR, Buysse DJ, Reynolds CF, Zubenko GS, 1990 : Shy-Drager syndrome presenting as a REM behavioral disorder. J Geriatr Psychiatry Neurol 3 : 110-113.

5.4.5 睡眠時遺尿症

睡眠時遺尿症には小児の夜尿症のほか, 老年者に認めるものや睡眠時無呼吸症, 神経疾患に伴うものがある.

a) 小児期の夜尿症

紀元前から知られているが, 原因, 病態生理についても定説がなく, 基本的治療方針もわが国の小児科医, 泌尿器科医, 欧米の一般論とは微妙に食い違っている. ここではこれまでの代表的な考え方, 治療方針を呈示する.

1) 基本的事項 排尿制御機構の詳細, 並びにその成熟過程はいまだ不明である. 経験的には, 大部分の小児は4歳までに排尿制御機構を完成させる. 膀胱充満に伴う皮質覚醒は新生児でも生じる (Yeung ら, 1995). したがって, 排尿制御機構の成熟とは, 脳幹部の排尿/蓄尿中枢への皮質支配の完成を意味すると考えられる (山口, 1995).

一般的には, 4～6歳で, 月に2晩以上不随意排尿があると夜尿症とされる. 頻度は5歳で15～20％だが毎年約15％の割合で自然治癒し, 8歳で8％, 10歳前後で5％, 15歳で1～2％, 成人で1％とされる. 男女比は1.5 だが, 10歳以降では男女差はなくなるとの報告もある. 家族歴が濃厚で, 両親に夜尿歴があると77％, 片親だと44％が夜尿を呈するが, 両親とも夜尿歴がないとその頻度は15％という. 夜間の排尿制御をそれまで獲得した経験のない一次性夜尿症が75～80％を占め, 少なくとも6か月間は夜間遺尿を呈さない経験のある二次性夜尿症と区別される. 治療成績に関しては両者間に差はない. 患者の15～20％に昼間遺尿を認め, 夜間遺尿に先行して消失することが多い.

なお, いくつかの大きな家系の連鎖解析で, 8番染色体長腕, 12番染色体長腕, 13番染色体長腕と夜尿症との関連が報告され, 最近はさらに22番染色体長腕との関連も報告されている (Eiberg, 1998). しかしながら「夜尿症遺伝子」はまだ同定できていない (von Gontard ら, 1998). これらの結果は, 夜尿症の遺伝的多様性を反映しているのだという意見もある.

2) 病態生理に関する諸説

ⅰ) 心理的葛藤： 異常行動が夜尿症児に多いと報告され, 発達過程での不適応がその一因と考えられたこともあるが, 現在では否定的である. ただし, 二次性夜尿の場合には配慮が必要な例もある.

ⅱ) Deep sleeper： 夜尿症患児の睡眠構築に対照例と差はなく, また夜尿はどの睡眠段階でも生じることから, 深い睡眠段階で遺尿するという意味での deep sleeper という概念は否定された. しかし, 膀胱充満時に生ずべき脳波上の覚醒反応が欠如, または不完全な例が報告され, 覚醒反応が悪いという新たな意味での deep sleeper という概念が必要とされてきている. すなわち Watanabe と Azuma (1989) は脳波と

膀胱内圧とを同時測定した結果に基づき，夜尿症患者を以下の3型に分類した．

Ⅰ型：膀胱充満時に脳波上覚醒反応が生じるが，完全な覚醒には至らず夜尿に至る例．

Ⅱa型：膀胱充満時に脳波上覚醒反応が欠如している例．

Ⅱb型：膀胱の無抑制収縮により膀胱の充満以前に夜尿をきたしてしまう例．

膀胱収縮反応自体は正常なⅠ型，Ⅱa型が新たな意味での deep sleeper といえる．

ⅲ) 抗利尿ホルモン分泌不全： 夜尿症児では抗利尿ホルモン(arginine vasopressin；AVP)の夜間の分泌増加を認めず(ホルモン分泌の日内リズムの消失)，夜間の尿産生が非夜尿症児よりも高まっているとする説．AVPの合成アナログである desamino-D-arginine vasopressin(DDAVP)の就寝前投与治療の理論的根拠．また脳内投与した DDAVP が膀胱収縮を抑制する(Sillénら，1990)という報告もある．

ⅳ) 排尿抑制機構の未熟性： AVP分泌不全を提唱する研究者の報告では，日中と同じ最大膀胱容量(昼間の最大排尿量)で夜尿症患児の夜間遺尿が生ずるとされるが，一方睡眠時には排尿抑制機構の機能が低下し，その結果最大膀胱容量以下で遺尿にいたる患者群があることも確かである．睡眠中に不随意膀胱収縮を示すWatanabeとAzuma(1989)のⅡb型はこの範疇に入る．

ⅴ) まとめ： 上述のⅱ)〜ⅳ)は，神経系の成熟遅延として一括してとらえられる．夜尿症患児ではしばしば他の発達遅延も伴うことから，この考え方は一般的にも受け入れられている．では具体的にその責任病変はどこに求められるのであろうか．ここでは排尿/蓄尿中枢周囲の吻側脳幹被蓋の機能不全の可能性について紹介する．

吻側橋網様体外側部の青斑下核およびその背内側部の青斑核 α が排尿/蓄尿中枢とされている(Sugayaら，1987；Maggi，1991)．青斑下核，青斑核 α の吻側背外側部でこれらと接する脚橋被蓋核からのコリン性上行性線維は，青斑核，縫線核からのノルアドレナリン性，セロトニン性上行性線維とともに上行性網様体賦活系を構成する．またこれら諸核を含む橋吻側部は，下垂体後葉へAVPを神経分泌する視床下部との相互線維連絡もある．さらに脚橋被蓋核およびその周囲のニューロン活動は睡眠覚醒段階に大きく依存する(Datta，1995)．このように排尿/蓄尿中枢周囲の吻側脳幹被蓋は夜尿症の病態生理を考えるうえできわめて興味ある部位で，実際夜尿症児でのこの部位の機能障害を示唆する以下のような報告がある．

〈驚愕反応抑制の低下〉 聴覚刺激により眼輪筋より導出される驚愕反応としての筋活動は，これにわずかに先行する弱い聴覚刺激で抑制される．この驚愕反応抑制には，脚橋被蓋核から尾側橋網様体へのコリン作動性の線維連絡が重要な役割を果たしている(Kochら，1993)．Ornitzら(1992)によると，6〜10歳の夜尿症児での驚愕反応抑制は対照群に比し有意に低下，5歳児相当の抑制レベルという．

〈レム期の急速眼球運動に伴う一過性筋活動抑制の低下〉 レム睡眠時には，全身の筋緊張が持続的に抑制されるが，レム期の特徴である急速眼球運動出現時には，これに一致してさらなる一過性の筋活動抑制が生ずる．この運動抑制は脚橋被蓋核を含む吻側脳幹被蓋から延髄網様体に至る系がもたらす．熊田(1993)によると，6〜16歳の夜尿症児でレム睡眠時の急速眼球運動に伴う一過性筋活動抑制は対照群に比し有意に低下している．なおこの抑制機構は，健康小児では生後1年までに急速に成熟し，成人レベルに達する(Kohyama，1998)．

3) **病型分類** 主としてわが国の研究者により病型が分類されている．種々の名称の病型を病態生理に基づいて整理し，代表的論文とともに提示する．

① 覚醒反応低下

ⅠおよびⅡa型(WatanabeとAzuma，1989；Wille，1994)

② 抗利尿ホルモン分泌不全

多量遺尿型(帆足，1992)，多尿型(赤司，1994)，低浸透圧多量遺尿型(相川，1995；Djurhuusら，1992)

③ 排尿抑制機構の未熟性

排尿機能未熟型(帆足，1992)，膀胱型(赤司，1994)，膀胱容量低下型(相川，1995)，Ⅱb型(WatanabeとAzuma，1989；Robertら，1993)

④ 混合型

　いずれの説であれ，夜尿症がホルモン分泌を含む睡眠中の排尿制御に関係する神経系の未熟性/障害に起因することは確かで，このことに関する認識が，次項以下の治療手段の基本事項として十分でなければならない．夜尿に慣り，罰を与えても，患者の心理的葛藤こそ増せ，治療に結びつく好影響は期待できない．

　4）　スクリーニング　　目的は complicated enuresis（膀胱尿管逆流現象，神経因性膀胱，尿道弁，尿道リング狭窄など）の除外で，解剖学的尿路異常のチェックが重要である．Uncomplicated enuresis では，夜間遺尿のみで，日中の排尿異常を呈さず，理学的所見，一般検査上も異常を認めない．

　具体的には，慎重な病歴聴取による，尿路感染症の既往，日中の排尿異常（頻尿；1日7回以上，切迫失禁，尿流異常），遺糞，便秘（便秘が原因した膀胱尿管逆流現象では，便秘の治療のみで夜尿が治癒）の有無の確認，理学的には腹部（腫瘤-腫瘍，便塊，充満した膀胱），会陰部（感覚，直腸診での anal tone），神経学的（反射，筋緊張，感覚，歩容，下背部の視診，触診（dimple（皮膚陥凹）-潜在性二分脊椎）所見は怠るべきでない．検査では，血算，血液生化学，検尿，尿培養は必須である．

　なお病型分類で示した抗利尿ホルモン分泌不全が病因と考えられる群と排尿抑制機構の未熟性が基盤にあると考えられる群との簡便な鑑別法として一回夜尿量，夜間尿量，尿浸透圧，起床時の尿比重などの測定が提唱されている．前者では夜間の尿量が機能的膀胱容量を超え（夜間尿量 250 ml 以上あるいは一回夜尿量＝体重×5.2 ml 以上），後者では夜間の尿浸透圧は 850 mOsm/l 以上で，起床時の尿比重も 1.022 以上という（帆足，1992；赤司，1994）．

　なぜ受診したかも重要で，親の夜尿への考え方は family dynamics を知る手がかりとなる．ときには患児への感情的，身体的虐待も生じていることがある（布団干し，おむつ，罰）．

　Complicated enuresis と判断された場合にはさらなる専門的な診察，評価が必要となる．

　5）　治療方針　　誰にでも適用可能な唯一絶対の治療法というものは確立していない．スクリーニングについで，自然治癒，基本病態としての排尿に関する神経系の未熟性についてなどの説明をした後も治療を求める場合が治療対象となる．治療をいつ始めるべきかについては，"患者自身が夜尿に悩むようになった時期"が妥当とされる．なお家族に夜尿があると，問題視されづらく，治療開始は遅れる傾向がある．ただしいかなる治療法にせよ，患者自身の治療に対する強い欲求がない限り，治療効果を期待することはむずかしく，これが夜尿症治療の特殊性といえる．

　i）　生活指導：　規則正しい睡眠習慣，就寝前の排尿習慣の指導は重要である．塩分摂取制限，入浴，布団の保温などで温かくして眠ることもわが国の総説には記載されている．夕食後の水分摂取を控えることもよく指導されるが，効果については確立していない（Mark と Frank，1995）．

　ii）　行動療法：

　① 動機付け（心理療法）　いわゆる罰を与えてはならず，夜尿のなかった日には褒め，場合によっては御褒美なども考慮するなどの方法で心理的に患者を忍耐強く支える．患者自身の強い意欲と協力が得られる7歳以降では，両親を交えた定期的な面接による評価，励まし，教育により，患者自身が責任をもって夜尿を克服しようとするその努力を支えていくことも必要となる．この方法のみでの治癒率は 25％ 程度と考えられるが，きわめて高い治癒率を報告している論文もある．ただし専門のカウンセリング職員がほとんどいないわが国で，カウンセリング経験の少ない医師がこの種の療法を継続していくのは困難でありまた危険でもある．現にわが国では，夜尿症児を扱っている施設の 40％ 以上で，心理療法は実施されていない（帆足と横井，1996）．わが国での治療プロセスの具体例については園田（1996）の論文に詳しいが，ここでは夜尿症児治療にかかわる医療スタッフの基本的常識として，以上の点に関する認識の重要性を強調しておきたい．

　② 条件付け　この方法は，意志と訓練により，未熟あるいは障害されているおそらくは吻側脳幹被蓋（およびここへの皮質入力）の神経回路を（再）構築することにより効果をもたらすと考えられる．

〈アラーム法〉

・濡れ感知装置（bed-wetting alarm）

排尿による"濡れ"をセンサーが感知し，アラームを鳴らし患児を覚醒させる．使用開始時には排尿後の覚醒だが，この強制覚醒がしだいに，排尿を促す何らかの刺激により覚醒を促す条件付けへと誘導されることが期待される．入眠後3時間に目覚まし時計をセットすることでも代用できるとされる．これまでの治療法のなかでは，治療中止後の成績も含め，最も評価が高い．

・脳波感知装置

膀胱充満時に生じる脳波上の変化をとらえて警報を鳴らすシステム．膀胱充満時に，脳波上は覚醒反応が生じるものの完全な覚醒にはいたらず夜尿に至る例（WatanabeとAzumaのI型）に有効とされる．脳波，膀胱内圧同時測定に基づいた病型分類に従い，本装置と薬物療法とを組み合わせ，良好な治療成績が得られるという（Watanabeら，1994）．

〈自己覚醒〉 就寝前に，「夜中に尿意をもよおし，起き，トイレに行き，排尿する．」というリハーサルを行い，患者自身に，夜中でも必要になったら起きてトイレに行くのだということを確認（自己暗示）させる．5歳以上を対象とした研究で，77％に効果を認めたとの報告もある．

iii) 膀胱訓練： 膀胱収縮をもたらさないで尿を保持できる膀胱の容量―機能的膀胱容量（夜尿症児では一回夜尿量）―を増大させる目的で，昼間，意識的に排尿間隔を延長させる．同時に，昼間の飲水量を強制的に増やすこともある．具体的には排尿時間と量の詳細を記録させる．この方法で30％が治癒したとの報告がある一方，機能的膀胱容量は増したものの，夜尿については効果が得られなかったとの報告もある．

iv) 薬物療法： 夜尿症児に対し投薬が安易に行われすぎているという指摘がある．適切な行動療法は明らかに薬物療法にまさるという．

① 抗コリン剤：塩酸オキシブチニン（ポラキス），塩酸プロピベリン（バップフォー），臭化プロパンテリン（プロバンサイン）

排尿を促す膀胱収縮を抑制することにより機能的膀胱容量の増大を期待する．機能的膀胱容量の小さい例，昼間遺尿があり，膀胱機能の不安定が推測される例に有効とされる．7歳で，ポラキスで5 mg/日を2～3回分割投与が一般的で，副作用としては用量依存性の，口渇，顔面紅潮，かすみ目がある．

② 三環系抗うつ剤：塩酸イミプラミン（トフラニール）

古くから用いられ，現在でも広く用いられているが，正確な作用機序は十分には解明されていない．レム睡眠の減少，中途覚醒の増加のほか，機能的膀胱容量を増加させるという報告や，ADH分泌へ作用する可能性も指摘されている．投与量を含む効果判定には1～2週間を要する．至適使用期間についての根拠，合意はないが，3～6か月使用後，さらに数か月かけて漸減される．6～8歳で25 mg，8～12歳で50 mg，12歳以上で75 mgの就寝1時間前服用が欧米では一般的だが，わが国では5～7歳で10 mg，8歳以上で25 mgの就寝前服用が行われている．有効率60％との報告もあるが，中止後の高い再発率および副作用が問題点としてある．頭痛，イライラ，腹痛，食欲不振，不安，不眠，口渇，性格変化のほか，過剰投与では致死的な不整脈，低血圧，けいれんもありうる．また患者同胞の誤服薬による危険もあり，その使用は避けるべきとしている論文もある（Djurhuusら，1992）．

③ 抗利尿ホルモン

DDAVPの就寝前投与により夜間の尿産生抑制を期待する．点鼻投与される．最大血清濃度は投与40～50分で得られ，半減期は4～6時間．欧米での初期投与量は20 μg，その後効果をみながら1週間ごとに10 μgずつ40～80 μgまで増量可としている．わが国では初期投与量5 μgで最大量25 μgが一般的．至適使用期間についての合意はない．中止後の再発率が高く，中止時には漸減が奨められている．抗ヒスタミン剤服用時には鼻粘膜からの吸収が阻害される．副作用としては，鼻粘膜刺激に伴う鼻出血，鼻づまり，頭痛のほか，水中毒に注意が必要で，使用開始後の血清電解質測定は不可欠である．使用頻度の高まりにつれ，重篤な副作用例（水中毒，低ナトリウム血症に伴うけいれん）の増加が懸念される（Donoghueら，1998）．

学校行事など特殊な場合に限定しての使用を説いている論文（Rappaport，1993）もある一方で，そのような限定使用は逆にきわめて危険だという指摘もある

(Fefferman, 1994). AVPの夜間分泌増加を認めない例で有効と考えられるが，このような例を正確に選択することはむずかしい．AVPの夜間分泌低下を認めない例での有効例も報告(相川，1995)されている一方で，controlled studyが少なく，正確な評価がされていないという指摘もある．Controlled studyをまとめた論文(Moffattら，1993)によると，夜尿症児全体での有効率は25％程度で，投与中止後も含めた治癒率ではアラーム法に劣る．本療法に積極的なグループも，アラーム法との併用，あるいは家族および患者に自信をもたせるための一時的な効果獲得目的での使用を説いている(Djurhuusら，1992)．さらに潜在的な危険(水中毒)および医療費も考慮し，その使用に強い疑問も投げかけられている(Fefferman, 1994).

ⅴ）外科的療法： まれに上部尿路に異常のない成人例に膀胱形成術を行う．しかし悪性腫瘍，代謝異常の発現の可能性，排尿にカテーテルを要するようになる例など，長期成績については不明の点が多い．

ⅵ）あせらず，おこらず，おこさず： わが国の小児科医の代表的な治療指針．「あせらず，おこらず」は欧米同様の方針だが，「おこさず」はわが国独自の指導である．夜間途中覚醒をさせないことで睡眠を安定させ，その結果安定したAVP分泌を得，夜間の機能的膀胱容量の増大が得られるという仮説，ならびに途中覚醒のもたらす発達障害への懸念に基づいている(帆足と横井，1996)．もっとも，高校生以上の症例に関しては，この治療方針の提唱者も，「おこさず」の方針を変換，夜間覚醒(アラーム，自己覚醒)をも治療手段として考慮するという．年長例では排尿抑制機構の発達が期待できないうえ，発達障害への配慮の必要性も軽減されることによるという．しかし，条件付けが神経回路の(再)構築を介して効果をもたらすとすれば，その効果は低年齢層においてほど期待されると考えられる．実証的な研究が望まれる．

ⅶ）まとめ： 小学校入学前からの生活指導，動機付けは重要で，わが国でのカウンセリングスタッフの充実が望まれる．また機能的膀胱容量の小さい例に対する7～8歳以降での膀胱訓練の意義はある．薬物療法では，7～8歳以降での機能的膀胱容量の小さい例，昼間遺尿がある例に対する抗コリン剤使用については異論がないが，三環系抗うつ剤，DDAVP使用に関しては賛否両論がある．

Bed-wetting alarmによる条件付けは，DDAVP，三環系抗うつ剤との比較においても，治療中止後の成績も含め，現段階では最も評価(MondaとHusmann，1995)されており，米国の小児科医の半数以上が本療法を推奨している(Stark, 1994)．しかしながら，条件付け療法を実施しているわが国の施設は小児科で13.1％，泌尿器科で30.4％にすぎない(帆足と横井，1996)．この療法を7～8歳以降の基本的な治療手段としている欧米との差異が際だつ．ただ欧米の研究結果をそのまま受け入れられるかというと，ここにも問題がある．すなわち，一口に夜尿症といっても病型はさまざまであるにもかかわらず，これまでの欧米の論文ではこの点についての配慮がない．吻側脳幹被蓋の機能評価を含めた病型分類をしたうえでの治療効果判定を行う必要がある．思春期以降の症例の悩みはきわめて深刻である．病型に応じた治療手段の選択が近い将来になされることを期待したい．

b) 健康老年者の夜尿

健康老人での夜尿の頻度は2％強と考えられ，女性でやや高い(2.9％)．昼間遺尿を伴う例は多く，夜尿を呈する例での昼間遺尿は夜尿を伴わない例よりも重症である．統計上はうっ血性心不全と睡眠薬使用が夜尿と関連している(Burgioら，1996)．老年者の夜尿治療に関する検討はほとんど行われていない．なお夜尿には至らないものの，中年以上の特に女性における夜間排尿回数の増加が報告されており，これが夜間の睡眠を妨げ，ひいては日中の生活に影響することも指摘されている(AsplundとAberg, 1996)．

c) 他疾患に伴う夜尿

1) 睡眠時無呼吸 小児の睡眠時無呼吸に伴う夜尿は，その関連の詳細は不明ながらも外科的な上気道閉塞解除に伴い改善する(Simmonsら，1977)．睡眠時無呼吸症患者での夜間排尿は，無呼吸の重症度に応じて高まる．この夜間利尿増加はatrial natriuretic peptide，およびレニン-アンジオテンシン-アルドステロン系の活性増加と関連し，AVP活性とは関連しないという．また，上気道閉塞に対抗すべく上昇する呼吸努力としての腹圧が，夜尿誘因となる可能性もあ

る(Yokoyamaら，1995)．睡眠時無呼吸に対する治療で夜尿の改善も期待できる．

2) 神経疾患 パーキンソン病，多発性硬化症でも夜間多尿(夜尿)が深刻な問題となる．必ずしも全例に有効ではないものの，副作用を考慮して，電解質モニターのもとならば，最大20μg程度のDDAVP試用を薦める報告がある(Suchowerskyら，1995；Eckfordら，1995)．なお，多発性硬化症での検討はないが，パーキンソン病では，前述のレム期の急速眼球運動に伴う一過性筋活動抑制の低下が報告されている(Kohyamaら，印刷中)．

3) その他 鎌状赤血球症，糖尿病の小児でも夜尿の頻度が高い．前者では腎濃縮力の低下，後者では多尿がその誘因とされている．糖尿病での原病治療は当然だが，bed-wetting alarm(Boggsら，1992)による条件付けも効果的という．鎌状赤血球症ではDDAVPも試みられている(Figueroaら，1995)．

〔神山　潤・熊田聡子〕

文献

〔小児期の夜尿症に関する総説〕

赤司俊二，1994：夜尿症児へのアプローチ．小児科 35：263-272．

Djurhuus JC, Norgaard JP, Hjalmas K, Wille S (Eds), 1992：Nocturnal enuresis. A new strategy for treatment against a physiological background. Scan J Urol Nephrol 143：3-29.

橋本俊顕，1994：睡眠時遺尿症(夜尿症)．日本睡眠学会編：睡眠学ハンドブック，pp 293-298，朝倉書店，東京．

林　雅晴，1994：夢中遊行，悪夢，夜尿など．日本睡眠学会編：睡眠学ハンドブック，pp 432-443，朝倉書店，東京．

帆足英一，1992：遺尿(夜尿・昼間遺尿)．小児科臨床 45：843-848．

Mark S, Frank JD, 1995：Nocturnal enuresis. Brit J Urol 75：427-434.

三好邦雄，1988：中枢神経系〜膀胱機能からみた夜尿症のタイプ分類について．小児の精神と神経 28：183-188．

Stark M, 1994：Assessment and management of the care of children with nocturnal enuresis：guidelines for primary care. Nurse Pract Forum 5：170-176.

〔上記以外の参考文献〕

相川　務，1995：夜尿症とバゾプレシン．Ther Res 16：638-647．

Asplund R, Aberg H, 1996：Nocturnal micturition, sleep and well-being in women of ages 40-64 years. Maturitas 24：73-81.

Boggs SR, Geffken GR, Johnson SB, Silverstein J, 1992：Behavioral treatment of nocturnal enuresis in children with insulin-dependent diabetes mellitus. J Pediatr Psychol 17：111-118.

Burgio KL, Locher JL, Ives DG, Hardin JM, Newman AB, Kuller LH, 1996：Nocturnal enuresis in community-dwelling older adults. J Am Geriatr Soc 44：139-143.

Datta S, 1995：Neuronal activity in the peribrachial area, relationship to behavioral state control. Neurosci Biobehav Rev 19：67-84.

Donoghue MB, Latimer ME, Pillsbury HL, Hertzog JH, 1998：Hyponatremic seizure in a child using desmopressin for nocturnal enuresis. Arch Pediatr Adolesc Med 152：290-292.

Eckford SD, Carter PG, Jackson SR, Penny MD, Abrams P, 1995：An open, in-patient incremental safety and efficacy study of desmopressin in women with multiple sclerosis and nocturia. Brit J Urol 76：459-463.

Eiberg H, 1998：Total gene scan analysis in a single extended family for primary nocturnal enuresis：evidence for a new locus (ENUR3) for primary nocturnal enuresis on chromosome 22q11. Eur Urol 33 (suppl, 3)：34-36.

Fefferman RA, 1994：DDAVP approval question. Pediatrics 93：1622-1623.

Figueroa TE, Benaim EB, Griggs ST, Hvizdala EV, 1995：Enuresis in sickle cell disease. J Urol 153：1987-1989.

帆足英一，横井茂夫，1996：夜尿症治療に関する実態一夜尿症研究会会員アンケート調査より一．夜尿症研究 1：41-46．

Koch M, Kungel M, Herbert H, 1993：Cholinergic neurons in the pedunculopontine tegmental nucleus are involved in the mediation of prepulse inhibition of the acoustic startle response in the rat. Exp Brain Res 97：71-82.

Kohyama J, 1998：Sleep as a window on the developing brain. Curr Probl Pediatr 28：73-92.

Kohyama J, Tachibana N, Taniguchi M, in press：Development of REM sleep atonia. Acta Neurol Scand.

熊田聡子，1993：夜尿症児の終夜睡眠ポリグラフィー．Ther Res 14：1908-1912．

Maggi CA, 1991：The role of peptides in the regulation of the micturition reflex：an update. Gen Pharmac 22：1-24.

Moffatt MEK, Harlos S, Kirshen AJ, Burd L, 1993：Desmopressin acetate and nocturnal enuresis：how much do we know? Pediatrics 92：420-425.

Monda JM, Husmann DA, 1995：primary nocturnal enuresis：a comparison among abservation, imipramine, desmopressin acetate and bed-wetting alarm systems. J Urol 154：745-748.

Ornitz EM, Hanna GL, de Traversay J, 1992：Prestimulation-induced startle modulation in attention-deficit hyperactivity disorder and nocturnal enuresis. Psychophysiology 29：437-451.

Rappaport L, 1993：The treatment of nocturnal enuresis-where are we now? Pediatrics 92：465-466.

Robert M, Averous M, Besset A, Carlander B, Billiard M, Guiter J, Grasset D, 1993：Sleep polygraphic studies using cystomanometry in twenty patients with enuresis. Eur Urol 24：97-102.

Sillén U, Rubenson A, Hanson E, Hjalmas K, 1990：Evidence for bladder motor inhibition by desmopressin via central transmitter mechanisms. Neurourol Urodyn 9：449-450.

Simmons FB, Guilleminault C, Dement WC, Tilkian AG, Hill M, 1977：Surgical management of airway obstructions during sleep. Laryngoscope 87：326-338.

園田順一, 1996：行動療法による遺尿症(夜尿と昼間遺尿)の治療. 夜尿症研究 1：11-16.
Suchowersky O, Furtado S, Rohs G, 1995：Beneficial effect of intranasal desmopressin for nocturnal polyuria in Parkinson's disease. MOV DIS 10：337-340.
Sugaya K, Matsuyama K, Takakusaki K, Mori S, 1987：Electrical and chemical stimulation of the pontine micturition center. Neurosci Lett 80：197-201.
von Gontard A, Eiberg H, Hollmann E, Rittig S, Lehmkuhl G, 1998：Molecular genetics of nocturnal enuresis：clinical and genefic heterogeneity. Acta Paediatr 87：571-578.
Watanabe H, Azuma Y, 1989：A proposal for a classification system of enuresis based on overnight simultaneous monitoring of electroencephalography and cystometry. Sleep 12：257-264.
Watanabe H, Kawauchi A, Kitamori T, Azuma Y, 1994：Treatment system for nocturnal enuresis according to an original classification system. Eur Urol 25：43-50.
Wille S, 1994：Nocturnal enuresis：sleep disturbance and behavioural patterns. Acta Paediatr 83：772-774.
山口 脩, 1995：排尿および蓄尿のメカニズム―その発達過程と病態―. Ther Res 16：627-629.
Yeung CK, Godley ML, Ho CKW, Ransley PG, Duffy PG, Chen CN, Li AKC, 1995：Some new insights into bladder function in infancy. Brit J Urol 76：235-240.
Yokoyama O, Amano T, Lee S-W, Ishiura Y, Ohkawa M, Furuta H, 1995：Enuresis in an adult female with obstructive sleep apnea. Urology 45：150-154.

5.4.6 乳幼児突然死症候群

乳幼児突然死症候群(sudden infant death syndrome；SIDS)は，一つの"疾病"として位置付けられ，いわゆる"事故死"とは区別されている．一方でその原因はいまだ不詳であり，世界中の研究者が精力的にその解明に向けて努力している．そのほとんどが，昼夜を問わず睡眠中に発症することから，小児に発症する睡眠時無呼吸症候群(ことに閉塞性)との鑑別が問題となることがある．しかし，その発症時期あるいは発症病態を検討していくと，乳幼児突然死症候群はきわめて特徴的な疾患で，睡眠時無呼吸症候群とは種々の点で大きく異なっていることが判明する．

本稿では，乳幼児突然死症候群の疾患概念，歴史的背景，定義，診断に関するわが国の特殊な現状などに加え，睡眠時無呼吸症候群との鑑別について言及する．

a) 疾患概念

古くは，聖書にも登場する乳幼児突然死症候群であるが，その定義がなされたのは1969年の米国のものが世界では最初である．わが国では厚生省研究班によって，1981年に「乳幼児突然死症候群」なる名称が定められ，その病名は，米国における sudden infant death syndrome(SIDS)の文字通り邦訳名となっている．しかし，このときの定義は広義と狭義の二つに分けられており，このうち狭義のものは米国において制定された最初の定義に比較的近いものである．すなわち，「それまでの健康状態及び既往歴からその死亡が予測できず，しかも剖検によってその原因が不祥である乳幼児に突然の死をもたらした症候群」と定義され，米国の定義である "The sudden death of an infant or young child which is unexpected by history, and in which thorough postmortem examination fails to demonstrate an adequate cause of death" に対応している．

米国では1974年に突然死に対する法律ができ，剖検が義務づけられたこともあり，州によって多少異なるものの全米で90％以上が剖検を受けた後にSIDSと診断されている．一方，わが国には剖検を義務づける法律の制定がきわめて困難であることと，元来，宗教，文化的に剖検を受ける習慣が一般国民のみならず医師側にも弱いことから，当時の厚生省の研究班においても，本症候群の診断にあたっては上述の狭義の定義の他に広義の定義を設けざるをえなかったのである．広義の定義とは「それまでの健康状態及び既往歴から，その死亡が予測できなかった乳幼児に突然の死をもたらした症候群」とされるもので，このようにわが国で両者を使い分けてきた歴史的背景が，本症候群に関する研究，疫学調査などの点で世界的レベルから遅れることとなった一因となっている．

きわめて高い剖検率を誇る米国では，剖検がなされているにもかかわらず，overdiagnosis，すなわち過剰診断による他疾患の混入の可能性を指摘する専門家があって(ことに殺人などの混入)，1989年の6月にNICHD (National Institute of Child health and Human Development)の呼びかけで，表5.28に示したように定義の見直しを行っている(NSIDSRC, 1989)．新しい定義の特徴として，1歳未満に限定していることと，死亡状況調査の項目が挿入されたこと，の2点があげられる．さらに，表5.29に示したようにこの定義の改訂に伴ってSIDSの特徴を六つの項目に要約

表 5.28　米国における SIDS の定義

Definition from 1969：
The sudden death of an infant or young child which is unexpected by history, and in which a thorough postmortem examination fails to demonstrate an adequate cause of death.

Definition from expert panel in 1989：
The sudden death of an infant under 1 year of age which remains unexplained after a thorough case investigation, including performance of a complete autopsy, examination of the death scene, and review of the clinical history.

表 5.29　SIDS の特徴（米国 NICHD）

1. SIDS の発症平均年齢は 11 週で，その 90 ％が生後 6 か月以内に起こっている．
2. SIDS の児をもつ母体のリスクは（出生体重とは関係なく），喫煙と低年齢（20 歳未満）である．
3. SIDS の児のほとんどは，それまでに無呼吸，ALTE，チアノーゼなどのエピソードをもたない．
4. 母体にも児自身にも SIDS を予測しうる特徴的所見はみられない．
5. SIDS に特徴的な病理学的所見もみられない．
6. SIDS を発症する児では呼吸循環調節にわずかな異常のみられることがある．

表 5.30　乳幼児突然死症候群の新しい定義

【乳幼児突然死症候群】
(sudden infant death syndrome；SIDS)：
それまでの健康状態および既往歴からその死亡が予測できず，しかも死亡状況および剖検によってもその原因が不詳である，乳幼児に突然の死をもたらした症候群．

表 5.31　乳幼児突然死症候群(SIDS)の特徴

1. 日本での発症頻度は出生 2000 人に 1 人と推定され，生後 2〜5 か月に多く，6 か月未満がほとんどを占めているが，2 歳までは発症する可能性がある．
2. SIDS を発症する母親のリスクは（出生体重とは関係なく）喫煙と低年齢（20 歳以下）である．
3. それまでに無呼吸，ALTE，チアノーゼなどのエピソードをもつことは比較的少ない．
4. 母体，児自身にも SIDS を予測しうる特徴的な所見はない．
5. SIDS に特徴的な病理学的所見はない．
6. 呼吸循環調節にわずかな異常のみられることがある．

し公表していることも特徴である．それによると，発症年齢のピークは 11 週で，その 90 ％が 6 か月以内に起こっていること，母親サイドの危険因子として喫煙と低年齢（20 歳未満）があげられること，SIDS を起こす赤ちゃんはむしろ無呼吸，ALTE，チアノーゼなどのエピソードが少ないこと，母親あるいは SIDS で亡くなる児の両者にこれといった特徴的な所見がないこと，病理学的にも特徴的な所見がないこと，そして呼吸循環系の調節に関連してときにわずかな異常のみられることのあること，などである．

この米国における定義の改訂に感化される形で，わが国の厚生省研究班でも 1995 年に定義を改訂した（表 5.30）（戸苅と加藤，1995）．「それまでの健康状態及び既往歴からその死亡が予測できず，しかも死亡状況及び剖検によってもその原因が不詳である，乳幼児に突然の死をもたらした症候群」と，これまで使われてきた狭義の定義をもって定義を一本化したものである．すなわち，この改訂により SIDS の診断には剖検が不可欠となったことが重要な点である．さらにはその特徴として米国で示された特徴を参考にわが国の実状に合わせたものを公表している（表 5.31）．発症頻度は出生 2000 人に 1 人と推定されること，生後 2〜5 か月に多く，6 か月未満がほとんどを占めているが 2 歳までは発症する可能性のあること，などが米国のそれと微妙に異なっている特徴である．

しかし，わが国の剖検普及率の現状を考慮して，剖検が何らかの理由にて不可能な場合，診断名として「乳幼児突然死症候群の疑い」も使用できることが付記されている．

従来，未然型 SIDS あるいはニアミス SIDS と呼ばれていた一群の疾患は，その程度がさまざまであり，SIDS の場合，発症以前には全く健康と思われた乳幼児が多くは睡眠中に突然死亡をしているのに比べ，過去にも同様の発作の既往をもつことがしばしばみられることから，発症原因は SIDS とは異なるのではないかと考えられるようになった．そこで SIDS とは区別して ALTE(apparent life threatening event)と呼ばれている．ALTE とは，邦名を「乳幼児突発性危急事態」といい，「それまでの健康状態及び既往歴からその発症が予測できず，しかも児が死亡するのではないかと観察者に思わしめるような無呼吸，チアノーゼ，顔面蒼白，筋緊張低下，呼吸窮迫などのエピソードでその回復に強い刺激や蘇生を要したもののうち原因が不詳のもの」と定義されている．この定義も，SIDS と同様に 1995 年にわが国の厚生省研究班によ

って作製されたもので，注意すべきは，原因が不明のもので，しかもその回復に強い蘇生を要したものに限定されている点である．

以上のように，疾患概念は歴史とともに多少の変遷を余儀なくされているが，それまで全く健康だった乳幼児がある朝突然に死亡状態で発見されるという点においてはほとんど変わっていない．すなわち，他の疾患の死亡によるものとの鑑別の必要上，より厳しい定義が検討されてきたものと考えることができる．

b) 発症頻度

出生1000人に対するSIDSの発症頻度は，アイルランドや，スコットランドなどイギリス地方では2.7〜3.1と比較的高く，オーストラリアは1.9〜3.7，ニュージーランドでは2.8〜6.8とさらに高い発症率がかつて報告されてきた．また，米国でも従来1.9〜2.1と比較的高い発症頻度が報告されていた．しかし，近年本疾患に対するキャンペーンが普及し，各国で軒並み発症率の低下が報告されるようになった．ニュージーランドやオーストラリア，オーストリア，アイルランド，デンマークなどではキャンペーンによっておよそ半減という著しい発症頻度の低下が報告されている一方，米国，スウェーデンなどでは約8割ほどに減少している．多くの国で展開されたキャンペーンでは，厚着にさせないようにすること，母乳で育てること，タバコを吸わないようにすること，うつぶせ寝を避けるようにすること，などが取り上げられてきたが，キャンペーン自体の効果や，あるいはこれらのキャンペーンのうちのどの因子が最も効果的に働いたかは不明である．わが国は，その発症頻度が出生1000人に対して0.5といわれ，他国に比べきわめて発症率の低い国に属していた．多くの国でキャンペーンの効果によって著明な減少をみているとはいえ，わが国の発症頻度はそれよりもさらに低いのである．

一方，先進諸国のほとんどの国では，1か月以上1歳未満の死亡の原因の第1位を本疾患が占めていることが判明している．わが国での疫学調査でも同様な区分による発症頻度をみた場合やはり1位あるいは2位を占めることが最近判明し，国民の大きな関心を得るところとなっている．しかし，剖検率がきわめて低い現状では正確な頻度の算出は困難であり，早急に剖検率の向上に向けた国家的対策が必要とされている．

c) 病因

SIDSの発症病因としては，これまでに多くの研究がなされてきたが，現在なお明らかにされていない．仮説の数は100とも200ともいわれる本疾患であるが，1974年にNaeyeらによりSIDS例およびコントロール例の剖検所見からSIDS例では慢性低酸素症の所見が重要視され，発症との因果関係が注目された（Naeye, 1974）．また，Tonkinらは1975年に，ALTEの症例でのX線を用いた乳児の上気道の検索で，レム睡眠期に顔面および頸部の筋緊張が低下することから軟口蓋後方の気道が閉塞し，呼吸休止，心停止をきたすのではないかとして，いわゆる内因性閉塞説を出している．一方，GuilleminaultらもSIDS児の家族あるいはALTEの既往のある児とその家族について検討し，閉塞性無呼吸を呈する頻度が高かったこと，これらの例でX線上舌後方の気道の狭小化を認めたことを報告するに至っている．すなわち，呼吸中枢異常説，気道閉塞説，などをはじめとして各種の病因があがっており，世界的にも多くの研究がなされている．

図5.39は，SIDSの機序を呼吸中枢異常説からみたものである．脳幹部の機能異常に加え自律神経機能異常，覚醒反応の欠如，などが詳細に検討され，最近注目されている．SIDS剖検例における病理学的所見でも，副腎周囲の褐色細胞の残存，肝での髄外造血，小肺動脈平滑筋の肥厚，脳幹部グリオージスなどの所

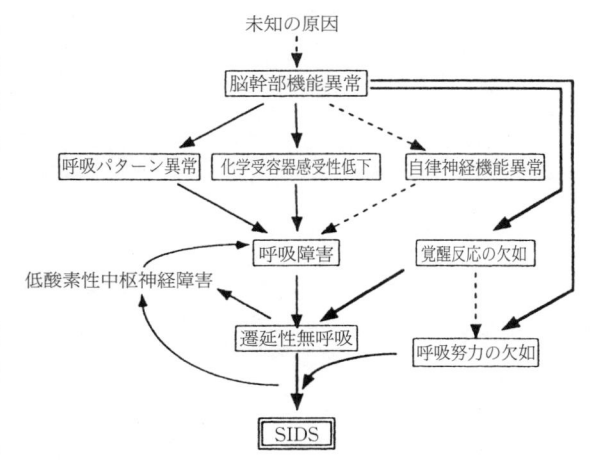

図5.39 呼吸中枢の異常からみたSIDSの発症機序

見が報告されており，いずれも死亡前の慢性低酸素症の存在を示唆しているものである．これらの諸説を総合した形の説として，慢性低酸素症による脳幹部機能の異常に加え，覚醒反応が低下あるいは欠如した場合に，ごく軽度の気道狭窄や上気道感染などでひき起こされた無呼吸に対して回復できず死に至るとする説をあげることができる．今後さらに多くの研究がなされることにより，本症の病態がより明確になるものと期待されている．

d) 睡眠時無呼吸症候群(SAS)との関連

表5.32にSAS，SIDS，ALTEの特徴を示した．いずれも睡眠中に発症するが発症年齢のピークはSASでは3～6歳，SIDSでは4～5か月，ALTEでは一定していない．SIDSではその70％が生後6か月以内に発症しており，1歳を超える症例はまれである．前述したように，過去の無呼吸発作の既往を検討すると，SASでは同様の閉塞性無呼吸発作が頻回に観察されているのに対し，SIDSでは過去に無呼吸の既往をもつことはきわめてまれである．ALTEの症例ではSASほどではないが，原因不明の無呼吸発作を経験していることがある点もSIDSと異なっている．原因としては小児のSASでは扁桃，アデノイドの肥大などの上気道の機械的閉塞による閉塞性無呼吸が多く占めているが（古賀, 1989），SIDS，ALTEではその原因は不詳である．

SASでの突然死例も報告されているが，突然死の原因が扁桃アデノイド肥大などいわゆる閉塞性SAS（OSAS）によるものと判明すれば，SIDSではなくSASに分類されるべきである．SIDSの原因として考えられてきた気道閉塞は，剖検によっても閉塞の原因がはっきりしない，むしろ機能的閉塞と考えられている．つまり，扁桃，アデノイド肥大，上気道の機械的閉塞などが死因として明らかであればSIDSとは診断しないことになっている．

また，重症の無呼吸発作を発症し，その蘇生に救急心肺蘇生術を必要とした症例では詳細な調査検討を行って原因を明らかにする必要がある．この場合も検討の結果，扁桃，アデノイド肥大，上気道の機械的閉塞など原因が明らかになればALTEとは呼ばないことになる．つまり，詳細な検討を行ってもなおその原因が明らかでない場合に限り，ALTEに分類されるのである．

以上のように，突然死あるいは無呼吸がOSASに起因することが判明すれば，SIDS，ALTEからは除外されるため，小児のOSASはSIDS，ALTEとは全く異なる疾患概念ととらえられ，一部重症例でALTEとの鑑別が必要になると考えられる．

〔戸苅　創・加藤稲子〕

表5.32 SAS，SIDS，ALTEの特徴

	SAS	SIDS	ALTE
発症時	睡眠中	睡眠中	睡眠中
年齢（ピーク）	3～6歳	4～5か月	不定
呼吸停止既往	多い	なし	あり
原因	閉塞型多い	不明	不明

文献

Information exchange. National Sudden Infant Death Syndrome Resource Center (NSIDSRC), April, 1992.

古賀慶次郎, 1989：小児の睡眠時無呼吸症候群．耳咽頭頸 61：695-701.

Naeye RL, 1974：Hypoxemia and the Sudden Infant Death Syndrome. Science 186：837-838.

戸苅　創, 加藤稲子, 1995：わが国における乳幼児突然死症候群(SIDS)の定義ならびに診断の手引きに関する検討．厚生省心身障害研究, 平成6年度報告書．

5.5 内科/精神科障害に伴う睡眠障害

5.5.1 精神分裂病に伴う睡眠異常

精神分裂病では高頻度に不眠を合併することが臨床上よく知られており,古くからその睡眠に関する研究が行われてきた.こうした精神分裂病における睡眠研究は,この疾患でみられる幻覚や妄想などの病的体験が,夢と類似性を有することに端を発している.睡眠研究に脳波が用いられるようになり,1953年にレム睡眠が発見され(AserinskyとKleitman,1953),さらにその後,レム睡眠が夢と密接な関連をもつことが明らかにされると(DementとKleitman,1957),睡眠ポリグラム検査を用いた精神分裂病の睡眠研究が精力的に行われるようになった.こうした研究の結果,レム睡眠と精神分裂病の病的体験との直接的な関連は見出されなかったが,精神分裂病では徐波睡眠(SWS)の減少やレム睡眠潜時の短縮などさまざまな睡眠異常を示すことが明らかにされてきた(Keshavanら,1990).さらに近年になると,このような睡眠異常が,精神分裂病の病態あるいは成因とどのような関連があるのかについても論じられるようになってきている.

本稿では,精神分裂病の睡眠異常について,おもに睡眠ポリグラム検査を用いた研究結果を紹介し,そこで報告されている睡眠異常と本疾患の病態や病因との関係についても解説する.

a) 臨床症状

精神分裂病は思春期から30歳代にかけて発病する内因性精神病である.一般人口における出現頻度は約0.7%であり,その発病には男女差はないとされる.自らの世界に閉じこもり,外界との接触を欠き,感情・意欲や対人的接触などの面で特有な障害を呈する.経過中のある時期に幻覚,妄想などの内的異常体験を示し,慢性で進行性の経過をとることが多い.

精神分裂病では発病初期や症状の再燃・増悪に際して,入眠困難,中途覚醒などの不眠を呈することが多い.しかしながら,こうした急性増悪期には活発な病的体験にとらわれるため,むしろ患者の方から積極的に不眠を訴えることは少ない.他方,精神分裂病患者ではいわゆる不眠だけでなく,生活パターンの変化や不規則な日常生活など睡眠・覚醒リズムの乱れに起因すると考えられる睡眠障害も問題となる.すなわち,社会生活適応性が低下した精神分裂病患者では,食事や睡眠は不規則で一定せず,生活も無為となり,しばしば昼夜の逆転がみられる.睡眠が長時間に及び,いったん目が覚めても起床する意欲がなく,再び浅い眠りを続けることもある.

b) 睡眠ポリグラム所見

レム睡眠が夢と関連することが発見されて以来,精神分裂病の睡眠研究は盛んになった.精神分裂病における幻覚や妄想などの症状はレム睡眠が覚醒時に出現した結果生じたものであるというレム侵入説が提唱され(REM intrusion hypothesis)(Dementら,1969),レム睡眠に焦点をあてた研究が行われたが,レム侵入説を裏付けるレム睡眠の変化は見出されなかった.一方で,精神分裂病では深い睡眠であるstage 4の出現が少ないことが報告され,精神分裂病における睡眠異常については,SWSの減少が注目されるようになった.

睡眠ポリグラム検査を用いたこれまでの検討から,精神分裂病でみられる睡眠異常としては,総睡眠時間の減少,入眠潜時の延長,中途覚醒回数・時間の増加,睡眠効率の低下,SWSの減少,stage 1などの浅い睡眠の増加,レム睡眠潜時の短縮などさまざまな報告がある.未服薬あるいは薬物中断を行わせた精神分裂病患者におけるおもな研究結果について表5.33に示した.

1) 睡眠維持の障害 精神分裂病患者では,入眠するのに時間がかかるが,睡眠時間も減少しており,中途覚醒が増加しているとの報告が多くされている.CaldwellとDomino(1967)は,2年以上断薬していた25名の慢性精神分裂病患者の睡眠構造を10名の健常者と比較したが,健常対照群の376分に比べ,精神

表 5.33 精神分裂病患者における睡眠研究報告例

	対象		病期	断薬期間	睡眠維持		睡眠構造					REM変数	
					入眠潜時	総睡眠時間	% St 1	% St 2	% St 3	% St 4	%REM	潜時	密度
Caldwell と Domino	分裂病	25	慢性	>2年	20.8*	321.9*	9.3*	53.8	9.7	8.3*	19.2	75.5	—
(1967)	健常者	10	—	—	6.3	376.1	4.1	51.0	10.6	14.6	19.7	82.0	—
Hiatt ら (1985)	分裂病	5	慢性	>2か月	—	—	—	—	—	3.5*	27.3	47.9*	—
	健常者	18	—	—	—	—	—	—	—	12.3	28.6	70.4	—
Zarcone ら (1987)	分裂病	12	慢性	>2週	64.0	385.8	—	—	% St 3+4:	14.0	25.6	49.7*	—
	健常者	18	—	—	16.1	451.2	—	—	% St 3+4:	18.4	22.6	88.6	—
Ganguli ら (1987)	分裂病	8	急性	未服薬	41.5	341.5	7.5	57.8	9.5	7.6	17.5	83.0	1.2
	健常者	16	—	—	14.6	398.9	4.6	61.3	8.4	5.4	20.1	80.1	1.2
Kempenaers ら	分裂病	9	混合	>1か月	104.0*	385.0	21.0*	39.3	7.4	5.8	15.4	79.0	1.2
(1988)	健常者	9	—	—	17.0	435.0	9.1	46.6	9.6	9.8	18.6	91.0	1.0
Tandon ら (1992)	分裂病	20	慢性	未服薬	56.2*	324.0*	12.8	57.5	3.9	3.3	22.3	65.2	1.1
	分裂病	20	慢性	>2週	88.1*	296.0*	13.1	47.9*	6.2	6.5	26.0	45.9*	1.2
	健常者	15	—	—	12.6	403.0	11.2	59.4	4.8	3.9	20.7	97.5	0.9
Benson と Zarcone	分裂病	18	慢性	>2週	61.1*	389.4*	10.1*	51.9	9.1	4.7*	24.2	50.7*	22.8
(1993)	健常者	12	—	—	12.2	449.9	6.1	51.8	7.8	11.8	22.4	88.1	20.3

* 精神分裂病患者と健常者の結果との危険率5％以下の統計学的有意差を示す．

分裂病群では約1時間も総睡眠時間が短縮しており，中途覚醒も健常群の平均2.8回に比べて精神分裂病群では5.8回と有意に多かった．Tandonら(1992)は，精神分裂病患者の未服薬群と2週間以上断薬させた群各20例の睡眠変数について健常群15例と比較した結果，精神分裂病では両群とも入眠潜時が延長し，総睡眠時間は短縮し，睡眠効率は低かったと報告している．報告により多少の差異はみられるが，これまでの研究をまとめると，精神分裂病患者の多くでは入眠潜時の延長，総睡眠時間の短縮，中途覚醒の増加が認められ，睡眠効率が悪く，睡眠維持機能に障害があることが示唆されている．

2) **ノンレム睡眠異常** 精神分裂病でSWSが減少していることを最初に報告したのは，Lairyら(1965)である．その後，反論はあるものの精神分裂病におけるSWSあるいはstage 4の減少は，多くの研究者によって指摘されてきた．CaldwellとDomino(1967)は長期に断薬中の精神分裂病患者と健常者と比較し，stage 4は精神分裂病群が平均8.3％であったのに対して，健常群では14.6％であり，精神分裂病群では有意にstage 4が少なかったと報告した．FeinbergとHiatt(1978)は，活動期の精神分裂病患者と健常者について検討した結果，一夜の睡眠に占めるstage 4の割合が精神分裂病群では6.3％であり，健常群の12.6％と比較して有意に低かった．また精神分裂病患者の41％でstage 4の割合は4％以下であった．

このように精神分裂病におけるSWSの減少は，急性期でも慢性期でもみられ，断薬中の患者だけでなく，全く薬物を服用していない患者でもみられることから，急性の精神ストレスや薬物の影響によるものではないと考えられている．

ところで，SWSの減少は，うつ病，全般性不安障害，アルコール症，器質性脳障害，尿毒症などでもみられるため，必ずしも精神分裂病に特異的な睡眠異常とは考えられていない．また，すべての精神分裂病患者で，SWSの減少がみられるわけでもないようである．Hiattら(1985)によれば，精神分裂病患者の60％ではstage 4は正常であるという．Tandonら(1992)は，未服薬群と断薬中の精神分裂病群について健常群と比較したが，SWSの出現量はこれら3群で違いはなかったと述べており，Kempenaersら(1988)も，断薬2週後の精神分裂病患者と健常者それぞれ9名のSWSに有意な差はなかったと報告している．同じ精神分裂病患者でも，このようにSWSやstage 4の出現量に明らかな違いを生じる理由として，後述する精神分裂病における異種性(Crow, 1980)の問題が関与していることが示唆されている．

コンピュータを用いた脳波定量解析の結果から，Ganguliら(1987)は，精神分裂病患者では睡眠中のδ波の総数や出現率が有意に減少していることを指摘した．筆者ら(Kajimuraら，1995，1996)も，慢性精神分裂病者の睡眠中のδ帯域波について定量解析を行

表 5.34 健常者と精神分裂病患者の睡眠中の δ 波の出現数
健常者と精神分裂病患者それぞれ 6 名の睡眠中の δ 波 (half-wave) の単位時間あたりの出現数を平均値±標準誤差で表示してある。δ 波は，周波数が 0.33 から 3.0 Hz，振幅は 5 μV 以上のものとしたが，振幅と周波数ごとにそれぞれ δ 波の出現数を細分してある。
健常者に比べて，精神分裂病患者では δ 波の総数が減少しているが，δ 波の中でも振幅の高いものが減っている。

	健常者	精神分裂病患者
振幅 （μV）		
5～15	3940.9±173.0	4395.7±226.0
15～25	1870.7± 93.6	1354.4±231.0
25～35	611.1± 47.0	381.8± 67.3*
35～45	286.4± 30.2	139.9± 31.1**
45～55	147.6± 20.2	56.2± 16.0**
55≦	201.7± 40.2	37.3± 12.5**
周波数 （Hz）		
0.33～0.5	134.4± 20.7	178.3± 35.0
0.5 ～1.0	1415.7±146.3	1476.3±145.2
1.0 ～1.5	1739.0± 72.7	1565.8± 46.7
1.5 ～2.1	1449.2± 39.5	1269.0±106.1
2.1 ～2.6	1166.9± 81.3	1007.2±131.2
2.6 ～3.0	1154.2±110.3	868.1±153.5
総数	7059.5± 29.6	6366.1±253.5*

*$p<0.05$, **$p<0.01$ (Student's t test)

い，精神分裂病患者では健常者と比べ，睡眠中の δ 波の総数が減少しているが，そのなかでも高振幅のものが特に少ないことを報告した（表 5.34）。また，Hiatt ら（1985）は，精神分裂病患者では第 1 ノンレム期が短縮しており，δ 波の振幅も出現率も第 1 ノンレム期で特に低下していることを指摘している。これらの定量解析の結果から，精神分裂病における SWS の減少は，睡眠中の δ 波の出現数の低下を反映しているが，δ 波の中でも振幅の高い δ 波がより減っている可能性があること，こうした δ 波の減少は特に第 1 ノンレム期で顕著であることが推測される。このような脳波定量解析を用いた検討により，精神分裂病患者における SWS あるいは stage 4 の減少に関して，より鋭敏で詳細な情報を得ることができるようになってきている。

3) レム睡眠異常 精神分裂病のレム睡眠の異常については，必ずしも一定の結論が得られているわけではない。レム睡眠の一夜の量に関しては，精神分裂病患者では減少するとの報告も，増加するとの報告もあるが，健常者と比べて有意な差はないというものが多い（Keshavan ら，1990）。縦断的な研究によると，急性増悪期にはレム睡眠は減少し，寛解期には正常人の示す値に近づくと報告されている（Kupfer ら，1970）。精神分裂病患者では，レム睡眠の選択的遮断（終夜睡眠ポリグラム記録中にレム睡眠が出現すると，被検者を刺激してこれを抑制するレム睡眠のみの遮断）を行っても，健常者でみられるようなレム睡眠の反跳性増加が起こらないことが知られている（Zarcone ら，1968）が，これは必ずしも精神分裂病に特異的な所見ではないようである。

うつ病におけるレム潜時の短縮はよく知られているが，精神分裂病でもレム潜時が短縮しているとの報告は少なくない。Tandon ら（1992）は，精神分裂病の未服薬群と断薬群の両群とも健常群よりレム潜時は短縮していたことから，精神分裂病におけるレム潜時の短縮は薬物の影響というよりも，本疾患に認められる所見であろうと推測している。また，精神分裂病で SOREMP（leep onset REM period）がみられたとの報告もいくつか認められる（Taylor ら，1991）。ところで，Zarcone ら（1987）は，精神分裂病患者，分裂感情障害患者，うつ病患者の 3 群の夜間睡眠を検討し，いずれの群も対象とした健常者に比べ，レム潜時が短縮していることを見出した。しかしながら，3 群間での差は認めなかったことから，精神分裂病ではレム潜時の短縮を認めるが，これは精神分裂病に特異的な所見ではないと述べている。Benson と Zarcone（1993）も，精神分裂病患者 18 名とうつ病患者 22 名の各レム変数について健常者 12 名と比較し，精神分裂病群とうつ病群のレム潜時は健常群より短縮していたが，両群間では差がなく，レム密度などその他のレム変数には 3 群間で有意な差はなかったと報告している。さらに，精神分裂病患者のレム潜時の短縮は，個体差が大きく，うつ病の家族歴を有する者など，うつ病と親和性のある患者に出現しやすいことも指摘されている（Keshavan ら，1990）。一方で精神分裂病におけるレム潜時の短縮は，第 1 ノンレム期の SWS の減少による二次的なものであり，レム睡眠異常というよりノンレム睡眠異常に由来する可能性も示唆されている（Feinberg ら，1988）。以上のことから，精神分裂病では少なからずレム潜時の短縮がみられるが，これが果たしてこの疾患に起因する一次的なものなのかどう

か議論のあるところである．

c) 睡眠異常と病態・病因との関連

1) ノンレム睡眠異常 精神分裂病におけるSWSの減少の意義について，Orzackら(1977)は，精神分裂病患者のなかでも認知機能が低下している者の方がSWSは減少していると報告し，Ganguliら(1987)は，8名の未治療の精神分裂病患者で，SWSの出現時間と陰性症状の得点との間に負の相関があることを指摘した．筆者ら(Kajimuraら，1996)も，6名の慢性精神分裂病患者で，睡眠中の高振幅のδ波の出現数とBPRS(brief psychiatric rating scale)の陰性症状得点(感情的ひきこもり，運動減退および感情鈍麻の3項目の合計点)とが負の相関を示すことを明らかにした(表5.35)．精神分裂病におけるSWSの減少は，急性期だけでなく寛解期にも認められる変化を受けにくい睡眠異常であることが指摘されていることから，精神分裂病のSWSの減少や睡眠脳波における振幅の高いδ波の出現数の低下は，認知機能の障害あるいは陰性症状などと関連する治療抵抗性の病態であること

が示唆される．精神分裂病のSWSの減少の要因に関して，Bensonら(1991a)は，健常者ではSWSを著明に増加させるといわれるセロトニン(5-HT 2)拮抗薬ritanserinを，精神分裂病患者に投与したが，SWSには変化がなかったことから，精神分裂病ではSWSの出現機構が障害されていることを推測している．さらに，彼らは20例の精神分裂病患者を対象に，深睡眠であるstage 3やstage 4の出現量が脳脊髄液中のセロトニン代謝産物である5-HIAA濃度と正の相関をしていることを明らかにし，SWSの減少にセロトニンが関与している可能性を示唆している(Bensonら，1991b)．以上のことから，精神分裂病におけるSWSの減少あるいはδ波の出現数の低下は，trait markerの可能性が高く，このような睡眠異常を呈する精神分裂病患者は，陰性症状を呈し，難治性といわれるtype 2 schizophrenia(Crow, 1980)に合致するのかもしれない．

SWSや睡眠中のδ波の出現には，視床皮質回路系が関連すると考えられているが，コヒーレンスによる検討から，そのなかでも特に前頭前野(prefrontal cortex；PFC)の関与が推測されている(Nielsenら，1991)．一方，精神分裂病でPFCが障害(hypofrontality)されていることはよく知られている(Horne, 1993)が，PET(positronemission tomography)やSPECT(single-photon emission computed tomography)を使用した研究から，PFCの障害が精神分裂病の陰性症状の発現に関与していることが示唆されている(Andreasenら，1992；Wolkinら，1992)．これらの報告は，精神分裂病でみられるSWSの減少やδ波の出現数の低下は，陰性症状の発現と密接に関連しており，これらはともにPFCの障害に起因するという仮説(Horne, 1993)を支持するものである．またFeinberg(1982)は，前頭皮質のシナプス密度，脳代謝率および睡眠中のδ波の振幅は相互に関連すると考え，思春期の脳機能の再構築に伴って起こる大脳皮質のシナプス密度の減少が，脳代謝率の低下やδ波の振幅の低下(SWSの減少)をもたらし，さらには精神分裂病の発病にも関与するという仮説を提唱した．以上の仮説は，精神分裂病では睡眠中のδ波の中でも特に振幅の高いものが少なく，このような高振幅のδ波が少

表5.35 精神分裂病患者の睡眠中のδ波の出現数とBPRS (brief psychiatric rating scale)の得点との相関

精神分裂病患者6名の睡眠中のδ波の単位時間あたりの出現数を，振幅と周波数ごとにそれぞれ細分し，Spearmanの順位相関係数を用いて，BPRSの総得点，陰性症状得点および陽性症状得点との相関係数を求めた．陰性症状得点は，BPRSの18項目のうち感情的引きこもり，運動減退および感情鈍麻の3項目の合計点とし，陽性症状得点は，思考解体，疑惑，幻覚および思考内容の異常の4項目の合計点とした．

$35\mu V$以上のδ波の単位時間あたりの出現数と陰性症状得点との間に有意な負の相関が認められた．

	総得点	陰性症状得点	陽性症状得点
振幅 (μV)			
5〜15	−0.086	0.638	−0.319
15〜25	0.371	−0.754	0.174
25〜35	0.257	−0.812	0.116
35〜45	−0.029	−0.928*	−0.029
45〜55	−0.086	−0.928*	0.058
55≦	−0.029	−0.928*	−0.029
周波数 (Hz)			
0.33〜0.5	0.029	0.551	0.203
0.5〜1.0	−0.371	0.290	−0.029
1.0〜1.5	−0.657	−0.580	−0.667
1.5〜2.1	0.257	−0.435	−0.058
2.1〜2.6	0.257	−0.435	−0.058
2.6〜3.0	0.257	−0.435	−0.058
総数	0.314	−0.522	−0.058

*$p<0.05$

ない者ほど陰性症状が強いという筆者らの報告(Kajimuraら，1995，1996)とも合致する．しかし，SWSの減少は精神分裂病に特異的な異常ではないこと，PFCの障害がSWSやδ波の減少を起こすという直接的な証拠はないことなどから，これらの仮説を立証するにはさらに検討が必要である．

2) **レム睡眠異常** Tandonら(1992)やTaylorら(1991)は，精神分裂病患者のなかでも，レム潜時の短縮やSOREMPを示す者ほど陰性症状が強いと報告し，この機序としてレム睡眠の発現に関係するアセチルコリン作動性(Ach)神経系が精神分裂病では過活動状態になっていると主張した．すなわち，精神分裂病患者にAch拮抗薬であるbiperidenを投与しても，レム潜時は健常者ほどには延長しなかったことから，精神分裂病ではAch神経系が過活動状態となっているとし，この薬剤がBPRSの陰性症状の得点を低下させたことから，Ach神経系の過活動が陰性症状に関連すると考えた(Tandonら，1991)．しかし，このAch神経系の過活動仮説は，うつ病のレム睡眠異常に関しても提唱されていること，精神分裂病で異常があるとされるドパミン作動性(DA)神経系やセロトニン作動性(5-HT)神経系などとの関連性の問題など大いに検討する余地があると思われる．

d) 睡眠障害の治療

これまで述べてきたように，精神分裂病では，睡眠維持に障害があり，SWSの減少やレム潜時の短縮などの睡眠異常がみられるが，こうした睡眠異常に対する治療の必要性については，現在までのところ結論は出ていない．臨床上不眠を呈している場合を除けば，現段階では基本的には原疾患の治療だけで経過をみるべきものと考えられるが，これらの睡眠異常のさらなる意義の解明が待たれるところである．

精神分裂病では，発病初期や症状の再燃・増悪に際して，幻覚，妄想などの活発な病的体験あるいは精神運動興奮などの精神症状に伴い，明らかな不眠を呈することが少なくない．このような場合，まず抗精神病薬を使用し，精神症状を鎮静化させることが大切であるが，levomepromazineなどのフェノチアジン系薬剤の就寝前投与が不眠に対しても有効な場合がある．抗精神病薬だけでは効果がみられない場合や持続性で高度な不眠を呈している場合には，抗精神病薬に加えてベンゾジアゼピン系薬剤などの睡眠薬を併用することもある．しかし，ほとんどのベンゾジアゼピン系薬剤はSWSを抑制するため，SWSが減少しているといわれる精神分裂病患者への長期投与は慎重を要すると考えられる．

睡眠・覚醒リズムの乱れに起因すると考えられる睡眠障害も精神分裂病で問題となる．すなわち，精神分裂病患者では社会生活適応性の低下に伴い，睡眠時間が極端に延長したり，睡眠が不規則となったり，時には昼夜逆転がみられたりする．このような睡眠障害には，向精神薬の調整や精神療法的接近に加えて，生活療法や作業療法を通じて生活リズムを整えていくことが必要となる．

おわりに

精神分裂病の睡眠異常について，睡眠ポリグラム所見を中心に述べるとともに，このような睡眠異常と精神分裂病の病態や病因との関係についても解説した．精神分裂病では，総睡眠時間の減少，入眠潜時の延長，中途覚醒の増加，睡眠効率の低下などに表される睡眠維持の障害，SWSの減少，レム睡眠潜時の短縮など種々の睡眠異常がみられるが，いずれも疾患特異的とは考えられていない．しかし，こうした睡眠異常の中には，SWSの減少に代表されるように単なる病状に伴う二次的なものではなく，この疾患の病態や成因と深く関連する可能性があるものが含まれていることが示唆されている．今後，疾患における異種性の問題も踏まえて，精神分裂病の睡眠異常を，精神医学，生理学，生化学，薬理学，解剖学，時間生物学などのさまざまな観点から長期的に検討することによって，本疾患の病態や成因に関する新たな手がかりが得られることが期待される． 〔梶村尚史・関本正規〕

文献

Andreasen NC, Rezai K, Alliger R, et al, 1992：Hypofrontality in neuroleptic-naive patients and in patient with chronic schizophrenia：assessment with xenon 133 single-photon emission computed tomography and the tower of London. Arch Gen Psychiatry 49：943-958.

Aserinsky E, Kleitman N, 1953：Regularly occurring period of eye motillity, and concomitant phenomena during sleep.

Science 118 : 273.
Benson KL, Csernansky JG, Zarcone VP, 1991a : The effects of ritanserin on slow wave sleep deficits and sleep continuity in schizophrenia. Sleep Res 20 : 170
Benson KL, Faull KF, Zarcone VP Jr, 1991b : Evidence for the role of serotonin in the regulation of slow wave sleep in schizophrenia. Sleep 14 : 133-139.
Benson KL, Zarcone VP Jr, 1993 : Rapid eye movement sleep eye movements in schizophrenia and depression. Arch Gen Psychiatry 50 : 474-482.
Caldwell DF, Domino EF, 1967 : Electroencephalographic and eye movement patterns during sleep in chronic schizophrenic patients. Electroencephalogr Clin Neurophysiol 22 : 414-420.
Crow TJ, 1980 : Molecular pathology of schizophrenia : more than one disease process? Br J Med 280 : 66-68.
Dement WC, Kleitman N, 1957 : The relation of eye movements during sleep to dream activity : an objective method for study of dreaming. J Exp Psychol 53 : 339-346.
Dement W, Zarcone V, Ferguson J, et al, 1969 : Some parallel findings in schizophrenic patients and serotonin-depleted cats. In Sankar S (Ed) : Schizophrenia : Current Concepts and Research, PJD publications, Hicksville, New York.
Feinberg I, 1982 : Schizophrenia : caused by a fault in programmed synaptic elimination during adolescence? J Psychiatry Res 17 : 319-334.
Feinberg I, Braun M, Koresco RL, et al, 1969 : Stage 4 sleep in schizophrenia. Arch Gen Psychiatry 21 : 262-266.
Feinberg I, Hiatt JF, 1978 : Sleep patterns in schizophrenia : a selective review. In Williams RL, Karacan I, Frazier SH (Eds) : Sleep Disorders : Diagnosis and Treatment, pp 205-231, John Wiley & Sons, New York.
Feinberg I, Baker T, Leder R, et al, 1988 : Response of delta (0-3 Hz) EEG and eye movement density to a night with 100 minutes of sleep. Sleep 11 : 473-487.
Ganguli R, Reynolds CF, Kupfer DJ, 1987 : Electroencephalographic sleep in young, never-medicated schizophrenics : a comparison with delusional and nondelusional depressives and with healthy controls. Arch Gen Psychiatry 44 : 36-44.
Hiatt JF, Floyd TC, Katz PH, et al, 1985 : Further evidence of abnormal non-REM sleep in schizophrenia. Arch Gen Psychiatry 42 : 797-802.
Horne JA, 1993 : Human sleep, sleep loss and behavior : implications for the prefrontal cortex and psychiatric disorders. Br J Psychiatry 162 : 413-419.
Kajimura N, Kato M, Okuma T, et al, 1995 : A quantitative sleep-EEG study on the effects of benzodiazepine and zopiclone in schizophrenic patients. Schizophr Res 15 : 303-312.
Kajimura N, Kato M, Okuma T, et al, 1996 : Relationship between delta activity during all-night sleep and negative symptoms in schizophrenia : a preliminary study. Biol Psychiatry 39 : 451-454.
Kempenaers C, Kerkhofs M, Linkowski P, et al, 1988 : Sleep EEG variables in young schizophrenic and depressive patients. Biol Psychiatry 24 : 833-838.
Keshavan MS, Reynolds CF, Kupfer DJ, 1990 : Electroencephalographic sleep in schizophrenia : a critical review. Compr Psychiatry 30 : 34-47.
Kupfer DJ, Wyatt RJ, Scott, J, 1970 : Sleep disturbane in acute schizophrenic patients. Am J Psychiatry 126 : 1213-1223.
Lairy G, Barte H, Goldsteinas L, et al, 1965 : Sommeil de nuit des malades mentaux. Le Sommeil de Nuit Normal et Pathologique : Etudes Electroencephalographiques 2 : 353-381.
Nielsen T, Godbout R, Petit D, et al, 1991 : Intrahemispheric EEG coherence : role of frontal lobe connections in EEG slow wave generation. Sleep Res 20 : 28.
Orzack MH, Hartman EL, Kornetsky C, 1977 : The relationship between attention and slow wave sleep in schizophrenia. Psychopharmacol Bull 13 : 59-61.
Tandon R, Shipley JE, Greden JF, et al, 1991 : Muscarinic cholinergic hyperactivity in schizophrenia : relationship to positive and negative symptoms, Schizophr Res 4 : 23-30.
Tandon R, Shipley JE, Taylor S, et al, 1992 : Electroencephalographic sleep abnormalities in schizophrenia : relationship topositive/negative symptoms and prior neuroleptic treatment. Arch Gen Psychiatry 49 : 185-194.
Taylor SF, Tandon R, Shipley JE, et al, 1991 : Sleep onset REM periods in schizophrenic patients. Biol Psychiatry 30 : 205-209.
Wolkin A, Sanfilipo M, Wolf AP, et al, 1992 : Negative symptoms and hypofrontality in chronic schizophrenia. Arch Gen Psychiatry 49 : 959-965.
Zarcone V, Gulevich G, Pivik T, et al, 1968 : Partial REM phase deprivation and schizophrenia. Arch Gen Psychiatry 18 : 194-202.
Zarcone VP, Benson KL, Berger PA, 1987 : Abnormal rapid eye movement latencies in schizophrenia. Arch Gen Psychiatry 44 : 45-48.

5.5.2 気分障害に伴う睡眠異常

　気分障害では，睡眠異常が非常に高い頻度で出現する．特に，抑うつ状態では睡眠異常が精神科受診の主訴となっている場合が多い．一般に，気分障害の重症度と睡眠異常の重症度が相関するため，睡眠異常は診断学的に重要であると同時に治療における標的症状としても重要なものとなっている．本稿では，気分障害に伴う睡眠の異常に関して，これまでに明らかになっている点を整理し概説を試みる．

a) 気分障害の診断における睡眠異常

　気分障害は，躁うつ病，うつ病，感情障害などと呼ばれてきた一群で，優勢な症状として気分の障害をもつ疾患が含まれる．表5.36に，現在広く国際的に使用されているDSM-IV診断の大うつ病エピソードと躁病エピソードの診断基準をあげた(American Psychiatric Association, 1994)．大うつ病のエピソードでは9あるA項目の診断項目のひとつとして，(4)ほとんど毎日の不眠または睡眠過多があげられており，

表 5.36 DSM-IV診断の大うつ病エピソードと躁病エピソードの診断基準

〔大うつ病エピソードの診断基準〕
A. 以下の症状のうち五つ（またはそれ以上）が同じ2週間の間に存在し，病前の機能からの変化を起こしている；これらの症状のうち少なくとも一つは，(1)抑うつ気分または(2)興味または喜びの喪失である．
(1) その人自身の言明か，他者の観察によって示される，ほとんど一日中，ほとんど毎日の抑うつ気分．
(2) ほとんど一日中，ほとんど毎日の，すべて，またはほとんどすべての活動における興味，喜びの著しい減退．
(3) 食事療法をしていないのに，著しい体重減少，あるいは体重増加，またはほとんど毎日の食欲の減退または増加．
(4) ほとんど毎日の不眠または睡眠過多．
(5) ほとんど毎日の精神運動性の焦燥または制止．
(6) ほとんど毎日の易疲労性，または気力の減退．
(7) ほとんど毎日の無価値感，または過剰であるか不適切な罪責感．
(8) 思考力や集中力の減退，または決断困難がほとんど毎日認められる．
(9) 死についての反復思考，特別な計画はないが反復的な自殺念慮，自殺企図，または自殺するためのはっきりとした計画．

〔躁病エピソードの診断基準〕
A. 気分が異常かつ持続的に高揚し，開放的または易怒的ないつもとは異なった期間が，少なくとも1週間持続する．
B. 気分の障害の期間中，以下の症状のうち三つ（またはそれ以上）が持続しており（気分が単に易怒的な場合は四つ），はっきりと認められる程度に存在している．
(1) 自尊心の肥大，または誇大．
(2) 睡眠欲求の減少（たとえば，3時間眠っただけでよく休めたと感じる）．
(3) 普段よりも多弁であるか，しゃべり続けようとする心迫．
(4) 観念奔逸，またはいくつもの考えが競い合っているという主観的な体験．
(5) 注意散漫．
(6) 目標志向性の活動の増加，または精神運動性の焦燥．
(7) まずい結果になる可能性が高い快楽的活動に熱中すること．

躁病エピソードでも，7あるB項目の診断項目の一つとして，(2)睡眠欲求の減少があげられており，睡眠異常が気分障害の診断に重要なものになっていることがわかる．気分障害は，躁病エピソードの存在の有無により，双極性障害とうつ病性障害の大きく二つに分類されている．双極性障害では，うつ病エピソードはあってもなくてもよい．双極性障害は，① 躁病エピソードが最低1回は存在する双極Ⅰ型障害，② 躁病エピソードより軽度な軽躁病エピソードが最低1回は存在する双極Ⅱ型障害，③ 長期（少なくとも2年間）にわたり軽躁と軽うつを繰り返す気分循環性障害，④ それ以外の特定不能の双極性障害に分類される．うつ病性障害は，① 大うつ病エピソードが1回のみの大うつ病単一エピソード，② 大うつ病エピソードが2回以上の大うつ病反復性，③ 大うつ病エピソードほど重症でない抑うつエピソードが長期間（少なくとも2年間）続いている気分変調性障害，および④ それらの診断基準を満たすほど重症でない特定不能のうつ病性障害に分類されている．また，これら気分障害の症状を詳細に記載するための特定用語のなかには，メランコリー型の診断基準として早朝覚醒が，非定型の診断基準として過眠が特徴的な睡眠異常としてあげられている．

b) 臨床症状

典型的には，不眠が気分障害の睡眠異常の特徴であり，まれに過眠がみられる．抑うつ状態の重症度と睡眠障害の重症度は一般に相関し，精神病像を伴う抑うつ状態では睡眠異常も高度となる．一方，不眠の訴えが実際の睡眠状態を反映していない場合もある（sleep state misperception）．不眠を，「3日間のうちの2日間，寝付くのに20分以上かかり，8時間のうち7時間以下しか眠れないことが他覚的に認められる状態」と厳密に定義している報告（WareとMorewitz, 1991）もあるが，一般的には自覚的な訴えから，早朝覚醒（「朝早く目が覚めてしまう．」，「いつも起きる時間より2時間以上早く目が覚めて，それからうつらうつらとしか眠れない．」），途中覚醒（「夜中に目が覚めてそれから眠れない．」「一度目が覚めるともう一回寝付くのに30分以上かかる．」），入眠困難（「寝付きが悪い．」，「寝付くのに20分以上かかる．」），浅眠・熟眠感の欠如（「朝起きても何となく寝た気がしない．」）などに分類している．気分障害の下位分類によって睡眠異常の出現様式が異なる．

1) うつ病性障害 単極性うつ病の抑うつ状態では，早朝覚醒，途中覚醒，入眠困難，総睡眠時間の短縮および日中の疲労感が認められる．そのなかでも，早朝覚醒はうつ病の典型例として考えられているメランコリー型うつ病の特徴の一つとして診断基準に記載されている．一方，非定型の気分障害の特徴のひとつとして，過食，鉛様の麻痺，対人関係の敏感さなどとともに過眠が診断基準に記載されている．また，1年

のある特定の時期に繰り返し気分障害が生ずる季節性感情障害(seasonal affective disorder ; SAD)の抑うつ状態では，症状の一つとして過眠や過食などの非定型症状が認められ，この非定型症状がみられるものほど高照度光療法に対する反応性が良いことが知られている．

　　2) 双極性障害　　DSM-IV診断基準では，双極性障害は躁病エピソードをもつ双極I型障害と軽躁エピソードをもつ双極II型障害に分けられている．躁病エピソードと軽躁エピソードの違いは，おもに社会的機能がどの程度障害されているかによって区別されるが，両者の間で睡眠異常に関する診断項目に違いはない．双極性障害の躁病エピソードにおいてみられる睡眠異常の特徴は，入眠困難，総睡眠時間の短縮であり，それにもかかわらず睡眠不足感の欠如(「寝ている時間は短くてもぐっすり眠れている．」)が，抑うつ状態の不眠と最も異なる点である．うつ病性障害に比べ，双極性障害の大うつ病エピソードでは過食を伴う過眠型の頻度が高く，昼寝(nap)の繰り返しが認められることもある．

　　3) 内因性の気分障害における24時間の睡眠覚醒　　夜間に不眠を訴えるうつ病患者では，夜間と同様日中も眠けを示さないことが多い(大熊ら，1974)．1日のうちで夜間を除く残りの時間帯に，健常者の30〜40％はnapをとれるが，不眠を呈するうつ病患者では11％しかとれないとの報告もある．このような知見から，不眠を呈するうつ病では精神生理学的に覚醒水準が高く，常に睡眠がとれないような状態にあることが示唆される(太田，1995)．一方，過眠を呈するうつ病患者は双極性障害に多いが，日中の覚醒度が軽微ながら低下しており，睡眠の総時間は長くても正常睡眠の延長ではなく，深度の浅い異常な睡眠が継続している可能性が示唆される．

　　4) その他の気分障害　　気分変調性障害や気分循環性障害，一般身体疾患による気分障害などでも不眠を訴える場合が多く，ときに過眠を呈する場合もあるが，これまでに包括的な研究はなく今後の研究が期待される．

c) 疫学的事項

　　1) 年　齢　　初発年齢は，双極性障害で20歳代，大うつ病反復性で20歳代と40歳代，大うつ病単一エピソードで50歳代にピークをもつ．気分障害ではどの年齢においても睡眠異常は起こるが，若年者ほど入眠困難が著しく，高齢者ほど睡眠の維持障害と早朝覚醒が高度になる(WareとMorewitz，1991)．一般に，不眠は抗うつ薬によって治療の早期に改善するが，年齢が高くなるに従い，抑うつ症状の改善後も残存することが多くなる．また，若年の単極性のうつ病患者では，napを認め過眠を呈することが多いとする報告もある(Hawkinsら，1985)が，このような一群は将来双極性障害に移行する可能性が高いと考えられる．

　　2) 男女差　　うつ病性障害は女性の頻度が男性より高く，双極性障害は男女同頻度で生じる．ハミルトンうつ病評価尺度を使った研究では(Hamilton, 1989)，入眠困難は男性で84％，女性で78％，早朝覚醒は男性72％，女性67％と入眠困難および早朝覚醒は男性にやや多いことが示されている．また，途中覚醒は，男女ほぼ同じ頻度で，男性で74％，女性で72％と報告されている．

　　3) 家族歴　　近年，うつ病の家族歴と睡眠異常の関連が注目されており，睡眠ポリグラフィを用いた研究が精力的に行われている．詳細は後述するが，うつ病患者の睡眠ポリグラフィの所見では，レム(rapid eye movement)潜時(REM latency)が短縮しているとの報告が多い．特に，家族歴にレム潜時が短縮しているうつ病患者が存在する場合，70％の家系でレム潜時の短縮を認めたが，逆に，レム潜時の短縮が認められないうつ病患者が家族歴にある場合，23％の家系しかレム潜時の短縮がみられなかったと報告されている(Gilesら，1987)．

d) 随伴しやすい疾患および鑑別疾患

　　睡眠異常を伴う気分障害では，アルコール依存を合併する場合が多い(American Psychiatric Association, 1994)．また，睡眠薬依存の合併頻度も高い．これらは，一時的に不眠を軽減させるためにアルコールや睡眠薬を連用した結果生じたものである．

　　睡眠時無呼吸症候群や周期性四肢運動障害に伴う睡眠障害は，易疲労感を伴うためうつ病と誤診しやすい．また，人格障害や老年期痴呆の初期，脳器質性疾

患では，抑うつ症状とともに睡眠異常をきたすことがあり，注意が必要である．

e) 検査所見

1) 睡眠ポリグラフィ(polysomnography)　睡眠構造(sleep structure)の変化に関しては，睡眠潜時(sleep latency)の延長，総睡眠時間(total sleep time)の短縮，睡眠効率(総睡眠時間/臥床時間)の低下，徐波睡眠量(slow wave sleep；SWS)の減少が認められる．特に，うつ病性障害では睡眠維持の障害が認められ，精神病像を伴わない双極性障害の抑うつ状態では，睡眠持続時間の延長が認められる(Kupfer, 1995)．

i) レム関連：　うつ病性障害におけるレム関連の異常所見としては，① レム潜時(REM latency)の短縮，② 睡眠第1周期のレム密度(REM density)の増加，③ レム睡眠の持続時間の延長が多数の報告で指摘されている(KupferとFoster, 1972)．高齢者では，入眠直後からレム睡眠が現れるsleep onset REM periodが出現することもある．これらレム分布の前方移動の所見は，うつ病の生物学的マーカー(biological marker)として論議されてきたが，うつ病に特異的ではなくほかの精神障害(精神分裂病，強迫性障害，アルコール依存など)でも認められる．しかし，気分障害と正常被験者や睡眠異常を伴うほかの精神障害と比較した場合，気分障害で上記レム関連の異常の出現率が高いこと(Benchaら，1992)，抗うつ薬(特に，三環系抗うつ薬のような抗コリン作用の強い薬剤)によりレム潜時が延長することなどから，うつ病性障害ではレム睡眠の異常との関連性は重要であるとされている．さらに，SAD患者では，位相後退すなわちレム潜時の延長を認めることがあるが，SAD以外のうつ病性障害では過眠を呈する患者でもレム潜時は短縮している．また，躁状態でレム潜時は短いとする報告，気分変調症ではレム潜時の短縮を認めないという報告もある．

ii) ノンレム(Non REM)関連：　うつ病性障害でみられるノンレム関連の異常所見として，① SWSの減少，特にノンレム睡眠の第1相でデルタ波の減少が認められる(Kupfer, 1995)．うつ病性障害および双極性障害の抑うつ状態では，② stage 3とstage 4の減少がほぼ必発である．このため，③ 中途覚醒の増加と④ stage 1の増加，⑤ 徐波睡眠の後方移動が認められ，その結果，⑥ 睡眠効率が減少すると考えられている．うつ病ではSWSの発生機構に問題があり，デルタ波の圧力(delta wave pressure)が減少し，このためレム睡眠の抑制機構が減弱し，二次的にレム睡眠が睡眠の前方で出現しやすくなることがうつ病の本質的な病態であるとする仮説がある(太田, 1994)．ノンレムに関するこれらの所見は，気分変調性障害でも出現する(Akiskalら，1984)．過眠を示す双極性障害の抑うつ状態でも，同様に，SWSは不変か減少しており，過眠型の睡眠状態も正常睡眠の増加ではなく，睡眠構造が変化しており，浅眠が持続している可能性が強いと考えられる．

iii) 寛解期のポリグラフィの所見：　気分障害の寛解期に睡眠状態の検討をした結果は必ずしも一致しておらず，寛解期には完全に正常にもどるという報告やレム潜時の短縮がみられるという報告などがあるが，レム睡眠およびノンレム睡眠ともに正常化しているという報告が多い．また，ノンレム睡眠のデルタ波密度(delta sleep intensity)は，ノンレム睡眠第1相が第2相に比べて低いという報告があり，この比(delta sleep ratio)が低いほど再発の危険が高くなるという報告も存在する(Kupferら，1993)．このような結果は，SWSの異常が気分障害の素因マーカー(trait marker)になりうる可能性を示唆している．

2) 他の生体機能異常　体温は，生体リズムの指標の一つで強固な概日リズムを示す．うつ病患者では，平均体温の低下や振幅の減少がみられ，気分障害の重症度と相関している．体温の頂点位相は，正常範囲から前進あるいは後退しているが，寛解期には正常範囲内にもどる(山田と辻本，1990)．メラトニン分泌は，病相期には低下しているとの報告が多い．SAD患者では，メラトニン分泌リズムの位相が後退しているとの報告もある．また，ACTHやコルチゾールなどのHPA系(hypotharamic-pituitary-adrenal axis)の異常などが報告されている．気分障害の睡眠異常との関連では，レム睡眠の変化とHPA系のコルチゾールが思春期に生じ，デルタ波の異常と成長ホルモンの変化が青年期に明らかになることが報告されている

(Kupfer, 1995).

f) 治療

気分障害に伴う睡眠異常の治療原則は，気分障害の重症度と睡眠異常の重症度が相関するため，気分障害の治療を最適化することである．通常，薬物療法と精神療法の組み合わせが行われる．治療の最終目標は睡眠の質を病前の水準にもどすことであるが，睡眠異常を訴える患者では睡眠時間の評価が不正確な場合が多く，総睡眠時間の延長を考えるより日中の活動性を指標とするほうが現実的な治療戦略となる（Neylan, 1995).

1) 非薬物療法 抑うつ状態において睡眠の異常を改善させるための非薬物療法として以下の方法が用いられる．

ⅰ) 生活習慣の改善： 生活習慣の改善として, (1)アルコール，カフェイン，タバコの使用を避け, (2)就寝前に刺激的な活動は控え，(3)一定の睡眠・覚醒スケジュールを遵守するように指導する（Neylan, 1995).うつ病に対して適切な治療を受けていれば，このような介入が睡眠異常に効果を示し，健全な睡眠を学習していく場合が多い．

ⅱ) 高照度光療法： 高照度光の暴露は，睡眠・覚醒リズムを変化させるのに有効である．低照度光では，睡眠・覚醒リズムの位相を変化させることはできず，位相を変化させるためには最低 2500 lux 以上の照度が必要である．この照度は，日の出の時間帯の照度とほぼ等しい．光療法の朝方照射は，睡眠・覚醒リズムの位相を前進させるため，病相期に位相が後退していると考えられている季節性感情障害や睡眠相後退症候群に有効である．近年，非季節性の気分障害に対しても有効であるとの報告も散見される（Yamadaら，1995).また，せん妄や痴呆を呈しているような高齢者の睡眠・覚醒リズムを是正するのにも効果がある．

ⅲ) 断眠療法： 断眠は，うつ病に対して一過性ではあるが劇的な改善をもたらす．また，急速交代型の躁うつ病に対してもその治療効果が報告されている．これまでの報告から，断眠療法が有効であったうつ病患者の割合は約60%である．また，部分断眠（睡眠の後半部の断眠）も同様な抗うつ効果を示すことが報告されている．さらに，レム睡眠のみの断眠も抗う

つ効果があると報告されている．抗うつ薬単独より，断眠療法とクロミプラミンあるいはノルトリプチリンなどの抗うつ薬を併用した場合の方が，有効，かつ作用発現が早いことが報告されている．断眠療法の問題点としては躁転がある．うつ病性障害に比べ双極性障害で躁転の頻度が高い（山田と中島，1996).同様に，時間療法で位相前進させた場合にも，うつから躁へ病相が代わったという報告がある．

2) 薬物療法 睡眠異常に対する薬理学的介入は，うつ病ではベンゾジアゼピン（BZD）系睡眠導入剤を用いるか低用量の鎮静系抗うつ薬の投与である．NIHのガイドラインによれば，3〜4か月に1度，臨床症状の再評価が推薦されている（National Institutes of Health Consensus Development Conference Statement, 1984).

ⅰ) 抗うつ薬： 抗うつ薬の最適な使用法は，十分な投与量で最低6週間治療することである．抗うつ薬に部分的にしか反応しない場合には，甲状腺ホルモンやリチウム製剤などの併用を考慮する．現在投与している抗うつ薬に全く反応しない場合には，他のクラスの抗うつ薬（例えばセロトニン再取り込み阻害作用が強い薬剤が無効なら，ノルアドレナリン再取り込み阻害作用が強い薬剤）に変薬することを考慮する．

抗うつ薬は，多かれ少なかれ睡眠と日中の活動性に影響を与える．一般的に，鎮静作用の強い抗うつ薬は睡眠持続作用を有するが，日中の過鎮静をひき起こすこともある．表5.37は，臨床的な観点から，抗うつ薬を，(1)鎮静型，(2)中間型，(3)非鎮静/覚醒型に分類したものである（Ware と Morewitz, 1991).薬剤がアドレナリン系，ヒスタミン系，ムスカリン系の神経伝達物質の阻害作用が強ければ強いほどより鎮静的に作用し，特にアドレナリン系の阻害作用が強いほど鎮静効果が強いとされている．また，上記の伝達物質に影響を与えないかまたは増強する薬剤は鎮静作用が少ないといわれている．高齢者では，日中の過鎮静をひき起こしやすいため投与量に十分な注意が必要である．

ⅱ) 睡眠導入剤： 非薬物療法が無効な患者にとって，睡眠異常を改善する目的での睡眠導入剤の投与は有効である．ここでまず決定しなければならないの

表 5.37 抗うつ薬と鎮静効果 (Ware と Morewitz, 1991)

	α_1	α_2	His	5-HT$_1$	5-HT$_2$	Mus
鎮静型						
Amitriptyline	3	3	3	2	4	1
Doxepin	1	4	1	4	3	4
Trimipramine	2	2	2	7	5	3
Trazodone	4	1	10	1	2	12
中間型						
Imipramine	8	7	6	8	8	5
Nortriptyline	6	5	5	5	6	6
Amoxapine	5	6	8	3	1	9
Maprotiline	7	10	4	10	9	8
非鎮静/覚醒型						
Desipramine	10	9	9	9	11	7
Protriptyline	9	8	7	6	7	2
Bupropion	11	12	12	12	12	11
Fluoxetine	12	11	11	11	10	10

α_1：α_1 receptor, α_2：α_2 receptor, His：Histamine$_1$ receptor, 5-HT$_1$：5-HT$_1$ receptor, 5-HT$_2$：5-HT$_2$ receptor, Mus：Muscarinic receptor.
数字が小さいほど各レセプターの阻害作用が強い．

がBZD系または非BZD系のどちらの薬剤を選択するかである．両者とも一長一短があり，最終的には治療効果と副作用の兼ね合いから臨床的に選択されるが，一つの重要な要因としてアルコール使用の有無を考慮するべきである．ほとんどアルコールを飲用しないかごく少量しか飲用しない場合にはBZD系が第一選択薬となり，そうでない場合は非BZD系（トラゾドン，ジフェンヒドラミン，クロラールヒドラートなど）が第一選択薬となる．また，睡眠導入剤の使用頻度も薬物選択上重要であり，1週間に2回以下しか睡眠導入剤を使用しない場合は半減期が短期〜中間型のBZD系睡眠導入剤が望ましく，3回以上使用する場合は低用量の鎮静系抗うつ薬（たとえば，トラゾドン）を用いるのが望ましい（Neylan，1995）．

iii) 神経遮断薬： 躁状態の際には，鎮静を目的として神経遮断薬（たとえば，レボメプロマジン）を睡眠導入剤として用いることがある．

g) 病態生理

気分障害と睡眠異常の因果関係は，(1) 睡眠異常が気分障害の単なる随伴症状であるという仮説，逆に，(2) 気分障害が睡眠異常の随伴症状であるという仮説，(3) 気分障害と睡眠異常は病態生理学的に共通する部分があるという仮説があるが，現在，(3) の仮説が最も一般的である（Neylan，1995）．ここでは，気分障害の病因あるいは病態生理を睡眠との関連で説明しようとしたいくつかの仮説を紹介する．

1) リズム仮説 これは，生体リズムの障害が気分障害の病因に関与しているとする仮説である．生体リズムの振幅の減少と位相の変位が気分障害の病因に密接に関係しているという考えを基盤として，位相前進仮説，ビート仮説，振幅低下仮説，位相不安定仮説などが提唱され，実際に検討されてきた．

位相前進仮説は，睡眠・覚醒リズムに対してレム睡眠，深部体温，神経内分泌などの位相が相対的に前進しているという所見から，こうした内的脱同調がうつ病の症状を発生させるという仮説である．ビート仮説は，同一の個体で強振動体と弱振動体による周期の異なる二つのリズムがあるとき，それらの位相の一致と逆転が起こりビート現象となることが予想され，躁状態は位相が一致したとき，うつ状態は位相が逆転したときに相当するのではないかという仮説である．振幅低下仮説は，深部体温や神経内分泌などの概日リズムはうつ病では小さくなっているが，この仮説は概日リズム全体が低振幅となっているのではないかという仮説である．位相不安定仮説は，生体リズムの位相の易変動性を問題にした仮説であり，リズムの不安定状態が抑うつ症状と関連しているのではないかという仮説である．

2) 2プロセスモデルとその障害説 全断眠や睡眠後半の部分断眠，レム断眠などにより，うつ病が一過性に寛解する．近年では徐波睡眠の減少がうつ病の本態であり，断眠により徐波睡眠を発生させやすくなるような圧（pressure）が増強すると考えられている．2プロセスモデルは，睡眠が，徐波睡眠の圧力をつくるプロセスSとレム睡眠の発生を司るプロセスCによって調節されるという仮説であり（Borbley と Wirz-justice，1982），断眠の抗うつ効果をうまく説明している．

3) 抑うつ因子としての睡眠 断眠により抑うつ症状が改善すること，断眠後の睡眠によって再び抑うつが悪化することから，睡眠は抑うつ因子であり，覚醒は抗うつ因子であるとする仮説がある（Wehr，1989）．双極性障害うつ病性では，断眠によって高い頻度で躁

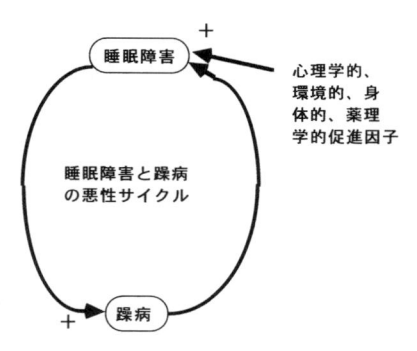

図 5.40 (Wehr, 1989)

転を起こす(山田と中島, 1996). このように, 睡眠の障害(断眠)が躁病エピソードの引き金になり, 躁病エピソードをより重症化する悪性サイクルを形成するという仮説もある(図 5.40). 近親者の死は, 躁病の誘発因子として有名であり, 精神病理学的に説明しようと試みられている. これを, 近親者の死それにひき続く葬儀などによる不眠(または断眠)の結果, 躁病が誘発されたと考える方が, 筆者には自然であるがいかがであろうか.

おわりに

気分障害に伴う睡眠異常について概説した. 睡眠異常を気分障害の単なる随伴症状としてとらえるのではなく, 逆に, 睡眠異常の観点から気分障害をとらえることでこの障害をより理解することができると考える. 気分障害に決定的な生物学的マーカーや理論はいまだ確立されていないが, 生体リズムの障害として気分障害にアプローチすることは, 診断的にも治療的にもそして病態の本質に迫るうえでも有効な手段であると思われる.

〔野口俊文・山田尚登〕

文献

Akiskal HS, Lemmi H, Dickson H, King D, Yerevanian B, Van Valkenburg C, 1984：Chronic depressions, Part 2, Sleep EEG separation of primary dysthymic disorders from chronic depression. J Affect Disord 6：287-295.
American Psychiatric Association, 1994：Diagnostic and Statistical Manual of Mental Disorder (Fourth Edition), American Psychiatric Association, Washington DC.
Bencha RM, Obermeyer WH, Thirsted RH, Gillin JC, 1992：Sleep and psychiatric disorders：A meta-analysis. Arch Gen Psychiatry 49：651-668.
Borbley A, Wirz-justice A, 1982：Sleep, sleep deprivation, and depression：a hypothesis derived from a model of sleep regulation. Hum Neurobiol 1：205-210.
Giles DE, Roffwarg HP, Rush AJ, 1987：REM latency concordance in depressed family members. Biol Psychiatry 22：910-914.
Hamilton M, 1989：The frequency of symptoms in melancholia (depressive illness). Br J Psychiatry 154：201-206.
Hawkins D, Taub J, Van De Castle R, 1985：Extend sleep (hypersomnia) in young depressed patients. Am J Psychiatry 142：905-910.
Kupfer DJ, 1995：Sleep research in depressive illness：Clinical Implication-A tasting menu. Biol Psychiatry 38：391-403.
Kupfer DJ, Foster G, 1972：Interval between onset of sleep and rapid-eye movement sleep as an indicator of depression. Lancet 2：684-686.
Kupfer DJ, Frank E, McEachran AB, Grochocinski VJ, Ehlers CL, 1993：EEG sleep correlates of recurence of depression on active medication Depression 1：300-308.
National Institutes of Health Consensus Development Conference Statement, 1984：Drugs and insomnia：the use of medications to promote sleep. JAMA 251：2410-2414.
Neylan T, 1995：Treatment of sleep disturbances in depressed patients. J Clin Psychiatry 56 (suppl 2)：56-61.
大熊輝雄, 今井司郎, 中村一貫, 1974：うつ病の睡眠. 臨床脳波 16：277-285.
太田龍朗, 1994：気分障害に伴う睡眠異常. 日本睡眠学会編：睡眠学ハンドブック, pp 316-322, 朝倉書店, 東京.
太田龍朗, 1995：感情障害と睡眠障害. 精神保健研究 41：29-41.
Ware JC, Morewitz J, 1991：Diagnostic and treatment of insomnia and depression. J Clin Psychiatry 52 (suppl 6)：55-61.
Wehr TA, 1989：Sleep loss：Preventable cause of mania and other excited states. J Clin Psychiatry 50：8-16.
Yamada N, Martine-Iverson MT, Daimon K, Tsujimoto T, Takahashi S, 1995：Clinical and chronobiological effects of light therapy on nonseasonal affective disorders. Biol Psychiat 37：866-873.
山田尚登, 辻本哲士, 1990：うつ病はリズム病か. 高橋三郎, 高橋清久, 本間研一編：臨床時間生物学, pp 156-164, 朝倉書店, 東京.
山田尚登, 中島 聡, 1996：断眠の抗うつ効果 気分障害下位分類及び抗うつ薬との関連. 精神医学 38(11)：1215-1218.

5.5.3 不安障害に伴う睡眠障害

不安症状は, 多くの精神疾患に伴って出現することはよく知られている. 歴史的には 19 世紀後半まで, 不安障害は独立した病態としてとらえられることは少なく, 主として気分障害との関連で考えられることが多かった. 比較的軽度な病態は, 米国を中心に神経衰弱(neuroasthenia)として扱われていたが, 不安症状を主とする症例についてフロイトがこれらを不安神経

症としてまとめた．今日の診断分類では，"神経症"はICD-10の"神経症性障害，ストレス関連障害および身体表現性障害"（F 4）といった障害の主要なグループの表題名として登場する程度である．ICD-10では，恐怖性不安障害，他の不安障害，強迫性障害などがF 40-48としてこのなかに分類されている．DSM-IVでは不安障害の項目のもとにパニック障害，恐怖症，強迫性障害，外傷後ストレス障害などが下位分類としてあげられている．今日，このような疾患の位置付けをされている不安障害は，基本的には不安症状と回避行動という症状によって特徴付けられる精神疾患の一群である．

1993年の米国の調査では，不安障害を呈する患者は1600万人存在するとされ，きわめて重要な精神保健上の課題であることが指摘されている（BourdetとGoldenberg，1994）．"不安"の生物学的背景は十分に解明されていないが，臨床的には緊張感，落ち着きのなさ，自律神経系の機能亢進，などのいくつかの要素的な症状が併存した状態をさす．一方で，睡眠障害は不安障害の症状群の主要な構成要素の一つである．不安はしばしば慢性化し，慢性的な不安は覚醒水準の上昇をもたらし，入眠困難や睡眠の持続障害をもたらす．本稿では，おもにDSM-IVの分類に従って，個々の不安障害でみられる特徴的な睡眠障害とその病態について述べ，薬物治療について概略を述べたい．

a）不安障害の分類と睡眠障害の概要

1）**不安障害の分類：DSM-IV（表5.38）** DSM-IVによる不安障害の下位分類を示す（表5.38）．この分類のなかで睡眠障害関連の症状を診断基準として含むものには全般性不安障害，急性ストレス障害，外傷後ストレス障害がある．具体的には，睡眠維持の障害，熟眠感の欠如といった記載が共通するが，外傷後ストレス障害では"出来事についての苦痛な夢が反復する"点が特徴的である．

2）**不安障害における睡眠障害の診断基準** 睡眠障害国際分類による，不安障害における睡眠障害の診断基準を示す（表5.39）．一般に不安障害における睡眠障害の特徴は，慢性的な入眠困難と睡眠維持の障害である．これらの睡眠障害は，ストレス状況の強度が増せば増悪する．適応性睡眠障害（adjustment sleep disorders）は，情動の興奮をひき起こすような急性のストレス，たとえば近親者の死亡，離婚，転職，試験や，逆に楽しみにしていた旅行が目前に迫った状況などプラスの情動負荷などに対してもみられるもので，多くの場合一過性であり，ストレッサーが除去されるとともに速やかに睡眠障害が消失することで，不安障害における慢性的な睡眠障害と鑑別される．精神生理性不眠症（psychophysiological insomnia）では，慢性的な不眠がみられ，何らかのストレス状況がかかわっていることが多い．しかし，精神生理性不眠症では覚醒時に不安症状などの明らかな精神症状を伴わず，中心的な症状が不眠および自らの睡眠の問題に対する著しいとらわれと，不眠の結果としての覚醒時における種々の機能障害であることから鑑別可能である．

3）**頻度および疫学** 睡眠障害を伴う不安障害の割合は明らかではないが，かなり高いと考えられてい

表5.38 不安障害の分類（DSM-IV）

300.01	広場恐怖を伴わないパニック障害（Panic Disorder without Agoraphobia）
300.21	広場恐怖を伴うパニック障害（Panic Disorder with Agoraphobia）
300.22	パニック障害の既往歴のない広場恐怖（Agoraphobia without History of Panic Disorder）
300.29	特定の恐怖症（Specific Phobia）
300.23	社会恐怖（Social Phobia）
300.3	強迫性障害（Obsessive-Compulsive Disorder）
309.81	外傷後ストレス障害（Post-traumatic Stress Disorder）
308.3	急性ストレス障害（Acute Stress Disorder）
300.02	全般性不安障害（Generalized anxiety disorder）
293.89	…（一般身体疾患を示すこと）による不安障害
300.00	特定不能の不安障害

表5.39 睡眠障害を伴う不安障害の診断基準（睡眠障害国際分類）

A．不眠あるいは過度の眠気の訴え．
B．長期にわたる全般性不安障害あるいは他の不安障害の存在．
C．睡眠障害は，上記の精神障害の時間経過に一致して生じ，明らかな長い寛解期間はみられない．
D．睡眠ポリグラフ検査で以下の所見：
　1．睡眠潜時の延長，睡眠効率の減少，覚醒の頻度および持続時間の増加．そして
　2．MSLTで正常あるいは増加した睡眠潜時．
E．睡眠障害を説明する内科疾患あるいは他の精神障害が存在しない．
F．不眠を呈する他の睡眠障害の診断基準を満たさない．例：適応性睡眠障害，精神生理性不眠症．

最少限基準：A＋B＋C

る．筒井によると 1981 年から 1989 年に東邦大学心療内科に入院した症例 965 名のうち，不眠を主訴とする症例は 15.8 ％を占めていた．疾患別に見ると，気分変調症(168 例)では 37.5 ％，大うつ病(88 例)で 34.1 ％を占め，不安障害では 105 例中 13.3 ％であった．心療内科領域では，睡眠障害を主訴とする症例は，気分障害と心身症圏の中間に位置していると述べている(筒井，1994)．

b) 各 論

1) パニック障害(panic disorders)

ⅰ) 症状と概要： パニック障害では，予期しないパニック発作が突然起こり，このパニック発作がいつ起こるかわからないという予期不安が持続する．発作の結果「心臓が止まってしまうのではないか」，「自分をコントロールできなくなるのではないか」といった心配が頭から離れず，これらの症状のために次第に外出が困難になるなど回避的な行動様式へと変化し，さまざまな社会的機能不全がもたらされることを特徴とする不安障害の代表的な一群である．DSM-IV では，パニック障害に広場恐怖を伴うものと，これを伴わないものが分類されている．

パニック発作は，動悸，発汗，振戦，呼吸苦，めまい，胸痛，あるいは離人感，死の恐怖，自己のコントロール喪失といった心身両面にわたる，著しい強度の不安・恐慌状態が突然出現するものである．これは日中の活動時に予期せぬタイミングで出現することが多いが，夜間の睡眠時にも覚醒時と同様の急性不安・恐慌状態が出現することが知られ，睡眠時パニック発作(sleep panic attacks)として注目されている．

ⅱ) 睡眠に関する自覚症状： パニック障害では，不眠の訴えは頻繁にみられる．Sheehan らによると，パニック障害の 70 ％前後が入眠困難あるいは睡眠維持の困難を訴え，50 ％以上が中等度以上の睡眠障害を自覚していたという(Sheehanら，1980)．パニック障害では睡眠時パニック発作を伴うことが少なくなく，Mellman らの報告によると，パニック障害の患者 45 例中 31 例(69 ％)が睡眠時パニック発作を経験したことがあり，15 例(33 ％)で反復する睡眠時パニック発作がみられたという(Mellman と Uhde, 1989 a)．また，最近の米国 NIMH による 1000 例以上の多数例の調査によると，パニック障害患者の約 6 割に睡眠に誘発されるパニック発作がみられたという(Uhde, 1994)．

睡眠時パニック発作と覚醒時パニック発作の症状の比較について表 5.40 に示す．睡眠時パニック発作の症状は覚醒時のそれと基本的には大きな違いはないが，呼吸困難を示す割合が睡眠時パニック発作で高い(Uhde, 1994)．ここで睡眠時パニック発作を示す群と示さない群における症状の比較について，表 5.41 に示す(Mellman と Uhde, 1989 a)．これによると睡眠時パニック発作を示す群の方が，全般的な不眠を強く訴え，特に睡眠初期と後期の睡眠障害が強かった．また，抑うつ状態を伴いやすく，安静や断眠でパニック発作が誘発されやすい．Labbate らは，95 例のパ

表 5.40 睡眠時パニック発作と覚醒時パニック発作の症状の比較
(Uhde, 1994 より一部改変)

	睡眠時パニック発作における割合 (％)	覚醒時パニック発作における割合 (％)
突然の強い不安感の出現	100	100
呼吸困難	56	33
動悸	100	100
胸痛ないし胸部不快感	56	44
窒息感	44	33
めまい	33	67
非現実感	56	56
知覚異常	33	56
熱感ないし冷感	56	67
発汗	44	78
ふるえ	44	78
死ぬ，気が狂う，コントロールを失うのではないかといった恐怖感	33	89

表 5.41 睡眠時パニック発作の有無による症状の比較（MellmanとUhde，1989aより改変）

頻回の睡眠時パニック発作	パニック障害患者（45例）		p
	あり（31例）	なし（14例）	
反復する症状			
全般的な不眠	24例（77%）	5例（36%）	<0.007
入眠障害	20例（65%）	4例（29%）	<0.03
中途覚醒	24例（77%）	7例（50%）	<0.09
早朝覚醒	26例（84%）	7例（50%）	<0.03
覚醒中のパニック発作	27例（87%）	13例（93%）	ns
抑うつ状態	22例（71%）	4例（29%）	<0.008
広場恐怖	25例（81%）	10例（71%）	ns
パニック発作の誘因			
安静	19例（61%）	3例（21%）	<0.01
断眠	22例（71%）	3例（21%）	<0.002
カフェイン飲料	20例（65%）	8例（57%）	ns
運動	15例（48%）	4例（29%）	ns
飲水	2例（6%）	1例（7%）	ns

ニック障害患者の長期調査により，睡眠時パニック発作の既往のある群では，全般性不安障害，社会恐怖，大うつ病を合併する率が有意に高かったと述べている．また，同様に過去に大うつ病の既往のある例の割合と小児期に不安障害を経験した割合も有意に高かったという（Labbateら，1994）．近年，パニック障害とうつ病の生物学的近縁性も指摘されており，このような両群間の症状の差異が何らかの生物学的背景の違いを反映している可能性がある．さらにMellmanらは，パニック障害のなかに安静や断眠で覚醒レベルが低下するとパニック発作が誘発されやすい一群が存在する可能性を示唆している．

健常者を対照群とした検討では，入眠および睡眠維持の困難の既往については両群間で差がみられなかったが，睡眠時および覚醒中のパニック発作については明らかにパニック障害の患者で多かった（Mellmanと Uhde，1989a）．米国NIMHの研究でも，パニック障害群および健常対照群ともに不眠の既往は高頻度だったが，パニック障害では睡眠後半の不眠を自覚する患者の割合が，対照群に比較して有意に高かったという（91% vs 69%）．また，反復する不眠の訴えは，パニック障害では67%でみられたのに対して，健常者では35%と少なく，前者では特に夜間睡眠の中盤および早朝の不眠の頻度が高かった．一方，不安感が強いと入眠潜時が延長すると一般的には考えられているが，入眠障害の訴えにおいては両群間で有意な差がみられなかった（Uhde，1994）．

iii）睡眠ポリグラフ所見： パニック障害の患者では有意にレム潜時が短縮し，レム密度が低く，運動時間（movement time；MT）が増加していたと報告があるが（Uhdeら，1984），レム潜時についてはその後の報告は必ずしも一定しておらず，おおむね正常範囲にあるとするものが多い．また，Dubeらは，うつ病患者に比較するとパニック障害患者ではレム潜時が延長していたと報告している（Dubeら，1986）．一方，パニック障害患者のなかでも，睡眠時パニック発作をもつ群ではもたない群に比較してレム潜時が延長している傾向があるという（Uhde，1994）．

睡眠時パニック発作は，stage 2 から stage 3 へと移行する時期に観察されることが多い（Mellmanと Uhde，1989a；Uhde，1994）．また，7例の健常者を対照に13例のパニック障害患者のPSGについて検討した結果，統計的に有意な差がみられた睡眠パラメーターを表5.42に示す（MellmanとUhde，1989b）．これによると，パニック障害全体としては対照群と比較して，全睡眠時間の短縮，睡眠効率の低下，

表 5.42 パニック障害患者と健常対照者との睡眠パラメーターの比較（MellmanとUhde，1989bより一部改変）

	パニック障害群			対照群	統計検定		
睡眠パラメーター	SP(+)群（6例）	SP(−)群（7例）	全PD群（13例）	（7例）	全PD群 vs 対象群（t検定）	SP(+)群 vs SP(−)群 vs 対照群（ANOVA）	Post-Hoc テスト（$p<0.05$）
全睡眠時間（分）	368.8±40.7	369.3±69.4	364.4±47.5	439.6±45.3	$p<0.05$	$p<0.005$	SP(+)vs対照群　SP(−)vs対照群
睡眠効率（%）	81.3±6.9	82.0±9.7	81.3±9.1	91.1±4.8	$p<0.05$	$p<0.05$	SP(+)vs対照群　SP(−)vs対照群
睡眠潜時（分）	27.8±20.3	36.7±22.3	30.0±20.4	14.1±5.6	$p<0.05$	$p<0.10$	
レム潜時（分）	101.2±40.4	57.0±19.5	67.7±23.2	71.4±18.0	ns	$p<0.05$	SP(+)vs SP(−)
レムの出現回数	3.3±1.6	3.6±1.0	3.8±1.2	4.7±0.5	$p<0.01$	ns	

SP(+)群：睡眠時パニック発作あり，SP(−)群：睡眠時パニック発作なし，全PD群：パニック障害全体．

睡眠潜時の延長およびレム睡眠の回数の減少が有意な所見であることがわかる。レム潜時については，3群比較の結果からSP(＋)群の方がSP(－)群より有意に延長していた。そこで彼らは，同一患者で睡眠時パニック発作がみられたときとみられなかったときの睡眠ポリグラフを比較したところ，同一患者においても睡眠時パニック発作が出現したときのレム潜時が有意に延長していたと報告している(101.2±40.4 vs 69.9±18.9分，$p<0.05$)。

睡眠時パニック発作はノンレム睡眠と関連したパラソムニアと考えられており，レム睡眠に関連してみられる不安夢や悪夢など鮮明な視覚イメージを伴う体験とは異なると考えられている。実際にほとんどのパニック障害の患者は，睡眠時パニック発作は明らかに夢体験とは異なった体験であると述べることが多い。Rosenfeldらは，睡眠時パニック発作と，他の睡眠関連の行動異常との鑑別についてまとめている(表5.43) (RosenfeldとFurman, 1994)。

呼吸異常との関係については，従来パニック障害患者は過呼吸を呈しやすい傾向があるといわれたが，急性の過呼吸発作がパニック発作として出現することはあるものの，過呼吸が直接的にパニック発作をひき起こすとは現在では考えられていない(Steinら，1995)。一方，最近ではCO_2投与によりパニック障害患者でのみ不安が誘発されたという結果から(Griezら，1990)，パニック障害でCO_2濃度上昇に対する受容体の感受性の異常を指摘する報告もある(Woodsら，1986)。睡眠時無呼吸との関連では，パニック障害患者では健常者に比較してレム睡眠中の一回換気量(tidal volume)が不規則で，5～10秒間以内の呼吸停止(microapnea)が多かったという。これらの呼吸異常が脳幹部のCO_2濃度に対する感受性の変化をもたらしたり，睡眠時パニック発作と関係している可能性があると考えられている(Steinら，1995)。このように睡眠中のCO_2濃度上昇と睡眠時パニック発作との関連については興味深い問題であり，今後の詳細な検討が待たれる。

2) 全般性不安障害(generalized anxiety disorder)

ⅰ) 症状と概要： 全般性不安障害では，仕事や学業上の問題に関して，過剰で予期的な不安症状あるいはそれに伴う身体症状が慢性的に続き，さまざまな社会的機能の障害をきたすことが特徴である。DSM-Ⅳの診断基準には，落ちつきのなさ，易疲労感，集中困難，易刺激性，筋緊張とともに睡眠障害(入眠あるいは睡眠維持の困難，熟眠感欠如)もあげられている。全般性不安障害では予期不安が強いことが特徴的だが，睡眠に関しても例外ではなく，睡眠障害の頻度は高い。本障害は20歳前後に発症することが多く，男女差はない。全般性不安障害と診断された患者の多くは，実際は軽症のパニック障害と考える立場もある(Uhde, 1994)。

ⅱ) 睡眠に関する自覚症状および睡眠ポリグラフ所見： 全般性不安障害では，一般に比較的重篤で遷延する睡眠障害がみられることが多く，全般性不安障害の56％に何らかの睡眠の問題がみられたとの報告がある(Andersonら，1984)。Johns Hopkinsのグループによれば遷延する全般性不安障害の70％に不眠の訴えがみられ，30％が中等度から高度の自覚的障害を自覚していたと報告している(Uhde, 1994)。全般性不安障害の患者の多くは，就寝時も心配事が頭か

表5.43 睡眠時パニック発作の鑑別診断(RosenfeldとFurman，1994より一部改変)

特徴	RBD	夜驚	入眠時幻覚	悪夢	PTSD*	睡眠時パニック発作
夢内容との関連	あり	なし	なし	あり	なし	なし
困惑状態	なし	あり	なし	なし	なし	なし
自律神経系の機能亢進	不定	あり	なし	不定	あり	あり
活発な行動	あり	あり	なし	なし	不定	なし
回復の早さ	速やか	遅い	速やか	速やか	速やか	速やか
再入眠のしやすさ	不定	容易	不定	不定	不定	困難
翌朝になっての想起	可能	困難	可能	可能	可能	可能

RBD：REM Sleep Behavior Disorder, PTSD*：Posttraumatic Stress Disorder, flashback

ら離れず，考えまいと思っても止めることができず，入眠に必要なリラックスした状態に入ることがむずかしい．また，ひとたび睡眠障害を自覚すると，今夜ははたして眠れるだろうかと過度の予期不安にさいなまれ，さらに入眠を困難にすることが多いと思われる．

一般に全般性不安障害では，入眠および中途覚醒の増加などの睡眠維持の障害がみられることが多い．Reynoldsらは，うつ病の患者と比較の結果から，全般性不安障害では入眠潜時および中途覚醒時間が延長し，stage 3・4のデルタ波睡眠が減少していたと報告している(Reynoldsら，1983)．このような所見は，患者の自覚的不眠感とほぼ一致する．

3) 社会恐怖(social phobia)

ⅰ) 症状と概要：社会恐怖では，周囲の人々の注視を浴びるような状況に対する不適切な不安が持続的にみられ，そうした状況を回避するためにさまざまな社会生活上の機能障害がもたらされる．男女差はなく，発症はしばしば小児期の苦痛な体験にさかのぼることがあり，また不安症状がパニック発作の形をとることもある．

ⅱ) 睡眠に関する自覚症状および睡眠ポリグラフ所見：一般には社会恐怖の患者では不眠の訴えがみられることはまれである．まれに，就眠状況そのものが恐怖症の対象になる場合は，睡眠障害がみられることがある．恐怖症の睡眠障害を睡眠ポリグラフから検討した報告はきわめて少ない．恐怖症患者17例について，16名の健常者を対照にして検討した報告によると，入眠潜時(患者群：28.2±15.8分 vs 対照群：21.8±11.6分)，睡眠効率(86.0±8.1 vs 85.9±8.5)，レム潜時(94.1±57.0 vs 68.7±44.2)，運動時間(movement time；MT)(9.5±6.1 vs 10.2±5.3)をはじめとする各種の睡眠パラメーターにおいて両群間で有意な差はみられなかったという(Brownら，1984)．このように，社会恐怖では一般に質・量ともにほぼ正常範囲の睡眠がみられると考えられる．

4) 強迫性障害(obsessive-compulsive disorder；OCD)

ⅰ) 症状と概要：強迫性障害では，強迫思考，強迫行為ないし強迫儀式により強い苦痛がもたらされ，それにより社会的活動や対人関係が障害される．発症に性差はなく，通常は小児期から青年期早期にみられることが多い．強迫症状には，さまざまな度合で不安，抑うつ気分，離人感などを伴う．少なからず他の不安障害を合併し，強迫性障害の14％がパニック障害の診断基準を満たすという．一方，パニック障害の20％前後に強迫性障害もみられる(Uhde，1994)．また，強迫思考が優位にみられる場合は，特にうつ病との関連が想定されている．

ⅱ) 睡眠に関する自覚症状および睡眠ポリグラフ所見：強迫性障害の患者で睡眠障害を訴える場合は少なくない．年齢・性を一致させた健常者を対照とした若年症例の検討では，強迫性障害では全睡眠時間の短縮(強迫性障害：363±58分 vs 対照群：421±40分，$p<0.01$)，睡眠潜時の延長(63±54 vs 30±26，$p<0.058$)，睡眠効率の低下(82.8±12.1 vs 90.4±6.0，$p<0.053$)といった所見がみられたが，これらは必ずしも強迫性障害に特異的な所見とはいえない．しかしレム潜時(90±31 vs 116±27分，$p<0.05$)およびレム睡眠時間(80±18 vs 98±19分，$p<0.05$)においては，強迫性障害の患者で有意に短縮しており，感情障害との類似を指摘している(Rapoportら，1981)．

Inselらによる成人の強迫性障害14例の睡眠ポリグラフからの検討からは，健常対照群に比較して有意に全睡眠時間が短縮し(330.9±12.6 vs 382.6±8.6分，$p<0.05$)，中途覚醒の時間が増加していたが(40.1±8.4 vs 18.3±3.1分，$p<0.05$)，入眠潜時と睡眠効率，stage 4の持続時間と割合では差がなかった．また，レム潜時は健常者に比較して若年例と同様に有意に短縮しており(48.4±8.8 vs 80.8±5.5分)，それは抑うつ症状の有無にかかわらずみられた．さらに，強迫性障害の患者の中では抑うつ症状を伴う群と伴わない群との間には有意な差がなかったと述べている．その他のレム睡眠に関する指標の比較では，強迫性障害で睡眠ポリグラフ検査第2夜目のレム効率が有意に低下しており，この所見は第1夜目ではみられなかったという．

うつ病と強迫性障害について睡眠ポリグラフからの比較検討によると，stage 1と3の量が強迫性障害でうつ病に比較して多かったが，レム潜時，レム密度，レム睡眠の出現回数，総レム睡眠時間などほとんどす

べてのレム睡眠の指標の比較では有意な差がなかったという(Inselら, 1982).

いずれにせよ, 強迫性障害におけるレム潜時短縮の所見は, 強迫性障害とうつ病における何らかの共通した生物学的背景を考えさせるもので興味深い. 臨床的に抗うつ薬が強迫性障害に奏効する例があることはよく知られており, 両者にセロトニン系の機能障害が想定されるなどの最近の知見などからも, 今後の一層の検討が期待される分野であろう.

5) 外傷後ストレス障害(post-traumatic stress disorder ; PTSD)

ⅰ) 症状と概要: PTSDは, 著しく脅威的ないし破局的な出来事や状況に対する遷延した, あるいは遅延した反応として生じ, 典型的には覚醒亢進(持続する不安, 焦燥感, 不眠, 集中持続困難), 外傷的な出来事の再体験(出来事の侵入的で苦痛を伴う想起, "フラッシュバック", 反復する夢体験)および回避的行動(出来事に関連する状況の回避, 情動の鈍化, アンヘドニア, 活動への興味の減弱など)によって特徴づけられる. まれに, 出来事に強く関連した刺激に誘発されて, 著しい恐怖感, パニック状態, 攻撃性などが急激に出現することがある. 睡眠障害を合併する頻度は高く, 不安・抑うつ気分が併存する例や, アルコールをはじめ種々の薬物乱用が問題になることも少なくない. 一般に発症は出来事の直後から数か月後にみられ, 6か月を超えることはまれであるといわれる.

動物実験では, 制御不能なストレス(uncontrollable stress)への暴露により, 青斑核や辺縁系, 皮質領域におけるノルエピネフリンの代謝回転の上昇や, 側坐核と前頭葉でのドパミン放出の増加がみられるとの報告があり, ヒトでもPTSDにおいてノルアドレナリン系の機能異常を指摘する報告があるが(Southwickら, 1993), まだ十分に解明されてはいない.

ⅱ) 睡眠に関する自覚症状および睡眠ポリグラフ所見: PTSDでは, 睡眠障害の訴えはきわめて頻度が高い. 特に入眠障害, 強い不安感を伴う中途覚醒, 外傷体験に関する悪夢(nightmares)などが多くみられ, これらが初発症状である場合も少なくない. なかでも悪夢はPTSDの患者の60%前後でみられ, 反復して体験されることが少なくない(Uhde, 1994).

PTSDにおける強い不安を伴う中途覚醒はノンレム睡眠中にもみられるが, レム睡眠に関連した悪夢でみられることが多い(Rossら, 1989). この点においては睡眠時パニック発作がノンレム睡眠段階でみられるのとは対照的であるが, 両者は睡眠前半で起こりやすい点では共通している. また, PTSDにおける悪夢体験の内容とそれに伴う不安・恐怖などの強い情動は, 本来の心的外傷体験に近いことが多い. PTSDでRBD(REM sleep behavior disorder)を呈した症例の報告もある(Mahowaldら, 1990).

このように, PTSDではレム睡眠の機能に何らかの障害があることが考えられているが, これまでレム潜時, レム密度, %レムなどのレム睡眠のパラメーターを検討した報告によると, それらに一定の傾向はみられていない(Uhde, 1994).

c) 治療

不安障害に対する治療としては, 中核となる不安症状に対して抗不安薬投与を中心とする薬物療法と, 認知・行動療法あるいは精神療法が併用される. 不安障害に伴う睡眠障害は, 一般的には不安症状の改善とともに軽快することが多い.

パニック障害における覚醒時パニック発作に対しては高力価のベンゾジアゼピン系抗不安薬(アルプラゾラム, クロナゼパムなど)や, 三環系抗うつ薬(イミプラミン, クロミプラミンなど)が効果的である. 睡眠時パニック発作に対してもイミプラミンなどの三環系抗うつ薬が有効であるとされる. なお, パニック障害ではジアゼパムに対する受容体の感受性が健常者に比較して低下しているとの報告があるが(Roy-Byrneら, 1996), この所見がパニック障害に特異的なものであるかどうかは不明である. 社会恐怖に対しても高力価のベンゾジアゼピン系抗不安薬が効果的であるほか, MAO阻害薬, またβ遮断薬(アテノロール, プロプラノロール)の効果が期待できる症例もある.

強迫性障害では, セロトニン再取り込み阻害作用をもつクロミプラミンが強迫症状に効果的であるが, 広く他の三環系抗うつ薬に反応するとはいえないようである. このほか, SSRIs(selective serotonin reuptake inhibitors)も有効であるといわれる. SSRIsは不安障害一般に効果的である場合が多いが, 睡眠障害

を悪化させることがあるため注意が必要である．

　PTSDにおける不眠は，三環系抗うつ薬(アミトリプチリン，イミプラミン)，炭酸リチウム，クロニジン，非ベンゾジアゼピン系抗不安薬であるブスピロンなどに比較的良好に反応するといわれる．しかしPTSDでは，不安症状のみならず，同時に抑うつ状態，アルコールを初めとする薬物乱用などの問題を呈する場合が少なくないため，薬物療法のみならず心理社会的アプローチなど多面的な治療が必要になることが多い．

〔尾崎　茂〕

文　献

Anderson DJ, Noyes R, Crowe RR, 1984：A comparison of panic disorder and generalized anxiety disorder. Am J Psychiatry 141：572-575.

Bourdet C, Goldenberg F, 1994：Insomnia in anxiety：sleep EEG changes. J Psychosomatic Research 38 (Suppl. 1)：93-104.

Brown TM, Black B, Uhde TW, 1984：The sleep architecture of social phobia. Biol Psychiatry 35：420-421.

DSM-IV, 1995：精神疾患の分類と診断の手引(高橋三郎ら訳)，医学書院，東京．

Dube S, Jones DA, Bell J, et al, 1986：Interface of panic and depression：Clinical and sleep EEG correlates. Psychiatr Res 19：119-133.

Griez E, Zandbergen J, Pols H, Loof C, 1990：Response to 35% CO_2 as a marker of panic in severe anxiety. Am J Psychiatry 147：796-797.

ICD-10, 1993：精神及び行動の障害(融道男ら監訳)，医学書院，東京．

Insel TR, Gillin JC, Moore A, Mendelson WB, Loewenstein RJ, Murphy DL, 1982：The sleep of patients with obsessive-compulsive disorder. Arch Gen Psychiatry 39：1372-1377.

Labbate LA, Pollack MH, Otto MW, Langenauer S, Rosenbaum JF, 1994：Sleep panic attacks：An association with childhood anxiety and adult psychopathology. Biol Psychiatry 36：57-60.

Mahowald MW, Bundlie SR, Hurwitz TD, Schenck CH, 1990：Sleep violence-forensic science implications：Polygraphic and video documentation. Journal of Forensic Science 35：413-432.

Mellman TA, Uhde TW, 1989a：Sleep panic attacks：New clinial findings and theorerical implications. Am J Psychiatry 146：1204-1207.

Mellman TA, Uhde TW, 1989b：Electroencephalographic sleep in panic disorder：A focus on sleep-related panic attacks. Arch Gen Psychiatry 46：178-184.

Rapoport J, Elkins R, Langer DH, Sceery W, Buchsbaum MS, Gillin JC, Murphy DL, Zahn T, Lake R, Ludlow C, Mendelson W, 1981：Childhood obsessive-compulsive disorder. Am J Psychiatry 138：1545-1554.

Reynolds CF, Shaw PH, Newton PF, et al, 1983：EEG sleep in outpatients with generalized anxiety. A preliminary comparison with depressed outpatients. Psychiatry Res 8：81-89.

Rosenfeld DS, Furman Y, 1994：Pure sleep panic：Two case reports and a review of the literature. Sleep 17：462-465.

Ross RJ, Ball WA, Sullivan KA, Caroff SN, 1989：Sleep disturbance as the hallmark of posttraumatic stress disorder. Am J Psychiatry 146：697-707.

Roy-Byrne P, Wingerson DK, Radant A, Greenblatt DJ, Cowly DS, 1996：Reduced benzodiazepine sensitivity in patient with panic disorder：comparison with patients with obsessive compulsive disorder and normal subjects. Am J Psychiatry 153：1444-1449.

Sheehan DV, Ballenger J, Jacobsen G, 1980：Treatment of endogenous anxiety with phobic, hysterical and hypochondriacal symptoms. Arch Gen Psychiatry 37：51-59.

Southwick SM, Krystal JH, Morgan CA, Johnson D, Nagy LM, Nicolau A, Heninger GR, Charney DS, 1993：Abnormal noradernergic function in posttraumatic stress disored. Arch Gen Psychiatry 50：266-274.

Stein MB, Millar YW, Larsen DK, Kryger MH, 1995：Irregular breathing during sleep in patients with panic disorder. Am J Psychiatry 152：1168-1173.

睡眠障害国際分類，診断とコードの手引き(日本睡眠学会診断分類委員会訳)，1994. (The International Classification of Sleep Disorders：Diagnostic and coding manual, ICSD).

筒井未春，1994：不安障害に伴う睡眠障害．日本睡眠学会編：睡眠学ハンドブック，pp 322-328，朝倉書店，東京．

Uhde T, 1994：The anxiety disorders. Principles and practice of sleep medicine 2nd ed, pp871-898, Saunders, Philadelphia.

Uhde TW, Roy-Byrne PP, Gillin JC, et al, 1984：The sleep of patients with panic disorder：A preliminary report. Psychiart Res 12：251-259.

Woods SW, Charney DS, Heninger GR, 1986：Carbon dioxide sensitivity in panic anxiety, Arch Gen Psychiatry 43：900-909.

5.5.4　睡眠関連喘息

a) 歴史

"Asthma"あるいは"喘息"という言葉は紀元前4世紀の古代ギリシアや紀元前3世紀の古代中国，秦の時代から，またわが国では平安時代から呼吸困難を意味する言葉として用いられていたが，必ずしも気管支喘息を意味するものではなかった．喘息が気管支の疾患として理解されたのは17世紀になってからであり，概念が明確となってきたのは20世紀に入ってからである．

　気管支喘息において，夜間の症状に注目した記述は1698年のFloyerや1882年のSalterらの論文に認められる．その後，多くの研究者が喘息患者で夜間睡眠時にしばしば発作を起こしたり，肺機能の低下を認め

る報告をしている．

b) 疫学的事項

1) 頻度 わが国における喘息の発症頻度は約30年前は成人では1〜1.5％，小児では2〜3％とされていたが，近年では成人で3〜4％，小児で3〜7％と2〜3倍に増加しているものと考えられている．睡眠関連喘息については英国の喘息患者7729人を調査し，発作による夜間覚醒を調べた報告(Turner-Warwic, 1988)によると，94％は少なくとも月に1回，74％は週に1回，64％は週に3回，そして39％は毎晩覚醒している．また，3129人の喘息患者の1631回の呼吸困難発作のうち1525回は午後10時から午前7時までに起こり，そのピークは午前4時にあったという(DethlefsenとRepgas, 1985)．このように，睡眠関連喘息の大半は睡眠の後半，早朝に多いことが知られている．睡眠関連喘息の頻度は報告によって差があるが，最近では喘息患者の59％や67％(Stormsら, 1994)と報告されている．睡眠関連喘息を意外に自覚していない患者も多く，問診には十分注意すべきであるとしている．

2) 性差，好発年齢 わが国では，小児喘息は2歳までに約60％，学童期までに約90％が発症し，小学1〜2年で最も高値を示す．男女比は2:1であるが，男子の方が治りやすい傾向にあるので年とともに男女比は1:1に近づいてくる．多くは15〜17歳までに治り，約10％が慢性喘息となり成人にもちこされる．成人喘息は50歳代が最も多く40〜60歳代が全体の66.5％を占める．男女比は1:1である．睡眠関連喘息での実態は不明であるが，気管支喘息150名中34人が睡眠関連喘息であり，夜間の症状と年齢，性別，アレルギー歴とは関連なかったとする報告がある(Chhabra, 1995)．

3) 遺伝性 気管支喘息には遺伝性があることはよく知られている．睡眠関連喘息の遺伝性については，最近，興味深い報告がある．β_2アドレナリン受容体数は睡眠関連喘息では夜間減少するが，健常人や睡眠関連喘息でない喘息患者では減少は認めない．喘息患者のβ_2アドレナリン受容体の遺伝子マーカーに着目するとグリシン16の多型が認められ，特に夜間の喘息悪化歴のある患者においては非常に顕著であった(Turkiら, 1995)．

c) 定義

気管支喘息に関する考え方は，以前は気道の閉塞性変化の可逆性と反応性の亢進が重要視されてきた．そして気道の閉塞性の変化は気道粘膜の浮腫，気道分泌物の増加，気道平滑筋のれん縮とされていたが，最近の考え方は，気管支喘息には気道の炎症が背景にあることが重要視されている．

最近のわが国の定義(『喘息予防・管理ガイドライン1998』)によると，「喘息は気道の炎症と種々の程度の気流制限により特徴づけられ，発作性の咳，喘鳴，および呼吸困難を示す．気流制限は軽度なものから致死的な高度のものまで存在し，自然に，また治療により少なくとも部分的には可逆的である．気道炎症には好酸球，T細胞(Th2)，肥満細胞など多くの炎症細胞の浸潤が関与し，気道粘膜上皮の損傷が見られる．長期罹患成人患者では気流制限の可逆性の低下が見られる傾向があり，しばしば気道上皮下基底膜肥厚などのリモデリングを示す．反応性のある患者では，気道炎症や気道のリモデリングは気道過敏性を伴う」とされる．一方海外では，1995年に発表されたWHOと米国 NIH・NIHLBI の『GINGA(Global Initiative for Asthma)：喘息管理国際指針』に「喘息は慢性の炎症性気道障害で，多くの細胞，特に肥満細胞，好酸球およびTリンパ球が関与している．素因を有するものでは，この炎症により喘鳴，息切れ，胸部圧迫感，および咳の発作が特に夜間あるいは早朝に繰り返し起こる．これらの症状に伴って通常，広範囲であるが変動する気流制限がみられ，これは自然にあるいは何らかの治療により少なくとも部分的には可逆的である．気道の炎症は，また種々の刺激に対する気道過敏性の原因ともなる」とされている．ここで，注目すべきは，この定義のなかで気管支喘息そのものが特に夜間あるいは早朝に繰り返し起こることが特徴的であると記載されていることである．すなわち，気管支喘息患者では夜間早朝に発作をひき起こすことは通常遭遇することであり，決してまれな病態ではないことを示している．睡眠関連喘息の定義としては明文化されたものはないが，睡眠関連喘息とは決して独立した疾患ではなく，気管支喘息のなかで特に夜間早朝に際だって

発作あるいはその増悪をきたす症例を指して用いた用語と理解したい.

睡眠関連喘息(sleep related asthma)のほかに夜間喘息(nocturnal asthma)という呼称もある.発作を睡眠と関連づけるか,夜間と関連づけるかは後述するが,夜間と睡眠は密接な関連があり,両者とも同じ現象に対して用いた用語と考えたい.

d) 臨床症状

睡眠関連喘息の臨床症状は喘息を起こす時間帯が夜間睡眠時にあるのが特徴で,そのときの症状はいわゆる気管支喘息のものとなんら変わりない.そして,喘息の症状は定義でもあるように喘鳴,息切れ,胸部圧迫感,および咳の発作であり,気道の閉塞性障害と炎症に起因している.睡眠関連喘息では睡眠の中断,断眠を伴い,このことがさらに喘息を悪化させると思われる.

e) 検査所見

気管支喘息に関する詳しい解説は成書にゆずるが,ピークフローメーターによるPEFR (peak expiratory flow rate)測定が経時的な気管支喘息の自己管理法として普及するようになって,夜間早朝のPEFR低下が重要視されてきている.これは重症な気管支喘息ほど睡眠関連喘息となりやすいことにも関連し(Chhabra, 1995),特にPEFRを1日1回測定するとすれば,朝の吸入前に行うのが最も喘息の状態を反映する指標と考えられている(Reddelら,1995).

f) 予後(喘息死との関連)

喘息はときに致命的な疾患となる.喘息死の68%は深夜から午前8時までに亡くなっていたとする報告もあり(Cocherane と Clark, 1975),喘息死と睡眠関連喘息との関連が強く示唆されている.その理由としては,喘息発作が夜間に多いということ以外に,喘息が持続して増悪しているような症例では不眠をきたし,覚醒反応を鈍麻させることが重要と思われる.喘息死を防ぐことは喘息管理のなかでも最も重要視されており,睡眠関連喘息の病態や治療法を解明することが喘息死の予防につながるのではと期待される.

g) 鑑別診断

1) 喉頭の病変　喉頭は気道の中で最も狭く,急性喉頭炎,ジフテリア,仮性クループ,喉頭浮腫,喉頭けいれんなどは喘鳴,呼吸困難をきたしやすい.喘鳴は気管支喘息では呼気時が主体であるのに対し,喉頭病変は吸気時が主体であることに注意すべきである.

2) 気管,気管支の腫瘍,異物　頑固な咳,喘鳴を特徴とする.ときに臥位などの体位により増強するためしばしば睡眠関連喘息と鑑別を要することがある.

3) 心不全(心臓喘息)　心不全の患者では夜間,臥床するとしばらくして喘鳴が出現し増強する.いわゆる発作性夜間呼吸困難のため睡眠関連喘息と鑑別困難なことがある.

h) 随伴しやすい疾患

気管支喘息は慢性肺気腫や慢性気管支炎をしばしば合併する.気管支喘息とそれらを純粋に区別することは困難なことが多く,それらを総称して慢性閉塞性肺疾患(chronic obstructive pulmonary disease; COPD)とし,一つの疾患概念として扱うこともある.

気管支喘息と共通したアレルギー性肺疾患としてPIE症候群(pulmonary infiltration with eosinophilia syndrome),アレルギー性気管支肺アスペルギルス症(allergic bronchopulmonary aspergillosis; ABPA)などがある.

i) 病態生理

1) 睡眠関連喘息と肺機能の日内変動　喘息は種々の誘因によって発作をひき起こす.夜間あるいは睡眠に伴って出現する喘鳴に注目したものを睡眠関連喘息と称するわけだが,そのおもな誘因は肺機能の日内変動であり,夜間早朝時に肺機能が低下することが発作と密接に関連していると思われる.日内変動の形成には後述するようにさまざまな要因が関与していると考えられているが,肺機能の日内変動は喘息患者のみでなく健常人でも認められることが知られている.すなわち,午後4時に最も良くなり,午前4時には最も低下する.この変動は8%程度であり,臨床的にはほとんど問題とはならない.一方,喘息患者にも午後4時に最も良くなり,午前4時には最も低下するという同様の日内変動を認めるが,その変動は50%程度にまで増大するため,夜間に喘息の悪化をひき起こす(Hetzel と Clark, 1980).

喘息患者の夜間悪化は健常人の日内変動を単に増強させたものなのか、それとも別の要因が働いているものなのだろうか。実際には、両者の側面をもっているといえる。

2) **睡眠と日内変動との関連** 肺機能の日内変動は睡眠と関連するものなのか、そうでなく単に時間に関連するものかについてはいくつかの報告がある。夜間の肺機能を評価するためには、通常覚醒させねばならず睡眠中の測定は困難であった。しかし、最近下気道の抵抗を連続的に睡眠中に測定した報告がある（Ballardら、1989）。それによると、喘息症例では気道抵抗は睡眠とは関連なく日内変動に依存し、夜中から午前6時にかけ覚醒時でも、また臥床だけでも増加する。しかし同時間に睡眠するとさらに気道抵抗は著明に増加するという。一方、健常人では夜間軽度に増加するものの睡眠と覚醒には差はなかった。このことは肺機能の日内変動は覚醒していても存在するが、睡眠によって増強されることを示す。

喘息症例のshift workerを対象とした研究で、臥位という睡眠体位自体は肺機能の変動とは関連を認めず、またPEFRの低下は太陽時間よりも睡眠に関連していた。さらに、昼夜勤が交代すると肺機能の変動は短時間に新しい睡眠サイクルにシフトしたという（ClarkとHetzel、1977）。この短時間の日内変動のシフトはPEFRのみならず、体温などの基礎的日内変動も同様にシフトしていたともいう。一方、健常人のshift workerでは一秒率の変動は太陽時間と相関があったとする報告もある。

また、15分間の夜間中途覚醒時における運動負荷実験では夜間のPEFRの低下を妨げないといわれているが、覚醒後の短時間の睡眠が早朝のPEFR低下をもたらす可能性もあり、睡眠が早朝のPEFRの低下をもたらさないとはいい切れない。

睡眠段階との関連については意見が分かれるが、どの睡眠段階でも喘息発作は生じるようである。

3) **気道過敏性** 喘息患者では、ヒスタミンやβ_2刺激薬や生理食塩水などの吸入に対する気道過敏性の変動はPEFRの日内変動と逆相関し、特に睡眠関連喘息の患者では夜間早朝のPEFRの低下とともに気道過敏性が著明に亢進することが知られている。

気道過敏性の変化はさまざまな要因によって影響を受けているものと思われる（図5.41）（Martin、1993）。夜間の血中コルチゾールやエピネフリン、cAMP（cyclic AMP）の減少はヒスタミンの増加と同様に気管支の過敏性に間接的に作用するとともに気道に直接作用すると思われる。同様に、夜間に増加する副交感神経系の緊張は気管支の反応に影響を与えると思われる。逆流性食道炎や気道冷却は迷走神経系の緊張をもたらし、睡眠関連喘息をひき起こし、特に気道過敏性が著明なときは著しく悪化する。さらに、夜間喘息の

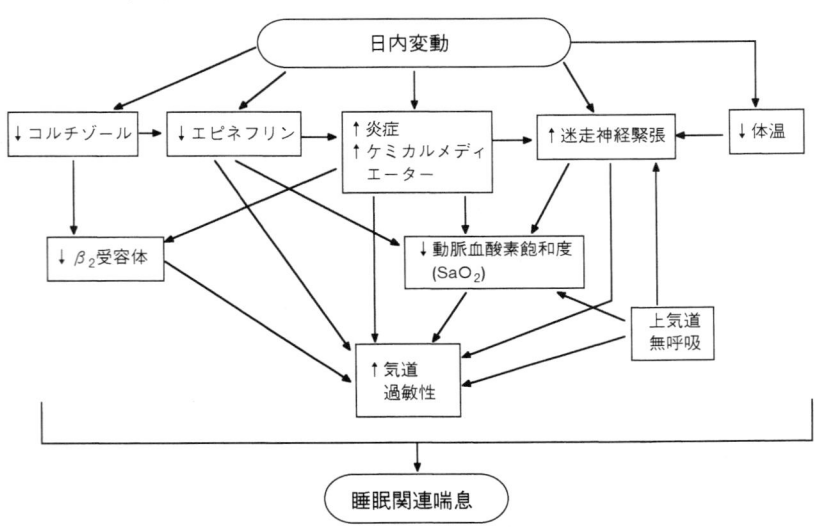

図5.41 睡眠関連喘息のメカニズム（Martin、1993より改変）

増悪とともに午前4時のBALF(気管支肺胞洗浄液)において好中球や好酸球の増加を認めることより,気道の炎症も気道の過敏性に影響していると思われる.

ⅰ) 酸素飽和度の低下: 喘息の患者では実験的に低酸素血症(S_aO_2 87%程度)になるとメサコリンに対する気道過敏性が亢進するという.喘息患者はレム期に不規則な呼吸とともに酸素飽和度の低下を認め,しばしば覚醒を認める.レム期の不規則な呼吸と酸素飽和度の低下は喘息症例のみでなく,他の呼吸器疾患でもしばしば認められるが,このことが夜間喘息の増悪をもたらす可能性がある.

ⅱ) 睡眠時無呼吸: 夜間の発作のコントロールが困難な患者においては,睡眠時無呼吸症候群が合併していることがある.これらの症例は,鼻CPAPにより無呼吸を改善することで喘息のコントロールが著明に改善する.睡眠時無呼吸症候群では繰り返す無呼吸発作による上気道の刺激が神経反射を介し,気管支収縮をもたらしている可能性も考えられている.

ⅲ) アレルギー: ダニなどの室内塵を就寝時に暴露されるために睡眠関連喘息発作が起こるとする考えは以前からあるが,入院などで暴露から解放されても発作が起こる場合があり,一部は説明できても一般的ではない.一方,日中の抗原暴露が遅発反応を起こし,夜間に発作を起こす可能性もある.

ⅳ) 気道分泌: 喘息患者には気道の分泌が多い症例がある.動物実験では睡眠中,特にレム期に咳反射が抑制されることも示されているため,夜間の気道内の分泌物貯留が夜間喘息に関与している可能性もある.上気道炎,特に副鼻腔炎や後鼻漏を治療することで喘息患者の日中の発作はもちろん夜間の発作も劇的に改善することが知られており,これらの疾患は夜間喘息発作の誘因としてしばしば問題となる.その理由としては,鼻や喉頭の刺激,口呼吸,分泌物の誤嚥が気管支収縮をひき起こすものと考えられている.

ⅴ) 逆流性食道炎: 一部の睡眠関連喘息が逆流性食道炎と関連があることは明らかで,そのような症例の場合,食道炎の治療により夜間の発作は著明に改善する.その理由は,胃液が食道粘膜を刺激し迷走神経を介し間接的に,あるいは誤嚥があり,気管支を刺激し直接的に気管支収縮をひき起こすのではないかと考えられている.

ⅵ) 冷気: 日中の検査では,短時間の冷気暴露により体温が0.8度低下すると多くの喘息患者で発作を起こす.体の冷却は血管収縮をきたし,気道粘膜が冷やされるために気管支狭窄をひき起こすと考えられている.この反応は体を冷却しても吸気を加温加湿していれば発作をブロックできる.通常睡眠で体温は1度近く低下するので,このことが夜間喘息発作の要因となっている可能性も考えられる.

ⅶ) 迷走神経活動: 迷走神経活動は夜間上昇するが,このことが気管支の活動に影響を与え,夜間喘息の重要な要因になると考えられている.さらに,夜間には炎症やメディエーターの分泌によってムスカリン受容体の機能促進が生じているため迷走神経の作用は夜間の喘息患者ではより強調されると思われる.

ⅷ) ケミカルメディエーターと炎症: 喘息患者ではPEFRとエピネフリンとcAMPはお互いに正の相関があり,血中ヒスタミンレベルとは負の相関がある.これらは夜間の気管支収縮をひき起こす傾向にあるという.睡眠関連喘息はエピネフリンの日内変動による夜間低下が過敏状態の肺肥満細胞からのヒスタミンや他のメディエーターの遊離を促し,気管支収縮をもたらすと考えられている.ただし,エピネフリンとヒスタミンには関連を認めないとする報告もあり,またヒスタミンは吸入では気管支収縮をもたらすが静注では認めないことから,さらなる研究が望まれる.

睡眠関連喘息患者の午前4時のBALFでは午後4時のBALFに比べ,好中球と好酸球は増加し,リンパ球や上皮の脱落も目立つようになる(Martinら,1991).この日内変動は夜間に肺機能の悪化を認めない症例には認めない.炎症性の変化と上皮の傷害は気管支の反応性を増加させ,夜間喘息の発症に重要な役割をしていると思われる.さらに最近の種々の研究から,睡眠関連喘息患者の午前4時のBALFではIL 1-β(interleukin-1β), PGD_2(prostaglandin D_2), ECP(eosinophil cationic protein)などは上昇,ET-1(endothelin-1)は減少,また夜間尿中のLTE_4は増加するといわれており,炎症,ケミカルメディエーターと睡眠関連喘息との関連がより強調されてきている.

ix）副腎皮質ホルモン： 尿中や血中のステロイドは夜間 PEFR の低下するころに低下するため，夜間の喘息発作と関連があるのではと考えられたが，夜間喘息患者に薬用量では効果があるものの，生理的量のステロイドを静注した実験では夜間の発作を防ぐことはできず，夜間喘息出現の主因ではないと考えられる．

x） β_2 アドレナリン受容体： 喘息患者，特に睡眠関連喘息患者では日中に比べ，朝方に白血球の β_2 アドレナリン受容体濃度は低下することが知られており，その時間帯にはさらに気管支収縮の増悪の危険性が考えられる．また，副腎皮質ホルモンの低下は β_2 アドレナリン受容体の活動を低下させるといわれている．

j）治 療
1）薬物療法
i）テオフィリン製剤： テオフィリンは強力な気管支拡張作用をもつため古くから気管支喘息患者に用いられてきたが，最近では抗炎症作用も併せもつことが判明し，注目されている．内服では現在 1 日 2 回の徐放製剤の使用が汎用されており，テオフィリンの治療有効血中濃度域の概念が確立され，また，この範囲を維持することにより，慢性型気管支喘息の症状を抑制する RTC 療法(round the clock therapy)が推奨されてきた．テオフィリンの血中濃度に影響する要因には年齢，喫煙，合併症，併用薬物，食事などが影響すると考えられていた．しかし，実際には 12 時間の徐放製剤で夜間，特に早朝の喘息をコントロールするにはしばしば困難を伴い問題となっていた．クロノテラピー(chronotherapy)の概念が提唱されるようになり，朝の内服より夜の内服の方が血中濃度のピーク時間が遅れ，一部の製剤ではピーク濃度も異なっていることが判明しており注意を要する．これは薬物の吸収，薬物動態に影響を及ぼす胃内 pH，他の分泌物，胃内容排出などの消化機能には顕著なサーカディアンリズムがあり，そのため薬物の投与時間により薬物の吸収速度が異なるためと考えられている．

最近，消化器の日内変動の影響をあまり受けず，1 日 1 回の長時間型の徐放製剤も市販されるようになってきているが，このような製剤の開発は患者のコンプライアンスの改善のみならず，夜間・早朝の血中濃度を維持するためにも有用な手段と考えられており，睡眠関連喘息の治療薬として期待されている(DuBuske, 1994)．

一方，最近では発作を起こしやすい睡眠関連喘息患者は有効血中濃度範囲内でも濃度を夜間から早朝に高めた方がより夜間から早朝の発作を改善させ，逆に日中は発作がなければ濃度の高低に肺機能は依存しないとの報告がされている．このようにテオフィリンを最も必要とするとき，すなわち睡眠関連喘息患者では夜間早朝に血中濃度を高めることが重要とされる．

睡眠関連喘息患者に対し，テオフィリン製剤のもつ覚醒作用が夜間の睡眠の質と構築を悪化させ，夜間の発作や肺機能に悪影響を及ぼさないかが危惧された．長時間型 β_2 吸入薬の投与と比較し，睡眠は変わらず，夜間の酸素飽和度や一秒率は改善した．また，テオフィリン製剤は夜間，有効血中濃度を高めても睡眠は変化せず低酸素血症を改善することも報告されている．

テオフィリンの抗炎症作用としては，睡眠関連喘息患者ではテオフィリンの投与により午前 4 時の BALF 中の好中球数は減少し LTB_4 は増加しており，テオフィリンは LTB_4 の機構を介して炎症を抑えるのではないかと報告されている(Kraft ら，1996)．

ii）ステロイド薬： 炎症性疾患として喘息が注目されるようになってから，ステロイド薬の使用は以前より積極的に行われるようになってきており，特に副作用の少ない吸入ステロイドが汎用されている．しかし，それでもコントロールが不十分だったり，吸入困難な場合には経口投与となる．通常ステロイド薬の投与は生体のコルチコステロイドの日内変動に合わせ朝に行われるが，多くのステロイド依存性喘息患者は睡眠関連喘息である．注意しなければならないのは，投与量を 10 倍にしても持続時間は 2 倍にしかならないことである．そのため，朝に投与量を増やしても副作用を増すばかりで睡眠関連喘息をコントロールするのは困難である．午前 8 時や午後 8 時の内服では効果はなく，午後 3 時の内服が効果的とする報告もある(Beam ら，1992；DuBuske，1994)．

iii） β_2 刺激剤： 最近長時間作用型の β_2 刺激薬の吸入剤，内服薬が開発されてきており，睡眠関連喘息

の治療に期待がもたれるが，わが国ではまだ長時間作用型の吸入剤の使用は認められていない．睡眠関連喘息の患者ではβ_2アドレナリン受容体の機能は夜間低下することが知られているので，夜間にはより高容量のβ_2刺激剤を必要とする可能性がある．また，一晩に1回，最初に発作を起こすと予想される時間の1時間前に中途覚醒させβ_2刺激剤を吸入させると睡眠関連喘息に効果的とする報告もある．

2) その他

i) 誘因の除去： 取り除くことのできる睡眠関連喘息の誘因をまず除去すべきである．特に仕事の環境には注意を払うべきである．遅延反応によって，日中は無症状でも夜間に遅れて発症する可能性がある．犬や猫と一緒に寝ることも問題である．鼻咽頭炎や気管支炎は睡眠を妨げ，睡眠関連喘息を悪化させることがあるので，まずそれらの治療を必要とし，就寝前には気道のクリーニングも必要とする．

ii) 逆流性食道炎の治療： 逆流性食道炎が睡眠関連喘息の原因となっている場合は就寝時のセミファーラー位や就寝前のH_2ブロッカーの服用が有効である．誤嚥が関与するなら蠕動を亢進させる薬の内服や就寝前数時間の食事摂取を禁止すべきである．両者とも治療困難なら外科的な助けも必要となる．

iii) その他： 器具を用いた吸気筋トレーニングが吸気筋力と呼吸筋耐性を改善させ，睡眠関連喘息に効果的とする報告もあり，今後の研究が注目される．

〔国友史雄・木村　弘〕

文献

Ballard RD, Saathoff MC, Patel DK, Kelly PL, Bartin RJ, 1989：Effect of sleep on nocturnal bronchoconstriction and ventilatory patterns in asthmatics. J Appl Physiol 67 (1)：243-249.

Beam WR, Weiner DE, Martin RJ, 1992：Spectrum of corticosteroid sensitivity in nocturnal asthma. Am Rev Respir Dis 146：1524-1530.

Chhabra SK, 1995：An epidemiological investigation into nocturnal asthma. J Asthma 32 (2)：147-150.

Clark TJH, Hetzel MR, 1977：Diurnal variation of asthma. Br J Dis Chest 71：87-92.

Cocherane GM, Clark TJH, 1975：A Survey of asthma mortality in patients between ages 35 and 65 in the greater London hospitals in 1971. Thorax 30：300-315.

DuBuske LM, 1994：Asthma：diagnosis and man agement of nocturnal symptoms. Compr Ther 20 (11)：628-639.

Dethlefsen U, Repgas R, 1985：Ein neues therapieiprinzip bei nachentilchen asthma. Klin Med 80：44-47

Hetzel MR, Clark TJH, 1980：Comparison of normal and asthmatic circadian rhythms in peak expiratory flow rate. Thorax 35：732-738.

Kraft M, Torvik JA, Trudeau JB, Wenzel SE, Martin RJ, 1996：Theoghylline：potential antiinflammatory effects in nocturnal asthma. J Allergy Clin Immunol 96 (6)：1242-1246.

Martin RJ, 1993：Nocturnal asthma mechanism and treatment, p 394, Futura publishing Co., Mount Kisco, NY.

Martin RJ, Cicutto LC, Smith HR, et al, 1991：Airway inflammation in nocturnal asthma. Am Rev Respir Dis 143：351-357.

Reddel HK, Salome CM, Peat JK, Woolock AJ, 1995：Which index of peak expiratory flow is most useful in the management of stable asthma? Am J Respir Crit Care Med 151 (5)：1320-1325.

Storms WW, Bodman SF, Nathan RA, Byer P, 1994：Nocturnal asthma symptoms may be more prevalent than we think. J Asthma 31 (4)：313-318.

Turki J, Pak J, Green SA, Martin RJ, Liggett SB, 1995：Genetic polymorphisms of the beta 2-adrenergic receptor in nocturnal and nonnocturnal asthma. Evidencethat Gly16 correlates with the nocturnalphenotype. J Clin Invest 95 (4)：1635-1641.

Turner-Warwick M, 1988：Epidemiology of nocturnal asthma. Am J Med 85 (1B)：6-8.

5.5.5　睡眠関連逆流性食道炎および消化性潰瘍

a) 逆流性食道炎

逆流性食道炎は近年，食道胃逆流症(gastroesophageal reflux disease；GERD)とも呼ばれることがあるが，胃内容が食道にもどり胃液や十二指腸液のために食道の粘膜に傷害が加えられる病態をさす．胃から食道への逆流は本来は下部食道括約帯(または筋)によって防止されているが，その機能不全が基本的には本症の原因である．横臥したときには逆流した酸性の胃内容あるいはアルカリ性の十二指腸液が食道から胃への排出が困難となり，食道が長時間胃酸や十二指腸液にさらされる．この現象は胃食道逆流と呼ばれるが，夜間睡眠中に起こりやすく食道炎を促進させる．一方，睡眠中の胃食道逆流により発症するむねやけなどの症状で睡眠が妨げられる．以下に逆流性食道炎の病像を述べる．

1) 病態生理　食道と胃との間には，下部食道括約帯と呼ばれる胃液あるいは胆汁，膵液を含む十二指腸液が，胃より食道への逆流を防止する働きがある．胃内容の食道への逆流は生理学的にもみられる現象で

あり，食道には逆流したものを排出したり，あるいは逆流したものによる刺激に対する粘膜の防御機構が備わっている．しかし，(1)この下部食道括約帯の働きが不完全であり，胃から食道への流入量が多い場合，(2)胃内容が十二指腸への排出が十分に行われず胃に停滞している場合，(3)食道の排出運動が微弱である場合，(4)食道の粘膜の胃酸に対する防御機構が低下している場合，あるいは，(5)上記のものがすべて正常であるが胃酸分泌機能が非常に強い場合などに食道炎は起こりうる．これらのことを実証するために，胃排出運動の観察，食道から胃への移行部のいわゆる噴門部の内圧の測定，食道の酸排出能の評価が行われる．

2) 症 状　筆者の調査では，胸やけおよび前胸部不快感をもつものが最も多く，次いで咳や痰の症状で，この症状は胃部不快感や腹痛などの消化器症状を上回っている(表5.44)．なお，軽症例では本人がそれと気づいていない無症状という者も多いが，このような者でも内視鏡検査で本症と診断後に，子細に尋ねると胸やけなどの症状をもつ例が少なくない．胸やけは逆流した消化液(胃液，十二指腸液)が食道粘膜を刺激して起こる症状であり，痛みとして現れる場合はこれを non cardic chest pain と呼び，狭心症の発作と鑑別する必要がある．これらの症状は夜間睡眠中に起こりやすく，胃から食道への逆流現象に伴い睡眠を妨げる．

3) 診断方法　上部消化管の内視鏡検査が最も有用な検査法である．その病変の多くは食道下部の扁平上皮と円柱上皮の移行部にあり，それより口側にあって移行部に異常のない炎症は細菌感染や薬剤による食道炎を考える必要がある．逆流性食道炎の初期像としては発赤やわずかな白苔を伴う食道の縦軸に走る線状のびらんとして見られる．その病像が進むとともにびらんは深くなり，隣の線状病変と食道下端で融合し，やがて全周性となり，面状となる．病変がさらに進み長期化すると，管腔は狭細化しX線写真でも描出される(図5.42)．粘膜の潰瘍性病変は穿孔することはないが，出血することがまれにある．これらの所見はSavaryとMillerの重症度分類に詳述されている(表5.45)．

日常臨床の場における診断には上部消化管内視鏡検査が最も有用であり，特に病変が軽度の発赤やびらんにとどまるうちは内視鏡検査でのみ診断可能である．内視鏡検査による重症度分類は現在まで簡便でわかり

表 5.44 食道炎の自覚症状
（人間ドック発見症例より）

症状	SavaryとMiller分類				
	I	II	III	IV	計
胸やけ・胸部不快	23	12	5	1	41
咳・痰	10	2	1	0	13
胃部不快	10	0	1	0	11
便通異常	5	0	1	0	6
腹痛	5	1	0	0	6
その他	19	2	1	1	23
なし	79	29	24	4	136
計	131	45	31	6	213

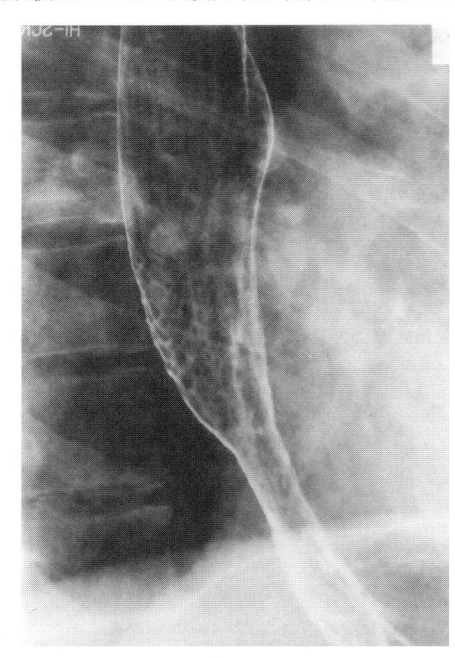

図 5.42 逆流性食道炎のX線造影所見

表 5.45　SavaryとMillerの逆流性食道炎の重症度分類

stage I：一つあるいは複数個の食道粘膜の表層性びらん性で，発赤，浸出液を伴う．隣の病変とは癒合していない．
stage II：食道粘膜の傷害は stage I と同様のびらん性病変であるが，隣の病変と癒合している．しかし，癒合は食道粘膜全周には及んでいない．
stage III：食道粘膜の傷害はびらん性であり，全周性である．しかし狭窄はない．
stage IV：食道粘膜障害は慢性病変であり潰瘍，食道壁の繊維化，狭窄，短食道を伴い，円柱状上皮化した瘢痕をみる．

やすい Savary と Miller の分類が国際的にも多用されてきたが，近年これを改編した Los Angeles 分類が定められ，用いられるようになってきた．そのほかにもわが国には食道疾患研究会の分類がある．

上部消化管 X 線造影検査は病変の範囲などを客観的に表現したり，食道裂孔ヘルニアの併存疾患を現すのに有用である．しかし，Savary と Miller の分類の stage Ｉ, II などでは病変が粘膜面に限局しているために，X 線造影検査では所見の描出は困難である．したがって，胸やけなどの本症を思わせる症状のある場合には，上部消化管 X 線造影検査で所見がない場合でも内視鏡検査を行う必要がある．

胃酸分泌能の検査も攻撃因子の評価を行うために有用である．逆流現象の観察には，携帯式の pH メーターを用いて長時間連続の食道や胃の上部消化管の pH モニタリングが行われる．これらの検査法は日常臨床の場での応用は一般的ではない．

なお，筆者が健診で調べたところ，診断された病変の重症度別内訳は Savary と Miller の分類の stage Ｉが 64.0 ％， II が 19.5 ％， III, IV がおのおの 14.0 ％，2.5 ％であった（表 5.46）．

4）疫学的事項 病因と深いかかわりをもつ疫学的事項について記す．逆流性食道炎の性・年齢別頻度を男性 37,885 名，女性 17,273 名の合計 55,158 名について調べたところ，健診受診者全体では 0.43 ％に診断されたが，性別内訳では男性が 0.58 ％，女性では 0.09 ％にみられ，男性の有病率は女性より高かった．また，年齢別有病率は加齢とともに増加して 70 歳以上になると 3.2 ％になった（表 5.47）．

肥満度との関係では，食道炎の患者では上部消化管に異常の認められなかった群に比べて肥満度が高かった．また，肥満度を全体の肥満度の平均および標準偏差に基づいて，やせている群，平均的な群と太っている群の 3 群に分けて食道炎の有病率を調べたところ，おのおの 0.14 ％，0.39 ％，0.64 ％であって，肥満度が高くなるとともに食道炎は多く発見された（表 5.48）．これは肥満が腹圧を増加させて，食道胃逆流現象が起こりやすくなるためであろうと考えられる．

喫煙率は食道炎の患者では喫煙率が上部消化管検査にて異常を認めなかった群に比べて高く（表 5.49），

表 5.46 人間ドックで発見された食道炎の重症度（Savary と Miller 分類による）

年齢層	重症度分類				計
	I	II	III	IV	
〜39	9	3	2	1	15
〜49	39	14	11	1	65
〜59	67	15	13	1	96
〜69	28	12	4	2	46
70〜	8	2	3	1	14
計	151	46	33	6	236

表 5.48 肥満度別に見る食道炎の頻度

肥満度(％)	受診者数	食道炎発見数	食道炎の頻度
〜94	10,763	15	0.14 ％
95〜116	32,911	128	0.39 ％
117〜	11,484	74	0.64 ％

χ^2 検定　$p<0.001$

表 5.49 食道炎患者における喫煙率

	食道炎群	対照群*
非喫煙者	15 (12.3 ％)	5,572 (36.7 ％)
かつて吸った	44 (36.0 ％)	3,822 (25.2 ％)
現喫煙者（喫煙量，本/日）		
1〜9	3 (2.5 ％)	304 (2.0 ％)
10〜19	10 (8.2 ％)	929 (6.1 ％)
20〜29	22 (18.0 ％)	2,293 (15.1 ％)
30 以上	28 (23.0 ％)	2,242 (14.8 ％)
合計	122 (100 ％)	15,162 (100 ％)

* 対照群は健診にて上部消化管に異常のなかった者
対照群との差は χ^2 検定にて $p<0.001$

表 5.47 人間ドック受診者における食道炎の頻度

	受診者総数			食道炎診断数			食道炎の頻度(％)		
年齢層	男性	女性	合計	男性	女性	合計	男性	女性	合計
〜30	15,140	5,338	20,478	15	0	15	0.10	0	0.07
40〜49	13,942	5,874	19,816	62	3	65	0.45	0.05	0.33
50〜59	6,819	4,534	11,353	91	5	96	1.34	0.11	0.85
60〜69	1,700	1,373	3,073	40	6	46	2.35	0.44	1.50
70〜	284	154	438	12	2	14	4.23	1.30	3.20
合計	37,885	17,273	55,158	220	16	236	0.58	0.09	0.43

表 5.50 食道炎患者における飲酒率

	食道炎群	対照群*
非飲酒者	24 (20.0%)	5,286 (34.9%)
かつて飲んだ，現在飲まない	1 (0.8%)	179 (1.2%)
ときどき飲む	24 (20.0%)	3,192 (21.0%)
毎日飲む（飲酒量/日）		
日本酒換算2合まで	55 (45.8%)	5,501 (36.3%)
日本酒換算2合超	16 (13.4%)	1,004 (6.6%)
合計	120 (100%)	15,162 (100%)

＊ 対照群は健診にて上部消化管に異常のなかった者
対照群との差は χ^2 検定により $p<0.001$

表 5.51 食道炎の上部消化管病変
（人間ドック受診者にみる）

	n	頻度(%)
十二指腸潰瘍，瘢痕	12	5.1
胃切除	19	8.1
食道裂孔ヘルニア	23	9.7
びらん性胃炎	36	15.3
胃潰瘍，瘢痕	39	16.5
その他	28	11.9

飲酒率も逆流性食道炎と診断された群では上部消化管異常なし群より高かった（表5.50）。これはすべて外因であるが食道粘膜の胃液，十二指腸液に対する防御能の低下に基づくものであると考える。

5) **併存疾患**（表5.51）　逆流性食道炎の患者では，上部消化管に十二指腸潰瘍，胃潰瘍，びらん性胃炎などの病変が併存することが多い。これらはいずれも消化性潰瘍病変である。ほかに食道裂孔ヘルニア，胃切除歴をもつものがあった。胃切除術後には，下部食道括約帯の機能は温存されていても遠位胃切除が行われている場合には幽門括約筋が失われているために，十二指腸液が食道まで逆流して，胆汁や膵液によって胃粘膜が傷害される。この場合の十二指腸液の逆流は仰臥位のときに起こりやすく，粘膜傷害は睡眠中に生じやすい。

表に示したほか，食道の排出能を低下させる進行性全身性硬化症や糖尿病を基礎疾患にもつ者がある。特に食道下部の平滑筋層の萎縮を生ずる進行性全身性硬化症では，逆流性食道炎の合併が非常に多くみられる。

一方，逆流性食道炎が重症化してかつ長期化すると，瘢痕粘膜は重層扁平上皮から円柱上皮に置き替わる。これをバレット食道と呼ぶが，一般に下部食道括約帯から3cm以上口側に円柱上皮が伸びている場合と定義される。バレット食道は長期にわたった例で，円柱上皮化した部分から腺がんが発生しやすくなるといわれる。

6) **治　療**

生活習慣指導の面から

睡眠中に頭を高くして眠る：このことは，特に睡眠中に胃液には逆流した胃内容が重力によって胃内へもどりやすくするのに必要である。枕を高くするとか，ベッドで眠る場合には頭部を挙上して眠ることが良い効果をもたらす。

食事は食道の粘膜を刺激する香辛料などの刺激物，消化管運動を抑制して胃排出を遅延させる脂っこい食物，食道の粘膜を傷害する堅いものや，熱すぎるものを避ける。過食は胃からの逆流を起こしやすくするのでこれをさける。睡眠直前の食事を止めるなどの注意が必要である。アルコールやタバコなどの食道粘膜への害は先に述べた。

また，肥満に伴い起こる腹圧の増加をなくすために，運動やカロリー制限を行い体重を減らす必要がある。前屈姿勢，重量物を持ち上げるなどの作業も避ける。

薬物療法

粘膜保護作用：アルミゲル（マーロクス），スクラルファートなどの粘膜保護作用をもつ薬剤が有用であり，これらは粘膜の欠損部を覆う作用があることは胃の病変で認められているとおりである。

胃酸分泌抑制剤：H_2受容体拮抗剤は強力な胃酸分泌抑制効果を有し，病像の改善に有用である。プロトンポンプ阻害剤は現在最も有用な胃酸分泌抑制作用を有し，きわめて有用であり，著明な効果があるが，8週間以上の投薬が保険診療の面で制約がある。しかし，胃食道逆流現象が続いている場合には，他の薬物を変更すると症状の再発がみられる場合が少なくない。

消化管運動促進剤：胃排出を促し胃内からの逆流量を減らす目的で，消化管運動促進剤が補助的に用いられる。

蛋白分解酵素阻害剤：本剤はもともと膵炎の治療に開発されたが，胃切除術後に食道に逆流する十二指腸

外科的な治療法の適応

長年にわたる内科的な治療にかかわらず病状の改善がみられなかったり，病状再発を繰り返している場合や，あるいは狭窄をきたして嚥下障害があったり，たびたびの誤嚥のために気道感染の原因となっている場合には外科的手術の適応が考えられる．その場合には，食道の排出試験や下部食道括約帯圧力測定などの入念な術前検査を必要とする．

b) 消化性潰瘍

消化性潰瘍の病因については基礎的な研究が積み重ねられたうえ，1982年のヒスタミンH_2受容体拮抗剤，1991年のプロトンポンプインヒビターなどの優れた薬剤の登場により，かつてと比較してたいへん治療しやすい疾患の一つになった．そのため，現在では合併症のある場合を除いては，消化性潰瘍の外科的な治療は原則として行われなくなり，内科的にしかも外来で治療されることが多くなった．しかし，抗結核剤開発後の結核にみられたような罹患率の減少は消化性潰瘍の場合にはない（図5.43）．そのため，現在でも消化性潰瘍の病因の研究の重要性は変わりない．

その研究は従来は胃の機能面からの追求が主流であったが1982年にWarrenとMarshallが胃炎の病因に *Helicobacter pylori* がかかわることを発表して以来，消化性潰瘍の病因とそれをめぐる研究が非常に盛んになった．その結果再発を繰り返していた胃・十二指腸潰瘍が除菌により完治するなどのことが明らかになり，治療方法も大きく塗りかえられた．

しかし，消化性潰瘍の日常臨床の場においては心身相関を念頭において診療に従事する必要があることには変わりがない．すなわち，生活習慣，心因の有無などの患者の背景を知り，それを参考にした治療を行う必要がある．

生体リズムと疾病については多くの研究者の取り上げるところであるが，そのなかでも睡眠は特に重要であり，睡眠中の生理機能の変化には多くの研究がある．筆者もかつて睡眠中の胃の機能について調べ，睡眠障害と消化性潰瘍の病因とのかかわりについて着目し調べた．

本稿では筆者らのこれまで知見を基にして消化性潰瘍の病因のなかで睡眠障害が重要な役割をもつことを述べる．

1) 消化性潰瘍患者の心理的な特性について まず消化性潰瘍患者の心理的な背景を知るためにCornell Medical Index健康調査表（CMI）および矢田部-ギルフォードテスト（YGテスト）による心理テストを消化性潰瘍患者に行って，これを人間ドック受診患者と比較対照した結果について述べる．

i) CMIの結果（図5.44）： 胃潰瘍81例，十二指腸潰瘍61例，過敏性腸症候群18例，人間ドック受診者86例の検討では正常とされる領域Ⅰは胃潰瘍で38.3％，十二指腸潰瘍で44.3％，過敏性腸症候群では11.1％で人間ドックの受診者では68.6％であった．一方，神経症とされる領域Ⅳは胃潰瘍で11.1％，十二指腸潰瘍で3.3％，過敏性腸症候群で27.8％，人間ドック受診者では2.3％であった．

ii) YGテストの結果（図5.45）： 胃潰瘍80例，十二指腸潰瘍63例，過敏性腸症候群17例，人間ドック受診者78例の検討では情緒的に安定して社会適応がよいとされるD型は胃潰瘍で25％，十二指腸潰瘍で36.5％，過敏性腸症候群で11.8％で，人間ドックの受診者では44.8％であった．一方，情緒的不安定，社会的不適応，内向的でノイローゼタイプとされるE型は胃潰瘍で8.8％，十二指腸潰瘍で3.2％，過敏性腸症候群で17.6％，人間ドック受診者では2.6％であった．

この二つの心理テストによる調査の結果は消化性潰

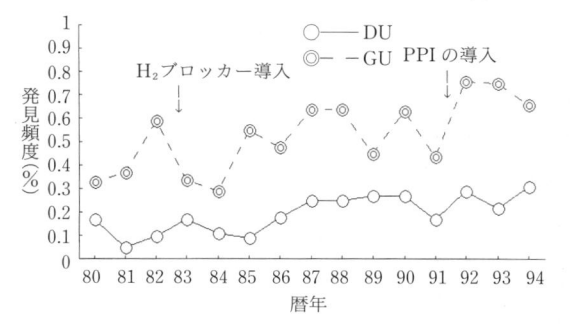

図5.43 人間ドック受診者にみる消化性潰瘍発見率の1980年から1994年までの年次推移（愛知県総合保健センターのデータによる）

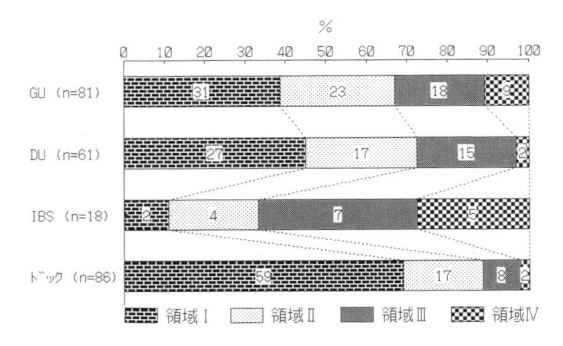

図 5.44 胃潰瘍，十二指腸潰瘍，過敏性腸症候群，人間ドック受診者に行った Cornell Medical Index 健康調査表の結果

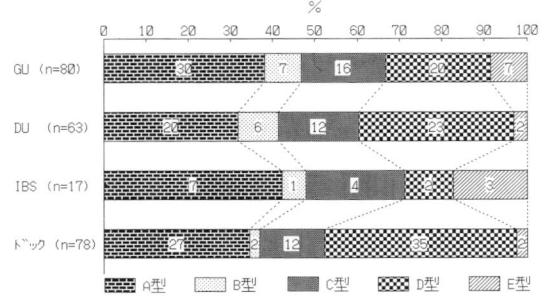

図 5.45 胃潰瘍，十二指腸潰瘍，過敏性腸症候群，人間ドック受診者に行った矢田部-ギルフォード性格テストの結果

瘍の患者は過敏性腸症候群の患者ほどではないが，人間ドックの受診者と比べるとやや神経症的な傾向をもつことが明らかになった．

2) 消化性潰瘍罹患時における睡眠状態 消化性潰瘍患者が睡眠障害をもつかどうかについて調べて健常者と比較した．その方法は消化性潰瘍患者の睡眠状態については，何らかの消化器症状をもって病院を訪れ，胃あるいは十二指腸潰瘍の診断がなされた際に，病歴聴取によって潰瘍発症時期と考えられる際の睡眠状態について調査した．一方，対照群は職場での勤労成人男女の集団検診の受診者を採用し問診で睡眠状態を調査して，これを健常群とした．睡眠に関する問診項目は就床時刻，起床時刻，入眠状態，睡眠中の覚醒の有無，および睡眠が深いかどうかの指標としての夢見の有無である．

i) 就床時刻（図 5.46）： 就床時刻は私達の生活習慣のなかで重要な意味をもっていると考える．就床時刻は年齢によって異なるため，これを30歳から39歳，40歳から49歳，50歳から59歳および60歳以上の各年齢層に分けて調べたところ，各年齢層とも，対照群より胃潰瘍あるいは十二指腸潰瘍群は就床時刻が遅くなっている．なかでも胃潰瘍群より十二指腸潰瘍群は就床時刻が遅かった．なお，就床時刻は各群とも加齢とともに早くなっていた．

ii) 入眠に要する時間（表 5.52）： 床に入ってから寝入るまでに必要な時間を調査したところ，消化性潰瘍の患者では寝入るまでの時間が長かった．つまり対照群では79.5％の者はすぐに寝付くと答え，14.4％が入眠に15分から30分を要し，6.1％が30分以上を要していた．一方で，十二指腸潰瘍群では，すぐに寝付くと答えたものは61.4％，入眠に15分から30分を要するものは20.0％で18.1％が30分以上を要していた．また，胃潰瘍群ではすぐに寝入る者は69.0％，入眠に15分から30分を要するものは18.4

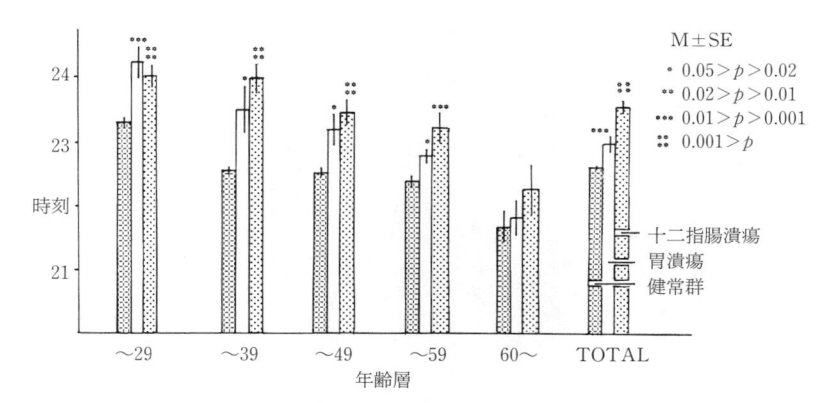

5.5 内科/精神科的障害に伴う睡眠障害

図 5.46 胃潰瘍,十二指腸潰瘍および健常対照群の年齢別の就寝時間

表 5.52 消化性潰瘍患者にみられる睡眠障害

入眠障害の内訳		対照群	十二指腸潰瘍	胃潰瘍
入眠に要する時間	すぐに	221 (79.5%)	51 (61.4%)	60 (69.0%)
	15〜30分	40 (14.4%)	17 (20.5%)	16 (18.4%)
	31分以上	17 (6.1%)	15 (18.1%)	11 (12.6%)
睡眠中の覚醒	あり	85 (28.1%)	39 (50.0%)	50 (50.5%)
	なし	217 (71.9%)	39 (50.0%)	49 (49.5%)
睡眠中の多夢	あり	98 (33.3%)	40 (48.8%)	31 (35.6%)
	なし	197 (66.7%)	42 (51.2%)	56 (64.4%)

%で,12.6%が30分以上を要していた.その差はχ^2検定により推計学的に有意であった.

iii) 夜間睡眠中のめざめの有無: 夜間寝入ってからの中途覚醒の有無を尋ねたところ,胃潰瘍,十二指腸潰瘍患者では夜間睡眠中の覚醒を訴えるものが多かった.つまり,健常群では302人中85人,28.1%がありと答えたのに対して,十二指腸潰瘍群では78人中39人,50%がありと答えた.また胃潰瘍群では99人中50人50.5%が夜間の目覚めありと答えた.これも同様に推計学的に有意であった.

iv) 夜間睡眠中の夢見の有無: 夜間睡眠中によく夢を見ることがあるかどうかについて尋ねたところ,胃潰瘍,十二指腸潰瘍患者では,夜間睡眠中に夢を見る者が多く,睡眠の浅いことが示唆された.すなわち,対照群では295人中98人,33.3%がよく夢を見ると答えたのに対して,十二指腸潰瘍群では,82人中40人,48.8%がよく夢を見ると答え,胃潰瘍群では87人中31人,35.6%がよく夢を見ると答えた.これも同様に推計学的に有意であった.

3) **夜間交代制勤務(夜勤)従事者における消化性潰瘍** 胃集団検診を受けた事業所の従業員について,夜勤従事者と日勤のみの者とで消化性潰瘍の有病率について調べた.対象となった者の属する職場の内訳は,製造工場,商社,金融機関,官庁,学校,建設業の合計62施設で,対象の総数は勤務形態不明群752人を含め11,657人である.消化性潰瘍の最終診断は直接X線造影検査または内視鏡検査によった.

調査対象とした受診者11,657人のうち夜勤に従事している者(夜勤あり群)の数は2,269人いたが,このうちで健常群は2,166人,胃潰瘍は54人,同瘢痕8人,十二指腸潰瘍は31人,同瘢痕は6人であった.また以前夜勤に従事したことのある者(以前夜勤あり群)は2,111人であり,このうち非潰瘍者は2,002人,胃潰瘍は32人,同瘢痕29人,十二指腸潰瘍は13人,同瘢痕は34人であった.日勤にのみ従事している者(日勤のみ群)は6,525人であり,このうち健常群は6,300人,胃潰瘍は67人,同瘢痕55人,十二指腸潰瘍は45人,同瘢痕は50人であった.

これらをまとめると,夜勤あり群の消化性潰瘍の有病率は胃潰瘍が2.38%,十二指腸潰瘍が1.36%であった.また,以前夜勤あり群では胃潰瘍が1.52%,十二指腸潰瘍が0.62%であった.一方,これらに対

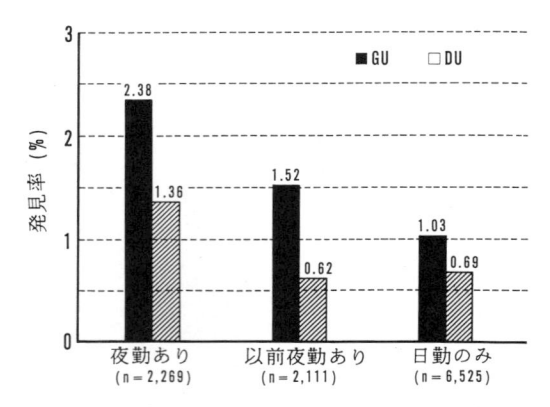

図 5.47 勤務形態別にみる胃潰瘍および十二指腸潰瘍の頻度（職域における胃集団検診の成績から）

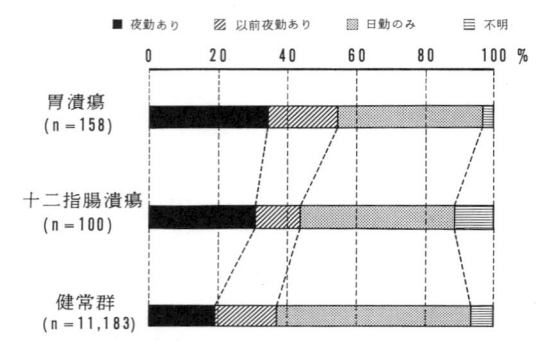

図 5.48 胃潰瘍，十二指腸潰瘍および健常群における勤務形態の比較（職域における胃集団検診の成績から）

し日勤のみ群では胃潰瘍が1.03％，十二指腸潰瘍が0.69％であった（図5.47）．

次に胃潰瘍，十二指腸潰瘍および健常群における夜勤あり群の割合を調べたところ，それぞれ34.2％，31.0％，19.4％であり，消化性潰瘍患者においては夜勤に従事しているものの割合が高かった（図5.48）．

このように，夜間交代制勤務に従事している者では消化性潰瘍の有病率は日勤の者より高く，日勤のみに従事している者と比較するとおよそ2倍以上であった．一方，胃潰瘍，十二指腸潰瘍と診断された群においては，夜間交代制勤務に従事している者の占める割合が消化性潰瘍をもっていないものに比べて高いことが明らかになった．

おわりに

ヒトはそれぞれに異なる身体的な特性をもつ．ラットを用いた動物実験で水浸拘束によるストレス潰瘍は自然発症高血圧ラット（SHR）では潰瘍の発生率が低いとの報告があるが，筆者はこのことについて着目し，血圧と胃潰瘍，十二指腸潰瘍の有病率について調べたところ，男性では血圧の高い者ほど胃潰瘍，あるいは十二指腸潰瘍の頻度が低いことが明らかになった．また，人間ドックの受診者で消化性潰瘍の発見率を10年間の成績によって各月ごとに調べたところ，発見数も発見率も8月，3月に多く，12月に少ないことが明らかになった．これは消化性潰瘍の発症に季節変動があることを示す．心理テストでは人間ドックの受診者と比べて神経症的な傾向があったが，それは過敏性腸症候群ほど強くはなかった．これは本来ヒトのもつ素因あるいは生体リズムの変化と考えることである．

日常の生活習慣のなかで睡眠障害は最も重要な位置を占める．睡眠と自律神経とのかかわりについては，近年ポリグラフの導入により睡眠中の呼吸，循環，内分泌などの生理学的あるいは生化学的変化についてさまざまな治験がもたらされた．消化管機能についても同様，夜間睡眠深度と深くかかわり合いのあることが明らかにされつつあり，筆者らも胃内のpHと睡眠深度とは相関のあることを認めている．本稿で示したデータにより潰瘍患者は就寝時刻が遅く，夜更し型の生活習慣をもつとともに，入眠障害，夜間覚醒，睡眠中の多夢などの睡眠障害を有していることを明らかにした．

うつ病患者や精神的な負担のある者には睡眠障害を訴えることは日常臨床で経験するところである．その一方で職業上の理由によってわれわれが本来もっている生体リズムに逆らった睡眠習慣を余儀なくされている夜間交代制勤務従事者においては，日勤のみに従事している正常な睡眠習慣を持っていると考えられる者のグループより，消化性潰瘍の有病率が高かった．これは生活習慣の要因による睡眠障害も消化性潰瘍発症に大きな役割をもつことを示す．胃潰瘍，十二指腸潰瘍が発見されたグループでは，夜勤従事者の割合が胃に胃潰瘍，あるいは十二指腸潰瘍をもたない健常群より高かったが，夜勤従事は生体リズムの乱れに基づく自律神経の異常をきたすとともに心理的な負担をも生み，これらが消化性潰瘍の誘因となりうると考える．

消化性潰瘍と睡眠障害との病因でのかかわり合いに

ついて二面から述べた． 〔瀬川 昻生〕

文 献

Armstrong D, Monnier P, Nicolet M, Savary M, 1991：Endoscopic assessment of esophagitis. Gullet 1：63-67.

中沢三郎, 瀬川昻生, 塚本純久, 他, 1982：胃・十二指腸潰瘍患者における睡眠障害の検討. 心身医学 22(4)：324-328.

Ogorek CP, Cohen S, 1989：Detection and treatment of gastroesophageal reflux disease. Gastroenterology Clinics of North America 18 (2)：293-313.

Savary M, Miller G, 1978：The esophagus. Handbook and Atlas of Endoscopy, Verlag Gassman AG, Solothurn.

Segawa K, Mabuchi C, Shiozawa Z, et al, 1977：The nocturnal intragastric pH in EEG sleep stages in peptic ulcer patients. Gastroenterol Jpn 12 (1)：1-6.

Segawa K, Arisawa T, Niwa Y, et al, 1993：A study of reflux esophagitis in an apparently healthy population. Dig Endos 5 (1)：62-66.

Segawa K, Nakazawa S, Tsukamoto Y, et al, 1987：Peptic ulcer is prevalent among shift workers. Dig Dis Sci 32 (5)：449-453.

Segawa K, Niwa Y, Arisawa T, et al, 1994：Seasonal change in the occurrence of pepetic ulcer in the apparently healthy Japanese population. In Tamura M (Ed)：Health Tactics in the 21st Century, pp 235-233, International Health Evaluation Association, Maryland.

Segawa K, Niwa Y, Arisawa Y, et al, 1995：Incidence of pepetic ulcer in men is inveresely correlated with blood pressure：study in an apparently healthy Japanese population. Am J Gastroenterol 90 (3)：399-402.

瀬川昻生, 中沢三郎, 塚本純久, 他, 1983：夜間交代制勤務従事者の消化性潰瘍発生率の検討. 心身医学 23(3)：203-208.

塩沢全司, 馬淵千之, 瀬川昻生, 他, 1978：終夜睡眠と胃内pHの関連―胃・十二指腸潰瘍患者を中心として―. 自律神経 15 (3)：122-129.

Shichijo K, Sekine I, Nishimori I, et al, 1986：Experimental stress ulcer and gastric cathecholamine content in spontaneously hypertensive rat. Gastroenterol Jpn 21：567-572.

5.6 神経内科疾患に伴う睡眠障害

5.6.1 不随意運動

不随意運動とは大脳基底核などの病変に伴い発現する不随意的な運動で，異常運動とも呼ばれる．不随意運動の多くは，覚醒時に発現し，睡眠時には消失すると考えられている．古い文献では，1926年にフランスの神経内科医の Froment と Delore がパーキンソン病の振戦は睡眠中に完全に消失すると記載している．しかし，睡眠ポリグラフの研究が盛んになるにつれて，多くの不随意運動が睡眠中にも，覚醒時と同様のパターンで出現しうることが明らかとなった(Tassinari ら，1964 a, b, c，1965 a, b；Villeneuve ら，1973；塩澤ら，1977, 1978；Mano ら，1982)．さらに不随意運動のなかには，覚醒時には出現せず，睡眠中にのみ発現したり，顕著に増加するものも含まれることが明らかとなった(Oswald, 1959；Loeb ら，1964；Loeb, 1968；Lugaresi ら，1966 a, b, 1967, 1968, 1986；Lugaresi と Cirigonotta，1981, 1984；間野ら，1973, 1980；Mano ら，1982)．睡眠時における不随意運動は，覚醒反応をひき起こし，睡眠を障害する．睡眠時における不随意運動の病態を明らかにすることは，不随意運動に伴う内在因性睡眠障害を理解するうえでも有用と思われる．本稿では睡眠とさまざまな不随意運動との関係について述べる．

a) 振戦

1) 睡眠とパーキンソン病の振戦 パーキンソン病の振戦は覚醒・静止時に出現し，随意運動時には抑制されることが特徴的であるが，睡眠時にも著しく抑制される．この振戦の発現には罹患筋の筋トーヌスと，これに伴う筋紡錘などからの求心性入力が一定レベルに保たれることが必要条件とされ(Narabayashi, 1973)，このレベル以上でも，このレベル以下でもパーキンソン病の振戦は抑制される．随意的な筋収縮時には筋トーヌスが高まるとともに，α-γ 連関の機序によって筋紡錘からの求心性入力が一定レベルを超えるためこの振戦が抑制されるが，逆に睡眠時には筋紡錘からの求心性入力と筋トーヌスが低下して，一定レベルに達しないため，振戦が発現しない．しかし，睡眠ポリグラフによる研究によるとパーキンソン病の振戦は睡眠中にも，覚醒時と同様の律動性筋放電を示して一過性に発現することが明らかとなった(Tassinari ら，1964 a, b, c，1965 a, b)．睡眠から覚醒への移行期にパーキンソン病の振戦の推移を，表面筋電図と，マイクロニューログラフィによる筋紡錘求心性発射との同時記録によって観察すると，睡眠中に顕著に減少していた筋紡錘求心性発射が覚醒への移行によって増加するとともに振戦の発現が認められた(間野, 1985)．このことも，筋紡錘からの求心性入力の変化が，覚醒と睡眠に伴うパーキンソン病の振戦の変化に大きく関与することを示唆し，睡眠中にも意識状態に応じて変動する筋紡錘からの求心性入力と筋トーヌスが一定レベルに達すると，振戦が発現しうると思われる．パーキンソン病の睡眠障害については，5.6.3項(p.285)を参照されたい．

2) 睡眠と小脳性振戦 小脳性振戦は覚醒・静止時には発現せず，随意的な運動時に発現することが知られている．この理由としては覚醒・静止時には小脳性振戦罹患筋の筋トーヌスが顕著に低下しているため振戦は発現しえないが，随意運動時には α-γ 連関の機序によって，筋トーヌスと筋紡錘求心性発射が一定レベルに達するため，振戦が発現すると考えられている(間野, 1981)．小脳性振戦は睡眠中には，覚醒時と同様に消失しているが，睡眠中の体動などに伴い，筋トーヌスが一定レベルに達すると，覚醒時と同様のパターンの振戦が一過性に発現することがある．このように，パーキンソン病の振戦も，小脳性振戦も，睡眠時には顕著に減少するが，古く Froment と Delore (1926) が記載したように完全に消失するわけではなく，睡眠中にも一過性の出現を示すことがある．

b） 舞踏運動，アテトーゼ，ジストニー
1） 睡眠と舞踏運動，アテトーゼ，ジストニー

舞踏運動とアテトーゼは覚醒時に出現し，睡眠時には減少するが，睡眠ポリグラフを用いて睡眠時における舞踏アテトーゼ運動の自発性筋活動の変化を検索した研究(塩澤ら，1977，1978；Manoら，1982)により，睡眠時にも舞踏アテトーゼ運動が覚醒時と同様の筋活動を示して発現しうることが確かめられている．この場合，舞踏アテトーゼ運動の筋活動量はノンレム睡眠時には睡眠深度に応じて減少し，レム睡眠時には徐波睡眠時よりも増加した．ジストニーも覚醒時に出現し，睡眠時には顕著に減少するが，睡眠ポリグラフを用いた研究によると，ジストニーに特徴的な非相反性の持続性筋放電が睡眠時にも出現し，その放電量は舞踏アテトーゼ運動の場合と同様に，ノンレム睡眠時には睡眠深度に応じて減少し，レム睡眠時には徐波睡眠時よりも増加した．しかし，レム睡眠時におけるジストニーの筋放電量は舞踏アテトーゼ運動の放電量よりも少なかった．睡眠中における顔面のジストニーれん縮の頻度についても同様の変化が報告されている(Sforzaら，1991)．ノンレム睡眠時におけるジストニーれん縮の発現は脳波上のK複合の先行を伴うため，これらの異常筋収縮が覚醒反応となんらかの関係を有することが示唆されている．さらに，これらの顔面のジストニー患者では，睡眠効率の低下，徐波睡眠およびレム睡眠の出現率の低下がみられ，ジストニーが高度なほどこれらの睡眠障害が顕著であると記載されている(Sforzaら，1991)．5世代にわたり発作性ジストニーと舞踏アテトーゼ運動を呈する一家系では顔面のジストニー，四肢の舞踏アテトーゼ運動，ミオキミーなどの発作が頻発したが，発作性ジストニーと舞踏アテトーゼ運動は睡眠によって顕著に軽減した(Byrneら，1991)．この家系中の一例は発作中にも入眠することができ，入眠とともに発作が消失し，覚醒後にも不随意運動の消失状態が持続したという．

2） 夜間発作性ジストニー　　ジストニーの中には，覚醒時には出現せず，睡眠時にのみ出現するものがある．夜間発作性ジストニーとして報告されている．この特異なジストニーは，睡眠による発作性ジストニー(hypnogenic paroxysmal dystonia)として最初に報告され(LugaresiとCirignotta，1981)，当初からてんかん発作との異同が問題となっていた．その後，さらに多くの同様の症例が夜間発作性ジストニー(nocturnal paroxysmal dystonia)として報告され(LugaresiとCirignotta，1984；Lugaresiら，1986)，以後この用語が用いられている．本症は発作の持続時間により短期持続型と長期遷延型に分類され，両者には異なる病態が関与すると考えられている．両型とも家族歴をもたず，神経学的検査，CT，MRIなどに異常を認めない．通常ノンレム睡眠時，特に徐波睡眠時に出現し，ときにはノンレム睡眠からレム睡眠への移行期にも出現する．発作は脳波上の覚醒反応(K複合など)および自律神経反応(皮膚抵抗の低下，末梢血管運動反応，頻脈，頻回呼吸など)に続いて，突然の開眼，ときに驚愕あるいは恐怖の表情を伴って出現する．頭部，体幹，四肢をねじるようなジストニー姿勢を呈し，四肢のアテトーゼ様運動が短期持続型においては1分ほど，長期遷延型においては2分から50分くらいの間，観察される．両型とも通常の頭皮上脳波では異常を示さない．短期持続型の夜間発作性ジストニーでは，前頭葉てんかんとの鑑別が問題となる．これまでに前頭葉てんかんと夜間発作性ジストニーの脳波およびビデオスコープによる詳細な観察結果が報告されているが(Tinuperら，1990；Meierkordら，1992)，両者の鑑別は不可能であったという．前頭葉てんかんが夜間にも発症し，頭皮上脳波には異常を示さず，深部脳波を使用しない限り発作波を記録しえない場合にはてんかん性疾患であるか否かを知ることは困難である(Montagna，1992)．本症の短期持続型は，ノンレム睡眠中に出現し，頭皮上脳波には異常を示さず，カルバマゼピンが有効の，おそらく前頭葉起源の夜間てんかん発作とも考えられている．一方，長期遷延型は，長年にわたって一晩に何度も発作を繰り返し，抗てんかん薬が無効であることから，てんかんというよりも睡眠に関連する非てんかん性の異常運動症と考えられている(Montagna，1992)．

c） ミオクローヌス，周期性四肢運動障害，むずむず脚症候群

1） 睡眠とミオクローヌス　　ミオクローヌスはけいれん様の激しい不随意運動であり，てんかん性疾患

に伴うものと，伴わないものがある．覚醒・静止時に発現するもの，随意運動時に発現するもの，感覚刺激により誘発されるもの，睡眠時に発現するものなどさまざまなものが含まれる．相動性のレム睡眠時に出現する生理的なミオクローヌスもある．これらのうち，大脳皮質または上位脳幹に病変が推定された病的なミオクローヌスは覚醒時に出現し，ノンレム睡眠時には睡眠深度に応じて減少するが，レム睡眠時には徐波睡眠時よりもやや高い出現頻度を示した(Manoら，1982)．一方，下位脳幹または脊髄に病変が推定されたミオクローヌスの多くは，覚醒時には出現しないか，わずかに出現したにすぎなかったのに対して，ノンレム睡眠時に著しく増加し，レム睡眠ではほぼ消失した(間野ら，1973, 1980；Manoら，1982)．

2) 睡眠時ミオクローヌス(周期性四肢運動障害)

睡眠時に出現するミオクローヌスは "nocturnal myoclonus"(Symonds, 1953)，"sleep-related myoclonus"(Association of Sleep Disorder Center, 1979)などの用語で呼ばれる不随意運動であるが，この不随意運動は夜間の睡眠中に周期的に発現するため，"periodic limb movement disorder"(周期性四肢運動障害)，"periodic movements in sleep"(睡眠時周期性運動)(American Sleep Disorder Association, 1990)などとも呼ばれる．睡眠時における脊髄単シナプス反射，伸張反射，屈筋反射，バビンスキー(Babinski)反射などを検索した研究によると，H反射などの脊髄単シナプス反射はノンレム睡眠時にはわずかに，レム睡眠時には顕著に抑制され(HodesとDement, 1964；Hishikawaら，1965；Shimizuら，1966；Kubotaら，1965；Baldisseraら，1966；Manoら，1982)，腱反射(T-reflex)や足クローヌスなどの伸張反射はノンレム睡眠時にも顕著に抑制されるが(Manoら，1982)，屈筋反射とバビンスキー反射はノンレム睡眠時に逆に促進されることが明らかにされている(Batiniら，1964；Fujikiら，1971；Manoら，1982)．これらのことから，睡眠中に周期的に発現するこの不随意運動は脊髄単シナプス反射や伸張反射とは関係なく，屈筋反射の亢進による "flexor spasm" とも呼ばれるものであり，バビンスキー反射とも一部共通した発現機序を有すると考えられている．ノンレム睡眠中にこの不随意運動が出現しやすい理由は，おそらく背側網様体脊髄路などの機能低下に伴い，屈筋反射経路に含まれる脊髄内の抑制性介在ニューロンへの上位中枢からの持続性の下行性抑制(EcclesとLundberg, 1959)が減弱し，脱抑制の機序が働くためと推定されている(間野ら，1980；Manoら，1982)．この不随意運動と筋交感神経活動，血圧，心拍数，呼吸などとの相関をコンピュータを用いて解析した研究によると，両者間には密接な関係のあることが明らかとなった．このことから，この不随意運動がノンレム睡眠中に周期的に出現する理由の一つに睡眠時における自律神経系活動の変動が関係する可能性が示唆されている(Manoら，1994)．

3) むずむず脚症候群(restless legs syndrome)

睡眠に伴い出現しやすい下肢の運動にむずむず脚症候群(Ekbom, 1960)と呼ばれるものがある．この症候群は，上記の周期性運動に類似するが，下肢の異常感覚を伴う点で異なる．この症候群では，特に入眠期に下肢にむずむずするような，虫が這うような耐えがたい不快感が出現し，随意的または不随意的に足を動かす．このため，入眠が著しく障害される．この機序には，おそらく入眠に伴う体性感覚入力への下行性脱抑制の機序，下肢の循環・代謝障害などが関与すると推定されている(塩澤と間野，1985)．

睡眠時周期性運動とむずむず脚症候群に関連する睡眠障害の詳細については，他章を参照されたい．

〔間野 忠明〕

文 献

American Sleep Disorders Association, 1990：The International Classification of Sleep Disorders. Diagnostic and Coding Manual, pp1-396, Allen Press Inc., Lawrence, Kansas.

Association of Sleep Disorder Centers, 1979：Diagnostic classification of sleep and arousal disorders. Sleep 2：1-137.

Baldissera F, Broggi C, Mancia M, 1966：Monosynaptic and polysynaptic spinal reflexes during physiological sleep and wakefulness. Arch ital Biol 104：112-133.

Batini C, Fressy J, Gastaut H, 1964：A study of the plantar cutaneous reflex during the different phases of sleep. Electroenceph clin Neurophysiol 16：412-413.

Byrne E, White O, Cook M, 1991：Familial dystonic choreoathetosis with myokymia；a sleep responsive disorder. J Neurol Neurosurg Psychiatry 54：1090-1092.

Eccles RM, Lundberg A, 1959：Supraspinal control of inter-

neurones mediating spinal reflexes. J Physiol 147 : 565-584.
Ekbom KA, 1960 : Restless legs syndrome. Neurology 10 : 868-873.
Froment J, Delore P, 1926 : Le tremblement parkinsonien n'est pas un tremblement de repos. Rev neurol 1 : 46-51.
Fujiki A, Shimizu A, Yamada Y, Yamamoto J, Kaneko Z, 1971 : The Babinski reflex during sleep and wakefulness. Electroenceph clin Neurophysiol 31 : 610-613.
Hishikawa Y, Sumitsuji N, Matsumoto K, Kaneko Z, 1965 : H-reflex and EMG of the mental and hyoid muscles during sleep, with special reference to narcolepsy. Electroenceph clin Neuropysiol 18 : 487-492.
Hodes R, Dement WC, 1964 : Depression of electrically induced reflexes ("H-reflexes") in man during low voltage EEG "sleep". Electroenceph clin Neurophysiol 17 : 617-629.
Kubota K, Iwamura Y, Niimi Y, 1965 : Monosynptic reflex and natural sleep in cat. J Neurophysiol 28 : 125-138.
Loeb C, 1968 : Les myoclonies hypniques dans les différentes stades du sommeil chez lez sujets normaux et chez differents groups des malades neurologiques. In Gastaut H, Lugresi E, Berti Ceroni G, Coccagns C (Eds) : The Abnormalities of Sleep in Man, pp311-317, Aulo Gaggi, Bologna.
Loeb C, Massazza G, Sacco C, Armone A, 1964 : Etude polygraphique des "myoclonies hypniques" chez l'homme. Rev neurol 110 : 258-268.
Lugaresi E, Gambi D, Berti Ceroni G, 1966a : Sur un cas clinique de sursauts pathologiques, chutes spontanées et syndrome myoclonique nocturne. Rev neurol 115 : 547-555.
Lugaresi E, Coccagna G, Gambi D, Berti Ceroni G, Poppi MA, 1966b : A propos de quelques manifestations nocturnes myocloniques (nocturnal myoclonus of Symonds). Rev neurol 115 : 547-555.
Lugaresi E, Coccagna G, Gambi D, Poppi M, 1967 : Symonds nocturnal myoclonus. Electroenceph clin Neurophysiol 23 : 289.
Lugaresi E, Coccagna G, Berti Ceroni G, Ambrosetto C, 1968 : Restless legs syndrome and nocturnal myoclonus. In Gastaut H, Lugaresi E, Berti Ceroni G, Coccagna G (Eds) : The Abnormalities of Sleep in Man, pp285-294, Aulo Gaggi, Bologna.
Lugaresi E, Cirigonotta F, 1981 : Hypnogenic paroxysmal dystonia : epileptic seizures or a new syndrome? Sleep 4 : 129-138.
Lugaresi E, Cirigonotta F, 1984 : Two variants of nocturnal paroxsmal dystonia with attacks of short and long duration. In Degen R, Niedermeyer E (Eds) : Epilepsy, Sleep and Sleep Deprivation, pp169-173, Elsevier, Amsterdam.
Lugaresi E, Cirignotta F, Montagna P, 1986 : Nocturnal paroxysmal dytonia. J Neurol Neurosurg Psychiatry 49 : 375-380.
間野忠明, 1981：筋紡錘の病態生理. 神経進歩 25：444-435.
間野忠明, 1985：不随意運動に及ぼす睡眠の影響. 厚生省特定疾患・神経変性疾患調査研究班, 中西孝雄 (班長), 1984年度研究報告書, pp 230-234.
間野忠明, 塩澤全司, 当間 忍, 1973：睡眠時における myoclonus について. 臨床脳波 15：633-639.
間野忠明, 塩沢全司, 祖父江逸郎, 1980：睡眠時にみられる spinal myoclonus について. 最新医学 35：329-334.
Mano T, Shiozawa J, Sobue I, 1982 : Extrapyramidal involuntary movements during sleep. In Broughton RJ (Ed) : Henri Gastaut and the Marseilles School's Contribution to the Neurosciences, Electroenceph clin Neurophysiol, Suppl 35, pp431-442, Elsevier, Amsterdam.
Mano T, Sugiyama Y, Okada H, Takeuchi S, Iwase S, Watanabe T, 1994 : Mechanisms underlying the periodicity of periodic movements in sleep. Abstracts of The International Conference on Sleep in the Diseased Brain, p28, Jerusalem.
Meierkord H, Fish DR, Smith SJM, Scott CA, Shorvon SD, Marsden CD, 1992 : Is nocturnal paroxysmal dystonia a form of frontal lobe epilepsy? Mov Disord 7 : 38-42.
Montagna P, 1992 : Nocturnal paroxysmal dystonia and nocturnal wandering. Neurology 42 (suppl.6) : 61-67.
Narabayashi H, 1973 : Importance of muscle tone in production or modification of tremorous movements. In Siegfried J (Ed) : Parkinson's Disease, Vol2, p27-36, Hans Huber, Bern.
Oswald I, 1959 : Sudden bodily jerks on falling asleep. Brain 82 : 92-103.
Sforza E, Montagna P, Defazio G, Lugaresi E, 1991 : Sleep and cranial dystonia. Electroenceph clin Neurophysiol 79 : 166-169.
塩澤全司, 間野忠明, 祖父江逸郎, 1977：不随意運動の夜間睡眠時におけるポリグラフ的研究—dystonia, choreo-athetosis, ballism について—. 神経内科 7：65-68.
塩澤全司, 間野忠明, 祖父江逸郎, 1978：夜間睡眠時における不随意運動のポリグラフ的研究—dystonia, choreo-athetosis, ballism について—. 臨床神経 18：547-556.
塩澤全司, 間野忠明, 1985：Restless legs 症候群. 臨床精神医学 14：595-600.
Shimizu A, Yamada Y, Yamamoto J, Fujiki A, Kaneko Z, 1966 : Pathways of descending influence on H reflex during sleep. Electroenceph clin Neurophysiol 20 : 337-347.
Symonds CP, 1953 : Nocturnal myoclonus. J Neurol Neurosurg Psychiat, 16 : 166-171.
Tassinari CA, Broughton R, Roger J, Gastaut H, 1964a : Etude polygraphique de l'évolution des movements anormaux pendant le sommeil. Rev neurol 269 : 110.
Tassinari CA, Broughton R, Poire R, Roger J, Gastaut H, 1964b : Étude polygraphique du sommeil nocturne chez les sujets presentant des mouvements anormaux. Rev neurol 110 : 313.
Tassinari CA, Broughton R, Roger J, Gastaut H, 1964c : A polygraphic study of the evolution of abnormal movements during sleep. Electroenceph clin Neurophysiol 17 : 721.
Tassinari CA, Broughton R, Poire R, Roger J, Gastaut H, 1965a : An electro-clinical study of nocturnal sleep in patients presenting abnormal movements. Electroenceph clin Neurophysiol 18 : 93.
Tassinari CA, Broughton R, Poire R, Roger J, Gastaut H, 1965b : Sur l'évolution des mouvements anormaux au cours du sommeil. In Fischgold H (Ed) : Sommeil de Nuit Normal et Pathologique, pp. 314-333, Masson, Paris.
Tinuper P, Cerullo A, Cirignotta F, Cortelli P, Lugaresi E, Montagna P, 1990 : Nocturnal paroxysmal dystonia with short lasting attacks. Three cases with evidence for an epileptic frontal lobe origin of seizures. Epilepsia 31 : 549-556.

Villeneuve A, Jus K, Jus A, 1973：Polygraphic studies of tardive dyskinesia and of rabbit syndrome during different stages of sleep. Biol Psychiat 6：259-274.

5.6.2 痴呆

わが国では人口の高齢化が急速に進行しつつある．また，65歳以上の高齢者のうち，4〜5％のものが痴呆を呈していると推測されている(Karasawaら，1982；西松ら，1988)．この比率は加齢とともにさらに高まり，85歳以上の高齢者の20％以上のものが痴呆を呈するものである(厚生省保健医務局精神保健課，1993)．痴呆はそれ自体が治療困難であり，痴呆患者の介護には多大な労力を要するものであるが，それに加えて介護を困難なものにするものは痴呆に随伴するさまざまな精神症状である．在宅痴呆老人を対象として行われた調査によれば，その随伴精神症状のうち最も高頻度にみられるものが睡眠障害であり(約20％)，次いでせん妄と被害的念慮となっている(笠原，1988，1989)．睡眠障害の頻度は痴呆の重症化に伴い，さらに増加する(笠原，1988，1989)．この睡眠障害は痴呆患者が精神科外来を受診する大きな要因であり(柄澤ら，1983)，アルツハイマー型老年痴呆(SDAT)患者が施設に収容されるに至る最も大きな誘因となっている(Rabinsら，1982)．したがって，痴呆患者の睡眠障害は，臨床的にきわめて重要な意義をもつものといえる．ここでは，痴呆患者にみられる睡眠障害の臨床的特徴，睡眠構築の特徴，生体リズム障害の見地からみた特徴，病態生理について紹介し，最後にその治療についても言及することとする．

a) 痴呆のない高齢者の睡眠の特徴

1) 高齢者の不眠　痴呆のない高齢者でも，加齢に伴いその睡眠にさまざまな変化が生じることが知られている．痴呆患者の睡眠の特徴は，加齢に伴う睡眠の変化がより強く現れたものとも考えられているので，まず高齢者の睡眠の特徴を簡単に述べることとする(Loewensteinら，1982；清水と菱川，1995)．

高齢者のうちの20％以上のものが何らかの睡眠障害を自覚している(Dementら，1982；FordとKamerow，1989；柄澤，1983)．特に，女性には不眠を訴えるものが多いと報告されている(Dementら，1982；FordとKamerow，1989)．加齢とともに中途覚醒後の再入眠困難や熟眠障害の頻度は，ますます増加する(GislasonとAlmqvist，1987)．一方，加齢に伴ってさまざまな身体疾患や精神疾患をもつものの頻度も増加するが，それらによって二次的に不眠をきたすことも多い．二次的不眠の原因としては，夜間頻尿，頭痛，消化管疾患，気管支炎と気管支喘息，心・血管障害，腰部や下肢の慢性疼痛性疾患などの身体的な要因，高齢者に多いうつ病，肉親との死別，退職，死への恐怖などの心理的・社会的要因などきわめて多数のものがある(Bliwise，1994)．このような加齢に伴う二次的不眠の増加の影響を除外するために，身体疾患や物質常用の有無について統制したうえで，不眠の頻度と年齢との関係を調べた報告によれば，加齢による不眠の頻度の増加は，必ずしも有意ではないことが示されている(FordとKamerow，1989；GislasonとAlmqvist，1987)．したがって，加齢に伴って，健康高齢者でも睡眠障害の自覚するものの頻度が増加するか否かは，目下のところ不明である．

2) 高齢者の睡眠構築の特徴　睡眠ポリグラフを記録して睡眠構築を検討した報告によると，高齢者では入眠潜時が延長し，途中覚醒の回数と時間，ならびに，脳波に現れる短時間の覚醒反応の数が増加し，中途覚醒後の再入眠が妨げられている(Prinz，1977；Ulrichら，1980；WebbとCompbell，1980)．その結果，高齢者では睡眠効率，つまり臥床している時間のうちで実際に眠っている時間の比率が低下している．また，加齢に伴い，最も浅い眠りである睡眠段階1が増加し，深い眠りである段階3と4が減少する(FeinbergとCarlson，1967；KahnとFisher，1969；Prinz，1977；Prinzら，1982 a，b；Raskindら，1981；新ヶ江ら，1992)．レム睡眠については，加齢に伴い減少するとする報告が多い(HayashiとEndo，1982；Feinbergら，1967；Prinz，1977；FeinbergとCarlson，1968；KahnとFisher，1969；Peskindら，1982；Ulrichら，1980)．レム潜時(入眠から始めてレム睡眠が現れるまでの時間)は，高齢者では短縮している(Ulrichら，1980；新ヶ江ら，1992)．これは，睡眠第一周期での深いノンレム睡眠の減少による影響である可能性と，後述する概日リズ

ムの位相前進によってレム睡眠の生じやすい時刻が若年者よりも早くなっていることによる可能性とが考えられる．ノンレム睡眠とレム睡眠が交互に周期的に現れるという REM-NREM sleep cycle は，高齢者でも保たれている．

3) **高齢者の概日リズムの特徴** 高齢者では，寝床に入る時刻と起床時刻が早くなることが多い．この原因としては，退職などのために社会的活動から離れることによる二次的なものであるとする説(Kronholm と Hyyppa, 1985)，高齢者では深部体温などの概日リズムの位相が前進しているためにこのような現象が起こっているとする説がある(Richards と Valle, 1988；Weitzman ら, 1982)．さらに，深部体温リズムの位相と睡眠・覚醒リズムの位相が相対的にずれる（体温リズムの位相が睡眠・覚醒リズムの位相に比べて相対的に前進する）ことが高齢者，特に女性により自覚されることの多い中途覚醒の増加や熟眠困難などの睡眠障害の発現に関与しているという説がある(Campbell ら, 1989；Weitzman ら, 1982)．

また，高齢者では体温リズムの位相が前進するだけではなく，その振幅も低下する(Vitiello ら, 1983)．高齢者の睡眠が夜間にのみ集中せず，昼間にも居眠りや強い眠気が生じるのは，このような概日リズムの振幅の低下が睡眠・覚醒の側面に現れたためであるという可能性もある(多相型睡眠)．

b) **痴呆患者の睡眠障害の臨床的特徴とその疫学**

先にも述べたように，痴呆患者の約2割のものが不眠を呈し，その頻度は痴呆が重症なほど高い．また，睡眠障害は，介護する家族を疲弊させて患者を精神科に受診させたり，施設に入所させるに至る契機となる．痴呆のない高齢者に比べても，痴呆老人では夜間の覚醒時間の増加と昼間のまどろみの時間の増加が見られ，多相型睡眠の傾向は一層顕著であることが多い(Prinz ら, 1982 a)．昼寝が増えるばかりではなく，夕食後からまどろみはじめ，夜中に目覚めて家族を起こすといった睡眠・覚醒のリズムの障害がみられることも多い(Prinz ら, 1982 a)．はなはだしい場合には，昼夜の逆転が生じ，そのよう場合には介護者の睡眠も著しく妨げられる(西松, 1988)．睡眠障害に加えてせん妄(軽度から中等度の意識障害に加えて興奮，錯覚，幻覚などの異常な精神活動が現れる複雑な意識の障害)が生じると，介護者の負担はさらに耐えがたいものとなる．一般にせん妄は夜間に増悪することが多い（夜間せん妄）．せん妄と一部重複する概念として，いわゆる"たそがれ現象(sun downing)"という言葉がある．たそがれ現象は厳密に定義された概念ではなく，夕方から夜間にかけての時間帯(この時間帯の定義も報告者によりまちまちである)に見当識や認知能力が低下したり，徘徊する，興奮する，大声を上げるなどの異常行動が現れる，ないしは昼間よりもその程度が一層増悪する現象を指す．Bliwise ら(1993)は，"たそがれ現象"に相当する痴呆老人の異常行動は必ずしも日没時刻や夜間帯に高頻度でみられるものではないが，介護する家族やスタッフにとって，この時間帯の異常行動が昼間のそれよりも一層深刻な問題であるためにこのような名称がついたのではないかと推測している(Bliwise, 1994；Bliwise ら, 1993)．しかし，"たそがれ現象"についての系統的な研究はきわめて乏しい現状にあり，果たして一日の特定の時間帯に異常行動が多く発現するものか否かという点は十分に解明されていない．

痴呆老人は正常老人に比べて一層環境の変化に適応する能力が低下しているために，介護する人物の交代，転居，配偶者などの死亡や入院，病院や施設への入院ないしは収容などを契機として睡眠障害や睡眠・覚醒のリズム障害，せん妄，たそがれ現象の発症や増悪をみる．たとえ軽度の身体疾患や体調の悪化によっても，痴呆老人では上記症状の発症や増悪を容易にきたすことも特徴的である．

c) **痴呆患者の睡眠構築の特徴**

重度の痴呆患者や異常行動を呈している痴呆患者を対象として睡眠ポリグラフ検査を施行することはきわめて困難である．そのために，従来の報告の多くは中等度までの痴呆を呈する患者と，せん妄や徘徊を呈していない穏和な患者を対象としたものであることを，まず念頭に置かねばならない．ここでは，主としてアルツハイマー型痴呆(SDAT)にみられる睡眠構築の異常について述べる．

前述したように，痴呆患者の睡眠構造の変化は加齢による変化の一層強調されたものと考えるものが多い

(FeinbergとCarlson, 1968；Feinberら, 1967；KahnとFisher, 1969；Prinz, 1977；Prinzら, 1982a). 厳密な臨床診断基準を用いてSDATと診断された患者を対象とした研究では, 対照群と比べてSDAT患者では睡眠の連続性の不良, レム睡眠時間の減少, 深いノンレム睡眠の減少, 昼間の睡眠時間の増加, 夜間の覚醒時間の増加, 睡眠から覚醒への移行の増加(Prinzら, 1982b)が認められる.

SDAT患者の重症度と睡眠構築との間の関係について研究した報告によると, SDAT患者では初期から睡眠中の中途覚醒の回数と時間の増加と深いノンレム睡眠の減少がみられ, それはSDATが重症化するにつれ, 一層顕著となる(Vitielloら, 1984；Prinzら, 1982b；VitielloとPrinz, 1989). また, 軽症のSDAT患者ではレム睡眠の出現量は対照群と同等であるが, 重症例になるにつれ, レム睡眠が減少すると報告されている(Vitielloら, 1984).

これらの睡眠変数を用いて, SDATを初期の段階でうつ病や痴呆のない高齢者から鑑別する試みがなされてきたが, その正確度は68％にとどまり, 不十分なものであったと結論されている(Vitielloら, 1988).

d) 痴呆患者の概日リズムの特徴

痴呆患者では, 夜間の不眠と徘徊などの異常行動がみられ, また, 昼間の活動性が低下していることが多い. したがって, 痴呆をもつ高齢者では健康な高齢者にもまして概日リズムの振幅の低下や, 規則性の異常が認められる可能性がある. しかし, 痴呆をもつ患者の協力を得てそれらの患者の睡眠ポリグラフを記録したり, 概日リズムの指標である直腸温やrest-activity cycleを長時間にわたって記録することはきわめて困難である. したがって, この方面の研究はいまだに十分なされていない.

SDAT患者と多発脳梗塞性痴呆(MID)患者の睡眠ポリグラフを72時間にわたって連続記録した研究によると, 痴呆患者では昼間の活動性の低下と夜間の活動の増加がみられたが, 睡眠変数や睡眠・覚醒リズム障害には痴呆の原因による有意な差はみられなかったと報告されている(Allenら, 1987). 患者の行動量をアクチグラフなどの加速度検出装置によって数日間にわたって記録し, 痴呆患者のrest-activity cycleを検討した報告によると, 痴呆患者では一般にrest-activity cycleが障害されるという報告が多いが(Jacobsら, 1989；Wittingら, 1990), SDAT患者ではrest-activity cycleは障害されず, MID患者でのみ, 有意に障害されるとする報告(Aharon-Peretzら, 1991)もあり, 痴呆の原因とrest-activity cycleの障害との関係については一定の結論は得られていない.

深部体温の概日リズムを検討した報告によると, 意外なことにSDAT患者ではリズムの振幅と規則性が保たれているとする報告が多い(Prinz, 1984, 1992；Touitouら, 1986). 深部体温リズムとrest-activity cycleを同時に測定した研究はきわめて少ない. Koyamaら(1993)は, rest-activity cycleの異常がみられる痴呆患者では, 体温の最低点の位相が健常者よりも前進しており, また, 体温の上昇過程の勾配が緩やかであることを報告した(Koyamaら, 1993). その報告においてはSDATとMID患者ではrest-activity cycleと深部体温リズムについて両者での特徴的な違いは見出されていない. 一方, Mishimaら(1997)は, SDAT患者では直腸温の概日リズムがよく保たれているのに対し, MID患者ではその振幅と規則性が障害されていること, およびrest-activity cycleはSDATとMIDの両群でともに障害されるが, SDAT患者では痴呆の程度が重篤であるほど昼夜を問わず活動量が増加するというきわめて興味深い知見を報告している(Mishimaら, 1997)(図5.49). このことはrest-activityと深部体温のリズムがおのおの独立した"時計"によって調節されている可能性を示唆する点でも興味深い.

後述するように, 痴呆老人の不眠や行動異常の治療戦略を考えるうえでも, 上述の概日リズムの異常を矯正する試みはきわめて有益であると思われる.

e) 痴呆と睡眠時呼吸障害の関係

睡眠時無呼吸症候群(sleep apnea syndrome；SAS)とは, 睡眠中に呼吸が10秒間以上停止することが繰り返し生じる病態である. 睡眠時間1時間あたり5回以上の無呼吸がみられる場合にSASの診断が下されることが一般的である. 1980年にBilliardらが痴呆老人には高い頻度で睡眠時無呼吸症候群がみられると

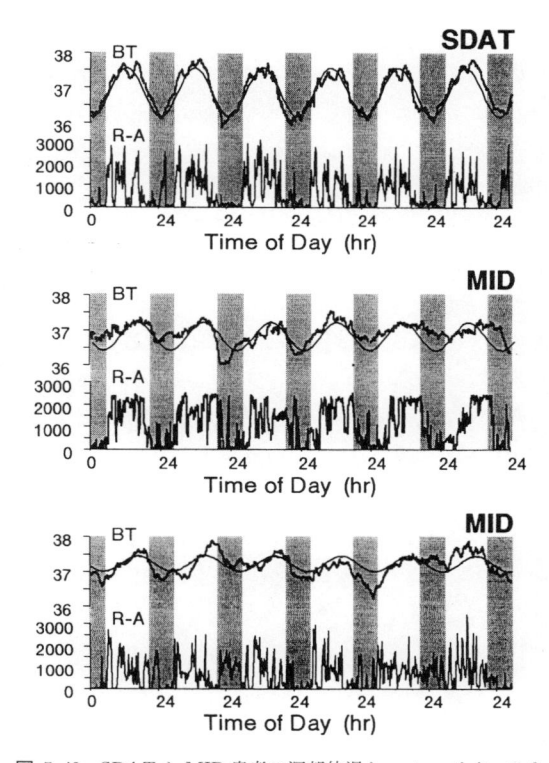

図 5.49 SDAT と MID 患者の深部体温と rest-activity の 6日間の連続記録(Mishima ら, 1997)
BT：直腸温，RA：アクチグラフによる行動量記録．横軸は時刻であり，灰色の部分は夜間の時間帯を表す．深部体温の概日リズムをみるために 24 時間を周期とする cosiner 法を当てはめた曲線を細い線で上書きした．rest-activity cycle は，SDAT(図の上段)と MID(図の中段と下段)のいずれにおいても障害されていた．MID の 2 例に比べて，SDAT 患者では深部体温の振幅と規則性がよく保たれていることがわかる．

報告して以来(Billiard ら，1981)，SDAT 患者では SAS の頻度が高いという報告が相次いでいる(Erkinjuntti ら，1987；Hoch ら，1986；Mant ら，1988；Reynolds ら，1985)．一方，SDAT 患者と年齢を一致させた対照高齢者では SAS の頻度は変わらないとの報告もある(Bliwise ら，1989；Smallwood ら，1983)．痴呆のない高齢者にも SAS はその 20〜40％のものにみられることから，Bliwise らは，痴呆と無呼吸は互いに独立した病態であり，両者はともに高齢になるにつれ頻度が高くなるにすぎないと結論している(Bliwise ら，1989)．また，痴呆のない高齢者では SAS の重症度と精神機能は相関しないと報告されている(新ヶ江ら，1992)．しかし，重症の SAS が認知機能を障害することは実証されており，また，SAS 患者では就床前に比べて起床後に認知能力の障害の程度がより強度になることも報告されているので(Findley ら，1986；Yesavage ら，1985)，SAS が痴呆患者の認知機能にも何らかの悪影響を与えるという可能性は残されている．Ancoli-Israel らは，老人ホームに収容中の高齢者 235 名を対象として，SAS と痴呆の重症度との相関を検討した(Ancoli ら，1991)．その報告によると，無呼吸と痴呆の重症度には有意な相関があり，とりわけ重症の無呼吸と高度の痴呆との間には密接な関連があったとのことである．これまでの報告を総合すると，少なくとも重度の痴呆患者では，痴呆のない高齢者に比べて SAS の頻度や無呼吸の程度が高いことは事実であろうと考えられる．しかし，痴呆の原因となる疾患や病態が同時に無呼吸の頻度を高めるのか，あるいは，痴呆のある患者で重度の無呼吸が合併すると痴呆の程度が著しく高度になるのかについては不明である．睡眠中に低酸素血症を呈する痴呆患者が，夜間の酸素療法を受けた後に精神機能の著しい回復を見せたとする報告(Sandberg，1988)や，前立腺刺激症状による著しい睡眠障害が痴呆症状の原因となっていた患者の報告(Kelly と Feigenbaum，1982)があることは，著しい無呼吸を呈する痴呆患者のうちには無呼吸の治療によって精神機能の改善をもたらしうるものがある可能性を示唆している．

f) 病態生理

SDAT や MID では脳内のさまざまな神経伝達物質や調節物質の変化が生じている．これらの物質は，睡眠・覚醒調節機序にも密接な関連をもっているので，これらの変化が痴呆患者の睡眠障害の発現に関与している可能性がある．

脳内のヒスタミンは，覚醒機序に密接な関連をもつ視床下部後部に最も豊富にみられ，同部に発する神経線維は脳内の広範な部位に投射する．したがって，ヒスタミンは，覚醒に密接な関連をもつ物質であると考えられている．SDAT の患者の脳内ヒスタミン濃度は対照群に比べて有意に高く(Cacabelos ら，1989)，SDAT 患者の髄液中のヒスタミンも対照群に比べて有意に高いとの報告がある(Cacabelos ら，1986)．髄液中のヒスタミン濃度は，MID 患者でも対照群に比べて有意に高いが，SDAT 群と比較するとその半分

程度の値であると報告されている(Perezら, 1988). これらの成績は, 痴呆患者にみられる不眠に脳内のヒスタミンの増加が何らかの関連をもつ可能性を示唆している.

睡眠物質の代表的なものとして, 徐波睡眠を増加させる作用をもつ DSIP(徐波睡眠誘発蛋白)がある. 痴呆患者の髄液中の DSIP を検討したいくつかの報告では, 対照群と比較して SDAT 患者では DSIP がむしろ高いというもの(Loewensteinら, 1982), 低いというもの(Ernstら, 1987；Edvinssonら, 1993)などがあり, 一致した結論は得られていない. また, 中等症以上の SDAT, MID, パーキンソン病, 交通性水頭症の患者では髄液中の DSIP は対照群より有意に低いとの報告もある(Ernstら, 1987).

SDAT では脳内のアセチルコリン濃度が低下することはよく知られているが, アセチルコリンは, 痴呆と密接に関連するだけではなく, 睡眠, 特にレム睡眠の機序にも密接な関連をもつ. 末梢血の赤血球と血漿のコリン(アセチルコリンの前駆物質)の濃度の比の上昇が SDAT 患者でみられるレム睡眠の減少と関連しているとの報告(Haninら, 1984；Houckら, 1988)もあるが, この指標と中枢のアセチルコリン活性との間の関連はよくわかっていない.

哺乳動物で視交叉上核が生体リズムを刻む主たる生物時計であると考えられている(Ibukaら, 1977). ヒトでは加齢に伴い視交叉上核の神経ペプチド含有細胞数が減少し, 特に SDAT 患者ではその減少が一層顕著であることが報告されている(Swaabら, 1985). したがって, 視交叉上核のこのような変化が高齢者や SDAT 患者にみられる睡眠・覚醒リズムの障害に関与している可能性が考えられるのである. 一方, SDAT 患者では睡眠・覚醒リズムが著明に障害されていても, 直腸温の概日リズムはよく保たれていると報告されている(Mishimaら, 1997). このことはヒトでは視交叉上核以外にも, 概日リズム(この場合は直腸温の概日リズム)を駆動する時計がある可能性を示唆すると考えられる.

g) 睡眠障害とせん妄

せん妄をきたしている患者ではその睡眠が通常は強く障害されており, 一晩の良質な睡眠はせん妄を改善させる. また, せん妄は夜間に発症したり増悪することが多い(夜間せん妄). このようにせん妄と睡眠障害との間には密接な関係があるのだが, その関係についての実証的な研究はきわめて少ない(Lipovski, 1980).

夜間せん妄をきたしている患者では昼間にも病室を暗くするとせん妄が生じることがある(Cameron, 1943). 痴呆患者では容易に見当識が障害されるのであるが, そのような患者が暗所におかれると, 自らがおかれている環境の認知が視覚的情報の減少によって妨げられて見当識が障害され, また, 不安が高まるためにせん妄が誘発されるのであろうと考えられる. 特定の睡眠段階とせん妄の関係についての研究も少ない. わずかに夜間せん妄は, レム睡眠からの中途覚醒から起こるという報告がみられる程度である(Feinbergら, 1967).

夜間せん妄は, SDAT 患者に比べて痴呆を伴うパーキンソン病の患者に, より高い頻度でみられる(Bliwiseら, 1995). また, 脳幹部に病変の主座をもつ系統的脳変性疾患患者では筋トーヌスの抑制を欠く異常なレム睡眠が現れ, この異常なレム睡眠の時期に一致して夢の表出とみなされる異常な言動が生じることが, しばしば, 観察される(清水, 1985). この異常行動は, 患者が目覚めるとただちに中断し, 目覚めた後の患者の見当識は通常は障害されないことから, せん妄とは区別されるべき病態(レム睡眠行動障害とよばれる)であると考えられている. しかし, 痴呆をもつ患者では, このような異常なレム睡眠から覚醒した後にも, 夢の中での行動の続きと解釈される異常行動が引き続くことがあり, このような場合には夜間せん妄との境界はきわめて不鮮明なものとなる(清水と菱川, 1993).

h) 治療

1) **薬物治療** 痴呆患者に限らず高齢者の不眠に対して最も広く用いられている薬物はベンゾジアゼピン系の睡眠薬であろう. しかし, ベンゾジアゼピン系の睡眠薬は, 痴呆患者の入眠を促進することや, 睡眠を維持することに無効(Linnoilaら, 1980)なだけでなく, フルラゼパム, ニトラゼパムの服用は翌日の覚醒時の運動機能を損ない, そのような薬物の服用を中断

した後には反跳性の強い不眠をもたらすことが報告されている(LinnoilaとViukari, 1976). せん妄を伴うSDAT患者に対してはチオリダジン25〜75 mgなどの抗精神病薬の投与がより有効, かつ, 安全である(Reynoldsら, 1988)との指摘もなされている.

2) 薬物によらない方法 早朝覚醒と夜間睡眠の維持困難は高齢者でよくみられるが, それは加齢による体温リズムと睡眠・覚醒リズムの位相の変化による可能性があることは前述した. 夜間に高照度光を与えると, これらの概日リズムの位相は後退する. この方法を利用して高齢者の不眠を治療する試みがなされている(Campbellら, 1988). しかし, この方法が痴呆患者の夜間の睡眠障害に対しても有効であるか否かは, まだわかっていない. 高照度光には覚醒レベルを高める作用があるので, 痴呆患者にこの方法を応用すると, 夜間の不眠を一層増強する可能性がある. 逆に, 痴呆患者を朝の時間帯に高照度光に暴露すると, 昼間の睡眠が減り, 夜間の睡眠が増加するとともに, 夜間の異常行動も減少するとの報告があり(Mishimaら, 1994), 注目を集めている.

レム睡眠の減少などに特徴づけられるSDAT患者の睡眠特性は, 寒冷環境下の睡眠に似ているので, SDAT患者の寝室の室温を通常より高温にすると, よい睡眠がもたらされる可能性があると提唱する報告(Reynoldsら, 1988)があるが, その効果は実証されていない.

夜間せん妄をきたしている痴呆患者では, 病室の照明を夜間も灯したままにすることでせん妄を予防したり, 軽減することができる場合がある.

おわりに

痴呆患者を介護するうえで, 睡眠障害をコントロールすることは臨床的にきわめて重要なことである. しかし, 痴呆患者の睡眠障害や概日リズム障害の本態を究明し, その本態に即して治療戦略を立てる営みはようやくその端緒についたにすぎない. 高齢化社会の到来を目前にした現在, この方面の研究が一層活発になる必要がある.

〔清水　徹男〕

文　献

Aharon-Peretz J, Masiah A, Pillar T, Epstein R, Tzischinsky O, Lavie P, 1991：Sleep-wake cycles in multi-infarct dementia and dementia of the Alzheimer type. Neurology 41：1616-1619.

Allen SR, Seiler WO, Stahelin HB, Spiegel R, 1987：Seventy-two hour polygraphic and behavioral recordings of wakefulness and sleep in a hospital geriatric unit：comparsion between demented and nondemented patients. Sleep 10：143-159.

Ancoli IS, Klauber MR, Butters N, Parker L, Kripke DF, 1991：Dementia in institutionalized elderly：relation to sleep apnea. J Am Geriatr Soc 39：258-263.

Billiard M, Touchon M, Passouant P, 1981：Sleep apneas and mental deterioration in elderly subjects. In Koella WP (Ed)：Sleep, pp 400-402, Karger, Basel.

Bliwise DL, 1994：What is sundowning？. J Am Geriatr Soc 42：1009-1011.

Bliwise DL, Yesavage JA, Tinklenberg JR, Dement WC, 1989：Sleep apnea in Alzheimer's disease. Neurobiol Aging 10：343-346.

Bliwise DL, Carroll JS, Lee KA, Nekich JC, Dement WC, 1993：Sleep and "sundowning" in nursing home patients with dementia. Psychiatry Res 48：277-292.

Bliwise DL, 1994, Normal aging. In Kryger MH, Roth T, Dement WC (Eds)：Principles and Practice of Sleep Medicine, pp26-39, WB Saunders, Philadelphia.

Bliwise DL, Watts RL, Watts N, Rye DB, Irbe D, Hughes M, 1995：Disruptive nocturnal behavior in Parkinson's disease and Alzheimer's disease. J Geriatr Psychiatry Neurol 8：107-110.

Cacbelos R, Niigawa H, Ikemura Y, 1986：Neuroendocrine correlates in senile dementia of the Alzheimer type. Prog Clin Neurosci 2：231-247.

Cacabelos R, Yamatodani A, Niigawa H, Hariguchi S, Tada K, Nishimura T, Wada H, Brandeis L, Pearson J, 1989：Brain histamine in Alzheimer's disease. Methods Find Exp Clin Pharmacol 11：353-360.

Cameron DE, 1943：Studies in senile nocturnal delirium. Psychiat Q 15：47-53.

Campbell SS, Kripke DF, Gillin JC, Hrubovcak JC, 1988：Exposure to light in healthy elderly subjects and Alzheimer's patients. Physiol Behav 42：141-144.

Campbell SS, Gillin JC, Kripke DF, Erikson P, Clopton P, 1989：Gender differences in the circadian temperature rhythms of healthy elderly subjects：relationships to sleep quality. Sleep 12：529-536.

Dement WC, Miles LE, Carskadon MA, 1982："White paper" on sleep and aging. J Am Geriatr Soc 30：25-50.

Erkinjuntti T, Partinen M, Sulkava R, Telakivi T, Salmi T, Tilvis R, 1987：Sleep apnea in multiinfarct dementia and Alzheimer's disease. Sleep 10：419-425.

Ernst A, Cramer H, Strubel D, Kuntzmann F, Schoenenberger GA, 1987：Comparison of DSIP-(delta sleep-inducing peptide) and P-DSIP-like (phosphorylated) immunoreactivity in cerebrospinal fluid of patients with senile dementia of Alzheimer type, multi-infarct syndrome, communicating hydrocephalus and Parkinson's disease. J Neurol 235：16-21.

Edvinsson L, Minthon L, Ekman R, Gustafson L, 1993 : Neuropeptides in cerebrospinal fluid of patients with Alzheimer's disease and dementia with frontotemporal lobe degeneration. Dementia 4 : 167-171.

Feinberg I, Koresko RI, Heller N, 1967 : EEG sleep patterns as a function of normal and pathological aging in man. J Psychiatr Res 5 : 107-144.

Feinberg I, Carlson V, 1968 : Sleep variables as a function of age in man. Archs Gen Psychiat 18 : 239-250.

Findley IJ, Barth JT, Powers DC, et al, 1986 : Cognitive impairment in patients with obstructive sleep apnea and associated hypoxemia. Chest 90 : 686-696.

Ford DE, Kamerow DB, 1989 : Epidemiological study of sleep disturbance and psychiatric disorders. JAMA 262 : 1479-1484.

Gislason T, Almqvist M, 1987 : Somatic diseases and sleep complaint. Acta Med Scand 221 : 475-481.

Hanin I, Reynolds C3, Kupfer DJ, Kopp U, Taska LS, Hoch CC, Spiker DG, Sewitch DE, Martin D, Marin RE, et al, 1984 : Elevated red blood cell/plasma choline ratio in dementia of the Alzheimer type : clinical and polysomnographic correlates. Psychiatry Res 13 : 167-173.

Hayashi Y, Endo S, 1982 : All-night sleep polygraphic recordings of healthy aged persons : REM and slow wave sleep. Sleep 5 : 277-283.

Hoch CC, Reynolds C3, Kupfer DJ, Houck PR, Berman SR, Stack JA, 1986 : Sleep-disordered breathing in normal and pathologic aging. J Clin Psychiatry 47 : 499-503.

Houck PR, Reynolds C3, Kopp U, Hanin I, 1988 : Red blood cell/plasma choline ratio in elderly depressed and demented patients. Psychiatry Res 24 : 109-116.

Ibuka N, Inouye ST, Kawamura H, 1977 : Analysis of sleep-wakefulness rhythms in male rats after suprachiasmatic nucleus lesions and ocular enucleation. Brain Res 122 : 33-47.

Jacobs D, Ancoli IS, Parker L, Kripke DF, 1989 : Twenty-four-hour sleep-wake patterns in a nursing home population. Psychol aging 4 : 352-356.

Kahn E, Fisher C, 1969 : Some correlates of rapid eye movement sleep in the normal aged male. J Nerv Ment Dis 148 : 495-505.

柄澤昭秀, 1983：睡眠障害, 老人の睡眠と睡眠障害, 治療学 11：69-74.

柄澤昭秀, 笠原洋勇, 加藤寛司, 1983：痴呆患者に対する精神科外来診療の役割. 精神科治療学 3：847-853.

Karasawa A, Kawashima K, Kasahara H, 1982 : Epidemiological study of th senile in Tokyo metropolitan area, Kyoto.

笠原洋勇, 1988：日本における Alzheimer 病の疫学と今後の展望. 日本臨床 46：10-17.

笠原洋勇, 1989：精神症状に対する治療薬(I)痴呆に伴う睡眠障害. 臨床精神医学 18：1073-1079.

Kelly J, Feigenbaum LZ, 1982 : Another cause of reversible dementia : sleep deprivation due to prostatism. J Am Geriatr Soc 30 : 645-646.

厚生省保健医務局精神保健課, 1993：我が国の精神保健(精神保健ハンドブック), 厚健出版, 東京.

Koyama K, Asakawa O, Hirasawa H, Matsuzawa M, Atsumi Y, Karasawa A, 1993 : Clinical study of sleep-wake disturbance in demented patients. Jpn J Psychiatry Neurol 47 : 447-448.

Kronholm E, Hyyppa MT, 1985 : Age-related sleep habits and retirement. Annals Clin Res 17 : 257-264.

Linnoila M, Viukari M, 1976 : Efficy and side effects of nitrazepam and thioridazine as sleeping aides in psychogeriatric inpatients. Br J Psychiatry 128 : 566-569.

Linnoila M, Viukari M, Lamminsivu U, Auvainen J, 1980 : Efficacy and side effects of lorazepam, oxazepam, and temazepam as sleeping aides in psychogeriatric inpatients. Int Pharmacopsychiatry 15 : 129-135.

Lipovski ZJ, 1980 : Dekirium : Acute Braon Failure in Man, Charles Thomas, Springfield, I. L.

Loewenstein RJ, Weingartner H, Gillin JC, Kaye W, Ebert M, Mendelson WB, 1982 : Disturbances of sleep and cognitive functioning in patients with dementia. Neurobiol Aging 3 : 371-377.

Mant A, Saunders NA, Eyland AE, Pond CD, Chancellor AH, Webster IW, 1988 : Sleep-related respiratory disturbance and dementia in elderly females. J Gerontol 43 : M 140-144.

Mishima K, Okawa M, Hishikawa Y, Hozumi S, Hori H, Takahashi K, 1994 : Morning bright light therapy for sleep and behavior disorders in elderly patients with dementia. Acta Psychiatr Scand 89 : 1-7.

Mishima K, Okawa M, Satoh K, Shimizu T, Hozumi S, Hishikawa Y, 1997 : Different Manifestation of circadian rhythms in senile dementia of Alzheimer's type and multi-infarct dementia. Neurobiol Aging 18 : 105-109.

西松央一, 堀口淳, 屋宮康紀, 大西敬一, 広田茂, 松多克紀, 稲見康司, 金沢彰, 柿本泰男, 1988：愛媛県下3町村における老年期痴呆に関する調査. 臨床精神医学 17：1669-1678.

Perez A, Albarran MA, Cacabelos R, 1988 : Biochemical studies of body fluids in senile dementia of the Alzheimer type (SDAT) and multiple infarct dementia (MID). Correlation analysis between histamine and vasopressin in CSF and plasma. Acta Neirol Scand 77 : 129.

Peskind ER, Vitaliano PP, Raskind M, Eisdorfer C, Zemcuzniko N, Gerber CJ, 1982 : Changes in the sleep and waking EEG of nondemented and demented elderly subjects. J Am Geriat Soc 30 : 86-94.

Prinz P, 1977 : Sleep pattern in the healthy aged+ relationship with intellectual function. J Geront 32 : 179-186.

Prinz PN, Peskind ER, Vitaliano PP, Raskind MA, Eisdorfer C, Zemcuznikov N, Gerber CJ, 1982a : Changes in the sleep and waking EEGs of nondemented and demented elderly subjects. J Am Geriatr Soc 30 : 86-93.

Prinz PN, Vitaliano PP, Vitiello MV, Bokan J, Raslind M, Peskind E, Gerber C, 1982b : Sleep, EEG and mental function changes in senile dementia of the Alzheimer's type. Neurobiol Aging 3 : 361-370.

Prinz PN, Christie C, Smallwood R, Vitaliano P, Bokan J, Vitiello MV, Martin D, 1984 : Circadian temperature variation in healthy aged and in Alzheimer's disease. J Geront 39 : 30-35.

Prinz PN, Moe KE, Vitiello MV, Marks AL, Larsen LH, 1992 : Entrained body temperature rhythms are similar in mild Alzheimer's disease, geriatric onset depression, and normal aging. J Geriatr Psychiatry Neurol 5 : 65-71.

Rabins PV, Mace NL, Lucas MJ, 1982：The impact of dementia on the family. JAMA 248：333-335.
Raskind M, Peskind E, Rivard MF, Veith R, Barnes R, 1981：Dexamethasone suppression test and cortisol and cortisol circadian rhythm in primary degenerative dementia. Am J Psychiat 139：1468-1471.
Reynolds C3, Kupfer DJ, Taska LS, Hoch CC, Sewitch DE, Restifo K, Spiker DG, Zimmer B, Marin RS, Nelson J, et al, 1985：Sleep apnea in Alzheimer's dementia：correlation with mental deterioration. J Clin Psychiatry 46：252-261.
Reynolds C3, Hoch CC, Stack J, Campbell D, 1988：The nature and management of sleep/wake disturbance in Alzheimer's dementia. Psychopharmacol Bull 24：43-48.
Richards HH, Valle JC, 1988：A double-blind comparsion of two lormetazepam doses in elderly insomniacs. Curr Med Res Opin 11：48-55.
Sandberg MR, 1988：Dementia and hypoxia. Ann Intern Med 15：994.
清水徹男, 1985：系統的脳変性疾患における睡眠障害と夜間せん妄の発現機序に関する研究. 神経進歩 29：154-177.
清水徹男, 菱川泰夫, 1993：老年者の睡眠障害と異常行動. 老年精神医学 4：392-401.
清水徹男, 菱川泰夫, 1995：老人の睡眠障害. 神経進歩 39：129-138.
新ヶ江 正, 毛利義臣, 大江 徹, 武井 明, 布村昭彦, 鎌田隼輔, 稲葉央子, 武藤福保, 松本三樹, 千葉 茂, 1992：夜間睡眠の加齢性変化について─夜間睡眠と睡眠時無呼吸ならびに夜間睡眠と日中の精神機能との関連について─. 精神神経誌 94：58-74.
Smallwood RG, Vitiello MV, Giblin EC, Prinz PN, 1983：Sleep apnea：relationship to age, sex, and Alzheimer's dementia. Sleep 6：16-22.
Swaab DF, Fliers E, Partiman TS, 1985：The suprachasmatic nucleus of the human brain in relation to sex, age and senile dementia. Brain Res 342：37-44.
Touitou Y, Reinberg A, Bogdan A, Auzeby A, Beck H, Touitou C, 1986：Age-related changes in both circadian and seasonal rhythm of rectal temperature with special reference to senile dementia of Alzheimer's type. Gerontology 32：110-118.
Ulrich RF, Shaw DH, Kupfer DJ, 1980：Effects of aging on EEG sleep in depression. Sleep 3：31-40.
Vitiello MV, Smallwood RG, Avery DH, 1983：Circadian temperature rhythms in young adult and aged men. Neurobiology of Aging 7：97-100.
Vitiello MV, Bokan JA, Kukull WA, Muniz RL, Smallwood RG, Prinz PN, 1984：Rapid eye movement sleep measures of Alzheimer's-type dementia patients and optimally healthy aged individuals. Biol Psychiatry 19：721-734.
Vitiello MV, Prinz PN, Frommel MS, et al, 1988：Sleep/wake measures fail to discriminate early Alzheimer's disease from controles. Sleep Res 17：306.
Vitiello MV, Prinz PN, 1989：Alzheimer's disease. Sleep and sleep/wake patterns. Clin Geriatr Med 5：289-299.
Webb WB, Campbell SS, 1980：Awakenings and return to sleep in an older population. Sleep 3：41-46.
Weitzman ED, Moline ML, Czeisler CA, Zimmerman JC, 1982：Chronobiology of aging：Temperature, sleep-wake rhythms and entrainment. Neurobiol Aging 3：299-309.
Witting W, Kwa IH, Eikelenboom P, Mirmiran M, Swaab DF, 1990：Alterations in the circadian rest-activity rhythm in aging and Alzheimer's disease. Biol Psychiatry 27：563-572.
Yesavage J, Blwise D, Guilleminault C, Carskadon M, Dement W, 1985：Preliminary communication：intellectual deficit and sleep-related respiratory disturbance in the elderly. Sleep 8：30-33.

5.6.3 パーキンソン病

　パーキンソン病患者はわが国においては人口10万人につき50〜80人程度の有病率をもち，神経疾患のなかでは最も診療の機会が多い疾患のひとつである．その主要症候は安静時振戦，固縮，寡動，姿勢反射障害であり夜間睡眠障害もしばしば認められるものである．実際，Nausiedaらは100人のパーキンソン病患者に質問紙法で調査したところ，何らかの睡眠覚醒障害がその74％に認められたと報告している（Nausiedaら，1982）．また，わが国では，堀口らが1633人を質問紙法で調査し，そのうち約90％が治療中のパーキンソン病患者で，自覚的に睡眠覚醒障害を訴えたものは全体の60.3％となるとしている（堀口ら，1989）．すなわち，少なくともパーキンソン病患者の半数以上で何らかの睡眠障害を認めるということになる．パーキンソン病患者の自覚的睡眠障害としては入眠障害，中途覚醒，早朝覚醒，昼間の眠気，有痛性の下肢けいれん，手足のジストニー，寝返りがうてない，起き上がれない，睡眠中に息苦しいなどさまざまなものがある．睡眠異常の特徴は睡眠が長時間継続できないことや，睡眠・覚醒のサイクルの逆転が認められる．その原因としては，この疾患が本来的にレム睡眠や徐波睡眠を減少させることや，固縮や寡動が睡眠中の体位変換の回数を減少させるために不快感を増強させ覚醒させること，さらに上気道や胸郭運動の異常のために呼吸の乱れが生ずることなどが考えられる（Thorpy，1990）．また，L-ドーパや抗コリン薬は覚醒回数を増やす．本稿ではパーキンソン病の睡眠障害と関連する項目として，a) 病変部位，b) 精神症状，c) 身体症状，d) 治療薬の四つに分けて，現在までに明らかにされている知見を紹介したい．

a)　病変部位

　パーキンソン病の神経病理学的変化は黒質緻密層メ

ラニン含有ドパミン作動性ニューロンの変性を主病変としている．また，背側縫線核に始まるセロトニン作動性ニューロン，青斑核に始まるノルアドレナリン作動性ニューロンも同様に減少しており，さらにBrodmannのarea 22や17などに広く投射するアセチルコリン作動性ニューロンの変性脱落が証明されている(Whitehouseら，1983)．一方，睡眠・覚醒リズムに影響を及ぼしている脳内神経伝達物質はセロトニン，ノルアドレナリン，ドパミン，γ-アミノ酪酸(GABA)，アセチルコリン，ヒスタミン，各種のペプチドなどが知られている(堀口ら，1988)．したがって，これら神経伝達物質の生成，代謝に関する障害をもつ疾患は，パーキンソン病も含めてすべて睡眠障害をきたす可能性がある．

b) 精神症状

堀口らは，パーキンソン病の四大神経症候(振戦，固縮，寡動，姿勢保持障害)とは別に，パーキンソン病の5D症状(痴呆dementia，せん妄delirium，抑うつdepression，ジスキネジアdyskinesia，ジストニーdystonia)と名づけ(堀口，1986a, b；堀口ら，1988)，日常診療にあたっているとしている．このうち睡眠障害に関係するものは，せん妄，抑うつ，ジスキネジア，ジストニーの四つであり，痴呆は随伴症状としてせん妄を伴う場合には睡眠障害をきたす可能性があるが，パーキンソン病では概して皮質下性痴呆の特徴を有し，精神機能の緩慢化をきたすことが多いため，それ自体が睡眠障害をきたすことは多くない．

なお，痴呆の合併頻度は諸家によりばらつきがあるが，わが国においては，吉村の73％，堀口らの69％といずれも高頻度に起こっているとする報告が散見される．

せん妄は日常臨床のなかでは，抗パーキンソン病薬の増量，あるいは追加時に出現することが多く，薬剤の副作用としての側面が強い．なかには未治療の患者でも幻覚が発現したとの報告もあるが(Rondotら，1984)，まれである．したがって，これについては，治療薬の部分で詳しく述べる．

次に，抑うつに関しては，パーキンソン病の精神症状の代表的なものとされているが，その合併頻度に関しては，報告者によってばらつきが大きい．Mindhamら(1970)の報告では90％，Celesiaら(1972)は37％と報告している．また，CelesiaらはL-ドーパ投与により抑うつの改善を認めたとしており，Mayeuxら(1981)は抑うつとL-ドーパ投与とは無関係であるとしている．このようなばらつきの原因はひとつにはパーキンソン病患者は，仮面様顔貌，寡動，動作緩慢，思考の緩慢化があるために，抑うつと誤診されやすいこと，また，抑うつの診断基準が統一されていないことも大きな原因であると考えられる．また，抑うつの原因に関しては，疾病本来の病態として出現するものか，あるいは身体障害に伴い二次的に発症するのか，その点に関しては現時点では不明の点がまだ多い．

治療としては，いずれも抗うつ薬治療に反応し改善を示すことが多い．三環系抗うつ薬であるimipramine(トフラニール)やclomipramine(アナフラニール)などを10～50mg程度の処方で改善を認めることが多い．四環系抗うつ薬のmianserin(テトラミド)，そのほかにsulpirid(ドグマチール)，amoxapine(アセンジン)なども有効である．しかし，抗うつ作用は三環系薬剤が最も明瞭である．なお，これらの薬剤は錐体外路の副作用をもち，parkinsonismの症状増悪をきたす可能性がある．また，抗うつ薬と抗パーキンソン病薬の併用により抗コリン作用の相乗効果により，せん妄，口渇，血圧上昇，頻脈などの自律神経症状を呈することがある(中枢性抗コリン症候群)ので，抗うつ薬投与には十分な注意が必要である．

ジスキネジアに関しては，身体症状の項に，ジストニーに関しては治療薬の項に譲る．

c) 身体症状

錐体外路系の障害による筋緊張異常は，睡眠により減弱し(Manoら，1982)，睡眠各相によって減弱の程度が異なり，stage III，IVで最も減少する．パーキンソン病患者の自覚的睡眠障害としては入眠障害，中途覚醒，早朝覚醒，昼間の眠気，有痛性の下肢けいれん，手足のジストニー，寝返りがうてない，起き上がれない，睡眠中に息苦しいなどさまざまなものがある．パーキンソン病患者の睡眠覚醒障害に関する報告は終夜睡眠ポリグラフィ(polysomnography；以下PSG)を用いて数多くの検討が行われている．その特

徴は，入眠時間の延長，夜間中途覚醒の増加，覚醒時間の延長が報告されており(Kales ら，1971；Bergonzi ら，1974；Friedman，1980)，Apps ら(1985)の検討によると，パーキンソン病患者では，レム睡眠が有意に減少し，中途覚醒の頻度，持続時間ともに増加し，ノンレム睡眠はどのstageにおいても正常対照群と有意差は認めなかったとしている．一方，stage III，IV(Kales ら，1971)，および spindle の減少(Bergonzi ら，1974)，筋緊張の低下を伴わないレム睡眠(stage 1-REM with tonic EMG)の出現(Mouret，1974)などの報告もある．

Stage 1-REM with tonic EMG に関しては大熊(1983)は，PSG 上，レム睡眠に類似した急速眼球運動が出現するが筋活動は低下しない特殊な状態であり，せん妄状態で意識混濁とともに精神運動興奮があるときに出現するとしている．また，炭谷(1993)らはstage 1-REM with tonic EMG の原因を青斑核変性に求めている．

Apps ら(1985)は，中途覚醒の原因は気道閉塞による夜間無呼吸であり，自律神経障害が強いパーキンソン病患者では頻繁に起こるが，自律神経障害を伴わないパーキンソン病患者では中途覚醒はまれであるとしている．

また，パーキンソン病患者で夜間の最も困っていることとして，寝返りがうてないこと，あるいは一人でトイレへ行けないことは代表的なものである．就寝時にL-ドーパを投与するなど，症状に合わせたきめ細やかな対応が望まれる．現在，わが国未発売であるが，L-ドーパ徐放剤投与により，睡眠時間や中途覚醒の回数は変化しないが，1回あたりの覚醒時間が有意に減少したという報告がある(Kerchove ら，1993)．これは夜間の akinesia が改善することにより，中途覚醒時に寝返りやトイレ歩行が可能となったことによると考えられる．

またパーキンソン病の夜間頻尿に対して desmopressin 点鼻が有効であったとの報告(Suchowersky ら，1995)もある．

d) 治療薬

Apps ら(1985)はパーキンソン病患者を抗パーキンソン病薬により治療すると，睡眠障害が改善することから，抗パーキンソン病薬内服それ自体により睡眠障害がひき起こされることは考えにくいとしている．L-ドーパ投与による睡眠に対する影響に関しては諸説あり，まだ一定の見解は得られていない(Bergonzi ら，1974；Kales ら，1972；Greenberg と Pearlman，1970；Schmidt と Knopp，1972；Wyatt ら，1970；Fram ら，1970)のが実情である．病変部位の項でも述べたように，ドパミン，ノルアドレナリン，アセチルコリンなどは睡眠・覚醒リズムに影響を及ぼしていると考えられており，これらに影響を与える抗パーキンソン病薬は不眠などの睡眠・覚醒障害をきたすことは十分考えられることである．現在では，抗パーキンソン病薬内服により，さまざまな睡眠障害の副作用の報告がある．

日本医薬情報センター(1996)によると，パーキンソン病に使用する代表的な薬剤の睡眠・覚醒障害に関係すると思われる副作用は表5.53のとおりである．

また薬剤相互作用としてdroxidopaと三環系抗う

表 5.53 パーキンソン病に使用する代表的な薬剤の睡眠・覚醒障害に関係する副作用

一般名	商品名	睡眠障害	不眠	眠気	抑うつ	悪夢
amantadine	シンメトレル	C		C	C	B
trihexyphenidyl	アーテン			B		
bromocriptine	パーロデル		B	B		
pergolide	ペルマックス		B	B	B	
talipexole	ドミン		B	A		
droxidopa	ドプス		B	B	B	C
levodopa	マドパー，メネシット		B	B		
propranolol	インデラル		B	B	B	B
clonazepam	リボトリール		B	A	C	
imipramine	トフラニール		A	A		

A：認められる　　5％以上
B：ときに認められる　0.1％以上5％未満
C：まれに認められる　0.1％未満

つ薬の併用でときにdroxidopaの作用増強が,あるいはdroxidopaとlevodopaやamantadineの併用でこれら薬剤の作用増強がときに認められるため,併用時には注意が必要である.

また,eraly morning dystonia, end of dose dystoniaなどの発症の報告もある.

さらにパーキンソン病それ自体によってむずむず脚症候群を認める症例があり,これに対しては,levodopa, pergolide, bromocriptine投与が有効であるとの報告もある.一方でamantadine投与によりむずむず脚症候群がひき起こされた(堀口ら,1985)との報告もある.

さらに抗パーキンソン病薬一般に薬剤増量時にせん妄が出現することがあり注意を要する.予防法としては薬剤を少量ずつ漸増してゆくこと,せん妄出現時に,原因薬剤の減量および中止をすること以外対策はない.どのくらい増量するとせん妄が出てくるかは個人差が大きく一定しない.せん妄が出やすい人には特に注意して漸増していくことが重要である.せん妄が出やすい患者群では処方内容の変更をしなくても,脱水を契機に悪性症候群をひき起こす可能性があるとの報告もあり(久野,1996),その管理に特に注意が必要である.

以上のように本来治療目的に使われる治療薬が原因で睡眠障害をひき起こす可能性があることは特記すべきことである.

おわりに

パーキンソン病患者の半分以上は何らかの睡眠障害があり,原因として治療薬を含めたさまざまなものがある.患者が睡眠障害を訴えたとき,どのように対応するかは,その睡眠障害をひき起こしている原因によって異なり,原因が何かを考えた後,対応を考えていく以外,方法がないと考えられる.パーキンソン病の治療はまだまだ開発の途上にあり,睡眠障害についても今後の検討が望まれる.

〔大橋健二・塩澤全司・間野忠明〕

文　献

Apps MCP, Sheaff PC, Ingram DA, et al, 1985：Respiration and sleep in Parkinson's disease. J Neurol Neurosurg Psychiatry 48：1240-1245.

Bergonzi P, Chiurulla C, Cianchetti C, et al, 1974：Clinical pharmacolgy as an approach to the study of biochemical sleep mechanisms：the action of L-dopa. Confin Neurol 36：5-22.

Celesia GG, Wanamaker WM, 1972：Psychiatric disturbances in Parkinson's disease. Dis Nerv Syst 33：577-583.

Fram DH, Murphy DL, Goodwin FK, et al, 1970：L-dopa and sleep in depressed patients. Psychophysiology 7：316-317.

Friedman A, 1980：Sleep pattern in Parkinson's disease. Acta Med Pol 21：193-199.

Greenberg R, Pearlman Jr CA, 1970：L-dopa, parkinsonism and Sleep. Psychophysiology 7：314.

堀口　淳, 1986a：パーキンソン病. 臨床精神医学15：1222-1225.

堀口　淳, 1986b：パーキンソン病の精神症状と薬物治療. 医学のあゆみ139：81-83.

堀口　淳, 稲見康司, 三好典彦, 他, 1985：アマンタジン投与中のパーキンソン病患者に認められたrestless legs syndrome. 臨床神経学25：153-156.

堀口　淳, 稲見康司, 西松央一, 他, 1988：抗パーキンソン剤による精神障害. 神経精神薬理10：67-75.

堀口　淳, 稲見康司, 印南敏彦ら, 1989：パーキンソン病の睡眠覚醒障害(第1報)—パーキンソン病1633人の調査結果—. 精神科治療学4：1553-1563.

Kales A, Ansel RD, Markham CH, et al, 1971：Sleep in patients with Parkinson's disease and normal subjects prior and following levodopa administrarion. Clin Pharmacol Therap 2：397-406.

Kales A, Ritvo ER, Preston TA, et al, 1972：Effects of prolonged administration of L-dopa on the sleep patterns of autistic children. Psychophysiology 9：89-90.

Kerchove MV, Jacquy, J, Gonce M, et al, 1993：Sustained-release levodopa in Parkinsonian patients with noctural disabilities. Acta neurol belg 93：32-39.

久野貞子, 1996：パーキンソン病治療に伴う悪性症候群. 第37回日本神経学会総会　サテライトシンポジウム.

Mano T, Shiozawa Z, Sobue I, 1982：Extrapyramidal involuntary movements during sleep. Electroenceph clin Neurophysiol 35 (Suppl)：431-442.

Mayeux R, Stern Y, Rosen J, et al, 1981：Depression, intellectual impairment, and Parkinson disease. Neurology 31：645-650.

Mindham RHS, 1970：Psychiatric symptoms in parkisonism. J Neurol Neurosurg Psychiatry 33：188-191.

Mouret J, 1974：Differences in sleep in patients with Parkinson's disease. Electroenceph Clin Neurophysiol 38：653-657.

Nausieda PA, Weiner WJ, Kaplan LR, et al, 1982：Sleep disruption in the course of chronic levodopa therapy：An early feature of the levodopa psychosis. Clin Neuropharmacol 5：183-194.

日本医薬情報センター(編), 1996：日本医薬品集, 産業時報社, 東京.

大熊輝雄, 1983：臨床脳波学　第3版, pp 307-308, 医学書院, 東京.

Rondot P, de Recondo J, Coignet A, et al, 1984：Mental disorders in Parkinson's disease after treatment with L-

dopa. Adv Neurol 40：259-269.
佐藤喜一郎，町田 充，村瀬勢津子，他，1955：睡眠障害のタイプと治療のポイント(7)薬剤性睡眠障害—治療薬剤と睡眠障害．臨床透析 11：2155-2163．
Schmidt HS, Knopp W, 1972：Sleep in Parkinson's disease：the effect of L-dopa. Psychophysiology 9：88-89.
Suchowersky O, Furtado S, Rohs G, 1995：Beneficial effect of intranasal desmopressin for nocturnal polyuria in Parkinson's disease. Movement Disorders 10：337-340.
炭谷信行，1993：変性疾患における終夜睡眠のポリグラフィ的研究—パーキンソニズム，ハンチントン舞踏病，オリーブ・橋・小脳萎縮症について—．金沢大学十全医学会雑誌 102：816-827．
Thorpy MJ, 1990：The international classification of sleep disorders. Diagnostic and coding manual, American Sleep Disorders Association.
Whitehouse PJ, Herdreen JC, White III CL, et al, 1983：Basal forebrain neurons in the dementia of Parkinson disease. Ann Neurol 13：243-248．
Wyatt RJ, Chase TN, Scott J, et al, 1970：Effect of L-dopa on the sleep of man. Nature 228：999-1001．

5.6.4 クロイツフェルト-ヤコブ病

a） 概　要

　クロイツフェルト-ヤコブ病(Creutzfeldt-Jakob disease，以下 C-J 病)は進行性の痴呆，ミオクローヌスならびに多彩な神経学的症状を特徴とするまれな疾患である．末期には無動性無言状態を呈して，多くは2年以内に死の転帰をとる．罹患年齢は20歳以上で，初老期に発症することが多い．推定有病率は100万人あたり約1とされており，ほとんど性差は見られない(辻ら，1980)．病理所見は大脳，基底核，視床，小脳などに，海綿状変性，神経細胞の脱落および星膠細胞の増生を認める．

　本症の病因に関して，かつては初老期痴呆に属する変性疾患と考えられていたが，1970年代にはヒツジのscrapieおよびヒトのkuruとの類似性が指摘され，伝達可能な遅発性感染症とされて注目された．その後，小脳性失調症状を示すゲルストマン-ストロイスラー-シャインカー(Gerstmann-Sträussler-Scheinker)症候群も本症の類縁疾患であることが確認された．しかしながら，近年，これらの疾患でウイルスその他の病原体が発見されず，特異な蛋白質(蛋白質性感染粒子プリオン)が共通に存在することが明らかにされ，プリオン病と呼ばれるようになった(厚生省，1997)．プリオン病は感染症と遺伝子病の両特性をもち，全く新しい発病機序が考えられている．いずれも感染後長い潜伏期間の後に発病し，著明な海綿状脳症をきたすため，伝達性海綿状脳症とも呼ばれる．1985年ごろから英国に集団発生した狂牛病(ウシ海綿状脳症)との関連で，本症が巷間の話題になったのは記憶に新しい．

　C-J 病の報告は今もってきわめて多いが，この理由として，発病過程が不明で致死的であることのほかに，特異な脳波異常を示し，脳波学的にも多くの興味がもたれていることがあげられる．本稿では，自験例を通して得られた筆者の経験を加えながら，C-J 病の睡眠障害を中心に文献的展望を行うことにする．

b） 自験例

　症例は金沢大学付属病院に入院し，終夜睡眠ポリグラフィ(PSG)によって検討されたC-J病の5例である．主要所見を表5.54に示し，以下，総括的に説明する．このうち症例1は炭谷ら(1981)により，症例3は古田ら(1988)によってすでに報告されている．

　全例が女性患者で，初老期以後に発症し，死亡時年齢は53～70歳であった．初発症状はさまざまであるが，ミオクローヌスは全例で観察された．各5例の第1回PSGは発症から4か月以内に施行されており，全例で脳波上に周期性同期性放電(periodic synchronous discharge；PSD)が認められた．睡眠紡錘波が認められたのは症例5の発症2か月後に記録された第1回PSGのみであり，第2回PSGでは消失していた．急速眼球運動(REMs)は症例2の第1回・第2回

表 5.54　5症例の PSG 所見

症例	発症年齢	性	経過(月)	初発症状	PSG 特徴				病理所見
					睡眠紡錘波	REMs	PSD	周期性呼吸	
1	53	女	9	計算障害	(−)	(−)	(+)	(+)	海綿状脳症
2	54	女	6	動作緩慢	(−)	(+)→(−)	(+)	(+)	海綿状脳症
3	63	女	33	歩行障害	(−)	(−)	(+)	(+)	全脳型
4	70	女	8	眼症状	(−)	(−)	(+)	(−)	—
5	65	女	25	眼症状	(+)→(−)	(+)→(−)	(+)	(+)	全脳型

PSG および症例 5 の第 1 回 PSG で記録された．症例 1, 3, 4 の記録は睡眠紡錘波ならびに REMs を欠いていた．

次に，症例 3 の長時間記録を例にとり，C-J 病に見られる PSD 所見の特徴について述べる．症例 3 の発症 2 か月後の 24 時間記録はその大部分が PSD 主体の脳波パターンで占められていた．筆者らは脳波上 PSD が優勢に出現する相を stage PSD と呼んだ (図 5.50)．この脳波像は覚醒時に出現するのが普通であるが，臨床的に睡眠と思われる時期にも安定して出現することがしばしばあった．さらに睡眠が深くなると，PSD は散発性になり，不規則徐波が混入する脳波像が一過性に観察された (stage M, 図 5.51)．stage M は必ずしも夜間に限らず，日中にも挿間性に出現した．臨床上完全な睡眠と思われる時期の脳波はモノリズミックな徐波のみで構成されており，主として夜間に出現し，呼吸は安定し，心拍数は減少し，ミオクローヌスは完全に消失した (stage SW, 図 5.52)．末期になるに従い，stage PSD はしだいに減少し，その分 stage SW が増加した．また，各相の分布からみた

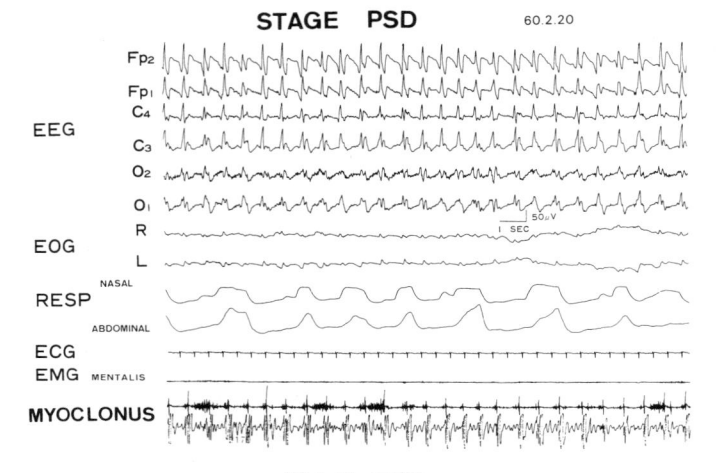

図 5.50　症例 3

女性．発症 3 か月後の PSG(stage PSD)を示す．前頭優勢であるが汎性に PSD が出現している．患者は覚醒しており，棘波に一致してミオクローヌスが認められる．

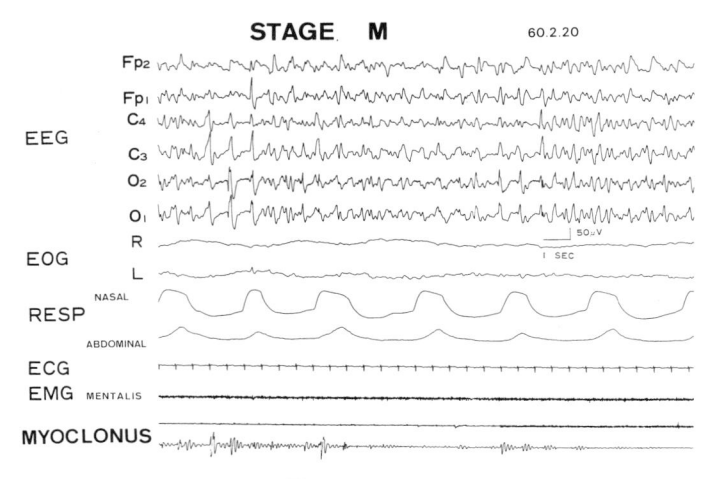

図 5.51　症例 3

stage M を示す．PSD はなお律動性を保っているが，散発性になり，θ 波および δ 波が混入している．stage PSD に比べて呼吸はより規則的になり，心拍数は減少している．一過性の浅い睡眠相と思われる．

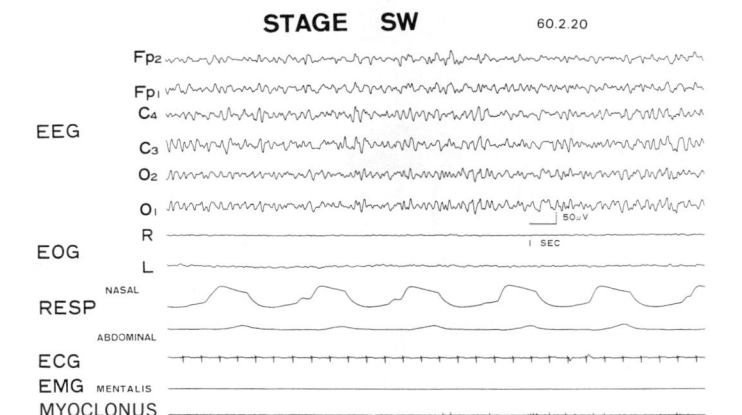

5.6 神経内科疾患に伴う睡眠障害

図 5.52 症例3

stage SW を示す．PSD は完全に消失し，基礎律動はほとんど徐波のみで構成されている．呼吸および心拍数はさらに減少し，筋電図は平坦化しており，比較的深い睡眠期と思われる．

夜間と日中の違いが不明瞭になった．PSD は鈍化し，そのインターバルは極端に延長し，背景脳波の平坦化が認められた．

本症で REMs が記録されることはきわめてまれである．症例2にみられた REMs 出現時の PSG を図5.53 に示した．本例の REMs はすべて stage SW で出現しており，PSD と共存することはなかった．また，REMs の出現と同時に無呼吸が始まることが多かった．筋電図は平坦であったが，この REMs 出現時期をレム睡眠とみなすには問題があり，後に考察したい．

睡眠経過に関して，全例に共通していえることは睡眠の開始ならびに維持の両面において，きわめて大きな障害がみられるという点である．全経過を通じて睡眠の中断は頻回であり，したがって，各 stage の持続も短く，末期を除いては数十分以上持続することはまれである（図5.54）．症例3の睡眠経過については 5.3 概日リズム睡眠障害（p.188）で詳述する．

睡眠時無呼吸は5例中4例に認められた（症例1，2，3，5）．症例2の睡眠時無呼吸を図5.53に示した．PSD が減衰し，stage SW に移行すると，閉塞性睡眠時無呼吸が出現し，10～30秒間持続した．深く速い換気が再開されると，PSD は徐々に出現し，しだいに律動的になり，逆に，徐波は不明瞭になった．このパターンは周期性に繰り返された．運動覚醒がみられる場合には，脳波は脱同期化して数秒間抑制され

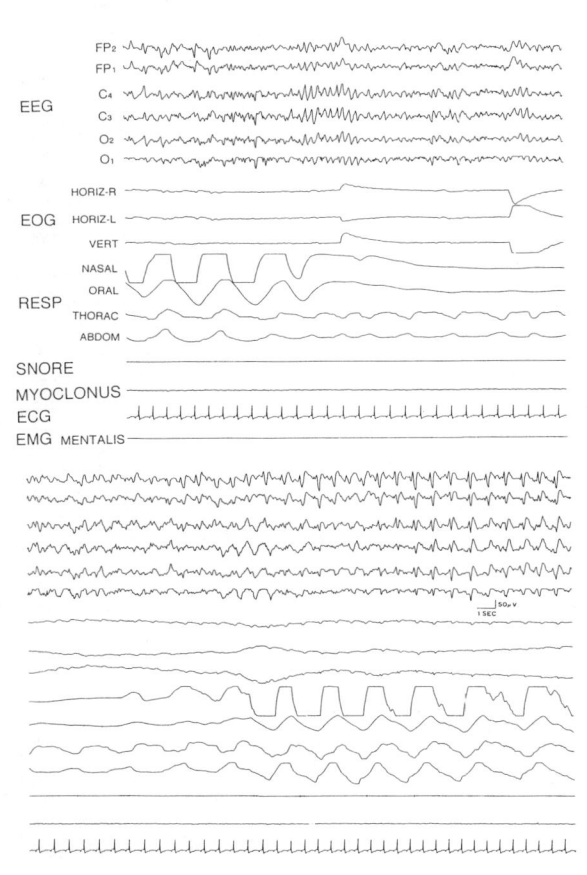

図 5.53 症例2

女性．発症2か月後の PSG を示す．単発性の REM が stage SW に出現しており，それと同時に閉塞型無呼吸の開始が認められる．無呼吸の終了直後から PSD が出現しはじめ，徐々に stage PSD に移行する．

図 5.54 症例 3

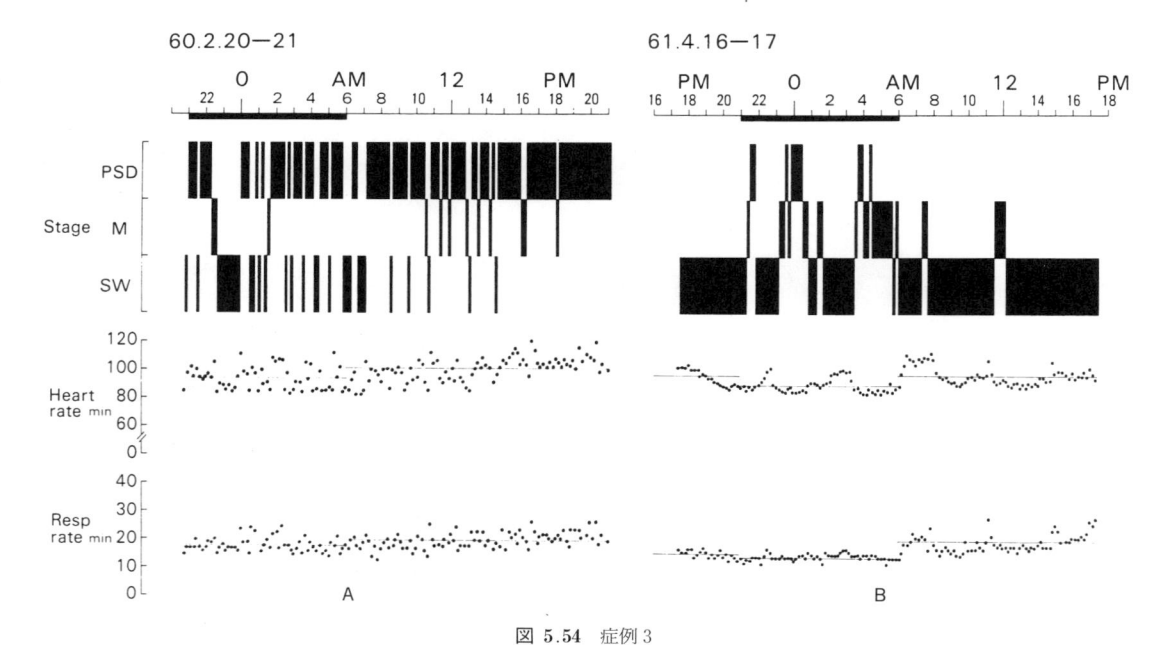

女性．A は発症 3 か月後，B は発症 1 年 5 か月後の 24 時間ポリグラフを示す．A は記録の大半が stage PSD で占められているが，stage の交代が頻繁で，stage SW は夜間に多く出現する傾向を示す．逆に，B の大部分は stage SW で占められ，stage PSD の出現は夜間に限られる．心拍数および呼吸数は各 stage によって変動するが，一般に夜間に低く日中に高い．

ることがあった．これらの脳波変化は Evans (1975) のいう cyclic EEG changes とよく類似している（後述）．

5 例中 4 例で剖検が可能であった．病理学的には 2 例が海綿状脳症，2 例が全脳型 C-J 病であった（表5.54）．

以上，自験 5 例から得られた PSG 所見を総合すると，C-J 病の睡眠特徴は以下のごとくであった．(1) 病初期から睡眠内容が解体し，睡眠紡錘波，次いで REMs が消失する．(2) 病初期から PSD およびミオクローヌスが入眠期ないし軽睡眠期に出現する．(3) PSD が汎性に出現し，背景脳波が不明瞭になると，PSG 上での覚醒と睡眠の区別は困難である．(4) 完全な睡眠状態において，PSD およびミオクローヌスは消失し，モノリズミックな徐波のみで構成される睡眠相が出現する．(5) 病像完成期の睡眠内容はきわめて単純化しており，睡眠各相の持続は短い．(6) 睡眠経過は不安定で，分断化が著しい．(7) 疾患の進行とともに脳波は低電位になり，PSD は減衰する．(8) 末期までおおよその睡眠・覚醒リズムは保たれる．(9) 睡眠時無呼吸を随伴しやすく，同時に周期性脳波変化が認められる．

c) 臨床症状

発病初期から最も高頻度に出現する症状は記憶障害ならびに言語機能の障害を中心とした精神症状で，約半数にみられるとされている（水野，1975）．次いで多いのは歩行障害であり，眼症状がこれに次ぐ．

痴呆は急速に進行し，会話が困難になるとともに日常生活における行動異常がしだいに増加する．このころにはしばしば感情が不安定になり，不安を示す．痴呆が高度になるに従って寡黙になり，ときにはせん妄を呈する．末期には無動性無言状態に陥る．

ミオクローヌスは C-J 病の大部分の例で観察され，診断上重要な症状である．出現部位は顔面，四肢，軀幹の広範囲にわたり，ほぼ両側性である．周期性に出現することが多く，そのインターバルは 1 秒前後である．脳波上の PSD の棘波と 1 対 1 の対応を示すことが多いが，そうでないこともある (Lee と Blair, 1973；宇川と作田，1984；Bortone ら，1994)．ミオクローヌスは病中期から後期にかけて増強し，末期には徐々に減弱ないし消失する．

d) 脳波所見

1) **PSDの発現機序および出現様式** C-J病の特徴的脳波所見はJonesら(1954)によって初めて記載され,Lesseら(1958)によってPSDと命名された.LesseらはPSDの発現機序に関して,PSDが広汎な皮質病変に皮質下構造の障害が加わった例に出現しやすいことから,皮質下領域に発生する一種の解放現象であろうと推論した.病理学的検討を行った小林(1983)も,本症が視床病変を示しやすいことを指摘し,PSDの成因を視床非特殊核が生理的刺激遮断の状態に陥ったためと解し,同様の見解を述べている.

PSDの波形は同一例においてさえ,その記録時期によって,棘波,鋭波,高振幅徐波などに変化し,また二相性であったり三相性であったりして一定しない.このため,報告者によりさまざまな呼称が用いられている.

本症における脳波異常の出現頻度について,Tsujiら(1983)はわが国における全国域の調査の結果,脳波検査が行われた58例の全例が異常を示したが,PSDは45例(78%)に,汎性持続性徐波は37例(64%)に出現したと報告している.多数例を扱ったChiofaloら(1980),Levyら(1986)およびAgugliaら(1987)によると,病初期には大部分の例で α リズムが優勢に出現しており,若干の徐波混入が認められるにすぎないとされている.この時期に明確なPSDは出現しないが,軽度の周期性をもった高振幅δ波あるいは棘波が認められることがある(Levyら,1986;梅崎ら,1975).また,初期に出現するPSDはしばしば限局性であり,Koshinoら(1990)はミオクローヌス出現前に反対側半球に周期性放電を認めた1例を報告した.Chiofaloらは軽度の周期性は初期の記録の33%にみられ,病像完成期には94%が周期性パターンを示し,末期には78%に減少したとしている.経過中にPSDを示す例の大部分で,発症後12週以内に最初のPSDが出現するとされ(Agugliaら,1987;Bortoneら,1994),また,PSDが早く出現するほど臨床経過が短いことが証明されている(Levyら,1986).

2) **PSDと覚醒レベル** PSDは覚醒時にのみ出現し,睡眠時には消失するとする報告(矢島,1972;Gotoら,1976;北野ら,1985)もあるが,詳細な観察によって覚醒時のみならず睡眠中にも出現することが明らかになっている.むしろ,病初期の覚醒時にはみられなかったPSD(あるいは類似の脳波異常)が睡眠中に認められたとする報告が多い(Shibasakiら,1981;小山ら,1993).高尾ら(1987)は覚醒レベルを眼球運動の違いによって区別し,大きく緩徐な眼球運動を伴う意識レベルの軽度低下した時期には覚醒時よりも規則的なPSDが出現するが,眼球運動を欠く深睡眠期にはPSDは消失することを確認している.また,Evans(1975)は cyclic EEG changes に伴うPSD,ミオクローヌスおよび心-呼吸性の変化の観察から,PSDはおそらく特定の意識レベルと関連しており,それ以上のレベルでも以下のレベルでも消失するとしている.

e) **C-J病の睡眠障害**

1) **臨床的観察における睡眠障害** すでに述べたように,高度の脳波異常によってC-J病患者の覚醒と睡眠の厳密な区別は早期から困難である.しかしながら,無動性無言の状態においても,開閉瞼,体動,寝息あるいはミオクローヌスの有無などによって,両者の区別はある程度可能である.

ミオクローヌスてんかんやハンチントン舞踏病におけると同様に,本症の不随意運動は睡眠の阻害要因の一つである.とりわけ,本症に見られるミオクローヌスはその頻度ならびに強度が著しく,睡眠中にも生じうるため,睡眠に与える影響は大きい.被影響性が亢進している病中期においては,音刺激によって容易に睡眠が中断されうる.さらに,外的刺激のない睡眠中にもしばしば覚醒反応とともにミオクローヌスを生ずる点は,睡眠中に頻繁に内的刺激が生じている可能性を示唆している.

無動性無言状態を呈する脳器質疾患はさまざまであるが,きわめて短期間にほぼ全例が同状態を呈するという点で,C-J病はほかに例をみない.パーキンソニズム患者においては,自由に寝返りできず,自力でトイレに行けないなどの精神的身体的苦痛が不眠の要因になっている.本症においては高位中枢機能が廃絶しており,心理的要因が除外されるとしても,本症における尿失禁,筋強剛そして四肢の拘縮などの問題は当然のことながら睡眠に悪影響を及ぼしているものと思

2) **PSG からみた睡眠障害** 覚醒時脳波所見について述べた報告は枚挙にいとまがないが，本症のPSG所見に関する記載はきわめて少ない．病初期にPSGが記録され，睡眠段階の判定が可能で，レム睡眠が認められたとする報告(小山ら，1993)はあるが，一般にPSGが記録されるのはPSDが出現した後の病像完成期以降である．このため，睡眠紡錘波やREMsの消失過程についてはよく知られていない．高尾ら(1987)は，発病初期にみられた睡眠紡錘波およびREMsが病像完成期には認められず，睡眠段階の判定が困難になった1例を報告した．Donnetら(1992)は本症の3例におけるPSD出現前の睡眠脳波について，正常なstage 2を示したがK複合および睡眠紡錘波の出現はまれであり，レム睡眠の比率は2例で有意に減少していたとしている．また，Bortoneら(1994)の3例では，発病初期には全例が正常睡眠を示し，病像完成期には1例で1回のレム期がみられただけで，他の2例ではstage 3, 4は出現したもののレム期は欠如していた，とされている．

1972年に矢島はC-J病患者4例のうち2例で，臨床上睡眠と思われる時期にミオクローヌスおよびPSDが同時に消失し，代わりに不規則徐波が出現するのを見出した．梅崎ら(1980)によれば，PSD出現後の終夜記録で頭頂部鋭波，睡眠紡錘波，K複合などの正常な睡眠脳波パターンはみられず，比較的高電位の4～5 Hz θ 波で構成される短い睡眠相がPSDと交互に出現するのが観察され，彼らはこの時期をノンレム睡眠の一部の深睡眠に相当すると考えた．彼らの3例中1例にはREMsが出現しており，この時期にはPSDが持続性に出現していた．他方，PSGが記録された他のいくつかの報告をみると，顕著なPSDがみられた例では，睡眠紡錘波およびREMsは欠如していたとされている(炭谷ら，1981；Callejaら，1985；北野ら，1985)．

すでに述べたとおり，自験5例では，第1回PSGで頭頂部鋭波を認めたものはおらず，睡眠紡錘波は1例に，REMsは2例に出現していたが，いずれも間もなく消失した．これらの観察から，筆者はまずノンレム睡眠中の頭頂部鋭波，睡眠紡錘波そしてREMsの順に発現が阻害されるのではないかと考えている．

C-J病においては，PSDの発展に伴って睡眠は解体し，睡眠変容(sleep alteration)を示す．健常人の入眠期にみられる低振幅の不規則 θ 波は本症ではみられない．本症の入眠期はPSDが持続性に出現しているか，あるいは比較的高振幅の θ 波と散発性PSDが混在するパターンを示すかのいずれかである．また，PSDが完全に消失している時期(NPSD相)の脳波像も，単に頭頂部鋭波や睡眠紡錘波を欠いているだけでなく，比較的高振幅でモノリズミックな θ 波(あるいは δ 波)が基礎律動である．健常人の深睡眠期でみられるようなさまざまな速波を重畳した多形性の高振幅 δ 波(同期化像)は出現しない．NPSD相は本症においては比較的安定した最も深い睡眠期と考えられるが，内容そのものが変質していると考えられ，正常睡眠の stage NREM に相当するとするには問題がある．さらに，末期になるに従い，脳波像は全般的に低電位になり，その様相は大きく変化する．後述のように，この時期には各相の出現分布も変化しており，意識障害を考慮にいれる必要がある．

本症のレム睡眠に関する詳細な報告はなされていない．自験例のうち，症例2のPSGに明確なREMがたびたび出現した．しかし，REMは常に単発性であり，同時に記録された脳波像はNPSD相のものであった．筋電図は平坦であったが，twitchingはみられなかった．ただし，REMの出現と同時に呼吸が抑制され無呼吸が開始されることが多かった．PSD主体の睡眠相(PSD相)と単発性REMを伴うNPSD相が頻繁に交代性に出現した．この間に，REMsを伴ったまとまりのある一つの睡眠相といったものは認められなかった．このような所見から，本例に見られたREMs出現時期をレム睡眠とみなすのは適当でないと思われる．資料の乏しい現時点で，筆者はこの睡眠相を stage NPSD with REM と仮称したい．

病中期以後のC-J病において，従来の睡眠段階の標準分類を適用することができないため，報告者によっていくつかの新しい基準を設定する試みがなされている(梅崎ら，1975；炭谷ら，1981；北野ら，1985；Kazukawaら，1987；千葉ら，1989)．いずれも若干の違いはあるが，PSDの有無(あるいは優位性)によ

って睡眠相を大別しており，stage REM を欠いている．したがって，本症の睡眠構築はきわめて単純である．

脳血管障害，脳腫瘍，中毒性疾患，脳奇形など，広汎な大脳病変を有する脳器質疾患の一部でしばしば睡眠変容が観察されることがある(佐野，1994)．しかしながら，罹患した全例が早期から高度の睡眠変容を示すという点で本症は特異である．アルツハイマー型痴呆では，睡眠紡錘波の出現頻度が減少することはあっても消失することはほとんどない．また睡眠変容があっても部分的にすぎず，睡眠全体が変容している本症の睡眠障害とは本質的に異なっている．他方，亜急性硬化性全脳脳炎は PSD を示し，頭頂部鋭波および睡眠紡錘波の消失，そしてレム睡眠の減少ないし消失がみられるとされており(Celesia，1973)，睡眠障害の内容という点で本症に最も類似している．Bricolo ら(1968)は外傷後に無動無言症を呈した10例について検討し，睡眠紡錘波の出現には視床および皮質が完全に保たれている必要があり，間脳レベルの広汎な損傷あるいは皮質，視床および脳幹を含む多発性病変によって，いかなる睡眠徴候の欠如も起こりうるとしている．本症は広汎な皮質病変のほか視床病変をも示すことが多く，彼らの説を支持している．

3） 睡眠時無呼吸および周期性脳波変化について
C-J 病の睡眠時無呼吸に関する報告は少なくない(小野田ら，1978；Mamdani ら，1983；Calleja ら，1985；北野ら，1985；Kazukawa ら，1987)．自験例においても5例中4例に睡眠時無呼吸がみられ，一部低換気呼吸も伴っていた．無呼吸がみられるときの脳波は常に θ 波または δ 波で占められており，PSD は出現しなかった．また，呼吸開始時には，しばしばいびき，発声あるいはミオクローヌスなどを伴った覚醒反応が観察された．

睡眠時無呼吸が周期性に出現する際にみられる一連の脳波変化(前述)は Evans(1975)が本症に特異的所見であるとして cyclic EEG changes(周期性脳波変化)と呼んだものに似ている．彼は cyclic EEG changes の発現機序について，覚醒レベルの重要性に注目しながらも，呼吸その他による二次的現象とせず，脳内に起源するものと考えた．しかし小野田ら(1978)は，cyclic EEG changes は周期性無呼吸の覚醒反応によって惹起されたものであり，見かけ上相関しているようにみえる PSD と呼吸はそのいずれも覚醒レベルに強く規定されていると推論した．Terzano ら(1981)も同様の見解を述べている．アルツハイマー病においては睡眠時無呼吸の出現頻度と痴呆の重症度は相関することが知られており(Reynolds ら，1985)，本症における睡眠時無呼吸も決して少なくないと思われる．

4） 睡眠・覚醒リズムの障害 臨床的観察から，本症のおおまかな睡眠・覚醒リズムは末期においても保たれている．しかしながら，睡眠内容の障害と同様に，本症における睡眠経過の障害も著しい．

協同研究者の古田らは症例3(全経過2年9か月)において24時間ポリグラフを継時的に記録した．上下肢が伸展位をとり，ミオクローヌスが消失するまでの記録では，24時間の大半でPSD (stage PSD)が認められ，徐波主体の時期(stage SW)は挿間性に夜間に多く出現する傾向があった(図5.52 A)．その後しだいに PSD は減少し，夜間のごく一部にしか出現しなくなり，逆に記録の大部分が stage SW で占められるようになった(図5.52 B)．本例において，PSD の有無で表される意識レベルの変動はきわめて頻回であり，睡眠は細かく分断されている．図5.52の下段に示した心拍数および呼吸数は夜間で概して減少しており，本例の日内リズムはある程度保たれていると思われた．千葉ら(1991)が24時間における cyclic EEG changes の出現様式を調べたところ，明瞭な日内リズムが認められ，さらに体温，コルチゾルおよび生長ホルモンの分泌との位相関係も保たれていた．

一般に，脳器質疾患では，中途覚醒が増大し，深睡眠ならびにレム睡眠が減少する傾向を示し，何らかの睡眠周期の障害がみられることが多い(佐野，1994)．この結果，しばしば日中の睡眠が増加し，多相性睡眠を呈する．睡眠内容が解体し，全くレム睡眠を欠くC-J 病患者の睡眠周期は著しく障害されており，その影響を受ける睡眠・覚醒リズムの障害も他の脳器質疾患に類をみないほど高度である．睡眠の時間帯は必ずしも一定しておらず，1時間以上安定して持続することはまれである．

f) 検査所見および診断基準

1) 各種検査所見
血液，尿などの一般検査で異常は見られない．髄液検査の所見も正常である．

脳波異常についてはすでに述べた．視覚，体性感覚，聴覚などの感覚刺激によって巨大な大脳誘発電位が得られる．

頭部CT，MRIなどの画像診断は脳病変の進行の程度を知る上で有用である．病初期には非特異的で軽度の大脳萎縮を示すにすぎないが，病中期以降は急速な大脳および小脳の萎縮と脳室の拡大が認められる．SPECTおよびPETは大脳皮質の脳血流量の低下を示す．

2) 診断基準
厚生省(1997)が提唱したC-J病の診断基準は以下のごとくである．

"診断確実例(definite)"：特徴的な病理所見を有する例または脳に異常なプリオン蛋白を検出しえた例．

"診断ほぼ確実例(probable)"：病理所見がない症例で，進行性痴呆を示し，脳波でPSDを認める．さらにミオクローヌス，錐体路/錐体外路障害，小脳症状，視覚異常，無動性無言のうち2項目以上を示す例．

"診断疑い例(possible)"："診断ほぼ確実例"と同じ臨床像を示すが，PSDを欠く例．

本症でPSDが出現しない例があり，診断上の注意が促されている．特に，経過の長い例ではPSDの出現頻度が低いとされている(Brownら，1984；Zochodneら，1988)．しかしながら，PSDの検出には記録時期や記録回数の問題が関係している．前述のように，PSDは覚醒時よりむしろ軽睡眠期により出現しやすい傾向があり，本症が疑われる例には睡眠脳波が重要である．

g) 鑑別診断

本症の診断は臨床症状ならびにPSDの確認からおおむね容易である．痴呆疾患としてはアルツハイマー病との鑑別が必要であるが，アルツハイマー病は本症に比べて痴呆の進行がはるかに緩徐であり，脳波異常の程度は軽く，PSDの出現はきわめてまれである．睡眠変容も本症のように高度でなく，加齢性の変化から大きく逸脱することはない．

本症と同様にPSDならびにミオクローヌスを呈する疾患に亜急性硬化性全脳脳炎がある．しかし，亜急性硬化性全脳脳炎の多くは幼少時に発症する．また，そのPSDは持続1～3秒の多相性鋭波および徐波群発が覚醒時から睡眠時に引き続き出現するという点で，本症のPSDとは異なっている(小野田ら，1978)．

イタリアを中心にした家系に見られる致死性家族性不眠症(fatal familial insomnia)は入眠困難に始まり，夢幻様の昏迷に陥って，7～18か月で死亡する．致死的であり，ミオクローヌスを伴うという点で，C-J病と似ている．しかし，PSDを認めず，徐波睡眠を欠いており，レム睡眠パターンが交代性に出現するという明らかな相違が知られている(LugaresiとMontagna，1990)．

h) 治療

有効な治療法はなく，対症療法にとどまる．ミオクローヌスに対してはクロナゼパムが用いられ，四肢拘縮には筋弛緩剤が投与される．

感染予防が重要である．患者家族に発症することはほとんどなく，経口感染は起こりにくい．医原性感染として角膜移植，硬膜移植，深部電極の使用などによるものが知られている．

〔佐野 譲〕

文献

Aguglia U, Farnarier G, Tinuper P, Rey M, Gomez M, Quattrone A, 1987：Subacute spongiform encephalopathy with periodic paroxysmal activities：clinical evolution and serial EEG findings in 20 cases. Clinical Electroencephalography 18：147-158.

Bortone E, Bettoni L, Giorgi C, Terzano MG, Trabattoni GR, Mancia D, 1994：Reliability of EEG in the diagnosis of Creutzfeldt-Jakob disease. Electroencephalogr Clin Neurophysiol 90：323-330.

Bricolo A, Gentilomo A, Rosadini G, Rossi GF, 1968：Akinetic mutism following cranio-cerebral trauma. Physiopathological considerations based on sleep studies. Acta Neurochir 18：68-77.

Brown P, Rodgers-Johnson P, Cathala F, Gibbs CJ Jr, Gajdusek DC, 1984：Creutzfeldt-Jakob disease of long duration：clinicopathological characteristics, transmissibility, and differential diagnosis. Ann Neurol 16：295-304.

Calleja J, Carpizo R, Berciano J, Quintial C, Polo J, 1985：Serial waking-sleep EEGs and evolution of somatosensory potentials in Creutzfeldt-Jakob disease. Electroencephalogr Clin Neurophysiol 60：504-508.

Celesia GG, 1973：Pathophysiology of periodic EEG complexes in subacute sclerosing panencephalitis (SSPE). Electroencephalogr Clin Neurophysiol 35：293-300.

千葉 茂，毛利義臣，佐野 譲，宮岸 勉，1989：Creutzfeldt-Jakob病における周期性脳波変化の検討．臨床脳波31：585-

591.

千葉 茂, 宮岸 勉, 1991：Creutzfeldt-Jakob 病における周期性脳波変化―睡眠・覚醒との関連性について．臨床脳波 33：398-402．

Chiofalo N, Fuentes A, Gálvez S, 1980：Serial EEG findings in 27 cases of Creutzfeldt-Jakob disease. Arch Neurol 37：143-145.

Donnet A, Farnarier G, Gambarelli D, Aguglia U, Regis H, 1992：Sleep electroencephalogram at the early stage of Creutzfeldt-Jakob disease. Clinical Electroencephalography 23：118-125.

Evans BM, 1975：Cyclic EEG changes in subacute spongiform and anoxic encephalopathy. Electroencephalogr Clin Neurophysiol 39：587-598.

古田寿一, 森川恵一, 前田義樹, 石黒信治, 上野勝彦, 鈴木道雄, 山口成良, 炭谷信行, 金 英道, 浜原昭仁, 1988：Creutzfeldt-Jakob 病における経時的脳波変化―24時間ポリグラフィによる経過観察, 第13回日本睡眠学会, 名古屋．

Goto K, Umezaki H, Suetsugu M, 1976：Electroencephalographic and clinicopathological studies on Creutzfeldt-Jakob syndrome. J Neurol Neurosurg Psychiatry 39：931-940.

Jones DP, Nevin S, 1954：Rapidly progressive cerebral degeneration (subacute vascular encephalopathy) with mental disorder, focal disturbance, and myoclonic epilepsy. J Neurol Neurosurg Psychiatry 17：148-159.

Kazukawa S, Nakamura I, Endo M, Hori A, Inao G, 1987：Serial polysomnograms in Creutzfeldt-Jakob disease. Jpn J Psychiatr Neurol 41：651-661.

北野俊雄, 大坪知子, 角田美恵, 岩田芳郎, 建石 徹, 槇坪 璋, 1985：睡眠時無呼吸を伴う Creutzfeldt-Jakob 病の1例．臨床脳波 27：182-186．

小林克治, 1983：Creutzfeldt-Jakob 病の視床の神経病理学的研究．金沢大学十全医学会雑誌 92：822-850．

Koshino Y, Horie T, Mukai M, Matsubara R, Isaki K, 1990：Creutzfeldt-Jakob disease with periodic lateralized discharge：Case report. Clinical Electroencephalography 21：129-134.

厚生省，クロイツフェルト・ヤコブ病に関する緊急調査研究班，班長 佐藤 猛，1997：クロイツフェルト・ヤコブ病診療マニュアル．II．プリオン病について．未出版．

小山恵子, 平沢秀人, 宮坂松衛, 1993：クロイツフェルト-ヤコブ病の脳波．老年期痴呆 7：347-354．

Lee RG, Blair RDG, 1973：Evolution of EEG and visual evoked response changes in Jakob-Creutzfeldt disease. Electroencephalogr Clin Neurophysiol 35：133-142.

Lesse S, Hoefer PFA, Austin JH, 1958：The electroencephalogram in diffuse encephalopathies. Significance of periodic synchronous discharges. AMA Arch Neurol Psychiatry 79：359-375.

Levy SR, Chiappa KH, Burke CJ, Young RR, 1986：Early evolution and incidence of electroencephalographic abnormalities in Creutzfeldt-Jakob disease. J Clin Neurophysiol 3：1-21.

Lugaresi E, Montagna P, 1990：Fatal familial insomnia. In Thorpy MJ (Ed)：Handbook of Sleep Disorders, pp 479-489, Marcel Dekker Inc, New York.

Mamdani MB, Masdeu J, Ross E, Ohara R, 1983：Sleep apnea with unusual EEG changes in Jakob-Creutzfeldt disease. Electroencephalogr Clin Neurophysiol 55：411-416.

水野美邦, 1975：Creutzfeldt-Jakob 病の臨床．神経内科 3：483-492．

小野田嶺雄, 古池保雄, 日比野隆一, 高橋 昭, 祖父江逸郎, 1978：Creutzfeldt-Jakob 病および亜急性硬化性全脳脳炎にみられた睡眠時無呼吸―Periodic synchronous discharge との関連について．臨床神経 18：601-607．

Reynolds CF III, Kupfer DJ, Taska LS, Hoch CC, et al, 1985：Sleep apnea in Alzheimer's dementia；Correlation with mental deterioration. J Clin Psychiatry 46：257-261.

佐野 譲, 1994：脳器質性疾患に伴う睡眠障害．日本睡眠学会編：睡眠学ハンドブック, pp 328-336, 朝倉書店, 東京．

Shibasaki H, Motomura S, Yamashita Y, Shii H, Kuroiwa Y, 1981：Periodic synchronous discharge and myoclonus in Creutzfeldt-Jakob disease：diagnostic application of jerk-locked averaging method. Ann Neurol 9：150-156.

炭谷信行, 佐野 譲, 数川 悟, 竹内正士, 山口成良, 1981：Creutzfeldt-Jakob 病の経時的終夜脳波の検討．臨床脳波 23：123-128．

高尾恵子, 平沢秀人, 木戸又三, 1987：Creutzfeldt-Jakob 病の一剖検例―睡眠ポリグラフィ所見の推移について．臨床脳波 29：531-535．

Terzano MG, Mancia D, Zacchetti O, Manzoni GC, 1981：The significance of cyclic EEG changes in Creutzfeldt-Jakob disease：prognostic value of their course in 9 patients. Ital J Neurol Sci 2：243-254.

辻 貞俊, 黒岩義五郎, 石田名香雄, 1980：Creutzfeldt-Jakob 病の日本における有病率, 臨床像の統計的研究．臨床神経 20：951-955．

Tsuji S, Kuroiwa Y, 1983：Creutzfeldt-Jakob disease in Japan. Neurology 33：1503-1506.

宇川義一, 作田 学, 1984：CJD および SSPE とミオクローヌス．神経進歩 28：743-751．

梅崎博敏, 後藤勝弥, 末次基洋, 1975：Creutzfeldt-Jakob 病の脳波．神経内科 3：505-512．

梅崎博敏, 野田昌作, 後藤勝弥, 1980：Creutzfeldt-Jakob 病の終夜睡眠ポリグラフ．臨床脳波 22：91-98．

矢島一枝, 1972：Creutzfeldt-Jakob 病および亜急性硬化性全脳脳炎(成人例)における脳波．臨床脳波 14：282-288．

矢崎光保, 十束支朗, 水嶋節雄, 高瀬直子, 1985：Creutzfeldt-Jakob 病の脳波の経時的変化．臨床脳波 27：149-157．

Zochodne DW, Young GB, McLachlan RS, Gilbert JJ, Vinters HV, Kaufmann JCE, 1988：Creutzfeldt-Jakob disease without periodic sharp wave complexes：A clinical, electroencephalographic, and pathologic study. Neurology 38：1056-1060.

5.6.5 亜急性硬化性全脳炎(SSPE)

a) 亜急性硬化性全脳炎とは

　亜急性硬化性全脳炎(subacute sclerosing panencephalitis；SSPE)は遅発性ウイルス感染症の一つであり，主として学童期に罹患する予後不良な疾患である(Swoveland と Johnson, 1989)．

　SSPE の最初の報告は Dawson(1933, 1934)が流行性脳炎から区別し，大脳皮質を中心とした全脳に血管

周囲のリンパ球および形質細胞の浸潤，出血，壊死などの組織反応と，神経細胞，オリゴデンドログリアの核内および細胞質内に好酸性の封入体がみられる封入体脳炎としたものとされている．その後，Pette と Döring(1939)が日本脳炎と類似の全脳脳炎とした einheimische Panencephalomyelitis(地方病性全脳脳炎)と，van Bogaert(1945)が皮質直下を中心とする白質に主病変の存在するものとして報告した leuco-encéphalite sclérosante subaiguë(亜急性白質脳炎)との異同が問題とされたが，症例報告が多くなるにつれてその境界は不鮮明となり，ついには同一疾患として Greenfield(1950)の提唱により SSPE の名が冠せられた．

わが国における最初の完全な症例報告は飯塚，西堀(1959)によるものとされる．

b) 病因

SSPE に特徴的な封入体が，なんらかのウイルスによるものであろうとの推定はすでに Dawson によってなされているが，Bouteille ら(1965)が封入体を電顕によって観察し，封入体のなかにパラミクソウイルスのヌクレオカプシドと類似の管状構造物が集合していることを指摘した．Connolly ら(1967)は蛍光抗体法により脳組織内に麻疹抗原を確認し，同時に麻疹抗体価の上昇を報告した．さらに Baublis と Payne(1968)が脳組織から麻疹様ウイルスの分離に成功した．このような歴史的成果と，疫学的に多くの例が幼若期に麻疹に罹患している事実から，早い時期に感染した麻疹ウイルスが脳内に長く潜在した後に発症するいわゆる slow virus infection が，この疾患の主因をなしているとされている．SSPE ウイルスは不完全型であり，麻疹ウイルス構成蛋白の研究から matrix (M)蛋白の欠損などが示されている(佐藤ら，1986)．

c) 疫学

(1) 罹患頻度：　世界最初の多数例による統計である 1972 年の米国の SSPE registry に登録された症例の分析報告では 1960 年から 1970 年の 11 年間に 198 例が登録され，罹患頻度は 1 人/子ども 100 万人と計算された．その後 1976 年までに合計 453 例が登録された(Modlin ら，1979)．わが国の SSPE 調査会の 1966 年から 1985 年までの 20 年間の統計(Okuno ら，1989)では 215 例が登録された．調査後半期間の年間発生率は平均 15.6 人であった．

(2) 麻疹罹患歴：　米国の統計では 83.4％が自然麻疹に罹患した．わが国の発症例 204 例中 184 例(90.2％)はワクチン接種歴のない自然麻疹罹患歴を有しており，特に 0 歳代での罹患既往者が 38.8％を占めていた．麻疹ワクチン接種後の年間平均発症率は 0.9 人であり，自然麻疹後推定発症率 16.1 人の 1/18 に減少している．米国でも 1963 年以来麻疹ワクチン接種を続けており，SSPE の発症は 1969 年以来減少している．

(3) 好発年齢：　0 歳から 32 歳までの報告があるが，上述の 1960～1976 年の米国の統計では 5 歳から 14 歳の年齢層が 85％を占め，平均 9 歳であった．16 歳以上の発症はまれである．わが国での平均発症年齢は 8.3 歳であった．

(4) 男女比：　先の米国統計では 2.3：1，わが国でも 1.8：1 と男児に多い傾向にある．

d) 予後

疾患の進行経過は一様ではなく，一部の例では発症後数日の間にはほぼ典型的な進行期の症状を呈し，3 週ないし 3 か月の間に死亡する．逆に 1～2 年間初期の症状にとどまる例，いったん進行期にはいり，そのまま進行が停止して数年経過する例，一時的に軽快する例などもあり，まれには寛解にいたった例も報告されている．進行の遅い例ではしばしば感染，発熱，全身けいれん発作などが増悪の契機となる場合がある．

e) 臨床症状

SSPE はその名のように亜急性に進行する疾患で，病期によりさまざまな臨床症状を呈する．これらの病期の分類には Jabbour らの分類(Jabbour ら，1969)が広く用いられている(表 5.55)．疾患は必ずしもこの段階を経て進行するものではないが，一指標として用いることができる．以下これらを参考にしながら述べる．

(1) 初期の症状：　初発症状として最も高頻度で重要な所見は知能低下である．自発言語の減少，退行，不明瞭化などの異常が多くの例にみられ，mutism への移行が示唆される所見である．

Jabbour 分類の stage 2 を特徴づけるものは周期性

表 5.55 Jabbour らの症度分類(1969)

Stage 1：Cerebral signs (Mental, Behavioral)
　　　　　Irritability
　　　　　Affectionate displays
　　　　　Lethargy
　　　　　Fogetfulness
　　　　　Indifference
　　　　　Withdrawal
　　　　　Drooling
　　　　　Regressive speech
　　　　　Slurred speech
Stage 2：Convulsion, Motor sign
　　　　　Myoclonus of head, limb, trunk
　　　　　Incoordination of trunk and limbs
　　　　　Dyskinesia-choreoathetoid movement, tremor
Stage 3：Coma, Opisthotonus
　　　　　No responsiveness to any stimulus
　　　　　Extensor hypertonus
　　　　　Decerebrate rigidity
　　　　　Irregular, stetorous respiration
Stage 4：Mutism, Loss of cerebral cortex function, Myoclonus
　　　　　Pathologic laughter, crying
　　　　　Wandering of eyes
　　　　　Flexion of upper and lower limbs
　　　　　Hypotonia
　　　　　Turning of head to one side
　　　　　Occational limb myoclonus
　　　　　Startling by noise

のミオクローヌス(myoclonus)である．SSPEにおけるミオクローヌスは1回の筋放電持続時間が比較的長く，脳波上の周期性異常波とゆるい同期性を示すことが特徴である．ミオクローヌスのほかchorea, athetosis, tremor, dystonia などさまざまな不随意運動がみられる．全身けいれん発作は病初期から最末期に至るいずれの時期にも出現しうる．しばしば発作の後，病像が増悪する．眼底には乳頭浮腫，視神経萎縮，網膜炎などがみられることがある．

(2) 進行期の症状： Jabbour 分類の stage 3 にいたると自発運動は消失し，筋緊張亢進による後弓反張あるいは除皮質，除脳硬直姿勢をとり続ける．ミオクローヌスは高頻度となり同時に病的啼泣，眼球の左右への周期性運動(periodic ocular myoclonus)などの出現が多くなる．バビンスキー(Babinski)徴候などの病的反射も出現する．意識状態は外界に対する反応がほとんどみられない状態であるが，昏睡とは異なり睡眠・覚醒リズムは保存されており，覚醒時にはおおむね開眼している．

(3) 末期の症状： 発熱，発汗異常，呼吸不全などの自律神経障害が出現し，筋緊張は低下することが多い．ミオクローヌスも不明瞭となる．呼吸不全は生命予後にかかわる可能性がある．

f) SSPEにおける睡眠障害

SSPEにおける睡眠障害に関する検討はない．SSPEはその大部分が予後不良な進行性疾患であり，Jabbour分類のstage 3では反応性の著しい低下や除脳硬直などを呈し，もはや睡眠障害は臨床的な問題とはならなくなる．また，ポリソムノグラフィ(PSG)による通常の睡眠段階分析はできなくなる．ここではSSPEについてPSGを検討した筆者らの結果(小野田ら，1978, 1980)を示す．

対象としたSSPEは6例(5〜14歳；M：5例，F：1例)である．この6例について分析可能な13回のPSGについて検討した．

1) **睡眠・覚醒リズム**　初回の記録では，全例で覚醒と睡眠の判別は容易であり，進行期の記録では覚醒と睡眠の脳波上の判別は明確ではなかったが，この場合も臨床観察によってその判別は可能であった．その限りでは睡眠・覚醒リズムは遅い時期でも保存されているものと考えられた．

2) **睡眠による脳波のパターン変化**　睡眠時には全記録とも正常人においてみられるような覚醒期から深睡眠期にいたる過程は確認できなかった．また睡眠段階分類の指標である瘤波，K複合波，紡錘波も明確には同定できなかった．しかし，各例ともにある程度の持続性をもったいくつかのパターンが分類できた．全例にみられたパターンとして高振幅δ波の持続する相が分類できた．このほか，より深い睡眠段階と考えられる高振幅θ波相，平坦脳波相や急速眼球運動を伴うレム期などが区別分類できた．

これらの脳波パターンはいずれの例でも10分ないし1時間程度の持続をもち，相互間の変化は大部分の例で明確で一つの相を形成していたが，正常者にみられる睡眠段階のような周期の形成はなかった．ただレム期のみられた記録についてはその周期的出現が認められた．

3) **呼　吸**　一部の記録では睡眠時無呼吸がみら

図 5.55　SSPE 症例における睡眠各相

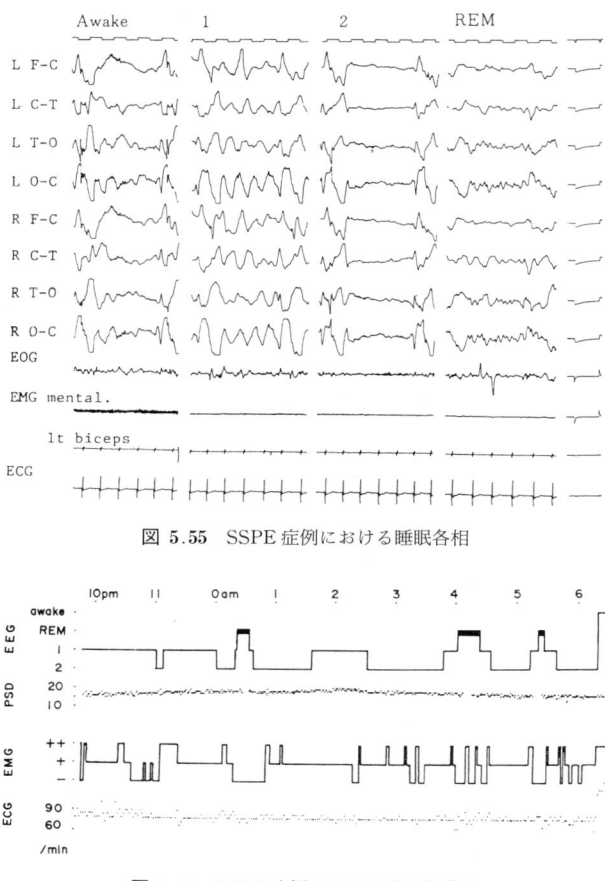

図 5.56　SSPE 症例における睡眠経過図
PSD：periodic synchronous discharge（出現回数/分）

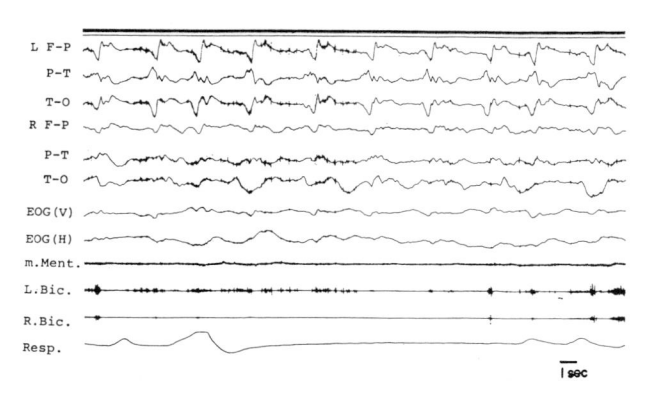

図 5.57　SSPE 症例にみられた睡眠時無呼吸
EOG(V)：垂直性眼球運動，EOG(H)：水平性眼球運動，
m. Ment.：おとがい筋筋電図，L.Bic.：左上腕二頭筋筋電図，
R. Bic.：右上腕二頭筋筋電図，Resp.：呼吸

れた．無呼吸の間，周期性同期性放電(periodic synchronous discharge；PSD)頻度は特に変化しなかった．また，覚醒時には呼吸に乱れがあり，PSDとの同期が疑われる場合が多かった．しかし，筋放電が消失する深い睡眠時に，PSDとの呼吸の双方が規則的である時点を観察すると，両者の相関はないと思われた．

SSPE例では無呼吸中のPSDに明らかな変化はみられなかった．このことは本例においてはPSDが呼吸によって駆動されている可能性の少ないこと，および覚醒レベルもまたPSDの発生に直接の影響をもっていないことを示唆するものである．

SSPEにおける睡眠障害は臨床的な問題とはなりにくい．しかし，PSDと睡眠との関連，睡眠時無呼吸の存在，レム期を残した変調した睡眠脳波パターンなどは睡眠医学の見地から示唆を与えてくれるものといえよう．　　　　　　　〔小野田嶺雄・古池保雄〕

文献

Jabbour JT, Garcia JG, Lemmi H, et al, 1969：Subacute sclerosing panencephalitis. A multidisciplinary study of eight cases. J Am Med Assoc 207：2248-2254.

Modlin JF, Jabbour JT, Eddins DL, et al, 1979：Epidemiology of subacute sclerosing panencephalitis. J Pediatr 94：231-236.

Okuno Y, Nakano T, Ishida N, et al, 1989：Incidence of subacute sclerosing panencephalitis following measles and measles vaccination in Japan. Int J Epidem 18：684-689.

小野田嶺雄，古池保雄，日比野隆一，他，1978：Creutzfeldt-Jakob病および亜急性硬化性全脳炎にみられた睡眠時無呼吸—Periodic synchronous dischargeとの関連について—．臨床神経 18：601-607．

小野田嶺雄，古池保雄，日比野隆一，他，1980：亜急性硬化性全脳炎の脳波(2)—終夜睡眠ポリグラフによる分析—．臨床神経 20：816-824．

佐藤 猛，安野みどり，森本啓介，他，1986：SSPE—病原ウイルスと応答抗体の解析．神経進歩 30：969-977．

Swoveland PT, Johnson KP, 1989：Subacute sclerosing panencephalitis and other paramyxovirus infection. In Vinken PJ, Bruyn GW (Eds)：Handbook of Clinical Neurology, vol 12 (56), pp 417-437, North-Holand, Amsterdam.

5.6.6 筋ジストロフィー

筋ジストロフィーの病末期には，呼吸筋萎縮などに伴う肺胞低換気を高率に合併する．ここで肺胞低換気とは，肺胞換気量が組織の代謝水準に対して不十分なため，結果として肺胞および血液のガス組成の異常をきたす病態である．血液ガス分析では，動脈血炭酸ガス分圧(P_aCO_2)の上昇によって示されるが，低酸素血症やアシドーシスを伴う場合が多い．筋ジストロフィーでは，肺胞低換気が睡眠中に増悪するため，生体にさまざまな悪影響を及ぼし，睡眠障害もその結果として起こるものと考えられる．つまり，睡眠の質と量の異常，たとえば頻繁な中途覚醒と睡眠ステージのシフトや深睡眠の割合が少ないことなどは，この肺胞低換気によって二次的にひき起こされる場合が多いと思われる．

筋ジストロフィーの睡眠障害を主題とした本稿では，筋ジストロフィーにおける肺胞低換気の病態について触れなければならない．

a)　進行性筋ジストロフィー

進行性筋ジストロフィーは，遺伝性の骨格筋の疾病であり，進行性の四肢近位筋(まれに遠位筋)および体幹筋の萎縮と筋力の低下を特徴としている．筋組織の崩壊に伴う血中クレアチンキナーゼの上昇と，筋電図が診断に有用である．遺伝形式はドゥシャンヌ型(重症型)とベッカー型(良性型)が性染色体劣性遺伝であり，その他は常染色体優性または劣性遺伝である．

おもな進行性筋ジストロフィーとその臨床像の特徴をあげておく．ドゥシャンヌ型ジストロフィー(Duchenne Muscular Dystrophy；DMD)は男子の病気であり，3～4歳で発症し，10歳ごろに歩行不能となり，10代後半で起座不能となる．四肢関節の拘縮，胸郭や脊柱の変形を合併することが多い．ベッカー型ジストロフィーは，DMDの進行の遅いタイプである．発症年齢が5～25歳と遅く，腰帯の脱力で発症するが，15歳ごろまでは自力歩行が可能である．肢帯型ジストロフィーは，20～30代で発症し上下肢の近位筋をおかす．顔面肩甲上腕型ジストロフィーは，20歳以降に発症し顔面，肩，上腕の筋をおかす．遠位型ジストロフィーは，40歳以降に発症し上下肢の遠位筋をおかす．先天性筋ジストロフィーは，生下時より骨格筋の能力と知能の低下があるが，筋力は7～8歳からさらに低下し，不可逆的に進行する．

本項a)では，代表的な進行性筋ジストロフィーとしておもにDMDの睡眠障害について解説する．なお，筋強直性ジストロフィーは別の疾患単位であるた

め，本項b)で解説する．

1) ドゥシャンヌ型筋ジストロフィー(DMD)

DMDの肺胞低換気は，横隔膜や体幹の呼吸筋の萎縮のみならず，胸郭や脊柱の変形による胸郭のコンプライアンスの低下によってひき起こされる．呼吸筋の萎縮は通常8～9歳ごろから始まり，加齢と身体機能の低下に伴って不可逆的に進行する．肺活量の低下は，DMDの障害度の進展，胸郭や脊柱の変形の進行とともに増悪し，臨床上明らかな肺胞低換気さらには呼吸不全の発症に至る．

高炭酸ガスや低酸素の負荷に対して，換気回数が増加するものの換気量はほとんど増加しない(Béginら，1980)．この現象は，中枢からの駆動(呼吸ドライブ)は維持されているにもかかわらず，呼吸ポンプとしての横隔膜が障害をもつためと考えられている．呼吸筋，肺，胸郭などの呼吸の効果器が傷害された場合には，睡眠時に増悪する肺胞低換気は必発である．この病態は，広く睡眠呼吸障害と呼びうるものであろう．実際，覚醒時に明らかな肺胞低換気を認めない場合でも，睡眠時の肺胞低換気は起こりうる．なぜなら，覚醒時には随意性呼吸調節の働きによって何とか維持されていた換気運動が，睡眠時にはこの随意性呼吸調節が抑制され，すでに障害のある自律性呼吸調節に依存するためである(Yasumaら，1998)．DMDの睡眠障害は，睡眠時の肺胞低換気あるいは睡眠呼吸障害の重症度と関連するものと考えられている．

Reddingは，呼吸不全の臨床症状のない，平均年齢15歳の軽症のDMD患者5名を対象として睡眠ポリグラフィを行い，次のような結果を得た(Reddingら，1985)．正常者と比べると，DMD患者の中途覚醒の頻度は3倍多く，睡眠ステージの移行の頻度は2倍多かった．レム睡眠の全睡眠時間に占める割合も有意に低下していた．これらの患者には，睡眠時の低酸素血症を認めなかったが，非レム睡眠のstage 1と2，レム睡眠では明らかな肺胞低換気が認められた．中野らは，呼吸不全の臨床症状はあるが，人工呼吸を施行されていない中等症のDMD患者3名(呼吸不全群)と，臨床症状のない軽症のDMD患者8名(非呼吸不全群)の睡眠ポリグラフィを行い，次のような結果を得た(中野ら，1987)．非呼吸不全群と比べると，呼吸不全群は夜間により重篤な低酸素，高炭酸ガス血症をきたし，中途覚醒・体位変換も高頻度であった．また，呼吸数もより大きく変動する傾向にあり，睡眠構築も異常であった．以上の結果から，呼吸筋萎縮が軽度であるDMDの病初期にも，肺胞低換気に起因する睡眠障害が認められる．呼吸筋萎縮が進行すると，動脈血酸素飽和度の低下などを伴う睡眠時の肺胞低換気あるいは睡眠呼吸障害が増悪し，それがさらに睡眠障害を増悪させるものと考えられる．

高杉らは，人工呼吸の導入されていない，平均年齢18歳の中等症のDMD患者42名を対象として睡眠ポリグラフィを行い，次のような結果を得た(高杉ら，1995)．対象患者の平均無呼吸指数は7.5であり，閉塞型無呼吸，中枢型無呼吸，奇異呼吸のうちでは，閉塞型無呼吸が睡眠呼吸障害のおもな出現パターンであった．呼吸筋萎縮の進行に伴って，夜間動脈血酸素飽和度は低下し，中枢型無呼吸の出現頻度が増加した．中等症のDMD患者を対象としたKhanらの報告でも，閉塞型無呼吸が睡眠呼吸障害のおもな出現パターンであったとされている(KhanとHeckmatt，1994)．人工呼吸を必要とする重症のDMD患者を対象とした睡眠の研究は数少ない．これは，人工呼吸中の睡眠ポリグラフィの記録には，電気的雑音の排除や換気データの記録が困難であることなど，技術的な問題が伴うのだろう．いずれにせよ，DMD患者の睡眠時の肺胞低換気を人工呼吸で治療することによって，睡眠の質と量はある程度正常化することが示唆されている(多々羅ら，1996)．以上の結果より，DMDの睡眠障害は睡眠呼吸障害によってひき起こされる場合が多いが，睡眠呼吸障害の出現パターンは，呼吸筋萎縮の進行度や人工呼吸の有無によって異なってくるものと思われる．

DMDにおいて病末期の肺胞低換気は必発であり，死亡原因の過半数を，呼吸不全，肺炎，窒息，誤嚥などの呼吸器系合併症が占める(松尾，1985)．ただし，DMDに対する人工呼吸が普及し，呼吸管理技術が進歩した昨今では，不整脈(安間ら，1993a)や心不全(Takenakaら，1993)などの循環器系合併症による死亡が相対的に増加しているものと思われる．

DMDの肺胞低換気に対する唯一の確立された治療

は陽圧人工呼吸である．筆者らの retrospective study によれば，人工呼吸導入前の DMD の入院患者 65 名では，半数の患者が死亡する年齢は 20.1 歳であったのに対し，人工呼吸導入後の入院患者 27 名では 30.4 歳であった(Yasuma ら，1996)．このように，人工呼吸の導入によって DMD 患者の寿命は大幅に延長した．人工呼吸が生命予後を改善することは，Vianello らの prospective study によっても確認されている (Vianello ら，1994)．

人工呼吸は，気管内にチューブを留置せずに，鼻あるいは顔面マスクを用いる"非侵襲的人工呼吸"のこともあるし，気管切開あるいは気管内挿管を介する"侵襲的人工呼吸"のこともある(安間ら，1996)．体に密着・密閉した鎧やポンチョの内部を間欠的に陰圧で吸引する体外式陰圧呼吸器も，気管内にチューブを留置しないという意味で，非侵襲的人工呼吸の一種である．わが国でも体外式陰圧呼吸器が一時期用いられたが，現在では，DMD の肺胞低換気に対する非侵襲的人工呼吸の第一選択は，鼻あるいは顔面マスクを用いる陽圧人工呼吸になっている(多々羅ら，1996)．侵襲的および非侵襲的人工呼吸の適応，問題点などについては，他に述べた(安間，1998)．

パルスオキシメーターによる動脈血酸素飽和度の測定が，人工呼吸の有無にかかわらず，DMD 患者の呼吸をモニターするのに実際的かつ有用であろう(安間，1993 b)．特に動脈血酸素飽和度の低下のパターンをチェックすることにより，DMD など呼吸筋に障害のある患者の睡眠呼吸障害とその重症度を推定することができる．例をあげて解説する．

図 5.58 は，中枢型睡眠時無呼吸症候群患者における動脈血酸素飽和度の連続記録である．図 5.59 は，呼吸中枢の機能異常を伴うと考えられる閉塞型睡眠時無呼吸症候群患者の記録である．図 5.60 は，レム睡眠中に著しい低酸素血症を伴った肺胞低換気を示した患者の記録である．なお 3 例ともその原疾患は，筋強直性ジストロフィーであり，図 5.59 と図 5.60 に示した患者は安静覚醒時にも肺胞低換気を示した．これらの呼吸異常のパターンは，睡眠ポリグラフィにより確認された．図 5.58 の中枢型無呼吸では，動脈血酸素飽和度が，20～40 秒の周期で低下して，換気再開と

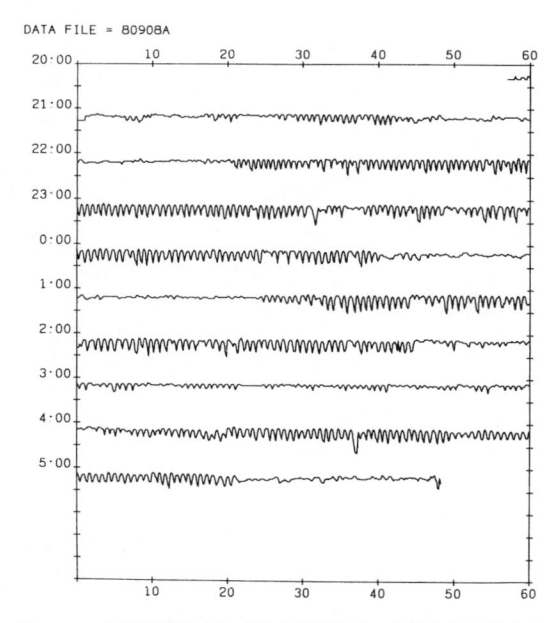

図 5.58 中枢型睡眠時無呼吸症候群患者の動脈血酸素飽和度の記録(48 歳男性，筋強直性ジストロフィー)

長時間連続して記録された動脈血酸素飽和度の低下パターンをチェックするのに，このグラフは都合がよい．パルスオキシメーターの測定値をパソコンで解析して，プロッターを用いてグラフを作成した(安間ら，1993 b)．グラフの縦軸は動脈血酸素飽和度(1 目盛は 20 %)，横軸は時間(0～60 分)である．1 時間の経過ごとに，動脈血酸素飽和度の基準線が 2 目盛ずつ下がる．図 5.59 と図 5.60 も同様の方法にて，グラフが作成された．図 5.58 での測定は 20 時 56 分に開始され，翌朝 5 時 49 分に終了した．動脈血酸素飽和度が，20～40 秒の周期で低下して，換気再開とともに正常値に回復する周期性パターンが，全経過を通じて観察された．動脈血酸素飽和度の 4 %以上の低下を 1 回の低酸素血症とすると，たとえば 23 時からの 1 時間に低酸素血症は 60 回認められた．

ともに正常値に回復する周期性パターンが観察される．図 5.59 の閉塞型無呼吸では，図 5.58 と比較すると，低酸素血症の持続時間は長く，その程度も重篤であり，換気が再開しても動脈血酸素飽和度は正常域まで回復しないこともある．しかし，動脈血酸素飽和度の低下は，図 5.58 と同様に周期性パターンといえるだろう．図 5.60 のレム睡眠中の肺胞低換気の記録では，一晩に 3～4 回繰り返されるレム睡眠の期間中，動脈血酸素飽和度が持続的に低下する契機性パターンが観察される．

筋萎縮性疾患では，図 5.59 や図 5.60 で示したように，肺胞低換気に伴う著しい低酸素血症によっても睡眠から覚醒しにくく，その結果睡眠中の低酸素血症が

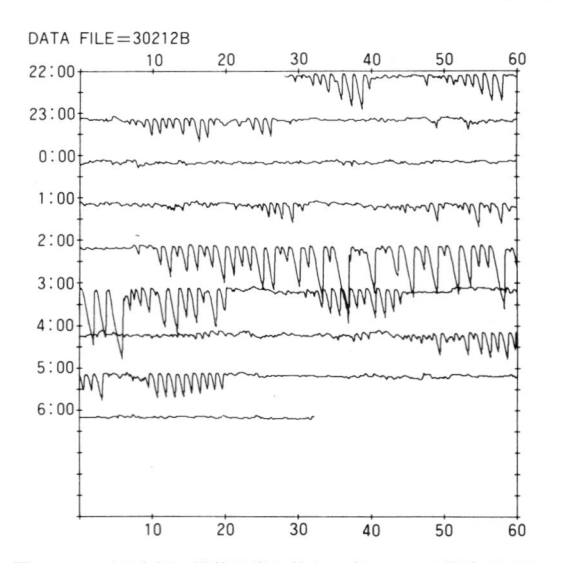

図 5.59 呼吸中枢の機能異常を伴うと考えられる閉塞型睡眠時無呼吸症候群患者の動脈血酸素飽和度の記録(51歳女性,筋強直性ジストロフィー)(安間ら,1993b)
図5.58と比較すると,低酸素血症の持続時間は長く,その程度も重篤であり,換気が再開しても動脈血酸素飽和度は正常域まで回復しない場合もあった.しかし,動脈血酸素飽和度の低下のパターンは,図5.58と同様に周期性といえるだろう.図5.59での測定は22時28分に開始され,翌朝6時32分に終了した.

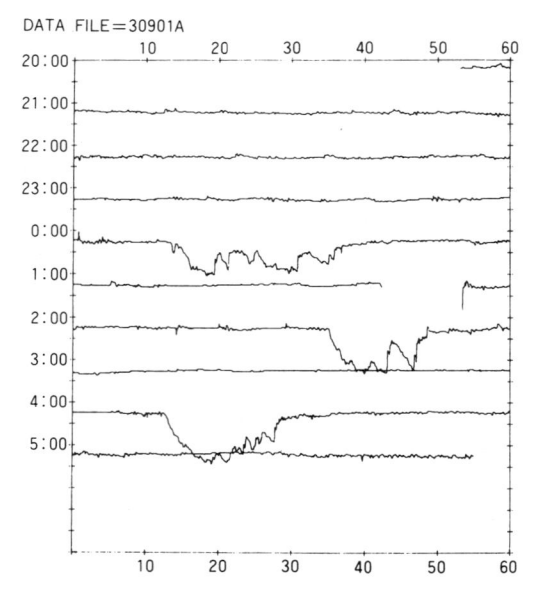

図 5.60 レム睡眠中に著しい低酸素血症を示した患者の記録(51歳女性,筋強直性ジストロフィー)(安間ら,1993b)
一晩に4回あるレム睡眠の期間中,動脈血酸素飽和度は持続的に低下し,正常値に回復しない契機性の動脈血酸素飽和度の低下パターンが観察された.1時40分ごろから始まった2度目のレム睡眠では,動脈血酸素飽和度は50％未満まで低下したため記録されなかった.図5.60での測定は22時53分に開始され,翌朝5時56分に終了した.

より長く継続し,より重篤であるように思われる.この病的現象の発症機序について,筆者らにより呼吸筋やそのほかの機械的受容体からの求心性刺激が,睡眠からの覚醒をひき起こす重要な因子であることが実験的に示唆されている(Yasumaら,1991).したがって,筋萎縮性疾患では,呼吸筋萎縮に伴う機械的受容体からの求心性刺激の減少が,覚醒反応の遅延とその結果としての重篤な低酸素血症の発症に関与する可能性がある.なお睡眠中,特にレム睡眠中に,持続的な低酸素血症がひき起こされる機序について(安間ら,1992),さまざまな病態における中枢型睡眠時無呼吸と周期性呼吸の発症機序については,他に述べた(安間,1995,1998).

2) その他の進行性筋ジストロフィー DMD以外の進行性筋ジストロフィーでも,呼吸筋萎縮に伴う肺胞低換気がその病末期には合併する場合が多い.肢帯型筋ジストロフィーでは,呼吸筋萎縮による肺胞低換気や(Stübgenら,1994),中枢型睡眠時無呼吸が起こる(松本ら,1990).睡眠中に増悪する肺胞低換気の

治療としてマスクによる非侵襲的人工換気が有用であったとの報告がある(木村ら,1992).また,先天性筋ジストロフィーの姉妹に中枢型睡眠時無呼吸が合併したとの報告もある(Krygerら,1991).

b) 筋強直性ジストロフィー(MyD)

MyDは,筋萎縮,筋力低下に加えて,ミオトニア(筋強直現象)を示す疾患である.ミオトニアとは,一度収縮した筋肉がなかなか弛緩しない状態である.この現象は筋細胞がいったん興奮すると反復発火する膜の異常に由来している.実際の診察では,手を握らせた後にすぐ開けるか,ハンマーで舌や母指球をたたいて収縮させた後にすぐ元にもどるかを観察する.ミオトニアを特徴とする疾病では,常染色体優性遺伝のMyDが最も多い.MyDは,四肢の遠位筋,胸鎖乳突筋,さらに顔面筋,眼輪筋,口輪筋,咬筋をおかすため,禿頭と相まって特徴的な顔貌(hatchet face)を呈する.ミオトニアは小児期から存在する.MyDは,手指機能障害や昼間の過眠で10歳代に診断され,

中年期には運動障害が進行する経過をたどる場合が多い．MyD は筋肉症状以外にも，糖尿病，睾丸萎縮，白内障，刺激伝導系の異常や不整脈などの循環器系合併症や，肺胞低換気や呼吸のリズムの異常などの呼吸器系合併症を起こす．知能低下などの精神症状を伴うことも多い．

MyD 患者では，全身筋力の低下が軽度であっても，慢性の肺胞低換気が認められることが多い．中年の MyD 患者 15 名の安静覚醒時の動脈血ガスでは，全例が $P_aCO_2 > 45$ mmHg で，$P_aCO_2 > 50$ mmHg を示した症例が過半数を占めたことも報告されている(米山ら，1992)．MyD の肺胞低換気の原因に不明な点も多いが，以下のさまざまな要因が関与すると考えられている．第一は，DMD と同様，呼吸筋の萎縮である．第二は，自律性呼吸調節系の受容体や呼吸中枢の異常である．これは，低酸素や高炭酸ガスに対する換気応答の低下から示唆される(Carroll ら，1977)．第三は，換気量の多いときの横隔膜の不随意運動である(Rimmer ら，1993)．第四は，肥満や(Coccagna ら，1975)，横隔膜の異常高位(磯崎ら，1986)による換気効率の低下である．

MyD には，睡眠時無呼吸などの睡眠呼吸障害が高率に合併し，それらが睡眠障害に関与するものと考えられている．睡眠障害が，昼間の過眠や知能低下などの MyD の精神症状の形成に関与する可能性もあるとされているが(Coccagna ら，1975；Guilleminault ら，1978)，逆に明らかな関連がないとする報告もある(Gilmartin ら，1991)．

Guilleminault らは，呼吸不全の臨床症状のない，17～34 歳の軽症の MyD 患者 6 名を対象として睡眠ポリグラフィを行い，次のような結果を得た(Guilleminault ら，1978)．半数の患者に無呼吸指数>5 の睡眠呼吸障害を認め，そのパターンは中枢型，閉塞型，混合型無呼吸と多彩であった．また睡眠時の低酸素血症の程度は，レム睡眠中が最も重篤であった．Cirignotta らは，39～51 歳の軽症から中等症の MyD 患者 8 名を対象として睡眠ポリグラフィを行い，次のような結果を得た(Cirignotta ら，1987)．すべての患者の睡眠は異常で，中途覚醒が多く睡眠は頻回に中断され，その結果として睡眠効率は低かった．8 例のうち 7 例で無呼吸指数>5 の睡眠呼吸障害を認め，そのパターンは中枢型無呼吸が大部分を占めた．松本らは，31～65 歳の軽症から中等症の MyD 患者 10 名を対象として睡眠ポリグラフィを行い，次のような結果を得た(松本ら，1990)．ほとんどの患者の睡眠は異常で，深睡眠の全睡眠時間に占める割合が少なかった．また入眠時よりレム睡眠の認められる症例が 10 例のうち 4 例に認められた．10 例のうち 9 例で無呼吸指数 5 以上の睡眠呼吸障害を認め，そのパターンは中枢型無呼吸が大部分(全無呼吸数の 94 %)を占めた．筆者らは，41～56 歳の中等症の MyD 患者 13 名を対象として，パルスオキシメトリーと睡眠ポリグラフィを行い，次のような結果を得た(安間ら，1992)．4 %以上の動脈血酸素飽和度の低下の回数を一晩に 100 回以上認めた症例は，13 例のうち 6 例であった．その 6 例のうち 1 例が閉塞型睡眠時無呼吸症候群であったが，そのほかの 5 例は中枢型睡眠時無呼吸症候群であった．これらの結果から，MyD では低酸素血症を伴う睡眠呼吸障害をきわめて高率に合併することが推定される．この睡眠呼吸障害が，MyD 患者の臨床症状や生命予後に悪影響を与えていることは間違いないだろう．

パルスオキシメーターによる動脈血酸素飽和度の測定が，MyD の睡眠呼吸障害や睡眠障害のスクリーニングとして実際的かつ有用であろう(安間ら，1993 b)．これは，DMD 患者の場合と同様である．また MyD 患者の多くは昼間の過眠を呈するので，昼間に行ったポリグラフィにより，睡眠呼吸障害や睡眠障害の診断が可能である場合が多い(堀川ら，1992)．

MyD では骨格筋や呼吸筋萎縮の回復は望めないため，病末期には何らかの人工呼吸が必要になる．鼻マスクによる持続気道内陽圧呼吸(CPAP)あるいは Bi-PAP が有用であったとの報告(安間ら，1992；安間，1998)，鼻マスクによる人工呼吸が有用であったとの報告がある(Jurban ら，1992)． 〔安間 文彦〕

文 献

Bégin R, Bureau MA, Lupien L, Lemieux B, 1980：Control of breathing in Duchenne's muscular dystrophy. Am J Med 69：227-234.

Carroll JE, Zwillich CW, Weil JV, 1977：Ventilatory response

in myotonic dystrophy. Neurology 27 : 1125-1128.
Cirignotta F, Mondini S, Zucconi M, Barrot-Cortes E, Sturani C, Schiavina M, Coccagna G, Lugaresi E, 1987 : Sleep-related breathing impairment in myotonic dystrophy. J Neurol 235 : 80-85.
Coccagna G, Mantovani M, Parchi C, Mironi F, Lugaresi E, 1975 : Alveolar hypoventilation and hypersomnia in myotonic dystrophy. J Neurol Neurosurg Psychiatry 38 : 977-984.
Gilmartin JJ, Cooper BG, Griffiths CJ, Walls TJ, Veale D, Stone TN, Osselton JW, Hudgson P, Gibson GJ, 1991 : Breathing during sleep in patients with myotonic dystrophy and non-myotonic respiratory muscle weakness. Q J Med 78 : 21-31.
Guilleminault C, Cummiskey J, Motta J, Lynne-Davies P, 1978 : Respiratory and hemodynamic study during wakefulness and sleep in myotonic dystrophy. Sleep 1 : 19-31.
堀川博誠, 高橋桂一, 吉仲弘充, 真野行生, 高柳哲也, 1992 : 筋緊張性ジストロフィーにおける睡眠時無呼吸―昼間での検討. 臨床神経 32 : 693-700.
磯崎英治, 小島 進, 高木昭夫, 蝶名林直彦, 田辺 等, 1986 : 神経筋疾患における呼吸機能の検討 : とくに筋緊張性ジストロフィーを中心として. 神経内科 25 : 371-378.
Jurban A, D'Alonzo GE, Tobin MJ, 1992 : The use of mechanical ventilation via a nasal mask in myotonic dystrophy. Tex Med J 88 : 73-75.
Khan Y, Heckmatt JZ, 1994 : Obstructive apnoeas in Duchenne muscular dystrophy. Thorax 49 : 157-161.
木村哲郎, 関野 一, 島田一恵, 津田善造, 平井正志, 陳 和夫, 大井元晴, 久野健志, 1992 : 鼻マスクIPPVを行ったlimb-girdle型筋ジストロフィーの1例. 日胸疾会誌 30 : 358-362.
Kryger MH, Steljes DG, Yee WC, Mate E, Smith SA, Mahowald M, 1991 : Central sleep apnoea in congenital muscular dystrophy. J Neurol Neurosurg Psychiatry 54 : 710-712.
松本博之, 長内 忍, 小野寺壮吉, 秋葉裕二, 中野 均, 大松広伸, 松浦 修, 飛世克之, 坂井英一, 1990 : 筋緊張性ジストロフィー症における睡眠時呼吸病態. 日胸疾会誌 28 : 961-970.
松尾宗佑, 1985 : 死因, 筋ジストロフィーの臨床(祖父江逸郎, 西谷 裕編), pp 246-250, 医歯薬出版, 東京.
中野今治, 下平雅之, 野原 勉, 園生雅弘, 今野清子, 添野容子, 1987 : 末期呼吸不全状態のDuchenne型筋ジストロフィー症児における夜間の呼吸及び睡眠の評価. 筋ジストロフィー症の疫学, 病態および治療開発に関する研究, 昭和61年度研究報告書, pp 150-155, 厚生省.
Redding GJ, Okamoto GA, Guthrie RD, Rollevson D, Milstein JM, 1985 : Sleep patterns in nonambulatory boys with Duchenne muscular dystrophy. Arch Phys Med Rehabil 66 : 818-821.
Rimmer KP, Golar SD, Lee MA, Whitelaw WA, 1993 : Myotonia of the respiratory muscles in myotonic dystrophy. Am Rev Respir Dis 148 : 1018-1022.
Stübgen JP, Ras GJ, Schultz CM, Crowther G, 1994 : Lung and respiratory muscle function in limb girdle muscular dystrophy. Thorax 49 : 61-65.
高杉知明, 石原傳幸, 川村 潤, 佐々木一哉, 豊田丈夫, 大角光彦, 青柳昭雄, 川城丈夫, 1995 : Duchenne型筋ジストロフィー症における睡眠時呼吸異常に関する検討. 日胸疾会誌 33 : 821-828.
Takenaka A, Yokota M, Iwase M, Miyaguchi K, Hayashi H, Saito H, 1993 : Discrepancy between systoloic and diastolic dysfunction of the left ventricle in patients with Duchenne muscular dystrophy. Eur Heart J 14 : 669-676.
多々羅勝義, 西條隆彦, 合田友子, 水谷 滋, 松家 豊, 福田邦明, 松岡 優, 黒田泰弘, 1996 : 人工呼吸下のDuchenne型ジストロフィーにおけるポリソムノグラフィー. 医療 50 : 365-369.
Vianello A, Bevilacqua M, Salvador V, Cardaioli C, Vincenti E, 1994 : Long-term nasal intermittent positive pressure ventilation in advanced Duchenne's muscular dystrophy. Chest 105 : 445-448.
安間文彦, 1992 : 睡眠中の呼吸反応と覚醒反応―睡眠犬モデルを用いた研究について. 呼吸と循環 40 : 945-950.
安間文彦, 1995 : 睡眠呼吸障害. 島田康弘, 武澤 純, 宮川哲夫編 : プラクティカル呼吸管理, pp 219-234, 中外医学社, 東京.
安間文彦, 1998 : 神経疾患の呼吸異常, pp 60-76, pp 119-138, 医薬ジャーナル社, 大阪.
安間文彦, 米山 榮, 飯田光男, 寺島正義, 岡田 保, 1992 : 筋緊張性ジストロフィー患者の夜間低酸素血症とその治療としての経鼻的持続気道内陽圧呼吸(鼻CPAP)の効果. 神経内科 36 : 395-398.
安間文彦, 本田 仁, 酒井素子, 飯田光男, 寺島正義, 岡田 保, 林 博史, 下方 薫, 1993a : Duchenne型筋ジストロフィー患者の夜間の不整脈と低酸素血症の関連について. 医療 47 : 104-110.
安間文彦, 寺島正義, 中野千鶴子, 飯田光男, 下方 薫, 林 博史, 岡田 保, 1993b : 動脈血酸素飽和度のパソコン解析―睡眠時呼吸障害のスクリーニング. 日本胸部臨床 52 : 214-219.
安間文彦, 酒井素子, 白鳥政之, 小長谷正明, 飯田光男, 松岡幸彦, 野尻久雄, 本田 仁, 犬飼 晃, 野田明子, 1996 : Duchenne型筋ジストロフィー患者の呼吸不全に対する非侵襲的人工換気―生命予後に対する効果. 日本胸部臨床 55 : 328-332.
Yasuma F, Kozar LF, Kimoff RJ, Bradley TD, Phillipson EA, 1991 : Interaction of chemical and mechanical respiratory stimuli in the arousal response to hypoxia in sleeping dogs. Am Rev Respir Dis 143 : 1274-1277.
Yasuma F, Sakai M, Matsuoka Y, 1996 : Effects of non-invasive ventilation on survival in patients with Duchenne's muscular dystrophy. Chest 109 : 590.
Yasuma F, Okada A, Honda Y, Oku Y, 1998 : Ondine's curse and its inverse syndrome-Respiratory failure in autonomic vs, voluntary control. Adv Exp Med Biol 450 : 179-184
米山 榮, 本田 仁, 清澤和弘, 安間文彦, 高橋 昭, 1992 : Myotonic dystrophyにおける中枢神経障害の臨床的検討―呼吸障害との関連性について. 臨床神経 32 : 583-587.

5.6.7 筋萎縮性側索硬化症(ALS)

筋萎縮性側索硬化症(amyotrophic lateral sclerosis ; ALS)は, 運動神経系を主体とした障害を示す神経変性疾患であり, 最近では家族性ALSや小児のALS類似疾患, 球脊髄性筋萎縮症などとともにmotor neuron disease(MND)と呼ばれることも多い(本稿の中では，断りのない限り孤発性の成人症例をALSと略すこととする)(平山，1975)．ALSについては，Charcotにより100年以上前に一つの症状群としてまとめられているが，現在においても，いまだ原因不明の神経難病の代表とされている．この背景には，ALSでは病理学的に脊髄前角運動神経細胞における華々しい病変が目立つため，これまで運動神経系のみを研究の対象としてきたこともその一因と考えられ，最近ではALSの大脳高次機能や自律神経系についての研究報告が増加しつつある(Mitsuyamaら，1985；新藤ら，1993)．本稿では，ALSの睡眠障害の原因とその対策を中心に筆者らのALSの睡眠時無呼吸についての研究結果も含めて概説する．

a) ALS患者の睡眠パターンの特徴

Laffontら(1979)によれば，12例のALSではレム睡眠の時間が延長する傾向がみられたが，他の睡眠stageには異常がみられなかったと報告している．しかし，first night effectを考慮しても，ALSでは睡眠パターンの異常がみられるとの報告は多く，Fergusonら(1996)は，18例のALS患者と健常対照者において終夜睡眠ポリグラフを施行し，全睡眠時間の減少と睡眠stage 1の増加と覚醒時間の延長がみられ，軽度ながら無呼吸または低換気呼吸時間の増加による睡眠障害がレム睡眠を中心にみられたと報告している．また，浜原ら(1983)，佐野ら(1984)，Carreら(1988)もALSの睡眠パターンはstage 3・4とレム睡眠時間が減少し，相対的にstage 1・2が増加する傾向があると報告しており，後で述べる無呼吸や上気道を保持する筋群の筋力低下の程度によりALSの睡眠はさまざまな修飾を受け，睡眠パターンも変化していると考えられる．

b) ALSの睡眠障害の原因

1) 筋力低下や筋萎縮に関連したもの ALSでは，進行性の筋力低下が全身にみられるが，どの筋肉が先に障害されるかは各症例で異なる．四肢の筋力低下が強くなり，体位変換が独力でできなくなれば，夜間も覚醒した後介護者を呼ぶ必要があり，やはり睡眠の妨げとなりうる．また，ALSでは自覚的な四肢のしびれ，痛み，痒みを訴えることは多く，O'Brienら(1992)は124例のALSのうち71例(57%)で痛みを訴え，109例(88%)が少なくとも1回はオピオイドの投与を受けていたと報告している．経験的に，このようなALSでの自覚的な感覚障害は他動的な四肢の運動や皮膚表面のマッサージなどで軽快することが多く，寝返りをうつために他人を呼ぶのと同様に大きな不眠の原因となる．さらに，球麻痺型では，早期から上気道閉塞がみられ，後に述べる閉塞型の無呼吸の原因となり，睡眠障害の主因となりうるが，実際は呼吸筋力が保たれていれば，Howardら(1989)の報告にあるような球麻痺型全例で無呼吸がみられることは少なく，筆者らの2例の球麻痺型ALSでは無呼吸はみられなかった(Ohshimaら，1988；塩澤と古池，1996)．やはりALSでは四肢筋力低下程度と呼吸筋力の状態により睡眠障害の重症度も左右される傾向がみられる．

炭酸ガス貯留によるCO_2ナルコーシスに伴う頭痛や昼間の傾眠と夜間の不眠も潜在的に呼吸障害が進行したALS症例では注意すべきである．必ずしも球症状の程度と相関はなく，食事や会話に大きな支障がなくとも呼吸筋力のみの障害が先にみられる症例もある(Carreら，1988；Hoshinoら，1991)．また，気管切開術後には呼吸困難の訴えが少なくなるため，炭酸ガスの貯留が潜在的に進行し，不眠の原因となっていることに気づかずに眠剤を投与し，さらにCO_2ナルコーシスを悪化させる場合もあり，ALSの睡眠障害の鑑別診断の上で忘れてはならない原因の一つである．

Gayら(1991)は21例のALS患者の呼吸機能検査や動脈血中酸素分圧や炭酸ガス分圧が睡眠の質および予後判定に役立つかどうかについて検討しており，18例で夜間の呼吸障害による覚醒回数が増加していたが，いずれの呼吸パラメーターもこの夜間の呼吸障害や予後とは十分な相関がなく，夜間の酸素濃度低下度が小さい症例でも生存期間が短い症例も多くみられたと報告している．

睡眠中の線維束性れん縮(fasciculation)については，Montagnaら(1987)により検討されており，10例のALSの終夜睡眠ポリグラフにてfasciculationのみられた筋の表面筋電図を同時記録し，どの睡眠stageでも覚醒時と同様にfasciculationがみられたと報告し

ている．ALS患者は慣れているとはいえ，感覚障害がほとんどみられないこの疾患においては，患者自身の体の状態に神経が集中する夜間では，睡眠を妨げる原因となっていることが推測される．

また，どのALSのタイプにおいても球症状が強くなると唾液の嚥下ができず口腔内に貯留し，喀痰も増加して吸引などが頻回となってくると，当然，これも不眠の一つの原因となってくる．

2) 睡眠時無呼吸 浜原ら(1983)によれば，4例のALS患者に終夜睡眠ポリグラフ検査を施行し，3例に閉塞型主体の無呼吸がみられ，無呼吸の多い症例では深睡眠とレム睡眠が減少する傾向がみられた．また，側臥位で眠るようにしたところ無呼吸の回数が減少し，上気道保持筋群の筋力低下が無呼吸のおもな原因であると推察している．瀧野ら(1990)も，閉塞型無呼吸のみられたALS症例で，歯科矯正装置を応用したマウスピース装着にてapnea indexが改善したと報告している．佐野ら(1984)もALS 4例中2例にて閉塞型無呼吸がみられ，睡眠パターンもstage 3・4とレムの比率が減少し，相対的にstage 1・2が増加する傾向がみられたとしている．しかしながら，筆者らの7例のALSでの検討では(Ohshimaら，1988；塩澤と古池，1996) 5例に睡眠時無呼吸がみられ，2例では閉塞型優位であったが，3例では中枢性優位であった．無呼吸はおもにstage 2かレム睡眠時にみられ，剖検した1例では青斑核と縫線核の細胞数が減少していたことを確認し(小林ら，1986)，中枢型無呼吸の責任病巣の可能性があると考えている．Carreら(1988)も，睡眠時の低換気症候群で発症したALSの1例において，中枢型の睡眠時低換気が頻回にみられるために覚醒する回数が増加し，睡眠stage 3・4がほとんどみられず，酸素投与にてこの傾向は改善したと報告している．Howardら(1989)は，呼吸補助を必要とした14例のALS患者のうち，球麻痺型3例と脊髄性筋萎縮型1例で閉塞型無呼吸がみられ，そのうち1例では中枢型無呼吸もみられたとしている．Hoshinoら(1991)も，気管切開術を行った後でも夜間の無呼吸が50回以上みられたALS症例を報告している．

以上のALSの睡眠時無呼吸の報告からは，ALS患者の30〜50％の症例には睡眠時無呼吸がみられ，閉塞型のみではなく，中枢型の無呼吸も混在する症例も少なくない点に注意すべきと考えられる．

3) 精神的ストレス，不安によるもの そのほかに忘れてはならないのが，徐々に進行していく運動能力低下や病名を知らされないことに対する不安感，あるいは告知されてもしばらくは受け入れられずに，他の病院を転々としたり，自殺を考えるなどは，日常診療ではしばしば聞かれるALS患者の精神的な葛藤である．寝静まる夜間にはより一層不安をかきたてるものがあり，入眠障害や十分な睡眠時間が得られない原因となる．特に日本では，ALS患者に病名告知するかどうかの意見も統一されておらず，また，患者の心理的なサポートをする医療関係従事者も少なく，入院可能な医療期間が少ない国内事情もみられることは，患者にとっては将来に対する不安を増大させる原因の一つとなっている(林，1986)．

しかしながら，ALS患者ではうつ状態になることは意外に少なく，Newrickら(1984)によれば，42例のALSの調査で3例(7％)にうつ傾向がみられたが，抗うつ薬による治療は1例のみしか受けていなかったと報告している．

c) ALSの睡眠障害に対する治療方針

これまで，ALSの睡眠障害の原因となりうる因子について述べてきたが，残念ながらALSは進行性変性疾患であり，それを食い止める治療はまだなく，良眠を得るための治療にも限界がある．さらに，患者自身の手足の代わりとなる介護者の夜間の負担が大きくなることは，患者家族にとっては決して好ましいことではない．現時点では，家庭療養における人的・経済的な公的援助がなくては，ALS患者の睡眠障害は解決しないといっても過言ではないと思われる．

1) 一般的な不眠，不安感に対する治療 四肢の痛み，しびれ，筋クランプなどは，筋肉を動かせないことによる症状であり，他動的な関節・筋運動，皮膚マッサージにて軽快することが多い．しかし，終日，特に夜間には他動運動を頻回に行うことはむずかしく，Norrisらの報告(1985)にあるように，ALSの体位変換の補助として電動ベッドも有効としており，わが国ではまだ普及していないものの，今後試みるべき

補助用具の一つとして考えられる。

ALSの不眠の薬物治療として，O'Brienら(1992)は，ホスピスか在宅療養している124例のALS患者の調査を行い，101例(81％)がオピオイドの投与を受けており，不眠に対しては90％以上で有効であり，痛みに対してはほぼ100％で有効であったとしている。また，不眠，不安感に対してもフェノチアジン系抗精神病薬は72例(58％)，ベンゾジアゼピン系抗精神病薬は68例(55％)，抗コリン薬は75例(60％)で投与されており，窒息は1例みられたのみで呼吸状態の急激な悪化は少ないと報告している。Norrisら(1985)は，経験的に精神安定のためにリチウムやレボドーパが有効であったとしており，不眠に対してはベンゾジアゼピン系抗精神病薬の中ではジアゼパムよりフルラゼパムの方が安全性が高く，後者を使用すべきと述べている。また，ジフェンヒドラミンは抗ヒスタミン薬であるが，筋クランプや痙縮に対しても有効であり，睡眠導入薬ともなることからALSの眠前薬として推奨している。

2) 睡眠時無呼吸に対する治療・対策 閉塞型無呼吸の回数が多く，上気道保持筋群が主因の場合は歯科矯正装置を応用したマウスピース装着などにより上気道を確保すれば当然不眠は改善傾向となるが(瀧野ら，1990)，口腔内の違和感が問題となる。気管切開術が理論的には確実な治療となるが，美容上の問題や患者本人の精神的な落ち込みが大きく，将来的には換気不全の予防はできないこと，中枢型無呼吸では効果ないことなど，解決すべき点は多い。しかし，呼吸不全の状態で夜間良眠できずにいた患者が気管切開術を行い，呼吸器補助により安心して夜間良眠できたとの臨床経験は多く，今後在宅人口呼吸器管理も可能となれば，最も安全確実な無呼吸の治療となる可能性はある。

〔新藤和雅・塩澤全司〕

文 献

Carre PC, Didier AP, Tiberge YM, Arbus LJ, Leophonte PJ, 1988：Amyotrophic lateral sclerosis presenting with sleep hypopnea syndrome. Chest 93：1309-1312.

Ferguson KA, Strong MJ, Ahmad D, George CFP, 1996：Sleep-disordered breathing in amyotrophic lateral sclerosis. Chest 110：664-669.

Gay PC, Westbrook PR, Daube JR, Litchy WJ, Windebank AJ, Iverson R, 1991：Effects of alterations in pulmonary function and sleep variables on survival in patients with amyotrophic lateral sclerosis. Mayo Clin Proc 66：686-694.

浜原昭仁，金 英道，窪田 孝，松原六郎，山口成良，1983：筋萎縮性側索硬化症にみられた睡眠時無呼吸．精神経誌 85：242．

林 秀明，1986：筋萎縮性側索硬化症．治療法とケア．Clin Neurosci 4：1243-1245．

平山恵造，1975：筋萎縮性側索硬化症の歴史的展望．神経内科 3：361-377．

Hoshino K, Kuroda A, Mizushima Y, Morikage T, Yano S, 1991：Self-management of nocturnal respiratory insufficiency with a portable ventilator "Pneu-PAC" by an amyotrophic lateral sclerosis patient. Jpn J Med 30：260-265.

Howard RS, Wiles CM, Loh L, 1989：Respiratory complications and their management in motor neuron disease. Brain 112：1155-1170.

小林槇雄，佐藤隆夫，塩澤全司，1986：筋萎縮性側索硬化症における脳幹病変の検討―Sleep apneaの責任病巣について―．Neuropathol 7：216-217．

Laffont F, Autret A, Minz M, Beillevaire T, Gilbert A, Cathala HP, 1979：Polygraphic study of nocturnal sleep in three degenerative diseases：ALS, oligo-ponto-cerebellar atrophy, and progressive supranuclear palsy. Waking and Sleeping 3：17-29.

Mitsuyama Y, Kogoh H, Ata K, 1985：Progressive dementia with motor neuron disease. An additional case report and neuropathological review of 20 cases in Japan. Eur Arch Psychiatr Neurol Sci 235：1-8.

Montagna P, Liguori R, Zucconi M, Lugaresi A, Cirignotta F, Lugaresi E, 1987：Fasciculations during wakefulness and sleep. Acta Neurol Scand 76：152-154.

Newrick PG, Langton-Hewer R, 1984：Motor neurone disease：can we do better？ A study of 42 patients. BMJ 289：539-542.

Norris FH, Smith RA, Denys EH, 1985：Motor neurone disease：towards better care. BMJ 291：259-262.

O'Brien T, Kelly M, Saunders C, 1992：Motor neurone disease：a hospice perspective. BMJ 304：471-473.

Ohshima T, Shiozawa Z, Matsui T, Tsunoda S, Kobayashi M, Nagasaki H, 1988：Sleep apnea in amyotrophic lateral sclerosis. Jap J Psychiatry Neurol 42：132.

佐野 讓，炭谷信行，古田寿一，金 英道，山口成良，数川 悟，1984：変性疾患と徐波睡眠．臨床精神医学 13：141-151．

新藤和雅，角田伸一，塩澤全司，1993：筋萎縮性側索硬化症の自律神経障害．自律神経 30：513-516．

塩澤全司，古池保雄，1996：神経内科と睡眠時無呼吸症候群．岡田 保，粥川裕平編：閉塞性睡眠時無呼吸症候群―その病態と臨床―，pp 83-97，創造出版，東京．

瀧野博文，江口圭介，井手政利，古河隆二，親川幸信，森 健一郎，持永俊一，今里 滋，田中正道，1990：歯科矯正装置様装置によるALS合併睡眠時無呼吸症候群の治療経験．臨床神経 30：808．

5.6.8 シャイ-ドレーガー症候群(SDS)

わが国におけるsleep apnea症候群(SAS)は200万

人と推定されている．Sleep apnea は睡眠障害に伴う日中傾眠のほか，突然死，高血圧発生などに関与していることが推定されてきた．

シャイ-ドレーガー症候群(Shy-Drager syndrome；SDS)もこの sleep apnea を呈する疾患の一つとして知られ，その予後は不良であり，しかも「忽然と死亡する」といわれている．SDS の予後不良の原因の一つに睡眠時呼吸障害が関与している可能性があり，また，SDS の睡眠時呼吸障害は一般人口のなかに多数存在すると思われる SAS と同質のものとして一括して考えることのできない特異性をもつ可能性がある．

睡眠障害の原因の一つとされている睡眠時呼吸障害を主題に SDS の睡眠異常について述べる．

a) シャイ-ドレーガー症候群(SDS)とは

シャイ-ドレーガー症候群は Shy と Drager によって報告(1960)された自律神経障害，パーキンソニズム，小脳失調などを呈する変性性神経疾患である．SDS の臨床像は特に生命予後に直結する自律神経系の障害が前景となる点が特徴であり，これが自律神経機能不全を呈する代表的疾患として注目されている理由の一つである．

SDS の自律神経症候としては，起立性低血圧，排尿障害，発汗障害，陰萎などが知られている．病理学的には脊髄中間質外側層(交感神経起始細胞が存在)の病変に加え，オリーブ・橋・小脳萎縮(olivo-pontocerebellar atrophy；OPCA)や黒質線条体変性(striatonigral degeneration；SND)と中枢神経系の多系統に及ぶ病変を示す．これらの多系統にわたる病理学的変化の特徴を包括した概念として多系統萎縮症(multiple system atrophy；MSA)が Graham と Oppenheimer によって提唱され(1969)，現在に至っている．さらに中枢自律神経系の構成要素としての青斑核や縫線核の病変も知られている．SDS は多系統萎縮症(MSA)の病変を反映する病像を有し，自律神経不全症(autonomic failure；AF)を伴うもの(AF with MSA)(Bannister, 1992)という臨床概念としてとらえられる．

b) SDS の睡眠障害

SDS の睡眠過程の異常としてレム睡眠の減少，徐波睡眠の減少，St 1-REM, St 2-REM の出現などが知られている．特に，St 1-REM, St 2-REM のような特殊な睡眠段階は夜間せん妄との関連が指摘されており，SDS のもつ脳幹被蓋病変の関与が推定されている(清水，1985)．

c) SDS の睡眠時呼吸障害

1) **睡眠時無呼吸** SDS に睡眠時呼吸障害が発生することを指摘した報告は Bannister ら(1972)に始まる．彼らは夜間の stridor や持続性吸息呼吸に似た呼吸パターンの発生などを報告した．その後 Lockwood (1976)は無呼吸を伴う群発呼吸を，Castaigne ら(1977)は中枢性呼吸障害を呈した SDS を報告した．ちょうど，このころ sleep apnea syndrome が，Guilleminault らによって提唱され(1976)，急速に流布するようになった．Sleep apnea という概念をふまえた上で，SDS の睡眠時呼吸異常についての報告は Guilleminault ら(1977)によって1例の SDS を含む報告が，次いで同グループの Lehrman ら(1978)，Briskin ら(1978)によってなされた．

わが国ではわれわれが8例の SDS の睡眠研究を報告(古池ら，1978)し，この全例に sleep apnea を認めたことを述べた．また，罹患期間が短い場合には閉塞型睡眠時無呼吸のみであったものが罹患期間が長くなるにつれて，中枢型睡眠時無呼吸も出現し，睡眠時無呼吸のタイプが多様化すること，睡眠時無呼吸時の S_pO_2 の低下度が高度になることなどを報告した．

2) **呼吸の不規則性** 次いで睡眠時 tachypnea を示す症例や，気管切開下の呼吸リズムの不規則性を示すことなどを報告(古池ら，1980)した．この睡眠時呼吸の不規則性については，前記の Lockwood(1976) や McNicholas ら(1983)によって指摘されている所見である．

3) **閉塞型睡眠時無呼吸―気道の閉塞機転** 一方，SDS の「いびき」は質，量ともに異質であり，同室者の睡眠が妨げられるほどのものである．1970年代当時"喘鳴"様のいびきと特徴づけられていたものである．

SDS に声帯開大筋麻痺が生じることは Israel ら(1977), Williams ら(1979), Bannister ら(1981)により報告され，後輪状披裂筋(後筋)の選択的神経原性萎縮が明らかにされた．

室賀らはSDSのこの特異ないびきに対し，声帯外転筋である後筋の麻痺のみならず，内転筋群にも異常な筋トーヌスが生じている可能性を考察している(室賀ら，1979)．その後，安田らは10例のSDSの喉頭ファイバースコープ所見を検討し，5例に両側開大障害〔ゲールハルト(Gerhardt)症候群〕を認め報告した(安田ら，1989)．SDSの「いびき」は耳鼻科領域でも関心がもたれ，特異な「いびき」の発生音源は声帯振動によるものであり，これはゲールハルト症候群によることが明らかにされた(垣鍔ら，1988)．"喘鳴"様の特異な「いびき」については，その実体が解明された．同時にこのSDSの「いびき」の特異性はSDSの診断に結びつく，"pathognomonic"でもある重要性がますます増した．

d) SDSの予後

SDSの予後における問題点の一つとして"突然死"の問題がある．この点については20例中8例(40％：陸，1985)，11例中4例(36％：大西，1989)との報告がある．

筆者らは1987年12月より1988年5月までに連続して経験したSDS症例6例の予後調査を行う機会があった(古池ら，1991)．このときの検討対象6症例を表5.56に示す．このうち5症例が"突然死"を示し，うち3症例には睡眠が何らかの関与したことをうかがわせた．

Munschauerら(1990)はSDSの睡眠時呼吸の各種呼吸指数の変動が大きいことを指摘し，7例中3例の睡眠中の"突然死"を報告している．磯崎ら(1991)は23例の声帯麻痺について検討し，気管切開未施行例では8例中7例が死亡し，声帯開大筋麻痺発見からの生存期間は1.1年であったが，気管切開施行例では5年に及ぶ生存例があるとしている．これらの報告はいずれも睡眠時呼吸異常が生命予後に関与していることを示唆する．

e) SDSの睡眠時呼吸異常

SDSの睡眠時呼吸異常は生命予後に影響をもっている．一方，一般人口の中に多数存在すると思われるSASの睡眠時呼吸異常と"突然死"との関連は不明であり，少なくともSDSのような高い頻度を示す報告はない．両者間の睡眠時呼吸異常にはpolysomnography(PSG)表現上何らかの差異があることが考えられる．この点をSDS症例群4例とSAS症例群5

表 5.56 シャイ・ドレーガー症候群(1987/12〜1988/5 入院)の転帰

O.K. (1928, M.)	'87.12 入院 150/80〜82/50	'86	歩行障害 立ちくらみ	'88.5 "息苦しい"と訴え，救急センターへの途中死亡
U.T. (1944, F.)	'87.12 入院 150/100〜80/50	'86 '87	「いびき」 立ちくらみ	'88.5 "外泊"帰宅中，朝死亡しているところを発見
K.Y. (1929, M.)	'88.1 入院 140/80〜82/50	'81 '83	歩行障害 排尿障害	'89.9 通院帰宅直後，意識消失し，そのまま死亡
Y.N. (1935, M.)	'88.4 入院 120/80〜86/60	'80 '82	「いびき」，嗄声 立ちくらみ	'89.12 朝失禁状態で発見．搬送後死亡確認
K.B. (1931, M.)	'88.5 入院 110/76〜58/48	'84 '85	「いびき」，陰萎 歩行障害	'88.11 感染後死亡
M.S. (1941, M.)	'88.5 入院 160/100〜120/80	'83 '87	「いびき」 立ちくらみ	'89.8 朝死亡しているところを発見

表 5.57 対象症例

症 例	年齢	性	初発症状	転 帰
SDS(1)	53	M	「いびき」，立ちくらみ	"unexpected death"
SDS(2)	47	M	「いびき」，立ちくらみ	"unexpected death"
SDS(3)	43	F	「いびき」，立ちくらみ	"unexpected death"
SDS(4)	61	M	「いびき」，立ちくらみ	"unexpected death"*
SAS(1)	40	M	昼間眠気	改 善
SAS(2)	30	M	昼間眠気	改 善
SAS(3)	45	M	昼間眠気	改 善
SAS(4)	60	M	昼間眠気	改 善
SAS(5)	51	M	昼間眠気	改 善

＊気管切開施行例．

例について比較検討した(表5.57).

(1) SDS症例群は予後調査で"突然死"を呈したと考えられた3例(男性2例,女性1例)と,その後に検討した気管切開施行例(男性例)の計4例である.検査時年齢は43歳から61歳であった.主訴は立ちくらみに加え「いびき」が全例に認められた.

(2) SAS症例群は検査時年齢は30歳から60歳,全例男性の5例である.全例日中の眠気を主訴とした症例で,症例(2)はピックウィック(Pickwick)症候群を呈しており,症例(3)は小顎症を,他の症例は中等度の肥満症例であった.この群の現在までの転帰は体重減少,および薬剤治療によって程度はそれぞれであるが改善傾向を示している.

方法は通常のPSGによった.一部の症例には脳内酸素飽和度を測定した.

i) 代表例の提示―SDS症例(1): 睡眠時には強い「いびき」とtachypneaを呈している点が特徴である.ここでは覚醒時毎分14回の呼吸数が睡眠時には38回にもなっていることがわかる(図5.61).この症例の睡眠経過図を示す.睡眠段階の分析では徐波睡眠段階(SWS)は認められず,レム睡眠(St I-REMも併せて)は7%であり,睡眠過程の異常を認める.呼吸はtachypneaと呼吸数変動が強い点が特徴であり,S_pO_2が90%以下のO_2 desaturationの占める時間の比率は30%であった.sleep apneaとしては認められなかった(図5.62).

ii) 代表例の提示―SAS症例(2): 数十秒のair flowの停止が繰り返し生じている閉塞型睡眠時無呼吸のPSG所見を呈している.しかし,呼吸数は毎分20回程度で推移している.近赤外分光法による脳内Hbの酸化状態を下段に示すが,無呼吸に伴い脳内の酸化Hb濃度が減少し,低酸素状態がもたらされてい

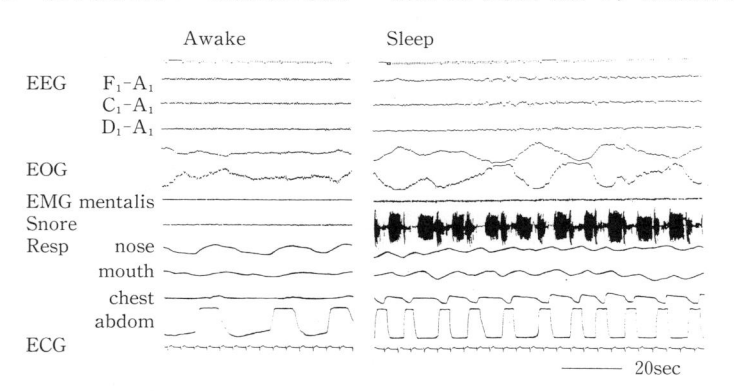

図 5.61 SDS症例(1)のpolysomnographyの結果
睡眠時無呼吸は認めなかった.しかし,睡眠時には強い「いびき」とtachypneaが出現する.

Stage I…23.5%　　　REM…17.5%　　　Apnea Index……:57.5
　　　II…59.0%　　　　　　　　　　　　lowest S_pO_2……: 84%
　　　III,IV…0.0%　　　　　　　　　　　%time below 90%S_pO_2: 20%

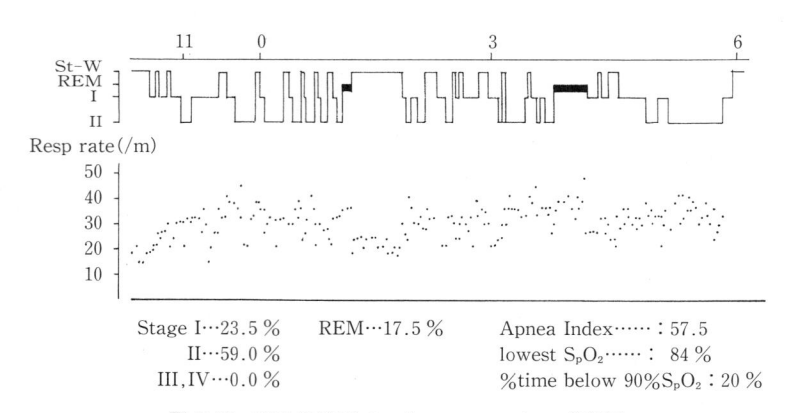

図 5.62 SDS症例(1)のpolysomnographyの経過図
呼吸数の変動が著しい.

5.6 神経内科疾患に伴う睡眠障害

図 5.63 SAS 症例(2)の polysomnography の結果
周期性の閉塞性無呼吸を認める．脳内酸素飽和度も同期した変動を示す．

図 5.64 SAS 症例(1)の polysomnography の経過図
頻回な無呼吸にもかかわらず，呼吸数の変動は小さい．

Stage I⋯23.5 %　　REM⋯17.5 %　　Apnea Index⋯⋯⋯ : 57.5
　　 II⋯59.0 %　　　　　　　　　　lowest S_pO_2⋯⋯⋯ : 84 %
　　 III, IV⋯0.0 %　　　　　　　　%time below 90%S_pO_2 : 20 %

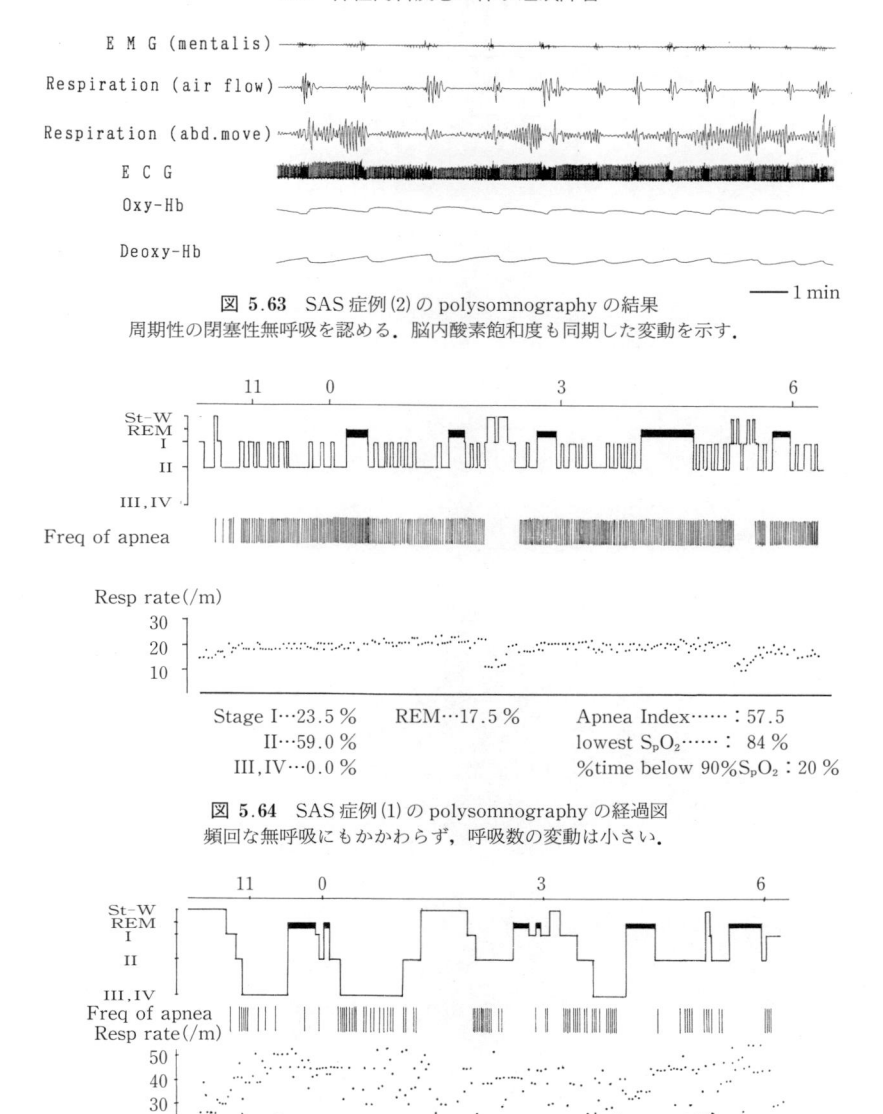

図 5.65 SDS 症例(4)の polysomnography(気管切開下)の経過図
無呼吸(中枢型)と呼吸数変動の著しいことが認められる．

ることがわかる(図 5.63)．

他の SAS 症例(1)の睡眠経過図を示す．無呼吸指数(A.I.)=57.5 と sleep apnea を頻回に認め，また，S_pO_2，90 %以下の全睡眠時間に占める割合は 20 %，最低 S_pO_2 は 84 %であった．睡眠段階の分析では SWS が欠如する異常を認める．しかし，頻回な無呼吸にもかかわらず呼吸数はきわめて安定していた(図 5.64)．

PSG の検討結果から，SDS 群では気管切開を施行

表 5.58 Polysomnography の結果

症例	A.I.	% sleep time under 90 %-S_pO_2	睡眠II段階の呼吸数	S/W ratio
SDS(1)	0	30	35	2.1
SDS(2)	0	74	30	1.5
SDS(3)	0	15	33	1.7
SDS(4)	14.0	0	41	1.5
SAS(1)	57.5	20	19	1.3
SAS(2)	41.8	36	19	1.0
SAS(3)	8.5	20	17	1.2
SAS(4)	14.1	12	15	1.2
SAS(5)	8.8	4	13	1.0

A.I.：無呼吸指数(回/1時間)
S/W ratio：睡眠II段階呼吸数/覚醒時呼吸数

した症例4(図5.65)以外には睡眠時無呼吸は認めなかった．しかし他の3症例では90％以下のO_2 desaturationの占める時間の比率は15％から74％に至り，低換気状態が存在した．一方のSAS群においても90％以下のO_2 desaturationの比率は4％から36％と同様に低換気状態が存在した．両群間での相違は睡眠段階2における呼吸数がSDS群では平均34.6回，SAS群では平均16.6回とSDS群で多く，また，睡眠時(第2段階)と覚醒時との呼吸数の比はSDS群で1.7，SAS群では1.1とSDS群で有意に高値を示した点であった(表5.58)．

f) SDSの睡眠障害

SDSの睡眠過程の異常は前述のように多彩であり，SDS症例(1)にみられたように，徐波睡眠段階(SWS)は認められず，レム睡眠の減少，St I-REMの出現などが認められた．

このような睡眠過程の障害はSDSの昼間活動に何らかの影響を与えていると思われるが，この点に関しての検討はなく今後の課題である．

g) 睡眠時無呼吸を呈する疾患群のなかでハイリスク群としてのSDS

睡眠時無呼吸は小児の突然死(sudden infant death syndrome；SIDS)に関連することが早期より指摘されており(Weizman, 1974)，SDSに関しても平野ら(1988)によりこの点の検討がなされた．報告では，検討対象41例の脊髄小脳変性症のうち9症例が死亡し，そのうち6症例が夜間の"突然死"と判断された．この"突然死"例の生前ポリグラフィの結果には睡眠時無呼吸は認められていなかった．しかし，強い「いびき」と球麻痺症状に加え，呼吸周期の不規則性－変動が著しい点が特徴であった．また，この呼吸の不整はADLの変化とともに一層著しくなることが明らかにされ，末期における夜間"突然死"との関連が強く示唆されることを述べている．またSDSの"near miss"症例における低O_2換気応答および，高CO_2換気応答にはともに低下が認められなかったが，load compensationの消失していたことが報告されている．

以上のような結果から，SDSの睡眠障害の特徴として以下の諸点があげられる．

(1) SDSには徐波睡眠やレム睡眠の減少など多彩な睡眠過程の異常を伴う．

(2) SDSには"突然死"がまれならず生ずる．

(3) SDSの睡眠時呼吸異常には睡眠時無呼吸のほかにtachypnea，呼吸周期の不規則性－変動の大きい点などの複数の異常がみられる．特にtachypneaや呼吸周期の不規則性はSAS症例には認められなかった点である．

(4) SDSの睡眠時無呼吸には特異な「いびき」の発生音源として明らかにされた声帯開大筋麻痺(ゲールハルト症候群)が関与する．一方，SDSでは気管切開下でもtachypneaと呼吸周期の不規則性を示しており，これは閉塞要因のない状態でも依然として睡眠時の呼吸が不安定であることを物語る．この背景にはおそらくSDSのもつ中枢病変の進展が関与しているものと思われる．

(5) SDSの"突然死"に睡眠時無呼吸および呼吸周期の不規則性のいずれがより重要にかかわっているかは現時点では即断できない．この点に関しては気管切開を施行したSDS例に5年以上の生存例もあり，今後検討すべき課題である．現時点では両者ともにリスクファクターと考えておく必要があろう．

おわりに

現在，わが国の睡眠時無呼吸症候群(SAS)患者における"突然死"の発生頻度は不明である．今後SASの重症度分類は一層精緻にされていくであろう．その際，SDSはSAS一般の予後について不明である現段階において，"突然死"の可能性をもつハイリスク群であることの認識が必要である．

SDS の閉塞因子に対してはいつでも気管切開の施行すべき対象として観察していく必要がある．このことによって"突然死"の少なくともその一部は防止することができよう．しかし，SDS は進行性変性疾患であり，気管切開下の閉塞機転がない状態でも tachypnea や呼吸周期の不規則性，中枢型無呼吸などの呼吸障害がいずれ発生し，生命予後にかかわる可能性のあることを常に念頭においておく必要がある．

〔古池保雄・高橋　昭〕

文　献

Bannister R, 1992：Introduction and classification of autonomic disorders. In Bannister R (Ed)：Autonomic Failure, A Textbook of Clinical Disorders of the Autonomic Nervous System, 3rd ed, pp 1-12, Oxford Univ Press, Oxford.

Bannister R, Oppenheimer DR, 1972：Degenerative diseases of the nervous system associated with autonomic failure. Brain 95：457-474.

Bannister R, Gibson W, Michaels L, et al, 1981：Laryngeal abductor paralysis in multiple system atrophy. A report on three necropsied cases, with observation on the laryngeal muscles and the nuclei ambigui. Brain 104：351-368.

Briskin JG, Lehman KL, Guilleminault C, 1978：Shy-Drager syndrome and sleep apnea. In Guilleminault C, Dement WC (Eds)：Sleep Apnea Syndrome, pp 317-322, AR Liss, New York.

Castaigne P, Laplane D, Autret A, et al, 1977：Syndrome de Shy et Drager avec troubles du rythme respiratoire et de la vigilance. A propos d'un cas anatomoclinique. Rev Neurol 133：455-466.

Graham JG, Oppenheimer DR, 1969：Orthostatic hypotension and nicotine sensitivity in a case of multiple system atrophy. J Neurol Neurosurg Psychiatry 32：28-34.

Guilleminault C, Tilkian A, Lehman K, et al, 1977：Sleep apnoea syndrome：states of sleep and autonomic dysfunction. J Neurol Neurosurg Psychiatry 40：718-725.

平野良郎，片山宗一，横山誠之，他，1988：脊髄小脳変性症と夜間突然死—NREM 睡眠期における呼吸不整との関連—．神経進歩 32：519-529.

垣鍔典也，貞岡達也，本山壮一，他，1988：吸気時声帯振動による鼾．耳鼻臨床 81：423-431.

古池保雄，日比野隆一，小野田嶺雄，他，1978：Shy-Drager 症候群にみられた sleep-apnea—終夜ポリグラフィーによる検討—．自律神経 15：226-234.

古池保雄，日比野隆一，小野田嶺雄，他，1980：Shy-Drager 症候群と筋萎縮性側索硬化症における睡眠時呼吸異常について．臨床神経 20：522-533.

古池保雄，高橋　昭，陸　重雄，他，1991：Shy-Drager 症候群の最近の経過と予後．神内治療 8：509-514.

磯崎英治，宮本和人，小山内龍一，他，1991：両側声帯麻痺を合併した多系統萎縮症例における臨床的検討．臨床神経 31：249-254.

Israel RH, Marino JM, 1977：Upper airway obstruction in the Shy-Drager syndrome. Ann Neurol 2：83.

Lehrman KL, Guilleminault C, Schroeder JS, et al, 1978：Sleep apnea syndrome in a patient with Shy-Drager syndrome. Arch Int Med 138：206-209.

Lockwood A, 1976：Shy-Drager syndrome with abnormal respirations and antidiuretic hormone release. Arch Neurol 33：292-295.

McNicholas WT, Rutherford R, Grossman R, et al, 1983：Abnormal respiratory pattern generation during sleep in patients with autonomic dysfunction. Am Rev Resp Dis 128：429-433.

Munschauer FE, Laurence L, Bannister R, et al, 1990：Abnormal resiration and sudden death during sleep in multiple system atrophy with autonomic failure. Neurology 40：677-679.

室賀辰夫，古池保雄，日比野隆一，他，1979：Shy-Drager 症候群の Snores．自律神経 16：320-327.

清水徹男，1985：系統的脳変性疾患における睡眠障害と夜間せん妄の発現機序に関する研究．神経進歩 29：154-177.

Shy GM, Drager GA, 1960：A neurological syndrome associated with orthostatic hypotension. A clinical-pathological study. Arch Neurol 2：511-527.

Williams A, Hanson D, Calne DB, 1979：Vocal cord paralysis in the Shy-Drager syndrome. J Neurol Neurosurg Psychiatry 42：151-153.

安田武司，千田康博，古池保雄，他，1989：Shy-Drager 症候群における両側声帯開大障害(Gerhardt 症候群)の合併．臨床神経 29：1232-1236.

5.6.9　頭　痛

　頭痛に悩まされているときに睡眠をとって頭痛から逃れようとする一方で，睡眠中に頭痛が生じて著しく睡眠が妨げられる場合がある．特に慢性頭痛患者においては睡眠と関連した種々の症状を訴えることが多い(Paiva ら，1992, 1994 a, b, 1995)．一方，睡眠障害(sleep disorder)と呼ばれるような疾患群の患者の多くで，慢性的な頭痛が生じている．果たして頭痛と睡眠障害との間に何らかの因果関係があるのであろうか．頭痛は睡眠に関連したさまざまの状況において生じている(Sahota と Dexter，1989)．頭痛と睡眠との時間関係をみてみると，頭痛が夜間睡眠中に起こるものと睡眠後覚醒時に起こるものが区別される．睡眠中の頭痛でも睡眠の深さと関係して特定の時間に発現することが多い．睡眠時間の量と頭痛の発現とに関係があるのではないかともいわれており，睡眠のとり過ぎ，つまり，過剰睡眠のときに頭痛が生じたりする．睡眠不足のときに頭痛を訴える人は多い．睡眠が外部または内部環境の変化でたびたび中断されて，満足な睡眠を得られないときに頭痛を訴える場合も多い．一方，睡眠

をとることによって頭痛が軽快することもある．このように頭痛と睡眠とは相互に影響しあっている．睡眠障害の国際分類においても頭痛はその市民権を得ており，睡眠関連頭痛として慢性発作性片側頭痛(chronic paroxysmal hemicrania)，群発頭痛(cluster headache)，偏頭痛(migraine headache)などが挙げられている．ここでは慢性頭痛と睡眠障害とに焦点をあてる．

a) 慢性頭痛患者での睡眠障害とその症状

Paivaら(1994a)は頭痛患者がしばしば不眠や睡眠不良などを訴えることに注目した．慢性頭痛患者が実際にどのような睡眠障害をもっているのかを明らかにするために健康成人と頭痛患者に対して睡眠に関する質問事項による調査を行い比較検討した．対照健康者は当然睡眠障害の訴えがなく，神経学的病歴ももたず，頭痛の既往症もないように慎重に選ばれた．その結果，慢性頭痛患者だけでなく，対照健康成人においても，頭痛と睡眠障害は別個のものとしてみていて，相互に関係があると考えているものはほとんどいなかった．しかし，大部分の慢性頭痛患者が長年にわたって，少なくとも，3年以上にわたって睡眠障害を訴えていたのである．ここでの慢性頭痛は夜間睡眠中の頭痛で，約1/3は朝方頭痛(morning headache)であった．朝方頭痛も特に明け方の頭痛が多かった．睡眠中の頭痛は睡眠を中断し，覚醒に至ることがしばしばで，著しく睡眠を損なう．

睡眠の質的状況を調べると，健康者の70％が睡眠良好であるのに対して，慢性頭痛患者では約40％の人が睡眠不良を訴えている．8％が過剰睡眠を，17.5％が睡眠不足であった．睡眠不足は頭痛の誘因にもなっている．

慢性頭痛患者では正常対照群に比較して次のような種々の症状を伴っている．なかなか寝つけなくて，眠りに入れないことが多い．入眠時驚愕(hypnagogic startle)，下肢静止不能症候群(restless legs syndrome)，痛み，体の違和感，不安，うつ状態などの症状が出現して眠りが妨げられていた．全体の総睡眠時間も短く，しばしば覚醒している．そして，一度覚醒すると眠れなくなり，そのこと自体が恐怖感にもなっていて悪循環となっている．

夜間睡眠時の随伴症状として，鼻の充血，窒息症状，呼吸困難，頭痛，発汗，動悸，寝言，歯ぎしり，興奮，筋収縮，疼痛，悪夢等々が出現することがきわめて多い．睡眠時症状でもいびき，夢遊症，頭部運動などは健康対照者にも同じ頻度でみられていた．

早朝の症状として，朝の覚醒困難はみられていない．しかし，寝起きは悪く，睡眠後の爽快感はなく，気だるさや疲労感を訴えることはしばしばである．覚醒後に夢を見ることもある．多くの患者が四肢全体の痛み，頭痛，口渇を訴えている．

夜間の睡眠が十分でないために昼間にも種々の症状を伴うことが多い．健康者に比して，慢性頭痛患者では昼間の眠気が強く，軽眠状態であったり，常に倦怠感を訴えていることが多い．これらの症状は午前よりも，午後になって強くなる．

慢性頭痛患者では内外の環境の変化の影響を受けやすく，気温，明るさ，騒音などの外部環境や喘息があるとか，咳や胸やけがするとか，喉が渇いている，空腹であるなどの内部環境によっても睡眠は阻害されやすい．

Paivaらの検討した慢性頭痛患者群は頭痛分類(1988)の観点からは，偏頭痛(migraine)，緊張型頭痛(tension headache)，複合型頭痛(combined headache)と慢性薬物乱用者(chronic substance abuse)であった．

b) 頭痛と睡眠との時間的関係

質問形式による症状調査に加えて，睡眠ポリグラフ記録を行い，睡眠と頭痛の時間的関係も検討されている．睡眠関連頭痛は睡眠の特別な段階で出現することが知られている．

1) 睡眠中に起こる頭痛

ⅰ) 偏頭痛(migraine)：　偏頭痛には視覚症状などの前兆(aura)を伴うものと伴わないものがある．前兆を伴う偏頭痛は古典型偏頭痛(classic migraine)と呼ばれるものである．特発性で他に原因疾患はない．頭痛は反復して起こる．頭痛の出現前に大脳皮質や脳幹の局所神経症状が5〜20分かかって生じて60分ほど続く．この前兆に続いて頭痛，嘔気，光過敏などが4〜72時間続く．このような発作が反復して起こるのが特徴である．前兆を伴わない偏頭痛は普通型偏頭痛

(common migraine)と呼ばれるものである．やはり，特発性でほかに原因疾患はない．頭痛は反復して起こる．頭痛発作は4〜72時間続く．中等度からかなり強い拍動性の頭痛が片側性に出現する．階段の昇降のような日常生活活動でも頭痛は増悪する．悪心嘔吐，光過敏症，音過敏症などを伴う．いずれの偏頭痛においても昼間だけでなく，夜間睡眠中に頭痛が起こり，頭痛で睡眠が中断されることがある．偏頭痛患者での睡眠中の頭痛の発現は睡眠深度または睡眠段階と深く関係して出現する．DexterとWeitzman(1970)による睡眠ポリグラフ記録(polysomnography)での分析から頭痛で覚醒する時期はレム相に集中していることが明らかにされた．他の研究でも頭痛の起こる頻度と睡眠第Ⅲ，Ⅳ，レム相との量的関係が強いことが指摘されている(Dexter, 1979)．睡眠第Ⅲ，Ⅳ，レム相の出現量が増えていることが指摘されている．なかには昼寝でも頭痛を生じる場合があって，Dexter(1979)によれば昼寝でレム相が得られたときに頭痛が生じて覚醒していた．頭痛が睡眠段階に左右されるのか，それとも，概日周期(circadian rhythm)の影響を受けているのかを調べるために，7時間睡眠時間をずらせて，つまり，午後11時〜午前6時にとる睡眠を午後4時から深夜12時に寝たところ，やはり，レム期に関係した頭痛が生じた(DexterとRiley, 1975)．頭痛は概日周期だけでなく，睡眠周期の影響を強く受けている可能性が高い．

ⅱ）群発頭痛(cluster headache)：群発頭痛は睡眠中に起こることが特徴である．頭痛発作は就寝後2〜3時間以内かまたは早朝に起こり，著しく睡眠が妨げられる．激しい頭痛のために患者は完全に目覚めてもいないのにしばしば寝床から立ち上がっているといわれるほどである．2〜6週にわたって連夜同じ時刻に頭痛発作が起こる．頭痛は片側の眼窩から前頭部，側頭部，頭頂部にかけてえぐられるような激しい痛みで，30分から2時間ほど持続する．頭痛とともに，痛みと同じ側の結膜充血，流涙，流涎，鼻閉，鼻汁などの自律神経症状がみられる．女性より若年男性に多い．このような特徴をもつ群発頭痛はその発作頻度の様相より，反復発作性群発頭痛(episodic cluster headache)と慢性群発頭痛(chronic cluster headache)とが区別されている．反復発作性群発頭痛は2週間以上の頭痛のない期間と，その後7日から1年ぐらい頭痛発作が続き，再び2週間以上の頭痛寛解期とを繰り返すものである．慢性群発頭痛は2週間以内の短い頭痛寛解期があるか，ほとんど群発頭痛は寛解することなく1年以上にわたって発作が続くものである．慢性群発頭痛は発症初期から寛解期のない一次性慢性群発頭痛(primaly chronic cluster headache)と，反復発作性群発頭痛がその寛解期を失って慢性的に頭痛を生じるようになった二次性のものがある．

群発頭痛は夜間睡眠中の定まった時間に起こるため，睡眠ポリグラフ記録を行って睡眠の段階と頭痛発作のはじまりとの関係を調べた研究がある．DexterとWeitzman(1970)，DexterとRiley(1975)は群発頭痛患者での頭痛発作はレム睡眠期に一致して出現することを示した．しかし，Pfaffenrathら(1986)は慢性群発頭痛患者9名を対象に睡眠ポリグラフ記録を行い，8人で17夜記録中12夜で25回の群発頭痛発作を観察した．8人中たったの3人でしかレム期と一致した発作はみられなかった．25回の発作のうちの5回である．11回の発作は睡眠Ⅱ相に，4回の発作が睡眠Ⅰ相に，2回が睡眠Ⅲ相に出現した．群発頭痛のなかでも慢性群発頭痛ではレム期と頭痛発作の発現時期には関係がみられず，反復発作性群発頭痛の発作がレム期に一致して出現していた．慢性群発頭痛と反復発作性群発頭痛を分けて考えたのはKudrowら(1984)で，反復発作性群発頭痛5人と慢性群発頭痛5人の睡眠ポリグラフ記録を行った．反復発作性群発頭痛患者全員と1人の慢性群発頭痛で睡眠時無呼吸があった．無呼吸期の頻度はノンレム睡眠とレム睡眠で変わりなかった．これら睡眠時無呼吸をもつ患者での頭痛発作の57%が酸素飽和度の低下によって始まり，レム期に一致していた．睡眠時無呼吸を伴わない群はすべて慢性群発頭痛の患者であり，当然，酸素飽和度も正常で，レム期との関係も少なかった．

ⅲ）慢性発作性片側頭痛(chronic paroxysmal hemicrania)：前記の群発頭痛と頭痛の性質はほとんど同じで随伴症状や徴候も類似する．慢性発作性片側頭痛は1回の頭痛の持続時間が短く，頻回に起こる．群発頭痛が男性に多いのに比べて，慢性発作性片

側頭痛は女性に多い．インドメタシンによく反応し頭痛発作は抑えられるので，群発頭痛との鑑別にも使われる．頭痛は頸の運動によって誘発されることがある．頭痛は一側の眼窩から眼窩上部，側頭部にかけていつも同じ側に起こり，2分から45分間続く．発作頻度が群発頭痛(1～3回)に比べて高く，1日に5回以上20回以上にも及ぶ発作がある．発作は夜間に限ったものではない．発作がない日はほとんどない．頭痛のある側と同側に結膜充血，流涙，鼻充血，鼻閉，鼻汁，眼瞼下垂，眼瞼浮腫などがみられるのは群発頭痛と同じである．1日150mgまたはそれ以下のインドメタシンで頭痛は劇的に寛解する．睡眠ポリグラフの記録から頭痛発作はレム期に生じていることが明らかとなった．

Kayedら(1978)は29歳の女性の症例報告を行っている．4年以上も特殊な頭痛に悩まされていた．1回の頭痛発作は5～15分の短いもので1日8～25回起こっていた．頻回に，激しい頭痛発作のある時期とやや軽く頻度も少ない時期が数週間の範囲内で，交互に繰り返していた．発作は昼夜の別なく起こり，昼間の方が多く，夜間の2倍の頻度であった．頭痛は右眼から右側頭，右耳にかけて右側にのみ起こり，右鼻閉，流涙，結膜充血を伴った．昼間の頭痛発作は頸を強く前屈したり，頭を症状の出る側へ回したりすると起こった．昼間の頭前屈後10～15秒で症状側の眼に涙が出て，結膜が充血してくる．その後，徐々に典型的な頭痛発作が起こり5～10分続く．頭部回転によって起こる頭痛は頭部前屈誘導性頭痛よりも若干潜時が長い．この患者において，2夜連続の睡眠ポリグラフを2回記録し，睡眠時の頭痛が検討された．睡眠記録前1週間は薬を停止した．頭痛発作で目覚めるたびに，かたわらのボタンを押すように指示した．18発作のうち17回がレム睡眠中であった．覚醒と頭痛の訴えとの時間間隔は20～50秒であった．夜間の発作では頸部の運動などの明らかな誘発因子を確認することができなかった．さらに，この患者では夜間の睡眠構築が損なわれており，総睡眠時間が短縮し，レム期が少なく，レム期での覚醒回数が増加していた．

iv) 緊張型頭痛(tension headache)： これは筋収縮性頭痛(muscle contraction headache)，反復発作性緊張型頭痛(episodic tension-type headache)と呼ばれる型の頭痛である．心因性頭痛(psychogenic headache)と呼ばれることもある．数分から数日続く頭痛を繰り返すものである．頭痛は非拍動性で，圧されるような，締めつけられるような痛みで，それほど激しいものではない．日常の一般生活活動では頭痛が増悪することはない．悪心嘔吐はないが，光過敏(photophobia)または音声過敏症(phonophobia)のどちらかを伴うことがある．

DexterとWeitzman(1970)は3人の夜間偏頭痛，3人の群発頭痛と1人の心因性頭痛の睡眠脳波記録を行った．偏頭痛患者で8回の頭痛発作があり，そのすべてがレム睡眠期に起こっており，レム期に入って9分以内に頭痛発作が起こっている．群発頭痛でも9回の頭痛発作がすべてレム睡眠中に起こっていた．心因性頭痛では2回の頭痛があり，覚醒後20分以上たってからであった．このことは上記の特殊な頭痛に比べて心因性頭痛は睡眠中というよりも覚醒時に発現するものといえる．しかし，緊張型頭痛または心因性頭痛では睡眠不良を訴えることが多い．

Drakeら(1990)は各種頭痛患者の睡眠状態を調べた．10人の普通型偏頭痛，10人の筋収縮性頭痛，10人の慢性緊張血管性頭痛(chronic tension-vascular headache)いわゆる混合性頭痛の夜間睡眠脳波を記録した．筋収縮性頭痛(緊張型頭痛)と混合性頭痛では徐波睡眠(slow wave sleep)相が少なくて第III相睡眠は得られなかった．ベッドにいる時間は偏頭痛患者と正常対照群とでは差がなかったが，緊張型頭痛では短かった．緊張性血管性混合型頭痛では正常群よりも長くベッドにいた．睡眠時間は偏頭痛では正常群と同じであったが，緊張型頭痛と混合型頭痛では著しく減少していた．睡眠までの潜時は偏頭痛も緊張型頭痛も混合型頭痛も変わりなく正常群よりも長かった．眠れなさは3頭痛ともに正常群より強かったが，緊張型頭痛では9倍，混合型では10倍もの訴えがあった．正常群では夜間2回しか覚醒しないのに，偏頭痛や緊張型頭痛では10回前後も覚醒していた．混合型頭痛はさらに頻回に覚醒していた．緊張型頭痛では睡眠障害があるのが明らかである．

2) 朝方頭痛

 i) 睡眠時無呼吸症候群(sleep apnea syndrome)： 睡眠時無呼吸症候群ではいびき(snoring)，過度な昼間の眠気と睡眠，知的活動の遅延，性格変化，性的不能，夜尿症，高血圧などの種々の特異的な症候をあわせもっている．これに加えて朝方頭痛も重要な症状の一つである．朝方頭痛は睡眠後覚醒時に起こり，両側性の頭全体の頭痛で緊迫性である．拍動痛であることもある．Guilleminaultらによると，閉塞性睡眠時無呼吸症候群(obstructive sleep apnea syndrome；OSAS)の36％に早朝頭痛(early morning headache)の訴えがあった．Dexter(1984)は頭から頸部への痛みを訴える11人の睡眠時無呼吸症候群を調べた．11歳から69歳にわたり，2年から30年にも及ぶ頑固な頭痛をもっていた．主たる症状である睡眠時無呼吸は直接的に，患者かその配偶者または両親に問いたださなければ表面には出てこない症状であった．随伴症状としていびき72％，肥満54％，昼間過剰睡眠36％，夜尿18％，高血圧82％，小顎9％があった．全員に睡眠中の過剰な体動が観察された．睡眠ポリグラフ記録により睡眠時無呼吸症候群の型は10人がOSASで，1人が混合型であった．Paivaら(1994b)は早朝頭痛の慢性患者20名に質問事項調査と睡眠ポリグラフ記録を行った．その結果，OSAS，周期性四肢運動症，およびfibromyalgiaを伴うalpha-delta睡眠症の診断が確定した．

 Kudrowら(1984)は群発頭痛患者の中に睡眠時無呼吸症候群を呈する患者がいることを指摘した．睡眠時無呼吸時の酸素飽和度の低下と群発頭痛の発現とに関係があると述べている．Bucleら(1993)も49歳の男性の群発頭痛の症例を報告し，頭痛はレム期に一致していたが，毎朝頭痛で目覚めていた．レム期には無呼吸があり，持続的陽圧療法CPAPを行って頭痛は軽快した．群発頭痛の発作時には酸素吸入を行うと頭痛が軽減することが知られているが，睡眠時無呼吸の存在が明らかになった場合には，外科的手術やCPAPを積極的に勧めたほうがよいと考えられる．

 ii) 線維筋肉痛症候群(Fibromyalgia syndrome)： これはfibromyositis, fibrositis, myofascial pain, myogelosis, myospasmなどと呼ばれる疾患でGowersが1904年にfibrositisと呼んだものである．筋肉の痛み，凝り，疲労，あるいは局所性の圧痛などが慢性的に持続しているもので，はっきりした病巣がなく，筋生検や筋電図などにも異常はみられない．原因不明でこれといった治療法もない．不安やストレスによる症状の悪化，過敏性腸症候群，関節の腫脹感，皮膚をつまんだときの痛覚過敏などもみられる．さらに本症では睡眠不良があり，目覚めたときから疲労感があり，常に気分も体調も不良である．頭痛の訴えも多い．頭痛の型としては慢性筋緊張型頭痛であることが多いが，血管性頭痛との混合型や偏頭痛の型であったりする．中年以降の女性に多い．線維筋肉痛症候群の75％以上に睡眠障害がみられる(Goldenberg, 1987)．Moldofsky(1988)は睡眠ポリグラフ記録を行い，大部分の患者でノンレム睡眠中に何度も覚醒し，α波が参入することを報告した．Brancoら(1994)も線維筋肉痛症候群では主観的な睡眠障害の訴えが強く，睡眠脳波でもα波の混入したノンレム睡眠期の頻度が高く，特徴的なα, δパターンを示すことを指摘した．さらに徐波睡眠とレム睡眠が減少していた．睡眠中の運動過多はない．

 iii) 睡眠時周期性四肢運動症(periodic limb movement of sleep)： periodic leg movement, nocturnal myoclonus, periodic movement in sleep, periodic sustained anterior tibial contractions with arousalなどと呼ばれることもある．患者は強い不眠と過度の眠気を訴えることが多い．自分では睡眠中に下肢が動いていることに気づいていないことがほとんどである．他人に指摘されて初めてわかることが多い．反復性で，型にはまった目的のない四肢の反復運動がノンレム睡眠中か，睡眠に入る直前のリラックスしているときに起こる．運動は下肢に多く，親指を背屈，足頸，膝関節，ときには股関節をやや屈曲するいわゆる，三重屈曲運動である．睡眠ポリグラフ記録で1回の反復運動は0.5～5秒で20～40秒間隔で起こる．運動は常に覚醒反応を伴っている．ほかに内科的にも精神科的にも考えられる疾患はない．しばしば，閉塞性睡眠時無呼吸症に合併する．閉塞性睡眠時無呼吸症のあるなしにかかわらず早朝頭痛を訴えることが多い．

c) 睡眠時の頭痛の発現機序

頭痛がなぜ睡眠によって誘発されるのかは明らかではない．Dexter(1979)は早朝頭痛による覚醒と睡眠の深度とその量的関係を調べた．睡眠Ⅲ，Ⅳ，およびレム相の出現がかなり多いことと早朝に頭痛発作で目覚めることとに強い関係があることを指摘している．この関係は昼寝をしていても頭痛で目覚める患者がおり，やはり，睡眠Ⅲ，Ⅳ，およびレム相が観察された．徐波睡眠の深睡眠時には呼吸が軽度の低酸素状態にあることと頭痛の発現とに関係があるものと考えられている．一方，群発頭痛は典型的な睡眠誘発性頭痛であるが，Kudrow(1994)は群発頭痛の病態生理についての仮説をたてた．群発頭痛発作時には自律神経症状を伴い，交感神経系の活動の変化が示唆される．この変化が化学受容器の自動調節機能を損ない，その結果としての低酸素血状態や睡眠時無呼吸，血管拡張などの諸々の症状が群発頭痛の誘因になるのではないかと推論している．　　　　　　　　　　　〔当間　忍〕

文　献

Branco J, Ataloia A, Paiva T, 1994：Sleep cycles and alpha-delta sleep in fibromyalgia syndrome. J Rheumatol 21：1113-1117.

Buckle P, Kerr P, Kryger M, 1993：Nocturnal cluster headache associated with sleep apnea. A case report. Sleep 16：487-489.

Dexter JD, Weitzman ED, 1970：The relationship of nocturnal headaches to sleep stage patterns. Neurology 20：513-518.

Dexter JD, Riley TL, 1975：Studies in nocturnal migraine. Headache 15：51-62.

Dexter JD, 1979：The relationship between stage Ⅲ+Ⅳ+REM sleep and arousals with migraine. Headache 19：364-369.

Dexter JD, 1984：Headache as a presenting complaint 30 of the sleep apnea syndrome. Headache 24：171.

Drake ME, Pakalinis A, Andrews JM, et al, 1990：Nocturnal sleep recording with cassette EEG in chronic headaches. Headache 30：600-603.

Goldenberg DL, 1987：Fibromyalgia syndrome. An emerging but controversial condition. JAMA 257：2782-2787.

Guilleminault C, 1978：Clinical overview of the sleep apnea syndromes. In Guilleminault C, Dement WC (Eds)：Sleep apnea syndromes, pp1-12, Alan R. Liss Inc., New York.

Kayed K, Godtlibsen OB, Sjaastad O, 1978：Chronic paroxysmal hemicrania Ⅳ："REM sleep locked" nocturnal headache attacks. Sleep 1：91-95.

Kudrow L, 1994：The pathogenesis of cluster headache. Current Opinion in Neurology 7：278-282.

Kudrow L, McGinty DJ, Phillips ER, et al, 1984：Sleep apnea in cluster headache. Cephalgia 4：33-38.

Paiva T, Esperanca P, Martins I, et al, 1992：Sleep disorders in headache patients. Headache Quarterly, Current Treatment and Research 3：438-442.

Paiva T, Martins P, Batista A, et al, 1994a：Sleep disturbances in chronic headache patients：A comparison with healthy controls. Headache Quarterly, Current Treatment and Research 5：135-141.

Paiva T, Martins A, Telles J, et al, 1994b：Sleep disturbances in chronic patients with morning headeaches. J Sleep Res 3 suppl：190.

Paiva T, Batista A, Martins P, et al, 1995：The relationship between headaches and sleep disturbances. Headache 35：590-596.

Pfaffenrath V, Pollmann W, Ruther E, et al, 1986：Onset of nocturnal attacks of chronic cluster headache in relation to sleep stages. Acta Neurol Scand 73：403-407.

Sahota PK, Dexter JD, 1990：Sleep and headache syndromes：A clinical review. Headache 30：80-84.

5.6.10　ダウン症候群

ダウン症候群に，心疾患，悪性腫瘍，さまざまな外表奇形が伴うことはよく知られている．また，同症候群患者が短命であることも周知のことであり，その理由としては，免疫異常に基づく易感染性の存在，悪性腫瘍，心疾患の合併やアルツハイマー型痴呆と同様な病理学的変化を認めるなどの早期老化所見を伴うことがわかっている．最近では知能発達障害者一般に認められるおもにレム睡眠を中心とした睡眠そのものの量的質的異常や，睡眠時無呼吸症候群をはじめとした睡眠時の変調もしくは生理的変化も認識されてきており，他の合併症や奇形と睡眠との関連も考察されている．

a)　ダウン症候群の睡眠パターン

ダウン症候群の睡眠パターンで正常者と異なる点は，全睡眠時間の延長，レム睡眠の減少，睡眠周期中の初回レム睡眠の延長，分類不能な睡眠段階(low voltage "saw-tooth" waves with absence of ocular movement and decreased muscle tone)の増加や眼球運動頻度の減少，poorly organized alpha activity, stage 2 における spindle の減少，atypical K-complexes などがあげられている(Clausen ら，1987)．

b)　ダウン症候群と睡眠時無呼吸症候群(sleep apnea syndrome；SAS)

ダウン症候群患者の平均寿命は短く，成人ダウン症

候群についての臨床的検討は比較的少なく，早期老化研究の立場から重要な課題と考える．このような観点から，われわれは成人ダウン症候群患者に終夜睡眠ポリグラフィを実施し，SAS の病態解析を行った(塩澤ら，1990)．対象症例は 14 名で，男性 6 名，女性 8 名，最高齢は 40 歳で全例に 21 trisomy を認めており，循環器，呼吸器系合併症は認められなかった．終夜睡眠時ポリグラフィは，夜 10 時より早朝 6 時まで実施し，脳波，眼球運動，おとがい部筋電図，口・鼻部のサーミスタによる呼吸曲線，胸郭バンド装着による呼吸運動曲線，心電図を同時記録し，一部の症例には酸素飽和濃度もモニターした．頭蓋単純 X 線撮影より，mandibulo-hyoid distance を，また頭部 CT より脳構造を計測した．結果は，安静覚醒時の脳波は，基礎波として，10 Hz α 波が 4 例，9 Hz α 波が 7 例，8 Hz α 波が 2 例，7 Hz θ 波は 1 例であった．IQ との関連では，10 Hz α 波を認めたもの，9 Hz α 波，8 Hz α 波，7 Hz θ 波の平均 IQ はそれぞれ，32.9，29.8，25.7，30 で，10 Hz α 波を示したものが最も高かった．しかし，基礎波と会話能力とのあいだに相関は認められなかった．IQ と sleep apnea の回数との関係では，200 回以上の症例で基礎波は平均 8 Hz と低い周波数帯域にあり，平均 IQ は 26.5 と低く，言語能力も劣る傾向にあった．

一方，Guilleminault による SAS の定義に則って検討してみると，睡眠時無呼吸が 30 回以下の症例では，5 例中 4 例が 9〜10 Hz α 波を示した．SAS としては 14 例中 10 例に 1 夜の睡眠中 30 回以上の睡眠時無呼吸が認められ，4 例は 200 回以上であった．このうちわけは，閉塞型 588 例，中枢型 549 例，混合型 436 例であった．sleep stage と睡眠時無呼吸との関係では，stage II が 608 回，レム 360 回，stage I 200 回，stage III 166 回，stage IV 53 回であり，レムに多い傾向はみられなかった．

ダウン症候群では後頭蓋窩が小さいとともに下顎骨の形成が不良であることから，頭部単純 X 線撮影において舌骨先端から舌顎骨に垂線をひいたときの距離である mandibulo-hyoid distance を計測したところ，睡眠時無呼吸の多い症例では mandibulo-hyoid distance は長く，下顎の形成不全が示唆された．頭部 CT では脳幹，小脳の形成が不良で，第IV脳室，脳槽は拡大しており，200 回以上の睡眠時無呼吸がみられた症例では，橋の狭小化が強く，逆に SAS がみられない症例では下顎の形成は良好で，橋の横径比の狭小化も軽度であった．MRI を実施した 2 例は，口腔内面積の狭小化，巨舌，咽頭部の狭小化が著しかった．

これらのことより，頭蓋および脳幹の構造異常が睡眠時無呼吸を生じやすいものと考えられた．SAS の認められるダウン症候群の睡眠時姿勢を検討してみると，側臥位，腹臥位，膝立てで腹臥位や，また特徴的な姿勢としてエビ型姿勢での睡眠がみられた．これらはダウン症候群で一般に認められる筋トーヌスの低下や，睡眠中の舌根沈下を防ぐために自然に体得した姿勢であると考えられる．エビ型姿勢については古くは刑部(1971)が指摘した．Philips らは functional sleeping posture と考え，lingual tonsil hypertropy が睡眠時無呼吸の原因として lingual tonsillectomy を実施し，睡眠時無呼吸の改善をみるとともに正常の睡眠姿勢に復帰した症例を報告している(Philips と Rogers，1988)．

考察： Loughlin らは 5 例の小児ダウン症候群の睡眠時ポリグラフィにおいて，SAS が存在することを初めて明らかにした．5 例中 4 例は心臓病に罹患しており，肺高血圧が睡眠中に増強し上気道の閉塞がもたらされることや，mid-facial hypoplasia，micrognathia が原因と考えた(Loughlin ら，1981)．

Clark らも，成人ダウン症候群の睡眠ポリグラフィにおいて，上気道閉塞に基づくチェーン-ストークス(Cheyne-Stokes)呼吸を呈した症例より，ダウン症候群にみられる肺高血圧の原因となりうると考察した．また，protriptyline hydrochloride が奏効した 1 例を経験している(Clark ら，1980)．

Strome らは小児のダウン症候群で頭蓋顔面骨形成が前後方向で遅延し，軟口蓋の狭小と短縮および低位が SAS の原因であるとし，pharingopalatal surgical approach が良いと述べている(Strome，1986)．

Stebbens らは，0.1 から 4.9 歳(平均 1.4 歳)のダウン症候群小児において睡眠時の上気道閉塞が 32 例中 10 例に認められ，ダウン症候群幼少児の一般的問題であるとした(Stebbens ら，1991)．

これらのように、ダウン症候群で認められるSASは上気道の狭窄による閉塞型無呼吸か、心臓合併症を認める場合には肺高血圧が原因であるとされてきた。自験例も mandibulo-hyoid distance の延長やMRI矢状断所見より、鼻腔口、口を含めた上気道の形成不全が一因と考えられるが、睡眠時ポリグラフィの結果からは必ずしも閉塞型優位のSASばかりではなく、中枢型優位の症例も認められていた。よって、CTで脳の構造を検討したところ、脳幹および小脳は明らかに小さかった。1例の成人ダウン症候群剖検例においては、モヤモヤ病類似の脳血管異常が認められるとともに、後頭蓋窩の低形成に基づく脳幹、小脳の体積減少と前後偏平化が明らかであった(Nagasakaら、1996)。

また、脳CT計測より脳溝、脳室の拡大も認められ、脳萎縮の存在が確認された。これらより、ダウン症候群の脳幹構造は、低身長などと同様に発育が十分でなかったか、または、早期に萎縮機転がはたらいたものと考えられ、発達障害、早期老化の両面からの検討が必要と考える。

さらに、整形学的にはダウン症候群に合併率の高いatlanto-axial instability による脊髄圧迫により呼吸異常を来たす可能性も忘れてはならない。

治療： SASに対しては adenoidectomy, tonsilectomy, adenotonsilectomy などの外科的治療が主体である。Kasian らは elective oro-tracheal intubation により上気道閉塞に基づく肺高血圧が改善し、SASの診断に有用であるとともに、adenotonsilectomy により肺高血圧が改善したとしている(Kasianら、1987)。レム睡眠を主体とした睡眠異常の改善を目的に、正常脳脊髄液に存在する organic bromide component 由来の butoctamide hydrogen succinate(BAHS)を投与し、レム睡眠が増加し、first REMの延長と undifferenciated sleep の減少をもたらしたとの報告がある(Gruberら、1986)。

c) Mental retardation とレム睡眠

以前より mental retardation と睡眠脳波異常との関連が注目されており、ダウン症候群は最も良い対象となる。特にレム睡眠持続時間もしくは比率が延長していることが特記されている。Castaldo はダウン症候群患者の知能程度を中等度および高度グループに分け、睡眠脳波を記録した。その結果、中等度のグループよりも高度のグループでよりレム睡眠は減少するとともに1回の持続時間は延長しており、レム睡眠と知的機能との相関性を強調した(Castaldo, 1969)。また Prader-Willie 症候群、甲状腺機能低下症などとともに、肥満や睡眠時無呼吸を伴うダウン症候群での知能低下は、一部には前述の慢性的な睡眠時無呼吸が原因の一翼を担っていると考えているものもある(McCoyら、1981)。

d) ダウン症候群における睡眠中の自律神経機能および内分泌機能

Sei らはダウン症候群では心血管系自律神経に異常をきたしている可能性を考え、睡眠中の心拍変動のパワースペクトル解析を行い、レム睡眠中の交感神経活動がコントロールに比較してダウン症候群で低下していると結論した(Seiら、1995)。

睡眠中の内分泌学的変化としては、ダウン症候群小児では血中の insulin like growth factor-1 (IGF-1, somatomedin C)が選択的に低下しているという報告があり、それに基づいて成長ホルモンを投与したところ、有意にIGF-1が増加し成長速度が上昇したとの報告がみられる(Annerénら、1986)。

おわりに

ダウン症候群には、アルツハイマー病類似の脳内病変、脳萎縮、頭蓋病変などがあり、これに伴い睡眠障害が認められる。睡眠時無呼吸症候群もその一つで、そのほか睡眠時異常姿勢もある。これらの病態がこれら睡眠異常といかに関係しているかは今後さらに検討されねばならない。　〔長坂高村・塩澤全司〕

文献

Anneren G, Sara R, Hall K, Tuvemo T, 1986：Growth and somatomedin responses to growth hormone in Down's syndrome. Arch Dis Child 61：48-52.

Castaldo V, 1969：Down's syndrome：A study of sleep patterns related to level of mental retardation. Am J Ment Defic 74：187-190.

Clark RW, Schmidt HS, Schuller DE, 1980：Sleep-induced ventilatory dysfunction in Down's syndrome. Arch Intern Med 140：45-50.

Clausen J, Stersen EA, Lidsky A, 1987：Sleep patterns in

mental retardation: Down's syndrome. Electroencephalogr Clin Neurophysiol 43: 183-191.

Gruber JC, Gigli GI, Colognola RM, Ferri R, Musumeci SA, Bergonzi P, 1986: Sleep pattern of Down's syndrome children: Effects of butoctamide hydrogen succinate (BAHS) administration. Psychopharmacol 90: 119-122.

Kasian GF, Duncan WJ, Tyrrell MJ, Oman-Ganes LA, 1987: Elective orotracheal intubation to diagnose sleep apnea syndrome in children with Down's syndrome and ventricular septal defect. Canadian J Cardiol 3: 2-5.

Loughlin GM, Wynne JW, Victorica BE, 1981: Sleep apnea as a possible cause of pulmonary hypertension in Down syndrome. J Pediatr 98: 435-437.

McCoy KS, Koopmann CF, Taussig LM, 1981: Sleep-related breathing disorders. Am J Otolaryngol 2: 228-239.

Nagasaka T, Shiozawa Z, Kobayashi M, Shindo K, Tsunoda S, Amino A, 1996: Autopsy findings in Down's syndrome with cerebrovascular disorder. Clin Neuropathol 15: 145-149.

刑部 侃, 1971: ダウン症候群患者の特異な睡眠姿勢について. 金沢大学十全医誌 80: 1-23.

Philips DE, Rogers JH, 1988: Down's syndrome with lingual tonsil hypertrophy producing sleep apnea. J Laryngol Otol 102: 1054-1055.

Sei H, Enai T, Chang H-Y, Morita Y, 1995: Heart rate variability during sleep in Down's syndrome. Physiology and Behavior 58: 1273-1276.

塩澤全司, 峰野元明, 新藤和雅, 角田伸一, 入来正躬, 日暮 真, 1990: 成人ダウン症候群の睡眠時の病態. 自律神経 27: 260-267.

Stebbens VA, Dennis J, Samuels MP, Croft CB, Southall DP, 1991: Sleep related upper airway obstruction in a cohort with Down's syndrome. Arch Dise Child 66: 1333-1338.

Strome M, 1986: Obstruction sleep apnea in Down syndrome children: A surgical approach. laryngoscope 96: 1340-1342.

5.6.11 睡眠関連てんかん

睡眠関連てんかんとは,発作の大半が睡眠中に起こるてんかんのことをいう.てんかんのなかにはこのような一群がある一方,朝の覚醒直後の時間帯に限って発作が出現する一群もある.このように,睡眠覚醒の状態やその概日リズムとてんかん発作の出現には強い関連がある.また,てんかん性異常脳波の出現も睡眠と密接な関連がある.本稿ではまずてんかんと睡眠覚醒との関連について有名なJanzの分類を概説したあと,睡眠とてんかんの交互の影響を述べる.次いで睡眠関連てんかんの診断と鑑別診断について触れ,最後に代表的な睡眠関連てんかんを解説する.

a) 睡眠覚醒とてんかん分類(Janzの分類)

発作出現時刻の昼夜別の大規模な検討としてJanzの分類(1962)がある.彼は,3200例の外来てんかん患者のうち,大発作をもつ2510例について,罹病期間が2年以上で総発作回数が5回以上である2110例を対象として,発作の好発時間帯を調査し,三つに分類した.(1)覚醒てんかん(epilepsies on awakening,以下AE):おもに朝覚醒してまもなくか,あるいは仕事が終わってリラックスしたときに起こる型.(2)睡眠てんかん(sleep epilepsies,以下SE):おもに入眠した後,あるいは覚醒する前に発作が起こる型.(3)びまんてんかん(diffuse epilepsies,以下DE):睡眠覚醒のいかんを問わず発作が起こる型.AEが34%,SEが45%,DEが21%だった.てんかんの原因として何らかの器質的な異常があるいわゆる症候性のものが,AEで10%,SEで23%,DEで53%だった.

発作型による違いも大きい.発作型が大発作のみの症例は1051例で,うち30%がAE,50%がSE,20%がDEだった.大発作以外の発作をあわせもつ1059例については,ピクノレプシーの94%がAE,ミオクロニー欠神発作の96%がAEだった.一方,精神運動発作は16%がAE,58%がSE,26%がDEだった.また,ジャクソン発作が9%がAE,34%がSE,57%がDEだった.

発症年齢は,AEでは12〜18歳の発症が54%と明らかなピークを示すのに対して,SEではどの年齢でも一様に発症し,DEでは出生時の障害を反映して0歳時の発症が多かった.

遺伝負因は,2110例中8.5%に認められ,症候性のものを除いた数字ではAEが13.9%,SEが9.3%,DEが7.3%だった.

ところでSEの場合,寝入り端の2時間くらいと,朝方3〜5時くらいの時間帯で発作が起こりやすい.同一症例でその両方の時間帯で発作が起こるが,朝方により起こりやすい例が84%で,寝入り端により起こりやすい例が16%だった.後者は前者よりも,昼間の居眠りのときの発作が起こりやすかった.

経時変化については,AE→SE→DEの方向の変化のみ起こった.すなわち,AEの10%がSEになり,6%がSEを経てDEに移行した.またSEの20%がDEになった.しかし,逆にSEがAEになったり,DEがSEやAEになることはなかった.

発作誘発因子に関しては，睡眠不足，飲酒，過労などの因子がよく知られているが，これらの影響を AE は受けやすく，SE は受けにくい．

睡眠特性において AE と SE は対比をなす．AE の患者は一般に朝に弱く，起きたあともしばらく眠く，午後や夜になって調子が出てきて，しばしば夜ふかしをする．睡眠は寝付きが悪く，夢見が多く，深い睡眠が得にくい．一方，SE の人はこれと逆に，夜は疲れやすく，寝付きがよく，すぐに深い眠りに入り，朝の目覚めがよく，午前中から元気である．DE はこういった一定の傾向はない．

b）睡眠とてんかんの交互の影響

1）睡眠がてんかん発作に及ぼす影響

ⅰ）睡眠時間の影響： 睡眠不足と発作の定量的な検討は，Janz 以後少ない．Rajna らは，側頭葉てんかん患者で，複雑部分発作のみ（単純部分発作はあってもよい）で，睡眠中には発作がなく，月に 1〜8 回の発作がみられる 24 例を対象に，睡眠日誌をつけさせた．脱落しなかった 14 例に対し，最少 93 夜，最多 586 夜の睡眠時間を調査し，平均の睡眠時間より 1.5 時間以上短い夜を睡眠不足夜，1.5 時間以上長い夜を過眠夜，それ以外を普通夜として，それらに引き続いて起こった発作の回数を検討した．普通夜は 86％，睡眠不足夜が 8％，過眠夜が 6％だった．全発作 682 回のうち普通夜に引き続き起こったものが 58％，睡眠不足夜に引き続き起こったものが 34％，過眠夜に引き続き起こったものが 8％だった．

これらから発作が起こる 100 夜あたりの危険率を算出し，普通夜 0.09，睡眠不足夜 0.58，過眠夜 0.28 だった．睡眠不足夜は普通夜の約 6 倍の危険がある．過眠夜は普通夜の約 3 倍の危険があったが，これは過眠自体が危険ではなく，疲れなどの理由で長く寝たがそれでも疲れを取りきれなかったと解するべきであろう．普段規則正しい睡眠をとり続けられる生活が，発作の危険を減らすことを実証した報告である（Rajna と Veres，1993）．

ⅱ）睡眠段階による発作の起こりやすさ： 大発作は，ノンレム睡眠や，睡眠から覚醒するときに起こり，レム睡眠では起こらない．複雑部分発作は，ノンレムでもレムでも同じように出現する（Baldy-Moulinier，1986）．

2）てんかん発作が睡眠に及ぼす影響 一次性あるいは二次性全般化の大発作が睡眠中に起こると，直後あるいはその後の覚醒時間が増え，睡眠時間が減少し，浅いノンレム睡眠が増加する．複雑部分発作では，単発の発作では睡眠に大きな影響を与えないが，繰り返し起こると影響を与える．大発作でも繰り返す複雑部分発作でも，発作が起こるとレム睡眠が大きく減少する．このレムの減少は，反跳現象を伴わないのが特徴的である（Baldy-Moulinier，1986）．

強直発作がレノックス-ガストー（Lennox-Gastaut）症候群などの症候性全般てんかんで睡眠中に多発する場合，睡眠構築が大きく妨げられ，レム睡眠が減少あるいは消失し，徐波睡眠が減少する．この睡眠変化は日中の眠気の原因となり，昼間の発作を増やすという悪循環を生じやすい．

3）てんかん患者の睡眠脳波 大発作あるいは複雑部分発作を睡眠中にもつ患者では前項の睡眠特徴をもつが，睡眠中に発作のない患者でも，覚醒が多く，ある睡眠段階が他の段階に変わりやすいという特徴が指摘されている．この特徴は，大発作が起こったあとの睡眠でみられ，複雑部分発作では発作の有無にかかわらずみられる．

また睡眠脳波上，K-complex にスパイク類似の鋭い波形が混在することがてんかん患者によく見られることがあり，dyshormia と呼ばれる（Niedermeyer，1972）．

4）睡眠がてんかん性突発波に及ぼす影響 スパイクの出現頻度は通常，入眠とともに急激にあるいは徐々に増加する．入眠の直前から増加する例もある．レム睡眠では通常，減少あるいは消失するが，増加する例もある．側頭葉てんかん 40 例について検討した報告（Sammaritano ら，1991）では，スパイクが最も頻回に出現した時期は，覚醒時が 1 例，ノンレム睡眠が 34 例，レム睡眠が 5 例だった．ノンレム睡眠の深さによる出現頻度の変化は，報告によりさまざまで一定しない．

レム睡眠時には，スパイクの出現する領域が狭い範囲に限局するので，てんかん性焦点部位の決定において有用な情報になる．

3 Hz 棘徐波複合を示す全般てんかんでは，ノンレム睡眠が深まるにつれ，棘徐波複合の持続時間が短く，律動性が失われていき，波形が不規則になる．レム睡眠では，突発波が消失するか，覚醒時と同じ棘徐波複合が出る．

c) 診 断

1) 睡眠関連てんかんの診断をめぐって　睡眠障害の国際分類の睡眠関連てんかんの診断基準を表5.59に示した．しかしこの基準は多少問題がある．最小限基準はA＋B＋Cだが，Bの「エピソードの75％以上が睡眠中」かどうかの評価はむずかしいことが多い．発作症状が明らかな場合にはよいが，不明瞭で見過ごされやすい場合には評価困難である．発作が毎晩頻発している場合には，ポリソムノグラフィを施行した夜の発作回数を代表値とみなすこともできるが，発作頻度が少ない場合にはそれも無理である．またCでは，少なくとも二つ以上の項目，としているが，たとえば複雑部分発作で3の自動症のみあてはまるということが普通にあるので，これは不合理である．

さらにいえば，実際の臨床で治療方針を考える上では，睡眠関連てんかんにあてはまるかどうかはあまり意味がない．重要なのは，てんかんなのか非てんかんなのか，そしててんかんである場合，発作型およびてんかん類型の診断がなにかということである．

なお，睡眠てんかんのうち発作型別の頻度については，大発作，次いで単純部分発作が多く，次いで複雑部分発作，ミオクロニー発作の順である(Baldy-Moulinier, 1986)．

2) てんかんかどうかの診断　夜間の発作性の症状として，てんかん発作，心因発作，睡眠時随伴症が考えられる．心因発作は，生理学的な睡眠中には起こらないが，中途覚醒に引き続いて起こったり，眠気が強くうとうとしかけた状態で起こったりするので，鑑別に含まれる．以下，症状別に述べる．

i) 全身のけいれん様の症状：　全身けいれん様の症状を起こす場合は，てんかんの大発作か心因発作である．大発作の場合けいれん中には呼吸は止まっているが，心因発作の場合呼吸をどこかでしている．また心因発作は持続時間が長い．Gatesらは，25例のてんかん性強直間代発作と25例の全身の運動現象を生ずる心因発作の持続時間を比較し，中央値はてんかんで69秒，心因発作で75秒と差がないが，てんかん群ではばらつきが小さく2分を超える例がなかったのに対して，心因発作群では2分を超えるものが6例あり，2分を超える場合には心因発作の可能性が強いとしている(Gatesら, 1985)．症候論的には，心因発作では尿便の失禁，咬舌，外傷はまれで，逆に後弓反張位，腰を前に突き出すような動き，首を左右に激しく振ることなどが多い．また心因発作では症状が多様で，一定の時間経過をもって順番に出現せず，前の症状に行きつもどりつしたり，休みが介在したりしながら続くことが多い．しかし，単独の症候から鑑別することは不可能で，種々の症候や発作の発現状況から総合的に判断する必要がある．

脳波はもちろん重要な情報であるが，てんかんでもたとえば特発性全般てんかんで大発作だけをもつ症例では発作間欠期にてんかん性異常波が出現しにくいことが多い．発作時脳波も，筋電図などの激しいアーチファクトに覆われ判定しがたいことが多い．ただし発作終了後に，大徐波が残存し，それが徐々に改善していく場合は真のてんかん発作である．

表 5.59　睡眠障害国際分類による睡眠関連てんかんの診断基準

A. 次にあげる訴えの一つ：夜間の突然の覚醒，説明不能の尿失禁，睡眠中の異常運動．
B. エピソードの75％以上が睡眠中に生ずる．
C. 次にあげる特徴の少なくとも二つ以上が存在：
　1. 四肢の全般性強直間代運動
　2. 焦点性の四肢の運動
　3. 自動症(舌打ち，ベッドカバーをつまむなど)
　4. 尿失禁
　5. 舌を嚙む
　6. 力強い呼気性の"てんかん性叫声"
　7. 発作後の錯乱と傾眠
D. 睡眠ポリグラフ検査により以下の所見：
　1. 症状と関連するてんかん性脳波放電，あるいは
　2. 発作間欠時のてんかん様徴候が睡眠のどこかの段階でみられる．
E. 症状を説明しうる内科的疾患，または精神科的障害が見当たらない．
F. 症状を説明しうる他のいかなる睡眠障害の診断基準も満たさない．
例：夜間発作性ジストニア，レム睡眠行動障害，夜驚症．
注：特定の発作型を特定してコードせよ．例：睡眠関連てんかん―複雑部分型
最小限基準：A＋B＋C．
重症度基準：略
持続基準：略

ii) ミオクローヌス: 寝入り端のミオクローヌスの訴えの場合，てんかん性ミオクローヌス，生理的ミオクローヌス，睡眠時随伴症としてのミオクローヌス（むずむず脚症候群に伴うミオクローヌスや睡眠時ひきつけなど）が考えられる．重要なのは，睡眠中だけのミオクローヌス発作だけを症状とするてんかん性ミオクローヌスはないということである．すなわち，てんかん性ミオクローヌスの場合，注意深く観察すると日中にも同様の現象があるか，あるいは大発作など他の発作型を合併している．

iii) 複雑な動きの発作症状: てんかんの部分発作か，心因発作か，睡眠時随伴症を鑑別すべきである．

① 心因発作との鑑別

部分発作の場合，症状の内容が常同的であるのが大きな特徴である．すなわち，一定の症状が，一定の順番で経過していく．一方，心因発作では症状が多様で，一定の時間経過をもって出現せず，前の症状に行きつもどりつしたり，休みが介在したりしながら続き，持続時間も長いことが多い．ただし，複雑部分発作の場合，脳内のてんかん発作放電が終了したあとにもうろう状態が続くことがあり，完全に回復するまで長ければ20〜30分を要することもある．この発作後のもうろう状態の時期には，症状は常同的ではなく，周囲の状況，他者からの声掛けなどに反応して種々の症状が生じうる．したがって，発作自体の症状を見逃したり，発作後もうろう状態の症状を過大に評価してしまうと，正しく診断できないことがある．

複雑部分発作の場合，口部自動症などの複雑な動きが出るのに先行して，ゆっくり開瞼したり，表情が微妙に変化するなどの徴候が常同的にみられることがあるので，ビデオによる詳細な観察が有用である．しかし前頭葉起源の複雑部分発作は，急激に全身の激しい自動症がみられ，数秒から数十秒の短い時間で突然に終了し，その直後に意識回復することがあり，熟練した観察者でも心因発作との鑑別が困難な場合がある．

発作時脳波記録は重要ではあるが，発作波が検出できなかったりアーチファクトに覆われたりして決め手にならないこともある．

てんかん患者が心因発作を合併することも多い．それぞれが別個に起こるだけでなく，てんかん発作後のもうろう状態で心因発作を起こしたり，てんかん発作に引き続いて心因発作が起こることもあるので注意を要する．

② 睡眠時随伴症との鑑別

てんかん発作と鑑別を要する睡眠時随伴症としては，錯乱性覚醒，睡眠時遊行症，夜驚症，律動性運動障害，睡眠時ひきつけ，周期性四肢運動障害，レム睡眠行動障害が挙げられる．おのおのの詳細は本書の該当部分を参照のこととし，ここではてんかんとの鑑別に重要な点だけをあげる．原則として，てんかん性複雑部分発作は睡眠中に完全に限局していることはまれで，日中の覚醒時にもたいていは出現するので，注意深い病歴聴取や観察が必要である．ただし，睡眠中の発作が覚醒時の発作に先行して発症することがあるので，発症初期には注意を要する．いずれにせよ，睡眠中のみの発作現象の場合には，てんかん性との診断には慎重であるべきである．

睡眠時遊行症は，てんかん発作に比べると行動がより組織化されていて半合目的的であることが多い．しかしてんかん発作でも，発作後の行動自動症や大発作後のもうろう状態では多少の合目的性を帯びることがある．

てんかん発作で強い恐怖感に襲われ，覚醒して大声をあげたり母親に抱きつくことがある．幼児で主観的体験を表現できない場合には夜驚症との鑑別が重要である．また，大人や年長児でも，これが複雑部分発作に進展し健忘を残す場合には，夜驚症との鑑別が困難になる．

律動性運動障害は，前頭葉起源の複雑部分発作と鑑別を要することがある．また，睡眠時ひきつけは，ミオクロニー発作と鑑別を要することがある．周期性四肢運動障害は，典型的な場合にはそのきわめて周期的，高頻度の出現様式からてんかんとの鑑別は容易だが，軽症の場合には鑑別を要する．

レム睡眠行動障害では，暴力的な行動をとることがある．てんかん発作でも，突然の運動症状の暴発

により偶然的に自分や他者が怪我をすることはあるし，発作後のもうろう状態のときに行動を制止されると反発して向かってくることがあるが，レム睡眠行動障害での暴力はより攻撃的で激しい．

尿失禁は，てんかん発作でも起こりうるが，小児のてんかん患者の尿失禁の大半は発作と無関係だったという報告(Tassinari ら，1977)もあり，安易に発作と結びつけてはならない．

3) **夜間発作性ジストニー**(nocturnal paroxysmal dystonia；NPD)　1981年のLugaresiの記載以来，これがてんかん性かどうかについて議論されている．一般的には非てんかん性とされ，睡眠障害の国際分類でも「その他の睡眠時随伴症」の一つに記載されている．その根拠は，発作間欠期および発作時にてんかん性異常波を認めない例が多いからである．一方，てんかん性を疑わせる所見として，抗てんかん薬が有効なこと，発作症状が常同的なこと，他の明らかなてんかん発作を睡眠あるいは覚醒時にもつ例があることが挙げられる．Tinupperらは，短時間型のNPDの終夜脳波ビデオ記録を検討し，同一の症例で，1〜2秒のごく短く軽いジストニーから，数十秒の持続でより強い症状まで一連のスペクトラムをもつ症状がみられ，長く強い場合に明らかなてんかん性の強直間代発作が引き続いた例を報告し，短時間型のNPDをてんかん性と推測した(Tinupper ら，1990)．さらに彼らは，episodic nocturnal wandering を示した症例の終夜脳波ビデオ記録で，エピソード時に明らかなてんかん性発作波を検出し，それらの患者でparoxysmal arousalやNPDによく似た症状をも呈したことから，paroxysmal arousal, NPD, episodic nocturnal wandering は一連のスペクトラムとして位置づけられる，前頭葉てんかんであると主張している(Plazzi ら，1995)．

d)　**代表的類型**

睡眠関連てんかんの形をとりうるてんかんには多くのタイプがあるが，その臨床像はそれぞれで大きく異なり，一括して述べるのは不可能である．そこで本稿では睡眠関連てんかんの代表的類型に限って概説する．その他についてはてんかん学の成書を参照されたい．

1) **中心・側頭部に棘波をもつ良性小児てんかん** (benign epilepsy of children with centro-temporal foci；BECCT)

基本的特徴：顔面，口腔，咽頭などに限局した部分発作を多くは睡眠中に示し，発作間欠期に特徴的脳波像であるローランド棘波を呈する．脳に器質的異常がみられず，神経学的異常および知的障害もなく，小児期に発症し，治療反応性がよい．てんかんおよびてんかん症候群の国際分類では，局在関連性特発性のてんかんのひとつに位置づけられている．頻度は小児てんかんの15〜20％といわれている．発症年齢は多くは5〜10歳で，男子に多く性比は3：2である．家族歴は高率に陽性で，発作がなくてもローランド棘波を示すものが30％で，常染色体優性遺伝が考えられている．

臨床発作：典型的には顔面，口腔，咽頭などに限局した部分発作である．口がきけなかったり，唾液分泌が亢進することが多い．意識は保たれていることが多い．引き続き二次性全般化することもある．発作の出現は睡眠中，とりわけ入眠時か早朝覚醒前に多い．半数では睡眠中のみ，1/4では睡眠中と覚醒時の両方，1/4では覚醒時のみである．発作頻度は少なく，約半数で5回以下である．幼児の発症の場合は，半側のけいれんで始まることがあり，重積状態になることもある．

脳波：発作間欠期のローランド棘波が特徴的である．焦点が一側の中心部〜中側頭部にある遅い棘波で，単発あるいは群発的に出現する．過呼吸や光刺激では変化せず，睡眠で非常に増強される．徐波睡眠で最も頻回に出現し，レム睡眠では減少する．また睡眠中に3〜4Hzの全般性棘徐波複合が症例の30〜40％にみられる．背景活動は原則として正常である．焦点部位は，経過とともに対側に移動したり，他部位に移動することがある．特に幼児期は後頭部，頭頂部などに認められ，経過とともに中心・側頭部に移動することがある．

ローランド棘波は早くて2歳ごろからみられ，8〜9歳がピークで，てんかん発作が消失したのち，遅くても17〜18歳ごろに消失する．

治療：一般的には2回以上の発作があった場合に抗

てんかん薬を投与する．治療反応性はよい．発作が軽度で頻度も少ない場合には，無治療で経過観察する場合もある．

鑑別診断：典型的脳波臨床像をもつ場合には診断容易である．しかし，睡眠中の発作の場合，部分起始徴候に本人も家族も気づかないことがあり，大発作とみなされる危険がある．家族への注意の喚起や，ビデオ終夜ポリソムノグラフィによる検討が必要な場合もある．脳波上は，側頭部の棘波という点からは症候性の側頭葉てんかんとの鑑別が必要である．また睡眠中に3～4 Hzの棘徐波複合が全般性にやや律動的に出現する場合は，レノックス-ガストー症候群や後述のCSWSに類似するが，ローランド棘波の存在や，棘徐波複合の出現率はCSWSと異なり85％を超えることはないことから鑑別される．

2） 徐波睡眠時に持続性棘徐波を示すてんかん(epilepsy with continuous spikes and waves during slow sleep；CSWS)

基本的特徴：睡眠時てんかん性発作波重積(electrical status epilepticus during slow sleep)ともいう．広汎性の棘徐波複合がノンレム睡眠中に持続的に出現し，ノンレム睡眠の85％以上を占めるものと定義される．小児期にみられ，予後は良好で，多くは消失する．てんかんおよびてんかん症候群の国際分類では，焦点性か全般性か決定できない未決定てんかんのひとつに位置づけられている．

脳波：覚醒中にみられる異常は症例によりさまざまで，一定しない．入眠とともに広汎性の2～2.5 Hzの高振幅の棘徐波複合が持続的に出現する．そのためノンレム睡眠の睡眠段階判定はできない．レム睡眠では棘徐波複合は消失する．レム睡眠の出現率は正常である．

臨床発作：てんかん発作をもつ場合，発作は運動症状を主とする．Tassinariらは発作症状から3型に分けている．第1群は運動発作だけを生ずる例で，ミオクロニー発作，全身の間代けいれん発作，顔面のけいれん発作などを生ずるが，頻度は少ない．第2群は，初期に半側性の運動発作か全身性強直間代発作を主として睡眠中に生じ，CSWSの出現以降は欠神発作もみられる．第3群は日中に脱力発作を頻回に繰り返す例で，睡眠中の発作は少ない．いずれの群でも強直発作はみられない．

経過：通常てんかん発作の出現が先行し，その1～2年後に発症する．まれにてんかん発作がなく発症することもある．発症年齢は4～10歳．発症後は知的発達が障害される．すなわちもともと知的発達正常例では退行し，知的発達の障害がある例ではさらに増悪する．数か月から数年続いて平均11歳で消失する．消失後は，知的障害もほぼ元のレベルに回復する．

鑑別診断：

① 中心・側頭部に棘波をもつ良性小児てんかん(BECCT) 前項参照．

② レノックス-ガストー症候群 CSWSで欠神発作や脱力発作，ミオクロニー発作を頻回に伴う場合に鑑別を要することがある．レノックス-ガストー症候群で高率に認められる強直発作は，CSWSでは出現しない．またCSWSでは治療反応性がよい．

③ ランダウ-クレフナー(Landau-Kleffner)症候群 後天性の失語と，脳波所見として側頭部優位の多焦点性棘波あるいは棘徐波複合を特徴とし，てんかん発作と多動，落ちつきのなさ，集中力の乏しさなどの行動異常をしばしば伴う症候群である．失語症状は，聴覚失認に由来するとされている．てんかんの発作型は，大発作，部分発作，欠神発作，ミオクロニー発作などさまざまである．本症候群で睡眠中に棘徐波複合が85％以上出現してCSWSの基準を満たすことが多い．CSWSと本症候群は類似性が高く，これらを一つの症候群として位置づける見解もあるが，異論もあり，今後の検討が待たれる．

④ その他 中心・側頭部に棘波をもつ良性小児てんかんで，睡眠時に半側性の棘徐波複合が持続的に出現し，欠神発作を示すことがまれにあり，これをAicardiらはatypical benign partial epilepsyと呼んだ．知的障害や精神神経症状はみられない．また，睡眠中に広汎性の持続性棘徐波複合を呈し，短い脱力発作を頻回に認め，知的退行を伴う病型を，大塚らは小児期におけるnon-convulsive status epilepticusの特異型とした．

これらの病態はまだてんかんの国際分類のなかで症候群として取り上げられていないが，CSWSと重なり合う性質があり，今後詳細が明らかにされていくと思われる．

付．ウェスト(West)症候群，レノックス-ガストー症候群における睡眠との関係

両者とも小児期に発症する難治の年齢依存性てんかんで，てんかんおよびてんかん症候群の国際分類では，潜因性あるいは症候性の全般てんかんに位置づけられている．両者とも睡眠てんかんには該当しないが，睡眠と特徴的な関係を示すので，最後に触れておく．

ウェスト症候群：乳児けいれん，点頭てんかんとも呼ばれる．乳幼児期に発症し，乳幼児けい屈発作，脳波上 hypsarrhythmia を特徴とし，精神運動発達の停止あるいは悪化を伴う．発作は覚醒直後か入眠直前に多く，睡眠中のけい屈発作は3％以下にすぎない．覚醒時脳波で発作間欠期に，高振幅徐波，多焦点性の棘波，鋭波，棘徐波が，時間的にも空間的にも無秩序に連続的に出現する hypsarrhythmia という特徴的な所見を呈し，これは睡眠による変化が大きい．ノンレム睡眠期には脳波が多少とも同期化し，徐波睡眠期には周期性化(突発波の短い群発が数秒ごとに繰り返し，各群発の間はほぼ suppression となる)の傾向を示す．レム睡眠では棘波や徐波の出現が低振幅化して著明に抑制される．また本症候群の患児は，健常児に比して総睡眠時間が短く，レム睡眠が非常に少ない．レム睡眠は治療による発作の転帰と平行して変動する．発作が改善すると，レム睡眠も増加し，逆に発作が増悪すると，レム睡眠はさらに減少する．

レノックス-ガストー症候群：通常3〜5歳で発症し，強直発作，脱力発作，非定型欠神発作を頻回に繰り返す．大半の症例が，睡眠覚醒両方で発作が起こるびまんてんかんである．発症前に知能障害をもつ例が多く，発症後に知的退行が進みやすい．

脳波上3Hzより遅い棘徐波複合を呈する．これは入眠期以降増加し，徐波睡眠期には多棘徐波複合の形を呈するが，レム睡眠時には出現が抑制される．またノンレム睡眠時には10Hz前後の広汎性の速波律動が振幅漸増，周波数漸減しながらしばしば数秒間突発し，recruiting rhythm と呼ばれる．これは強直発作の発作時脳波像であるが，睡眠中には発作を伴わずに出現することが多く，大田原はそれを rapid rhythm と呼び区別している．レム睡眠ではこの速波律動は抑制される．強直発作も，ノンレム睡眠では多く，レム睡眠では消失する．

〔加藤　昌明〕

文　献

アメリカ睡眠障害連合会診断分類操作委員会(編)，1994：睡眠障害国際分類診断とコードの手引．日本睡眠学会診断分類委員会訳，p 157.

Baldy-Moulinier M, 1986：Inter-relationships between sleep and epilepsy. In Pedley TA, Meldrum BS (Eds)：Recent Advances in EPILEPSY vol 3, pp 37-55, Churchill Livingstone, Edinburgh.

Gates JR, Ramani V, Whalen S, Loewenson R, 1985：Ictal Characteristics of Pseudoseizures. Arch Neurol 42：1183-1187.

Janz D, 1962：The Grand Mal Epilepsies and the Sleeping-Waking Cycle. Epilepsia 3：69-109.

Niedermeyer E, 1972：The Generalized Epilepsies, pp 137-149, Charles C Thomas, Springfield.

Plazzi G, Tinuper P, Montagna P, Provini F, Lugaresi E, 1995：Epileptic Nocturnal Wanderings. Sleep 18：749-756.

Rajna P, Veres J, 1993：Correlations between night sleep duration and seizure frequency in temporal lobe epilepsy. Epilepsia 34：574-579.

Sammaritano M, Gigli GL, Gotman J, 1991：Interictal spiking during wakefulness and sleep and the localization of foci in temporal lobe epilepsy. Neurology 41：290-297.

Tassinari CA, Terzano G, Capocchi G, Dalla Bernardina B, Vigevano F, Daniele O, Valladier C, Dravet C, Roger J, 1977：Epileptic Seizures During Sleep in Children. In Penry JK (Ed)：Epilepsy, The Eighth International Symposium, pp 345-354, Raven Press, New York.

Tinuper P, Cerullo A, Cirignotta F, Cortelli P, Lugaresi E, Montagna P, 1990：Nocturnal Paroxysmal Dystonia with Short-Lasting Attacks：Three Cases with Evidence for an Epileptic Frontal Lobe Origin of Seizures. Epilepsia 31：549-556.

5.7 発達・加齢に関連した睡眠障害

5.7.1 小児の睡眠障害

睡眠障害の専門外来を受診する子どものうち，最も多い主訴は不眠で65.7％を占め，そのほとんどが2歳未満の乳幼児である．睡眠時遊行症・驚愕症などの睡眠時随伴症は15.7％で3歳から学童期前半に多く，ナルコレプシーなどの過眠症は14.3％で思春期によくみられる(Navelet, 1996)．このように，小児期にはさまざまな睡眠異常や睡眠時随伴症がみられるが，多くの場合，その発症と消失には発達段階に沿った年齢依存性が認められる(図5.66)．この稿では，初めに小児睡眠の正常発達について概説し，睡眠障害の国際分類からそれぞれの年齢に生じやすい睡眠障害を分類して述べ，最後に特殊な疾患における睡眠障害についてまとめた．

a) 睡眠の正常発達

胎生期後半から乳児期にかけては，中枢神経系の発達が最も著しい時期である．神経系の発達は，原則として生後日数ではなく在胎期間に規定されており，睡眠の発達も在胎期間に従って進行する．睡眠の1サイクル(ウルトラディアンリズム)の発達は在胎28〜30週ごろから始まり，1日のリズム(サーカディアンリズム)は生後2か月以降に発達する．

1) ウルトラディアンリズムの発達 在胎24〜26週の早期産児では，覚醒・睡眠の特徴を十分に満たした状態の周期性はみられないが，28〜30週になると覚醒・睡眠の区別が可能となる．初め，体動や眼球運動のみられる動睡眠期が明らかになり，次いで呼吸や心拍が規則的な静睡眠期が出現し，32週になると動・静両睡眠の周期を認めるようになる．比較的安定した二相性の周期が確立するのは在胎36週以後で，40週でほぼ完成する．また，子宮内の胎児を超音波検査で観察すると，早期産児と同様の状態の周期が認められ，このような睡眠の発達は，子宮内でも子宮外でも同じであると考えられる．ウルトラディアンリズムは，新生児・乳児で40〜60分，2〜5歳で60〜80分，5〜10歳で成人と同じ90〜100分に到達する．

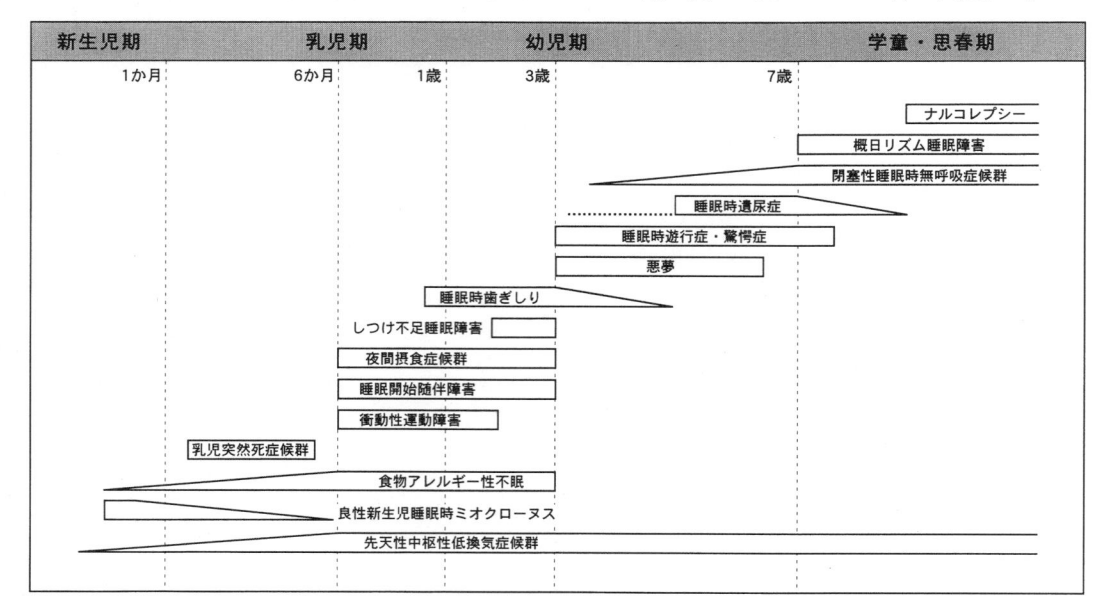

図5.66 小児期によくみられる睡眠障害とその好発罹患年齢

2) サーカディアンリズムの発達(図 5.67)

1日の周期にあったサーカディアンリズムは生後に出現する．生後1か月は一定したリズムのない短い覚醒と睡眠の繰り返しがみられるが，1か月を過ぎると覚醒の時間帯と睡眠の時間帯が分離してくる．しかし，この時期の睡眠・覚醒リズムはフリーランの状態である．2か月になると，それぞれの時間帯は昼と夜に集中するようになり，4か月には昼夜の区別に同調した睡眠・覚醒リズムが形成される．また，4か月で夜の入眠時刻がほぼ一定となる．

昼間の睡眠は，4か月までに急速に減少し，"お昼寝"の性格を有するようになり，8か月には，午前・午後1回ずつ，1歳1か月には午後1回の昼寝となる．4～5歳で生理的昼寝は消失する．

1日の総睡眠時間は，新生児では16～17時間，4か月では14～15時間，6～8か月で12～14時間，12か月で11～13時間，幼児期で10～11時間，学童期では8.5～10.5時間としだいに短縮する．睡眠時間の減少は，おもに昼間の睡眠の減少であり，夜間の睡眠量はあまり変化しない．

3) 各睡眠段階の発達による変化(表 5.60)

在胎30週以前では，不定睡眠(動睡眠にも静睡眠にもあてはまらない睡眠)がほとんどであるが，30週以降，

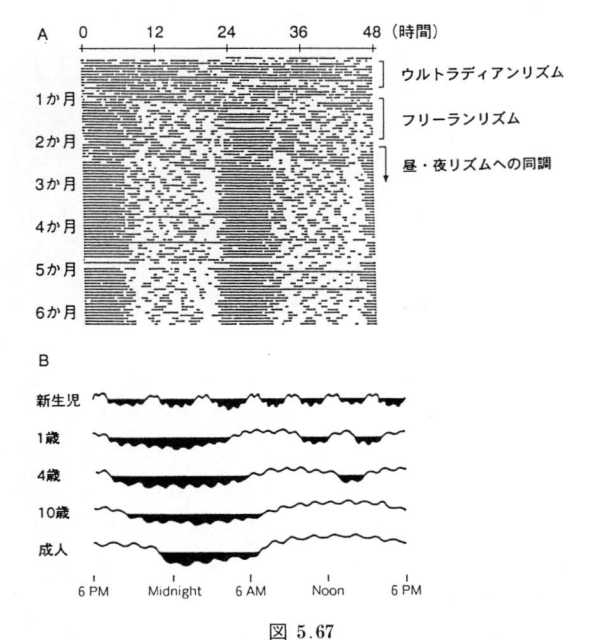

図 5.67
A 生後6か月までの睡眠・覚醒リズムの発達(瀬川，1992 より改変)
　横実線は睡眠時間，空欄は覚醒時間を表す．
B 新生児から成人までの睡眠・覚醒リズムの発達(Kleitman, 1963 より改変)
　新生児期の多相性リズムから成人の単相性リズムへ変化する．小さな波は，basic rest-activity cycle を表しており，乳児の50～60分の周期がしだいに長くなり，成人の80～90分の周期となる．

表 5.60 各睡眠段階の割合の発達による変化

	n	不定睡眠	静睡眠	動睡眠
在胎30週	2	67	18	15
31～32週	5	63	10	27
33～34週	4	46	10	45
35～36週	7	46	11	42
37～38週	8	43	24	32
39～40週	9	38	31	32
生後3か月	8	29	45	25

		段階1	分類不能	段階2	段階3+4	レム睡眠
3か月	15	3.5	14.5	14.0	35.9	32.0
6か月	15	8.2	8.0	19.1	37.3	27.4
9か月	15	9.8	7.4	21.5	37.9	24.3
12か月	15	10.8	3.9	27.3	33.9	24.5
1歳6か月	15	11.3	2.2	24.8	35.8	26.0
2歳0か月	15	13.2	1.9	25.7	34.9	24.2

		段階1	段階2	段階3+4	レム睡眠
2～5歳	12	9.2	43.4	34.9	26.3
5～15歳	24	5.1	49.2	34.4	23.6

在胎30週～生後3か月(Parmelee ら，1967)，生後3か月～2歳(Louis ら，1997)，2～5歳・5～15歳(Glaze ら，1987)による．(% 総睡眠時間)

不定睡眠は減少し,動睡眠は34週まで増加したあとに減少,静睡眠は36週までほぼ一定でその後増加する．42～43週ごろには動睡眠と静睡眠の比率はほぼ等しくなる．レム睡眠は,新生児期では総睡眠時間中約50％を占めるが,年齢とともに減少し,2歳には25％,3歳以降は20％と成人レベルになる．静睡眠,ノンレム睡眠は2～3歳まで増加するが,その後一定になる．詳しくみると,加齢とともに段階2の割合は増加,段階4の割合は減少する．

睡眠のパターンは,新生児では覚醒→レム睡眠→ノンレム睡眠の順である．このパターンは生後3か月までは恒常的にみられるが,6か月では20％となり,9か月には成人のパターンである,覚醒→ノンレム睡眠→レム睡眠となる．レム睡眠潜時は3か月までは8分以下のものが大多数であるが,4か月以降は8分以下のものが著明に減少し,16分以上のものが増加する．加齢とともに延長し,成人では75～90分となる．また,レム睡眠の周期も加齢とともに長くなり,新生児・乳児で50分,2～5歳で60～70分,成人で90分となる．

4) ホルモン分泌リズムの発達 成長ホルモンの分泌は,新生児期には睡眠時と覚醒時で差はないが(Shaywitzら,1971),4か月には睡眠時に分泌されるようになり,成人同様に睡眠前半の深睡眠期に集中するのは4～5歳である．

コルチゾールの分泌は,最初は多峰性でウルトラディアンリズムであるが,3～4か月ごろより一峰性となり,1歳ごろに成人と同様なサーカディアンリズムになる(Vermesら,1980)．

メラトニンは,胎児期には母体と同調したサーカディアンリズムを示すことがサルやラットなどで確かめられている．胎仔のメラトニンリズムは,母体の松果体摘出を行うと消失することから,母体のメラトニンが胎盤を通過したものと考えられている．ヒトにおける胎児期のメラトニンの役割は明らかにされていない．出生後は,生後6週まではメラトニンの分泌はごくわずかで周期性も示さないが,睡眠・覚醒リズムが昼夜のリズムに同調し始める9～12週から急激に増え始め,9週では6週の2倍へ,12週では5～6倍になり,夜間に一峰性のサーカディアンリズムを形成する

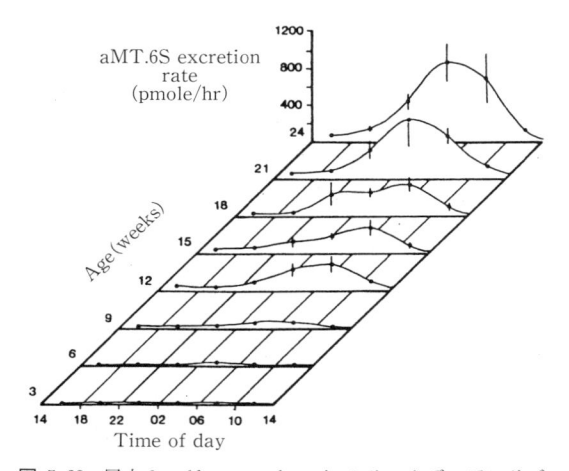

図 5.68 尿中6-sulfatoxymelatoninのサーカディアンリズムの発達(Kennawayら,1992)
新生児11例について,メラトニンの尿中代謝産物である6-sulfatoxymelatoninの排出量を4時間ごとにプロットした．生後6週までは周期性を示さないが,9～12週から夜間の排出量が増え,一峰性のサーカディアンリズムを形成するようになる．

ようになる(Kennawayら,1992；図5.68)．メラトニンの夜間分泌値は1～2歳まで増加し,1～3歳のピーク値は329.5±42.0 pg/mlに達するが,以降,加齢に従って徐々に減少する(Waldhauserら,1988；図5.69)．ただし,年齢によるメラトニン分泌の差は夜間分泌の差であり,日中の分泌量の年齢による差は少ない．

b) 年齢別睡眠障害

1) 新生児・乳児期

ⅰ) **良性新生児睡眠時ミオクローヌス(benign neonatal sleep myoclonus)**：神経学的に異常のない新生児の睡眠時に生じる四肢や体幹にみられる筋れん縮で,生後1～2週間以内に発症し,自然に消失する良性の経過をとる．筋れん縮はどの睡眠段階からでも生じるが,静睡眠期から起こりやすい．四肢,特に遠位部によくみられ,筋収縮は40～300 msecと非常に短く,約1秒周期で4～5回連続する．抑制しても止まることはなく,触刺激はこの不随意運動を増強させる．発症後,2～3日で治まることが多く,少なくとも生後6か月までには消失する．

診断基準は,①新生児期発症,②睡眠中にのみみられるmyoclonic jerk,③覚醒すると止まる,④脳波上けいれん波を認めない,⑤予後良好である

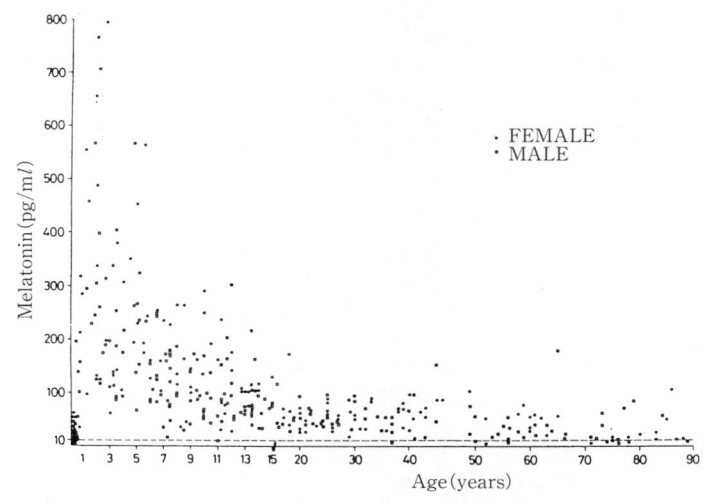

5.7 発達・加齢に関連した睡眠障害

年齢	<0.5	>0.5~1	>1~3	>3~5	>5~7	>7~9	>9~11
No.	23	7	27	29	25	31	21
Median(pg/ml)	24.3	158	260	216	160	110	100
5~95 % confidence limits	<10~185	30.3~320	74.6~781	73.6~516	49~490	11~265	14.5~282
年齢	>11~13	>13~15	>15~20	>20~35	>35~50	>50~70	70~90
No.	30	27	18	44	30	29	26
Median(pg/ml)	86.1	79	54.3	50.6	55.5	27.8	15.3
5~95 % confidence limits	26.7~272	31.9~202	25.3~174	26.1~94	10~127	10~141	10~103

図 5.69 生後3日から90歳までの夜間メラトニン血中濃度(Waldhauser, 1988 より改変)
夜間メラトニン血中濃度は1~2歳ごろに最も高くなり,以降加齢とともにしだいに減少する.それぞれの年齢における平均値と 5~95 % confidence limits を下表に付す.

(Daoust-Roy ら, 1992).

脳出血・梗塞,感染症,低血糖・低カルシウム血症,先天性代謝異常症など,新生児期早期にけいれんを起こす疾患は鑑別を要する.新生児けいれんと診断され抗てんかん薬の投与によりかえって悪化することもあり,脳波は鑑別上重要である.Jitteriness はより速い運動で抑制すると止まり,覚醒時,特に啼泣時に著明になる.鎮静薬からの脳幹の離脱現象や,まれではあるが新生児の睡眠時ミオクローヌス脱力てんかんも鑑別を要する.

ⅱ)乳児突然死症候群(sudden infant death syndrome):「5.4.6 乳幼児突然死症候群」(p.237)を参照.

ⅲ)先天性中枢性低換気症候群(congenital hypoventilation syndrome): 新生児期・乳児期前半に,睡眠中の不規則な呼吸や自発呼吸の欠如で気づかれるまれな疾患で,呼吸の自動制御機構の障害によると考えられている(Mellins ら, 1970).

臨床症状は,覚醒時より睡眠中に顕著になる浅在性呼吸,あるいはチアノーゼと無呼吸で,おもに静睡眠期にみられる(Fleming, 1980).乳児期前半に診断されることが多いが,さかのぼれば出生時には大半の症例ですでに低換気性呼吸が存在している.睡眠時の血液ガス分析では高炭酸ガス血症と低酸素血症を認めるが,代謝性代償により pH は正常に保たれている.治療は睡眠中の補助呼吸管理で離脱は不可能である.無治療・重症例では,肺高血圧症,肺性心を併発し死に至る.アーノルド-キアリ(Arnold-Chiari)奇形,脊髄髄膜瘤などの神経外胚葉性奇形や,神経芽細胞腫,ヒルシュプルング(Hirschsprung)病を合併する例がまれならずみられる(Verloes ら, 1993).

病態は,低酸素血症・高炭酸ガス血症に対する換気

応答の欠如あるいは減退で，化学受容器からの入力を制御している延髄の呼吸中枢の異常が示唆される．

低換気を呈する原発性肺疾患や呼吸筋機能不全(先天性筋疾患，横隔神経麻痺)は鑑別する必要がある．

iv) 食物アレルギー性不眠(food allergy insomnia)： ここでは，おもに牛乳アレルギーによる乳幼児の睡眠障害について取り上げる．

不眠の発症は生後1週間から6か月で，それぞれの患者では母乳から普通ミルクへ変更した時期とよく一致する．牛乳アレルギーと不眠の関連を詳細に調べた報告(Kahn, 1989)によると，アレルギー性不眠の患児は，夜間の中途覚醒が5回と対照群の1回に比べて頻回で，1日の総睡眠時間も5.5時間で対照群の9.1時間に比較して短い．全例で，寝付きが悪い，睡眠中も体動が多く落ち着かない，日中は眠そうでボヤーとしているなどの症状を指摘されている．また，著明な発汗や体重増加不良を認めることがあるが，一方，喘鳴・掻痒感・下痢などのアレルギー症状を認めるものは半数程度である．

アレルギーに関する検査では，血液中の好酸球やIgEの増加はみられないが，β-ラクトグロブリンに対する抗体価は高値を示す．

乳児期の不眠を主訴とするケースの多くは，子どもの睡眠環境や習慣について親に注意を促すだけで改善がみられる．ほかに中枢神経障害，食道胃逆流現象，中耳炎，鼠径ヘルニアなどの器質的疾患が隠れていることがあり，検索を要する．食物アレルギーの診断は，これらの指導や鑑別診断の後，除去食による症状の緩和とチャレンジテストから行う．これらの患児では，加水分解低抗原性ミルクの開始からおよそ4週間で睡眠の改善が認められ，一方，普通ミルクへもどした場合は4日以内に症状の再燃がみられている．

一般的には，牛乳アレルギーはおよそ3歳を越えると寛解するとされているが，アレルギーによる不眠もやはり3〜4歳から自然に消失する．除去食を中止する時期の一つの目安と考えられる．

有病率は明らかでないが，乳児の睡眠障害のうち，上記のような過程を経て診断された症例は11.0％にのぼるとされる．

v) 衝動性運動障害(rhythmic movement disorder)： うとうと状態あるいは睡眠中に起こるリズミカルな常同運動で，6か月から2歳の乳幼児にみられる．

異常運動にはさまざまなタイプがあり，最も多いのは，① 頭打ち型(Jactatio capitis nocturna, head-banging type)で，座位では後頭部を壁にぶつけたり，腹臥位では頭部を枕や布団に繰り返し打ちつけたりする．ほかに，② 仰臥位で頭を左右に振る頭左右回転型(head-rolling type)，③ 四つ這いの姿勢で身体を前後へ揺する躯幹前後振り型(body-rocking type)，④ 仰臥位で身体を左右に回転させる躯幹左右回転型(body-rolling type)がある．ほとんど毎夜のように出現し15分ほど続く．入眠前から軽睡眠期に多いが，他の睡眠段階や覚醒時にも起こる．通常1歳までに発症し，有病率は9か月児の3分の2，1歳6か月では50％とされるが，2〜3歳以降にはほぼ消失する．患児にこの異常運動以外の異常所見を認めることはないが，精神発達遅滞，自閉症児では年長になっても持続してみられることがある．

間欠期脳波は異常なく，治療の必要性はない．激しい頭打ちではまれに硬膜下血腫や網膜点状出血を生じることがある．成人例では，クロナゼパムの眠前投与でエピソードの減少をみた報告がある(ChisholmとMorehouse, 1996)．

2) 幼児期

i) 睡眠開始随伴障害(sleep-onset association disorder)： 睡眠の開始に一定の物体やセットされた環境がないと入眠できない状態で，3〜4歳ごろまでの幼児に起こる．

睡眠の開始に必要な一定の環境とは，哺乳瓶，おしゃぶりや指吸いであったり，揺り動かしや抱きかかえであったりし，たいていの場合，親のかかわりを必要としている．夜間に覚醒しても，これらの睡眠の開始に関連した条件が再び満たされると再入眠は早い．睡眠は本質的に正常である．有病率は，生後6か月から3歳までの子どもの約15〜20％とされる．3歳を過ぎると出現頻度は著しく減少する．

ii) 夜間摂食(水分摂取)症候群(nocturnal eating (drinking) syndrome)： 夜間に何度も覚醒し，その折りに食事あるいは水分を摂食しないと睡眠にもどれ

ない状態であり，幼児期に多くみられる．

就寝前の授乳の習慣がやがて夜間にも繰り返され，夜間覚醒したときは，子どもは空腹のようにみえてミルクやジュースを熱心に飲み，満足するとまた寝る．夜間排尿も多くおむつ交換は，また覚醒の原因となる．中途覚醒は一晩に3～8回にのぼるが総睡眠時間は短縮しない．睡眠ポリグラフ検査所見でも夜間覚醒回数の増加以外に異常は認めない．

有病率は生後6か月から3歳までの約5％で，離乳完成後の3～4歳以降は著明に減少する．本症の経過をみると，夜間の哺乳が行われなくても覚醒しなくなる例もあるが，親がしつけをつくるまで続く例もある．本症の発症には養育する親の態度が重要で，子どもから要求がなくなるまで哺乳を続けなければならないと信じていると，この状態は起こりやすくなる．子どもの方も，真の食事の要求というよりむしろ学習されたもののように思われる．夜間の摂食は，しかし，日中の食事量を減らす結果とはならず，肥満となることが多い．

iii) しつけ不足睡眠障害(limit-setting sleep disorder)：親による就寝時間のしつけが不十分なために，適正な時刻になっても眠らないで，時間を稼いだり就床を拒否するというものである．3歳ごろに最も多く，小児の約10～15％にみられる．子どもはしばしば「トイレに行きたい」，「テレビが観たい」，「お化けがこわい」などの訴えで親に要求を出し親の望んだときに眠らない．本症はしつけに関した小児の疾患であると同時に，親の悩みの種ともなる．

原因はさまざまで，親が子どもに対して非常に寛大に接し就床を決して強制しない，または全く制限をしないという，親と子どもの相互作用的な因子のほかに，親の長い勤務時間，アルコール中毒，夫婦間の争いなどのため十分なしつけができない親自身の因子が考えられる．

睡眠ポリグラフ検査では，睡眠の質・量とも異常は認めない．子どもの年齢が高くなると，就床などを自分で決定できるようになり親をわずらわせることもなくなり，親の愁訴も消失する．

鑑別するものに，睡眠相後退症候群と就床時恐怖がある．前者は制限の設定(しつけ)の程度によらず，睡眠の開始が一定して遅れることから鑑別される．

iv) 歯ぎしり(sleep bruxism)：睡眠中に歯をすり合わせたり(grinding)，くいしばったり(clenching)する常同運動で，正常な乳幼児の50％以上でみられる．乳児期の発症は平均10.5か月で，ちょうど上下の前歯がはえて間もない時期にあたる．また，乳歯がはえそろう2歳ごろから増え，小学生では10～20％の児童にみられるという(安部ら，1987)．

睡眠の第1，2段階で生じることが多い．歯ぎしりと同時に心拍数が上昇し(Redingら，1968)，歯ぎしりのあと，脳波でα波が出現し睡眠が浅くなること(佐藤と原田，1973)などから，歯ぎしりは覚醒反応の一つと考えられている．

原因としては，ストレスなどの精神的因子と，歯の接触刺激や不正咬合といった局所的因子が考えられる．ひどい場合は，歯の磨耗，歯周組織の損傷，顎関節の障害を起こすこともあり，咬合調整や口腔内装置による治療が必要となる．

v) 悪夢(nightmare)：恐しい夢を見て覚醒する現象を指し，レム睡眠期に起こる．2歳ごろすでに悪夢を体験することがあり，3～6歳の10～50％が親を悩ますほどの悪夢を見ているとされる．通常，数週から数か月，ときに数年の経過で消失するか頻度が少なくなる．一部，成人期に至るまで悪夢を繰り返す群では精神疾患を発症しやすく，分裂病型人格障害などの診断を受けるものがある．一般に小児例では治療を必要としない．

睡眠ポリグラフ検査では10分以上持続するレム睡眠期から突然覚醒し，心拍・呼吸数は軽度の増加をみる．

小児で鑑別が必要なのは睡眠時驚愕症である．夜間睡眠の後半に起こりやすい悪夢に対して，睡眠時驚愕症は睡眠の第3～4段階から生じるため夜間睡眠の前半に多く，エピソード中に覚醒させると錯乱していて叫んだり暴れたりすることがある．一方，悪夢は，普通大きな運動は伴わず，覚醒した後，見当識があり，鮮明な夢内容を思い出すことができる．

vi) 覚醒障害(arousal disorders)：「5.4.1 睡眠時遊行症・睡眠時驚愕症」(p.208)を参照．

vii) 睡眠時遺尿症(sleep enuresis)：「5.4.5 睡

眠時遺尿症」(p.231)を参照．

3) 乳幼児の睡眠障害に対するカウンセリング

乳幼児には，ここに挙げた他にも睡眠障害の訴えは多く，1歳児の20〜30％，3歳児の10〜15％が睡眠障害を有するとされる．このうち，持続するものの大部分は入眠困難か中途覚醒である．このため両親は，子どもの成長発達に必要な睡眠時間の不足，何らかの基礎疾患に対する不安，あるいは両親の睡眠不足による日常生活の支障を訴え来院することが多い．子どもの睡眠，覚醒，食事などを1〜2週間記録してもらい，病的なものでないと判断されたときは，提出された睡眠・覚醒記録をもとに，必要な睡眠が確保されていることを両親に示す．さらに以下のような内容を理解してもらうため，カウンセリングを行う(島田，1987)．

① 睡眠は乳幼児期に著しい発達上の変化を示す．運動や言語などの発達と同様，睡眠覚醒の周期の発達にも個人差がある．

② 睡眠の昼夜周期や時間帯は急に変わるものでなく，少なくとも1〜2週間を要する．

③ 睡眠時間には個人差があるが，一人ひとりの睡眠時間はほぼ一定している．また，睡眠の長さと深さは反比例している．

④ 昼寝の長さは夜の睡眠時間に影響を与える．たくさん昼寝をすれば，入眠が遅れたり，朝早く起きたりする．

⑤ 乳幼児の40〜60％は夜間に一度は眼を覚ますので，それ自体は正常な睡眠行動といえる．覚醒して長く泣き，両親の睡眠を妨げるような場合を睡眠障害とみなしている．

このようなカウンセリングにより，乳幼児の睡眠障害の大部分は改善する．

4) 学童期・思春期

i) 閉塞性睡眠時無呼吸症候群(obstructive sleep apnea syndrome)：「5.1.5 睡眠時呼吸障害」(p.153)を参照．

ii) ナルコレプシー(narcolepsy)：「5.1.2 ナルコレプシー」(p.136)を参照．

iii) 概日リズム睡眠障害(circadian rhythm sleep disorders)：「5.3 概日リズム睡眠障害」(p.188)参照．

c) 小児期にみられる特殊な睡眠障害

1) 重症心身障害・視覚障害

i) 重症心身障害： 重症心身障害児(者)とは，本来児童福祉法に定められた法律用語であり，出生前から小児期の間に中枢神経系に何らかの障害を受け，重度な精神遅滞と肢体不自由をあわせもつ患者をいう．大島分類によると，知能指数が35未満，寝たきりまたは座位まで可能な状態であり，全国の国立療養所に約8000人，他の施設に約8000人，これに在宅の患者をあわせると，約3万人に達する(1997年)．睡眠あるいは覚醒の異常は，これらのうち，軽度なものを含めると相当数が有していると思われるが(Quine, 1991)，運動障害やてんかん発作などの陰に隠れて，外来でも病棟でも，取り上げられることが少ない．夜間眠らないという訴えには，さまざまな睡眠障害が混同されているので，最低でも1か月間の睡眠・覚醒リズム表を記録して，その睡眠の状況を正確に把握する必要がある．

ii) 睡眠障害： 睡眠障害の訴えの多くは，なかなか寝付けない，夜間に頻回に目覚めてしまう，起床時刻が早く午前3〜4時である，というもので，患児はもとより養育する家族の大きな負担となってしまう．睡眠障害のパターンで最もよくみられるものは，終日にわたって睡眠と覚醒を繰り返す，分断された睡眠のパターンである(図5.70)．1回の睡眠は長く持続せず，短い睡眠と覚醒を反復するが，1日の総睡眠時間は逆に延長している．このほか，一晩に3〜4時間しか眠らない不眠型，1日に20時間近くも眠る過眠型，非24時間睡眠・覚醒リズム症候群や睡眠相後退症候群などの概日リズム障害があげられる．

睡眠ポリグラフ検査では，紡錘波や頭頂部鋭波などの睡眠要素を認めないことがあり，そのような例では，睡眠段階を分けることができない．また，睡眠・覚醒を通して脳波に変化がなく，おとがい筋筋電図，眼球運動や呼吸の観察から，初めて覚醒，ノンレム睡眠，レム睡眠を区別できるものもある．このような，ノンレム睡眠か，レム睡眠かの2段階にしか分けることができない単段階性睡眠は，寝たきりで表情も乏しく，周囲に対する反応がほとんどない最重度な障害児に多くみられる．辛うじて体温のリズムは保たれてい

5.7 発達・加齢に関連した睡眠障害

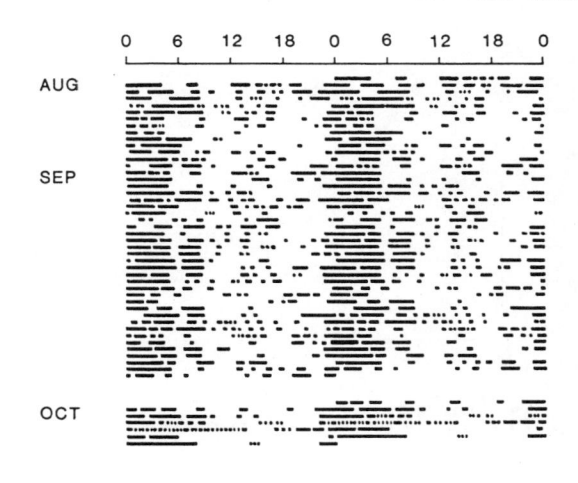

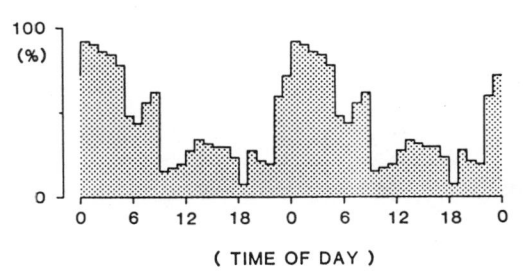

図 5.70 重症心身障害，14歳女児の睡眠・覚醒の記録
出生時頭蓋内出血の後遺症で精神発達遅滞，脳性麻痺となり，また1か月ごろよりけいれん発作が頻発し，現在も寝たきりである．頭部CTでは大脳皮質，白質全体に高度の破壊像を認める．図の上段の黒い横線は睡眠を表す．下段は，睡眠頻度ヒストグラムである．横軸は時刻，縦軸は1時間を単位として各時間帯での睡眠頻度を％で表した．睡眠は夜間にある程度多いが，日中の睡眠も多く，また，長く持続しない．

ても，コルチゾールなどのホルモンリズムは平坦であり，また，頭部画像診断でも，脳の広範な萎縮像や異常吸収像が認められる(Okawa ら，1986)．

一方，睡眠が比較的夜間の時間帯に集中し，1回の睡眠が長く持続するような症例では，睡眠ポリグラフ検査でも睡眠段階を分けることができ（多段階性睡眠），体温やホルモン分泌リズムもよく保たれ，それらの位相関係も正常であることが多い．このような患者では，先に述べた単段階性睡眠の患者に比べて，運動機能や精神発達の障害は軽く，てんかん発作，嚥下障害，不随意運動などの神経症状や頭部画像所見も軽症である．

部検所見では，多段階性睡眠を示すものは，テント上の病変はあっても脳幹は保たれており，他方，単段階性睡眠の症例では，脳幹網様体や縫線核に強い病変を認める(大川，1985)．このことは，睡眠・覚醒リズムの発現や増幅に，脳幹被蓋部が重要な役割を果たしていることを示している．

iii) **視覚障害**： 視覚障害者は，最も強力な同調因子である明暗サイクルを感受できないため，睡眠・覚醒リズム障害をきたしやすい．盲学校へ通う生徒73人を対象とした調査では，41.1％に睡眠障害を認めている．非24時間睡眠・覚醒リズム症候群を呈したものが17.8％，睡眠相後退症候群が23.3％にみられた(Sasaki ら，1992)．また，弱視の患者に比べ，光覚もない視力0の患者では睡眠障害の頻度は高く，60％にのぼった．さらに，精神遅滞などを重複する患者では，光だけでなく社会的接触も減るため，睡眠障害の頻度はより高くなると思われる．

iv) **病態**： 重症心身障害や視覚障害に睡眠障害が合併する病態として，3点が考えられる．①中枢神経系の器質的病変により，生体リズムの機能が直接障害されている．②精神遅滞や感覚器の障害のため，社会的同調因子が作用しにくい．③視覚障害のため，明暗サイクルの入力がなく光の同調因子が欠如している．

重症心身障害児(者)は，運動機能の低下だけでなく，合併するてんかんや呼吸障害から行動範囲が制限され，一日中室内やベッド上で過ごし，外界との接触が失われがちである．嚥下障害があれば，経管栄養となり食事の機会が奪われ，視覚や聴覚に障害があれば，朝になって陽が差し込んだことやまわりが騒がしくなったこともわからない．また，精神遅滞や乏しい表現能力のため，与えられた刺激にも反応できず，養育者からの働きかけが育ちにくい．抗てんかん薬の多剤併用や過量投与のため，日中も眠気が強い．このような日常生活の悪条件の重なりが，睡眠障害をより悪化させていると思われる．

v) **治療**： 睡眠障害の治療では，第一に社会的同調因子の強化が重要である．日中しっかり起きていられるように声がけをし，運動や遊び方を工夫する，食事や起床・就寝時刻を一定にし，規則正しい生活の指導(表5.61)を行うことで，多くの例で睡眠・覚醒リズムの改善が認められている．

表 5.61 重症心身障害の睡眠障害に対する生活指導

1. 日中は覚醒時間を長くするため，仰臥位の姿勢を避け，児への声がけを多くし，遊ばせ方を工夫し刺激を多く与える．また，視覚障害のある事例には，聴覚刺激，触覚刺激の工夫も指導する．
2. 起床，食事，午睡，訓練，入浴，就寝時間など設定したスケジュール表を作成する．
3. スケジュール表に沿って母親と行動をともにしながら具体的に児へのかかわり方を指導する．

薬物療法では，睡眠薬，ビタミン B_{12} やメラトニンが用いられている．睡眠・覚醒リズム障害に対するビタミン B_{12} 治療は，甲状腺機能低下症の治療のなかで，偶然得られた睡眠障害の改善から始められた(Kamgar-Parsi ら，1983)．これまでに，非24時間睡眠・覚醒リズム症候群，睡眠相後退症候群，分断された睡眠障害(レット症候群の項で紹介)で，その有効性が報告されている．Okawa ら(1990)の報告では，非24時間睡眠・覚醒リズムを呈した視覚障害と重度精神発達遅滞の15歳女児に，ビタミン B_{12} 1.5 mg の投与を開始し，5日目から24時間に同調したリズムが得られている．ビタミン B_{12} の作用機序として，①睡眠・覚醒リズムへの直接的な作用，②外界の周期への生体時計の同調を促進する作用，③直接的な催眠作用が考えられているが，このほかに，④メチル基転移の補酵素として働き，松果体でのセロトニンからメラトニンの生合成を促進し，睡眠・覚醒リズムに働きかけている可能性がある．図 5.71 は，非24時間睡眠・覚醒リズムを示したアンジェルマン(Angelman)症候群のホルモン分泌日内変動であるが，無治療ではメラトニンリズムは平坦に近かったが，ビタミン B_{12} 投与では睡眠時にメラトニン分泌の増加を認めるようになった．

メラトニンによる治療も，近年行われるようになった．Jan ら(1994)は，難治性の睡眠障害を伴う15例の重症心身障害児に，メラトニン 2.5 mg または 5 mg を投与し，睡眠・覚醒リズムの改善がみられたと報告している(図 5.72)．効果の発現は早く，数日で日中の活動性が向上するなどが観察され，数週で睡眠・覚醒リズムの改善が得られている．

メラトニンの投与時刻は，内服後 30～60 分後に入眠が得られやすいことから，希望される就寝時刻の

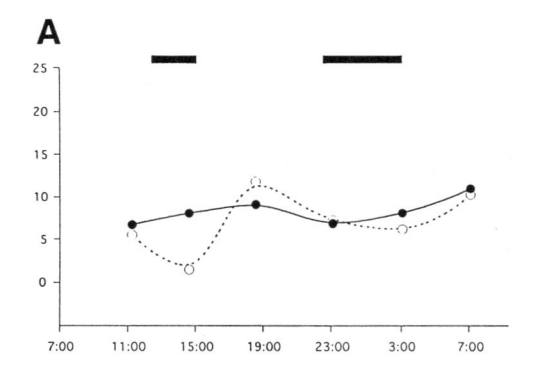

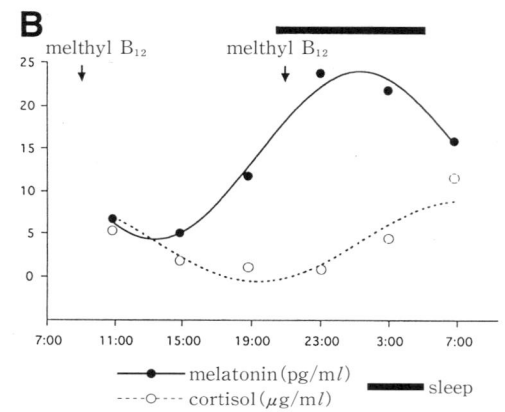

図 5.71 ビタミン B_{12} 治療前後のホルモン日内変動
アンジェルマン症候群，5歳女児．A)無治療での睡眠とホルモン日内変動．実線で表されるメラトニンは一日を通して大きな変化がなく低値である．B)ビタミン B_{12} 投与により，睡眠に一致したメラトニンのサーカディアンリズムが認められるようになった．

30～60 分前に設定する．投与量は，2.5～5 mg では生理的な血中濃度をはるかに上回ることが知られており，0.5～1 mg でも十分な効果が期待できる(Palm ら，1991)．しかし，一方で効果減弱のため増量が必要になる例もある．これは，入眠が困難な例や，夜間の中途覚醒が多く睡眠維持に障害のある例に多い．その理由として，脳の器質的障害から内因性メラトニン分泌が低く，外因性メラトニンを就寝前に与えても，その代謝排泄の速さから，深夜には血中メラトニン濃度が低下するためと推測される(田中ら，1996)．

メラトニンを中止すると，2～3日でもとのリズムにもどってしまうことが多い．これは，時差ぼけなどの場合は，外因性メラトニンの役割が睡眠・覚醒リズムをリセットすることであり，その後は不要になるの

A メラトニン投与前

B メラトニン投与中

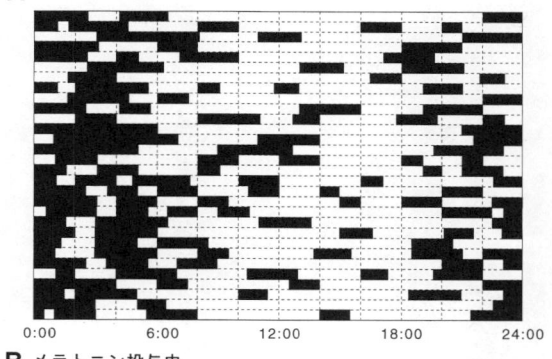

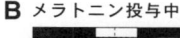

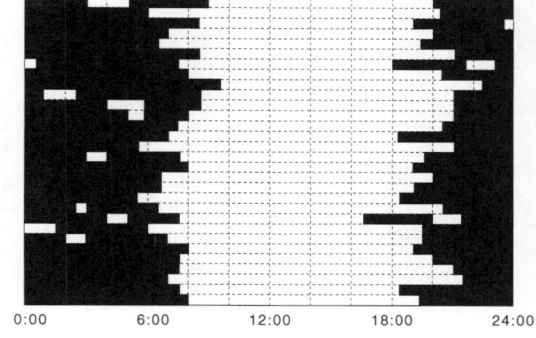

図 5.72 メラトニン治療前後の睡眠・覚醒リズム表(Janら, 1994)

重度の発達遅延,四肢麻痺,てんかんと皮質盲を呈する滑脳症,3歳男児.2歳ごろから睡眠が乱れ始め,種々の睡眠薬は無効であった.A)治療前は,昼夜の別なく短い睡眠が繰り返される分断された睡眠のパターンであった.B)メラトニン2 mgを19時に投与したところ,夜間に睡眠が集中し,日中も十分覚醒できるようになった.メラトニンをいったん中止すると,睡眠・覚醒リズムは元にもどり,けいれん発作も明らかに増えた.

に対して,脳の器質的病変のある重症心身障害児などの場合には,リズムをつくり続けるために長期の外因性メラトニン投与が必要であることを示している.

このほか,高照度光療法の併用も有用である(田中ら,1995).また,視覚障害においてさえも高照度光療法の効果が報告されている.

睡眠障害に対するアプローチは,単に睡眠障害の改善だけでなく,日中の覚醒状態を保ち,活動性を向上させることで発達を促すことを目的としている.実際,睡眠障害の改善とともに,頸の座りが安定した,視線が合うようになり声を出して笑うようになったなどの発達が得られ,また,てんかん発作が減少するなどの利益を得ることが多い.同時に,児の不規則な睡眠による家族など養育者の負担が軽減されることも重要な点である.

2) アンジェルマン症候群

i) アンジェルマン症候群: アンジェルマン症候群は,精神運動発達の遅れ,てんかん,にこにこした表情とぎこちない歩容が特徴的な疾患で,happy puppet(ゆかいな操り人形)syndrome とも称されている.表情はいつも笑顔で,色白であり,交代性外斜視を有することが多い.運動発達は座位獲得が1歳ごろ,独歩は5歳ごろと遅れる.歩行は,上肢を羽ばたかせるようにしながら,下肢は硬く wide-based で,あたかもロボットか操り人形のようにギクシャクと歩く.知的発達の面では,言語理解は乏しく,有意語は獲得できないか数語に留まる.乳児期より高度な脳波異常を呈し,1歳ごろ初発するてんかんも難治性である.

アンジェルマン症候群の約70%で,15番染色体長腕(15q11-q13)の欠失を認め,母親由来であることから,アンジェルマン症候群の発現には遺伝子刷り込み現象が考えられている.このほかに,父親由来の片親性 disomy(2%),刷り込みを制御する部分の遺伝子異常'imprinting mutation'(2〜3%)が認められている.最近,アンジェルマン症候群の責任遺伝子として,E6-AP ubiquitin-protein ligase 3A gene (*UBE3A*)が明らかにされた(Kishinoら,1997).

ii) 睡眠障害: 睡眠障害の合併は高率で,86〜90%にのぼる(Clayton-Smith,1993;Smithら,1996).これらの報告では,睡眠時間は一晩に5〜6時間と少なく,2〜6歳に悪化する,なかには夜間暴れて家具を壊すこともある,とされているが,睡眠障害の内容について詳しく言及した報告は少ない.筆者の経験した5歳女児では,約25時間を周期としたフリーランリズムを示し(図5.73A),乳児期から睡眠障害が持続していた.筆者の知る16例のアンジェルマン症候群(20歳女性の1例を除き,15q11-q13の欠失が確認されている)のうち,非24時間・睡眠覚醒リズム症候群を呈したのは2例,睡眠相後退症候群6例(図5.73B),分断された睡眠3例(図5.73C),分類不能な睡眠異常1例を認めた(斉藤伸治,大沼晃,須貝研司,森田浩之;私信).これらの症例はすべて2歳か

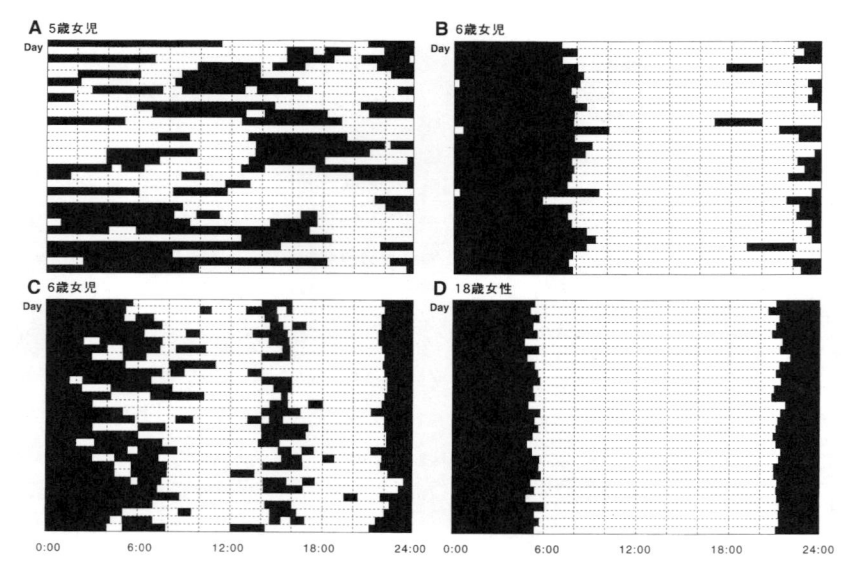

図 5.73 アンジェルマン症候群の睡眠・覚醒リズム表
A) Non-24 hr sleep/wake rhythm syndrome, 5歳女児. 不規則であるが, $\tau=25.09$ 時間の周期でフリーランリズムを認める.
B) Delayed sleep phase syndrome, 6歳女児. 就寝23～24時, 起床8時ごろのリズムが継続している.
C) Fragmented sleep pattern, 5歳女児. 夜間中途覚醒や早朝覚醒が多く, また1～2時間の昼間睡眠が必ずみられる.
D) Normal sleep, 18歳女性. 就寝21時, 起床6時の規則正しいリズムがみられる.

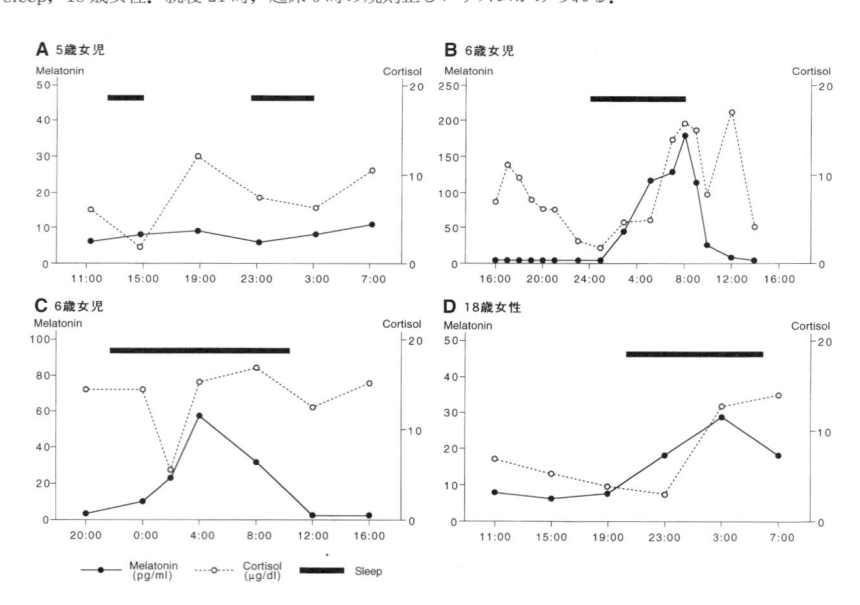

図 5.74 アンジェルマン症候群の血液中メラトニンとコルチゾールの日内変動
A) Non-24 hr sleep/wake rhythm syndrome, 5歳女児. メラトニンは7～11 pg/ml の間でわずかな増減があるが, ほとんど平坦で基礎分泌しか認められない. コルチゾールも早朝分泌がなく不整である.
B) Delayed sleep phase syndrome, 6歳女児. メラトニンの夜間ピーク値178 pg/ml は, 同年齢対照群とほぼ等しいが, そのピークは睡眠終了時に出現しており, 睡眠・覚醒リズムとメラトニン分泌リズムに位相のずれがある.
C) Fragmented sleep pattern, 5歳女児. メラトニンの夜間ピーク値57 pg/ml は, 正常対照群の3～5歳平均値216 pg/ml より有意に低いが, メラトニン, コルチゾール, 睡眠・覚醒リズムの位相関係は正常である.
D) Normal sleep, 18歳女性. 現在は睡眠障害の訴えがない. メラトニンの夜間分泌, コルチゾールの早朝分泌とも正常なパターンであるが, メラトニンの夜間ピーク値は30 pg/ml で, 正常対照群の15～20歳平均値54.3 pg/ml よりやや低めである.

5.7 発達・加齢に関連した睡眠障害

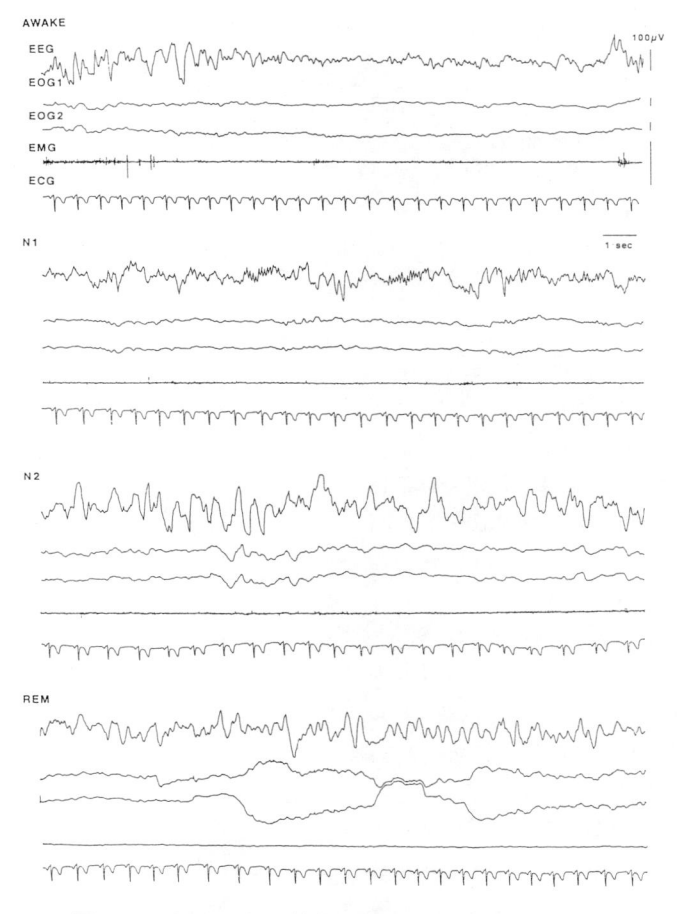

図 5.75 睡眠ポリグラフ検査所見における各睡眠段階の評価法
アンジェルマン症候群では高振幅徐波が睡眠・覚醒を問わず広く出現しているため，従来の分類を用いることが困難である．おとがい筋筋電図，眼球運動や呼吸運動より，覚醒(AWAKE)，ノンレム睡眠(N)，レム睡眠(REM)を分け，脳波からノンレム睡眠を紡錘波の現れるまでの N1 と，紡錘波が消失して徐波が中心となる N2 に分類した．

ら 6 歳であり，また，年長例(18 歳；図 5.73 D，20 歳，24 歳，28 歳)では，「小さいころはあまり眠らない子だった」が，現在は睡眠障害がないことから，アンジェルマン症候群の睡眠障害は乳幼児期に限られた年齢依存性があると考えられる．また，睡眠障害の合併は，16 例中，6 歳男児を除いた 15 例でその既往を認めることから，その発症頻度は非常に高率であると考えられる．

　iii) 睡眠ポリグラフ検査： アンジェルマン症候群の乳幼児期の脳波は，覚醒，睡眠を問わず高振幅徐波が広く分布するため，睡眠段階の判定は困難である．睡眠ポリグラフ検査では，おとがい筋筋電図，眼球運動と呼吸により，覚醒，ノンレム睡眠，レム睡眠

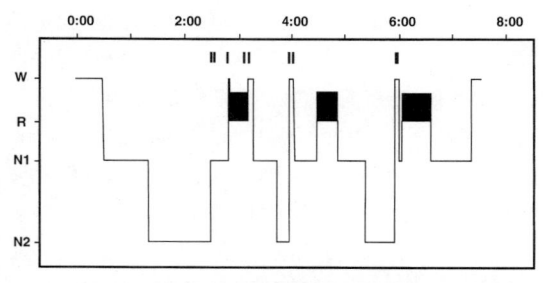

図 5.76 5 歳女児，アンジェルマン症候群の睡眠経過図
1 回目のレム睡眠までの時間(REM 潜時)は長いが，レム睡眠は一晩に 3 回出現し，その間隔は 84 分で，しだいに持続時間は延長した．ノンレム睡眠はしだいに浅く短くなる傾向にある．

表 5.62 アンジェルマン症候群，5歳女児の各睡眠変数

	アンジェルマン症候群 5歳女児	対照群 2〜5歳($n=12$)
Sleep latency(分)	30	24.6
REM latency(分)	84	60.5
N 1/stage 1+2(% SPT)	41.1	45.7
N 2/stage 3+4(% SPT)	26.0	30.3
REM(% SPT)	16.3	22.8

ノンレム睡眠は，アンジェルマン症候群ではN1とN2に，対照群ではstage 1+2とstage 3+4で表した．対照群は，正常児2〜5歳の値（Glazeら，1987）を用いた．

を分け，ノンレム睡眠は脳波で紡錘波の現れるまでのN1と，紡錘波が消失して徐波が中心となるN2に分類し検討した（図5.75）．睡眠経過図（図5.76）では，睡眠潜時は30分，最初のレム睡眠までの潜時は延長しているが，レム睡眠は，80〜90分の間隔で3回出現し，持続時間はしだいに延長した．ノンレム睡眠はしだいに浅く短縮された．各睡眠段階比（表5.62）は，同年齢対照群と比較して大きな差を認めなかった．

 iv) ホルモン分泌リズム： ホルモン分泌リズムについて，メラトニンとコルチゾールの日内変動を図5.74に示す（図5.74のA-Dは，それぞれ図5.73のA-Dと対応していて同一症例である）．メラトニンの夜間分泌は，非24時間睡眠・覚醒リズム症候群の1例を除いて認められるが，そのピーク値は各年齢の正常値より低いものが多かった．コルチゾールも，非24時間睡眠覚醒リズムの1例を除いて早朝分泌が認められる．

 v) 治療： 睡眠障害に対する治療は，ビタミンB_{12}やメラトニンの投与が試みられている．非24時間睡眠・覚醒リズムの患児に薬物治療を行った経過を図5.77に示す．治療前は約25時間を周期とするフリーランリズムであった．これに対して，朝夜一定時刻に起床・就寝を促すような働きかけをして同調因子の強化を試みたが，逆に1日の睡眠時間が短縮され，活動性の低下とけいれん発作の増加をみるに至った．また，ベンゾジアゼピン系睡眠導入剤も無効であった．ビタミンB_{12}（1 mg；50 μg/kg，分2）の投与により，周囲の環境に同調して，たとえば朝，家族とともに食事をとることができるようになったが，依然として，フリーランリズムは持続していた．1か月の休薬でフリーランリズムは悪化し，また，けいれん発作を頻回

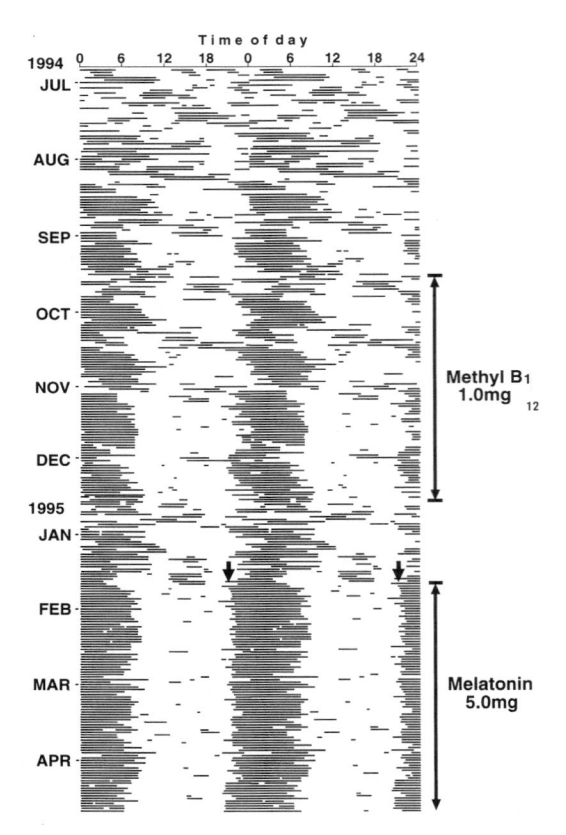

図 5.77 アンジェルマン症候群，5歳女児の睡眠・覚醒リズム表

治療前は約25時間を周期とするフリーランリズムを示している．ビタミンB_{12} 1.0 mgを朝夕2回に分け投与した．1〜2か月たつと，患児は周囲の環境に同調して，たとえば，朝に家族とともに食事をとることができるようになったが，フリーランリズムは持続しているようにみえる．1か月の休薬でリズムはもとにもどりフリーランは悪化した．次に，夜21時にメラトニン5 mg（↓で表す）の内服を開始したところ，その翌日より安定した入眠（服薬後約30分で入眠）と24時間のリズムが得られた．

に認めるようになった．次に，夜21時にメラトニン(5 mg)の内服を開始したところ，その当日より安定した入眠と24時間のリズムが得られた．また，これまで月に3～4回あったけいれん発作も，ほとんど消失した．この症例は，1年あまりでメラトニン投与を中止しているが，睡眠・覚醒リズムは改善された状態が続いている．

3) レット症候群

i) レット症候群： レット症候群は自閉的傾向，精神発達遅延と，特異な手の常同運動などが1～2歳ごろから現れる進行性の中枢神経疾患で，遺伝性で女児にのみ発症する．その病因・病態は十分に明らかにされていない．出生時や生後6か月までは異常を認めないが，1歳～1歳半ごろから明らかに表情が乏しく，周囲への関心が薄れ，獲得した言語を失うなどの症状で発症する．両手をもみ洗うような特徴的な常同運動も1～2歳ごろに出現し，合目的運動は失われる．てんかん，呼吸異常，側弯などをよく合併するが，睡眠障害も高率に認められる．

ii) 睡眠障害： 図5.78Aは5歳のレット症候群の睡眠・覚醒リズム表であるが，夜間の中途覚醒があり，早朝に覚醒しており，また，短時間の昼寝が複数回みられている．30例のレット症候群の睡眠・覚醒リズムを検討した報告(Marcusら，1994)では，対照群と比べて睡眠潜時が長く，入眠後の覚醒回数が多く，時間も長くなっていることから，寝付きが悪く，

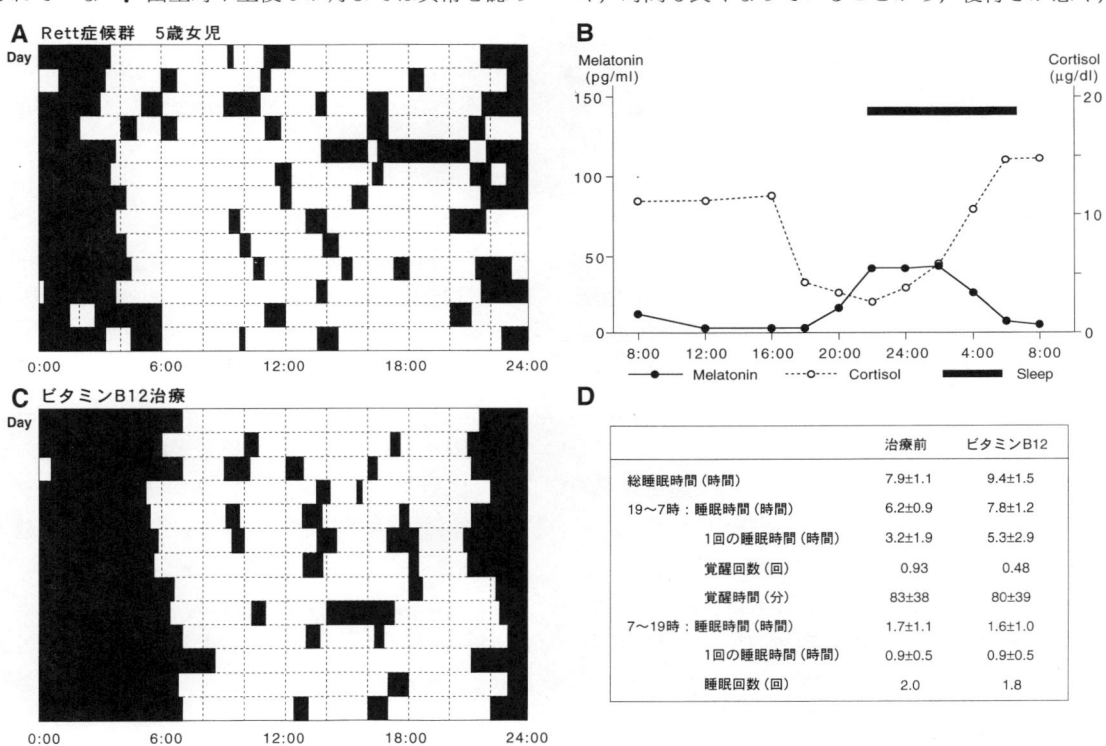

図 5.78 レット症候群，5歳女児の睡眠・覚醒リズム表とホルモン分泌リズム

A) ビタミンB_{12}投与前の睡眠・覚醒リズム表．睡眠の持続時間が短く，夜間の中途覚醒または午前3～4時ごろの早朝覚醒が多い．昼寝は一日に必ず2～3回とる．また，夜間の就寝時間が一定していない．

B) Aの状態での血液中メラトニンとコルチゾールの日内変動．夜間のメラトニン分泌ははっきりしたピークがなく，最高値も44 pg/mlで同年齢対照群の平均値216 pg/mlより有意に低値であった．コルチゾールの早朝分泌は認められる．

C) ビタミンB_{12} 0.5 mgの投与後，就寝時間が21～23時ごろに一定し，夜間の中途覚醒や早朝覚醒がなくなり，朝6～7時に起床するようになった．日中の表情も豊かになり，けいれん発作も激減した．

D) ビタミンB_{12}投与前後の睡眠の比較．治療前後で，総睡眠時間は増加している．夜間帯を19～7時とすると，睡眠時間の増加はほとんど夜間帯であり，昼間の睡眠時間は変化がない．夜間の睡眠は1回に長く持続し，中途覚醒は一晩に1回から二晩に1回へ減った．

	治療前	ビタミンB_{12}
総睡眠時間（時間）	7.9±1.1	9.4±1.5
19～7時：睡眠時間（時間）	6.2±0.9	7.8±1.2
1回の睡眠時間（時間）	3.2±1.9	5.3±2.9
覚醒回数（回）	0.93	0.48
覚醒時間（分）	83±38	80±39
7～19時：睡眠時間（時間）	1.7±1.1	1.6±1.0
1回の睡眠時間（時間）	0.9±0.5	0.9±0.5
睡眠回数（回）	2.0	1.8

表 5.63 レット症候群 30 例の各睡眠変数の対照群との比較
(Marcus ら, 1994)

	レット症候群($n=30$)	対照群($n=30$)
総睡眠時間(時間)	6.6 ± 1.6	6.0 ± 0.7
睡眠効率(%)	80 ± 13	83 ± 10
入眠潜時(分)	48 ± 62	29 ± 30
中途覚醒時間(分)	51 ± 44	48 ± 36
覚醒回数(回)	6 ± 5	4 ± 2
睡眠段階1(%総睡眠時間)	8 ± 4	6 ± 3
睡眠段階2(%総睡眠時間)	55 ± 11	56 ± 10
徐波睡眠(%総睡眠時間)	18 ± 9	21 ± 8
レム睡眠(%総睡眠時間)	19 ± 8	21 ± 8
レム睡眠出現数(回)	4 ± 2	3 ± 2

夜中に起き出してはなかなか寝ないという特徴が示されている(表5.63).

この睡眠障害は加齢により,総睡眠時間はほとんど変化しないが,夜間睡眠時間は正常のそれよりもさらに減少し,逆に昼間睡眠は増加し続けるという結果が示されている(Piazzaら,1990).しかし,経験上,レット症候群においても睡眠障害が悪化するのは乳幼児期で,以後は寛解する患者が多いように思われる.

iii) 睡眠ポリグラフ検査: 睡眠構築については,正常とほとんど差がないとするもの(表5.63)から,レム睡眠期が短く,また5歳までの幼児では睡眠段階2が長いなどの異常を示すもの(Glazeら,1987)まで,さまざまな報告がある.SegawaとNomura(1990)は,睡眠ポリグラフ検査の加齢による変化に詳細な検討を加え,レット症候群の脳内機序について以下のような考察を行っている.彼らの得た睡眠ポリグラフの所見は,①加齢に従いレム期率が増加,逆に徐波睡眠期率は減少する,②急速眼球運動や体動などのレム期の要素がノンレム期にもみられる,③レム期の急速眼球運動数に対するレム期のおとがい筋の筋れん縮(TM)数の比(ment TM sREM/REMs)は,5歳未満では低下し5歳以上では上昇する,④レム期のすべてのおとがい筋TM数に対する急速眼球運動群発に同期するTM数の比(% TM in REMs burst)が低年齢から上昇している,などである.これらは,複数のモノアミン神経系の障害を表しており,発達早期には脳幹の青斑核のノルアドレナリン神経系や,ドパミン神経系の低活性があり,加齢とともにドパミン神経系の後シナプス過敏性とセロトニン神経系の障害が出現するという.

iv) ホルモン分泌リズム: ホルモンのサーカディアンリズムについての報告は少ない.図5.78Bに5歳女児の血液中メラトニンとコルチゾールの日内変動を示す.夜間のメラトニン値ははっきりしたピークを示さず,44 pg/ml と同年齢対照の216 pg/ml に比較し非常に低値であった.一方,コルチゾールの早朝分泌は認められている.Miyamotoら(1999)は,睡眠障害を伴うレット症候群の血液中メラトニン日内変動を調べ,次のような結果を得ている.夜間中途覚醒が多い症例では,夜間のメラトニン値が18 pg/ml と低く日内変動が不明瞭であった.また,睡眠がフリーランした症例では,患児の睡眠に一致してメラトニンの上昇(ピーク値=98 pg/ml)を認めた.

v) 治療: 睡眠障害に対する治療はまだ確立されていないが,ビタミンB_{12}やメラトニンの投与が試みられ,効果が得られている.図5.78Cは,ビタミンB_{12}投与中の睡眠・覚醒リズム表である.治療前の図5.78Aと比べると,夜間の睡眠が長く持続し,中途覚醒や午前3~4時の早朝覚醒がなくなっている.臨床的にも,昼間の活動性が向上しけいれん発作も減少した.一方で,昼間の睡眠はほとんど変化がみられなかった(図5.78D).

4) 自閉症(autism)

i) 自閉症と睡眠障害: 自閉症においても睡眠障害は高率に合併し,夜の入眠時刻,朝の覚醒時刻が不整で昼間睡眠が多いという特徴がある.病歴をさかのぼってみると,70%の患者で,乳児期早期の昼夜に同調した睡眠・覚醒リズムの形成がなされていない.88例の自閉症児を対象とした調査(Tairaら,1998)では,65.1%に何らかの睡眠障害の既往があっ

た．その発症は平均2歳3か月であり，ほとんどが3歳前に発症していた．睡眠障害の訴えは，入眠困難（26.1％）が最も多く，中途覚醒（21.6％），早朝覚醒（12.5％）が続いた．症状の消失は平均5歳で，他の報告（RichdaleとPrior，1995）でも，8歳以上では睡眠に関する訴えが著明に減少するとされている．

ii）病態と治療：自閉症の睡眠機構の研究では，レム睡眠・ノンレム睡眠のリズムは保たれ，睡眠構築・睡眠段階比にも異常はないが，ノンレム期におとがい筋筋放電の消失および急速眼球運動の出現をみるなど，レム期要素のノンレム期への漏出が指摘され（橋本と田山，1985），脳幹縫線核のセロトニン神経系の異常が想定されている（瀬川，1985）．

自閉症の睡眠障害の病態には，昼夜周期や食事，生活習慣など同調因子となる環境刺激への感受性の低下も大きく関与していると思われる．実際，遊戯療法など治療的アプローチを行い環境因子を強化することで，睡眠障害は軽快することが多い．自閉症に対する薬物療法では，種々の薬剤が試されているが，ハロペリドールは最もよく検討されており，二重盲験でその有効性が確かめられている（Andersonら，1989）．

5）不登校（school refusal）

i）不登校と睡眠・覚醒リズム異常：「学校に行けない」，「学校に行きたいのにどうしても学校へ行けない」という不登校の子どもたちは年々増え続け，平成6年（1994）度の文部省公式発表では小中学生の1.5％以上を占める77,400人とされており，社会的な問題となっている．不登校の子どもたちが，最初に病院へ訪れるのは，発熱，頭痛，腹痛，嘔吐などの身体症状を主訴とすることが多いが，同時に，朝なかなか起きられず，夜ふかししてしまう昼夜逆転の睡眠リズムの問題を抱えている子どもも多い．不登校を生理学的に評価すると，睡眠・覚醒リズム，体温・ホルモンリズムなどの生体リズムの異常が潜んでいることが明らかにされてきた．

ii）臨床症状：初期症状は，心気症的な身体症状を訴えることが多く，発熱，頭痛，腹痛，食欲低下，嘔吐，下痢，全身倦怠感，めまい，肩こり，筋肉痛，関節痛などさまざまで，これらは形を変化させながら継続する．この時点での身体疾患の鑑別は重要である．原因となった状況だけでなく，患者の「不登校」に対する家族，先生，友人など周囲からのプレッシャーは患者への大きなストレスとなり，焦燥感，無気力，集中力の低下，記憶力の低下といった精神症状として現れる．生活面でも自室に閉じこもりがちになり，朝起きられず夜はいつまでも起きている昼夜逆転の生活になる．

iii）生理学的背景：生理学的背景として，たとえば，頭痛に対して脳波・頭部CT，腹痛に対してX線透視などの検査ではほとんど所見を得ることはできないが，自律神経機能検査ではほぼ全例に異常がみられ，コルチゾール，メラトニンなどのホルモン日内変動の異常がある．深部体温も正常と比較すると最低体温出現時刻が後方へずれ，全体に高温で変動幅も狭い．また，睡眠・覚醒記録表をつけると，睡眠相後退，不眠，過眠など睡眠・覚醒リズム障害がはっきりすることが多い．

不登校を生理学的に評価すると，交感神経の過緊張状態が持続し，休養のための神経機能（副交感神経）の持続的抑制状態が続いているため，「中枢神経系が慢性的な疲労蓄積状態」に陥っている（三池，1996）．また，体温調節，ホルモン分泌，睡眠・覚醒リズムなどの生体リズムが相互に，または社会生活と脱同調を起こし，ちょうど「時差ぼけ」と同じ状態と考えられる．つまり，多彩な身体症状は自律神経症状として，昼夜逆転の生活パターン，意欲低下などの精神症状は生体リズムの異常から説明できる．

iv）病態と治療：不登校の病態は，実際には子ども自身，家族，学校や社会のそれぞれの要因が絡みあって形成されているが，不登校に陥っている子どもの背景には上述した中枢神経系の疲労が存在すると考えられる．ビタミンB_{12} 1.5 mgの投与では42％（友田と三池，1994），メラトニン1〜3 mgの投与では95％（三池，1996）の不登校児で，目覚めがよくなった，寝付きがよくなったなど，睡眠の改善がみられた．これらに睡眠導入剤などを併用しながら，リズムのよい適切な睡眠をとり身体を休めることは，精神的に疲れ切って悪循環に陥った子どもに，生きるエネルギーを自分でみつけるまでのよい時間を与えてくれるであろう．

〔田中総一郎・大川匡子〕

文 献

安部敏子, 松崎和江, 薬師寺 仁, 町田幸雄, 1987：口腔習癖の年齢推移について. 歯科学報 87：95-103.

Anderson LT, Campbell M, Adams P, Small AM, Perry R, Shell J, 1989：The effect of haloperidol on discrimination learning and behavioral symptons in autistic children. J Autism Dev Disord 19：227-239.

Chisholm T, Morehouse RL, 1996：Adult headbanging：Sleep studies and treatment. Sleep 19：343-346.

Clayton-Smith J, 1993：Clinical research on Angelman syndrome in the United Kingdom：observations on 82 affected individuals. Am J Med Genet 46：12-15.

Daoust-Roy J, Seshia SS, 1992：Benign neonatal sleep myoclonus. A differential diagnosis of neonatal seizures. Am J Dis Child 146：1236-1241.

Fleming PJ, Cade D, Bryan MH, Bryan AC, 1980：Congenital central hypoventilation and sleep state. Pediatrics 66：425-428.

Glaze DG, Frost Jr JD, Zoghbi HY, Percy AK, 1987：Rett syndrome：Characterization of respiratory patterns and sleep. Ann Neurol 21：377-382.

橋本俊顕, 田山正伸, 1985：自閉症の睡眠ポリグラフ的検討. 厚生省「発達神経学的にみた自閉症の予防と治療に関する研究」昭和59年度研究総括報告書, pp 8-11.

Jan JE, Espezel H, Appleton RE, 1994：The treatment of sleep disorders with melatonin. Dev Med Child Neurol 36：97-107.

Kahn A, Mozin MJ, Rebuffat E, Sottiaux M, Muller MF, 1989：Milk intolerance in Children with persistent sleeplessness：a prospective double-blind crossover evaluation. Pediatrics 84：595-603.

Kamgar-Parsi B, Wehr TA, Gillin JC, 1983：Successful treatment of human non-24-hour sleep-wake syndrome. Sleep 6：257-264.

Kennaway DJ, Stamp GE, Goble FC, 1992：Development of melatonin production in infants and the impact of prematurity. J Clin Endocrinol Metab 75：367-369.

Kishino T, Lalande M, Wagstaff J, 1997：UBE3A/E6-AP mutations cause Angelman syndrome. Nature Genet 15：70-73.

Kleitman N, 1963：Sleep and wakefulness, The University of Chicago Press, Chicago.

Louis J, Cannard C, Bastuji H, Challamel MJ, 1997：Sleep ontogenesis revisited：a longitudinal 24-hour home polygraphic study on 15 normal infants during the first two years of life. Sleep 20：323-333.

Marcus CL, Carroll JL, McColley SA, Loughlin GM, Curtis S, Pyzik P, Naidu S, 1994：Polysomnographic characteristics of patients with Rett syndrome. J Pediatr 125：218-224.

Mellins RB, Balfour HH JR, Turino GM, Winters RW, 1970：Failure of automatic control of ventilation (Ondine's curse). Report of an infant born with this syndrome and review of the literature. Medicine 49：487-504.

三池輝久, 1996：不登校（中枢疲労）の生体リズム. 神経精神薬理 18：719-726.

Miyamoto A, Oki J, Takahashi S, Okuno A, 1999：Serum melatonin kinetics and long-term melatonin treatment for sleep disorders in Rett syndrome. Brain Dev 21：59-62.

Navelet Y, 1996：Insomnia in the child and adolescent. Sleep 19：S23-S28.

大石 愛, 大倉育子, 太田たか子, 久保田初代, 1996：睡眠障害を持つ重度障害児の援助―母親への生活指導を中心に―. 第27回小児看護学会抄録, pp 132-135.

大川匡子, 1985：ヒトの睡眠・覚醒リズムの神経機序―重症脳障害児の生体リズムの観察およびCT所見と剖検所見に基づく検討―. 神経進歩 29：346-365.

Okawa M, Takahashi K, Sasaki H, 1986：Disturbance of circadian rhythms in severely brain-damaged patients correlated with CT findings. J Neurol 233：274-282.

Okawa M, Mishima K, Nanami T, Shimizu T, Iijima S, Hishikawa Y, Takahashi K, 1990：Vitamin B12 treatment for sleep-wake rhythm disorders. Sleep 13：15-23.

Palm L, Blennow G, Wetterberg L, 1991：Correction of non-24-hour sleep/wake cycle by melatonin in a blind retarded boy. Ann Neurol 29：336-339.

Parmelee Jr AH, Wenner WH, Akiyama Y, Shultz M, Stern E, 1967：Sleep states in premature infants. Dev Med Child Neurol 9：70-77.

Piazza CC, Fisher W, Kiesewetter K, Bowman L, Moser H, 1990：Aberrant sleep patterns in children with the Rett syndrome. Brain Dev 12：488-493.

Quine L, 1991：Sleep problems in children with mental handicap. J Ment Defic Res 35：269-290.

Reding GR, Zepelinm H, Robinson Jr JE, Zimmerman SO, Smith VH, 1968：Nocturnal teeth-grinding；all-night psychophysiologic studies. J Dent Res 47：786-797.

Richdale AL, Prior MR, 1995：The sleep/wake rhythm in children with autism. European Child and Adolescent Psychiatry 4：175-186.

Sasaki H, Nakata H, Murakami S, Uesugi R, Harada S, Teranishi M, 1992：Circadian sleep-walking rhythm disturbance in blind adolescence. Jpn J Psychiatry Neurol 46：209.

佐藤豊彦, 原田善郎, 1973：睡眠中の歯軋りの生理学的研究. 歯基礎誌 15：77-88.

瀬川昌也, 1985：自閉症とサーカディアンリズム. 神経進歩 29：140-153.

瀬川昌也, 1992：発達過程にみる睡眠・覚醒リズムの異常. 神経進歩 36：1029-1040.

Segawa M, Nomura Y, 1990：The pathophysiology of the Rett syndrome from the stand point of polysomnography. Brain Dev 12：55-60.

Shaywitz BA, Finkelstein J, Hellman L, Weitzman ED, 1971：Growth hormone in newborn infants during sleep-wake periods. Pediatrics 48：103-109.

島田司巳, 1987：睡眠障害. 堺 嘉之, 三河春樹, 重田政信編：今日の小児治療指針 第7版, pp 137-138, 医学書院, 東京.

Smith A, Wiles C, Haan E, McGill J, Wallance G, Dixon J, Selby R, Colley A, Marks R, Trent RJ, 1996：Clinical features in 27 patients with Angelman syndrome resulting from DNA deletion. J Med Genet 33：107-112.

Taira M, Takase M, Sasaki H, 1998：Sleep disorder in children with autism. Psychiat Clin Neurosci 52：182-183.

田中 肇, 西條晴美, 伊藤淳一, 田崎卓見, 長 和彦, 1995：睡眠覚醒リズムの異常を有する発達障害児に対するメラトニン治療と高照度光療法の併用. 日児誌 99：1663-1666.

田中 肇, 荒木章子, 西條晴美, 伊藤淳一, 田崎卓見, 長 和

彦，1996：障害児の睡眠障害治療—メラトニン内服治療の効果減弱例について—. 臨床小児医学 44：303-307.
友田明美，三池輝久，1994：不登校児におけるメチルＢ12の臨床的検討：第１報．小児科診療 57：2393-2399.
Verloes A, Elmer C, Lacombe D, Heinrichs C, Rebuffat E, Demarquez JL, Moncla A, Adam E, 1993：Ondine-Hirschsprung syndrome (Haddad syndrome). Further delineation in two cases and review of the literature. Eur J Pediatr 152：75-77.
Vermes I, Dohanics J, Tóth G, Pongrácz J, 1980：Maturation of the circadian rhythm of the adrenocortical functions in human neonates and infants. Horm Res 12：237-244.
Waldhauser F, Weiszenbacher G, Tatzer E, Gisinger B, Waldhauser M, Schemper M, Frisch H, 1988：Alterations in nocturnal serum melatonin levels in humans with growth and aging. J Clin Endocrinol Metab 66：648-652.

5.7.2　女性と睡眠

　従来，わが国では睡眠や睡眠障害はややもすると等閑に付されてきたように思われるが，昨今ようやく注目されることが多くなってきており，本書のような企画がなされるに至ったと考えられる．

　しかし，注目されている睡眠障害といえば，睡眠時無呼吸症候群や睡眠相後退症候群，あるいはいわゆる不眠症という，いわば男女の区別のない睡眠障害が中心である．実際には睡眠障害には男女の性差があり，男性にはなくて女性にしかみられない睡眠障害が存在する．逆に男性にしかみられない睡眠障害というものはほとんどみあたらない（たとえば，睡眠時無呼吸症候群は閉経期以前の女性には少なく男性に多いが，閉経期後は女性も増加する．あるいは睡眠関連疼痛性陰茎勃起などがあるが稀である）．それにもかかわらず，これまでは女性に特有の睡眠障害についてはほとんど無視されてきたきらいがあり，その実態も全体に不明なことが多い．

　女性にだけあって男性には絶対に存在しない睡眠障害としては，少なくとも次の三つが考えられる．(1)月経随伴睡眠障害，(2)妊娠随伴睡眠障害（産褥期を含む），(3)更年期睡眠障害．

　本稿では，この三つの睡眠障害についてわれわれの研究成果をまじえて紹介する．

　睡眠の話に入る前に，月経をはじめとして多くの女性の生体現象に深くかかわっている性ホルモンの動態について簡単な解説を付す．

　女性の一生は，ホルモンによって支配されているといっても過言ではない．女性としての生命活動の根源をなす排卵をはじめとし，月経の発来，妊娠の成立，妊娠の維持，分娩，産褥，さらに授乳といった一連の生殖現象は，すべてホルモンの調整下に行われている．

　月経そのものは子宮内膜からの出血であるが，この出血は卵巣から分泌される卵胞ホルモン（エストロゲン）と黄体ホルモン（プロゲステロン）の子宮内膜に対する作用によってもたらされる．まず卵巣で，下垂体前葉から分泌される卵胞刺激ホルモン（FSH）の作用により卵胞が成熟していくと，そこから多量のエストロゲンが分泌される．エストロゲンは子宮内膜に作用し，内膜は増殖肥厚し，子宮腺も発育迂曲する．次いで，下垂体前葉から黄体化ホルモン（LH）が分泌され，これは FSH によって十分発育した成熟卵胞に作用して排卵を起こさせる．排卵後は，形成された黄体から大量のプロゲステロンと少量のエストロゲンが分泌される．排卵後形成される黄体は 2〜3 日で成熟期となり，その後は開花期を 10〜12 日間持続するが，やがて退行期となり黄体細胞は変性・縮小し，ついには白体となる．このような黄体の萎縮に一致してホルモンの分泌活動も停止する．かくてホルモン作用の消失した子宮内膜においては，内膜機能層は壊死に陥り，基底層を残し剥脱する．これが月経である（図 5.79）．

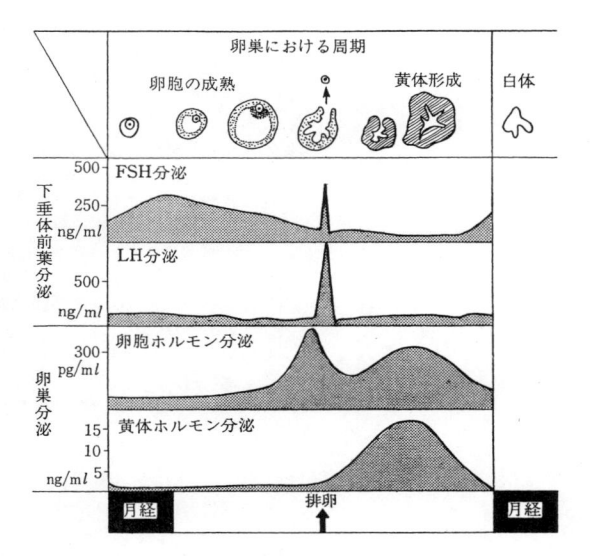

図 5.79　性周期における血中の下垂体性腺刺激ホルモン値および卵巣女性ステロイドホルモン値の変動（鈴木，1980）

このように子宮内膜は周期的変動を繰り返して月経周期が発来するが，これの直接の原因は卵巣ステロイドホルモン分泌の周期的変動によるものである（鈴木，1980）．この間，排卵期をはさんで基礎体温は低温期→高温期という周期的変動を示す．

女性にみられる睡眠障害の機序はまだ十分に明らかになっていないが，上記の性ホルモンの動態が程度の差はあっても，なんらかの要因としてかかわっていると考えられる．

a) 月経随伴睡眠障害

月経周期に伴ってさまざまな生体現象が変化することはよく知られ，古くから報告されてきており，たとえば，月経と犯罪について報告したもの（Dalton, 1961），精神病院入院との関係についてのもの（Zolaら，1979）あるいは月経周期と気分や自律神経機能について論じたもの（LittleとZahn, 1974）などがある．また，月経前症候群のように多くの不定愁訴が月経周期に伴って周期的に出現・消退あるいは増強・軽減することは一般的にはよく知られているが，医学的な面からみると今までに得られている知見は少ない．月経に関連する不定愁訴のなかでも特に睡眠についての訴えは，主観的な要素もからみ，その実態についてはあまりよくわかっていない．ある者は月経に関連して不眠を訴え，ある者は逆に過眠（過度な眠気）を訴える．しかもその程度は人によりまちまちであり，それらの眠気の程度を客観的に測定する方法も確立していない．このように睡眠に関する訴えは，女性の不定愁訴のなかでも多くの不明な部分が残されている分野ということもできる．

睡眠障害国際分類（The International Classification of Sleep Disorders，以下 ICSD）（Diagnostic Classification Steering Committee, 1990）では，提案検討中の睡眠障害として「月経随伴睡眠障害」を入れている．表 5.64 にその要旨を示す．この障害は，過度の不眠あるいは過眠を呈し，それが月経周期と密接に関連するものをいうが，有病率などの詳細はすべて「不明」としている．このように，この睡眠障害の実態についてはほとんど何もわかっていないというのが実情

表 5.64 月経随伴睡眠障害（睡眠障害国際分類，1990）（一部割愛）

基本的特徴
月経随伴睡眠障害は，原因不明の疾患であり，一過性に月経または閉経に関連して，不眠症または過度の眠気のいずれかを訴えることを特徴としている．月経に伴う睡眠障害には三つの型があり，それは月経前不眠症，月経前過眠症，そして閉経時不眠症である．
随伴特徴：何も知られていない
素因：不明
有病率：不明
発症年齢：不明

診断基準：月経随伴睡眠障害（780.54-3）
A．不眠，または過度の眠気のエピソードの訴えをもつ．
B．過度の眠気または不眠の訴えは，時間的に月経周期と関連する．または不眠の訴えが時間的に閉経に伴う．
C．この障害は少なくとも3か月間は存在する．
D．睡眠ポリグラフ所見は：
　1．症状のある時期には頻回の覚醒を伴い，睡眠効率と総睡眠時間の減少がみられる．
　2．MSLT（睡眠潜時反復検査）では，眠気過度の症状のあるときには，睡眠潜時は10分より少ない．
E．その他の内科的または精神科的疾患は存在してもよいが，月経前症候群の診断は存在してはならない．
F．自覚症状の訴えを起こす他の睡眠障害がない．
　注：月経前不眠症，月経前過眠症，または閉経時不眠症のような特別な型の睡眠障害は，A軸に記載できる（例：月経随伴睡眠障害-月経前不眠症型）．もし患者が月経前症候群という精神病の診断基準に合致する場合はA軸に月経前症候群と記載しコードせよ．
最少限基準：A＋B＋C

5.7 発達・加齢に関連した睡眠障害

である．そこに引用されている Billiard と Ho の文献にしても，Billiard のものはきわめて珍しいと思われる1例報告であり(Billiard ら，1975)，Ho のものは後にも言及するが，ごく少数例での終夜睡眠ポリグラフィの結果の学会抄録であり(Ho，1972)，ICSD が編纂された1990年当時において，この月経と睡眠の問題についていかに不明な点が多かったかがわかる．しかも現在においても状況に大きな変化はないといえる．

そもそも質問紙を用いての月経と睡眠を関連づけた疫学的調査は少ない．特に，「睡眠」そのものに限定しての調査は少なく，諸外国の研究でもほとんどみられない．今まで行われてきた調査の多くは睡眠そのものではなく易疲労感などに注目してのものがほとんどである．Lambs らの調査では127人中46人が月経前に疲れ易さを自覚すると回答し(Lambs，1953)，Moos らの調査では月経4～7日前に疲労感と注意集中困難が多いと(Moos ら，1969)，Short らの調査では32%が月経中に，25%が月経前に無気力感を自覚し(Short，1974)，Sheldrake らの調査では25%が月経中に，16%が月経前に無気力感を感じるとしている(Sheldrake と Cormack，1976)．岡本らは調査対象の35～40%が月経前・中に眠気を訴えていたと報告している(岡本ら，1993)．

われわれは，健康成人女性を対象として，月経周期と睡眠になんらかの関連があるかどうかを自記式質問紙法にて調べたが，その際に後方視的・前方視的の両面からの調査を行った．よく行われる後方視的調査だけでなく前方視的調査も行った理由としては，想起法による後方視的調査では，「月経期には体調が不調になるものだ」という先入観が入ってしまい，結果になんらかの影響が出る可能性があるためである(高橋ら，1981)．

1) 後方視的調査 対象は18～24歳の女子学生217名．彼女たちに睡眠健康調査票を配布し，睡眠習慣や自覚的な睡眠障害の有無について回答してもらった．なお，睡眠健康調査票は厚生省睡眠研究班の共同研究用に作成された睡眠健康調査票(白川ら，1996)を元にしてこれに若干の改変を加えたものを使用した．この調査票では第1部で睡眠習慣について質問し，第2部で不眠をはじめとする睡眠障害の有無について質問した．そして第2部の最後で睡眠に月経と関連すると思われる変動があるかないかを問うた．さらに，217名のうち103名に対しては睡眠調査だけでなく，コーネルメディカルインデックス健康調査票(CMI)・矢田部ギルフォード性格テスト(YG)などの簡単な心理テストを合わせて施行した．その結果，睡眠健康調査票にて「月経に関連して睡眠に変化があるかどうか」をたずねたものについては「ある」と答えたものが41%あった．さらにこの「ある」と答えた者に，月経周期のどの時期にどのような睡眠の変化(不眠か過眠か)があるかをたずねたところ，月経前あるいは

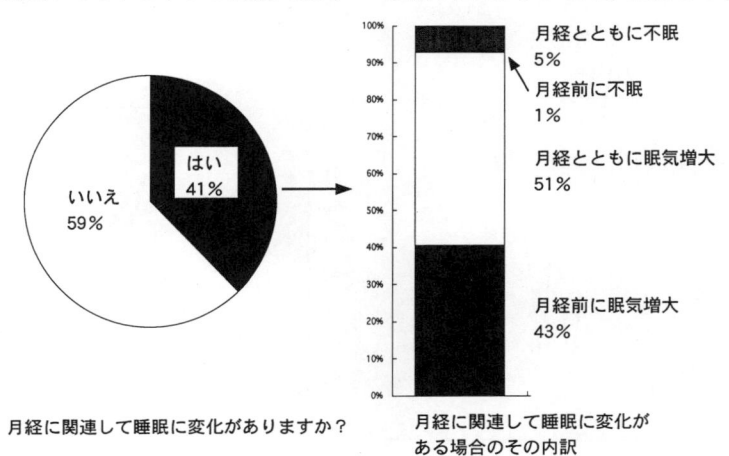

図 5.80 月経に関連して睡眠に変化があると答えた者の割合と，その者たちの中での月経の各時期と過眠・不眠の関係

月経とともに「眠気が増す」と答えた者が94％とほとんどの者が月経に関連して過眠症状があった(図5.80)．この過眠が多いという結果は先の岡本らの結果と似ている．これらのことから，月経随伴睡眠障害の実態は月経随伴「過眠」障害であることがわかった．性格検査のCMIとYGを合わせて施行した103名のなかでも「ある」と回答したのは46名(44％)であり，全体の集計結果と同じであった．この46名のなかでのCMIとYGの結果は，YGでは比較的安定した性格とされるA型とD型がほとんどを占めており，E型はわずかに3名であった．このように必ずしも性格に問題がある人が月経随伴の睡眠変動を自覚するわけではないことがわかった．またCMIでは，領域1と2がほとんどであり，領域4に属する者はいなかった．CMIでは領域1～4のうち，領域1は正常域，領域4は神経症領域としており，領域2および3は境界領域としている．月経前症候群では症状を訴える人のなかに性格的に神経質な人が多いとの指摘もあるが，この月経に伴って睡眠感に変化がある女性達は特別に病的な性格傾向を有する者ではなく，精神的にも身体的にもごく普通の女性がそのほとんどであることが明らかになった．この月経に関連して睡眠感の変動を自覚する人たちのなかでどれくらいの割合の人たちが「障害」のレベルに達しているのかはわれわれの調査からは明らかではない．しかし，この結果から「睡眠障害予備群」ともいえる普通の女性達が多く存在していることは確かであり，この睡眠障害で悩んでいる人の数がかなりになることが想像される．この障害の病態機序の解明と治療方法の開発が急がれるゆえんである．

2) **前方視的調査** 先に述べたように，想起法による調査ではいわゆる先入観に影響されることがあるので，前方視的に自覚的な睡眠感の調査を行った．対象は19～28歳の健康女性46名．自覚的睡眠感の測定には小栗らの開発したOSA睡眠調査票(OSA)を用いた(小栗ら，1985)．月経開始と同時に毎日の就床時と起床時にOSAを記入し始め，次の月経の最終日まで毎日記入し続けた．OSAの起床時調査により抽出される五つの睡眠感構成因子(第1因子：起床時の眠気，第2因子：中途覚醒，第3因子：起床時の不安感，第4因子：直感的な睡眠の良し悪し，第5因子：寝付き)が，月経周期に伴いどのような変動を示すかを観察した．なお，OSAでは得点が上がるほど睡眠感がよいように設定されている．第1因子を例に取ると，

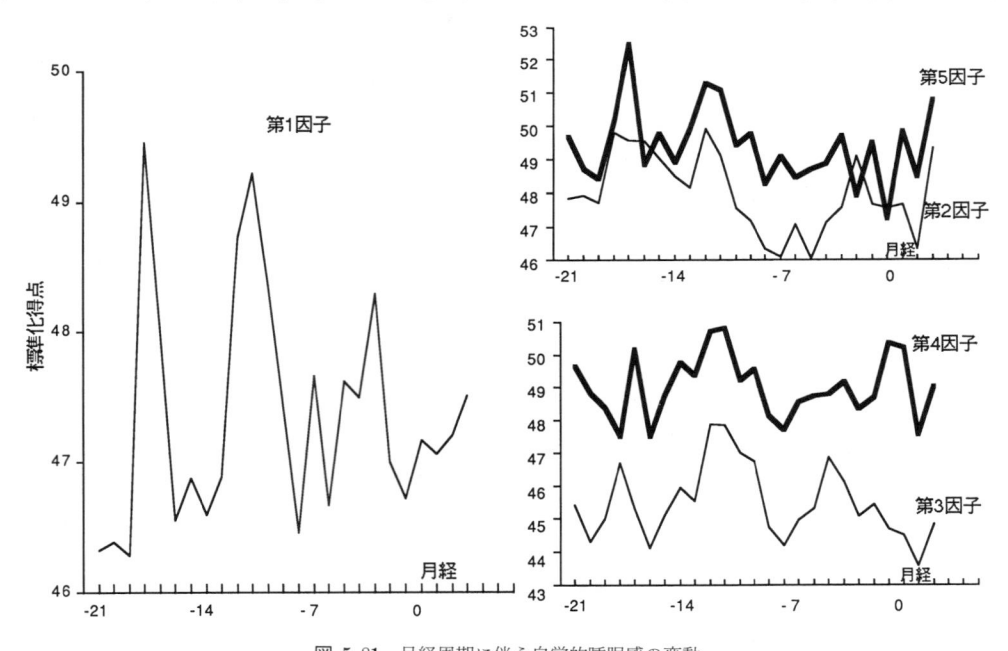

図5.81 月経周期に伴う自覚的睡眠感の変動
月経初日を第0日としてある．およそ14日前(−14)のころが排卵期と想像される．

得点が上がるほど起床時の眠気が少ないことを意味している．図5.81から直感的にわかるように，第1因子は7～8日周期で変動する傾向が認められた．第2因子と第5因子は，月経周期の前半に比較して後半では得点が低い傾向が認められた．第3因子と第4因子も月経周期に伴って変動する可能性が認められた．このように月経周期に伴って自覚的睡眠感が法則性をもって変動することが推測された．特に第1因子について，その周期性について非線形混合回帰モデルを用いて詳細に検討した．その結果，1月経周期中に3.45サイクルと6.87サイクルの変動があることがわかった．これは，たとえば28日の月経周期のヒトの場合，約4日と8日の周期をもってこの因子が変動していることになる．

このように，従来経験的にしか知られていなかった自覚的な睡眠感が月経周期に伴って，あるいは月経周期中においても，変動していることが確かめられた．

しかし，自覚的な睡眠感だけでは月経に随伴する睡眠の変動を十分に明らかにしたとはいえない．より客観的な指標を用いての調査が必要となる．だが従来月経周期に伴って実際の睡眠時間が延長・短縮するのかどうかという単純なことさえもほとんど明らかにはされていない．この観点に立っての報告は，われわれが知る限りBinkleyの1報告例しかみあたらない．Binkleyは1女性に年余にわたってアクチグラフを装着して就床・起床時刻，活動時間などを調査している．その結果，これらの指標に月経周期に伴う変動があったと報告している(Binkley, 1992)．そこで今回，月経に関連して眠気が明らかに変動すると自覚している複数の健康女性を対象として睡眠時間の変動を詳細に調査した．

3) **月経周期に伴う睡眠時間の変動**　対象は2名の22歳と1名の30歳の健康女性．身体的・精神的に重大な疾患の既往はない．経口避妊薬を服用した経験はない．ただし，月経開始直前あるいは月経開始に伴い眠気が増強することを自覚している．この被検者に1～3月経周期にわたり，毎日睡眠日誌・OSA睡眠調査票の記入をしてもらった．同時に電子婦人体温計を用いて基礎体温を測定した．睡眠日誌から得られた睡眠時間の変動に焦点を当てて検討した．月経周期を，卵胞期前期・卵胞期後期・黄体期前期・黄体期後期の四つの時期に分けた．各時期の睡眠時間を比較すると月経開始前の黄体期後期の時期ではその他の時期に比較して睡眠時間が長いという結果が得られた．単に自覚的なレベルだけではなく，実際に月経周期に伴って睡眠時間が変動し，月経開始前後に眠気が増強する者は睡眠時間が長くなることが明らかになった(図5.82)．

4) **月経周期に伴った睡眠脳波の変動**　睡眠の客観的指標としては終夜睡眠ポリグラフィ(polysomno-

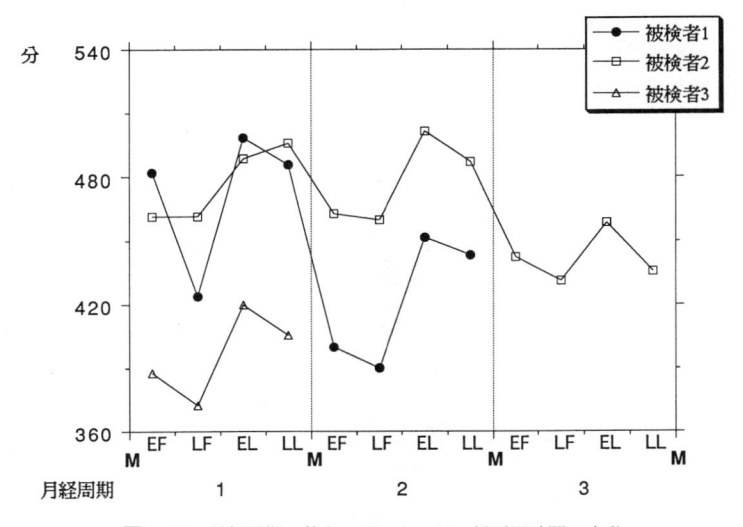

図5.82　月経周期に伴う1日のなかでの総睡眠時間の変動
EF：卵胞期前期，LF：卵胞期後期，EL：黄体期前期，LL：黄体期後期

graphy；PSG)が一番有用である．月経に関連しての睡眠の研究においては，この分野は以前から比較的研究されてきているが，その結果はさまざまであり，一定の傾向は認められない．PSGを用いて月経と睡眠の関係に言及した研究者としてはHartmannが嚆矢と考えられるが，彼は月経前にレム睡眠量が増加すると報告している(Hartmann, 1966)．Hartmann以降ほぼ今日まで，PSGを用いての研究の方法は紙記録されたPSGを視察的に睡眠段階を判定して，各睡眠段階の割合や潜時(ある基準となる時点からその睡眠段階が出現するまでの時間)を算出して比較検討するというものである．そしていくつかの報告がなされてきている．レム睡眠に関するものは，Hartmannの結果と異なるがLeeらの報告がある．Leeらはレム睡眠の量的な変化はみられずに，レム睡眠潜時(入眠してから最初のレム睡眠が出るまでの時間)のみが黄体期で短縮するとしている(Leeら, 1990)．また，ノンレム睡眠に関する報告として，Hendersonらは月経前に睡眠段階3の潜時が変化すると報告している(Hendersonら, 1970)．しかし，Hoは月経前に睡眠段階の3と4が増加すると報告し(この報告は先に述べたように，ICSDに引用されている少数例を対象とした学会抄録である)，Billiardらは月経周期に伴い総睡眠時間と徐波睡眠(睡眠段階の3と4の合計)が変動するといっている(Billiardら, 1972)．また，

Parryらは睡眠段階3の割合と中途覚醒が変動するとしている(Parryら, 1989)．最近では徐波睡眠が月経期と卵胞期で増加するという伊藤らの報告もみられる(伊藤ら, 1995)．しかしこの一方，各種睡眠指標は月経周期に伴っては変動しないというKapenら(1972)やCluydtsら(1980)の報告もみられる．まさに百家争鳴といった趣である．筆者は視察的睡眠段階判定による研究の限界性がここに示されていると感じる．かなり以前の報告ではあるが，佐藤らは睡眠紡錘波の出現様式に着目し，視察的にこの出現部位が月経周期に伴って変動するとの報告をしている(佐藤, 1969)．筆者は視察的睡眠段階判定にこだわるのではなく，今一度脳波あるいはポリグラフそのものに立ち返ってみるべきと考えている．実際，最近の報告にあるような脳波の自動解析装置を用いた研究では，われわれの報告とDriverの報告が共通するように，睡眠紡錘波の動態に変動があるという結果が出てきている．

われわれは，5名の健康成人女性に対し1回の月経周期において12回から15回のPSGと基礎体温の測定を行った．睡眠段階は30秒ごとに視察判定した．Cz-A1脳波についてパソコンを用いた睡眠脳波自動分析システム(personal spindle and delta wave analyzer；PSDA)(Shirakawaら, 1987)を用いて分析した．視察判定による睡眠段階の分析では従来の睡眠パラメータ，すなわち，各睡眠段階の割合などは月経周

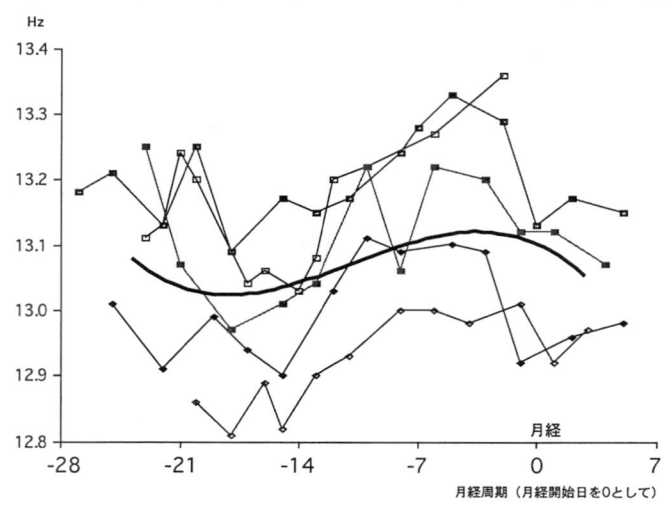

図 5.83　月経周期に伴う睡眠紡錘波周波数の変動

期を通じて顕著な変動はみられなかった．一方，PSDAにより得られた睡眠紡錘波構造要素のうち，特にその周波数が典型的に変化した．高体温期の周波数は低体温期のそれと比較してより高周波化していた(Ishizukaら，1994)(図5.83)．睡眠の質が低下すると紡錘波周波数が高周波化するという報告もあり(白川ら，1989)，この所見は月経前の自覚的な睡眠感の悪化と関連するものと考えられる．Driverらは黄体期で14.25〜15.0 Hzの帯域が増加したと報告している(Driverら，1996)．Driverらの脳波の解析方法は，われわれのものとは若干異なるが，睡眠紡錘波帯域の脳波が変動したことから彼女らは月経周期に伴って紡錘波に変動があると結論づけており，基本的にはわれわれの結果と同様といえる．睡眠紡錘波の周波数は脳の，特に視床の機能を反映しているといわれており(SteriadeとMcCarley，1990)，睡眠紡錘波の変動がみられたことからなんらかの脳機能が月経周期に伴って周期的に変動しているものと思われる．

以上みてきたように，自覚的にも他覚的にも月経周期に伴って睡眠の状態が変動することが相当明らかになってきている．しかし，今のところこの月経周期に伴った睡眠の周期的現象の機序についてはほとんど明らかになっていない．また，睡眠状態の変動を自覚する人たちのうちで月経随伴睡眠障害と診断されうる人たちがどの程度存在するのかもまだ不明である．さらに問題なのは，月経随伴睡眠障害の疾病論的位置づけである．よく知られるように月経前には多彩な身体的精神的愁訴を呈することが多く，従来月経前症候群

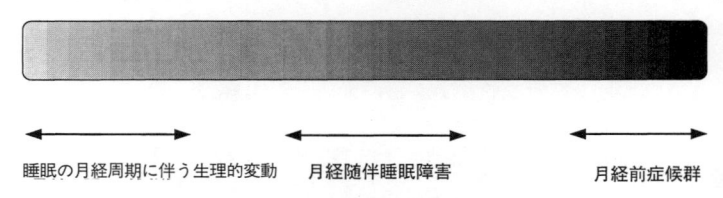

図5.84 月経随伴睡眠障害の位置づけの概念図

表5.65 妊娠随伴睡眠障害(睡眠障害国際分類，1990)(一部割愛)

基本的特徴
妊娠随伴睡眠障害は，妊娠中に生じる不眠あるいは過眠と定義される．この妊娠に伴う睡眠障害は一般に二相性の経過をたどる．すなわち，過眠で始まり，重度の不眠へ進展することが多い．まれに，悪夢，夜驚症，および産後精神病を呈することがある．
随伴特徴：妊娠随伴睡眠障害は，しばしば集中力の欠如，易刺激性，無力感，不機嫌を伴う．高血圧，蛋白尿，糖尿，ケトン尿，貧血，早朝嘔吐(つわり)も妊娠に伴うことがある．一部の妊婦では睡眠障害を助長させる下背部痛を生じる．
素因：不明．
有病率：妊婦のほとんどに生ずる．夜驚症，産褥精神病はまれである．
発症年齢：この睡眠障害はどの年齢の妊婦にも生じる．
病理：現在のところ知られていない．妊娠第1期に起こる眠気は妊娠による内分泌学的・生化学的変化により生ずるものと考えられている．しかしながら，第3期に起こる不眠はおそらく不快感，膀胱充満感，そして胎動によるものとされている．

診断基準：妊娠随伴睡眠障害(780.59-6)
A．不眠あるいは過眠の訴え．
B．睡眠障害が妊娠中に始まり，現在もあること．
C．睡眠ポリグラフ検査で以下の所見のいずれかがみられる．
　　1．頻回の覚醒と睡眠効率の減少
　　2．習慣的な睡眠時間(habitual sleep period)の延長
　　3．MSLTにおいて平均睡眠潜時が10分以下
D．主症状を説明できる他の内科的疾患または精神障害が認められない．
E．症状を説明できる他の睡眠障害が存在しない．
最少限基準：A＋B

(premenstrual syndrome;PMS)と称されてきた．これは最近のDSM-IV(米国精神医学会による精神疾患の分類と診断基準第4版)では月経前不快気分障害とされているが，その診断基準のなかに「不眠・過眠」が入れられていることからわかるように(American Psychiatric Association, 1994)，PMSでは睡眠障害が出現することはよく知られている．このことから，月経随伴睡眠障害をPMSの不全型あるいは軽症型と考えることもできるだろう．両者の発現機構にともに性ホルモンの変動が関与していることが想定されることから，むしろ両者は同根のものとみる方が自然であると筆者は考えているが(図5.84)，この点については今後の検討課題である．しかしそれはさておき，相当数の人たちが，初潮の発来をみる10歳代前半から閉経期の40歳代後半までの30年間以上，この睡眠障害のために苦しんでいると想像され，この障害を軽減する方策をみつけることが早急に望まれるところである．

b) 妊娠随伴睡眠障害

妊娠・産褥期は，女性の一生のなかでも最も急激に心身の健康状態が変化する時期である．睡眠についても変化がみられることは経験的にはよく知られていることであるが，詳細については意外と知られていない．この時期の睡眠習慣についてはFujinoらのアンケート調査によると，妊娠期間を前1/3・中1/3・後1/3の三つの時期に分けると，前1/3に比較して中～後1/3では就床時刻が遅くなり，逆に昼間の午睡時間が長くなる(Fujinoら，1995)．睡眠障害は一般的にこの時期に多く認められる不定愁訴の一つであるが，睡眠障害国際分類では，提案検討中の睡眠障害として「妊娠随伴睡眠障害」を入れている(表5.65)．これは，妊娠に伴う過度の不眠あるいは過眠と定義されるが，有病率については「妊婦のほとんどに生ずる」とのみ記載されている．Karacanらは，妊娠38週以上の妊婦の68％が何らかの睡眠障害を有していたと報告している(KaracanとWilliams, 1970)．いずれにしろ，高率に妊婦において睡眠障害が認められると考えて間違いはないようである．

しかし，この時期の睡眠に関して生理学的手法を用いての研究は少ない．KaracanらはPSGを用いて正常妊婦の睡眠を調べている．それによると，分娩前は非妊婦と比較して覚醒が多く深睡眠が少ない．分娩直後は覚醒がきわめて多く，深睡眠とレム睡眠も少ないが，産褥14日目にはほぼ対照群と同様になる(Karacanら，1968)．最近の研究ではPSGの脳波を自動解析して変化をみることが行われている．Brunnerらによると，妊娠が進むに従い，睡眠徐波が減少し，睡眠紡錘波帯域の波も減少するとしている(Brunnerら，1994)(図5.85)．睡眠徐波の減少は従来の視察判定から得られた徐波睡眠段階の減少に連動する所見であるが，睡眠紡錘波帯域の波の減少は注目に値する．月経随伴睡眠障害の項で述べたように，睡眠紡錘波が睡眠の質の指標として有力視されてきているが，妊娠

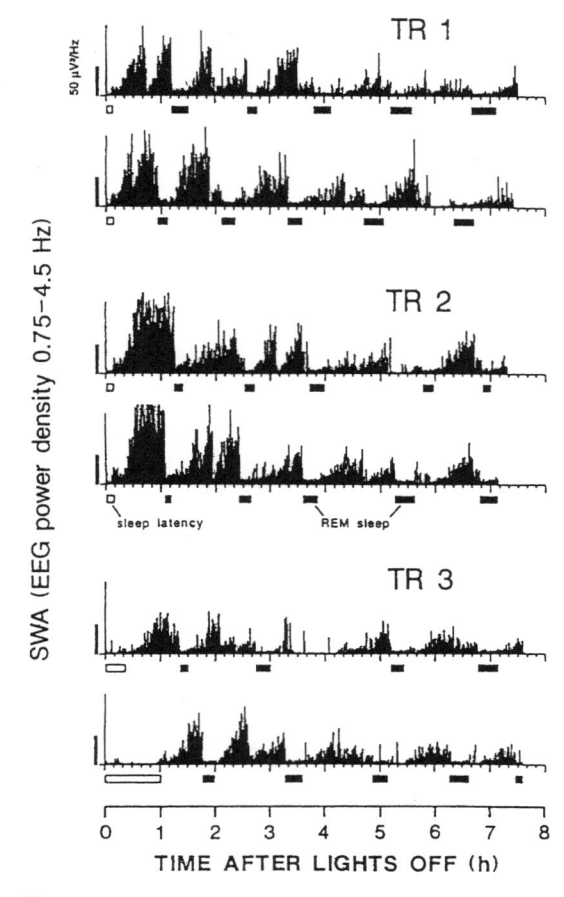

図5.85 睡眠徐波(0.75～4.5Hz)のパワーの妊娠経過に伴う変化(Brunnerら，1994より引用)
妊娠前期1/3(TR1)，妊娠中期1/3(TR2)，妊娠後期1/3(TR3)のそれぞれ2夜の記録．

5.7 発達・加齢に関連した睡眠障害

に伴って月経のときと同様に睡眠紡錘波が変動することは，睡眠紡錘波のもつ新しい睡眠指標としての可能性がより強くなってきた感がある．それはさておき，このように妊娠後半〜末期になると妊婦の睡眠が障害されてくることは自覚的にも他覚的にもほぼ確かであろうが，その機序についてはまだ明らかになっていない．胎児による腹部の圧迫からひき起こされてきているという考え方が一般的であるが，Suzuki らは妊娠後半期の妊婦を睡眠の良い群と悪い群に分け，メラトニン・コルチゾール・プロラクチンの分泌パターンを調べている．そして分泌リズムの結果から睡眠の悪い群ではサーカディアンリズムの異常が睡眠障害の背後に存在しているのではないかと推測している(Suzuki ら，1994)．興味深い考えではあるが，この点についてはさらに詳しい検討が必要と思われる．

妊娠期と同様に，産褥期もまた睡眠障害の出現する時期である．しかしこの時期の褥婦の睡眠の調査はきわめて少ない．Lentz らは，この時期の褥婦に対して，医療スタッフによる観察と褥婦自身の自覚的調査を施行している．産褥第1夜目の睡眠の調査では，他覚的には必ずしも安定した睡眠はとれていないようであるにもかかわらず，翌朝の自覚的調査では，良し悪し・ぐっすり寝られた・休めた，の3項目の質問に対して，大半が肯定的な回答を行っている．この理由として，著者らは妊娠後半では睡眠がかなり障害されているので，それとの比較で褥婦達は自覚的にはよく眠れたと感じているのだろうと推測している(Lentz と Killien，1991)．

最近，広瀬らは褥婦の睡眠を分娩直後から分娩4週後まで経過を追って調べている．彼らは43名の産褥

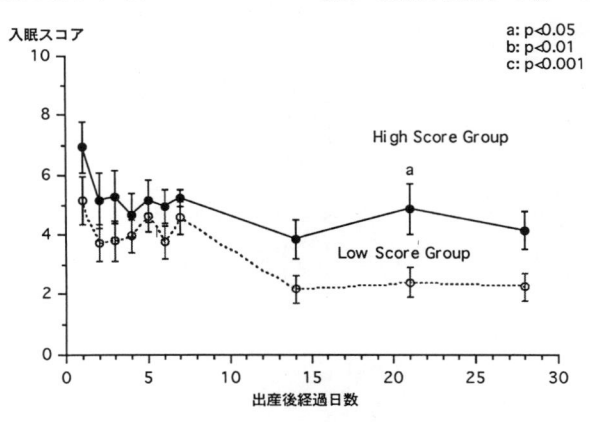

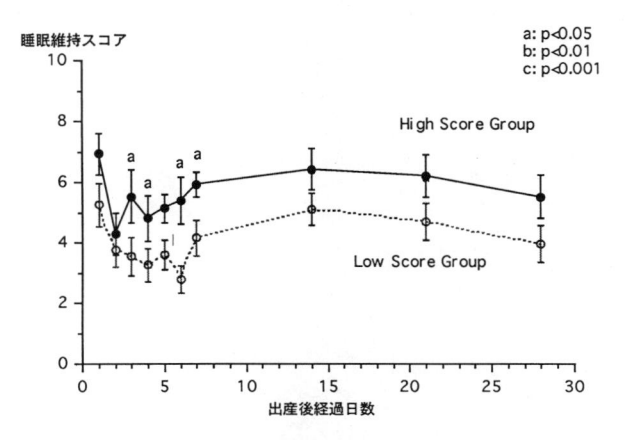

図 5.86 出産後4週目までの入眠と睡眠維持スコアの推移(広瀬ら，1997，私信)
スコアが上昇するほど自覚的には悪い．

婦(全員正常分娩)を対象とし，彼女たちを Stein の Maternity Blue Questionnaire で high score group と low score group に分類して自覚的な睡眠の訴えの推移を，産後7日間は毎日，その後は14日目・21日目・28日目に，質問紙を用いて自記式にて調査し，high score group と low score group で比較している．その結果，入眠・睡眠維持・熟眠感・夜間の途中覚醒，いずれにおいても high score group は low score group に比べて悪かった(図5.86)(私信．広瀬一浩，富山三雄，白川修一郎，1997)．この時期に睡眠が障害されることはほぼ間違いないと思われるが，その機序についてはやはりほとんどわかっていない．褥婦の睡眠を児との相互関係で考察したユニークな研究として堀内らのものが挙げられる．堀内らは妊娠末期・産褥1・3・6週目に，母親には PSG，子どもにはアクチグラフを装着して調査した．その結果，母子同室の場合，母親の覚醒の頻度や眠りの程度は子どもの足の動きの程度と連動していたと報告している(堀内と西原，1996)．この報告から考えると，褥婦の睡眠衛生の観点からは母子別室の方がいいことになるが，同室にした場合の利点も考慮すると必ずしも別室の方がいいとはいいきれず，母子同室・別室の問題はまだ今後の課題である．

しかし，いずれにしろ出現頻度が高いこの時期の睡眠障害をこのまま放置しておくことは適当ではない．産褥期のうつ状態の原因をこの睡眠障害に帰する説もあり(Errante, 1985)，妊婦・褥婦の精神保健上からもこの時期の睡眠障害に対してなんらかの対策が必要と考えられる．

c) 更年期随伴睡眠障害

更年期はある期間にわたるものであるが，その開始時期と終末期についての定義は必ずしも一致していない．更年期の始まりは卵巣の老化に伴い，それまで規則正しかった性周期が乱れ始めるころであるが，その開始時期は以前は平均45歳くらいであったが，現在では48～50歳とかなり遅れている．これは文化の発展，社会の改善，栄養の改善，健康の増進などによると考えられている．更年期以後の経過を更年期→更年期後期→閉経期→老年期と分けていることが多い．更年期の数年間の経過中卵巣はしだいに機能が退行し，卵胞数は著しく減少し，卵胞の成熟，排卵，黄体形成などの卵巣機能はしだいに消失するが，エストロゲンのプロゲステロンに対する相対比が過大となり，不安定な比率を示すようになる．そしてこの時期にいわゆる更年期障害を呈する女性が多いが，その症状はのぼせ，めまい，発汗，心悸亢進，頭痛，耳鳴りなどの自律神経症状や，憂うつ，いらだち，記憶力減退，判断力減退，神経質，恐怖感，不眠，頭痛，めまい，耳鳴りなどの精神症状であることが多い(鈴木，1980)．

このように，更年期の女性はさまざまな不定愁訴を示すが，そのなかでも睡眠障害は重要な位置を占めている．睡眠障害国際分類では更年期の睡眠障害は月経随伴睡眠障害に含まれることになるが(表5.62)，本稿では一応分けて記載する．

この睡眠障害もその疫学的なことはまだ十分に明らかにはなっていない．Anderson らの調査によると，更年期の女性の実に91％が倦怠感を訴え，77％が不眠を訴えているとのことである(Anderson ら，1987)．しかし，この分野の睡眠に関する調査・研究も少ないのが現状である．

Hunter による閉経期前後を通じた調査では，閉経期前に比較して，閉経期中や閉経期後では睡眠に関する訴えが増加していくという(Hunter, 1992)．このように自覚的には閉経期に睡眠障害が増加するという報告があるものの，PSG を用いた調査では必ずしもこの自覚的所見を裏づける結果は得られていない．Shaver らの PSG を用いての研究によると，閉経前・閉経期・閉経後の三つの時期の女性において，睡眠指標(各睡眠段階の割合や睡眠効率など)は，あとの時期ほど睡眠の安定度が多少低下する傾向はあるものの，統計学的には三つの時期で差が出なかったとしている．この研究ではさらに，閉経期・閉経後の被検者達を hot fluch(熱感，ほてり)のある群とない群に分けて調べているが，ある群はない群に比較して睡眠効率が悪く，レム睡眠潜時も長かったと報告している(Shaver ら，1988)．このように，この時期の睡眠障害は PSG にははっきりとは現れてこないような微妙な変化なのかもしれない．

また，この時期の睡眠障害の機序についてもまだ確固とした説明はなされていない．時期的に見て女性ホ

ルモンの減少をその原因に帰する説明があるのは当然のことであり，それを補充してやることにより睡眠障害が改善するのではないかと考えるのは自然なことである．実際，Wiklundらは閉経期後の女性にエストロゲン補充療法を行うことによって，睡眠障害を含む種々の症状が軽減することを報告している(Wiklundら，1992)．また，これに関連した説として，呼吸促進作用があるプロゲステロンが減少することにより睡眠時無呼吸がひき起こされ，それが睡眠障害の原因であると仮定した上で，これらの女性ホルモンを補充することにより睡眠時無呼吸が改善したという報告もある(Pickettら，1989)．しかし，これらの女性ホルモン低下イコール睡眠時無呼吸増加説に対して，女性ホルモンは更年期の睡眠時無呼吸とは直接の関係はないとする反論も見受けられる(Carskadonら，1997)．さらにはAsplundらの研究のように，40歳から64歳までの女性の睡眠を調べ，睡眠障害の頻度は夜間の排尿回数に比例しており，閉経の時期とは特に関係はなかった(つまり，ホルモンとは無関係)とする報告もある(AsplundとAberg，1996)．このように，閉経期の睡眠障害の原因を単純に女性ホルモン低下によるとすることもできず，この時期の睡眠障害の病態生理は明らかでないのが現状である．

更年期は生活史の上でもいろいろと変化のある時期であり，単純に女性ホルモンの問題のみに還元することはできないかもしれないが，この時期の睡眠障害になんらかの生物学的な要因が働いて出現してきていることは想像にかたくない．体温リズムなどを含めて生物学的な検索はまだ十分に行われているとはいえず，今後の研究の発展が望まれる．また，更年期が数年に及ぶ人もいることを考慮すると，女性のQOLの観点に立ったとき，この障害の改善がいかに必要であるかが理解できるであろう．

d) 女性の睡眠障害の治療

女性特有の睡眠障害の治療に対して特異的な治療法が確立されているわけではない．この治療にあたっては，まずは一般的な睡眠障害の治療に準拠するものと考える．つまり，睡眠衛生を整え，場合によってはベンゾジアゼピン系睡眠導入薬を用いるというものである．しかし，月経随伴睡眠障害を呈する人はおのずから妊娠可能な年齢層に属する人たちであり，また妊娠随伴睡眠障害はまさに妊娠中の人たちであり，胎児に対する影響を心配して(それが心情的なものであったとしても)，睡眠導入薬の服用を嫌がることが多い．ここでは睡眠導入薬以外の方法で，最近注目されているいくつかの治療法について，PMSの治療として試みられている方法を参考にして，その治療可能性を考えてみる．

1) 高照度光療法 高照度光療法は季節性うつ病の治療法として注目されるようになり，最近では概日リズム障害である睡眠相後退症候群の治療などに用いられている．方法としては，高照度(2500 lux以上)の人工光の前に座ってその光を浴びるという単純なものであり，大きな副作用は報告されていない．Parryらはこの治療をPMSの患者に用いて良好な成績を上げたと報告している(Parry，1990 a)．またParryらは，高照度光にはメラトニンを抑制する作用があるので，同じくメラトニン抑制作用のあるアテノロール投与しているが効果が得られず，彼女らは高照度光のPMS改善効果はそのメラトニン抑制作用ではなくて生体リズムの位相を動かす作用に基づくものだろうと推測している(Parryら，1991)．しかし，Parryらの追加報告(Parryら，1993)以後目立った追試の報告がないので，PMSに対する高照度光の効果はまだ吟味する余地が大いに残されている．

最近われわれは，月経時に過眠症状を呈する女性に対して高照度光を照射して日中の眠気や睡眠時間がどのように変化するか観察している．高照度光は就床前の2時間あるいは起床後の1時間半に照射して非照射時と比較した．その結果，①OSA睡眠調査票で途中覚醒を反映する因子が，非月経時に比較して月経(光なし)で悪化し，光照射で改善した．②24時間中の睡眠時間が，非月経時に比較して月経(光なし)で延長し，光照射で非月経時のレベルに戻った．しかもその変化は夜間睡眠でではなく，昼間睡眠でのものだった．以上のようなことから，われわれは高照度光照射療法は月経時の過眠症状に多少なりとも効果があると考えている．

2) メラトニン 松果体ホルモンであるメラトニンは，夜間におもに分泌されサーカディアンリズムの

指標として有用である．また，高照度光にて抑制されることが知られている．これ自体に睡眠導入効果があり，最近不眠症や時差ぼけの治療に有効であると喧伝されている．わが国では正式に認可されていないが米国では健康食品として知られており，わが国からも通信販売などの方法で手に入れることができる．月経周期に伴うメラトニンの動向としては，伊藤らは健康成人女性では月経周期の各時期で黄体期後期で多少の振幅の増大傾向がみられる以外には大きな違いがなかったと報告しており（伊藤ら，1995），Kivelaらの月経周期で差はなかったという報告（Kivelaら，1988）にほぼ一致し，健康成人では月経周期に伴う変動はほとんどないものと考えられる．月経随伴睡眠障害とメラトニンの関係についての報告はないが，ParryらはPMS患者では黄体期後期において分泌時間が短くなり，前方へシフトしていると報告している（Parryら，1990 b）．Parryらの報告に基づけば，短くなっている分泌時間に対して外からメラトニンを補充してやれば効果を発揮すると考えられるが，PMSに対するメラトニンの効果についての報告はわれわれが知る限りみあたらない．最近，メラトニンの効能に関して否定的な論調もみられ（Turek，1996），また，メラトニンに排卵抑制作用があることを考えると（Voordouwら，1992），妊娠可能な年齢層がほとんどである月経関連の睡眠障害者に対して，安易にメラトニンを用いるのは考えものと思われる．

3) その他の治療法　その他の治療としてPMSに対して効果があったと報告されているものとしては，スピロノラクトンがPMSの抑うつ気分と身体症状に効果があったとするもの（Wangら，1995），アルプラゾラムがPMSの痛みや気分に効果があったという報告（Freemanら，1995）があるが，いずれも睡眠への効果は不明である．PMS患者の血漿中の銅・亜鉛・マグネシウム濃度が異常という報告（ChoungとDawson，1994；Posaciら，1994）もあるが，これらの電解質を補正したという報告はみあたらない．

PMSに対して経口避妊薬による排卵抑制，更年期障害に対してホルモン補充という性ホルモン療法が行われているが，睡眠障害そのものに対する効果は明らかではなく，睡眠障害の改善のためだけにこの治療法を選択するかどうかは今のところ疑問である．

最近われわれは，月経期に過眠症状のある女性を対象として，月経期の12～13時の間に30分間の仮眠をとる研究を行っている．その結果によると，仮眠をとった後の午後全体の眠気は，仮眠をとらないときに比較して軽減し，非月経時の眠気の程度にまで低下することが明らかになりつつある．しかしこれについても今後さらに詳細に検討する必要がある．

このように，女性の睡眠障害に対する治療としては現在のところ定まったものはなく，そのつど試行錯誤的に行っていくしか仕方がないと筆者は考えている．

おわりに

以上述べてきたように，女性特有の睡眠障害としていくつかのものがあるが，その実態・病態・治療法などいずれをとってもまだ不明な部分が多く残されている．初潮から閉経への数十年に及ぶ人生のなかで，女性達は常に女性だけの睡眠障害に陥る危険性を有していることになる．これまでこの点についてあまり関心が払われてこなかった理由ははっきりしないが，あるいは睡眠研究者の多くが男性であったせいかもしれない．夜間の睡眠障害と日中の眠気は表裏一体のものであり，日中の眠気は作業能率の低下につながることは明らかである．これからは女性の社会進出が今よりももっと進むと想像される．女性自身のQOLも当然のことながら，労働産業衛生上も女性特有の睡眠障害の存在を考慮しておく必要があることを強調して本稿の結びとする．

〔石束　嘉和〕

文献

American Psychiatric Association, 1994：Diagnostic and Statistical Manual of Mental Disorders, 4th ed, American Psychiatric Association, Washington, CS.

Anderson E, Hamburger S, Lin JH, et al, 1987：Characteristics of menopause women seeking assistance. Am J Obstetrics Gynecol 156：428-433.

Asplund R, Aberg H, 1996：Nocturnal micturition, sleep and well-being in women of ages 40-64 years. Maturitas 24, 73-81.

Billiard M, Passouant P, 1972：Sleep study in women. In Sleep：Physiology, biochemistry, psychology, pharmacology and clinical implications, S. Karger Basel.

Billiard M, Guilleminault C, Dement WC, 1975：A menstruation-linked periodic hypersomnia：Kleine-Levin syndrome

or new clinical entity? Neurology 25, 436-443.
Binkley S, 1992：Wrist activity in a woman：daily, weekly, menstrual, lunar, annual cycles? Physiology & Behavior 52, 411-421.
Brunner DP, Munch M, Biedermann K, Huch R, Huch A, Borbely AA, 1994：Changes in sleep and sleep electroencephalogram during pregnancy. Sleep 17：576-582.
Carskadon MA, Bearpark HM, Sharkey KM, Millman RP, Rosenberg C, Cavallo A, Carlisle C, Acebo C, 1997：Effects of menopause and nasal occlusion on breathing during sleep. American Journal of Respiratory & Critical Care Medicine 155, 208-210.
Chuong CJ, Dawson EB, 1994：Zinc and copper levels in premenstrual syndrome. Fertility & Sterility 62：313-320.
Cluydts R, Visser P, 1980：Mood and Sleep. I. Effects of the menstrual cycle. Waking & Sleeping 4：193-197.
Dalton K, 1961：Menstruation and crime. Brit Medical Journal：1752-1753.
Diagnostic Classification Steering Committee, Thorpy MJ, Chairman, 1990：International Classification of Sleep Disorders：Diagnostic and Coding Manual. Rochester, Minnesota：American Sleep Disorders Association.(日本睡眠学会診断分類委員会訳：睡眠障害国際分類診断とコードの手引き，日本睡眠学会，1994)
Driver HS, Dijk DJ, Werth E, et al, 1996：Sleep and the sleep electroencephalogram across the menstrual cycle in young healthy women. Journal of Clinical Endocrinology & Metabolism 81：728-735.
Errante J, 1985：Sleep deprivation or postpartum blues? Top Clin Nurs 6：9-18.
Freeman EW, Rickels K, Sondheimer SJ, Polansky M, 1995：A double-blind trial of oral progesterone, alprazolam, and placebo in treatment of severe premenstrual syndrome. JAMA 274：51-57.
Fujino Y, Shirata K, Imanaka M, Nishio J, Ogita S, Park YK, 1995：Sleeping habits of pregnant women：a questionnaire study. Applied Human Science：305-307.
Hartman E, 1966：Dreaming Sleep (The D-State) and The Menstrual Cycle. The Journal of Nervous and Mental Disease 143：405-415.
Henderson A, Nemes G, Gordon NB, Roos L, 1970：The sleep of regularly menstruation women and of women taking an oral contraceptive. Psychophysiology 7：337.
Ho A, 1972：Sex Hormones and Sleep of Women. Sleep Research 1：184.
堀内成子，西原京子，1996：産褥6週までの母親の夜間睡眠における途中覚醒とこどもの動きに関する研究．聖路加看護大学紀要 22：42-51．
Hunter M, 1992：The south-east England longitudinal study of the climacteric and postmenopause Maturitas 117-126.
Ishizuka Y, Pollak CP, Shirakawa S, Kakuma T, Azumi K, Usui A, Shiraishi S, Fukuzawa H, Kariya T, 1994：Sleep spindle frequency changes during the menstrual cycle. J Sleep Res 3：26-29.
伊藤ますみ，香坂雅子，本間研一，他，1995：月経周期に伴う生体リズムおよび睡眠の変動．精神神経学雑誌 97：155-164．
Kapen S, Boyar R, Hellman L, 1972：Changes in The Sleep Stage Pattern during The Menstrual Cycle of Normal Females. Sleep Research 1： 186.

Karacan I, Heine W, Agnew HW, Williamn RL, Webb WB, Ross JJ, 1968：Characteristics of sleep patterns during late pregnancy and the postpartum periods. Am J Obstet and Gynecol 101：579-596.
Karacan I, Williams RL, 1970：Current advances in theory and practice relating to postpartum syndromes. Psychiatry and Medicine 1：307-328.
Kivela A, Kauppila A, Ylostalo P, Vakkuri O, Leppaluoto J, 1988：Seasonal, menstrual and circadian secretions of melatonin, gonadotropins and prolactin in women. Acta Physiol Scand 132：321-327.
Lambs WM, Ulett GA, Masters WH, Robinson DW, 1953：Premenstrual tension：EEG, hormonal and psychiatric evaluation. American Journal of Psychiatry 109：840-848.
Lee KA, Shaver JF, Giblin EC, et al, 1990：Sleep patterns related to menstrual cycle phase and premenstrual affective symptoms. Sleep 13：403-409.
Lentz MJ, Killien MG, 1991：Are you sleeping? Sleep patterns during postpartum hospitalization. Journal of Perinatal & Neonatal Nursing 4：30-38.
Little BC, Zahn TP, 1974：Changes in mood and autonomic functioning during the menstrual cycle. Psychophysiology 11：579-590.
Moos RH, Koppell B, Melges F, Yalom I, Lunde D, Clayton R, Hamburg D, 1969：Fluctuations in symptoms and moods during the menstrual cycle. Journal of Psychosomatic Research 13：37-44.
小栗 貢，白川修一郎，阿住一雄，1985：OSA睡眠調査票の開発．精神医学 27：791-799．
岡本一枝，松尾邦江，大塚邦子，奥平進之，他，1993：病院職員へのアンケート調査から見た月経時の眠気．第18回日本睡眠学会抄録集，107．
Parry BL, Mendelson WB, Duncan WC, Sack DA, Wehr TA, 1989：Longitudinal sleep EEG, temperature, and activity measurements across the menstrual cycle in patients with premenstrual depression and in age-matched controls. Psychiatry Res 30：285-303.
Parry BL, Berga SL, Kripke DF, Gillin JC, 1990a：Melatonin and phototherapy in premenstrual depression. Prog Clin Biol Res 341 B：35-43.
Parry BL, Berga SL, Kripke DF, Klauber MR, Laughlin GA, Yen SS, Gillin JC, 1990b：Altered waveform of plasma nocturnal melatonin secretion in premenstrual depression. Arch Gen Psychiatry 47：1139-1146.
Parry BL, Rosenthal NE, James SP, Wehr TA, 1991：Atenolol in premenstrual syndrome：A test of the melatonin hypothesis. Psychiatry Res 37：131-138.
Parry BL, Mahan AM, Mostofi N, Klauber MR, Lew GS, Gillin JC, 1993：Light therapy of late luteal phase dysphoric disorder：an extended study. American Journal of Psychiatry 150：1417-1419.
Pickett CK, Regensteiner JG, Woodard WD, Hagerman DD, Weil JV, Moore LG, 1989：Progestin and estrogen reduce sleep-disordered breathing in postmenopausal women. J Appl Physiol 66：1656-1661.
Posaci C, Erten O, Uren A, Acar B, 1994：Plasma copper, zinc and magnesium levels in patients with premenstrual tension syndrome. Acta Obstetricia et Gynecologica Scandinavica 73：452-455.

佐藤郁夫, 1969：産婦人科領域における性ホルモンの変動と睡眠脳波. 日本産科婦人科学会雑誌 21：391-399.
Shaver J, Giblin E, Lentz M, Lee K, 1988：Sleep patterns and stability in perimenopausal women. Sleep 11：556-561.
Sheldrake P, Cormack M, 1976：Variations in menstrual cycle symptom reporting. Journal of Psychosomatic Research 20：169-177.
Shirakawa S, Smith JR, Azumi K, 1987：Spindle Analyzer By Using Personal Computer. Sleep Research 16：581.
白川修一郎, 石束嘉和, 阿住一雄, 1989：断眠および昼寝の紡錘波構造要素に対する影響—マイコン・リアルタイム解析による研究—. 臨床脳波 31：463-468.
白川修一郎, 石郷岡 純, 石束嘉和, 他, 1996：全国総合病院外来における睡眠障害と睡眠習慣の実態調査. 厚生省・神経疾患研究委託費「睡眠障害の診断・治療及び疫学に関する研究」平成7年度研究報告書, pp 7-23.
Short RV, 1974：Rhythm of ovulation. In Aschoff J, Ceresa F, Halberg F(Eds)：Chronobiological aspects of endocrinology, Stuttgart. F. K. Schattauer Verlag.
Steriade M, McCarley RW, 1990：Brainstem Control of Wakefulness and Sleep, Plenum Pres, New York.
鈴木雅洲, 1980：婦人科学入門, 南山堂, 東京
Suzuki S, Dennerstein L, Greenwood KM, Armstrong SM, Satohisa E, 1994：Sleeping patterns during pregnancy in Japanese women. Journal of Psychosomatic Obstetrics & Gynecology 15：19-26.
高橋三郎, 飯田英晴, 岡崎裕紀子, 1981：女性の性周期に伴う精神症状. 臨床精神医学 10：29-36.
Turek FW, 1996：Melatonin hype hard to swallow. Nature 379：295-296.
Voordouw BC, Euser R, Verdonk RE, Alberda BT, de Jong FH, Drogendijk AC, Fauser BC, Cohen M, 1992：Melatonin and melatonin-progestin combinations alter pituitary-ovarian function in women and can inhibit ovulation. Journal of Clinical Endocrinology & Metabolism 74：108-117.
Wang M, Hammarback S, Lindhe BA, Backstrom T, 1995：Treatment of premenstrual syndrome by spironolactone：a double-blind, placebo-controlled study. Acta Obstericia et Gynecologica Scandinavica 74：803-808.
Wiklund I, Holst J, Karlberg J, Mattsson LA, Samsioe G, Sandin K, Uvebrant M, von Schoultz B, 1992：A new methodological approach to the evaluation of quality of life in postmenopausal women. Maturitas 14：211-224.
Zola P, Meyerson AT, Reznikoff M, Thornton JC, Concool BM, 1979：Menstrual symptomatology and psychiatric admission. J of Psychosomatic Research 23：241-245.

5.7.3 老年期の睡眠障害

　睡眠障害の発生率は加齢に伴って明らかに増加し，老年者の少なくとも20％が不眠に悩んでいるという．睡眠は，日中に蓄積された精神・身体疲労の回復に必須な生体現象である．したがって，睡眠障害は夜間の睡眠充足感の減退ばかりではなく，日中にも種々の精神・身体症状をひき起こす．とりわけ老年者では，夜間睡眠の障害により日中の覚醒水準の低下，注意力，集中力，作業能率などの高次精神活動が容易に障害されやすい．また，睡眠障害の一部が，循環器疾患の発生や免疫力低下などの身体機能障害の発生に関与していることも示唆されている．老年者が，年齢相応にもちえている精神・身体機能を，最も効率よくかつ継続的に発揮し，十分に知的で生産的な社会生活を送るためには，適切な生活スケジュールのもとで，良質な夜間睡眠の確保と十分な日中の覚醒状態を維持することが肝要である．今後も進行するであろう高齢化社会にあって，老年者の睡眠・覚醒障害への有効な対策は医学上の急務であるといえる．

　老年者において睡眠障害が増加する原因には，加齢に伴う睡眠特性の生理的変化，睡眠障害をひき起こすさまざまな精神的ならびに身体的疾患の増加，さらには，核家族化による老年者の孤立などの心理社会的ストレスの増加，現代の人為的で多様な生活スタイルへの不適応などさまざまな要因が挙げられる．したがって，老年者の睡眠障害の臨床に際しては，これらの諸要因を絶えず念頭においてその診断および治療に取り組む必要がある．

　本稿では，初めに老年者の睡眠障害の発現に深く関与している睡眠特性の加齢変化とその背景因子を概説した．続いて，アメリカ睡眠障害学会による睡眠障害国際分類(The International Classification of Sleep Disorders；ICSD, 1990)に従って，老年者にみられやすいいくつかの睡眠障害をピックアップしその臨床特徴について述べたが，紙数の都合上，各睡眠障害の病態生理や個別の治療法の詳細は本書の各論に譲った．最後に，老年者の睡眠障害に対する薬物療法とその注意点をまとめた．

a） 加齢に伴う睡眠特性の変化とその背景因子

　老年者の睡眠の特徴を端的に表現すれば，浅い眠り，効率の悪い眠りであるといえる．同時に，健常成人にみられるような昼間に持続的に覚醒し，夜間に深い睡眠をとるという明瞭な二相性睡眠から，夜間睡眠の分断と午睡の増加などによって睡眠と覚醒が頻回に交替する多相型睡眠へ移行するとも表現される．図5.87は，総睡眠時間およびそのなかに占めるノンレム／レム睡眠の割合を各年代ごとに示したRoffwargらのデータである．老年者では寝床に入っている時間

5.7 発達・加齢に関連した睡眠障害

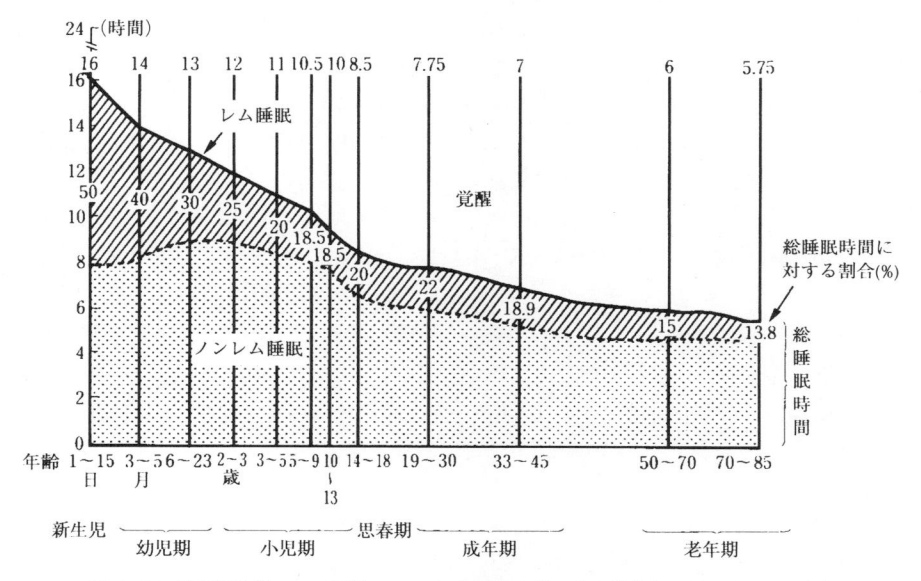

図 5.87 総睡眠時間，レム睡眠，ノンレム睡眠の加齢に伴う推移(Roffwargら，1966)

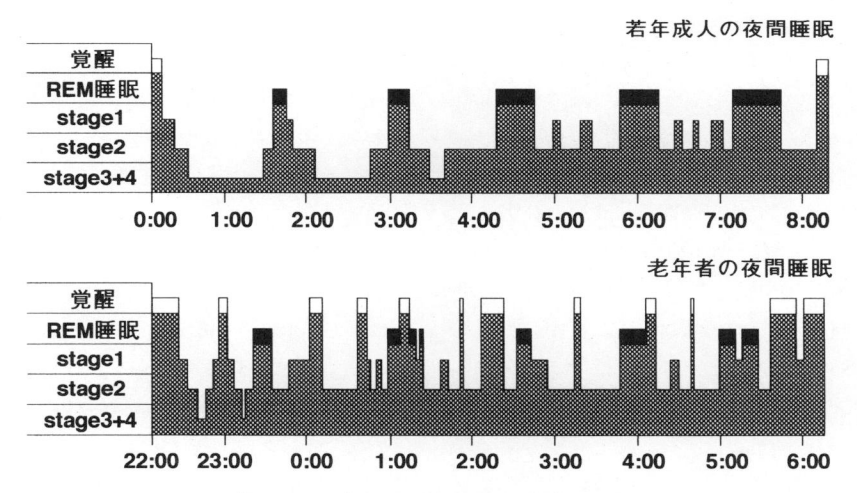

図 5.88 若年成人と老年者の睡眠構築の比較
若年成人に比較して，老年者では入床/起床時刻が早まる一方，入眠潜時の延長，深い睡眠の減少，浅い睡眠および中途覚醒の増加，レム潜時の短縮，睡眠後半でのレム睡眠の持続性の低下などが認められる．

(就床時間)が延長し，若年成人より長く眠る印象があるが，図 5.87 の最上部に示された睡眠ポリグラフによる総睡眠時間の実測値から明らかなように，実際の総睡眠時間，レム睡眠(REM 睡眠)，およびノンレム睡眠(NREM 睡眠)のすべてが，加齢とともに減少する．睡眠構築をさらに詳細に評価した研究によると，加齢に伴い浅いノンレム睡眠である stage 1, stage 2 の出現比率が増加する一方，深いノンレム睡眠である stage 3, stage 4 の出現比率が減少する．図 5.88 に，若年成人と老年者の典型的な睡眠図を比較しやすく配置した．老年者では，入床してから入眠するまでの時間(入眠潜時)の延長や，中途覚醒回数および覚醒時間の増加により睡眠効率(総睡眠時間/総就床時間)が低下する．老年者で高頻度にみられ，睡眠障害の原因となりやすい睡眠時無呼吸症候群や睡眠時四肢運動障害などの身体要因を明確に除外した老年者を対象とした研究でも，加齢によって睡眠効率が 70～80 % に低下するという．

老年者では睡眠をとるタイミングにも変化が現れる．一般的に，若年成人に比較して老年者では入床および起床時刻が早まる，すなわち睡眠・覚醒のタイミングが前方にシフトする．また，入眠してから最初のレム睡眠が現れるまでの時間(レム潜時)が短縮する一方，健常成人にみられるような睡眠後半でのレム睡眠の増加がみられず，睡眠後半でのレムの持続性が低下する傾向がある．

加齢に伴うこれらの睡眠特性の変化はどのような機序で発現するのであろうか．睡眠および覚醒という最も基本的な生体現象が，交代性(相補的)かつ24時間周期で発現するための制御メカニズムとして，恒常性維持機構および概日リズム(サーカディアンリズム)機構による複合的な調節が有力視されている．実際，睡眠・覚醒に関連した諸現象は，覚醒時疲労に対する回復メカニズムという恒常性維持の側面か，もしくは概日リズム支配下に24時間周期で時刻決定的に出現するという時間生物学的側面のいずれかの特性でうまく説明される場合が多い．先に述べた老年者での睡眠特性のさまざまな変化は，この二つの生体維持機構に加齢による機能変化が生ずることと関連する．恒常性維持の観点からは，夜間の休息時間帯に良質な睡眠をとることで，覚醒時に蓄積した精神・身体の疲労を解消し，翌日の活動期に十分な覚醒水準を保ち，活発な精神・身体活動を行うことが可能になる．日中の覚醒水準が高く身体活動量が多いほど深い睡眠であるノンレム睡眠は増加する．しかし一般に，若年者に比較して老年者では日中の運動量が低下し，活発な精神活動の機会に乏しく，午睡が増加することから，代償的に夜間の深い睡眠であるノンレム睡眠が減少しやすいものと考えられる．このことは，精神的・身体的な活動性の高い老年者では夜間睡眠の障害が少ないという事実とも合致する．一方，概日リズム機構による睡眠・覚醒調節という観点からも，睡眠特性の加齢変化の一部が説明可能である．概日リズム特性の加齢変化としては，概日リズムの低振幅化，リズム位相の前進，リズム周期の短縮などが多くの研究報告に共通した成績である．日中の覚醒水準の低下による午睡の増加や夜間の深い睡眠の減少は，睡眠・覚醒リズムの低振幅化の一表現型としてとらえても矛盾はない．加齢に伴い入眠および覚醒時刻が早まることは，睡眠・覚醒リズムを含む概日リズム位相の前進によりひき起こされている可能性がある．また，老年者の睡眠でみられるレム潜時の短縮と睡眠後半でのレムの持続性の低下は，深部体温リズム位相が加齢に伴い変化することと深い関連がある．老年者では概日リズム全般に位相前進が生じるが，深部体温リズム位相は睡眠位相に対して相対的により前進しやすいとされる．この際，レム睡眠は早朝の最低体温出現時刻に続く体温上昇相のあたりで最も出現しやすいことが明らかになっている．したがって，加齢に伴い最低体温の出現時刻が睡眠後半から前方へ移行することにより，レム潜時が短縮しかつ睡眠後半部でのレム睡眠の持続性が低下するものと考えられる．また，睡眠前半に集中しレム睡眠を睡眠後半に押しやっていたノンレム睡眠が加齢に伴い減少することも，レム潜時の短縮を促進すると考えられている．

b) 老年者の睡眠障害

睡眠障害の発生率は加齢に伴って増加することが知られており，老年者の少なくとも20%以上が夜間の不眠やその随伴症状に悩まされているとされる．睡眠障害の発生率には明らかな性差があり，女性に不眠を訴えるものが多い．アメリカ睡眠障害学会による睡眠障害国際分類(The International Classification of Sleep Disorders; ICSD, 1990)に従って，老年者で問題となりやすい睡眠障害を表5.66にまとめた．表中の「3．内科/精神科的睡眠障害」として取り上げられているように，老年者では睡眠障害を二次的にひき起こす種々の精神的および身体的要因が数多くある点に注意する必要がある．たとえば，脳梗塞，脳出血，パーキンソン病，アルツハイマー病などの脳変性疾患，喘息や慢性閉塞性呼吸器疾患，糖尿病，貧血，高血圧，狭心症などの循環器疾患，消化性潰瘍などの内科の疾患に伴う睡眠障害や，老年期うつ病，不安障害，アルコール症などの精神科的疾患に伴う睡眠障害などが挙げられる．老年者の睡眠障害を正確に診断するためには，睡眠障害の原因となるこれら内科/精神科的障害がないかどうかについて第一に注意を払う必要がある．内科/精神科的障害に伴う睡眠障害の個別項目の詳細については，本書の他項に詳しく述べられ

5.7 発達・加齢に関連した睡眠障害

表 5.66 臨床上問題となりやすい老年期の睡眠障害

1. 睡眠異常　Dyssomnia
    - A. 内在因性睡眠障害　Intrinsic Sleep Disorders
        - 精神生理性不眠症　Psychophysiological Insomnia
        - 睡眠状態誤認　Sleep State Misperception
        - 睡眠時無呼吸症候群　Sleep Apnea Syndrome
        - 睡眠時周期性四肢運動障害　Periodic Limb Movement Disorder
        - むずむず脚症候群　Restless Legs Syndrome
    - B. 外在因性睡眠障害　Extrinsic Sleep Disorders
        - 不適切な睡眠衛生　Inadequate Sleep Hygiene
        - 環境因性睡眠障害　Environmental Sleep Disorder
    - C. 概日リズム睡眠障害　Circadian Rhythm Sleep Disorders
        - 不規則型睡眠・覚醒パターン　Irregular Sleep-Wake Pattern
        - 睡眠相前進症候群　Advanced Sleep Phase Syndrome
2. 睡眠時随伴症　Parasomnia
    - A. 覚醒障害　Arousal Disorders
    - B. 睡眠覚醒移行障害　Sleep-Wake Transition Disorders
    - C. 通常レム睡眠に伴う睡眠時随伴症　Parasomnias Usually Associated with REM Sleep
        - レム睡眠行動障害　REM Sleep Behavior Disorder
    - D. その他の睡眠時随伴症　Other Parasomnias
3. 内科/精神科的睡眠障害　Medical/Psychiatric Sleep Disorders
    - A. 精神障害に伴うもの　Associated with Mental Disorders
        - 老年期うつ病　Senile Depression
    - B. 神経疾患に伴うもの　Associated with Neurological Disorders
        - 痴呆　Dementia
        - パーキンソン症候群　Parkinsonism
    - C. その他の内科的疾患に伴うもの　Associated with Other Medical Disorders
        - 脳梗塞/脳出血　Cerebro-vascular Disease
        - 喘息などの慢性閉塞性呼吸器疾患　Chronic Obstructive Lung Disease
        - 糖尿病　Diabetes Mellitus
        - 貧血　Anemia
        - 高血圧, 狭心症などの循環器疾患　Cardio-vascular Disease
        - 消化性潰瘍　Peptic Ulcer
4. 提案検討中の睡眠障害　Proposed Sleep Disorders

睡眠障害国際分類　The International Classification of Sleep Disorders (ICSD, 1990)

ているため割愛する．以下には，睡眠異常と睡眠時随伴症のなかから，老年者の睡眠障害の臨床場面においてしばしば問題となる睡眠障害のいくつかを概説する．

1) 睡眠異常

ⅰ) 内在因性睡眠障害(intrinsic sleep disorders)：内在因性睡眠障害は，身体の中に起源を有する，または発生する，もしくは身体内の原因から生じる睡眠障害である．加齢に伴う精神身体機能低下によりひき起こされるもしくは増悪する，いくつかの内在因性睡眠障害がある．

① 精神生理性不眠症 (psychophysiological insomnia)

種々の心理社会的ストレスが誘因となって，身体的緊張の部分症状として不眠が出現する．不眠の程度が著しい場合には，意欲，集中力の低下，易疲労感などから日中の覚醒水準の低下をひき起こし，悪循環的に夜間不眠が悪化する場合もある．一般人口での有病率は不明だが，睡眠障害患者の10～20％を占めるとされ，20～30代の成人期に始まり，加齢とともに増悪する傾向がある．元来神経質な性格傾向の強い老年者の場合には，不眠への固着，不安が強く容易に治療に反応しないケースもしばしばある．

② 睡眠状態誤認(sleep state misperception)

睡眠状態誤認は，夜間ポリグラフ検査などの客観的検査で睡眠障害が認められないにもかかわらず，ほとんど眠れない，全く眠れない，うつらうつらしていたなどの夜間不眠や日中の過度の眠気の症状を訴える障害である．心気的・強迫的な性格傾向があ

る人が睡眠過程に意識が過剰に集中した結果として出現する場合もある．典型的には20～30代で発症し，加齢とともに増悪するが，老年者の一部では，生理的変化として睡眠の質が低下した場合に，若年時の睡眠状態とたえず比較することにより，睡眠充足感が得られないため睡眠状態の誤認が発生もしくは強化されることがある．

③　睡眠時無呼吸症候群(sleep apnea syndrome)

睡眠時無呼吸症候群は，覚醒時には呼吸障害が認められないにもかかわらず，睡眠中のみに10秒から1分以上にもわたって持続する無呼吸が頻回に出現する病態である．現在一般的に用いられている診断基準によれば，睡眠中に出現する10秒以上持続する換気停止を睡眠時無呼吸と定義し，睡眠1時間あたりの無呼吸の出現回数(apnea index)が5以上の場合，もしくは，約7時間の睡眠中に30回以上の睡眠時無呼吸が出現する場合に本症と診断される．本症には高血圧や不整脈の合併が多く，また長期予後調査の結果，本症患者の死亡率，とりわけ心血管系疾患による死亡率が対照群に比較して有意に高いと報告されている．睡眠時無呼吸は覚醒反応をひき起こすため，頻回の無呼吸により夜間睡眠は分断されて低質な睡眠となり，代償的に日中の眠気が増加する．覚醒反応により完全覚醒が起こり，再入眠が困難である場合には患者は不眠を自覚するが，速やかに再入眠できる場合には睡眠障害を自覚しないことが多い．本症は圧倒的に男性に多くみられ，一般成人人口中での有病率は1～4％と考えられている．加齢に伴い有病率は急激に上昇するが，この背景には，老年者での筋弛緩，呼吸中枢の機能低下，軟口蓋下垂などの上気道狭窄など多要因が考えられている．老年者においても本症はやはり男性に多くみられ，60歳以上の男性老年者では40～60％以上の高率で本症がみられるとされる．睡眠時無呼吸には，閉塞型，中枢型，混合型があるが，一般成人での睡眠時無呼吸では閉塞型が多いのに対して，老年者の睡眠時無呼吸では中枢型の占める割合が増加する．ただし，一般成人の睡眠時無呼吸が心血管系障害のリスク要因であるのに対して，老年者での睡眠時無呼吸が睡眠・覚醒障害以外に何らかの病的意義をもつか否かについてははっきりとした結論は出ていない．

④　睡眠時周期性四肢運動障害(periodic limb movement disorder)

睡眠時周期性四肢運動障害とは，周期的に反復する常同的な四肢の運動が睡眠中に出現することを特徴とする病態である．この常同運動は，ほとんどが下肢に生じ，足関節の背屈が，母指の背屈，膝関節の屈曲，ときには股関節の屈曲を伴って繰り返し出現することが多い．1回の常同運動の持続は0.5～5秒で，20～60秒間隔で出現する．このような異常運動が睡眠1時間あたり5回以上出現し，不眠や日中の過度の眠気などの自覚症状がある場合に本症と診断される．この四肢の異常運動は加齢とともに増加し，65歳以上の老年者での有病率は30～40％以上に達すると報告されている．50歳以上の慢性不眠患者では，その1～15％で本症が認められるというが，患者自身は四肢の異常運動や頻回の中途覚醒を自覚していない場合も多い．このような異常運動と中途覚醒の出現が病的意義をもつかは不明であり，老化に伴う生理的変化の一つとする見方もある．

⑤　むずむず脚症候群(restless legs syndrome)

むずむず脚症候群とは，夜間入眠前の安静時に生じる下肢の不快感と入眠困難を特徴とする病態である．この下肢の異常感覚は，「むずむずする」，「虫が這う感じ」，「痛み」，「不快感」，「突っ張る感じ」など種々あり，下肢を動かすことにより軽減するのが特徴的である．多くの場合，両側の足関節と膝関節の間に生じるが，大腿部や足，まれに腕に生ずることもある．有病率は明らかではないが，健常成人の5～15％に認められ，発症のピークは中年期である．老年期での発症もしばしばみられるが，その際には，本症が貧血，尿毒症，関節リウマチ患者で高頻度にみられることに留意する必要がある．

ii）　外在因性睡眠障害(extrinsic sleep disorder)：外在因性睡眠障害は，身体の外部の原因によりひき起こされる睡眠障害である．この睡眠障害の発現には外部要因が不可欠であり，その外部要因が除去されることにより睡眠障害も消失するとされる．現代社会は，

社会システムの細分化と複雑化，若年者主体の社会機構，核家族化や独居高齢者の増加など，老年者を取り巻く心理社会環境の問題点がいわれ始めて久しい．このような心理社会ストレスによりひき起こされる睡眠障害は，今後増加の一途をたどるものと考えられる．

① 不適切な睡眠衛生(inadequate sleep hygiene)

不適切な睡眠衛生とは，ごく普通量のカフェイン，タバコ，アルコールの摂取や，就床時刻前の運動，思索，日中の昼寝，運動不足，長時間の入床など，一般的に他の人では睡眠障害をひき起こさない普通の生活習慣であるにもかかわらず，その人にとって，良質な夜間睡眠や日中の十分な覚醒水準を保つのに不適切な生活習慣をさす．老年者では，日中の精神的および身体的活動量の低下や午睡の増加が夜間不眠の原因となりやすい．臨床場面でも，現職からリタイアし不活発な生活習慣に入った後，何らかの原因で臥辱がちの生活を送るようになった後などに睡眠障害が出現した症例にしばしば遭遇する．

② 環境因性睡眠障害(environmental sleep disorder)

寝室の騒音，温湿度，照明，同室者の有無，入院による就床場所の変化など，睡眠に影響を与える環境因子により二次的にひき起こされる睡眠障害である．一般的に，老年者では若年者に比較して環境要因に対する感受性が高く，睡眠環境の劣化や変化により容易に睡眠障害が生じるといわれる．

iii) 概日リズム睡眠障害(circadian rhythm sleep disorders)： 概日リズム調節機構の何らかの調節障害や(内因性)，外部環境または社会的環境による外部要因によって(外因性)，患者の睡眠パターンと社会的行動様式として望ましい睡眠パターンとの間にくい違いが生じることをいう．現代では，昼夜を問わない仕事，娯楽，ジェット機による飛行，夜ふかし型の生活などにより，人為的で不規則な生活パターンが通常化していることは老年者でも例外ではない．その結果，交代勤務睡眠障害や時間帯域変化(時差)症候群などによる種々の精神身体症状や，入眠・覚醒困難を訴える老年者が増加しつつある．ここでは，老年者に出現しやすい内因性の概日リズム睡眠障害を挙げる．

① 不規則型睡眠・覚醒パターン(irregular sleep-wake pattern)

不規則型睡眠・覚醒パターンは，睡眠と覚醒の時間的配列が崩れ，それらがさまざまに出現するエピソードと定義される．一般人口での発生率は非常に少ないものと考えられるが，高齢者の一部やびまん性の脳機能障害を有する痴呆患者で認められることがある．高齢者では視覚，聴覚など感覚器の機能低下に加えて，社会的活動(社会的しばり)の減少から，概日リズムに対する同調因子の作用が減弱しやすいことも増悪因子となる．特に痴呆老年者では，脳器質障害による睡眠中枢および概日リズム中枢とその連絡路の機能低下に加えて，認知機能の低下，社会的孤立がより高度であることから，日中の覚醒水準の低下と夜間睡眠の低質化および随伴する徘徊などの行動障害が促進されることが多い．

② 睡眠相前進症候群(advanced sleep phase syndrome)

主要な睡眠時間帯が，望ましい睡眠時間帯に対して前進した結果，夕方の眠気，早い入眠，早朝覚醒などが認められる．加齢に伴い概日リズム周期が短縮し，概日リズム位相，ひいては睡眠・覚醒リズム位相が前進することから，早期入床，早朝覚醒パターンなど軽度の睡眠相の前進は加齢の過程で多くの正常老年者において認められる．睡眠障害の臨床場面では，本症は明らかにまれな疾患であり，このような主訴で外来を受診したケースはわれわれの施設でもほとんど経験がない．しかしながら，今後，老年者の生活スタイルの多様化とともに，老年者に求められるもしくは老年者が望む生活スケジュールと生理的変化としての早期入床，早朝覚醒パターンとの間にくい違いが生じ，その結果，対人関係や社会生活上の問題を抱えるケースが増加する可能性は十分考えられる．

2) **睡眠時随伴症(parasomnias)** 睡眠時随伴症とは，睡眠覚醒過程自体の異常ではなく，主として睡眠中に起こる望ましくない身体現象の総称である．老年者によく認められる睡眠時随伴症としては，レム睡眠行動障害が代表的である．

レム睡眠行動障害(REM sleep behavior disorder)：レム睡眠行動障害は，レム睡眠時にみられる生理的な

筋緊張の低下が障害され，夢の中での行動を反映する複雑で異常な運動の出現がレム睡眠時に認められることを特徴とする病態である．軽症例では，寝言や床の中での四肢の異常運動がみられる程度であるが，重症例では，床から出て徘徊や転倒したり，情動爆発のうえ暴力行為がみられたりもする．このような異常運動は，覚醒直前にみていた夢の内容とよく合致することが多い．本症の約60％が特発性であるとされ，その発症率は明らかに加齢に伴って増加する．男性に多い．これまでは，脳血管障害，脊髄小脳変性症，脳幹部腫瘍などの脳幹部の器質病変を有する患者の一部に認められることが知られていたが，近年では，中枢神経系内の明らかな器質障害が認められない，いわゆる健康老年者のなかにもレム睡眠行動障害を発症する例が数多く報告されている．

c) 老年者の睡眠障害に対する治療とその注意点

1) 治療開始前の注意事項 老年者の睡眠障害の治療に際しては，睡眠障害を二次的にひき起こす数多くの精神的および身体的要因に注意する必要がある．これらの精神身体疾患は，日常臨床場面で不眠を訴える老年患者にしばしば合併しているものであるにもかかわらず，つい見落とされがちである．不眠を強く訴える老年者に対しては，対症療法的に睡眠薬を安易に投与しがちであるが，精神的および身体的要因を一義的に取り除く意識を医療者側が保つ必要がある．また，老年者の睡眠障害の大きな原因の一つである種々の心理社会ストレスの緩和を目的とした精神療法的アプローチが意外に有用である場合が多い．趣味や社会活動の励行など日中の精神身体活動を高めるための睡眠衛生指導や，騒音除去，温湿度および照明調整などの適切な寝室内環境の整備などの配慮もまた，概日リズムの調整および夜間睡眠の良質化にとって重要である．老年者に限ったことではないが，外在因性睡眠障害や内科/精神科的障害に伴う睡眠障害などに対する睡眠薬を用いた薬物療法は，基本的には限られた期間にのみ行われるべきである．永続的な睡眠薬の処方は，正しい診断に基づかねばならない．内在因性睡眠障害や睡眠時随伴症などの一部では，睡眠薬ではなく各疾患に特異的な効果を発揮する治療法が最初に選択されるべきである．各睡眠障害に対する個別の治療法の詳細に関しては本書の各論に譲るが，睡眠時無呼吸症候群に対する経鼻持続陽圧呼吸CPAPやアセタゾラミド，夜間ミオクローヌスに対するクロナゼパム，概日リズム睡眠障害に対する光照射療法などが挙げられる．しかしながら実際には，睡眠障害を有する多くの老年者に対して，適切な診断分類がなされないまま

表 5.67 老年者の睡眠障害に対してベンゾジアゼピン系薬物を投与する際の注意点

a) 薬動態の加齢変化
　　薬物体内分布容量の増大（生体内半減期の延長）　体脂肪組織への蓄積による
　　薬物代謝能（肝クリアランス）の低下　　肝容積，肝血流量，肝薬物代謝酵素活性の低下による
　　薬物排泄機能の低下　　心拍出量，腎血流量の生理的減少および尿細管での分泌吸収の低下による
b) 加齢に伴うベンゾジアゼピン系薬物に対する感受性の亢進
　　筋弛緩作用/抗けいれん作用の増強
　　記憶，注意力，能動性などの高次精神機能の障害
c) 生体内半減期に関する問題
　　生体内半減期の長いベンゾジアゼピン系薬物の連用による体内蓄積
　　　日中の眠気，頭痛，脱力，倦怠感，構音障害，高次精神機能障害などの副作用の出現率増大
　　薬物耐性/依存形成
　　超短時間作用型のベンゾジアゼピン系薬物による退薬性もしくは反跳性副作用
　　　早朝覚醒
　　　不安・緊張症状（トリアゾラム症候群：不快感，易刺激性，離人症状，不安，うつ状態，知覚過敏，集中困難，健忘など）
d) 副作用発現に関するその他のリスク要因
　　薬物代謝を阻害する内科疾患への罹患
　　　栄養状態不良，感染などによる血漿アルブミンの減少　遊離型/結合型比の増加（薬理作用の増強）
　　　腎疾患，肝疾患，心疾患による肝容積，肝血流量，肝薬物代謝酵素活性，腎血流量の低下
　　多剤併用の増加による薬物相互作用
　　服用法の取り違え
　　コンプライアンスの低下
　　加齢に伴う睡眠の生理的低質化の存在

に，十分な効果が得られる期間および量をはるかにこえて睡眠薬が処方されている場合がある．その結果，しばしば薬物の副作用に加えて，薬剤耐性や睡眠時無呼吸の増悪などを招いている．

　2）　**ベンゾジアゼピン系薬物**　現時点では，老年者の睡眠障害の薬物療法においてもベンゾジアゼピン(benzodiazepine；BZP)系薬物が中心的役割を果たしている．老年者の睡眠障害に対してBZP系薬物を投与する際の注意点を表5.67に列挙した．

　ⅰ）　薬動態の加齢変化：　老年者にBZP系薬物を投与する際には，まず第一に，BZP系薬物に関する薬動態の加齢変化に注意しなければならない．一般に，老年者では，薬物の代謝能が低下し生物学的半減期が延長することから副作用が出現しやすい．薬物代謝を阻害する内科疾患への罹患率も高く，またそのことによる多剤併用の増加による薬物相互作用も影響する．BZP系薬物は，速やかに消化管から吸収され，服用後0.5～3時間で最高血中濃度に到達する．BZP系薬物の吸収率は加齢によりほとんど変化しないとされる．したがって，老年者の薬動態には，おもに薬物体内分布，薬物代謝，および薬物排泄が影響する．

薬物体内分布：老年者では若年成人に比較して筋組織が減少し，相対的に脂肪組織の割合が増加する．そのため，ジアゼパム，ニトラゼパムをはじめとする脂溶性BZP系薬物の体内分布容量は増大し，体脂肪に貯留し，生体内半減期が延長しやすい．また，連用しているBZP系薬物を中断した際の血中濃度の低下も，若年成人に比較して遅延しやすい．

薬物代謝：老年者では薬物代謝が低下することに留意する必要がある．BZP系薬物は，肝で代謝され，その代謝排泄速度(肝クリアランス)はおもに，肝容積，肝血流量，肝薬物代謝酵素活性により影響を受けるが，これらはすべて加齢に伴い減少もしくは低下する．BZP系薬物のなかでも，alprazolam(ソラナックス，コンスタン)，chlordiazepoxide(コントロール，バランス)，lormetazepam(エバミール，ロラメット)，triazolam(ハルシオン)などの肝クリアランスは加齢によって低下するとされる．近年の研究では，肝クリアランスの加齢変化自体は老年者の薬物動態には直接的には大きな影響を及ぼさないものの，栄養状態不良や感染などの健康悪化時の副作用の出現の潜在的なリスク要因として存在することが示唆されている．

薬物排泄：加齢とともに心拍出量および腎血流量は減少し，尿細管での分泌吸収も低下する．70歳代のクレアチニン・クリアランスは20歳代のそれに比較して約35％にまで低下しているという．薬物およびその代謝物のほとんどは腎より体外排泄されるため，加齢に伴う腎排泄機能の低下により，薬物の体内蓄積が促進される．

　これらの薬動態の加齢変化に加えて，腎疾患，肝疾患，心疾患などを合併している場合には，肝容積，肝血流量，肝薬物代謝酵素活性の低下，腎血流量の低下などによるさらなる薬物の代謝・排泄能の低下や，血漿アルブミンの低下(薬物の遊離型/結合型比の増加)による薬理作用の増強などによりいっそう副作用が出現しやすくなる．

　ⅱ）　薬物感受性の加齢変化：　老年者では若年者に比較して，血中濃度が同じでもBZP系薬物の中枢神経系作用が強く現れることが知られている．すなわち，BZP系薬物に対する感受性が加齢に伴い亢進する．このことは，BZP系薬物の副作用発現率が加齢に伴い増大する最大の要因の一つであると考えられている．同量のBZP系薬物を投与した場合，若年者に比較して老年者では，筋弛緩作用や抗けいれん作用に限らず，記憶，注意力，能動性などの高次精神機能をも障害されやすいことが報告されている．

　ⅲ）　生体内半減期に関する問題：　生体内半減期の長いnitrazepam(ネルボン，ベンザリン)，flurazepam(ダルメート，ベノジール)などは，服用翌日の日中にもある程度の血中濃度が維持される場合が多い(持ち越し効果 hang over)．持ち越し効果により，不眠に対する日中の不安・緊張の緩和がもたらす作用が期待できる反面，連用時の体内蓄積により薬物耐性や依存形成が生じやすくなるほか，鎮静・催眠作用や筋弛緩作用の持続による日中の眠気，頭痛，脱力，倦怠感，構音障害，高次精神機能障害などの副作用の出現率が増大する危険がある．表5.68に，老年者および若年者でのBZP系薬物の生体内半減期と体内蓄積予測値を挙げた．老年者では若年者に比較して，長時間作用型BZP系薬物の生体内半減期および薬物の体内

表 5.68 健常若年者および老年者における常用量ベンゾジアゼピンの生体内半減期と蓄積予測値
（Cook, 1986 にわが国での商品名を追加）

薬物名	わが国での商品名	生体内半減期(時間)		定常状態に至る日数	老年者での体内薬物蓄積比
		若年者	老年者		
半減期の長い薬物群（>24時間）					
desalkylflurazepam*1	欄外参照	83	140	23.3	×8.9
NDM-diazepam*2	欄外参照	72	92	15.3	×6.0
diazepam	セルシン, ホリゾン, セレンジン	39	85	14.2	×5.6
clobazam		24	48	8.0	×3.4
nitrazepam	ネルボン, ベンザリン, カルスミン	26	38	6.3	×2.8
chlordiazepoxide	コントール, バランス	10	33	5.5	×2.5
flunitrazepam*3	サイレース, ロヒプノール	31	21	3.5	×1.8
半減期の短い薬物群（<24時間）					
loprazolam		11	20	3.3	×1.8
lorazepam	ワイパックス	14	16	2.7	×1.5
アlprazolam	ソラナックス, コンスタン	11	16	2.7	×1.5
temazepam*4	ハイロング	13	16	2.5	×1.5
lormetazepam	エバミール, ロラメット	10	13	2.2	×1.4
oxazepam		9	8	1.3	×1.1
triazolam	ハルシオン	3	4	<1.0	×1.0
midazolam	ドルミカム	3	4	<1.0	×1.0

*1 flurazepam（ダルメート，ベノジール）の主要代謝産物．
*2 diazepam, chlorazepate, prazepam, medazepam の主要代謝産物．
*3 手術中の麻酔患者でのデータ．
*4 女性でより延長している．

蓄積傾向が明らかである．したがって，老年者の睡眠障害に対して長時間作用型 BZP 系薬物を投与する際には体内蓄積による副作用の発現に十分に注意する必要がある．一方，短時間作用型 BZP 系薬物では，薬動態の加齢変化がさほど大きくない．したがって，老年者の睡眠障害に対しては，半減期が短く翌朝の持ち越し効果が少ない（超）短時間作用型薬物が最初に選択されるべきである．これらの薬物としては，triazolam（ハルシオン），etizolam（デパス），brotizolam（レンドルミン），rilmazafone hydrochlor（リスミー），および非 BZP 系化学構造を有するが，やはり BZP 受容体作動性薬物である zopiclone（アモバン）などが挙げられる．老年者での使用量は，若年成人の 1/2～1/3 程度量から開始するのが安全である．しかしながら，（超）短時間作用型の BZP 系薬物を用いる際には，生体内半減期が短いため生じる睡眠後半～翌日中にかけての退薬性もしくは反跳性の不眠（早朝覚醒）および不安・緊張症状に注意する必要がある．1980 年代に，triazolam 服用中に，日中の不快感，離人症状，妄想反応，不安，うつ状態，知覚過敏，悪夢，集中困難，健忘などが生じる，いわゆる triazolam 症候群が問題視されたことは記憶に新しい．

BZP 系薬物は比較的安全な薬物であるとされるにもかかわらず，これらのリスク要因により，各国の調査において高齢者に有害作用を及ぼすすべての薬物の筆頭に挙げられていることを念頭において処方すべきである．このほか老年者では，服用法の取り違え，コンプライアンスの低下なども副作用発現が増加する要因となっている．また，老年者の睡眠障害の背景には加齢に伴う睡眠の生理的低質化が存在することが多いため，いったん BZP 系薬物の使用を開始した場合にその服用期間が長くなる傾向があり，常用量依存に陥る危険性も考慮に入れる必要がある．BZP 系薬物の使用に際しては，これらの薬動態や副作用の特徴に留意することで，その過剰投与やその副作用の大部分が回避できるものと思われる． 〔三島 和夫〕

文 献

アメリカ睡眠障害連合会診断分類操作委員会(編)，1994：睡眠障害国際分類診断とコードの手引．
Cook PJ, 1986：Benzodiazepine hypnotics in the elderly. Acta Psychiatr Scand Suppl 332(149)：149-158．
菱川泰夫(編)，1988：精神科 MOOK「睡眠の病態」，金原出版，

東京.
木谷健一，1994：肝機能と精神科治療薬．神経精神薬理 16：557-569.
三島和夫，1998 a：老年者の睡眠．井上昌次郎編：LISA 増刊—われわれはなぜ眠るのか，pp 12-14，メディカル・サイエンス・インターナショナル，東京.
三島和夫，1998 b：加齢と生体リズム．臨床科学 34：1492-1500.
小椋　力，国元憲文，1990：老年精神薬理学の展望．精神神経薬理 12：417-437.

清水徹男，菱川泰夫，1996：老人の睡眠障害．神経研究の進歩 39：129-138.
高橋清久，千葉喜彦(編)，1991：時間生物学ハンドブック，朝倉書店，東京.
高橋三郎，高橋清久，本間研一(編)，1990：臨床時間生物学，朝倉書店，東京.
田中邦明，一瀬邦弘，長田憲一，横田則夫，1993：老年期の不眠と不眠症．臨床精神医学 22：401-411.
融　道男，渥美義賢(編)，1994：睡眠とその障害をめぐって，メディカルカルチュア，東京.

索 引

日 本 語 索 引

あ 行

ICD-10 日本臨床用改変版 ICD-10-JCM 123
あえぎ 35
亜急性硬化性全脳炎 295,296,297
アクチグラフ 12,68,196
アクチグラフィ 67
悪夢 16,37,185,212,214,258,335
朝型 113,191
朝方頭痛 316,319
朝型・夜型 111,114
アシドーシス 157
アセタゾラミド 163
アセチルコリン 282
アセチルコリン作動性神経系 245
あせらず，おこらず，おこさず 235
圧センサー 158
アテトーゼ 275
アデノイド 32
アデノイド扁桃肥大 31,154
アナフラニール 45
アラーム法 233,235
アルコール 192
アルコール依存 248
アルコール依存睡眠障害 9,176
アルコール症 177
アルツハイマー型痴呆 206,279
アルツハイマー病 296
アレルギー 263
アレルギー性疾患 29
アンジェルマン症候群 339
アンフェタミン 22

胃酸分泌能 267
意識障害 179
胃・食道逆流 155
位相前進 180
位相前進仮説 251
位相前進反応 204
位相反応 55
位相反応曲線 195,204
一回拍出量 219
五つのP 1,41
遺伝的負因 137

遺尿症 28
居眠り 99,111
いびき 30,31,65,66,76,111
　 激しい—— 154
　 ——の疫学 33
イミプラミン 45,141,163,211,212,217
インスリン抵抗性 160
インターフェロン 184
咽頭・食道内圧 161
咽頭内陰圧 157
インフォームドコンセント 164

ウエスト症候群 329
右心不全 155
うつ病 197,200,255,257
うつ病性障害 247,248
ウルトラディアンリズム 330
運動能力低下 308

HLA 抗原 137
エクボム病 167
エストロゲン 347
エストロゲン補充療法 357
エビ型姿勢の睡眠 321
MR 画像 158
塩酸ミアンセリン 207

横隔膜 157,302
黄体化ホルモン 347
黄体相後期気分障害 54
OSA 睡眠調査票 101,103,350
音 57,58
オピエート 168
オピオイド 309
オリーブ・橋・小脳萎縮 310
温湿度 57
音声過敏症 318

か 行

外在因性睡眠障害 176,364
外傷後ストレス障害 253,258
外傷性悪夢 214
外的脱同調 188
概日リズム 70,111,188,194,195,220,362
概日リズム障害 6

概日リズム睡眠障害 11,23,70,91,116,365
回復性睡眠 4
解剖学的脆弱性 157
解放現象 293
外肋間筋 157
下咽頭 161
カウンセリング 336
下顎後退症 161
化学受容器 157
化学受容器応答性 157
学習型不眠症 129
学習された連想による障害 129
覚醒閾 173
覚醒維持検査 96
覚醒期 75
覚醒機構の障害 127
覚醒亢進 258
覚醒時パニック発作 254,258
覚醒障害 208
覚醒治療 213
覚醒てんかん 323
覚醒の増加 130
覚醒反応 154,171,231
覚醒不全 152
覚醒不全症候群 151
覚醒薬 46
過呼吸賦活 145
過呼吸発作 256
下肢運動指数 170
下肢筋の不随意運動 16
下肢の運動器症状 26
家族性睡眠麻痺 216
家族内発症 208
肩こり 28
活動量 67
カテコールアミン 174
カフェイン 9,22,56,183
カフェイン摂取 27
過眠 79,185,248,350
過眠型 336
過眠症 4,127,148,217
過眠症状の頻度 19
痒み 42
カルバマゼピン 46
carbidopa-levodopa 合剤 168

索　引

加齢　63, 360
過労死　164
感覚遮断　10
眼球運動　75
眼球運動出現密度　230
環境因性睡眠障害　365
還元型ヘモグロビン　159
感情障害　8, 130
関西学院式眠気尺度　20
眼電図　83
間脳・脳幹部の炎症　147

気管音　88
気管支喘息　259, 260
気管瘻形成術　160
器質性睡眠障害　122
器質性脳障害　206
季節性うつ病　146
季節性感情障害　8, 22, 53, 55, 248
基礎体温　348
気道過敏性　262
気道冷却　262
機能的自律性不眠症　129
偽不眠症　128
気分障害　186, 246
　　非定型の――　247
奇脈　224
逆説的技法　134
逆流性食道炎　262, 263, 265
吸気筋群　157
急性ストレス障害　253
急速眼球運動　178
胸腔内圧　156
　　――の低下　157
狭窄型いびき　30
強直間代発作　325
強迫性障害　257
胸部変形　33
棘徐波複合　329
筋萎縮性側索硬化症　306
筋強直性ジストロフィー　303, 304
筋交感神経活動　159
筋ジストロフィー　301
筋収縮　172
近赤外分光法　159
緊張型頭痛　318
筋電図　75
筋トーヌス　274, 321
筋紡錘　274
筋放電　27
筋力低下（進行性の）　307

口周囲の異常運動　27
クライネ-レビン症候群　143, 144, 145
クロイツフェルト-ヤコブ病　289
クロナゼパム　39, 43, 229
クロニジン　259
クロミプラミン　45, 163, 217
群発頭痛　317, 320

経皮的動脈血酸素飽和度　89
傾眠　77
傾眠期　145
傾眠症（周期性呼吸に伴う）　153
傾眠発作　143
激越うつ病　8
血管運動神経障害　35
月経随伴睡眠障害　347, 348
月経前症候群　348
ケミカルメディエーター　263
ケルストマン-ストロイスラー-シャインカー症候群　289
原因別分類　127
幻覚脱力性不安症候群　216
幻覚妄想状態　185
検査環境　73
現象的分類　127
見当識　282
原発性いびき（症）　31, 34, 156
原発性不眠（症）　1, 132, 133
健忘作用　50

降圧薬　184
抗うつ薬　45, 141, 146, 250
口蓋後部　159
口蓋扁桃　32
口蓋扁桃肥大　31
交感神経活動　157, 172
後弓反張位　325
高血圧　184
高照度光　52, 193, 283
高照度光照射　55
高照度光療法　53, 135, 204, 206, 250, 339, 357
抗精神病薬　38, 44
交代（制）勤務　53, 205
交代勤務症候群　25
交代勤務睡眠障害　11
高炭酸ガス血症　157, 159, 302
交通事故　99, 155
抗てんかん剤　146
行動療法　59
更年期障害　36
更年期随伴睡眠障害　356
更年期睡眠障害　347
抗パーキンソン（病）薬　45, 184, 287
抗ヒスタミン薬　46, 185
高齢癌患者　127
高齢者
　　――の概日リズム　279
　　――の睡眠構築　278
呼吸音　66
呼吸関連睡眠障害　153
呼吸曲線　75
呼吸筋　302
呼吸再開　66
呼吸周期の不規則性　314
呼吸障害　75
呼吸制御　51
呼吸生理学　157

呼吸中枢　159
呼吸中枢異常説　239
呼吸中枢刺激作用　163
呼吸の停止　154
呼吸不全　302
国際疾病分類第 9 版北米臨床用改変版　122
黒質線条体変性　310
個人差　63, 191
個人精神療法　63
弧束核　159
こむらがえり　26
コルチゾール　332
混合型無呼吸　89, 157

さ　行

再入眠困難　127, 129
サーカディアンリズム　188, 331, 355, 362
サーカディアンリズム睡眠障害　52
作業能力の低下　155
錯乱性覚醒　208, 217, 326
サーミスタ　75
三環系抗うつ薬　259
産褥期　355

ジアゼパム　212
視覚障害　337
自覚的眠気　98
歯科装具　160
自我発達の未熟性　208, 211
時間生物学　52
時間生物学的治療法　52, 151
時間帯域変化症候群　10, 188
弛緩療法　60
時間療法　52, 135, 198, 200
ジギタリス　184
刺激調整法　134
視交叉上核　196, 206, 282
時差　188
時差症候群　10, 25, 54
時差ぼけ　188, 345
時差ぼけ対策　191
視床下部　146, 147
自助活動　63
ジスキネジア　168
ジストニー　275
自然光　53
自然睡眠　77
持続気道内陽圧呼吸　305
肢帯型筋ジストロフィー　304
しつけ不足睡眠障害　335
自閉症　344
シミュレーション実験　190
シャイ-ドレーガー症候群　31, 229, 309
社会恐怖　257
社会的因子　206
社会的同調因子　25, 55, 337
習慣性いびき　33, 164
周期性異常波　299

索引

周期性傾眠症　22,143,148
周期性呼吸に伴う傾眠症　153
周期性四肢運動　169
周期性四肢運動障害　3,68,90,150,169,
　　228,276,326
周期性同期性放電　289,301
周期性脳波変化　295
周期性無呼吸　157
収縮期血圧低下　224
重症いびき症候群　157
就床時刻　270
重症心身障害　336
集団精神療法　63
終末睡眠　177,178,179
終夜睡眠ポリグラフィ　16,65,73,77,99,
　　352
終夜脳波　79
14＆6 Hz 陽性棘波　145
熟眠感　15
熟眠感欠如　3
熟眠障害　16
出眠時型睡眠麻痺　216
寿命　127
消化性潰瘍　268
消化性潰瘍病変　268
上気道炎　263
上気道拡張筋群　157
上気道狭窄　30
上気道呼吸筋群　157
上気道抵抗症候群　5,90,156
上気道抵抗上昇　157
上気道閉塞　321
上気道閉塞部位　158
条件型不眠症　129
条件付け療法　235,236
症候性 RBD (REM sleep behavior disorder)　226
症候性ナルコレプシー　142
上行性網様体賦活系　147
上肢のしびれ　28
情緒的覚醒　132
衝動性運動障害　334
情動脱力発作　5,137,149
小児喘息　260
小脳性振戦　274
上部消化管 X 線造影検査　267
常用量依存　9
食道胃逆流症　265
食道炎　267
食道内圧　90,157
食物アレルギー性不眠　334
徐波睡眠　80,83,190,352
徐波睡眠時に持続性棘徐波を示すてんかん
　　328
徐波睡眠誘発タンパク　282
自律訓練法　60,134
自律神経機能検査　345
自律神経症状　30,177
自律神経不全症　310
自律性呼吸調節　302

心因性頭痛　318
心因性不眠　43
心因発作　325,326
人格障害　197
心機能　221
心筋梗塞　220
寝具　10
神経質症性不眠症　132
神経症　8,197
神経症性障害　253
神経症性不眠　21,43
神経衰弱　252
心係数　220
神経性過食症　54
神経調節　157
神経伝達物質　159
人工呼吸　302
進行性筋ジストロフィー　301
進行性の筋力低下　307
寝室環境　9
心室性期外収縮　155
侵襲的人工呼吸　303
心循環系疾患　159
振戦せん妄　177,181
心臓喘息　219
身体化された緊張　129
身体疾患治療薬　14
身体症状　158
身体的な原因　42
身体表現性障害　253
心的外傷後ストレス障害　37
心電図　75
振動型いびき　30
心拍出量　219,220
心拍変動　223
心不全　221,224,261
深部体温リズム　189,196,202,363
心理学的な原因　42
心理的社会的機能　215
心理療法　62

随意性呼吸調節　302
水分摂取症候群　334
睡眠
　分断された——　336,339
　——と覚醒障害の診断分類　121
　——の維持の障害　127,129
　——の規則性　108
　——の客観　135
　——の質　108
　——の主観　135
　——の深度　74
　——のタイミング　23
　——の断片化　100,153
睡眠異常　1,123
睡眠位相　23
睡眠衛生　9,56,70
　不適切な——　42,130,131,365
睡眠開始随伴障害　334
睡眠覚醒障害　55,188

睡眠・覚醒リズム　24,107
睡眠・覚醒リズム異常　23
睡眠・覚醒リズム障害　114,295
睡眠・覚醒リズム表　115
睡眠過程の障害　127
睡眠環境　57
睡眠感調査表　102
睡眠関連異常嚥下症候群　35
睡眠関連胃食道逆流　92
睡眠関連行動異常　256
睡眠関連喉頭けいれん　35
睡眠関連食行動障害　39
睡眠関連喘息　260,261
睡眠(時)関連てんかん　212,323
睡眠儀式　9
睡眠記録表　196
睡眠経過図　85,87,93
睡眠健康調査票　349
睡眠構築　82
睡眠効率　86,88,139
　——の減少　130
睡眠(時)呼吸障害　21,164,302,305
睡眠時遺尿症　28,92
睡眠時間　6,108,351
睡眠時間制限法　134,135
睡眠時間帯　19,24
睡眠時間短縮　24
睡眠時周期性四肢運動障害　27,364
睡眠時随伴症　6,16,125,185,365
睡眠時窒息感　35
睡眠時てんかん性発作波重積　328
睡眠時パニック発作　156,254,256,258
睡眠時ひきつけ　26,325,326
睡眠時ポリグラフ検査　211
睡眠時ミオクローヌス　276
睡眠時無呼吸　30,185,263,291,295,357
睡眠時無呼吸症　176
睡眠時無呼吸症候群　3,22,78,87,95,96,
　　98,99,142,150,153,169,197,205,222,
　　263,347,364
睡眠時無呼吸モニタ　66
睡眠習慣　6,56,107,114
睡眠時遊行症　38,215,228,326,326
睡眠愁訴　17
睡眠障害　13,103,108,188,278
　薬剤性の——　182
　提案検討中の——　126
　——の評価尺度　17
　——の分類法　121
睡眠障害国際分類　1,122,124,155,196,
　　253,348
睡眠障害センター連合　121
睡眠状態誤認　2,3,128,132,133,363
睡眠徐波　354
睡眠心気症　128
睡眠深度　58
睡眠制限療法　60
睡眠潜時　86,88,95,96
　——の増加　130
睡眠潜時反復検査　21,94,139,196

索　引

睡眠相後退症候群　15, 23, 24, 25, 52, 53,
　　116, 150, 194, 203, 336, 339, 347
睡眠相前進症候群　16, 24, 200, 365
睡眠段階　83, 93, 219
睡眠段階 3, 4　209, 211
睡眠段階判定基準　77
睡眠段階判定法　74
睡眠中の異常行動　66
睡眠中の姿勢　66
睡眠てんかん　323
睡眠導入剤　250
睡眠日誌　11, 57, 68, 70, 82, 94, 116
睡眠日誌法　114
睡眠脳波　79
睡眠評価　66
睡眠不足症候群　5, 22
睡眠変数　77, 85, 93
睡眠変容　294
睡眠妨害的連想　129
睡眠紡錘波　353, 355
睡眠発作　137
睡眠ポリグラフ　196
睡眠ポリグラフィ　73, 81
睡眠ポリグラフ検査　209, 336, 341, 344
睡眠麻痺　5, 137, 216
睡眠酩酊　22, 217
睡眠薬　9, 15, 22, 192, 221, 282
　　——の吸収相，分布相，排泄相　48
　　——の作用時間　48
　　——の選択　50
　　——の蓄積　49
　　——の排泄　48
　　——の副作用　50
睡眠薬依存性障害　9
睡眠薬依存性不眠症　134
頭痛　21, 315
ステロイド　264
ステロイドホルモン　184
ストレインゲージ　75
ストレス関連障害　253
スパイク　324
スリープスプリント　162

性格特徴　132
生活習慣　107, 113
　　——の規則性　108
生活スタイルの改善　160
性差　191, 347
正常圧水頭症　160
精神医学的な原因　42
精神刺激薬　140
精神疾患　127
精神症状　158
　　——のない内的覚醒　129
精神生理学的不眠症　42
精神生理性覚醒　129
精神生理性不眠　2, 21
精神生理性不眠症　129, 133, 363
成人喘息　260
精神分裂病　7, 197, 241

精神療法　62, 216
静睡眠　332, 336
静睡眠期　332
声帯開大筋麻痺　310
生体現象　76
生体侵襲過程　159
声帯振動　311
生体時計　23
生体防御反応　159
生体リズム
　　——の観点　127
　　——の障害　251
生体リズム系の異常　8
正中の楔状切除術　161
成長ホルモン　332
　　——の分泌低下　33
青斑核 α　174
生物時計　46
生理学的な覚醒　129
生理学的な原因　42
生理的賦活　132
生理的ミオクローヌス　326
脊髄疾患　173
舌後部　159
セファロメトリー　162
セロトニン　160, 244, 258
セロトニン系　258
線維筋肉痛症候群　319
線維束性れん縮　307
前胸部不快感　266
前向性健忘　50
漸進的筋弛緩法　60, 134
喘息　42, 259
喘息死　261
選択的セロトニン再取り込み阻害薬　183
先天性中枢性低換気症候群　333
前頭葉てんかん　210
全般性不安障害　130, 253, 256
浅眠感　3
せん妄　185, 229, 278, 279, 282, 286, 288

素因マーカー　249
躁うつ病　8
騒音　42, 58
双極性障害　247, 248
早期老化　320
総睡眠時間　331
相対湿度　58
早朝覚醒　3, 16, 127, 343, 345
総ヘモグロビン　159
側頭葉てんかん　228
ゾピクロン　50, 207
ゾルピデム　50

た　行

第 1 夜効果　82, 88
体温リズム　70
体動　66
耐糖能異常　160

体内時計　15, 23
大脳皮質のシナプス密度　244
大発作　323, 324
ダウン症候群　320
耐えがたい昼間の眠気　155
多系統萎縮症　310
多相型睡眠　279, 360
たそがれ現象　279
多段階性睡眠　337
他動運動　308
多発脳梗塞性痴呆　280
ダブルプロット法　118
炭酸ガス貯留　307
CO_2 ナルコーシス　307
CO_2 濃度　256
炭酸リチウム　259
短時間睡眠者　108
単純性いびき　31
単相性減衰　49
単段階静睡眠　336
単発性症例　216
断眠　53
断眠療法　250

チェーン-ストークス呼吸　224
致死性家族性不眠症　297
遅発性ウイルス感染症　297
痴呆　278, 289, 292
　　——と睡眠時呼吸障害　280
痴呆患者の概日リズム　280
中枢型睡眠時無呼吸症候群　31, 89, 154,
　　303
中枢型無呼吸　31, 89, 157, 308
中枢神経作動薬　183, 185
中枢性抗ドパミン薬　28
中途覚醒　2, 109, 111, 127, 129, 139, 343,
　　345
中途覚醒型不眠　15
昼夜逆転　25
長時間睡眠者　6, 108, 150
超低磁場 MR フルオロスコピー　159, 161
超低周波成分　223
長眠型・短眠型　114
治療選択　160

DSM-IV 診断　246
低カリウム性麻痺　217
低呼吸　89, 93
低酸素血症　155, 157, 159, 263, 301
低酸素血症群　99
低酸素状態　320
テオフィリン　185, 264
適応性睡眠障害　2
デキサメタゾン抑制試験　146
適性水柱圧　159
デジタル脳波計　77
テープレコーダ　65
デルタ (δ) 波　244
デルタ波睡眠　257
　　——の減少　130

デルタ波密度　249
テレメトリー　81
てんかん　142
　　徐波睡眠時に持続性棘波を示す――
　　328
てんかん性ミオクローヌス　326
てんかん発作　27,38,39
電気睡眠　61
電気睡眠器　61,135
電極　74

頭蓋内圧の亢進　159
冬季うつ病　8
動機付け　233
ドゥシャンヌ型ジストロフィー　301
動睡眠　332
洞性徐脈　155
同調因子　25,57,195,198,203
疼痛　42
糖尿病　29
動脈血酸素飽和度　224,303
突然死　159,237,311
特発性 RBD（REM sleep behavior disorder）　226
特発性過眠症　5,95,142,148,151,157
特発性不眠　1
特発性不眠症　131,132,133
L-ドーパ　45,141
ドパミン　140,258
ドパミンアゴニスト　168
ドパミン作動薬　45,174
トフラニール　45
トリアゾラム　50,199,207
トリミプラミン　45
努力性吸気　35
努力性呼吸　33

な　行

内因性うつ病　16
内因性精神病　241
内因性閉塞説　239
内科・精神神経科的睡眠障害　125
内在因性睡眠障害　129
内的脱同調　70,71,91,188
ナイトキャップ　57
なまけ　148
ナルコレプシー　5,21,78,85,95,98,136,
　　148,205,217
ナルコレプシー不全型　151
難治性不眠症　128

二次性うつ病　181
日内変動　261
日中過眠　172
日中の過度の眠気　5,19,137
日中の眠気　18
日中不安　51
ニトラゼパム　221
2プロセスモデル　251

入眠儀式　56
入眠期ミオクローヌス　169,172
入眠困難　109,345
入眠時型睡眠麻痺　216
入眠時幻覚　137,215
入眠障害　2,13,14,127,129
入眠時レム期　85,87,94,95,96
入眠潜時　109
乳幼児突然死症候群　237
乳幼児突発性危急事態　238
尿意　16
尿失禁　28
尿毒症　173
妊娠随伴睡眠障害　347,354
認知・記憶機能の低下　139
認知療法　62

濡れ感知装置　233

寝言　36,38
寝酒　57
熱感　35
寝床気候（象）　57,58
ねぼけ　37,217
眠気　98,99
眠気評価　20
粘液水腫　160

脳幹脳炎　147
脳幹被蓋　232,233
脳幹網様体　173
脳内ヘモグロビン動態　159
脳波　74
脳波計　73,81
脳波検査　21,73,78
脳波室　73
脳波上の覚醒　91
のぼせ　35
ノルエピネフリン　159,258
ノンレム睡眠　145,256,258,352
ノンレム睡眠異常　242,244

は　行

バイオフィードバック（法）　61,134
肺動脈高血圧症　158
排尿/蓄尿中枢　231,232
肺胞低換気　7,301
排卵抑制作用　358
歯ぎしり　27,335
パーキンソン病　30,229,285
　　――の振戦　274
発汗　35
鼻呼吸　32
パニック障害　228,254,257,258
パニック発作　254,257
バビンスキー徴候　173
ハミルトンうつ病評価尺度　248
パラソムニア　256
パルスオキシメータ　66,224,303

バルビツール酸　44,47
バルビツレート　8
ハロペリドール　207
反跳現象　70,82,184
反跳性不眠　8,43,51,135
ハンチントン病　27
反復性過眠症　5,95,98,144,145
冷え　36
ピエール-ロバン症候群　161
光過敏　318
光療法　53,198,250
非器質性睡眠障害　122
非器質性不眠症　133
非季節性感情障害　53
ひきつけ　26
非休息性睡眠　4
ピークフローメーター　261
飛行方向　189
微小睡眠　218
非侵襲的人工呼吸　303
ヒスタミン　281
ヒステリーの解離反応　211,212
ビタミン B_{12}　46,199,204,206,338,342,
　　344,345
ピックウィック症候群　153
非定型精神病　148
ビデオレコーダ　65,66
ビート仮説　251
ヒドロキシジン　46
非24時間睡眠・覚醒障害　23,53
非24時間睡眠・覚醒症候群　25,72,117,
　　202
非24時間睡眠・覚醒リズム症候群　53,
　　336,339
皮膚温の上昇　35
鼻閉　32
肥満低換気症候群　154
びまんてんかん　323
表面筋電図　76,83
昼寝　21,110,248,331
頻尿　42

ファイバースコープ　158
ファロー四徴症　225
不安　155
不安障害　252,253
フィールド実験　190
フェノチアジン　38,44
不穏足　167
不規則型睡眠・覚醒パターン　205,365
不規則睡眠・覚醒リズム　25,117
複雑部分発作　324,326,326
副腎皮質ホルモン　264
不随意運動　274,293
不随意的過食症　39
舞踏アテトーゼ運動　275
舞踏運動　275
不登校　197,345
不眠　1,127,172,183,330

学習された―― 21
――の訴え 13
不眠型 336
不眠症 70
不眠ノイローゼ 128
プライマリーケア 41
フラッシュバック 258
プリオン病 289
フリーラン 53,70,91,331
フルオキセチン 160
プロゲステロン 163,347
プロゲステロン製剤 46
プロセス C 251
プロセス S 251
プロチゾラム 50,221
プロトンポンプ阻害剤 268
ブロムワレリル尿素 44
分離再同調 189

米国睡眠障害連合 122
米国精神医学会 123
閉塞型睡眠時無呼吸 33,89,157,173,308,
  309
閉塞型睡眠時無呼吸症候群 7,30,31,37,
  65,87,89,92,130,153,212,303
β_2刺激剤 264
β遮断薬 184,225,258
ベッカー型ジストロフィー 301
ペモリン 8,46,140,151
ペルゴリド 168
偏頭痛 316
変性性神経疾患 310
ベンゾジアゼピン 8,37,42,43,45,47,
  174,184,367
ベンゾジアゼピン系抗不安薬 258
ベンゾジアゼピン系睡眠薬 44
ベンゾジアゼピン系薬剤 211
扁桃肥大 163

包括的な管理 164
膀胱訓練 234,235
房室ブロック 155
発作性ジストニー 275
発作的眠気 21
補綴的下顎前方固定装置 162
ほてり 35
ポリグラフィ検査 77
ホルター心電計 219
ホルモン日内変動 345
ホルモン分泌日内変動 338
ホルモン分泌リズム 342,344
ホルモン補充療法 160
本態性 CNS 過眠症 22

ま 行

麻疹ウイルス 298

マスキング 71
マチンドール 141
慢性アルコール依存症 176
慢性筋緊張型頭痛 319
慢性身体化緊張 129
慢性睡眠不足 18
慢性頭痛 21,315,316
慢性低酸素症 239,240
慢性的睡眠不足 127
慢性疲労症候群 23,25,152
慢性閉塞性肺疾患 261
慢性発作性片側頭痛 317

ミアンセリン 45,181
ミオクローヌス 16,43,138,185,275,289,
  292,299
ミダゾラム 50

無呼吸 79,89,93,281
無呼吸指数 89
無呼吸低呼吸指数 89
むずむず脚 167
むずむず脚症候群 15,27,36,90,167,172,
  197,205,276,326,364
夢中遊行 185
無動無言症 295
胸やけ 266

迷走神経活動 263
酩酊状態 177
メチルフェニデート 8,22,46,139,140,
  151,183
メラトニン 46,72,92,192,196,199,204,
  249,332,338,342,344,345,358
メラトニンリズム 190,203

網膜視床下部投射 204
持ち越し効果 9,43,50,95,367

や 行

夜間 S_pO_2 奇異性増加 225
夜間下肢有痛性けいれん 172
夜間四肢こむらがえり症候群 26
夜間睡眠時無呼吸 22
夜間摂食症候群 211,334
夜間喘息 261
夜間せん妄 7,279,282
夜間発作性呼吸困難 219
夜間発作性ジストニー 275,326
夜間ミオクローヌス 90,169
夜驚症 35,37,215,228,326,326
夜勤従事者 271
薬剤起因性不眠 2
薬剤性の睡眠障害 182
薬物感受性 367
薬物代謝 367

薬物体内分布 367
薬物動態効果 48
薬物排泄 367
薬物乱用 258,259
薬物療法 42
薬理学的な原因 42
夜尿症 28,29,231
夜尿症遺伝子 231
ヤンツ(Janz)の分類 323

有病率 164
夢体験 215
夢不安症 214

抑うつ 155,286
抑うつ因子 251
夜型 113,191

ら 行

ランダウ-クレフナー症候群 328
卵胞刺激ホルモン 347

離脱現象 184
離脱症状 51
律動性運動障害 326
良性いびき 31
良性小児てんかん 327,328
良性新生児睡眠時ミオクローヌス 332
臨床脳波検査基準 73

レセルピン 184
レット症候群 343
レノックス-ガストー症候群 27,324,328,
  329
レノックス症候群 39
レム睡眠 80,145,180,190,256,258
レム睡眠異常 243
レム睡眠関連障害 6
レム睡眠期 75
レム睡眠行動障害 16,37,68,84,210,225,
  282,326,366
レム睡眠時間 257
レム睡眠侵入仮説 180,241
レム睡眠潜時 249,255,258,352,356
レム睡眠量 352
レム分布の前方移動 249

老年期痴呆 54
ローランド棘波 327,328

外国語索引

A

Acromegaly 160
actigraphy 67, 132
activation-deactivation adjective check list (ADACL) 101
adjustment sleep disorder 2
advanced sleep phase syndrome (ASPS) 200, 365
alcohol dependent sleep disorder 9
alpha-delta sleep 84
alpha sleep 84
Alzheimer disease 296
American Psychiatric Association (APA) 123
American Sleep Disorders Association (ASDA) 122
amyotrophic laterl sclerosis (ALS) 306
Angelman syndrome 339
apnea 89
apnea and hypopnea index (AHI) 89
apnea index (AI) 89
apparent life threatening event (ALTE) 238, 240
Association of Psychophysiological Study of Sleep (APSS) 121
Association of Sleep Disorders Centers (ASDC) 121
attention deficit hyper-activity disorder (ADHD) 167
atypical benign partial epilepsy 328
autism 344
autogenic training 60
autonomic failure (AF) 310

B

bed-wetting alarm 233
behavior therapy 59
behavioral treatment 59
benign epilepsy of children with centro-temporal foci (BECCT) 327, 328
benign neonatal sleep myoclonus 332
benign partial epilepsy with affective symptoms 210
biofeedback 61
blink reflex 173
body mass index (BMI) 155
brief psychiatric rating scale (BPRS) 244
bulimia nervosa 54

C

carbidopa-levodopa 合剤 168
cardiac asthma 219
cardiac output perminute 219
cataplexy 5
central sleep apnea syndrome (CSAS) 89, 154, 163
chronic obstructive pulmonary disease (COPD) 261
chronic paroxysmal hemicrania 317
chronotherapy 52
Cheyne-Stokes 呼吸 224
circadian rhythm 70, 111
circadian rhythm sleep disorder 23, 91, 365
cluster headache 317
CO_2ナルコーシス 307
CO_2濃度 256
cognitive therapy 62
confusional arousal 208, 217
congenital hypoventilation syndrome 333
continuous positive airway pressure (CPAP) 159, 160, 163, 305
Creutzfeldt-Jakob disease 289
CT (conputerized tomography) 158
cyclic EEG changes 295

D

deep sleeper 231
delayed phase jump 202
delayed sleep phase syndrome (DSPS) 53, 194
delta sleep intensity 249
delta wave pressure 249
desamino-D-arginine vasopressin (DDAVP) 232, 234, 235, 236
Diagnostic Classification of Sleep and Arousal Disorders (DCSAD) 121
diffuse epilepsies (DE) 323
DSIP 282
DSM-III-R 123
DSM-IV 123
DSM-IV診断 246
Duchenne Muscular Dystrophy (DMD) 301
dyshormia 324
dyskinesias while awake (DWA) 168
dyssomnias 1, 123

E

EEG arousal 91
Ekbom disease 167
electrical status epilepticus during slow sleep 328
electro-sleep 61
environmental sleep disorder 365
epilepsies on awakening (AE) 323
epilepsy with continuous spikes and waves during slow sleep (CSWS) 328
episodic nocturnal wandering 210, 327
Epworth sleepiness scale (ESS) 98, 157
esophageal pressure (Pes) 90
evening type 111
excessive daytime sleepiness (EDS) 19, 155
excessive sleep inertia 217
extrinsic sleep disorder 364

F

familial form 216
fasciculation 307
fatal familial insomnia 296
fibromyalgia syndrome 319
first night effect 82
food allergy insomnia 334
FSH 347

G

gammahydroxybutyrate (GHB) 141
gastro-esophageal reflux disease (GERD) 265
generalized anxiety disorder 256
Gerstmann-Sträussler-Scheinker syndrome 289

H

halluzinatorisch-kataplektisches Angust syndrome 216
hang over 9, 367
hang over effect 50
heavy snorers disease 157
Helicobacter pylori 269
HLA 137, 150
hot fluch 356
hypersomnia with sleep drunkenness (HSD) 217
hypnagogic hallucination 137

索　引

hypnagogic or predomital form　216
hypnic myoclonus, sleep starts　169,171
hypnogram　85
hypnogenic paroxysmal dystonia　275
hypnopompic or postdomital form　216
hypnotic-dependence sleep disorder　9
hypopnea　89
hypotharamic-pituitary-adrenal axis　249
hypsarrhythmia　329

I

ICD-9-CM　122
ICD-10-JCM　123
idiopathic hypersomnia　5
idiopathic insomnia　1
inadequate sleep hygiene　365
insufficient sleep syndrome　5
International Classification of Sleep Disorders (ICSD)　1,122,196,348
irregular sleep-wake pattern　365
isolated form　216

J

Janzの分類　323
jet lag　54

K

K-alpha complexes　171
K-complex　171
Kleine-Levin syndrome　143,144,145
Kwanseigakuin sleepiness scale (KSS)　20,98

L

Landau-Kleffner syndrome　328
late luteral phase dysphoric disorder　54
learned insomnia　21
Lennox-Gastaut syndrome　27,324,328,329
LH　347
limit-setting sleep disorder　335
long sleeper　6

M

maintenance of wakefulness test (MWT)　94,96,97
MAO阻害薬　258
masking　71,92
Maternity Blue Questionnaire　356
mazindol　141
medical/psychiatric sleep disorders　125
mental retardation　322

methylphenidate　139
microsleep　218
MID　280
migraine　316
mini sleep questionnaire (MSQ)　17
mood adjective check list (MACL)　101
morning headache　316,319
morning type　111
motor neuron disease (MND)　306
MR画像　158
multiple sleep latency test (MSLT)　21,94,97,98,139,150,157,173,196
multiple system atrophy (MSA)　310
myoclonus　16,43,138,185,275,289,292,299
myxoedema　160

N

nap　248
narcolepsy　5,36
nasal continuous positive airway pressure (N-CPAP)　160,173
nightmare　212,214,258,335
nocturnal asthma　261
nocturnal myoclonus　90,169,276
nocturnal painful leg cramps　172
nocturnal paroxymal dystonia (NPD)　210,275,327
non-24-hour sleep-wake disorder (Non-24)　53
non-24 hour sleep-wake syndrome (Non-24)　202
non cardic chest pain　266
nonorganic sleep disorders　122

O

obsessive-compulsive disorder (OCD)　257
obstructive sleep apnea syndrome (OSAS)　65,89,153,159,173
——の重症度　160
olivo-ponto-cerebellar atrophy (OPCA)　310
organic sleep disorders　122
OSA睡眠調査票　101,103,350

P

painful legs and moving tones　172
panic disorders　254
parasomnias　125,365
Parkinson disease　30,229,274,285
paroxysmal arousal　210,327
paroxysmal nocturnal dyspnea　219
periodic leg movement (PLM)　91
periodic leg movement of sleep (PLMS)　167
periodic limb movement disorder (PLMD)　3,90,169,276,364
periodic synchronous discharge (PSD)　289,293,301
PET　140
phase response curve (PRC)　195
phonophobia　318
Pickwick syndrome　153
Pierre-Robin syndrome　161
Pittsburgh Sleep Quality Index (PSQI)　17
PLM index　171
pneumotachography　88
polysomnogram (PSG)　168
polysomnography (PSG)　69,81,99,352
primary insomnia　132
primary snoring　34
proposed sleep disorders　126
prosthetic mandibular advancement (PMA)　160,162
profile of mood states (POMS)　101
psychogenic headache　318
psychophysiological insomnia (PPI)　2,129,132,135,363
psychotherapy　62
pulsus paradoxus　224

R

rapid eye movement (REM)　178,248
rapid rhythm　329
rebound insomnia　8
recruiting rhythm　329
recurrent hypersomnia　5,144
relaxation therapy　60
REM intrusion hypothesis　241
REM latency　249
REM sleep behavior disorder (RBD)　225,227,258,366
REM sleep without atonia　84
rest-activity cycle　280
restless legs syndrome (RLS)　90,167,172,276,364
Rett syndrome　343
rhythmic movement disorder　334
round the clock therapy (RTC療法)　264

S

school refusal　345
senile dementia of Alzheimer type (SDAT)　279,280
seasonal affective disorder (SAD)　22,53,248
selective serotonin reuptake inhibitors (SSRIs)　258
shift work　53
shift work sleep disorder　11
Shy-Drager syndrome (SDS)　31,229,309

sleep alteration 294
sleep apnea 309
sleep apnea syndrome (SAS) 3, 88, 95, 96, 99, 154, 164, 222, 240, 321, 364
sleep bruxism 335
sleep ceremony 56
sleep diary/sleep-wake log 57
sleep drunkenness 22, 217
sleep enuresis 92
sleep environment 57
sleep efficiency (SE) 86
sleep epilepsies (SE) 323
sleep histogram 85
sleep hygiene 56
sleep latency (SL) 86
sleep-onset association disorder 334
sleep onset REM period (SOREMP) 85, 94, 150, 249
sleep onset REM (SOREM) 138, 139
sleep panic attacks 254
sleep paralysis 5, 137
sleep questionnaire 18
sleep related asthma 261
sleep-related gastoroesophageal reflux 92
sleep-related myoclonus 276
sleep-restriction therapy 60
sleep stage 83

sleep state misperception 2, 3, 247, 363
sleep variables 85
slow virus infection 298
slow wave sleep (SWS) 83
——の減少 249
S_pO_2 89, 157, 224
stage 1-REM 84, 85, 178, 310
stage 1-REM with tonic EMG 84, 215
stage 2 66
stage REM 66, 179
Stanford sleepiness scale (SSS) 20, 95, 98
St. Mary's hospital sleep questionnaire 18
stress-arousal check list (SACL) 101
striatonigral degeneration (SND) 310
stroke volume 219
Structured Interview for Sleep Disorders According to DSM-III-R (SIS-D) 17
subacute sclerosing panencephalitis (SSPE) 297
subwakefulness syndrome 151
sudden infant death syndrome (SIDS) 237, 240
sun downing 279
suprachiasmatic nuclei (SCN) 196

T

tachypnea 312
telemetry 81
tension headache 318
time cue 57, 195
time zone change (Jet lag) syndrome 10
tracheal sound 88
trait marker 244, 249
traumatic nightmare 214

U

upper airway reisitance syndrome (UARS) 90, 156, 150, 161
uvulopalatopharyngoplasty (UPPP) 161

V

visual analogue scale (VAS) 20, 100

W

West syndrome 329

編集者略歴

太田龍朗（おおた たつろう）
- 1940年　長野県に生まれる
- 1966年　名古屋大学医学部卒業
- 現　在　名古屋大学大学院医学研究科精神医学分野教授・医学博士

大川匡子（おおかわ まさこ）
- 1941年　旧満洲に生まれる
- 1967年　群馬大学医学部卒業
- 現　在　国立精神・神経センター精神保健研究所部長・医学博士

塩澤全司（しおざわ ぜんじ）
- 1942年　長野県に生まれる
- 1968年　名古屋大学医学部卒業
- 現　在　山梨医科大学神経内科学教室教授・医学博士

臨床睡眠医学（普及版）　　　定価はカバーに表示

1999年10月20日　初　版第1刷
2010年 8月30日　普及版第1刷

編集者	太田　龍朗
	大川　匡子
	塩澤　全司
発行者	朝倉　邦造
発行所	株式会社　朝倉書店

東京都新宿区新小川町6-29
郵便番号　162-8707
電話　03(3260)0141
FAX　03(3260)0180
http://www.asakura.co.jp

〈検印省略〉

© 1999〈無断複写・転載を禁ず〉　　壮光舎印刷・渡辺製本

ISBN 978-4-254-32241-5　C 3047　　Printed in Japan